AF554321

TRAITÉ COMPLET

DE PHARMACIE

THÉORIQUE ET PRATIQUE.

IMPRIMERIE DE DUCESSOIS,
Quai des Augustins, 55.

TRAITÉ COMPLET
DE PHARMACIE
THÉORIQUE ET PRATIQUE.

CONTENANT

LES ÉLÉMENS, L'ANALYSE ET LES FORMULES DE TOUS LES MÉDICAMENS, LEURS PRÉPARATIONS CHIMIQUES ET PHARMACEUTIQUES, CLASSÉES MÉTHODIQUEMENT SUIVANT LA CHIMIE MODERNE, AVEC L'EXPLICATION DES PHÉNOMÈNES, LES PROPRIÉTÉS, LES DOSES, LES USAGES, LES DÉTAILS RELATIFS AUX ARTS QUI SE RAPPORTENT A CELUI DE LA PHARMACIE, ET A TOUTES LES OPÉRATIONS.

ON A JOINT

Un très-grand nombre d'autres Préparations nouvelles, des Figures explicatives avec beaucoup de Tableaux;

PAR J.-J. VIREY,

Membre titulaire de l'Académie royale de Médecine et du Conseil supérieur de Santé, Docteur en médecine de la Faculté de Paris, ancien Professeur d'histoire naturelle à l'Athénée de Paris, Maître en pharmacie et ancien Pharmacien en chef à l'Hôpital Militaire du Val-de-Grâce, Ex-Président de la Société de Pharmacie de Paris, Ex-Secrétaire de la Section de Pharmacie, l'un des rédacteurs du Journal de Pharmacie, Membre de l'Académie impériale des Curieux de la Nature, des Sociétés de pharmacie de l'Allemagne septentrionale et des États-Unis d'Amérique, des Académies de Lyon, Rouen, Bordeaux, Mâcon, etc., et de plusieurs autres françaises et étrangères, etc;

MEMBRE DE LA CHAMBRE DES DÉPUTÉS ET DE LA LÉGION-D'HONNEUR.

QUATRIÈME ÉDITION,

AUGMENTÉE DE TOUTES LES DÉCOUVERTES LES PLUS MODERNES.

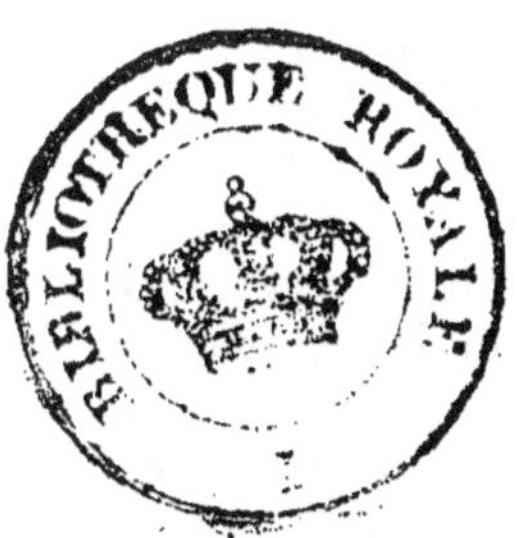

TOME SECOND.

PARIS,

FERRA, LIBRAIRE, RUE DES GRANDS-AUGUSTINS, 23; | **JUST ROUVIER ET E. LE BOUVIER** RUE DE L'ÉCOLE-DE-MÉDECINE, 8.

1833

T 3763.
E.a.2.

TRAITÉ COMPLET
DE PHARMACIE
THÉORIQUE ET PRATIQUE.

LIVRE SIXIÈME.

DES SACCHAROLÉS LIQUIDES.

DES SIROPS.

On fait venir le mot sirop de σύρω, *je tire*, ὀπὸν, *un suc*, ou du terme arabe *sirab*, qui signifie une potion.

On définit les sirops, des conserves liquides soit d'un suc exprimé, soit d'une infusion ou décoction, d'une distillation de plantes, par le moyen du sucre, et autrefois du miel, à une consistance assez épaisse pour qu'ils coulent avec plus de lenteur que de l'huile. Ces parties extractives des plantes doivent être limpides, transparentes ou bien dissoutes dans l'excipient, ce qui distingue les sirops, des conserves molles, qui contiennent des pulpes, des poudres, etc.

Le sucre et le miel, à un état suffisant de concentration, ayant la propriété de conserver sans altération les qualités des végétaux, on a formé des sirops et des mellites. Ces médicamens, outre l'avantage d'être offerts en tout temps au malade, sont agréables et faciles à prendre. Ils doivent être limpides et bien clarifiés (excepté le sirop d'orgeat et quelques autres), non-seulement pour le coup-d'œil, mais pour être moins exposés à fermenter. Il en est qui paraissent épais et noirs, comme ceux de nerprun, de pommes, et de chicorée, composés. Pour savoir s'ils sont bien clarifiés, on en délaie une petite quantité dans de l'eau, qui doit rester transparente lorsqu'ils sont bien préparés.

Mais toute espèce de sucre ne convient pas également à

tous les sirops : on peut employer de belle cassonade blanche pour la plupart des sirops, qu'on clarifie ; elle a même l'avantage de se candir plus rarement que le sucre raffiné : la cause en est qu'elle contient encore un principe mucoso-sucré qui, enduisant les cristaux de sucre pur, les empêche de se réunir (1). Mais cet avantage est balancé par des inconvéniens. Ces sirops de cassonade sont plus disposés à fermenter (2).

En outre, la cassonade ne sucre pas autant que le sucre raffiné, quoiqu'elle paraisse plus douce au goût. Comme elle contient un corps muqueux, lequel est moins soluble que le sucre pur, il fait une impression plus durable sur la langue; et comme il paraît plus long-temps sucré au goût, on le juge plus sucré. Mais la preuve qu'il a effectivement moins de sucre, c'est qu'un kilogramme (2 livres) de cassonade grise ne sature que 384 gramm. (12 onces) d'eau distillée, tandis qu'une même quantité de sucre raffiné sature 500 gramm. (une livre) d'eau; et cette différence se marque très-bien à l'aréomètre. Ainsi, cette cassonade grise contient environ un quart de moins de sucre que celui qui est raffiné. D'autres cassonades sont plus ou moins pures, et se doivent mettre en plus ou moins grande quantité pour obtenir des sirops d'un degré convenable de cuisson.

On appelle sucre *clairçé* un sucre presque blanc, apporté ainsi des colonies, et presque aussi pur que le sucre terré blanc. C'est une cassonade purifiée dans les cônes, au moyen d'une eau saturée de sucre, laquelle lave les cristaux et les débarrasse de la matière sirupeuse qui les salissait encore. Ce *clairçage*, ou cette sorte de lessive donne un bon sucre; mais qui retient plus d'humidité que le sucre blanc ordinaire. On peut le raffiner aisément.

On sait qu'au moyen du noir d'os, on obtient aisément aujourd'hui la purification des cassonades brunes et des

---

(1) Il paraît aussi que ce n'est point la seule cause, et qu'il faut au sucre un certain état d'oxygénation pour être bien susceptible de se candir. Cela est d'autant plus vraisemblable que les sirops de cassonade agités ou long-temps exposés à l'air, ou souvent travaillés par les confiseurs, se candissent bien mieux, quoique non dépouillés de leur principe muqueux (*Voyez* Serveti, *Syruporum ratio.*, 1537, in-8°).

(2) Le sucre de cannes se change, par la fermentation, en sucre de raisin incristallisable (dont la rotation a lieu vers la gauche), tandis que le sucre de fécule qui possède cependant une partie des mêmes propriétés, conserve, quoique soumis à la fermentation, sa rotation vers la droite, selon M. Biot.

Il n'est pas étonnant de voir la végétation, cette espèce de fermentation vivante, opérer des transformations qui s'observent également dans la fermentation chimique. (*Voir* les additions à la fin de l'ouvrage.)

vergeoises dont il était long et difficile autrefois d'extraire un sucre blanc.

La remarque que nous avons faite sur les deux espèces de sucre, l'un tiré de la canne à sucre violette de Batavia, l'autre de la canne d'Otahiti, montre pourquoi il y a des sucres qui candissent plus aisément que d'autres. En effet, la canne violette (*saccharum violaceum*) de Tussac, donne un sucre à petit grain, difficilement cristallisable en beaux pains. Il candit rarement. Au contraire, la canne d'Otahiti fournit du sucre à beau grain, cristallin, blanc, très-poreux et très-léger. Ce beau sucre, très-propre à fabriquer du sucre candi, est peu convenable pour des sirops.

L'on empêchera les sirops de se candir, si l'on ajoute, par exemple, 32 grammes (une once) de beau miel de Narbonne, par bouteille de sirop ; car le corps muqueux du miel embarrasse les cristaux du sucre ; mais cela ne peut convenir qu'à des sirops composés, et dont l'agrément ne fait pas le mérite.

Ce sont surtout les sirops trop concentrés qui se candissent; et, par cette soustraction de sucre cristallisé, le sirop ensuite se trouve décuit; ce qui le dispose à fermenter plus aisément, à cause que ses parties extractives ou mucilagineuses ne se trouvent plus assez entourées et défendues par le sucre. Il est donc nécessaire de remettre ces sirops sur le feu, afin de redissoudre le candi. Celui-ci ne retient presque rien des propriétés du liquide où il s'est formé ; à peine s'il en est coloré.

Les sirops composés, mucilagineux, comme ceux de guimauve, de pommes, de tortues, etc., sont bien plus sujets à fermenter que ceux d'infusions légères, limpides. Les premiers se troublent, écument et moussent, dégagent beaucoup de gaz acide carbonique; ils prennent une odeur vineuse, perdent de leur saveur, de leurs propriétés, et en acquièrent de nouvelles. Cette fermentation marche encore plus rapidement dans des bouteilles entamées; car les sirops conservés dans des bouteilles bien pleines, bien bouchées, ne fermentent que rarement, lors même qu'ils se candissent. Mieux un sirop est clarifié, moins il est disposé à fermenter.

J'ai remarqué que l'addition d'une petite quantité d'alcool dans les sirops en fermentation, suspendait celle-ci sur-le-champ, faisait disparaître toutes les bulles d'air et la mousse. Mais il est des sirops dans lesquels cette addition pourrait contrarier les propriétés.

Lorsque les sirops ont été plusieurs fois racommodés, à la

suite de la fermentation, ils demeurent stationnaires. Baumé en a vu en cet état qui avaient quatre-vingts ans. Tout le principe fermentescible avait été détruit. Néanmoins ces sirops doivent avoir perdu beaucoup de leurs propriétés. Dans un air humide, dans les bouteilles en vidange, il naît, en automne surtout, des moisissures à la surface des sirops, excepté de ceux qui sont acides ou spiritueux. L'addition de l'alcool, ou un lieu sec, empêchent la naissance de ces *mycoderma*. Ce n'est pas que les sirops éprouvent la putréfaction; ils ne passent guère qu'à l'état vineux et acide lorsqu'on les abandonne à eux-mêmes; mais plusieurs des substances qu'ils contiennent peuvent se corrompre, surtout dans les sirops de vipères ou de tortues. Les sirops qu'on rend vineux ou acides demandent moins de sucre que les autres, parce qu'ils sont moins susceptibles de fermenter. Plus on prend de beau sucre bien raffiné, plus les sirops sont limpides et fluides, moins ils ont de pesanteur spécifique, mais plus ils déposent de candi.

On peut parvenir, avec de la cassonade bise (1), à faire des sirops de sucre très-purs. Il faut d'abord la dissoudre dans l'eau bouillante, y verser par partie, et de temps en temps, de l'eau dans laquelle on a battu quatre ou cinq blancs d'œufs pour chaque kilogramme (2 livres) de cette cassonade, et du charbon animal. On étend cette eau albumineuse et charbonneuse quatre fois plus que le volume de sirop. A mesure que celle-ci jette son bouillon, on a soin de l'interrompre en y versant de cette eau. Le principe colorant et extracto-muqueux de la cassonade se précipite avec l'albumine et le charbon animal (2), et enfin l'on parvient, par cette ébullition, à former un sirop très-clair que l'on passe au travers d'une étamine épaisse. C'est par ce moyen que les confiseurs clarifient leurs sucres impurs. On ne peut pas faire subir cette opération aux miels et aux sirops de raisin, parce que le principe mucoso-sucré qui domine en eux se noircit au feu, se cara-

---

(1) La matière colorante des mélasses est de l'*acide ulmique*, ou une matière analogue, qui s'enlève par le noir animal.

(2) Si l'on emploie des cassonades brunes pour faire des sirops de sucre blancs, il faut les clarifier avec le noir animal purifié, *une once pour chaque livre de sucre*.

Ce noir animal se purifie par l'acide hydrochlorique; on fait une pâte liquide du noir avec de l'eau dans une terrine de grès. On verse par *chaque livre* de charbon animal *deux onces* d'acide hydrochlorique concentré. On agite le mélange. Après une heure on remplit la terrine d'eau bouillante; on laisse déposer, on décante l'eau. On réitère le lavage. Le charbon égoutté est privé des sulfates de chaux et de fer, et d'une matière empyreumatique qui donne aux sirops et aux autres liqueurs une saveur déplaisante.

mélise et devient amer, âcre, charbonneux. Les mélasses les plus impures, clarifiées avec le charbon animal lavé et de la craie, deviennent assez blanches pour servir comme le sucre.

Manière de préparer les sirops, et de leur degré de cuisson.

Il y a huit préparations de sirop : 1° avec des infusions et macérations à froid ou à chaud; 2° avec des décoctions; 3° avec des sucs exprimés ; 4° par fermentation ; 5° par distillation ; 6° avec des alcools ou éthers; 7° avec des acides ou des sels et autres préparations chimiques ; 8° avec des émulsions, des substances animales, etc.

1° Les premiers ne contiennent qu'un principe extractif plus ou moins coloré, et sont d'ordinaire peu chargés. Ce sont ou des fleurs ou des sommités de plantes odorantes qui servent le plus communément. Ceux préparés à froid ne dissolvent jamais bien leur sucre, et sont sujets à se gâter.

2° On emploie les décoctions pour les bois, les racines et autres matières plus denses, dans les sirops de la seconde espèce. Ils sont donc plus chargés, plus fermentescibles. D'autres sont formés avec des décoctums et des infusums.

3° Ceux qu'on prépare avec des sucs sont de diverses nature. Il y a des sucs acides de fruits, comme les limons, ou des sucs de plantes, etc. Nous avons dit que les sirops acides fermentaient peu, pourvu qu'ils fussent bien clarifiés; les autres sont très-fermentescibles, et ont besoin d'être bien clarifiés.

4° Les sirops qui se font avec des sucs fermentés sont ceux de nerprun, de coings, de pommes simples, etc.; ils se conservent assez bien.

5° Ceux qui se font par distillation sont des sirops chargés de substances odorantes ou volatiles. On les combine souvent à des décoctum qui leur donnent plus de *corps*; les principes volatils ne s'y joignent qu'à la fin de la préparation ; ils doivent se conserver bien bouchés.

6° Les sirops spiritueux se conservent le mieux de tous, quoiqu'ils exigent le moins de sucre : il en est de fort agréables. Ils se font à une faible chaleur en un vase clos, avec du sucre pur, et sans clarification.

7° Il y a des sirops dans lesquels on introduit des acides, des sels neutres, avec des préparations métalliques, qu'il s'agit de tenir en suspension parfaite ou en dissolution dans le liquide, sans décomposition.

8° Enfin il est des sirops qu'on ne clarifie pas, comme celui d'orgeat ou de pistaches, qui forme une émulsion ; d'autres sont très-fermentescibles, parce qu'ils recèlent des substances animales disposées à se putréfier.

Tous les sirops obtenus par infusion et décoction se doivent clarifier. On a, pour cet effet, des blancs d'œufs avec les coquilles, et même, si le sirop n'est pas chargé, on ne risque rien de mettre les jaunes, que l'on bat dans de l'eau ou de la décoction du sirop, froide, avec des verges d'osier. Si l'on fait un sirop fort chargé, on doit mêler ces blancs d'œufs lorsque le sirop est rapproché, car s'il était trop étendu d'eau, il faut le faire longuement concentrer, ce qui le décolore beaucoup. Les sirops limpides se clarifient aussi bien au moment de leur cuisson; on enlève l'écume à mesure qu'elle se forme, car elle pourrait se diviser, par l'ébullition, dans le liquide, et s'en séparer plus difficilement. Dans ce cas, elle empêche même le sirop de filtrer au travers de l'étamine, en obstruant les passages des mailles de la laine. Il faut passer les sirops à chaud, parce qu'ils sont moins visqueux; et les plus épais doivent se passer avant leur concentration. On passe deux fois la première colature. On doit toujours avoir près de soi de l'eau pour jeter sur le bouillon, en cas qu'il s'élève au-dessus des bords du vase, ce qui arrive surtout avant la clarification, et dans les sirops mucilagineux (1).

Plusieurs signes indiquent la cuisson suffisante d'un sirop. D'abord, en le versant de haut, avec une cuiller, il file comme une huile épaisse, il tombe sans rejaillir et les gouttes prennent la forme de perles; si l'on divise ces gouttes sur une assiette, elles ne se rejoignent que lentement, ou bien, en soufflant sur le sirop, il se forme à sa surface comme une pellicule ridée : c'est le sirop cuit à la nappe ou très-cuit. Un autre indice de la cuisson des sirops est le degré de chaleur qu'ils prennent par l'ébullition ; car s'il faut plus de chaleur pour soulever un liquide plus dense, alors plus le sirop prendra de calorique, plus il indiquera de densité. L'eau bout à 80° Réaumur, ou 100° à l'aréomètre centigrade. Le sirop bien cuit donne 84° Réaumur, ou 105° centigrades, ou 221 Fahrenheit.

---

(1) Il existe un phénomène singulier et qui n'a pas encore été bien expliqué, non plus que l'apaisement des vagues par de l'huile versée à la surface des flots agités. Dans plusieurs liqueurs visqueuses, mucilagineuses, soumises à l'ébullition, on empêche leur tuméfaction, qui surpasse souvent les bords des vases qui les contiennent, par un morceau de suif, ou de beurre, ou de savon. On pratique cet usage avec succès dans la cuite du *vesou*, lorsqu'on fabrique la moscoüade dans les Iles. De là vient souvent le goût de beurre rance dans quelques sucres.

Les autres moyens les plus exacts pour connaître cette cuisson sont la pesanteur spécifique. Une bouteille qui contient juste une once d'eau, doit contenir dix gros deux scrupules de sirop bien cuit, et refroidi à 10° + 0; ou bien, le pèse-liqueur des sels, dit halomètre ou l'hydromètre, doit marquer dans le sirop bien cuit 30° lorsqu'il est chaud, et de 33 à 35° lorsqu'il est froid, ou une densité de 1260, l'eau pure pesant 1000. Mais on a fort bien remarqué que ce moyen n'est pas fidèle pour tous les sirops, puisque les plus chargés en principes extractifs (celui de quinquina, par exemple) marquent ces degrés, sans être aussi cuits que des sirops très-légers, comme celui de capillaire; ainsi l'aréomètre marque plutôt l'état de densité du liquide, que la proportion du sucre (1); aussi les sirops très-chargés d'extractif, ayant proportionnellement moins de sucre que les autres, sont plus propres à se gâter.

Les quantités de sucre ne sont pas nécessairement égales dans tous les sirops. Il en faut peu pour les sirops spiritueux, les ratafias; on n'en met guère que pour l'agrément. Les sirops vineux exigent 26 onces de sucre sur 16 onces de liquide; les sirops des sucs acides, ou des eaux distillées ou salines, demandent 28 onces de sucre par livre; les sirops par infusions ou décoctions exigent 30 onces de sucre sur une livre de liquide; et, dans la plupart des cas, l'on met 32 onces de sucre pour 17 onces de liqueur. Alors le sirop est bien cuit. Si l'on emploie des cassonades, la dose doit s'augmenter à proportion qu'elles ont moins de sucre.

On enferme bien les sirops dans des bouteilles, après avoir laissé refroidir le liquide; quelques praticiens ajoutent dans le goulot un peu de sucre en poudre, pour couvrir la surface du sirop, ce qui vaut mieux que d'y verser une huile, toujours sujette à rancir.

Des sirops indigènes, de celui de raisins, d'érable, etc.

La rareté du sucre ayant fait chercher pendant plusieurs années, dans les végétaux d'Europe, les moyens de le remplacer, on a beaucoup travaillé sur la racine de betterave, la carotte, le suc de fruits, le maïs, la sève d'érable, la châtaigne, etc.; mais quoiqu'on en ait tiré des produits sucrés, et qu'on obtienne même du vrai sucre d'érable, de betterave et

(1) Dans les sirops simples de sucre, chaque degré de l'aréomètre, au-dessus du terme de l'eau pure, ne s'obtient qu'avec un kilogr. (2 livres) de sucre, par 100 liv. d'eau; tandis qu'il ne faudrait qu'une livre de sel marin pour le même degré. Le nitre ne donne un degré qu'avec 18 onces. Ainsi, chaque sel a plus ou moins de densité.

de châtaigne, le raisin, surtout dans l'Europe méridionale, est peut-être, après la canne, le végétal qui fournit le plus de sucre. Il est vrai que celui-ci s'y trouve dans un état hydruré, liquide, non cristallin, comme l'a bien remarqué Proust, auquel on doit les premiers travaux sur cet important sujet; mais on peut parvenir, à l'aide de plusieurs dépurations, à débarrasser le *sucre solide* du *sucre muqueux liquide*. (*Voyez* tom. I, page 67.

Comme cette séparation des deux sortes de sucre de raisin diminue leur qualité sucrante, Parmentier pensait que la forme la plus avantageuse serait de les conserver réunies sous forme de *sirop*. (Voyez son *Traité sur les sirops de raisins*, in-8°, 3e édition. Paris, 1810). On choisira, pour le faire, les raisins les plus sucrés, les blancs, qui mûrissent le plus tôt et donnent le moins de matière colorante; on les prendra bien mûrs, même demi-fanés sur pied ou sur la paille, mais non pourris; on exprimera légèrement le suc ou moût, que l'on pourra *muter* sur-le-champ pour détruire le principe fermentescible, par une mêche soufrée (*Voyez* Conservation, tome I, page 176). D'autres *mutent* par l'addition d'un peu d'acide sulfurique qu'on neutralise ensuite avec la craie, ou par les sulfites sulfurés de soude : quelques-uns emploient des oxydes métalliques (l'oxyde rouge de mercure). Les acides tartrique, malique, citrique du moût sont ensuite neutralisés par le carbonate de chaux pur, avec ou même sans le secours de la chaleur. Si l'on emploie de la chaux pure, le surtartrate de potasse est décomposé, et une partie de la potasse demeure dans le sirop; mais celui-ci noircit et se carbonise. Si l'on emploie du carbonate de chaux, il reste du tartrate de potasse, ou sel végétal en dissolution (environ 3 gros par litre); ce sel laxatif n'est ni malfaisant ni de mauvais goût. L'on sépare les sels calcaires insolubles, l'on clarifie le moût avec des blancs d'œufs ou du sang de bœuf, et on l'évapore dans de larges bassines, en consistance de sirop. Il faut toujours plutôt un excédent de craie que moins. Les vins acides du Nord en demandent plus que ceux du Midi.

De l'évaporation dépend souvent la qualité du sirop. Si elle est lente, elle lui laisse une saveur de manne assez fade; si elle est trop prompte, elle lui donne une saveur et une couleur de caramel : il faut la pratiquer sur de petites masses et de larges surfaces. Moins le sirop est exposé long-temps à l'action du feu, plus il est sucré; car la chaleur détruit une portion du mucoso-sucré, le brûle, le rend amer. Il faut cuire ce sirop en moins de trois heures, et le concentrer à 33 degrés de l'aréomètre. L'évaporation la plus convenable serait : 1° ou celle par ventilation et dissolution de l'eau dans l'air (comme pour les eaux salines qu'on verse sur des fagots dans des bâtimens de graduation); 2° ou par concentration à la gelée, ce qui n'ôterait pas le *bouquet* ou parfum du raisin; 3° ou par l'évaporation à la chaleur prompte, mais ménagée.

Après avoir laissé quinze jours déposer ce sirop bien cuit, on le sépare de son dépôt abondant de sels calcaires ; mais il en demeure toujours une certaine quantité en dissolution et en suspension dans le liquide. Si l'on a employé des raisins blancs, si l'on a bien muté le moût, l'on obtient des sirops très-limpides ; car la vapeur du soufre détruit même leur principe colorant. Les moûts du Midi rendent jusqu'à un quart de sirop. Le sucre de raisin, même très-pur, n'a guère que moitié de saveur du sucre de canne, et il est deux fois moins soluble à l'eau. Leur solubilité n'étant pas la même, on peut surcharger un liquide déjà saturé d'un de ces sucres avec l'autre.

Le sucre d'érable (1) a plusieurs qualités analogues à celui du raisin ; il sucre moins que celui de canne, et il est aussi moins soluble. Sa couleur est naturellement rousse, mais il ne contient point de tartre ; et, à l'exception d'une portion d'acide malique qui se rencontre dans les sèves de presque tous les arbres, et d'un peu de malate de chaux, il est à peu près pur. Il faut débarrasser sa moscouade de la portion de sucre incristallisable, comme on a fait pour les autres sucres.

Proust a remarqué qu'il fallait plus de sept fois autant d'orge germé que de raisin pour fournir une égale quantité de muco-sucré; encore l'on ne pourrait extraire de cette orge un sucre cristallisable.

A l'égard du sucre d'amidon obtenu par Kirchhoff, et d'autres chimistes, *voyez* le tome I, pag. 60 et suiv., et les additions à la fin de l'ouvrage sur la *dextrine*.

Sirop de sucre simple.

On peut le faire extemporané en dissolvant *deux parties* de sucre très-blanc, dit royal, dans *une partie* d'eau pure, à un degré de chaleur suffisant. Mais ordinairement il se prépare de la manière suivante :

(1) L'érable d'Europe en fournit comme celui du Canada : il y a plusieurs de ces arbres qui en donnent jusqu'à 5 ou 6 kilogr. ; mais l'arbre s'épuise et risque de périr.

℞. Sucre blanc très-pur, en poudre. 6 kilogr. ℔ xij.
Eau. . . . . 2 kilogr. ℔ iv.

Mettez dans une bassine sur le feu, pour dissoudre le sucre en agitant. On peut mettre moins d'eau que cette quantité et clarifier tout de suite. On bat ensuite un blanc d'œuf dans *s. q.* d'eau ; et lorsque la solution de sucre s'élève par l'ébullition, l'on y verse peu à peu et à diverses reprises l'eau albumineuse, jusqu'à ce que toutes les écumes s'amassent à la surface. Alors on passe le sirop par une étamine, et on le fait cuire en consistance requise. S'il y a moins d'eau que la quantité prescrite, il sera suffisamment cuit après la clarification, et n'en sera que plus blanc.

1° *Sirops d'eaux distillées.*

Sirop d'eau de fleurs d'oranger.

℞. Eau de fleurs d'oranger. 1 kilogr. ℔ ij.
Sucre blanc concassé. . 2 kilogr. ℔ iv.

Faites dissoudre celui-ci avec l'eau dans un vase bien clos, au bain-marie, et vous aurez un sirop qu'on ne doit pas clarifier. Le *sirop d'eau distillée de cannelle* se prépare de même. Ces sirops servent pour aromatiser diverses potions ou des boissons.

Sirop d'eau de menthe poivrée, du Codex.

℞. Eau distillée de menthe poivrée. . . . 1 kilogr. ℔ ij.
Sommités sèches de menthe poivrée . . 32 gramm. ℥ j.

Faites infuser au bain-marie pendant deux heures, en un vase clos. Filtrez ensuite à froid; alors ajoutez :

Sucre très-blanc. . 2 kilogr. ℔ iv.

Faites fondre également au bain-marie en un vase bien fermé. On passe le sirop à froid au travers d'un blanchet.

Ce sirop se prend de demi-once à une once. On obtiendra de la même manière des sirops avec les eaux distillées de *scordium*, de *stœchas* simple, d'*ache*, des *menthes* (crépue, aquatique, *gentilis*, etc.), d'*hyssope*, de *marrube*, de *dictame*, de *myrte*, etc. Leurs vertus sont celles de ces plantes. (*Voyez* notre *Histoire naturelle des médicamens.*)

D'autres sirops se préparent au moyen d'infusions.

Sirop vermifuge de semen-contra, par Bouillon-Lagrange.

1° On peut dissoudre à froid du sucre très-blanc dans *q. s.* d'eau ; on filtre, on ajoute 6 grains d'huile volatile de semen-contra par once de sirop ; on mêle.

2° On peut dissoudre l'huile volatile dans l'alcool, et l'ajouter au sirop de sucre, dans les mêmes proportions.

3° Une partie d'eau distillée de semen-contra, dans laquelle on fait fondre au bain-marie, à une douce chaleur, deux parties de sucre blanc, donne aussi un bon sirop.

4° Enfin, en incorporant 6 gouttes d'huile volatile dans un mucilage de gomme arabique, qu'on mêle à une once de sirop de sucre, on obtient un sirop vermifuge, mais celui-ci est trouble.

Les enfans peuvent prendre plus aisément ces sirops que d'autres plantes vermifuges.

2° *Sirops simples par infusion.*

Sirops d'écorces de citrons.

℞. Partie jaune d'écorces récentes de citron, ou zestes. 160 gramm. ℥ v.

Jetez dessus :

Eau bouillante . . . . 1000 gramm. ℔ ij.

Laissez infuser pendant deux heures. Passez ensuite sans exprimer ; filtrez la liqueur, et, ayant ajouté le double de sucre blanc, faites fondre au bain-marie en un vase clos. Le sirop refroidi, vous augmenterez son arome avec *s. q.* d'œléo-saccharum de citron.

Le *sirop d'écorces d'oranges ou de bigarades* s'obtiendra par le même procédé.

Sirop de violettes, du Codex.

℞. Fleurs de violettes récentes.	2 kilogr.	℔ iv.
Eau.	4 kilogr.	℔ viij.
Sucre blanc	7 kil. 500 gramm.	℔ xv.

L'objet principal, outre la conservation des propriétés de la violette, étant d'empêcher la couleur fugace de ces fleurs de se détruire, on procédera de cette sorte. Il faut prendre des violettes simples (les doubles et les sauvages ayant moins d'odeur) au printemps, meilleure saison que l'automne, en temps sec, avant qu'elles soient trop ouvertes ou fanées. On les monde de leur calice, qui est laxatif ; on verse dessus ces fleurs un peu d'eau bouillante, que l'on exprime légèrement pour les dépouiller d'une portion de principe muqueux fermentescible, de couleur roussâtre, non violette : on jette cette eau ; ensuite on place ces fleurs dans un vase d'étain, et on verse dessus le double de leur poids d'eau bouillante ; on les y macère pendant douze heures, en les tenant tièdes. On exprime ces fleurs dans un linge bien lavé (ne contenant aucun alcali de lessive). La colature dépose un peu de fécule verdâtre qu'on décante, car elle altérerait la couleur du sirop. Ensuite on ajoute le sucre et on le fait dissoudre au bain-marie, dans un vase d'étain, en agitant le sirop. On l'écume, et on le recouvre d'un peu de sucre en poudre. Il faut le garder en lieu frais.

Nous avons un peu diminué la dose du sucre, que le *Codex* porte à 8 kil. (16 livres), ce qui est trop pour 4 kil. ou 8 livres d'eau.

Nous avons déjà vu, d'après Fourcy et M. Deyeux, qu'il était important de priver la violette d'un corps muqueux par l'eau bouillante, car ce principe détruirait leur couleur en tournant à l'acidité.

Vauquelin a remarqué de plus que les violettes, comme toutes les autres fleurs, s'oxydaient à mesure que leur floraison était plus avancée, et que cette oxydation les décolorait, détruisait leur arome. Or, on emploie des vases d'étain pour les faire infuser, parce que ce métal étant facilement oxydable, il enlève à la violette une portion d'oxygène, et rajeunit ainsi leur couleur. Il convient même d'agiter quelque temps l'infusum de violettes dans ce métal, afin que celui-ci leur prenne le plus d'oxygène possible; on voit en effet la couleur en devenir plus vive Il faut un peu de chaleur pour bien fondre le sucre, car il ne l'est point parfaitement dans le sirop violat fait à froid : celui-ci dépose du sucre et se moisit; mais on dissiperait l'odeur et ensuite la couleur de violettes en faisant bouillir ce sirop. On prend du sucre raffiné pour n'être pas obligé de clarifier, et pour qu'il n'y ait point de mucoso-sucré fermentescible.

Lorsque la couleur de ce sirop est altérée, quelques gouttes d'acide hydrochlorique la rétablissent; mais ce sirop est moins bon (1).

Ce sirop humecte, tempère, adoucit, désaltère dans les fièvres et les inflammations de poitrine; il relâche doucement : la dose est de 2 à 12 gros. On le falsifie en colorant en bleu par le tournesol un sirop simple, auquel on donne l'odeur de violette avec la racine d'iris de Florence. Mais, outre que ce sirop est âcre, on reconnaît cette falsification par la potasse en liqueur, qui le colore en jaune rougeâtre, au lieu que celui de violettes verdit par ce moyen. Cependant, en mêlant au tournesol une

---

(1) Si l'altération de la couleur est due à un excès de chaux qu'on trouve en quelques sucres, l'acide oxalique précipite cette chaux à l'état d'oxalate; on pourrait la précipiter aussi par un courant de gaz acide carbonique; mais ces sirops sont moins estimés.

infusion de fleurs de mauve, les falsificateurs obtiennent en partie pour leur sirop la faculté de verdir avec les alcalis, et de rougir avec les acides.

On fait des sirops par infusion avec plusieurs autres fleurs. Si on les prend sèches, on n'en met que 64 gramm. (2 onces) par kil. (2 livres) d'eau, à cause qu'elles perdent 14 onces par livre dans leur dessiccation; car on en met une livre lorsqu'on les prend fraîches. Les proportions du sucre sont celles du précédent; les manipulations sont moindres; mais il faut éviter l'ébullition et préparer dans des vaisseaux clos les sirops odorans.

Les *sirops de coquelicot, de nénuphar*, se font avec les fleurs sèches (2 onces pour 2 livres de sucre); elles donnent moins de mucilage fermentescible, qu'étant fraîches. Il vaudrait mieux faire le *sirop de nymphœa* avec le suc exprimé de la fleur.

Le *sirop d'œillets rouges* ou *tunica*, avec les fleurs fraîches, mondées de leur onglet, se prépare de même. Si l'on prend des œillets secs, on augmente leur arome par l'addition de quelques clous de girofles.

Le *sirop de chèvrefeuille* s'apprête avec les fleurs récentes, en vaisseau clos.

Le *sirop de roses rouges sèches* se fait dans la proportion de 250 grammes (8 onces) de roses mondées sur le double d'eau bouillante, avec 3 livres de sucre. On préparait un *sirop de roses pâles* récentes, en faisant infuser 2 kilogr. (4 livres) de ces fleurs mondées, pendant six heures, dans *s. q.* d'eau bouillante. Après la colature, on infusait une seconde fois autant de nouvelles fleurs. La seconde colature déposée, décantée, on ajoutait 2,500 grammes (5 livres) de sucre, et on faisait le sirop. Mais cette méthode étant vicieuse, le nouveau *Codex* prescrit de tirer le suc exprimé et dépuré des pétales de roses pâles 4 kilogrammes, et de former un sirop bien cuit à l'ordinaire, avec autant en poids de sucre. On obtient ainsi un sirop très-purgatif; on peut l'aromatiser avec de l'eau de roses, si l'on veut. Celui-ci est laxatif, odorant, astringent, et contient de l'acide gallique. On en prend une à deux onces.

Le *sirop de fleurs de pêcher* se prépare avec les fleurs fraîches par infusion. Pour le rendre plus laxatif, quelques praticiens y joignent aussi des feuilles. Le *Codex* prescrit :

Fleurs de pêcher. .	2000 gramm.	℔ iv.
Eau bouillante . .	6000 gramm.	℔ xij.
Sucre blanc. . . .	8500 gramm.	℔ xvij.

On fait une infusion. M. Boullay en prépare un meilleur en distillant ces fleurs, et en faisant d'abord un sirop de la décoction, et un sirop aussi avec de l'eau distillée de ces fleurs; il mêle ensuite les deux sirops.

On a craint peut-être, par ce procédé de distillation, la présence de l'acide hydrocyanique (ou prussique), observé dans les produits de ces fleurs; l'huile volatile, extraite de celles-ci, se rapproche, en effet, par l'odeur, de celle du *prunus-lauro-cerasus*.

Les sirops de fleurs de *genêt*, de *noix*, d'*eupatoire*, de *mille-pertuis*, de *muguet*, de *pas-d'âne* ou *tussilage*, de *sureau*, etc., s'obtiennent par infusion (1). Les plus odorans peuvent se faire par distillation, comme nous le dirons, et ne se clarifient point par la chaleur. On doit les préparer en des vases fermés.

Les sirops d'infusum de feuilles suivent les mêmes règles. Les proportions peuvent varier. Ainsi, selon le nouveau *Codex*, l'on prend 96 grammes (3 onces) de sommités sèches de grande et de petite absinthe, sur deux kilogrammes d'eau bouillante pour le *sirop d'absinthe*; on ajoute le double de sucre. Ce sirop se doit préparer en un vase fermé. M. Bizos avait préféré de prendre le suc d'absinthe exprimé; mais ce sirop est trop amer alors, et s'altère. M. Boullay propose de prendre l'eau distillée de l'absinthe, de faire un sirop avec la décoction de l'alambic, et d'y ajouter à la fin l'eau distillée. Ceux d'*armoise*, de *rossolis*, ou herbe à la goutte, de *millefeuille*, de *velar* ou *erysimum*, se préparent aux mêmes doses.

Le *sirop de capillaire* se fait avec 128 grammes (4 onces) de capillaire du Canada, et 3 kilogrammes (6 livres) d'eau bouillante, sucre, 2 kilogrammes (4 livres). On cuit en consistance requise, et l'on verse ce sirop clarifié et chaud sur du capillaire haché, placé sur le blanchet à filtrer, afin que l'odeur du capillaire demeure dans le sirop. Les vertus de ces sirops sont celles des plantes qui y entrent.

La plupart d'entre eux ne sont pas absolument nécessaires, puisqu'une infusion sucrée extemporanée de végétaux les remplace très-bien. On obtient de même le sirop de capillaire de Montpellier.

---

(1) Les proportions ordinaires sont de 64 gramm. (2 onces) de fleurs sèches, eau bouillante 500 gramm. (une livre), sucre blanc le double du liquide. Les doses sont d'une à deux onces.

Le *sirop de lierre terrestre* s'obtiendra en jetant :

Eau bouillante. . 1500 gramm. ℔ iij.

sur des feuilles récentes de

Lierre terrestre. . 250 gramm. ℥ viij.

On laisse infuser pendant douze heures, on passe au travers d'un blanchet serré, et l'on fait fondre le double de sucre du poids de la colature. On fait ce sirop en un vase fermé. On devrait préparer plutôt ce sirop avec l'eau distillée récente et avec l'infusion de cette plante.

3° *Sirops par décoction.*

Sirop de guimauve ou d'althæa, du Codex.

℞. Racine récente de guimauve mondée, incisée. . . .	192 gramm.	℥ vi.
Eau, 2 kilogr., réduits par décoction, à.	1 kil. 600 gramm.	℔ iij ℥ iij.
Sucre	3 kilog.	℔ vj.

Clarifiez avec des blancs d'œufs; passez chaud, à cause que ce sirop est mucilagineux. Il n'est cuit que lorsqu'il offre une pellicule à sa surface. Il est plus visqueux que les précédens, et plus fermentescible. C'est un grand adoucissant et pectoral, de demi-once à une once et demie.

L'on prépare de même les sirops de racine de *grande consoude*, de *cynoglosse*, etc. Lorsqu'on prend les racines sèches, on en réduit la dose des trois-quarts. Les sirops de *navets*, de *carottes*, de *betteraves* ou d'autres plantes succulentes et sucrées, ne se font qu'avec leurs racines récentes. Cuites dans l'eau, on les exprime; on ajoute le sucre et on clarifie. Les doses sont celles des précédens ; la dose du sirop de *cynoglosse* est moitié seulement de celle des autres, parce qu'il paraît être narcotique.

Sirops simples par macération ou infusion.

Sirop de salsepareille.

La proportion est de 3 kilog. (6 livres) de sucre pour salsepareille mondée, de Honduras, 1 kilogramme 500 grammes (3 livres.)

Cette racine, coupée, est contusée fortement dans un mortier. On verse dessus eau à 80° centigr. 9 litres (18 livres), qu'on laisse infuser pendant vingt-quatre heures. On fait sur le marc exprimé une seconde infusion semblable. On réunit les liqueurs déposées et décantées, évaporées jusqu'à réduction à 3 à 4 litres (6 à 8 livres). On ajoute alors le sucre et l'on clarifie avec les blancs d'œufs. On cuit en consistance requise.

Comme la salsepareille contient de l'amidon, on doit éviter de rendre celui-ci soluble par l'ébullition de l'eau. Il faut donc une simple infusion. En outre, la viscosité qui en résulterait empêcherait ce sirop d'être clarifié. La matière extractive amère, ou la parigline, est suffisamment extraite.

On doit obtenir environ 6 kilogr. de sirop, qui représente environ 820 gramm. d'extrait de salsepareille. C'est un bon sudorifique.

La *parigline* est le principe actif de la salsepareille, obtenue par M. Pallotta, appelée *smilacine* par M. Folchi.

Sirop de jujubes.

℞. Jujubes récentes ouvertes..	128 gramm.	℥ iv.
Eau bouillante............	750 gramm.	℔ j ß.
Sucre....................	1 kilogr.	℔ ij.

Faites infuser les jujubes dans l'eau pendant une demi-journée. Passez, exprimez; faites le sirop avec le sucre. C'est un doux pectoral, humectant.

On fait en Espagne un sirop semblable avec la silique sucrée du *caroubier*; mais il reste un peu trouble, car celle-ci contient de l'amidon. Les vertus sont les mêmes.

Le *sirop de gomme arabique* est tout simplement du sirop de sucre dans lequel on fait entrer, par livre, 2 onces de cette gomme, pour le rendre très-adoucissant. Cette gomme doit être bien dissoute dans l'eau froide plutôt que dans la chaude, avant de la joindre au sucre. Ainsi, 500 gramm. de gomme et 500 gramm. d'eau commune seront unies à 4 kilogr. de sirop de sucre, selon le *Codex*, et le tout sera cuit en sirop avec précaution; car si quelque portion de gomme est brûlée, le sirop devient très-âcre. On peut n'admettre que moitié de la quantité de gomme.

Sirop de cachou.

℞. Extrait de cachou. . . .	32 gramm.	℥ j.
Eau bouillante.	250 gramm.	℥ viij.
Sucre	1 kilogr.	℔ ij.

Dissolvez l'extrait dans l'eau, faites fondre le sucre; et réduisez à consistance de sirop, C'est un tonique, stomachique, astringent, contenant du tannin. On en prend une cuillerée à bouche le matin et avant le repas. On ne doit pas le clarifier pour qu'il retienne 18 grains de cachou par once.

Le *sirop de ratanhia* se fait avec :

Racines de ratanhia	125 gramm.	℥ iv.
Sirop de sucre.	1 kilogr.	℔ ij.

On infuse la racine pendant 24 heures dans l'eau chaude. On passe sans expression. Ce sirop ne doit pas se clarifier.

Sirop d'ail.

℞. Aulx coupés menu...	400 gramm.	℥ xij.
Eau bouillante......	1000 gramm.	℔ ij.

Faites macérer dans un vase fermé, pendant 12 heures; puis passez la liqueur et ajoutez-y le double de sucre blanc, en poids; faites-en un sirop selon l'art. Il est vermifuge, expectorant. (*Pharmacop. of the United States.*)

Sirop diacode de Galien, *ou de pavot blanc, du* Codex.

℞. Têtes de pavots blancs, mûres, sèches. séparées de leurs semences . . .	5 hectogr.	℔ j.
Eau chauffée à 60° Réaum.. . . .	4 kilogr.	℔ viij.
Sucre blanc	2 kilogr.	℔ iv.

Il faut laver à l'eau froide les têtes de pavots, les diviser en petits morceaux, les mettre macérer en vaisseau clos pendant un jour; passer avec expression cette première macération, en faire une seconde sur les mêmes capsules, avec moitié de nouvelle eau froide. Les deux infusions réunies, déposées, décantées, évaporées sur le feu, l'on ajoute le sucre et l'on termine le sirop à l'ordinaire. Nous préférons la macération prolongée en vaisseau clos, à froid, à la décoction recommandée par d'autres. Il est même plus avantageux de former ce sirop avec l'extrait des capsules de pavot plutôt qu'avec cette infusion. Il est calmant, sommifère, plus doux que celui d'opium; anodin dans la toux d'irritation, qu'il adoucit. Sa dose est de 2 à 8 gros. *Diacode* vient de διὰ, *avec*, et κωδίον, *tête de pavot*; il a été connu de Galien et de Mésué. Aujourd'hui on lui substitue souvent le sirop suivant; mais le diacode à des propriétés moins vireuses; il convient mieux aux enfans.

Lorsqu'on laisse les graines du pavot, et qu'on les fait bouillir avec les têtes, on obtient un décoctum mucilagineux, épais, fermentescible, presque sans vertus; mais l'infusum à froid est plus avantageux sous tous les rapports.

On a remarqué que *l'opium indigène* contenait de la morphine, quoiqu'en moindre quantité que l'opium du Levant, selon Vauquelin; mais il ne paraît pas contenir de la narcotine, sel de Derosne, qui cause des effets dangereux. Donc il ne faut jamais substituer de l'opium aux têtes de pavot pour le sirop diacode, car alors il n'a plus les effets aussi doux et aussi calmans.

Les coquelicots ne contiennent pas de morphine.

REMARQUE.

Lewis, dans sa *Matière médicale pharmaceutique*, a remarqué comme un fait certain que l'albumine des œufs dont on se servait pour clarifier les sirops d'opium, leur enlevait considérablement de leur vertu somnifère; toutefois, cet inconvénient est encore préférable au procédé que recommandent les pharmaciens hollandais ou allemands, de ne point clarifier ces sirops aux blancs d'œufs; car, dans cette circonstance, ce sirop fermente, s'aigrit, se détériore facilement.

Sirop d'opium, du Codex.

℞. Extrait gommeux d'opium . .	15 gramm.	ʒ iij et 60 grains.
Eau pure	64 gramm.	℥ ij.
Sirop de sucre blanc . . .	4 kil. 800 gramm.	℔ ix ℥ ix ß.

Dissolvez l'extrait d'opium dans l'eau tiède, ajoutez le sirop de sucre, faites cuire ce sirop, et passez à travers un blanchet. C'est un excellent somnifère et un bon calmant ou anodin dans la plupart des douleurs; il contient près de deux grains d'opium par once. La dose est d'un à huit gros.

On fait un *sirop de morphine* en mettant quatre grains d'acétate ou sulfate de morphine dans une livre de sirop de sucre blanc pur. Mêlez exactement. Ce sirop, maintenant employé, a des effets plus constans que celui de diacode.

Nota. Quand le sirop d'acétate, par l'effet d'une longue habitude, cesse d'avoir des effets aussi calmans, le sirop de sulfate de morphine (à la même dose, par la seule différence des sels), procure du calme comme le premier, et ainsi réciproquement.

Observations sur les extraits d'opium propres à entrer dans les sirops.

Tous les extraits d'opium ne sont pas convenables pour former un sirop d'opium de qualité égale. Cette substance contribue fort aisément à exciter la fermentation du sucre; de plus, les qualités de l'opium s'altèrent alors par cette fermentation lente et prolongée. Il n'en est pas de même dans les gouttes de l'abbé Rousseau, qui faisait fermenter l'opium pour exalter ses propriétés et aviver son action. Van Helmont, Ettmuller, Cartheuser, Langelot, et surtout Neumann, ont prescrit des fermentations plus ou moins longues, plus ou moins compliquées de ce médicament, dans la vue de l'adoucir ou plutôt de le priver de ses propriétés vireuses, en ne lui laissant que des qualités calmantes très-douces.

Il est un ancien moyen, abandonné depuis long-temps, mais

qu'on dit fort usité aux Indes-Orientales; c'est la torréfaction de l'opium brut, pour le priver de son principe narcotique vireux, qui est volatil, et ensuite la séparation, par les procédés ordinaires, de l'extrait gommeux.

M. Boullay est aussi parvenu à adoucir l'opium, en faisant une dissolution alcoolique aqueuse (dans l'eau-de-vie) de l'opium; ensuite en mettant le feu à cette eau-de-vie jusqu'à épuisement du principe spiritueux. Ce moyen assez ingénieux laisse dans la liqueur restante un opium adouci; mais ce n'est plus l'opium sans altération.

Sirop de karabé.

℞. Sirop d'opium	5 hectogr.	℔ j.	
Esprit de succin.	2 gramm.	4 décigr.	℈ ij.

Mêlez. C'est le même que le sirop d'opium pour les vertus. Cependant l'esprit de succin (acide succinique tiré par distillation du succin à feu nu) rend ce sirop antispasmodique, céphalique et convenable dans les convulsions, à la dose d'un à huit gros. Cet acide du succin retient toujours un peu d'huile fétide empyreumatique.

Sirop de quinquina (à l'eau), *selon le* Codex.

℞. Quinquina jaune concassé, fin.	250 gramm.	℥ viij.
Eau	2500 gramm.	℔ v.
Sucre blanc	1 kilogr.	℔ ij.

L'eau doit être froide pour macérer pendant trois à quatre jours le quinquina, que l'on a soin d'agiter de temps en temps dans un matras. On décante la première macération, l'on ajoute de nouvelle eau sur le marc, pendant autant de temps. Les deux macérations décantées, réunies, tirées à clair, filtrées, on ajoute le sucre, et on fait rapprocher en consistance de sirop, au bain-marie, sans ébullition, pour avoir un sirop très-limpide. S'il se dépose au fond un peu d'extrait insoluble, on le sépare.

Lorsqu'on veut un sirop de quinquina plus chargé, on fera bouillir un quart-d'heure dans un vase clos le quinquina avec l'eau. La colature deviendra trouble en se refroidissant; on ajoutera le sucre alors, et l'on fera évaporer la liqueur. Tant que ce sirop est chaud, il paraît assez limpide; refroidi, il se trouble, et l'on ne doit pas en séparer les dépôts. Celui-ci est plus actif.

L'on donne ce sirop comme excellent tonique, fébrifuge, stomachique, convenable dans toutes les atonies, dans l'apepsie, etc. On en prend de 2 à 10 gros.

Les praticiens qui ont conseillé de séparer successivement

les dépôts que donne la macération à mesure qu'on la concentre, appauvrissent d'autant leur sirop de son principe fébrifuge; car cette prétendue résine n'est qu'une combinaison de cinchonine et de quinine devenue insoluble. On voit donc qu'il est important de préparer ce sirop à la moindre chaleur possible; et, pour n'être pas obligé de le clarifier, on se sert de sucre très-pur. Comme ce sirop fermente quelquefois, nous serions d'avis d'y ajouter un peu d'alcool ou de le faire par le vin, comme nous le dirons plus loin.

Sirop de quinine sulfatée.

℞. Sulfate de quinine . . . . 2 grains · 1 décigr.
Sirop simple de sucre blanc . 1 once. 32 gramm.

Faites dissoudre ainsi le sel dans le sirop, en cette proportion. Le sulfate de cinchonine peut s'employer aux mêmes doses dans le sirop; mais il est moins usité.

Cette quantité donne un sirop suffisamment amer; si l'on augmentait la proportion du sel, il en résulterait parfois des sortes de crampes d'estomac; ce qui n'arrive point par la dose commune.

4° *Sirops composés, par décoction et infusion.*

Ceux-ci, chargés d'ingrédiens divers, offrent, sous un petit volume, plusieurs substances extractives. Les précédens, à peu d'exceptions près, pourraient être parfaitement remplacés par des infusions ou décoctions de substances qu'on sucrerait à volonté. On éviterait même par là les inconvéniens de la fermentation, et les autres altérations de ces sirops. Seulement ils sont avantageux pour conserver les sucs récens ou frais des végétaux que la dessiccation altère ou change, et pour retenir des odeurs ou des saveurs fugaces; mais une infusion de capillaire, une décoction de racine de guimauve, sucrées, équivalent certainement à leurs sirops.

Il n'en est pas de même des sirops composés : on n'a pas toujours sous la main une réunion semblable de végétaux, ou frais ou secs, au besoin. La difficulté augmente pour les employer en détail dans des proportions convenables; le temps, le lieu, les circonstances s'y opposent même souvent. Ces sirops composés sont donc nécessaires.

Sirop de salsepareille et de séné composé (1), dit *sirop de* Cuisinier; *d'après le* Codex.

℞. Racines de salsepareille incisées menu. 1 kilogr. ℔ ij.

Faites d'abord infuser pendant vingt-quatre heures, dans eau commune, 6 kilogrammes (12 livres), qu'on fera bouillir ensuite pendant un quart-d'heure. On passe avec expression. Le résidu bouillira de nouveau dans eau commune 5 kilogr. (10 livres). On fera de nouvelles infusions pareilles deux ou trois fois; on les rapprochera enfin toutes ensemble, par évaporation, à 3 kilogr. (6 livres). Alors on y mettra bouillir légèrement :

Fleurs de bourrache.........	āā 64 gramm. ℥ ij.
de roses pâles........	
Feuilles de séné............	
Semences d'anis............	

On réduira la décoction à moitié par évaporation. L'on passera, et alors on ajoutera :

Miel blanc..................	āā 1 kilogr. ℔ ij.
Sucre blanc................	

Il est des personnes qui admettent encore de la bardane, de la saponaire, de la buglosse et des semences de fenouil, outre les autres ingrédiens. On peut également employer le miel seul à double dose, sans sucre dans ce décoctum mucilagineux.

La salsepareille découpée, bouillie dans *q. s.* d'eau, à plusieurs reprises, et épuisée, on la rapproche à la quantité de 3 kilogr. D'autre part, on met dans la décoction bouillante le séné, et après un bouillon, l'on ajoute les fleurs, les semences, qu'on fait infuser; on passe avec expression, et l'on décante. Pendant ce temps, on forme le sirop avec le sucre, le miel et la décoction de salsepareille, que l'on clarifie. Ce sirop très-rapproché, on y verse l'infusum, et l'on termine la composition. C'est un dépuratif très-vanté dans les maladies syphilitiques, scrofuleuses; il excite la sueur. D'autres praticiens ajoutent de la squine et du gayac à moitié dose de la salsepareille. On augmente la quantité de sucre et de miel à proportion : ce sirop en devient plus actif. Plusieurs y joignent aussi une dissolution de deutochlorure de mercure corrosif, à dose déterminée. La chimie a fort bien fait voir que ce sel s'y décomposait aux

(1) Ce sirop attribué à un médecin sicilien, de Messine, ne diffère que peu ou point du fameux *rob antisyphilitique* de Laffecteur, qui a ce défaut commun à tous les remèdes secrets, de pouvoir être à volonté modifié par son auteur, sans que les médecins ou les malades s'en doutent : ainsi leurs effets n'ont rien de constant.

dépens de l'extrait du sirop, et se précipitait en mercure doux. Cet effet a lieu dans toutes les décoctions extractives dans lesquelles entre ce deutochlorure corrosif. Dose de demi-once à deux onces.

Formule de sirop ou rob antisyphilitique de Laffecteur *(usitée à Naples, selon le docteur* Savaresi).

℞. Salsepareille	4 kilogr. 500 gramm.	℔ ix.
Gayac, Squine, Sassafras	3 kilogr.	℔ vj.
Quinquina jaune	1 kilogr. 500 gramm.	℔ iij.
Fleurs de bourrache	750 gramm.	℔ j ß.
Semences d'anis	128 gramm.	℥ iv.
Mélasse clarifiée avec le blanc d'œuf	15 kilogr.	℔ xxx.

On prépare ce sirop selon l'art. D'abord on fait une décoction avec la salsepareille incisée; on y joint la squine et le gayac: on n'ajoute qu'à la fin le quinquina et le sassafras râpé. Enfin la fleur de bourrache et la semence d'anis ne doivent s'ajouter qu'en infusion lorsqu'on met la mélasse clarifiée pour terminer le sirop. La dose est celle du sirop de Cuisinier, et dans les mêmes affections.

Sirop de roses composé.

℞. Feuilles de séné mondées	128 gramm.	℥ iv.
Agaric blanc choisi et coupé	64 gramm.	℥ ij.
Semences d'anis contuses	16 gramm.	ʒ iv.
Gingembre	8 gramm.	ʒ ij.
Tartre blanc contus	16 gramm.	ʒ iv.
Infusion de roses pâles	4 kilogr.	℔ viij.
Sucre blanc	2 kilogr.	℔ iv.

On fait d'abord l'infusion des roses récentes mondées, et on la passe avec expression; alors le séné et le tartre sont soumis à une légère ébullition dans cette décoction. On ajoute les autres ingrédiens qui restent en infusion pendant un jour; on passe de nouveau avec expression, l'on décante le dépôt de la liqueur; enfin l'on met le sucre et l'on clarifie. Le surtartrate de potasse aide à tenir en dissolution les parties extracto-résineuses du séné, de l'agaric et du gingembre, et empêche ce sirop d'en être troublé. C'est un purgatif assez actif, depuis 4 gros jusqu'à 2 onces.

Sirop de guimauve composé, de Fernel.

℞. Racines de guimauve	64 gramm.	℥ ij.
de chiendent, d'asperges, de réglisse	āā 16 gramm.	℥ ß.
Sommités de guimauve, de mauve, de pariétaire	āā 32 gramm.	℥ j.

Sommités de pimprenelle, de plantain.... de capillaire...	ãã	32 gramm.	℥ j.
Raisins de caisse.........		16 gramm.	ʒ iv.
Eau.....................		Q. s.	
Sucre..................		2 kilogr.	℔ iv.

On monde et on incise les racines. On fait bouillir d'abord le chiendent, l'asperge; on ajoute celles de guimauve, ensuite de réglisse, puis viennent les raisins et les sommités : alors on retire la décoction du feu, et on fait infuser. On passe ; la liqueur dépose. Etant décantée, on ajoute le sucre, puis l'on termine le sirop en le clarifiant. C'est un bon antinéphrétique, adoucissant dans la dysurie, la toux férine, etc. La dose est d'une à deux onces.

Sirop de chicorée avec la rhubarbe, de Nicolas Florentin, *réformé par le* Codex.

℞. Racines de chicorée sauvage.		192 gramm.	℥ vj.
Feuilles de chicorée sauvage.		288 gramm.	℥ ix.
de fumeterre....... de scolopendre.....	ãã	96 gramm.	℥ iij.
Baies d'alkékenge..........		64 gramm.	℥ ij.
Sucre blanc................		2 kil. 500 graamm.	℔ v.
Rhubarbe choisie		192 gramm.	℥ vj.
Santal citrin............. Cannelle fine..............	ãã	16 gramm.	℥ ß.

La meilleure méthode pour faire ce sirop est de le préparer en deux parties. Dans la première, on fait une décoction des racines de chicorée mondées et incisées, dans sept litres ou pintes (14 livres) d'eau. A cette décoction bouillante, l'on ajoute les feuilles, les baies écrasées ; après deux heures d'infusion, l'on passe avec expression, et l'on décante la liqueur déposée.

D'autre part, dans 8 livres ou 4 kilog. d'eau bouillante, on jette la rhubarbe déchirée en morceaux avec des tenailles; on couvre l'infusion pendant trois heures. Durant ce temps, on fait le sirop avec la première liqueur, en ajoutant le sucre, et en clarifiant avec les blancs d'œufs. A ce sirop très-rapproché et bouillant, l'on joint l'infusion de rhubarbe, que l'on a passée et séparée de son dépôt. On y met, dans un nouet, la cannelle concassée et le santal râpé, infuser pendant six heures. Si le sirop était très-cuit, l'addition de cette infusion ne doit le décuire qu'au point convenable de 33 degrés étant froid. Il ne faut point faire bouillir la rhubarbe, qui perdrait de sa vertu et donnerait une décoction trouble. Ce sirop doit être transparent. C'est un doux et bon purgatif, surtout pour les enfans; il débarrasse les nouveau-nés de leur méconium, et diminue la cause de leurs tranchées; tue les vers, est tonique. On le leur donne mêlé avec poids égal d'huile d'amandes douces. La dose, pour eux, est d'un à quatre gros, et pour les adultes, jusqu'à une once et demie. On obtient environ 3,750 gramm. de sirop ou sept livres et demie.

Il serait plus convenable de ne faire infuser la rhubarbe que dans six livres d'eau (3,000 gramm.), et de prolonger le rapprochement de cet infusum dans le sirop, à une chaleur douce sans l'ébullition, car celle-ci rend un peu trouble cet infusum de rhubarbe.

OBSERVATIONS.

Il paraît que l'addition d'une petite quantité de potasse, comme dans le sirop suivant, augmente la solubilité et la transparence des matières extracto-résineuses de la rhubarbe. En effet, les alcalis ont la propriété de dissoudre les résines, et d'en adoucir l'action purgative.

Il n'en est pas de même des astringens, comme le tannin et l'acide gallique; ceux-ci précipitent les matières extracto-résineuses, et détruisent l'action des purgatifs. C'est ainsi qu'un décoctum de noix de galles, dans une solution d'aloès, précipite la résine de celui-ci, et lui enlève sa faculté drastique et purgative. On voit donc l'irrégularité qu'il y a dans les composés des drogues resserrantes et relâchantes ; mais il n'en est pas de même des alcalis, qui facilitent au contraire l'action des résines, en les rendant plus solubles dans les premières voies.

Sirop de rhubarbe, de Déodat.

℞. Rhubarbe choisie......... } ãã	48 gramm.	℥ j ß.
Feuilles de séné mondé... }		
Cannelle fine............	6 gramm.	ʒ j ß.
Souscarbonate de potasse,	2 gramm. 4 décigr.	℈ ij.
Gingembre	2 gramm.	ʒ ß.
Infusion de chicorée.	320 gramm.	℥ x.
de roses pâles....	128 gramm.	℥ iv.
Sucre blanc...............	1 kilogr.	℔ ij.

On fera une légère décoction de séné avec la potasse, dans *s. q.* d'eau, et l'on y mettra infuser la rhubarbe, la cannelle et le gingembre. D'autre part, on fera le sirop avec les infusions clarifiées de chicorée et de roses; vers la fin, et lorsque le sirop sera très-cuit, à demi refroidi, l'on y versera le décoct-infusum précédent, bien clair, et séparé par décantation. Le sirop doit être suffisamment cuit, comme le précédent. C'est un purgatif qui lui est analogue, convenable aussi aux enfans. Les doses sont les mêmes.

Sirop de jalap composé, du Codex.

℞. Jalap en poudre très-fine. 40 gramm. ʒ x.

Semences de coriandre de fenouil . .	} āā	2 gramm.	ʒ ß.
Eau		400 gramm.	℥ xij ß.
Sucre blanc		800 gramm.	℥ xxv.

Mettez le jalap et les semences avec l'eau, dans une bouteille qui en soit remplie jusqu'à son col; plongez-la dans un bain-marie dont l'eau soit bouillante, pendant vingt minutes; laissez refroidir. Ayant alors retiré la bouteille, et laissé reposer pendant vingt-quatre heures, passez la liqueur décantée; ajoutez-y le sucre que vous ferez dissoudre au bain marie; le sirop sera formé alors. Chaque once contiendra environ 20 grains de jalap. C'est un fort bon purgatif à cette dose pour les enfans. On préparera de cette manière un *sirop de rhubarbe* et quelques autres.

Sirop de scammonée composé, *du* Codex.

℞. Scammonée en poudre.	16 gramm.	℥ ß.
Sucre très-blanc . . .	128 gramm.	℥ iv.
Alcool à 22° Baumé. .	256 gramm.	℥ viij.

Mettez le tout en une bassine d'argent sur le feu; quand les matières commenceront à s'échauffer, approchez-y la flamme d'une bougie pour faire enflammer l'alcool; agitez alors (comme pour faire de l'eau-de-vie brûlée) en ôtant le feu de dessous la bassine, et jusqu'à ce que la flamme ait cesé spontanément. Le sirop alors sera fait, et étant refroidi, on le passera au travers d'un blanchet. On y mêlera ensuite :

Sirop de violettes. . . 128 gramm. ℥ iv.

Un livre de ce sirop contenant alors demi-once de scammonée, il y aura par once environ 18 grains de celle-ci. Purgatif assez actif. Ce sirop n'est pas désagréable à prendre; il purge modérément à la dose d'une once.

Il n'est guère possible d'obtenir ce sirop limpide et d'une préparation égale ou bien uniforme, à cause que l'alcool n'agit pas toujours bien sur les scammonées selon les divers degrés de pureté de celles-ci.

5° *Des sirops simples avec des sucs exprimés.*

Les sucs exprimés des plantes sont de diverses natures, comme nous l'avons dit (tome I, page 209 et suiv.). Ceux qui contiennent des principes volatils, ne pouvant pas être clarifiés par la chaleur, doivent se préparer à froid, sans clarification aux blancs d'œufs. Les autres se préparent à l'ordinaire avec les sucs dépurés. (*Voyez*, ci-devant, page 13, le Sirop de roses pâles obtenu avec le suc des pétales.)

Sirop de pointes d'asperges.

℞. Suc dépuré, filtré, obtenu des pointes d'asperges crues.	500 gramm.	℔ j.
Sucre blanc cristallisé. . . .	900 gramm.	℥ xxx.

Faites au bain-marie un sirop que vous passerez à la chausse de laine. Il faut le conserver à la cave. Le suc d'asperges peut se garder sous une couche d'huile d'amandes douces; celui des asperges sauvages est amer.

Ce sirop, vanté comme anti-catarrhal et pour les maladies des voies urinaires, est assez usité maintenant.

Sirop de fumeterre.

℞. Suc de fumeterre dépuré par la chaleur......	ãã 3 kilogr.	℔ vj.
Sucre..................		

Faites un sirop selon l'art. C'est un bon dépuratif dans les dartres, la gale rebelle, etc. La dose est d'une once.

On prépare de même les sirops de sucs de *chicorée simple*, de *petite ortie*, de *bourrache* et de *buglosse*, de *mercuriale*, de *bétoine*, de *ményanthe*, d'*ortie grièche*, et de toutes les herbes peu odorantes.

Le sirop de *lierre terrestre* sec se prépare par l'infusion de cette plante sèche, lorsqu'on ne l'a pas récente; (*voyez* l'autre, ci-devant, p. 15). On pourrait préparer ces sirops avec les extraits de ces végétaux.

Les sirops avec les sucs acides d'*oseille*, d'*alléluia*, etc. (1), se clarifient bien à la manière ordinaire, et sont peu susceptibles de fermenter; ils tiennent du suroxalate de potasse.

Sirop de chou rouge, d'après le Codex.

℞. Chou rouge coupé menu. 1 kilogr. ℔ ij.

Faites-le cuire à l'étouffée dans un vase fermé, avec:

Eau...................... 500 gramm. ℔ j.

Après une demi-cuisson, environ de demi-heure, au bain-marie, on le laisse refroidir; on l'exprime très-modérément, afin qu'on ne passe point de pulpe, surtout s'il est trop cuit. On fait dissoudre un peu moins du double en poids, de sucre, dans ce suc clair, c'est-à-dire 30 onces de sucre par livre de suc. Il se développe dans ce sirop, préparé à l'ordinaire, une odeur d'hydrosulfure ou de foie de soufre peu agréable. Cette odeur serait bien moindre si l'on prenait du suc de chou cru,

(1) C'est le sirop d'*oxytriphyllum*, ou de trèfle aigre, des anciens (*oxalis acetosella*, L.).

tiré par la presse; mais le sirop serait moins efficace. C'est un remède très-célébré dans les affections de la poitrine, la pulmonie, la phthisie, l'étisie. On en prend de 2 à 12 gros.

Sirop de cochléaria, d'après le Codex.

℞.	Suc de cochléaria dépuré à froid...	250 gramm.	℥ viij.
	Sucre blanc pulvérisé............	500 gramm.	℔ j.

Nous avons dit comment les sucs antiscorbutiques se clarifient. On met celui-ci dans un matras avec le sucre, on bouche avec un parchemin le matras, et on le plonge au bain-marie, en agitant pour faire dissoudre le sucre. Le sirop est formé. On y ajoute si l'on veut, lorsqu'il est froid, de l'alcool de cochléaria; il en est plus actif et plus conservable. C'est un excellent antiscorbutique, dépuratif et apéritif; il excite l'urine, désobstrue, etc. La dose est celle du précédent. Les sirops de sucs de *cresson*, de *beccabunga*, de plusieurs *crucifères*, de *cerfeuil*, de *menthe*, etc., se préparent de la même manière.

REMARQUE.

Cette sorte de préparation est convenable aussi pour les sirops avec les eaux odorantes distillées, les spiritueux et tout ce qui contient des principes volatils. Des expériences m'ont fait voir néanmoins que, malgré le ménagement de la chaleur pour la fonte du sucre, une partie très-suave et très-ténue des liquides se dissipait, et que le sirop perdait réellement beaucoup. Pour remédier à cet inconvénient grave, j'ai cru devoir former d'avance un sirop simple extrêmement cuit, et lorsqu'il est presque froid, j'y délaie, par portions, le liquide odorant, le plus chargé en principes que je puisse avoir. Par ce moyen, j'obtiens un sirop parfaitement empreint de tout ce que le végétal a de plus délicat. Le peu d'eau qui resterait dans le sirop n'est pas un inconvénient qui balance la perte des aromes qu'on fait par la méthode ordinaire.

Sirop d'absinthe composé.

℞.	Sommités séchées d'absinthe.... grande.............. petite..............	ãã 128 gramm.	℥ iv.
	Roses rouges mondées et séchées.	64 gramm.	℥ ij.
	Cannelle fine..................	4 gramm.	ʒ j.
	Vin blanc généreux........... Suc dépuré de coings..........	ãã 1 kil. 128 gramm.	℔ ij ℥ iv.
	Sucre blanc..................	5 kil. 250 gramm.	℔ iv ß.

Faites macérer le tout pendant trois jours dans le vin et le suc; passez, exprimez, décantez les fèces, et formez le sirop au bain-marie, en ajoutant le sucre. C'est un tonique, stomachique, apéritif, convenable dans les cachexies, l'aménorrhée, à la dose d'un demi-gros à une once.

Sirop de myrte composé.

℞. Baies de myrte		80 gramm.	℥ ij ß.
Nèfles non mûres		32 gramm.	℥ j.
Santal citrin râpé	ãã	64 gramm.	℥ ij.
Fruit de berberis			
de sumach			
Balaustes ou fleurs doubles du grenadier			
Roses de Provins, mondées			
Suc de coings	ãã	1 kilogr.	℔ ij.
de poires sauvages			
Sucre		2 kilogr. 500 gramm.	℔ v.

Infusez toutes les matières contuses dans les sucs tièdes, au bain-marie; passez, décantez, ajoutez le sucre, clarifiez et réduisez en sirop. C'est un puissant astringent, convenable dans les flux de ventre, les flueurs blanches, les ménorrhagies. La dose est d'une demi-once à une once et demie.

Sirop de séné et de pommes, du roi Sapor *ou* Sabor, *selon le* Codex.

℞. Séné de la palte mondé		250 gramm.	℥ viij.
Semences de fenouil		32 gramm.	℥ j.
Girofles		4 gramm.	ʒ j.
Suc dépuré de pommes de reinette grise		2 kilogr.	℔ iv.
de bourrache	ãã	1 kil. 500 gramm.	℔ iij.
de buglosse			
Sucre blanc		2 kilogr.	℔ iv.

Les pommes râpées, soumises à la presse, donnent un suc que l'on joint aux sucs de bourrache et de buglosse dépurés par la chaleur. On met infuser le séné dans ces sucs chauds; on exprime, on extrait ensuite par de l'eau bouillante 2 kil. (ou 4 livres), ce que contient encore le séné; les colatures réunies, décantées après le repos, rapprochées sur un feu doux, l'on ajoute le sucre, on clarifie le sirop, et, en le concentrant, on y met tremper, dans un nouet, pendant six heures, le girofle et le fenouil concassés, pour qu'il en prenne l'odeur. On ne le met en bouteilles qu'étant bien refroidi, et on le conserve toujours en cave; il fermente aisément. La dose est d'une à deux onces : c'est un purgatif doux, convenable comme apéritif, et dans l'hypocondrie, l'hystérie. Il a été inventé pour un roi des Mèdes, nommé *Sapor* ou *Sabor*. On obtient environ 4 kilogr. 500 grammes ou 7 livres de ce sirop; le séné y entre pour un quatorzième.

Sirop de pommes elléboré.

℞. Racines d'ellébore noir récentes.	32 gramm.	℥ j.
Souscarbonate de potasse.	4 gramm.	ʒ j.
Eau bouillante.	Q. s	
Du sirop précédent	1 kilogr.	℔ ij.
Teinture de safran	2 gramm.	ʒ ß.

La racine d'ellébore contusée est mise dans un matras avec l'eau chaude et la potasse. Après 24 heures d'infusion, l'on passe, l'on décante le dépôt; on évapore au bain-marie en consistance épaisse, et on l'incorpore au sirop de pommes avec la teinture de safrán. C'est pour corriger l'âcreté de l'ellébore qu'on ajoute de la potasse. Ce sirop purge à moindre dose que le précédent; il s'emploie dans la manie, la mélancolie; il excite le flux menstruel, désobstrue, dit-on, les viscères.

6o *Sirops simples avec des sucs de fruits.*

Le *sirop de mûres* se prépare avec parties égales de mûres avant leur parfaite maturité, et de sucre blanc. On met ces substances dans une bassine (d'argent ou de cuivre bien étamé) sur un feu modéré. La chaleur fait exsuder le suc des mûres, qui dissout le sucre; on passe le tout au travers d'un tamis de crin, sans expression. Le sirop devient clair sans être clarifié; il paraît visqueux. Si les mûres ne sont plus rouges, mais noires, elles rendent ce sirop trop doux. C'est un agréable rafraîchissant dans l'angine, les inflammations de la gorge : il sert en gargarismes. On le nommait jadis *diamorum*. Le *sirop de framboises au vinaigre* se fait avec framboises, 192 grammes (6 onces); vinaigre rouge, un kilogramme et demi (3 livres); sucre, 3 kilogrammes (6 livres), et se prépare comme le précédent, c'est-à-dire qu'on met toutes ces substances dans une bassine sur un feu doux, et qu'après la liquéfaction du sucre, on passe sur un tamis. C'est un excellent rafraîchissant. Il n'a pas besoin d'être clarifié. L'odeur de la framboise réside dans son épiderme.

Sirops avec les sucs des fruits dépurés par fermentation.

Les *sirops* de *limons*, de suc de *citron*, de *grenades*, de *groseilles*, d'*épine-vinette* ou *berberis*, de *cerises aigriotes*, de *verjus*, de *coings*, de *pommes* simples, de *vinaigre* framboisé, etc., se préparent tous de la même manière avec l'un de ces sucs, extraits par expression et dépurés. La dépuration la plus ordinaire est celle par un léger mouvement de fermetation qu'on laisse subir à ces sucs, pendant quelques jours, à une douce température. Leur partie mucilagineuse et une portion du parenchyme visqueux se détachent, se précipitent en flocons; l'on filtre le suc débarassé. D'autres hâtent cette séparation, en ajoutant un peu de crême ou de lait, qui, se coagulant par l'acidité du suc, fait l'effet d'un blanc d'œuf. D'autres plongent ces sucs inodores, renfermés en un matras, dans l'eau bouillante, pour coaguler leur portion visqueuse. On filtre ensuite. Sur une partie de ce suc clarifié, l'on en met une et demie ou deux de sucre; et l'on fait cuire en consistance requise. On aromatise les sirops de limons ou de citrons, soit avec un peu d'esprit ou alcool de citron, soit en frottant un peu de sucre contre l'écorce récente de ces fruits, ou avec un œléo-saccharum, soit en versant le sirop chaud sur des zestes récens, ce qui nous a le mieux réussi.

Tous ces sirops sont rafraîchissans, cordiaux, antiputrides, antiscorbutiques. Celui de pommes relâche, celui de coings resserre. Tous deux fermentent aisément, les autres non. L'on observe que ces sirops acides se candissent peu, et changent la nature du sucre cristallisable, la rapprochent de celle du sucre de raisins, et c'est peut-être par cette acidité que le sucre est dénaturé dans le suc de raisin.

Sirop de framboises.

℞. Framboises avant parfaite maturité. } āā Part. égal.
Sucre pulvérisé.................... }

Faites chauffer ensemble dans une bassine en agitant avec une écumoire. Le sirop donnant 30°, on passe au travers d'un blanchet sans exprimer.

Il sert également pour les gargarismes. (*Voy.* aux Robs, tom I, p. 300.)

Sirop de nerprun, ou de rhamno cathartico, *selon le* Codex.

℞. Suc de baies de nerprun, dévenu
vineux, dépuré............... } 3 kilogr. ℔ vj.
Sucre.......................... }

Faites évaporer en sirop. C'est un purgatif hydragogue, convenable dans l'hydropisie, les maladies cutanées, la goutte, les rhumatismes. On en prend de 2 gros à 2 onces; on le joint aussi à d'autres purgatifs.

REMARQUE.

Ce sirop n'est bien fait qu'avec du suc de nerprun qu'on a laissé fermenter à l'état vineux, comme l'a montré M. Deyeux. Il ne faut pas écraser les semences avec les baies, mais seulement exprimer celles-ci. Alors il a une couleur rouge-brune foncée, mais qui se voit mieux en le délayant dans l'eau. Si l'on employait des baies avant leur parfaite maturité, le sirop serait d'un jaune safrané; lorsque les baies sont mûres, le suc est encore verdâtre; il ne devient d'un rouge pourpre que par une maturité plus avancée de ces baies, et alors seulement ses vertus sont uniformes. Avant que le suc ait fermenté, il laisse dans la bouche une impression amère, nauséeuse, désagréable; après la fermentation, la saveur est bien moins déplaisante, et moins tenace sur les organes du goût. Nous traitons ailleurs du *stil-de-grain* et du *vert-de-vessie* qu'on tire de ces baies.

On conserve ainsi les sucs de baies de sureau et d'yèble, dans des bouteilles, avec une légère couche d'huile à la surface de ces sucs, si l'on veut; mais il est plus avantageux de s'en passer, et d'employer la méthode d'Appert. (*Voyez* tome Ier, page 172.)

Sirop de baies de sureau et d'yèble.

On les prépare en mettant une partie de sucre sur trois du suc de ces baies. On préparait jadis de même un sirop de *brou de noix* très-estimé, quoique peu agréable au goût. Les vertus de ces sirops sont ceux de leurs végétaux; la dose est de 2 gros à une once.

7° *Des sirops de fruits par distillation.*

Ce sont des sirops odorans. Les plus simples sont des eaux distillées qu'on unit à un sirop de sucre, ou dans lesquelles on fait dissoudre du beau sucre à la chalenr du bain-marie, sans clarifier. Tel est le *sirop d'eau de cannelle*, dans lequel entrent 2 kilog. de sucre, sur un kilog. de cette eau distillée. Le *julep alexandrin* de Mésué, ou le *sirop de roses distillées*, se prépare de même. On lui donne l'épithète d'alexandrin, parce qu'il a été jugé digne d'être présenté à Alexandre-le-Grand, à cause de son agrément. Les *sirops de fleurs d'oranges*, de *girofles*, de *bois de roses*, de *santal citrin*, d'*anis*, ou de *menthe poivrée*, etc., se font de même. Ce sont plutôt des juleps très-sucrés que des sirops.

Des sirops simples par distillation et macération.

Une autre méthode est celle qui réunit aux principes extractifs des plantes, leurs principes odorans, dans le même sirop. Pour cela l'on met macérer à froid une plante odorante, contusée, récente, dans de l'eau distillée de la même plante. Après 24 heures, on passe, on exprime, on décante le dépôt, et l'on fait dissoudre au bain-marie le double en poids de sucre dans la colature. Il n'est pas besoin de dire que le tout se doit faire en des vases fermés. On prépare ainsi les *sirops* d'*ache*, d'*angélique*, de *bétoine*, de *camomille*, d'*hyssope*, de *lavande*, de *marrube*, de *mélisse*, de *menthe*, de *myrte*, de *scordium*, de *stœchas*, de *romarin*, de *marjolaine*, de *macis*, etc. Quelques auteurs préfèrent à la macération une infusion à chaud; mais alors on perd des principes odorans. On devrait préparer ces sirops en deux temps, avec l'infusion de la plante, puis avec l'eau distillée à part: on mêle ensuite les deux sirops.

Le *sirop de feuilles de pêcher*, par la distillation, se prépare en tirant de 4 kilogr. (8 livres) de ces feuilles récentes, avec autant d'eau, au bain-marie, 500 gramm. (une livre) d'eau distillée. On y fait dissoudre le double en poids de sucre. Le résidu de feuilles en décoction dans la cucurbite se passe. On fait avec cette colature un sirop par l'addition de 4 kil. (8 livres) de sucre. A ce sirop refroidi l'on ajoute le premier, qui lui communique son odeur. Ce sirop est un très-bon vermifuge, purgatif à la dose d'une once. Son odeur est celle d'amandes amères. (*Voyez* celui des fleurs tom. II, p. 13.)

Des sirops composés, distillés.

Sirop de valériane.

℞. Racines de valériane.........	125 gramm.	℥ iv.

Faites-la infuser dans un kilog. (2 livres) d'eau à 60° pendant 24 heures. Filtrez, faites fondre,

Sucre blanc..................	750 gramm.	℔ j ß.

Réduisez le sirop à une concentration de 32°. Alors décuisez-le avec :

Eau distillée de valériane.....	64 gramm.	℥ ij.

C'est un nerval, antihystérique, à la dose d'une once. Il y a un acide valérianique dans cette racine.

Sirop antiscorbutique, réformé par le Codex.

℞: Feuilles de cochléaria........	āā	5 hectogr.	℔ j.
de ményanthe........			
de cresson de fontaine.			
Racine de raifort sauvage.....			
Oranges amères ou bigarades avec leurs écorces..........			
Cannelle fine.................		16 gramm.	ʒ iv.
Vin blanc généreux...........		2 kilogr.	℔ iv.
Sucre blanc..................		Q. s.	

Nous croyons le procédé du *Codex*, qui recommande la distillation, préférable à celui de Baumé, qui fait ce sirop par expression de sucs; car celle-ci fait dissiper beaucoup des principes volatils, dans lesquels consiste la vertu de ce sirop.

On prendra donc les feuilles nettoyées, non lavées, les racines mondées, incisées; le tout sera contusé promptement dans un mortier, et mis, avec la cannelle et les bigarades exprimées, dans le vin. Le tout placé dans une curcubite d'étain, au bain-marie, on lute les jointures; on distille pour obtenir environ 500 gramm. (une livre) de liquide spiritueux, odorant, de couleur laiteuse, très-âcre (1).

D'autre part, le résidu de l'alambic, exprimé, décanté, on mêlera 2,000 gramm. (4 livres) de sucre à la colature, et on fera un sirop très-concentré, que l'on clarifiera avec un blanc d'œuf. La liqueur distillée sera jointe à un kilog. (2 livres) de beau sucre, qu'on y fera dissoudre, au bain-marie, dans un matras bouché. Ce sirop spiritueux se mêlera à l'autre pour n'en former qu'un seul. L'alcool du vin se charge de presque tous les principes volatils du raifort et des autres antiscorbutiques, avec l'huile volatile de cannelle : de là vient que le produit distillé est très-fort. Quoique le mélange des deux sirops soit un peu trop liquide, le sirop antiscorbutique ne fermente pas, à cause de l'alcool et du principe antiscorbutique qui s'y opposent. Le sirop du résidu de la curcubite est extractif et brun ; il retient encore de l'odeur, outre la saveur qui lui est propre. On obtient en tout environ 3 kilogramm. (6 livres.)

Le *Codex* avait mal à propos triplé la dose de la cannelle; nous l'avons ramené à sa quantité originelle. On sait que les antiscorbutiques contiennent du soufre comme la plupart des crucifères.

Le sirop antiscorbutique est un excellent remède tonique, apéritif, dans le scorbut, les maladies de la lymphe, la cachexie, la chlorose des filles, les langueurs de l'enfance. Il est diurétique. La dose est de deux gros à une once et demie.

---

(1) M. Portal a composé un *sirop de raifort et de gentiane* ainsi formulé :

℞. Racines de gentiane............		64 gramm.	℥ ij.
de garance............	} āā	32 gramm.	℥ j.
Ecorce de quinquina............			

Faites infuser dans :

Eau bouillante................	Q. s.	

Ajoutez à la colature :

Sucre........................	3 kilogr.	℔ vj.

D'autre part, prenez :

Racine de raifort sauvage.......	} āā	64 gramm.	℥ ij.
Cresson et cochléaria...........			

Extrayez-en le suc que vous filtrerez.

Ajoutez :

Sucre blanc..................	700 gramm.	℥ xxij.

Formez un sirop que vous mêlerez au précédent. La dose est d'une once.

Sirop d'armoise et sabine, de Fernel, *réformé par le* Codex.

℞. Sommités fleuries d'armoise.		192 gramm.	℥ vj.
Racines d'aunée . . . . . de livèche. . . . . de fenouil	ãã	16 gramm.	℥ ß.
Feuilles de pouliot . . . . de cataire . . . . de sabine	ãã	192 gramm.	℥ vj.
de marjolaine. . . d'hyssope . . . . de matricaire. . . de rhue. . . . . . de basilic	ãã	112 gramm.	℥ iij ß.
Semences d'anis . . . . . Cannelle.	ãã	36 gramm.	℥ j ʒ j.
Hydromel non fermenté . .		9 kilogr.	℔ xviij

Toutes ces substances incisées ou contusées sont placées en macération avec l'hydromel, dans une curcubite d'étain couverte. Après trois jours, on soumet cette macération à la distillation, et on n'en retire que 250 gramm. (8 onces) de liquide très-aromatique. Les appareils refroidis, on passe le résidu de la cucurbite, avec expression ; on décante, on fait évaporer, on ajoute 2 kilogr. (4 livres) de sucre, et on forme un sirop que l'on clarifie à l'ordinaire. Il n'est guère utile de mettre l'hydromel avant la distillation ; il n'y fournit qu'un peu d'odeur de miel.

D'autre part, la liqueur distillée est mise dans un matras bouché, avec le double de son poids ou 500 gramm. (une liv.) de sucre blanc en poudre, qu'on y fait dissoudre par une douce chaleur. Ce sirop refroidi, incolore, pèse environ 750 gramm. On le mêle au précédent, qui est coloré et qui tient les principes extractifs des végétaux. On obtient, en tout, environ 3,750 grammes.

C'est un puissant emménagogue, tonique, antihystérique, carminatif; il sert dans les coliques venteuses. On en prend de 2 à 8 gros. Le *Codex* a retranché quelques herbes inutiles, comme la garance, le millepertuis, l'iris ou glayeul, la bétoine, le chamædrys et la nielle; mais on aurait pu y conserver la pivoine, l'origan, le calament, la mélisse, le marrube blanc, les semences de persil, de daucus, le spicanard, ou du moins une partie de ces végétaux odorans.

Sirop d'érysimum composé, ou de chantre, de Lobel, *réformé par le* Codex.

℞. Orge entier, lavé. . . . . . Raisins passes, mondés. . . Réglisse sèche et contusée. .	ãã	64 gramm.	℥ ij.
Bourrache . . . . Chicorée.	ãã	96 gramm.	℥ iij.

Faites une décoction à part dans 6 kilog. d'eau, réduite du quart. Ensuite, prenez :

Erysimum entier, récent . .		15 hectogr.	℔ iij.
Racines d'aunée.		128 gramm.	℥ iv.
Capillaire du Canada. . . .		32 gramm.	℥ j.
Sommités sèches de romarin.. / de stœchas..	aa	16 gramm.	ʒ iv.
Semences d'anis.		24 gramm.	ʒ vj.

Les substances de cette seconde partie de la formule, incisées ou contusées, sont mises en macération dans la première décoction toute chaude. Après un jour, on distille pour tirer seulement 8 onces (250 gramm.) de liqueur odorante, dont on fait un sirop à part avec le double de son poids, ou 500 gramm. (une livre) de sucre blanc.

D'autre côté, on concentre la décoction restée dans la cucurbite, on passe, on décante, on prépare un sirop avec un kilogramme 500 grammes de sucre (trois livres), que l'on clarifie, et auquel on ajoute, miel blanc, 500 grammes (une livre). Ce sirop refroidi est mêlé au précédent. On obtient en tout 3,750 grammes.

On vante ce sirop de vélar, ou de tortelle, ou d'érysimum, plante crucifère, d'odeur sulfurée, âcre, volatile, contre la dyspnée, la toux, l'enrouement (c'est pourquoi les chantres en usent) et les autres affections de la glotte. Il fait expectorer; il provoque le lait aux nourrices. L'érysimum contient des principes antiscorbutiques. La dose est de 2 à 12 gros.

Le *Codex* a supprimé la racine de tussilage et a doublé la racine d'aunée; il a augmenté le capillaire en supprimant les fleurs de violettes, de bourrache et de buglosse.

Sirop de stœchas, *de* Fernel.

℞. Fleurs sèches de sœchas en épi.		96 gramm.	℥ iij.
Sommités fleuries et séchées, de thym. . . . . / de calament. . . . / d'origan	ãã	48 gramm.	℥ j ß.
de sauge. . . . . / de bétoine. . . . . / de romarin	ãã	16 gramm.	℥ ß.
Semences de rhue. . . . . . / de pivoine mâle . . / de fenouil.	ãã	12 gramm.	ʒ iij.
Cannelle. . . . . / Gingembre. . . . . / Calamus aromatique.	ãã	8 gramm.	ʒ ij.

Vous prendrez toutes ces substances contusées ou incisées, vous les mettrez macérer dans un bain-marie d'étain, couvert, avec eau 6 livres (3 kilogrammes). Après vingt-quatre heures, vous distillerez, pour tirer 250 gramm. (8 onces) de liqueur odorante, dont vous ferez un sirop avec le double en poids de beau sucre, dans un vase fermé.

Vous prendrez ensuite le résidu de la cucurbite, vous passerez le *décoctum*; après le dépôt, vous décanterez et ferez un sirop extractif, avec sucre 2 kilog. (4 livres); vous clarifierez aux blancs d'œufs. Étant refroidi, vous mêlerez les deux sirops. C'est un bon remède céphalique, nervin, aromatique, stomachique, antihystérique, emménagogue. Il convient aussi dans l'asthme, et est diaphorétique. La dose est de deux à douze gros.

Sirop des cinq racines apéritives, selon le Codex.

℞. Racines mondées et incisées d'ache. . . . de fenouil. . . de persil. . .	} aã 160 gramm.	℥ v.

Faites-les infuser en un vase clos, dans

Eau bouillante.	1250 gramm.	℔ ij ß.

D'autre part, prenez :

Racines d'asperges. . . . . de petit houx.	} aã 160 gramm.	℥ v.

Faites bouillir ces racines, mondées et incisées, dans

Eau commune.	3500 gramm.	℔ vij.

Réduite à moitié, ajoutez à cette décoction l'infusion précédente, qu'on fera bouillir un instant; passez, puis ajoutez aux deux liqueurs mêlées :

Sucre blanc.	3000 gramm.	℔ vj.

Cuisez en consistance de sirop.

La quantité des racines est de 800 gramm. pour tout le sirop qui est de 4,500 grammes.

M. Boullay recommande de préparer ce sirop par distillation, en mêlant à la décoction concentrée des racines, que l'on clarifie, et qu'on réduit en sirop très-pais avec *s. q.* de sucre, le produit de la distillation, lorsque ce sirop est à moitié refroidi. On a un sirop plus odorant et plus agréable. La raison est que ces racines contiennent de l'amidon, qui devient une colle de farine par la cuisson, et fait bientôt gâter ou fermenter ce sirop. Si l'on n'adopte pas la méthode de la distillation, il faudrait, du moins, ne pas faire bouillir ces racines, mais digérer à froid.

Il passe pour diurétique dans l'hydropisie, la gravelle; il est désobstructif. La dose est de demi-once à une once et demie.

Sirop de mastic.

℞.	Mastic résine en poudre.	128 gramm.	℥ iv.
	Noix muscades rapées. .	32 gramm.	℥ j.
	Alcool	500 gramm.	℔ j.
	Eau commune	2 kilogr.	℔ iv.

Faites macérer ensemble pendant quelques jours. Tirez par distillation un kil. 500 gramm. (3 livres) d'une eau laiteuse, stomachique, tonique. Alors prenez :

Eau de mastic. .	384 gramm.	℥ xij.
Mastic pulvérisé .	64 gramm.	℥ ij.

Faites macérer dans un vase fermé. Après trois jours, décantez, faites dissoudre au bain-marie le double en poids de sucre blanc dans la liqueur. Ce sirop est très-céphalique, nerval, utile dans les catarrhes et autres affections cérébrales *à serosâ colluvie*. On en prend de 4 à 8 gros.

Sirop de quinquina avec le vin, selon le Codex.

℞.	Ecorce de quinquina gris de loxa en poudre.	64 gramm.	℥ ij.
	Extrait de quinquina.	24 gramm.	ʒ vj.
	Vin blanc de Lunel, ou tout autre analogue	500 gramm.	℔ j.
	Alcool à 22° Baumé	32 gramm.	℥ j.
	Sucre très-blanc	750 gramm.	℔ j ß.

On imbibe d'abord le quinquina en poudre, de l'alcool, puis on le met dans un matras avec le vin ; on le laisse macérer pendant deux jours en agitant de temps à autre. On passe la liqueur, et on délaie dans celle-ci l'extrait.

Dissolvez dans ce vin 750 gramm. (une livre et demie) de sucre blanc en poudre. La solution se doit opérer au bain-marie dans un matras clos. Ce sirop donne plus de 30 degrés à l'aréomètre ; il se conserve bien. C'est un excellent tonique, fébrifuge, convenable dans les fièvres, les cachexies, etc ; mais il peut irriter les fibres trop délicates des femmes nerveuses. La dose est de 4 à 16 gros. Il est plus actif que le sirop de quinquina à l'eau, et tient plus d'extracto-résineux et de tous les principes actifs du quinquina ; il est aussi moins limpide. Cet extrait dissous dans le vin rend ce sirop épais et trouble, fort désagréable, quoique le *Codex* le recommande ainsi; mais il vaudrait mieux charger le vin de quinquina par forte macération.

Le *sirop de cascarille* se fait au vin avec 96 gramm. (trois onces) de cette écorce sur autant du même vin et de sucre que pour le sirop précédent. Cette écorce étant aromatique demande aussi les précautions d'être préparée à l'abri de l'air.

Son sirop est très-stomachique, stimulant, tonique, antidysentérique, fébrifuge. On en prend de 2 à 8 gros.

On prépare absolument de même le *sirop de sassafras* qui est sudorifique et dépuratif. Il se donne à pareille dose que le précédent.

Le *sirop de muscades* se prépare avec muscades râpées 64 gramm. (2 onces), vin de Bourgogne généreux 500 gramm. (une livre). Faites macérer pendant trois jours en un matras clos ; passez, exprimez, décantez le dépôt ; faites fondre dans le vin 750 gramm. (une livre et demie) de sucre. Vous obtiendrez un sirop très-odorant, stomachique, cordial, qui arrête les vomissemens et les diarrhées.

Sirop de safran, de la Pharmacopée de Londres.

℞. Safran choisi. . .	32 gramm.	℥ j.
Vin de Malaga . .	500 gramm.	℔ j.

Faites macérer le safran pendant deux jours, passez avec une légère expression ; laissez éclaircir le liquide, séparez un petit dépôt et ajoutez au liquide :

Sucre blanc. . . 820 gramm. ℔ j ℥ x.

Préparez un sirop en un vaisseau clos. La dose est de 2 gros à une demi-once, comme stomachique, emménagogue.

Sirop pectoral, résolutif, de Selle.

℞. Gomme-résine ammoniaque. .	āā	8 gramm.	ʒ ij.
Hydrochlorate ammoniacal . .			
Oxymel scillitique		32 gramm.	℥ j.
Vin émétique.		8 gramm.	ʒ ij.
Sirop de guimauve à la réglisse.		250 gramm.	℥ viij.

Faites selon l'art.

Ce sirop fait expectorer dans la phthisie. La dose est de 2 gros chaque heure.

Le sirop de guimauve à la réglisse, par le même auteur, se compose avec :

Extrait de réglisse. . 32 gramm. ℥ j.

Délayez dans

Eau distillée de camomille. . 1 kilogr. ℔ ij.

Faites concentrer, et ajoutez :

Sirop de guimauve ordinaire . 250 gramm. ℥ viij.

Ce sirop excite l'expectoration.

Sirop de gomme ammoniaque.

℞. Gomme résine ammoniaque en larmes, contusée. . .	64 gramm.	℥ ij.
Vin blanc généreux du Midi.	250 gramm.	℥ viij.

Triturez la gomme-résine dans le vin, et passez ; ajoutez sucre 500 gramm. (une livre) ; faites dissoudre au bain-marie, en un matras clos. Il faut passer une seconde fois le sirop lorsqu'il est refroidi.

Quoique désagréable au goût, ce sirop est un puissant incisif, expectorant dans l'asthme, les catarrhes rebelles ; il lève aussi les obstructions, et sert contre l'hypocondrie. On en prend d'un à huit gros.

La gomme-résine ammoniaque contient 18 parties de gomme, 70 de résine, 4 de gluten, plus de l'eau, et quelques débris de végétaux, mais nulle substance saline.

Sirop éthéré, de Boullay.

℞. Sirop de sucre blanc.	1 kilogr.	℔ ij.
Ether sulfurique . .	32 gramm.	℥ j.

Mêlez dans un flacon fermé avec un bouchon de cristal, pendant cinq à six jours. Le sirop se troublera. Maintenez ce flacon renversé ; la clarification du sirop commence par le bas : on peut ouvrir le flacon pour en retirer du sirop à volonté. M. Boullay, pharmacien distingué de Paris, a inventé ce sirop, dont les propriétés viennent de l'éther. La portion supérieure du sirop, plus long-temps troublée, retient aussi davantage d'éther.

Il est très-remarquable que le sucre retienne l'éther avec une singulière adhérence et on pourrait dire obstination, car même après avoir été cristallisé, exposé long-temps soit à l'air, soit dans une étuve, le sucre, même le plus pur, conserve toujours beaucoup l'odeur et la saveur éthérées dans ses plus intimes molécules, preuve que l'éther imprègne bien à fond les corps, comme on sait qu'il pénètre toute l'économie animale, quand on en prend.

Sirop d'ipécacuanha, du Codex.

℞. Racines d'ipécacuanha gris, ou *cephælis emetica*.	250 gramm.	℥ viij.
Eau pure	3500 gramm.	℔ vij.

Faites bouillir dans un vase clos, jusqu'à ce que la liqueur soit réduite à 3 kilogr. (6 livres). Laissez déposer, puis filtrez. Ajoutez à la liqueur :

Sucre blanc. . .	6 kilogr.	℔ xij.

Faites cuire en consistance sirupeuse. La quantité de l'ipécacuanha relativement à la masse est d'un trente-sixième : ainsi par chaque once ou 32 gramm., il y a 16 grains d'ipécacuanha en décoction (ou 0,85) ; ou si l'ipécacuanha contient

0,16 d'émetine, chaque once de ce sirop en tiendra deux grains et demi.

M. Pelletier a donné une formule plus commode pour faire ce sirop; c'est de dissoudre :

Emétine colorée. . . 40 gramm. ℥ j ʒ ij.

dans

Sirop de sucre blanc. . 6 kilog. ℔ xij.

Car cette quantité d'émétine représente une demi-livre de racine d'ipécacuanha.

C'est un sirop vomitif, à la dose d'une ou deux onces. On peut aussi le prendre à faible dose, comme incisif.

Ce *sirop d'émétine* colorée se prépare d'une manière plus exacte, en délayant seize grains de cette émétine dans une livre de sirop de sucre blanc. On a par ce moyen un grain par once, ce qui donne une action suffisante. Quand à l'émétine pure, qui est bien plus active, il suffit de 4 grains par livre de sirop de sucre.

La décoction des racines d'ipécacuanha offre beaucoup d'inconvéniens, parce qu'elles contiennent de la fécule amylacée, qui, formant un peu de colle, rend le sirop trouble et très-susceptible de s'altérer. Au contraire, par la macération à froid dans l'eau, ces racines fournissent leur principe vomitif ou émétine, comme l'a montré J. Pelletier, et leur fécule n'est pas dissoute : le sirop reste donc plus clair et plus pur par ce second procedé.

Sirop d'ipécacuanha, alcoolique.

℞. Ipécacuanha gris concassé. Q. v.
Alcool à 36° . . . . . Q. s.

Après plusieurs jours de macération, décantez; ajoutez du nouvel ipécacuanha pour en saturer l'alcool. Passez, filtrez; ensuite,

℞. Alcool d'ipécacuanha. . 32 gramm. ℥ j.
Sirop de sucre blanc. . 1 kilogr. ℔ ij.

Mêlez. Ce sirop est très-estimé, à petite dose, comme antidysentérique, incisif, expectorant dans l'asthme; il est un peu astringent. On n'en prend que 2 gros. Si l'on en prend d'une once à une once et demie, il évacue et fait vomir. Il contient environ 10 grains de résine par once. Jadis on faisait ce sirop avec une infusion de 32 gramm. (une once) d'ipécacuanha par pinte ou litre d'eau, et on ajoutait un kil. (2 livres) de sucre pour réduire en consistance requise. Mais ce sirop était bien plus faible.

REMARQUES SUR CE SIROP.

Nous avons dit à l'article des Teintures alcooliques, que celle d'ipécacuanha (tom. I, pag. 451, note 4) n'était pas vomitive comme l'infusum aqueux. En effet, l'action de l'alcool contrarie la propriété émétique, même quand on emploie les espèces d'ipécacuanha les plus actives.

Une ancienne habitude fait encore aujourd'hui prescrire, par les médecins, la partie corticale exempte de la portion ligneuse de ce végétal, comme étant la plus active. Cependant les expériences de Lassone et Cornette, consignées dans les *Mémoires de la Société de médecine,* en août 1779; l'assentiment que Murray donne à ces expériences dans son *Apparatus medicamentorum* (tom. I, pag. 80); enfin les observations de Henry père, décrites dans les *Annales de chimie* (tom. LVII, pag. 28 et suiv.), ne permettent pas de douter que la partie purement ligneuse ne soit vomitive et purgative, à moindre dose toutefois que l'écorce.

Il faut remarquer pourtant que dans les espèces d'ipécacuanha qui viennent, ou d'un *cynanchum*, ou d'une *euphorbia*, les parties corticales de ces plantes laiteuses doivent contenir plus de matière glutino-résineuse que le bois, et jouir d'une plus grande efficacité. Mais cela n'est point pour les *psychotria*, les *cephœlis* et les *richardsonia*, qui donnent de ces racines émétiques.

Sirop d'ipécacuanha et *de Tolu opiacé, de* Charles.

℞. Ipécacuanha concassé. . . . 10 gramm. ʒ ij ß.

Faites digérer dans

Vin de Bourgogne . . . . . 500 gramm. ℔ j.
avec fleurs de coquelicot . . . . 16 gramm. ℥ ß.

Faites infuser ensuite ces substances dans

Eau . . . . 564 gramm. ℔ j ℥ ij.

Passez les liqueurs, et formez un sirop avec

Sucre blanc . . . . 1 kilogr. ℔ ij.

Ajoutez-y :

Extrait d'opium . . . . . . 1 gramm. 1 décigr. (xx gr.)

Dissolvez dans

Teinture alcoolique de baume de Tolu. 12 gramm. ʒ iij.

Faites selon l'art.

Ce sirop se prend à la dose d'une once ou plus dans une infusion pectorale d'hyssope, contre les toux rebelles, qu'il calme; il convient aussi dans la coqueluche.

Des sirops de résine de jalap, ou de scammonée, ou de turbith, etc.

Ils se préparent avec l'alcool aux mêmes doses et de la même manière que pour l'ipécacuanha. Leurs vertus sont drastiques, à petite dose même. On préparait aussi ces sirops autrefois en triturant avec gomme arabique 5 gros (20 grammes), une de ces résines 4 gros (16 gramm.) dans un peu d'eau, et en ajoutant ce mélange trouble dans 2 kilog. (4 livres) de sirop de sucre. On mêle. Ces sirops purgatifs se prennent de 2 à 10 gros.

Sirop de fiel, d'après Morelot.

℞. Fiel épaissi	. . . .	Q. v.
Alcool à 36° Baumé	. . . .	Q. s.

Faites macérer pour que l'alcool se charge autant qu'il pourra le faire. Filtrez la dissolution. Mêlez-en 32 gramm. (une once) avec 500 gramm. (une livre) de sirop de sucre. L'amertume de ce sirop n'est pas déplaisante. C'est un stomachique, digestif, convenable contre les obstructions du foie et des viscères. La dose est d'une once.

Des sirops avec des acides, des sels et autres préparations chimiques.

Sirop d'acide benzoïque du baume de Tolu, d'après le Codex.

℞. Baume de Tolu ou du Pérou en coques.	250 gramm.	℥ viij.
Sucre blanc en poudre.	2 kilogr.	℔ iv.
Eau commune tiède.	1 kilogr.	℔ ij.

On triture le baume de Tolu avec le sucre, on ajoute peu à peu l'eau, et l'on place le tout au bain-marie clos. On ajoute à ce mélange deux blancs d'œufs battus, avec les dernières portions d'eau et de sucre. On chauffe cette composition au bain-marie clos, et le sucre étant fondu, on laisse pendant deux jours le sirop sur son dépôt. Après ce temps, on passe le sirop; le baume demeure au fond du vase. On le sépare, et il peut servir pour les embaumemens, etc. Par ce procédé, l'eau se charge de l'acide benzoïque et d'une partie de l'arome du baume.

On peut l'obtenir aussi en prenant l'infusion faite sur ce baume avec de l'eau bouillante. Enfin, Baumé a conseillé d'unir une solution alcoolique de Tolu 2 gros sur 12 onces de sirop de sucre. C'est le procédé le plus suivi; il donne une sirop très-aromatique. Par ce moyen, le sirop est moins limpide, mais on peut le clarifier par les blancs d'œufs. Le procédé du *Codex*, rectifié par M. Planche, est le suivant:

Sirop de baume de Tolu.

℞. Alcool à 36° saturé de baume de Tolu. 72 gramm. ℥ ij ʒ ij.

Mettez la liqueur dans un matras et ajoutez peu à peu en agitant:

Eau distillée . . . . 500 gramm. ℔ j.

Laissez reposer pendant 24 heures, puis filtrez.

Ensuite, d'autre part, vous ferez cuire à la grande plume, avec la plus petite quantité d'eau possible:

Sucre très-blanc . . . . 1000 gramm. ℔ ij.

Ajoutez alors l'eau balsamique; agitez le mélange un instant, l'alcool se volatilisera; laissez refroidir le sirop dans un vase couvert.

La teinture alcoolique employée contient trois gros et demi de baume de Tolu (14 grammes); elle abandonne dans l'eau 64 grains d'une matière soluble composée pour les trois quarts d'acide benzoïque; le reste est une matière résino-extractive plus soluble dans l'alcool que dans l'eau. Ce procédé donne certainement un sirop plus chargé en baume de Tolu que celui du *Codex*.

Les Anglais usent beaucoup de ce sirop. Il est très-convenable dans la phthisie, l'asthme, les maladies graves du poumon; c'est un vulnéraire antiputride. On en prend d'un à six gros, deux fois par jour. On peut préparer de même des sirops de *storax calamite*, de *benjoin*, de *liquidambar*, etc., et de tous les baumes.

Sirop antiasthmatique.

℞. Benjoin en larmes . . . . . 32 gramm. ℥ j.
Acide benzoïque sublimé . . . 8 gramm. ʒ ij.
Alcool rectifié . . . . . . 96 gramm. ℥ iij.
Eau . . . . 1500 gramm. ℔ iij.

Infusez. Distillez pour retirer 8 onces de liqueur. Avec le résidu de la distillation l'on prépare un sirop en mettant:

Sucre blanc . . . . 1 kilogr. ℔ ij.
Miel de Narbonne . . . . . . 500 gramm. ℔ j.

A ce sirop bien cuit on ajoute le produit de la distillation. La dose du sirop est d'une cuillerée dans une infusion d'hysope ou de lierre terrestre. On peut y joindre aussi de l'opium.

Sirop d'acide camphorique.

On a imaginé de former un sirop avec le camphre acidifié par l'acide nitrique. Cet acide camphorique, 16 grammes (demi-once) dans 250 grammes d'eau distillée (8 onces), sert à dissoudre 500 gramm. (une livre) de sucre blanc, au bain-marie à une douce chaleur. On vante ce sirop comme excellent rafraîchissant, et diurétique dans les gonorrhées, dont il enlève, dit-on, les douleurs comme par enchantement. On en prend aussi de 2 à 4 gros plusieurs fois par jour. On fait également un sirop simple avec de l'acide nitrique ; l'usage est le même.

Sirop d'acide hydrocyanique.

℞.	Acide hydrocyanique au quart .	Quatre grains.
	Sirop de sucre pur	Une once.

Faites le mélange. Ce sirop ne peut se conserver, puisque l'acide prussique se décompose bientôt.

L'acide hydrocyanique, anhydre, préparé d'après le procédé de M. Gay-Lussac, se mêle à trois parties d'eau, pour être ramené au quart de sa force. C'est en cet état qu'on l'emploie.

Sirop cyanique, de M. Magendie.

℞.	Sirop de sucre bien clarifié. . .	500 gramm.	℔ j.
	Acide prussique médicinal . . .	4 gramm.	ʒ j.

Mêlez exactement. On l'emploie dans les maladies de poitrine, dans des potions, contre la pneumonie, la phthisie, avec des succès peu certains, toutefois. Le même auteur recommande encore, comme mélange pectoral, la formule suivante :

℞.	Acide prussique médicinal. . .	4 gramm.	ʒ j.
	Eau distillée.	500 gramm.	℔ j.
	Sucre pur.	48 gramm.	℥ j ß.

On prend une cuillerée à bouche de ce mélange, matin et soir. L'acide prussique médicinal est un mélange d'une partie d'acide prussique pur, préparé selon le procédé de M. Gay-Lussac, avec six parties d'eau pure ou 8,5 de son poids.

Sirop d'acide phosphorique.

On prend de l'acide phosphorique séparé des os par l'acide sulfurique, et liquide 32 grammes (une once), on l'unit à 750 gramm. (une livre et demie) de sirop de sucre blanc, et on aromatise avec quelques gouttes d'alcool odorant de citron ou d'oranges. C'est un sirop assez agréable, rafraîchissant, diurétique. On le prend en limonade.

Sirop d'acide tartrique.

℞.	Sirop simple de sucre	1 kilogr.	℔ ij.
	Cristaux d'acide tartrique . . .	20 gramm.	ʒ v.
	Eau distillée de citrons. . . .	64 gramm.	℥ ij.

L'acide dissous dans l'eau distillée sera ajouté au sucre et mélangé. Il convient que le sirop soit plus cuit qu'à l'ordinaire. On n'a pas besoin d'aromatiser par un œléo-saccharum. Il sert pour des limonades.

Dans l'acide tartrique, le sucre de canne devient sucre de raisin ou de miel, sorte de *mannite*, manne pure existant dans le miel. On peut faire ce sirop avec celui de raisins.

Sirop de vinaigre, oxysaccharum.

℞. Vinaigre rouge ou blanc d'Orléans .	500 gramm.	℔ j.
Sucre en poudre	900 gramm.	℔ j ℥ xiij.

Faites dissoudre le sucre au bain-marie, dans un matras de verre clos, et à une douce chaleur, pour ne pas dissiper la partie la plus agréable de l'acide. On peut prendre, si l'on veut, du vinaigre framboisé ou rosat, bien filtré. Tous sont de très-agréables rafraîchissans, antiputrides, qui calment la soif et l'ardeur fébrile. On les prend en limonade. Le sirop de raisin convient assez, au lieu du sucre de canne, dans ces préparations. L'*oxysaccharum* des anciens admettait, avec le sirop de vinaigre, du suc de grenades aigres.

Remarques sur la préparation des sirops acides et sur la cuisson du raisiné.

On sait que l'étamage, se dissolvant très-facilement par les acides, devient à peu près inutile, parce que l'étain a beaucoup de tendance à s'oxyder. Il n'en est pas tout-à-fait de même du cuivre pur. On remarque, au contraire, que tant qu'une liqueur acide reste en ébullition, elle agit peu ou point sur ce métal, soit que la chaleur, soulevant sans cesse la liqueur par de petites bulles qui se détachent des parois de la bassine, l'empêche d'attaquer le vase, soit que l'évaporation du liquide défende l'approche de l'oxygène atmosphérique, sans lequel il ne se fait point de dissolution du cuivre. Il est certain que les sirops et les confitures les plus acides, faits avec la précaution de ne les laisser dans une bassine propre, que ce qu'il faut de temps pour les concentrer, ne contiennent point de ce métal.

Mais si on y laisse un peu séjourner ces liquides, il faut s'attendre à y trouver du cuivre. Chaptal a vu qu'en jetant des clés dans du raisiné préparé négligemment dans un vaisseau de cuivre, on les retirait toutes rouges de ce métal. C'est même un moyen de précipiter le cuivre dissous, que de mettre des morceaux de fer dans les substances où l'on soupçonne du vert-de-gris; car il y a bien peu d'inconvéniens à substituer l'oxyde de fer à celui d'un métal dangereux.

Après avoir craint l'arsenic que peut receler l'étain des vases, crainte que Bayen et Charlard ont démontré être mal fondée et ridicule, on a redouté le plomb que l'on mélange souvent à l'étain. Un travail de Proust, sur cet objet, fait voir que dans un vase d'étain qui contiendrait jusqu'à moitié de son volume de plomb, les acides les plus forts qu'on y laisserait séjourner n'en deviendraient pas malfaisans pour cela; car la grande oxydabilité de l'étain fait qu'il se dissout seul dans cet alliage (comme dans un départ de métaux) tant qu'il s'en trouve à l'état métallique. Il en est de même pour les vaisseaux de cuivre qui seraient mal étamés: l'étain se dissout toujours et empêche, par sa présence, que l'acide n'agisse sur un métal moins oxydable, car il attire à lui l'oxygène, et réduit à l'état de régule les autres métaux, comme le fer fait pour le cuivre. Les oxydes d'étain ne sont point dangereux, comme on le sait.

Il résulte de ces observations, 1° qu'on ne doit tenir les préparations acides dans le cuivre que pendant qu'on les chauffe; mais qu'il faut les en retirer aussitôt après, et alors on n'a rien à redouter; 2° que dans les vaisseaux étamés, ou dans ceux d'étain alliés au plomb, les acides n'attaquent que l'étain, lequel n'est pas à craindre; 3° enfin, que les vases ou *mesures* en étain, même impur, ne sont pas pour cela dangereuses, quoiqu'il y puisse sèjourner du vin, du vinaigre, etc.

Sirop de corail.

℞. Corail rouge en poudre............	128 gramm.	℥ iv.
Suc de berberis ou épine-vinette....	2 kilogr.	℔ iv.

Faites digérer dans un matras. Il y a effervescence vive et bouillonnement, quoiqu'avec surabondance d'acide. Décantez le dépôt et filtrez, ajoutez sucre blanc en poudre 920 gramm. (une livre 14 onces) par 500 gramm. (une livre) de liqueur; faites dissoudre au bain-marie; passez : ajoutez sirop de kermès 128 gramm. (4 onces) dans chaque livre, ou 500 gramm. de ce sirop de corail.

C'est un astringent. On en prend de 2 à 8 gros.

On sait que le suc de berberis contient de l'acide malique presque pur, ce qui forme, avec le corail, un malate de chaux acide dans ce sirop : ce sel dépose un peu. Le sirop de kermès remplace le suc de ce gallinsecte qui est prescrit dans les anciennes formules, mais qu'on ne peut se procurer pur et en bon état, si ce n'est sur les lieux où l'on recueille cet insecte.

Sirop béchique, de Willis.

℞. Sulfure de potasse pur........	64 gramm.	℥ ij.
Vin de Canaries..............	1 kilogr.	500 gramm. ℔ iij.
Sucre blanc en poudre........	1 kilogr.	℔ ij.

Faites macérer le sulfure de potasse dans la vin, en triturant; passez; ajoutez le sucre, que vous ferez dissoudre au bain-marie, en vase clos; mais le vin décompose une grande partie du sulfure de potasse à cause des acides qu'il contient.

Ce sirop, d'odeur fétide d'œufs couvés, est d'une belle couleur d'or. C'est un incisif et un béchique très-puissant dans l'asthme, la pulmonie, les catarrhes rebelles; mais il irriterait dans la fièvre hectique ou de consomption; et dans les cas d'inflammation. La dose est d'une demi-once deux fois le jour. Il noircit les vases métalliques. On le préparera dans des vaisseaux de verre, ou de porcelaine, ou de faïence.

On préfère aujourd'hui, selon le *Codex*, le *sirop de sulfure de potasse* de Chaussier, fait ainsi :

℞. Sulfure de potasse................. 16 gramm. ʒ iv.

dissous dans

Eau distillée d'hyssope ou de fenouil. 250 gramm. ℥ viij.

Faites-y fondre au bain-marie, dans un vase de verre,

Sucre blanc...................... 480 gramm. ℥ xv.

Chaque once de ce sirop contient 12 grains ou 7 décigramm. de l'hydro-sulfate alcalin. Il faut le conserver dans des bouteilles enveloppées de papier noir, hors du contact de la lumière.

Cette préparation de sirop de foie de soufre est toujours disposée à se décomposer ou se détériorer. Il vaut mieux, pour ne pas dénaturer le médicament, le préparer magistralement et à mesure du besoin, avec une solution extemporanée d'hydrosulfure, que l'on mêlerait à un sirop béchique, au gré du médecin.

Au reste, nous avons diverses preuves que les sulfures alcalins pris à l'intérieur, comme dans le croup, sont plutôt malfaisans qu'utiles.

Voici le résultat des recherches et des expériences que MM. Boulay et Planche, pharmaciens distingués de Paris, ont faites pour obtenir un sirop de soufre constant dans ses effets, et le mode qu'ils proposent d'adopter.

Sirop de foie de soufre.

℞. Soude pure préparée à l'alcool....	4 gramm.	ʒ j.
Faites dissoudre dans eau distillée	20 gramm.	ʒ v.

Chauffez la solution dans un petit matras, et ajoutez-y peu à peu toute la quantité de soufre sublimé et lavé qu'elle pourra dissoudre (elle a été pour nous de un gros 48 grains); remplacez par de l'eau distillée chaude la quantité d'eau qui se sera évaporée, de manière à former en tout une once de sulfure liquide, équivalant à 2 gros 2 scrupules de sulfure solide.

Pour faire le sirop de foie de soufre :

℞. De ce sulfure liquide............	16 gramm.	ʒ iv.
De sirop de sucre (dans les proportions ordinaires d'une partie d'eau sur deux parties de sucre.	484 gramm.	℥ xv ß.

Mêlez dans une bouteille en agitant légèrement. Le sirop composé sera d'un beau jaune d'or, parfaitement transparent; et il contiendra, aussi exactement que possible, 6 grains par once de sulfure de soude extrêmement pur. On pourra en préparer de plus ou moins actif, en variant la proportion de cette espèce de *liqueur fondamentale*.

Il faut que le sucre soit très-pur. Les sirops de cassonade, toujours un peu acides, se troublent sur-le-champ, quand on y verse la solution concentrée.

Sirop d'iode.

℞. Teinture d'iode..................	20 gramm.	ʒ v.
Sirop de sucre blanc fait avec l'eau distillée	320 gramm.	℥ x.

Mêlez au sirop froid. Ce sirop a une couleur jaune-rougeâtre et l'odeur d'iode; il contient 3 grains d'iode par once, selon M. Henry. Employé comme les suivans pour résoudre les scrofules et glandes engorgées.

Sirop d'hydriodate de potasse.

℞. Hydriodate de potasse . . .	1 gramm.	18 grains.
Sirop de sucre blanc. . . .	320 gramm.	℥ x

On dissout l'hydriodate dans très-peu d'eau; on filtre et on mêle au sirop encore tiède; celui-ci reste limpide, incolore. Chaque once tient 2 grains d'hydriodate. Les infusum de feuilles d'oranger, de chicorée, de fumeterre, de tilleul; les décoctum de patience, de douce-amère, n'altèrent nullement ce sirop.

Celui d'*iodate de potasse* se fait de même. Après quelques jours il devient rougeâtre légèrement. L'acide sulfurique ou nitrique en précipite l'iode sous une couleur violâtre.

Sirop d'hydriodate de potasse iodure.

℞. Hydriodate de potasse ioduré.	1 gramm.	18 g̃.
Dissolvez dans eau distillée .	8 gramm.	ʒ ij.
Mêlez à du sirop de sucre blanc.	320 gramm.	℥ x.

Ce sirop est coloré en jaune, mais transparent. L'acide sulfurique en précipite l'iode; et le protonitrate de mercure y forme un précipité verdâtre; le deutonitrate y donne un précipité d'un blanc rosé.

Sirop d'antimoine diaphorétique, de Glauber.

℞. Oxyde blanc d'antimoine sublimé (fleurs argentines d'antimoine).	2 gramm.	ʒ ß.
Eau bouillante.	320 gramm.	℥ x.

Faites dissoudre; mettez :

Sucre blanc	500 gramm.	℔ j.

La solution opérée au bain-marie, le sirop est fait.

C'est un puissant fondant, antiscrofuleux, diaphorétique; il combat aussi avec avantage les fièvres intermittentes, quartes. On en prend de 2 à 16 gros.

Sirop chalybé, de Willis.

℞. Sulfate de fer pur (bien vert et au minimum d'oxydation) . .	32 gramm.	℥ j.
Eau qui a bouilli, et chaude. .	250 gramm.	℥ viij.

Faites dissoudre le sel; séparez le peu d'oxyde jaune de fer, qui se précipite; dissolvez eusuite :

Gomme arabique blanche. . .	64 gramm.	℥ ij.
Sucre blanc.	1 kilogr.	℔ ij.

Fermer ce sirop dans un vase clos. C'est un tonique actif; il est astringent, stomachique dans la chlorose, l'hydropisie, les cachexies, la leucorrhée, etc.; mais il irrite les fibres grèles, trop nerveuses. D'autres font aussi ce sirop avec du vin chalybé (*Voyez* tome I, page 427); il est plus tonique et plus échauffant.

Sirop de mercure gommeux, de Plenck.

℞. Mercure pur	4 gramm.	ʒ j.
Gomme arabique pulvérisée . .	12 gramm.	ʒ iij.
Sirop diacode	16 gramm.	℥ ß.

On triture le mercure avec la gomme et un peu de sirop, jusqu'à l'extinction de ce métal; on ajoute peu à peu le reste du sirop.

On ne doit faire cette préparation qu'extemporanée et au besoin, car elle ne se conserve pas sans se séparer et sans fermenter. Est usitée dans le traitement des affections syphilitiques.

Cette préparation, très-défectueuse, ne saurait rester en sirop, même sans addition d'eau qui serait nécessaire. Il vaut mieux la remplacer par du mercure éteint dans la conserve de roses, selon la *Pharmacopée de Londres*.

Sirop mercuriel, de Belet.

Le dessein de Belet était de joindre à un sirop simple de l'acétate et du protonitrate de mercure, avec un peu d'alcool. Pour parvenir à cette union exacte, il recommandait la distillation du nitrate mercuriel en liqueur avec l'alcool. Certainement la liqueur qu'on en retirait était une sorte d'éther nitrique, mais ne pouvait pas contenir un atome de mercure, puisque ce métal, oxydé surtout, ne s'élève point par la chaleur qui suffit à de l'alcool et de l'acide nitrique.

Portal, qui a donné une recette de ce sirop, unit tout simplement du protonitrate mercuriel, fait à froid, avec mercure coulant 16 gramm. (demi-once), et acide nitrique 32 gramm. (1 once), et de l'alcool à 37° à la dose de 250 gramm. (8 onces), avec du sucre 500 gramm. (1 livre), et suffisante quantité d'eau.

M. Bouillon-Lagrange, qui a très-bien traité de cette composition (*Anc. Journ. de Phar.*, in-4°, p. 376 et suiv.), a donné un procédé encore suivi. Il fait à froid une dissolution, dans de l'acide nitrique très-pur, du mercure très-pur. Il dissout à plusieurs reprises les cristaux de protonitrate mercuriel dans de l'eau distillée, pour les débarrasser le plus possible d'une portion surabondante d'oxyde mercuriel. On prend ensuite de ces cristaux bien purs 6 gramm. (1 gros et demi), que l'on dissout dans très-peu d'eau ; cette solution est mêlée avec 750 gramm. (1 livre et demie) de sirop de sucre, et avec de l'éther nitrique rectifié 2 gramm. (demi-gros) ; le tout à froid. Ce mélange reste transparent pendant plusieurs jours, mais ensuite il se dépose de l'oxyde de mercure. Ceci arrive à tous les nitrates mercuriels, toutes les fois qu'ils sont mêlés à des liqueurs alcooliques ou aqueuses, et empêche que ce sirop ait jamais une action bien régulière, puisque ses dernières portions sont toujours plus chargées en mercure ; c'est ce qui a fait proposer de remplacer ce sirop par quelques gouttes de protonitrate de mercure dans un verre d'eau sucrée, à prendre sur-le-champ. Ceux qui préparent un sirop de Belet par une solution de sublimé corrosif dans un sirop avec l'éther nitrique, peuvent être reconnus dans cette préparation, en y versant du nitrate d'argent, car l'acide chlorique du sublimé précipite sur-le-champ l'argent en chlorure ou *lune cornée* (1).

---

(1) Voici la recette proposée par Henry père :

Sirop mercuriel éthéré.

℞. Sirop de sucre pur. . . . . . . 1 once.

Toutefois les recettes de MM. Portal et Bouillon-Lagrange ne représentent point celle de Belet, qui consiste surtout dans un acétate de mercure bien plus doux dans son action que le nitrate; c'est pourquoi nous proposons de faire ce sirop ainsi qu'il suit :

Prenez du protonitrate mercuriel en cristaux, fait à froid (parce qu'il contient alors bien moins d'oxyde mercuriel deutoxydé); mêlez une solution de ce sel bien pur avec de l'acétate de potasse liquide, pour faire une double décomposition. Vous obtiendrez du nitrate de potasse et de l'acétate de mercure; évaporez la liqueur pour séparer les cristaux de nitre, et obtenir l'acétate mercuriel en cristaux écailleux, argentins. Dissolvez 4 gramm. (1 gros) de ce sel dans très-peu d'eau; ajoutez éther nitrique 8 gramm. (2 gros); mêlez le tout à 500 gramm. (2 livres) de sirop de gomme arabique. Le mélange se soutiendra pendant assez long-temps pour l'usage qu'on en fera.

C'est un bon remède antisyphilitique. Il se prend par cuillerées, en augmentant successivement la dose. Cette composition se rapproche de celle des dragées de Keyser, que nous avons décrites tom. I, pag. 388.

L'acétate de mercure peut aussi se préparer par dissolution, dans le vinaigre distillé, d'oxyde de mercure, précipité de sa dissolution nitrique par un alcali.

10° *Des sirops avec des substances animales.*

On connaît les causes de la prompte fermentation de ces sirops. Ces matières servent tellement de ferment au sucre, qu'il suffit de les y joindre pour opérer cet effet. La gélatine, pure d'ichthyocolle, agit moins que les autres, parce qu'elle est la moins animalisée; et, comme elle entre seule dans le *sirop de gélatine*, on peut espérer de la garder encore quelque temps sans altération, dans un lieu frais et à l'abri du contact de l'air.

Sirop hélicié (ou de colimaçons).

℞. Grosses hélices (*helix pomatia*) préparées n° 128 ou	750 gramm.	℔ j ß.
Sirop de sucre à 31° de densité.	4 kilogr.	℔ viij.
Eau de fontaine.	2 kilogr.	℔ iv.
Eau de fleurs d'oranger	128 gramm.	℥ iv.

Deutochlorure de mercure	1 grain.
Ether nitrique alcoolisé	1 gros.

On dissout le sublimé dans un peu d'eau distillée : on le mêle aux autres liquides.

Formez le mucilage avec l'eau et les hélices (séparés de leurs coquilles et lavés préalablement); versez-le dans le sirop bouillant; concentrez, passez et ajoutez sur la fin l'eau de fleurs d'oranger. M. Mouchon, pharmacien de Lyon, a fait aussi plusieurs préparations assez agréables avec les hélices. Ce sirop se conserve en un lieu frais, sans s'altérer, pendant plusieurs mois (*Journ. de pharm.* 1833, p. 185).

Sirop de kermès.

Il ne peut se préparer que sur les lieux où l'on recueille le *coccus ilicis*, ou gallinsecte kermès, sur le chêne vert. On prend dans nos départemens méridionaux ces insectes récens; on les écrase dans un mortier de marbre; on les laisse pendant quelques heures éprouver un commencement de fermentation, pour diviser les mucosités de leur suc : on les soumet ensuite à la presse. Le suc décanté de son dépôt est uni à son poids égal de sucre blanc, et on l'évapore à un feu doux en consistance de sirop épais, comme un électuaire liquide, afin qu'il se garde mieux. Il doit être d'un rouge brun pourpré. On doit se le procurer récent, autant qu'on le peut. On le clarifie et on le passe, car il est souvent impur.

C'est un remède cordial, astringent, stomachique; il sert aussi dans diverses compositions. La dose est de deux à huit gros.

On fait aussi ce sirop sans feu, en broyant les kermès avec le double de sucre, en laissant digérer ce mélange pendant un jour, puis en l'exprimant à la presse. Celui-ci contient les parties volatiles de l'insecte.

Sirop de mou de veau, simple.

Prenez un poumon de veau très-frais, séparez-en avec soin la membrane externe qu'il faut rejeter, divisez la substance du poumon en petits morceaux, mettez autant de beau sucre en poids dans un vase d'étain, chauffez au bain-marie, en couvrant exactement, pendant douze heures. Après le refroidissement on passe, on exprime, on lave avec très-peu d'eau le marc, et on ajoute ce lavage à la colature. Le tout est ensuite clarifié avec un blanc d'œuf, en un vaisseau clos, à la chaleur du bain-marie. Ce sirop refroidi, passé par une étamine, se verse dans des bouteilles bien sèches, bouchées et mastiquées; on les conserve à la cave pendant plusieurs mois. Ce sirop est très-limpide, presque incolore, il a l'odeur du suc de la viande quand il est chaud, selon le procédé de M. Planche.

Sirop de mou de veau composé, d'après le Codex.

℞. Poumons récens de veau		1000 gramm.	℔ ij.
Dattes, fruits (du *phœnix dactyl*).		160 gramm.	℥ v.
Jujubes (du *zyzyphus sativus*). . . } Raisins de caisse ou secs . . . . }	ãã	176 gramm.	℥ v ß.
Racine de réglisse . . . . } de grande consoude . . . . }	ãã	32 gramm.	℥ j.
Feuilles de pulmonaire (*pulmonaria officinalis*).		176 gramm.	℥ v ß.
Sucre blanc.		2000 gramm.	℔ iv.
Eau de rivière.		1250 gramm.	℔ ij ß.

On lave les poumons à l'eau froide, après les avoir coupés en petits morceaux, afin de leur enlever le sang et la gélatine animale; on les fait cuire doucement au bain-marie, dans un vase d'étain fermé, pendant une heure, avec les substances et la quantité d'eau prescrite; on passe, on ajoute alors le sucre; on fait le sirop, que l'on clarifie avec les blancs d'œufs. On obtient environ 3200 gramm. de sirop, dans lequel les substances muqueuses et douces dominent.

Le sirop de mou de veau ne peut se clarifier parfaitement avec l'albumine, qu'autant qu'on y ajoute un acide pour aider à la coaguler.

La dose est d'une once dans les affections de poitrine; on redouble les doses. Le *sirop pectoral de Bouvard,* fait de même, contenait, en outre, de la gomme arabique.

Sirop de cloportes.

℞. Racines d'asperges. . . . } de réglisse . . . } Raisins secs . . . . } Feuilles de pariétaire. . . } de mauve. . . . }	ãã	8 gramm.	ʒ ij.
Sucre		372 gramm.	℥ xij.

Formez un sirop avec la décoction de ces substances, puis ajoutez :

Suc dépuré de bourrache . } de buglosse . . }	ãã	64 gramm.	℥ ij.
Cloportes récens		48 gramm.	℥ j ß.

Ecrasez les cloportes dans ces sucs, et filtrez. Ajoutez ensuite :

Sucre.	250 gramm.	℥ viij.

Faites fondre au bain-marie, et ajoutez ce sirop au précédent.

On le vante contre la coqueluche et la toux des enfans.

Sirop de vipères.

℞. Des vipères de taille moyenne.		N° xij.	
Racine de squine . . . . . } de salsepareille . . . }	ãã	32 gramm.	℥ j.

Safran citrin râpé	} āā	64 gramm.	℥ ij.
Cannelle fine.			
Cardamome mineur	} āā	8 gramm.	ʒ ij.
Muscades			
Bois d'aloès			
Vin blanc	} āā	1 kilogr.	℔ ij.
Eau de fleurs d'oranges . . .			
Sucre blanc en poudre . . .		380 gramm.	℥ xij.
Sucre blanc		15 hectogr.	℔ iij.

Prenez d'abord des vipères vivantes, coupez-leur la tête, ôtez-en la peau, les intestins, mais retenez leur cœur, leur foie et autres viscères solides, et leur graisse ; découpez leur corps en tronçons : faites-les cuire dans suffisante quantité d'eau, au bain-marie, en un vase fermé, pendant trois heures environ, pour en tirer toute la gélatine et faire un bouillon chargé. On le passe et on le réserve à part.

D'autre côté, on opère une décoction de la squine et de la salsepareille, jusqu'à épuiser ces racines. On réserve encore cette décoction passée.

On prend enfin toutes les autres substances aromatiques ; on les distille avec le vin au bain-marie, et on en tire environ 320 gramm. (10 onces), dont on forme un sirop à part avec les 380 gramm. (12 onces) de sucre en poudre. Ce sirop se doit préparer au bain-marie, dans un matras clos. On le garde à part.

On passe le résidu ou la liqueur du marc de l'alambic, on la mêle à la décoction de squine et de salsepareille, et au bouillon de vipères ; le tout suffisamment rapproché, on ajoute 1 kil. 500 gramm. (3 liv.) de sucre, et on forme un sirop que l'on clarifie à l'ordinaire. Ce sirop refroidi, on le mêle à celui fait par distillation. Quelques praticiens l'aromatisent encore avec l'alcool d'ambre gris, ce qui se fait à volonté. On garde le sirop de vipères en des petites bouteilles pour le mieux conserver. On le tient en lieu froid. Il passe pour un excellent dépuratif du sang, pour réparer et restaurer les forces de ceux qui les ont épuisées par l'excès des jouissances, ou perdues par de longues maladies. On en prend de 2 à 12 gros.

La liqueur aromatique distillée est spiritueuse, et sert à prévenir la putréfaction du bouillon de vipères. On doit prendre des précautions en coupant la tête à ces reptiles ; car, après la séparation du corps, ces têtes gardent encore longtemps la faculté de mordre, et leur venin ne perd rien de son activité. On jette, pour plus de sûreté, ces têtes dans l'alcool, afin de détruire l'irritabilité musculaire. Nous ne croyons point, au reste, que la chair de vipère soit douée d'autant de vertus qu'on lui en suppose.

Sirop résomptif de tortues.

℞. Chair de tortues terrestres		5 hectogr.	℔ j.
d'écrevisses de rivière.		250 gramm.	℥ viij.
Orge mondé	aā	64 gramm.	℥ ij.
Chair ou pulpe de dattes			
Raisins de Damas secs	aā	32 gramm.	℥ j.
Réglisse sèche ratissée			
Sébestes	aā	16 gramm.	℥ ß.
Jujubes			
Pignons doux			
Pistaches mondées			
Cacao mondé de son enveloppe	aā	8 gramm.	ʒ ij.
Semences de melon			
de concombre			
de citrouille			
de laitue	aā	4 gramm.	ʒ j.
de mauve			
de pavot			
Feuilles de pulmonaire		16 gramm.	ʒ iv.
Fleurs sèches de violettes	aā	4 gramm.	ʒ j.
de nénuphar			
ou récentes de chaque		32 gramm.	℥ j.
Sucre rosat ou sucre blanc		2 kilogr.	℔ iv.
Huile volatile de fleurs d'oranges		Gutt.	iv.

D'une part on fait un bouillon en vase clos, avec la chair de tortue et d'écrevisse (il convient de rétablir celle-ci qu'on avait mal à propos supprimée), et suffisante quantité d'eau pour obtenir un consommé. On le passe, et on le met à part.

On prend l'orge qu'on fait bouillir à part en rejetant sa première décoction ; lorsqu'il est bien crevé, on y met les dattes, les raisins, les sébestes, les jujubes et la réglisse, pour obtenir une décoction chargée, qu'on passe.

On monde par torréfaction le cacao; les autres semences émulsives, les pignons doux, les pistaches, etc., aussi mondées, sont concassées ensemble dans un mortier : on les met en décoction aussi à part, et sur la fin on ajoute, pour infuser, les feuilles et les fleurs. Ce décoct-infusum passé, on le réunit au décoctum d'orge et de fruits, et au bouillon des chairs ; on ajoute le sucre rosat : et comme ce sirop est épais, on emploie assez de blancs d'œufs pour le clarifier; puis on le réduit en consistance requise. On l'aromatise avec l'huile volatile de fleurs d'orange.

Il vaut mieux opérer des décoctions séparées, pour bien extraire de chaque substance ce qu'elle contient de soluble, que d'en faire une seule, comme le prescrivait le procédé ordinaire. Par celui que nous indiquons, on obtient un remède restaurant, nutritif, humectant, qui répare les forces après de longues maladies ; qui convient aux phthisiques, aux étiques. On en prend de 2 à 12 gros.

Ce sirop doit se conserver aussi en petites bouteilles, dans un lieu frais. On ne doit pas le laisser en vidange Il se garde moins que celui de vipères. L'on détache la chair des tortues, en divisant les sutures de leur carapace ou test. On lave bien les écrevisses avant de les cuire.

Des sirops opaques, émulsifs,

Ces sirops ne peuvent pas dissoudre autant de sucre que les autres, parce que l'eau est déjà chargée de l'émulsion: ils se séparent, et ne se gardent pas long-temps.

Sirop d'orgeat ou d'amandes, du Codex.

℞.	Amandes douces bien saines et de l'année.	250 gramm.	℥ viij.
	Amandes amères	128 gramm.	℥ iv.
	Eau	1 kilogr.	℔ ij.
	Sucre	1250 gramm.	℔ ij ß.
	Eau de fleurs d'orangers	64 gramm.	℥ ij.
ou	Alcoolat de citrons	8 gramm.	ʒ ij.

On monde les amandes de leur pellicule par l'eau bouillante; on les lave à l'eau froide; on les pile avec un peu d'eau en pâte très-fine, et on obtient l'émulsion la plus chargée possible, en repilant le marc, et en l'exprimant très-fortement.

Ensuite on fait dissoudre dans cette émulsion le sucre concassé, à la chaleur du bain-marie. Le sucre bien fondu, et le sirop refroidi, l'on y ajoute pour aromate l'eau de fleurs d'oranges ou l'esprit de citrons; on passe le tout au blanchet, et l'on met en bouteilles appelées rouleaux. Ce sirop donne à chaud 30° à l'aréomètre, et 32° à froid.

Quelques personnes mettent moitié d'amandes amères, ce qui est trop et même nuisible, au lieu d'un tiers que nous donnons ici, et qui suffit à l'agrément sans être malsain. Des *Dispensaires* ajoutent aussi des quatre semences froides 32 gramm. (1 once) sur cette quantité, mais celles-ci, souvent rances ou peu agréables, ne peuvent donner aucune qualité digne d'être recherchée.

On sait que les falsificateurs font ce sirop avec du lait de vache et un peu d'amidon, ou de lait d'amandes, mêlés à des sirops visqueux de mélasse ou de cassonades impures.

On a cherché les moyens d'empêcher l'émulsion de se séparer du sirop, ce qui arrive après quelques jours, quoique ce sirop ne soit point gâté pour cela; mais on n'y est guère parvenu: soit en broyant les amandes avec le sucre pour former une sorte d'*oleo-saccharum*, soit, ce qui est condamnable, en faisant cette émulsion dans une eau alcalisée par la potasse ou la chaux. D'ailleurs, une faible proportion de sucre ne peut assez enchaîner les parties oléagineuses de l'émulsion, qui tendent, comme plus légères, à s'élever. C'est pourquoi les falsificateurs rendent leur sirop d'orgeat visqueux avec le mucilage de lin, ou une gomme, pour tenir plus long-temps l'agrégé en même état ; mais aussi ce sirop devient désagréable au goût. On a même supprimé la décoction d'orge (d'où vient le mot orgeat) que prescrivent les *Dispensaires*, parce qu'elle n'ajoute rien à la vertu du remède, et le rend moins agréable.

Quoique l'orgeat se puisse conserver près de deux ans, en lieu frais et dans des bouteilles pleines, cependant le parenchyme mucilagineux des amandes tourne facilement à l'aigre ; et il vaut mieux renouveler tous les six mois ce sirop (1). Il est très-rafraîchissant, humectant, pectoral, adoucissant dans la dysurie, les inflammations, etc. ; délayé dans l'eau, il forme sur-le-champ une émulsion.

Le *sirop de pistaches* se fait avec les mêmes doses de pis-

---

(1). MM. Oulès et Gruel ont proposé un *sirop d'orgeat homogène* dont voici la formule :

Amandes douces bien choisies. .	℔ ij.
amères	℔ j.
Eau filtrée	℔ vj.
Sucre royal	℔ x.
Eau essentielle de fl. d'orangers .	℥ v
Essence de citron.	Goutt. vj.

Les amandes mondées de leurs pellicules, à l'eau bouillante, lavées à l'eau froide, sont pilées à sec avec le tiers ou plus du sucre à employer, sans que l'huile surnage la masse, mais soit absorbée par le sucre; on n'ajoute point d'eau que la matière n'arrive à cet état; alors on ajoute de l'eau pour faire l'émulsion. On soumet le résidu à la presse; on ajoute le restant du sucre; on chauffe l'émulsion de 36 ou 40 degrés environ; on passe, on laisse refroidir, *on enlève l'albumine*, on aromatise et on met en bouteilles.

Ce sirop ne jouit de toute sa perfection qu'en unissant bien au sucre l'huile surnageant les amandes pilées. Il faut aussi n'opérer que sur de petites masses, car il serait impossible de piler suffisamment une trop grande quantité d'amandes.

M. Pellerin prépare un sirop d'orgeat selon cette formule :

℞. Amandes douces choisies . . .		564 gramm.	℥ xviij.
amères		192 gramm.	℥ vj.
Sucre royal		3384 gramm.	℔ vj ℥ xij.
Eau		2000 gramm.	℔
distillée double de fl. d'orang. / de roses . . .	āā	48 gramm.	℥ j ß.

On monde les amandes; on les fait sécher pendant 12 heures pour les priver d'humidité ; on les pile, par petites portions, avec partie égale de sucre sans addition d'eau. Les portions réunies, on ajoute peu à peu l'eau en délayant d'une manière homogène. On passe avec expression dans une toile à mailles assez larges; on repasse ensuite dans un tissu plus serré; on exprime légèrement. Alors concassez le sucre restant, ajoutez-le à l'émulsion sur un feu doux, sans ébullition; le sucre fondu, on verse le sirop dans une terrine. Celui-ci étant refroidi, enlevez la pellicule cristalline, délayez-la dans un mortier avec les eaux distillées d'orangers et de roses; mêlez au sirop; passez de nouveau et conservez pour l'usage.

taches (au lieu d'amandes), de sucre et d'eau. Son émulsion est verte, comme la pistache. La préparation est semblable à celle du précédent; l'agrément et les vertus médicamenteuses sont pareilles. On peut mêler l'émulsion au sucre cuit à la plume, pour faire tout de suite le sirop. On aromatise à froid. Tous les sirops émulsifs se préparent de même.

Les Espagnols préparent, à Valence, un bon sirop d'orgeat, en employant au lieu d'amandes, les racines tubéreuses du *cyperus esculentus*, L., que l'on cultive aussi pour les manger crues, et qui ont le goût de l'amande.

DES MELLITES OU MIELS MÉDICINAUX.

Nous avons déjà parlé du miel (ci-devant, tom. I, pag. 91). On sait qu'il contient deux espèces de sucre, comme l'a bien démontré Proust : l'un, qui est toujours liquide ou incristallisable; l'autre, qui se dépose en petits cristaux; de plus, une matière purgative. Le miel contient un acide (acétique animal) qui est sans doute la cause de sa non-cristallisation; car l'on remarque que le suc de raisin et tous les sucs sucrés acides de fruits contiennent pareillement une portion de sucre non-cristallisable due à un acide: aussi les sirops de sucre avec des sucs acides de fruits ne candissent plus, et la matière sucrée qui leur est unie se modifie et reçoit à la longue un goût mielleux.

Cela est d'autant plus certain que les abeilles contiennent un acide (acétique), et qu'elles modifient dans leur estomac le nectar sucré des fleurs, qu'elles transforment même en miel le sucre de canne dont on les nourrit quelquefois. Enfin, le miel mêlé à de la chaux en poudre, forme un acétate calcaire; et, dépouillé de cet acide, il se rapproche de l'état de vrai sucre par la saveur, comme l'a fort bien observé Cavezzali ; il suffit de le concentrer suffisamment, pour qu'on en retire alors du sucre par cristallisation.

L'alcool sépare des miels incristallisables des cristaux de sucre pur, et c'est par ce moyen qu'on peut retirer du sucre du miel et d'autres substances sucrées. La manne, le sucre de melon, contiennent également cette sorte de miel, ou miellat, composé de deux espèces de sucre; il s'y trouve aussi une matière albumineuse fermentescible.

Des diverses qualités des miels.

On a connu le miel dès la plus haute antiquité. Pline fait honneur de sa découverte à l'athénien Aristée. L'on estimait beaucoup celui du mont Hymette et des autres montagnes, surtout dans l'Archipel et l'Europe méridionale, parce que les abeilles le ramassent dans les nectaires des fleurs odoriférantes des labiées, des cistes, qui abondent dans ces climats. C'est aux romarins, aux lavandes, etc., des montagnes des Corbières, que le miel de Narbonne doit sa réputation; mais celui des départemens du Nord, et surtout des pays où l'on cultive le sarrasin, comme la Basse-Normandie, la Sologne, etc., est grossier, rempli d'une sorte de pollen végétal, ou de propolis, qui l'empêche de se clarifier, et lui donne une très-mauvaise saveur. Celui de Provence a un goût particulier, ainsi que celui de plusieurs autres pays, selon la nature des végétaux et des abeilles qui le préparent (1). Celui de la Colchide, recueilli sur des plantes vénéneuses (*azalea pontica*, L., etc.), causait des vertiges et une démence funeste à ceux qui en mangeaient, comme le rapporte Xénophon.

Le miel du printemps est en général bien préférable à celui d'automne; car, dans cette seconde saison, les abeilles trouvent moins de fleurs et recueillent surtout le miellat des arbres, des fruits, etc. Aussi les fabricans de pain d'épice en font une distinction pour les prix. Les essaims nouveaux donnent de meilleur miel que les vieilles ruches.

On préfère, pour l'emploi ordinaire, les miels du Gâtinois, de Champagne, etc., après ceux de Narbonne. Comme ceux de Bretagne, de Normandie, sont jaunes, chargés d'une substance albumineuse et mucilagineuse, ils fermentent plus aisément, et sont peu agréables au goût.

On obtient toujours deux qualités de miel des ruches: le *miel vierge* ou *blanc*, ou pur, qui découle de lui-même des rayons placés au soleil sur des claies. Il est d'abord limpide comme un sirop pur, d'une odeur agréable: lorsqu'il reste pendant quelque temps dans des vases, il dépose, à leur fond, de petits cristaux blancs, grenus, qui sont de vrai sucre, et plus sucrés que le sirop qui les surnage.

Le miel de seconde qualité est celui qu'on obtient par expression des gâteaux ou rayons, d'où le miel vierge s'est écoulé. Celui-ci est jaune, mêlé de cire, de pollen, ou *rouget*, d'une matière albumineuse et de propolis. Il fermente plus promptement; sa saveur est plus âcre, surtout si l'on exprime des gâteaux qui contiennent du couvain des abeilles. Ce dernier miel ne s'emploie guère que pour l'extérieur.

---

(1) L'*apis fasciata*, de Latreille, donne les bons miels de Narbonne; l'*apis ligustica*, ceux du mont Hymette; l'*apis mellifica*, ceux du Nord, moins purs, etc.

L'on falsifie quelquefois le miel ; on le fait paraître blanc en y incorporant de la farine ; mais à sa blancheur opaque, à l'amidon qu'il dépose en le délayant dans l'eau froide, cette falsification se reconnaît aisément. On aromatise le miel blanc en y mettant des rameaux fleuris de romarin, pour lui communiquer l'odeur de celui de Narbonne. On doit conserver les miels en des lieux frais pour éviter leur fermentation.

Des usages du miel.

Avant la connaissance du sucre et la culture de la canne dans les colonies, le miel était (avec le sapa de raisin) la seule matière sucrée que l'on employât. Aussi les anciens en faisaient tous leurs condits, comme le *melimalum*, sorte de cotignac ou compote de pommes au miel; ou des boissons comme l'*hydromel*, l'*apomel*, l'*œnomel*, l'*oxymel*, le *mélicrat*, etc. ; mélanges de miel avec l'eau (avec ou sans fermentation), ou avec le vin, le vinaigre, etc. Ils en mangeaient avec délices (*mel intùs, oleum extùs*, selon le précepte de Démocrite). C'est un aliment restaurant dans la phthisie, le marasme; il convient dans les maladies de poitrine; il est laxatif et apéritif. A l'extérieur, il déterge les ulcères et guérit les blessures. On prétend qu'il ne convient pas aux bilieux, mais qu'il prolonge l'existence des vieillards.

De la dépuration du miel.

Pour clarifier les miels blancs et purs, il suffit de les faire fondre à une douce chaleur avec un peu d'eau, et d'enlever l'écume avec la cire, qui viennent surnager dans l'ébullition. Cependant il est des miels visqueux et fermentés qui s'élèveraient presque tout en écume successivement; on est obligé de les étendre d'une plus grande quantité d'eau, et même de les clarifier avec des blancs d'œufs; mais, en général, plus on fait cuire les miels, même très-beaux, plus ils noircissent, se caramélisent, deviennent amers, âcres, et plus ils perdent de leur sucre.

Mellite simple du Codex.

Prenez en poids :

Miel	1500 gramm.	℔ iij.
Eau.	400 gramm.	℥ xiij.
Charbon	100 gramm.	℥ iij.
Deux blancs d'œufs dans eau.	250 gramm.	℥ viij.

Le charbon de bois doit être précipité par l'eau, séché et même calciné, mais le charbon animal est meilleur.

Faites un sirop selon l'art, en passant à travers un blanchet : on repasse deux fois la colature sur le même blanchet.

Les miels impurs se clarifient beaucoup mieux, perdent une partie de leur saveur désagréable, et se rapprochent enfin de la nature du sucre, lorsqu'on les fait bouillir avec du charbon bien sec, seulement concassé, et de l'eau. Ensuite on les passe à la chausse de laine à plusieurs reprises.

Il est nécessaire d'ajouter aussi quelquefois de la chaux pure ou des écailles d'huîtres calcinées, pour ôter la surabondance de l'acide acétique et malique du miel. Mais si l'on met trop de cette terre alcaline, l'on risque de donner au miel un goût âcre et brûlé. On met 2 kil. de charbon sur 50 kil. de miel.

Le miel despumé, cuit en consistance convenable, qui est la même que pour le sirop de sucre, doit donner à peu près le même poids qu'avant sa despumation, s'il était pur. Il paraît que la chaleur concrète une partie albumineuse du miel, car il est moins fermentescible alors. Il perd aussi son agréable odeur. (*Voyez* l'article du Charbon animal.)

Les mellites faits à froid sont les plus agréables au goût. Mais pour que les oxymels préparés à froid aient la consistance requise de 32° à l'aréomètre de Baumé (le thermomètre étant à 10+0), il faut employer des vinaigres concentrés à la gelée, afin qu'ils donnent moins de liquide.

Lorsqu'on distille le miel au bain-marie, on en tire de l'acide acétique odorant.

Des mellites ou compositions miellées.

Les *hydromels* sont de trois sortes : les *simples*, qui ne sont que l'eau miellée, les *vineux* qui sont une eau miellée, fermentée ou devenue vineuse, et les *composés* qui sont vineux et joints à des fruits ou des aromates. L'hydromel simple se prend chaud dans la toux, le rhume ; on met 2 onces de beau miel par kilogr. ou pinte d'eau tiède. Cette boisson relâche et humecte.

On fait un *hydromel anticatarrhal* en mettant dans une pinte d'hydromel simple, du lichen d'Islande 64 gramm. (2 onces), feuilles d'hyssope 16 grammes (demi-once). On fait macérer pendant plusieurs jours, on passe, et on ajoute, sucre 96 grammes (3 onces). Cette liqueur se prend par cuillerées chaque deux heures dans les catarrhes muqueux, les toux convulsives, etc.

Hydromel anti-asthmatique.

℞.	Feuilles de digitale pourprée.	250 gramm.	℥ viij.
	Eau bouillante	1000 gramm.	℔ ij.

Faites macérer, passez avec expression, et pour cette :

Colature.	750 gramm.	℔ j ß.

Ajoutez :

Gomme ammoniaque . . . . . 32 gramm. ℥ j.

Dissoute dans :

Vinaigre . . . . 128 gramm. ℥ iv.

Puis délayez :

Miel. . . . . 128 gramm. ℥ iv.

Aromatisez avec :

Teinture de benjoin. . . . . . . 8 gramm. ʒ ij.

On en prend de temps à autre une petite cuillerée, en ajoutant, au besoin, quelques gouttes d'ammoniaque liquide anisée.

L'*hydromel vineux* se prépare avec miel blanc 2 kilogr. et demi, eau commune 12 kilogramm et demi, ferment de bière ramolli 64 grammes (2 onces), on délaie dans un tonneau le miel et le ferment avec l'eau. On place ce mélange dans un lieu tiède; une étuve à 15 ou 20 degrés Réaumur, pour qu'il fermente et devienne vineux. On soutire, et on le met en bouteilles.

Les Polonais, les Russes, et autres habitans du Nord font une très-grande consommation de cet hydromel vineux. Il leur était connu dès les temps les plus anciens. On en retire, par distillation, une eau-de-vie qu'on aromatise selon son gré. Odin, législateur des Scandinaves, promet à ces peuples qu'ils boiront de l'hydromel présenté par les Valkyries, dans les crânes de leurs ennemis dans son paradis.

L'*hydromel vineux*, composé ou mêlé à des sucs de fruits, ou aromatisé, prend, par ce moyen, des saveurs plus ou moins recherchées. C'est avec ces hydromels qu'on imite les vins de Constance, de Malaga, de Malvoisie, etc., que débitent les marchands frauduleux.

Lorsqu'on laisse passer à la fermentation acide l'hydromel vineux, on obtient un vinaigre d'odeur suave. Tels étaient, dit-on, les vinaigres de Maille.

Mellite ou miel anthosat, ou de romarin.

℞. Fleurs récentes de romarin avec leurs calices . . . . 250 gramm. ℥ viij.
Feuilles de romarin récentes. . 128 gramm. ℥ iv.

Pilez ces substances, versez dessus du miel despumé chaud 750 gramm. (une livre et demie); faites infuser en un vase clos pendant un jour. Passez, exprimez, conservez dans des bouteilles. Ce miel est fortifiant, antiparalytique, antihystérique, carminatif. Il sert en lavemens d'une à quatre onces. Ανθος signifie *fleur*, d'où *anthosat*.

Des mellites avec les infusions de plantes.

Le *miel rosat* ou *rhodomel, mellite de roses*, du *Codex*, se prépare avec des roses rouges sèches 500 gramm. (℔ j.) qu'on infuse pendant un jour dans 2 kil. (4 livres), de décoction de calices de roses. On ajoute à cet infuso-décoctum, passé avec expression, du miel 3 kilog. (6 livres); on clarifie aux blancs d'œufs, et l'on cuit en sirop. C'est un astringent et détersif pour les gargarismes et les lavemens, à la dose d'une once pour les premiers, et 4 onces pour les seconds.

Le *mellite violat* s'apprête avec un kilogramme de fleurs de violettes infusées dans un kilogr. 500 grammes (3 livres) d'eau bouillante, on passe avec expression; l'on ajoute 3 kilogrammes de miel dépuré, on cuit au bain-marie. C'est un émollient, tempérant, laxatif; même dose et même usage que le précédent.

Le *mellite de nénuphar* se prépare avec 6 kilogr. (12 livres) de fleurs de nénuphar, qu'on fait bouillir dans autant d'eau; on passe, on ajoute autant de miel, on cuit en consistance requise. C'est un rafraîchissant qui convient contre les cours de ventre; en lavement, et contre les ardeurs de Vénus. Même dose.

Les *mellites de pariétaire*, ou de *myrte*, avec les sommités de ces plantes, se font de même. Vertus de ces végétaux.

Le *mellite scillitique* se compose avec 64 gramm. (℥ ij.) de squammes sèches de scille, contusées, infusées pendant un jour dans 1,500 grammes (3 livres) d'eau chaude; faites ensuite bouillir, passez, exprimez; ajoutez à la colature 750 gramm. (une livre et demie) de miel blanc. Clarifiez, cuisez en consistance sirupeuse. On en obtient environ 2 livres (un kilog.). La scille y entre pour un seizième. Ce miel est un bon incisif dans les catarrhes, l'asthme humide, etc.; on en prend de 2 à 8 gros.

Le *mellite colchique* se prépare de même, à pareille dose.

Mellite de concombre sauvage, ou d'elaterium.

℞. Concombre sauvage presque mûr.	5 hectogr.	℔ j.
Miel jaune	1 kilogr.	℔ ij.

Pilez les concombres avec le miel, renfermez cette pulpe dans un sac de toile suspendu à la cave, en plaçant au-dessous un vase en faïence. Il en découle une liqueur sirupeuse; on exprime le marc, et on fait évaporer la colature en épais sirop. C'est un violent drastique ou purgatif dans l'hydropisie; on ne l'emploie qu'en lavemens, à la dose d'un à quatre gros seulement.

Le *mellite d'ellébore noir* se compose avec une infusion de la racine de cette plante. Il sert contre la manie.

Mellite de mercuriale, selon le Codex.

On fait cuire ensemble parties égales de suc de mercuriale et de miel; on enlève l'écume et on passe. C'est un purgatif convenable dans les coliques venteuses, l'hystérie; il est aussi diurétique. On ne le prend qu'en lavemens, à la dose d'une à quatre onces.

Mellite ou miel de mercuriale, ou de longue vie, du Codex; *dit sirop de Calabre.*

℞. Suc dépuré de mercuriale		1 kilogr.	℔ ij.
de bourrache.	} āā	250 gramm.	℥ viij.
de buglosse.			
Racines fraîches d'*iris germanica*		64 gramm.	℥ ij.
de gentiane. .		32 gramm.	℥ j.
Miel blanc		1 kil. 500 gramm.	℔ iij.
Vin blanc.		375 gramm.	℥ xij.

On fait, d'une part, macérer dans le vin les racines fraîches, contuses; si elles sont sèches, on n'en met que le quart de la prescription. Après 24 heures on passe.

D'autre part, on liquéfie le miel dans les sucs de plantes, sur le feu; on fait cuire en consistance de miel très-épais, au bain-marie, et on ajoute le vin de la macération; le tout forme un sirop. Si on veut le rendre plus purgatif, on fait infuser 48 gram. (une once et demie) de séné dans les sucs de plantes avant de les unir au miel. Le séné forme un trente-sixième.

Ce sirop convient dans l'asthme, excite l'appétit, chasse les vers, purge les sérosités (même sans le séné), détermine la menstruation. La dose est de demi-once à une once et demie. le vin suffit pour faire clarifier les sucs et ce sirop, à cause de l'acidité. Il n'est pas besoin de blancs d'œufs. Cette composition se conserve assez bien.

Oxymel simple, d'après le Codex.

℞. Miel de Narbonne ou du Gâtinois.	5 hectogr.	℔ j.
Vinaigre de vin.	250 gramm.	℥ viij.

Faites liquéfier ensemble en écumant le miel. Le bon vinaigre doit donner 10 degrés à l'aréomètre. On fait cuire en consistance de sirop, dans des vases qui ne soient ni de plomb ni de cuivre. C'est un excellent incisif, qui détache les fluides visqueux de la gorge dans les catarrhes, les toux, l'asthme, etc.

Le degré de cuisson des miels est le même que celui des sirops de sucre, et se reconnaît aux mêmes indices, soit à l'aréomètre, soit par les autres moyens.

Oxymel colchique, de Stoerck.

℞. Vinaigre colchique	5 hectogr.	℔ j.
Miel blanc	1 kilogr.	℔ ij.

Faites cuire dans un vase de terre ou de faïence, en consistance requise. C'est un remède très-actif contre l'anasarque, l'hydropisie; un diurétique violent. On n'en prend d'abord qu'un gros, et on augmente la dose selon les effets. Il faut en user avec circonspection, le colchique étant vénéneux. Les acides végétaux en corrigent très-bien les effets. Lorsqu'on découpe cette racine, son suc engourdit les doigts et irrite les narines. Un grain seulement de cette racine, avalé lorsqu'elle est récente, cause des sueurs froides et des angoisses funestes. Etant sèche elle n'est plus aussi dangereuse. Elle contient de la *vératrine*.

Oxymel scillitique, de Pythagore, *d'après le* Codex.

℞. Vinaigre scillitique	1 kilogr.	℔ ij.
Miel très-blanc	2 kilogr.	℔ jv.

Faites cuire dans un vase d'argent ou de faïence, en consistance sirupeuse. Le philosophe Pythagore a reconnu le moyen de tempérer l'action de la scille par cette préparation. L'on s'en sert comme excellent incisif dans l'asthme humide, les catarrhes; elle détache les mucosités des bronches et de l'estomac. Elle pousse aux urines; elle contient de la *scillitine*. On en prend de deux à huit gros.

M. Etoc Demazy préfère de faire un simple mélange à froid, de vinaigre de scille une partie, et de miel quatre parties. On délaie, on filtre, et on conserve en un lieu frais; car ce pharmacien observe que les miels s'altèrent par la cuisson. Il fait son vinaigre scillitique, avec scille une livre (500 gramm.), vinaigre blanc 6 livres (3 kil.). C'est le double en poids de la scille prescrite par le Codex.

Oxymel pectoral de la Pharmacopée d'Edimbourg.

℞. Miel pur		250 gramm.	℥ viij.
Gomme ammoniaque		32 gramm.	℥ j.
Racines d'aunée. . . . . . }	ãã	16 gramm.	℥ ß.
d'iris de Florence . . }			

On fait bouillir les racines contusées dans eau 20 onces réduites à 8 onces. D'autre part, on dissout la gomme ammoniaque dans bon vinaigre 96 gramm. (3 onces). Ce solutum mêlé au décoctum précédent, puis décanté, passé au travers d'un linge serré, on ajoute le miel et l'on fait cuire le tout en consistance d'oxymel.

On prend une once à une once et demie de cet oxymel dans les affections catarrhales; remède usité aussi en Danemarck.

Mellite ou sirop de nicotiane.

℞. Suc de nicotiane	1 kilogr.	℔ ij.
Hydromel simple	750 gramm.	℔ j ß.
Oxymel simple	128 gramm.	℥ iv.

On fait digérer le mélange à une douce chaleur. Le parenchyme vert du suc se sépare; on décante la liqueur claire, et on l'unit avec le double de son poids de miel, que l'on fait clarifier et réduire en sirop. Nous préférons le miel au sucre, parce que le premier corrige mieux la qualité vireuse de la nicotiane ou la *nicotine*, alcaloïde volatil, liquide.

Ce sirop purge violemment par haut et bas. On ne le prend qu'avec précaution d'un à quatre gros, contre l'asthme, les catarrhes, les toux; il fait beaucoup expectorer. Pour empêcher qu'il ne fasse vomir, on avale, dans les nausées qu'il cause, un peu de vin avec la teinture de cannelle. A l'extérieur, ce sirop déterge les vieux ulcères.

Le tabac, ou pétun, ou herbe sainte-croix, ou nicotiane, a été apporté de la Floride en 1560, et offert à Catherine de Médicis, au temps de François II, par Nicot, ambassadeur de France en Portugal. Il est à présent usité par toute la terre.

Oxymel cuivreux, dit onguent ægyptiac, du Codex.

℞. Miel blanc	448 gramm.	℥ xiv.
Vinaigre très-fort	224 gramm.	℥ vij.
(Vert de gris) oxyde vert de cuivre acétaté	160 gramm.	℥ v.

Mettez ces trois substances ensemble dans une bassine de cuivre sur un feu doux; agitez et réduisez en consistance d'onguent. Ce mélange, vert d'abord, acquiert une couleur rouge de cuivre par l'action du vinaigre et du miel qui ramènent le vert-de gris à l'état métallique; il se forme un sousacétate de cuivre; le miel noircit ou se caramélise en partie. Plus on pousse le feu, plus le cuivre se réduit, et plus son oxygène uni au carbone du miel et d'une portion des radicaux du vinaigre, forme d'acide carbonique. Celui-ci se dégage avec bouillonnement pendant l'opération, ainsi qu'une partie de l'acide acétique; de sorte qu'il ne reste dans ce prétendu onguent que du cuivre presque réduit, du miel caramélisé, et fort peu dacétate de cuivre, avec le résidu du vinaigre à demi-brûlé.

Après quelques jours, cette composition dépose les parties cuivreuses, et est surnagée d'une sorte de sirop de miel roussâtre. On doit mêler cette composition, lorsqu'on veut s'en servir.

Ce n'est jamais qu'à l'extérieur qu'on l'emploie; elle nettoie et déterge fort bien les ulcères fongueux, les chairs baveuses qu'elle ronge; elle arrête les progrès de la gangrène et de la putridité.

Cette composition n'est, ni un onguent, ni une pommade, ni un oxymel véritable; elle forme un genre à part. On l'a inventée en Égypte.

DES ÉLÆO-SACCHARUM.

Ce terme, dérivé d'ελαιον, huile, et σακχαρον, sucre (1), a passé dans la langue médicale pour désigner des combinaisons d'une huile volatile avec le sucre, ou plutôt un mélange intime qui s'opère en broyant ensemble ces deux substances. Par exemple une once de sucre ou 32 grammes peuvent fort bien s'imbiber d'un scrupule et même d'un gros (ou d'un à quatre grammes) d'une huile volatile. Plus il y a de sucre, plus l'huile disparaît et devient par ce moyen miscible à l'eau, dans laquelle on dissoudra ce sucre ainsi aromatisé.

L'on fait des *elæo-sacchara* avec des huiles volatiles de citron, de néroli, d'anis, de fenouil, de cannelle, de girofles, etc. Les *elæo-sacchara* d'écorces d'oranges ou de citrons récentes, qu'on frotte contre le sucre, sont plus agréables, mais contiennent un peu de pulpe de ces écorces. On les emploie pour aromatiser diverses potions.

Elæo-saccharum orangé et purgatif.

℞. Sucre blanc en poudre. . . .	448 gramm.	℥ xiv.
Huile volatile d'orangers . . .	8 gramm.	ʒ ij.

Faites un élæo-saccharum : ensuite triturez avec lui :

Jalap pulvérisé	64 gramm.	℥ ij.
Surtartrate de potasese. . . .	16 gramm.	ʒ iv.

La dose est de deux à trois gros, qu'on mêle à un verre d'orangeade, et qu'on fait prendre aux personnes à qui les médicamens purgatifs répugnent trop.

---

(1) Si l'on dérive ce terme d'*oleum* et de *saccharum*, on l'écrira OLÉO-SACCHARUM.

LIVRE SEPTIÈME.

DES TOPIQUES,

OU

DES ÉLÉOLÉS, LIPAROLÉS, RÉTINOLÉS ET STÉARATÉS.

Tous les médicamens qui font l'objet de ce livre, sont des *corps gras* (1), soit simples comme les *huiles fixes*, soit composés. Mais il y a parmi ceux-ci plusieurs ordres de composition. L'on appelle *baumes factices*, des huiles chargées de différens principes, la plupart odorans. Les *pommades* ou *axonges* et *onguens*, se distinguent par une consistance plus solide, analogue à celle des graisses. Il n'entre point de résines dans les pommades proprement dites, mais plutôt dans les onguens. Les *emplâtres* ont encore plus de solidité que les onguens, et on les distingue en deux genres, savoir : les emplâtres sans oxydes métalliques, et les emplâtres avec ces oxydes, surtout ceux de plomb. Ces derniers forment une combinaison particulière, la seule véritablement *emplastique*; les autres pouvant être considérés comme des onguens solides.

On n'emploie presque jamais ces remèdes qu'en application extérieure sur diverses parties; quelques *baumes factices* se prennent pourtant à l'intérieur.

Pesanteurs spécifiques de plusieurs substances grasses ou résineuses employées dans les topiques ou médicamens extérieurs.

Nous plaçons ici ces tableaux, parce qu'il n'y a souvent pas de moyen plus assuré pour reconnaître les falsifications des substances qu'on emploie, que leur pesanteur spécifique.

(1) A l'exception de quelques prétendus onguens.

TABLEAU DES PESANTEURS SPÉCIFIQUES DES HUILES, GRAISSES ET CIRES.

DÉNOMINATION DES SUBSTANCES.	PESANTEUR spécifique relative à l'eau supposée dix mille.	POIDS du pouce cube.			POIDS du pied cube.			
		Onces.	Gros.	Grains.	Livres.	Onces.	Gros.	Grains.
Huile d'olives	9,153	»	4	54	64	1	1	6
d'amandes douces	9,170	»	4	54	64	3	»	23
de lin	9,403	»	4	63	65	13	1	6
de pavots	9,288	»	4	57	64	10	5	18
de faîne	9,176	»	4	55	64	3	5	50
de poisson ou de baleine.	9,233	»	4	57	64	10	»	55
Beurre	9,423	»	4	64	65	15	3	1
Lard	9,478	»	4	66	66	5	4	21
Saindoux, axonge	9,368	»	4	62	65	9	1	52
Suif	9,419	»	4	64	65	14	7	31
Graisse de mouton	9,235	»	4	57	64	10	2	40
de veau	9,341	»	4	61	65	6	1	39
de bœuf	9,232	»	4	57	64	9	7	63
Blanc de baleine	9,433	»	4	64	66	»	3	70
Beurre de cacao	8,916	»	4	45	62	6	4	53
Cire d'aouarouchi	8,970	»	4	47	62	12	5	9
blanche	9,686	»	5	2	67	12	6	47
jaune	9,648	»	5	»	67	8	4	44

La dissolution des huiles et graisses peut s'opérer dans les huiles volatiles, comme l'essence de térébenthine. Il faut quatre fois plus de celle-ci, pour que la solution soit bien complète, à la température ordinaire. L'alcool très-rectifié parvient aussi à dissoudre les huiles fixes et les graisses (non pas la cire); mais il en faut une très-grande quantité, encore la dissolution est rarement parfaite, à moins que ces substances ne soient bien rances ou oxygénées. Guyton de Morveau a remarqué que l'éther sulfurique était un très-bon dissolvant des graisses, et Gren a étendu cette observation aux huiles fixes. Par ce moyen, on peut les séparer des autres corps auxquels elles seraient unies.

L'*huile de ricin* étant dissoluble en toutes proportions dans l'alcool (probablement parce qu'elle contient plus d'oxygène que les autres huiles fixes) présente un bon caractère pour en connaître la pureté. Plus les huiles contiennent d'oxygène et sont rancies à l'air, plus elles deviennent dissolubles à l'alcool.

Comme les proportions d'oxygène vont successivement en croissant dans la cire, le blanc de baleine, l'acide margarique, leurs solubilités dans l'alcool augmentent dans le même sens. La graisse qu'on a saponifiée est beaucoup plus soluble que celle non saponifiée. Les stéarines sont moins solubles que les élaïnes de chaque espèce d'huile, parce que ces élaïnes contiennent plus d'oxygène que les stéarines. Cependant la solubilité n'est pas toujours proportionnelle aux qualités d'oxygène contenues dans ces substances.

PESANTEURS SPÉCIFIQUES DES RÉSINES.

DENOMINATION des ESPÈCES.	PESANTEUR spécifique relative à l'eau supposée dix mille.	POIDS du pouce cube.			POIDS du pied cube.			
		Onces.	Gros.	Grains.	Livres.	Onces.	Gros.	Grains.
Résine blanche ou jaune de pin	10,727	»	5	40	75	1	3	28
Arcançon	10,857	»	5	45	75	15	7	63
Galipot	10,819	»	5	54	75	11	5	59
Baras	10,441	»	3	30	73	1	3	10
Sandaraque	10,920	2	5	48	76	7	»	23
Mastic	10,742	»	5	41	15	3	»	60
Oliban ou encens	11,732	»	6	6	82	1	7	63
Storax	11,098	»	5	54	77	10	7	58
Résine copal opaque	11,398	»	5	28	72	12	4	44
transparente	10,452	»	5	30	73	2	4	71
Copal oriental de Madagascar	10,600	»	5	36	74	3	1	43
de la Chine	10,628	»	5	37	74	6	2	50
Résine élémi	10,182	»	5	20	71	4	3	5
animé d'Orient	10,284	»	5	24	71	15	6	33
d'Occident	10,420	»	5	29	72	15	5	50
Labdanum	11,862	»	6	11	83	»	4	25
in tortis	24,933	1	4	67	174	8	3	70
Résine de gayac	12,289	»	6	27	86	»	2	68
de jalap	12,185	»	6	23	83	4	5	55
Sang-dragon fin	12,045	»	6	18	84	5	»	23
Résine lacque	11,390	»	5	65	79	11	5	32
tacamaque	10,463	»	5	31	73	3	6	61
benjoin	10,924	»	5	48	76	7	3	65
alouchi	10,604	»	5	36	74	3	5	13
caragne	11,244	»	5	60	78	11	2	45
Caout-chouc, ou gomme élastique	9,335	»	4	61	65	5	4	12
Térébenthine liquide	9,910	»	5	10	69	5	7	26

DES HUILES FIXES OU GRASSES, OBTENUES PAR EXPRESSION.

Celles des végétaux diffèrent beaucoup par leur diverse densité. Les unes sortent facilement par la simple expression des semences; d'autres sont tellement embarrassées de parties mucilagiueuses, qu'il faut le secours du feu on de la chaleur; d'autres, enfin, sont épaisses ou concrètes comme du suif, en sorte qu'elles ont aussi besoin du calorique pour leur extraction (1). Nous renvoyons à cet égard au tom. I, p. 144 et suiv., et à l'article Stéarine, Oléine, tom. I, pag. 33.

Moyens de reconnaître la falsification des huiles d'olives par celles de graines.

Après M. Chevreul, MM Bussy et Lecanu ont examiné l'action de l'acide hyponitrique sur les huiles. M. Poutet, de Marseille, avait remarqué que l'huile d'olives était solidifiée par le nitrate acide de mercure, tandis que celle de pavots restait fluide. M. Rousseau, pour mesurer la conductibilité électrique des huiles d'olives et de graines a imaginé son *diagomètre*, instrument donnant des indications assez précises.

M. Félix Boudet, dans un travail intéressant sur la solidification des huiles, a reconnu qu'elle était due, non pas au proto-nitrate mercuriel, mélangé d'un peu de deuto-nitrate, mais bien au seul nitrite de mercure, ou plutôt à l'acide qu'il renferme. Cet acide est surtout l'hyponitrique. Si celui-ci n'est considéré que comme mélange des acides nitrique et nitreux, on doit rapporter à ce dernier surtout la solidification de l'huile d'olives.

Il est résulté des recherches de M. Félix Boudet que, hors l'huile de ricin, dont les propriétés sont spéciales, les *huiles non siccatives* sont *solidifiables* par l'action de l'acide nitreux (hyponitrique). Au contraire, les *huiles siccatives* résistent à l'action de cet acide. Ce n'est donc point la proportion variable d'oléine et de stéarine qui les distingne.

La matière solidifiée des huiles non siccatives (de celle d'olives), nommée *élaïdine*, par M. Félix Boudet, se combine en savon avec les alcalis. Il en résulte un acide *élaïdique*, fusible à 44°, soluble dans l'éther, dans l'alcool bouillant. On peut le distiller. Il a beaucoup d'analogie avec la stéarine.

L'action de l'acide hyponitrique sur l'huile de ricin y dé-

---

(1) *Extraction de l'huile propre aux ouvrages d'horlogerie et autres machines délicates.*

La meilleure huile pour diminuer les frottemens doit être dépourvue d'acide, de mucilage, et résister au froid sans se congeler. L'*élaïne* de M. Chevreul est la plus convenable pour cet objet.

On l'obtient facilement privée de toute stéarine, non-seulement de l'huile d'olives, mais des autres huiles et graisses, par le procédé de M. Chevreul. Il consiste à traiter dans un matras avec 7 à 8 parties en poids d'alcool presque bouillant une partie d'huile. On décante le liquide, on l'expose au froid. La stéarine se sépare sous forme d'un précipité cristallisé. On fait évaporer alors la dissolution alcoolique jusqu'au cinquième de son volume, et l'on obtient l'élaine, incolore, insipide, presque inodore, et sans action fur la teinture de tournesol. Elle a la consistance de l'huile d'olives blanche, et difficilement cristallisable.

termine aussi une solidification d'une matière ressemblante à la cire jaune. Cette matière, à la longue, devient dure et fragile ; soluble dans l'alcool et l'éther, comme l'huile de ricin. Elle est saponifiable et donne un acide gras. (*Voir* le *Journal de Pharmacie*, 1832, pag. 469 et suiv.)

Des diverses espèces d'huiles fixes.

Nous avons traité de la nature des corps gras et de leur purification. On obtient encore l'*élaïne pure* en saponifiant à froid, par une lessive alcaline concentrée, les huiles fixes; car la *stéarine* forme d'abord un savon. L'on fait chauffer celui-ci pour séparer l'élaïne qu'on fait passer au travers d'un linge. L'élaïne ainsi séparée, surnage l'excès de la dissolution alcaline. Ce procédé de M. Péclet réussit pour toutes les huiles, excepté celles qui sont rances ou altérées par la chaleur.

Voici les principales huiles végétales connues et usitées.

Huile d'amandes douces ou *amères*. Est également douce, très-usitée en médecine, limpide, inodore; elle doit être exprimée à froid et sans eau. L'on aura l'attention de secouer d'abord les amandes dans un sac de toile rude, pour les débarrasser de la poussière fauve qui adhère à leur pellicule. On les broie ensuite en un mortier de marbre, ou l'on les moud sous une meule. L'huile sort à la presse. On peut la filtrer pour l'obtenir plus limpide. Se prend à l'intérieur, comme adoucissante, résolutive; convient dans les coliques, les tranchées, la néphrite. Sert aussi à l'extérieur. Celle d'amandes amères se rancit moins promptement. Elles tiennent 24 parties sur 100 de matière analogue au suif ou stéarine. Les huiles d'*amandes d'abricots*, de *cerises*, de *pêches*, ont les mêmes vertus Les noyaux de *pruniers de Briançon* donnent une huile agréable, usitée dans les pharmacies du pays, et qui sent bien les amandes amères, ou qui contient de l'acide prussique.

Huile d'anacarde. Est butyreuse et souvent mêlée à l'huile ou résine caustique de l'enveloppe de l'amande. Est atténuante, exalte le système nerveux, dit-on.

Huile d'arachide, ou pistache de terre. Est très-bonne à manger; mais son goût de fruit, analogue à celui du pois chiche, ne plaît pas à tout le monde. Egale du reste l'huile d'olives, rancit peu, quoique toujours fluide; forme de très-bon savon blanc et brûle bien; peut servir aux compositions médicinales.

Huile de ben. Congelable, très-pure, incolore, inodore; ne rancit pas, s'imprègne bien des odeurs de fleurs, sert aux parfumeurs surtout. Ne se mange pas. S'obtient par l'expression à froid des semences du *moringa oleifera.*

Huile ou *beurre de cacao.* Concret, blanc, nourrissant, adoucissant, rancit peu; il se prend en potions, sert en bols, en suppositoires, en pommades : on en forme aussi de la bougie.

Huile de caméline. La moins bonne de celles des graines de crucifères, mais sert à degraisser les étoffes ; compose un savon mou, en hiver seulement; elle brûle bien, n'est pas siccative; a l'odeur rance. Ne se mange pas.

Huile de carapa, extraite par expression des amandes du carapa, arbre de la Guyane, est très-amère et contient un principe alcalin végétal. Peut s'employer à brûler et à diverses préparations. Sert aux Galibis à les peindre avec le rocou, à les défendre de l'humidité et de la piqûre des moustiques.

Huile de chenevis, plus légère, plus pure que celle de lin ou de navette ; absorbe les rayons lumineux rouges; peut servir en assaisonnement, en fritures; bonne pour la peinture; est siccative, forme un savon mou, se congèle peu, est inflammable par l'acide nitreux.

Huile ou *beurre de coco*, très-bon assaisonnement dans les pays chauds, appelé *ghez*; rancit peu.

Huile de colza. Assez épaisse, concrescible; contient beaucoup de mucilage, dont on la débarrasse par l'acide sulfurique (demi-once) sur deux livres de cette huile. Facilement rance et âcre, donnant un savon mou, se déssèchant lentement; est bonne à brûler, à dégraisser. Contient 46 de stéarine et 54 d'oléine sur 100., donne un savon vert et mou.

Huile de cornouilles. Peu usitée; bonne à brûler, à dégraisser; non employée pour la table, car elle est âpre.

Huile ou *suif de croton.* Cire verdâtre, concrète; sert à faire des bougies, brûle en répandant une odeur agréable.

Huile de crucifères. Toutes les semences de cette classe fournissent des huiles d'un goût un peu âcre; elles rancissent promptement, donnent des savons mous, se dessèchent lentement, sont bonnes pour des onguens, mais non pour les emplâtres, car elles sont trop mucilagineuses.

Huile de cucurbitacées, ou des quatre semences froides. Est assez douce, concrescible au froid.

Huile de faînes. Très-bonne à manger, à brûler; est de longue garde avant de se rancir; devient meilleure avec le temps; est très-claire.

Huile ou *cire de galé.* Sert à fabriquer des chandelles; est verte, donne une lumière triste ou pâle.

Huile de jusquiame. Passe pour anodyne, narcotique, à l'extérieur. Comme ces semences mucilagineuses en donnent peu seules, on les exprime avec des amandes douces.

Huile de laurier. Est verte, demi-concrète, odorante, nervine, antiparalytique, carminative en frictions; s'obtient comme le beurre de cacao, par l'ébullition.

Huile de lentisque. Aussi concrescible, a des propriétés analogues.

Huile de lierre. (*Voyez* Lierre, à notre *Matière médic.*)

Huile de lin. Très-siccative; dissout le quart de son poids de litharge, et forme alors une sorte de caout-chouc transparent; est visqueuse, amère au goût, se congèle peu, fait un savon mou; sert à brûler, et surtout en peinture; inflammable par l'acide nitreux. Les Hollandais la clarifient en la mêlant à de l'eau et du sable fin, en l'exposant au soleil à l'air; elle devient siccative avec les oxides de plomb. On est obligé d'exposer les semences de lin à la vapeur de l'eau bouillante, sur un tamis de crin pour les ramollir, afin d'en exprimer l'huile plus aisément. Nous avons dit qu'on faisait de même pour les huiles grasses de semences d'aneth, de carvi et d'anis. L'huile d'écorce d'oranges, quoique volatile, peut s'obtenir aussi par expression.

Huile de moutarde ou *de senevé.* Celle obtenue à froid n'est pas âcre; on adoucit celle qui l'est par l'ébullition dans l'eau ou par l'alcool : elle a les propriétés des huiles de crucifères.

L'huile fixe de moutarde contient de l'acide sulfo-sinapique et une matière grasse non saponifiable.

Huile de muscade. Est concrète comme du suif, contient de l'huile volatile odorante, s'obtient comme le beurre de cacao. Celle de macis est rougeâtre.

Huile de baies de myrte, idem.

Huile de navette. Propriété des crucifères et de celle de colza, mais est meilleure; un peu concrescible au froid : on peut en manger. Non siccative.

Huile de noisette ou aveline. Fort douce, agréable, salubre, concrescible au froid. Est rare.

Huile de noix, se doit tirer sans feu, comme celle d'amandes douces; donne un savon mou; rancit très-vite; est très-siccative, épaisse, sert en peinture, dissout bien les oxydes de plomb, est incolore, blanchit à l'air; passe pour anthelminthique. Les vieilles noix donnent une huile rance; les nouvelles une douce, qui peut se manger et servir comme cosmétique.

Huile d'olives. Blanchit aussi à l'air; est concrescible, et se cristallise par le froid en prismes rectangulaires à base carrée comme la mésotype, selon le docteur Clarke; fait un savon solide. L'huile vierge est excellente; l'*omphacine* est acerbe, l'*amurca* est la lie. L'huile vieille et dépurée, souvent rance, est meilleure pour les emplâtres que les huiles visqueuses récentes, qui sont impropres à se durcir. La récente contient 28 par cent de matière concrète à l'état de suif; selon Braconnot, le reste est de l'élaïne.

L'huile d'olives conduit moins facilement l'électricité que les autres huiles, comme le montre le diagomètre de M. Rousseau, propriété qui paraît due à la stéarine. Aussi prend-elle beaucoup de consistance avec l'acide hyponitrique.

Huile de palmes et le beurre de coco. Jadis employée pour l'emplâtre diapalme. Sert d'assaisonnement agréable aux Africains; est butyreuse, jaunâtre, odorante : forme un savon demi-transparent, propre à la toilette; tirée de l'*elaïs guineensis*, L., palmier.

Huile de pavots ou *d'œillette.* N'est point assoupissante, comme on l'a cru, mais douce, presque inodore; se mêle souvent à celle d'olives, et la remplace; est mucilagineuse, brûle mal et fume; dissout bien les oxydes de plomb sans former de bons emplâtres; est siccative, compose un savon mou; est inflammable par l'acide nitreux; ne rancit guère; ne se concrète pas. On en mange souvent. S'obtient aussi à froid.

Huile de pignons doux. Est agréable au goût.

Huile de pistaches. Est douce, assez rare, peu usitée; analogue à celle d'amandes. Celle faite à froid conserve une jolie couleur verte. On doit ne faire usage que de celle-ci en pharmacie.

Huile de pépins de raisins, de groseilles, etc. Est âcre et rance, assez épaisse, jaune, visqueuse, mais bonne pour dégraisser. Brûle mal. Est siccative.

Huile des quatre semences froides. Peut s'obtenir à froid par expression.

Huile de ricin ou *palma-christi.* Est la principale des huiles fixes entièrement solubles à chaud dans l'alcool, selon Rose; ce qui donne un moyen de reconnaître sa sophistication. Sa couleur est ambrée, sa saveur douce, avec un peu d'âcreté; assez visqueuse. Purge et chasse les vers, à la dose d'une ou deux onces.

La simple expression des semenses de ricin pilées donne l'huile la plus uniforme; les dernières portions sont cependant plus âcres. Est une huile siccative.

Pour la préparer, on monde les semences de ricin de leur enveloppe et de l'embryon ou germe, autant que faire se peut; on les concasse, en un mortier de marbre, en pâte molle qu'on met dans une toile de coutil. On exprime cette huile limpide et jaune, plus épaisse que celle d'olives. On peut aussi la préparer, en rôtissant les semences de ricin, en les écrasant en pâte, en les faisant ensuite bouillir dans de l'eau. On recueille l'huile qui surnage, et qu'on passe. Vingt livres de ces semences donnent six livres et demie d'huile ambrée. Doit être lavée à l'eau bouillante pour enlever son principe caustique qui vient du germe de la semence. En soumettant l'huile de ricin indigène au froid (elle se congèle à quelques degrés sous o), on sépare sa stéarine, selon les expériences de M. Boutron-Charlard. L'huile de ricin d'Amérique, obtenue par la torréfaction des graines et leur ébullition, ne dépose pas sa stéarine par le froid.

M. Faguer voulant priver de son mucilage, l'huile de ricin obtenue par expression, délaie les semences de ricin privées de leurs enveloppes et réduites en pâte, dans de l'alcool à 36°. Il met 4 onces de cet alcool par livre de ricin. Il exprime l'huile; ensuite il soumet celle-ci à la distillation pour en séparer toute l'humidité. On la filtre chaude à 30°. Elle passe très-pure et très-douce. Les semences de ricin mondées ont donné 10 onces d'huile par livre; les entières 7 onces d'une huile plus colorée et moins pure. (*Voir* les acides *ricinique* et *élaiodique*, produits par la distillation de l'huile de ricin, selon MM. Bussy et Lecanu).

Huile de sésame. Est douce, nutritive. Aliment des Orientaux; limpide, non concrescible, mais rancit beaucoup.

Huile de sorbes. A les qualités âcres des huiles de pépins.

Huile de graines de Tilly (croton tiglium, L.) ou des Moluques. Nimmo a trouvé 45 parties d'un principe âcre purgatif, et une huile fixe, pure, comme celle d'olives, sans propriétés cathartiques, 55 parties. Ce principe âcre réside dans une matière résinoïde, soluble dans l'éther et dans l'alcool. Cette matière qu'on peut appeler *tiglin* se rencontre à peu près semblable dans l'huile des pignons d'Inde, du *jatropha curcas*, L., et d'autres euphorbiacées, selon M. Soubeiran; a des analogies avec l'*elatin* ou la matière âcre, drastique, résinoïde obtenue de l'elaterium. Ces principes n'ont point la propriété alcaline.

Quant aux graisses, suifs, beurres, huiles animales, huiles d'œufs, blanc de baleine, etc. (*Voyez* tom. I, page 145 et suivantes).

Toutes les huiles grasses ou fixes sont en partie dissolubles à l'alcool, lorsqu'elles sont devenues rances.

ÉLÉOLÉS OU HUILES COMPOSÉES PAR INFUSIONS OU DÉCOCTIONS DE PLANTES ET D'AUTRES SUBSTANCES.

Observations sur les éléolés.

La plupart des huiles fixes dissolvent facilement les huiles volatiles des corps résineux, odorans, balsamiques, ou vireux des matières végétales ou animales, le castoréum, la partie âcre et épispastique des cantharides, etc. On a même des preuves qu'en bouillant avec des mucilages, plusieurs huiles grasses s'en imprègnent sensiblement et deviennent plus épaisses, plus visqueuses et filantes, plus propres à des onctions sur la peau, comme dans l'huile de lin naturelle et dans l'huile composée dite de mucilage pour l'emplâtre de ce nom. Toutefois, ces composés étant fort sujets à la rancidité, ont besoin d'être souvent renouvelés dans les officines.

Huile de mille-pertuis.

℞. Fleurs récentes de millepertuis. *hypericum perforatum* . .	1 kilogr.	℔ ij.
Huile d'olives.	4 kilogr.	℔ viij.

Faites macérer au soleil pendant une semaine, puis cuire légèrement ; passez, et mettez infuser de nouvelles fleurs dans la même huile. Pour la troisième fois on met encore une pareille quantité de ces fleurs, mais sèches alors : on les laisse macérer pendant un mois ; on passe, on sépare l'huile de son dépôt. Ainsi l'on aura mis 3 kilog. de fleurs pour 4 kilog. d'huile. Elle aura pris une belle couleur rougeâtre résinoïde des *hypericum*. C'est un vulnéraire.

Huile rosat.

℞. Roses rouges sèches.	250 gramm.	℥ viij.
Huile d'olives ou d'œillette . .	1 kilogr.	℔ ij.
Pellicules de racines d'orcanette.	8 gramm.	ʒ ij.

Faites macérer au soleil pendant trois jours dans un matras, passez avec expression, et décantez l'huile de son dépôt. La racine d'orcanette n'est employée que pour donner la couleur que l'huile ne tirerait pas des roses. Ces fleurs doivent plutôt s'employer sèches que fraîches, comme le prescrit le *Codex*, car l'humidité les rend presque inattaquables par l'huile ; et, malgré des décoctions répétées, on n'obtiendrait jamais, par ce moyen, des huiles chargées de la couleur des roses.

L'huile rosat passe pour tonique, résolutive, astringente en frictions. Par le procédé que nous suivons, l'huile s'imprégne un peu de l'odeur de roses, et ne devient pas rance, comme lorsqu'on la fait chauffer. Elle convient dans les brûlures.

Celles de fleurs de *mélilot*, de *sureau*, de *genêt*, d'*aneth*, de sommités d'*absinthe*, d'*aurône*, de *rhue*, de *myrte*, de *marjolaine*, de *menthe*, etc., se font avec ces végétaux secs et aux mêmes doses. On n'emploie ces huiles qu'à l'extérieur, en frictions ; elles se chargent de l'odeur et quelquefois de la partie colorante du végétal, ainsi que des parties résineuses, lorsqu'il y en a. C'est ainsi que les huiles de sureau, de camomille, sont verdâtres; celles de rhue, d'absinthe, très-vertes.

Huile de lis.

℞. Fleurs de lis avant l'entier épanouissement.	Q. v. ou	500 gramm.	℔ j
Huile d'olives ou d'œillette fine.	Q. s. ou	2 kilogr.	℔ iv.

On ôte les pistils et les étamines des fleurs, qu'on entasse dans un bocal, et on verse dessus l'huile, qu'on y laisse macérer pendant vingt-quatre heures. On passe avec expression, et l'on remet de nouvelles fleurs. Ces macérations se répètent trois fois dans la même huile, et il faut que celle-ci recouvre les fleurs qu'on y infuse. Ensuite on décante la portion aqueuse qu'y ont laissé les lis. Cette huile ne produit ni odeur ni couleur. Sa préparation paraît inutile. Il n'en serait pas de même des tubéreuses et du jasmin, qui imprègnent l'huile de leur odeur, mais fugace.

On infusait également le narcisse, l'iris ou glayeul, les violettes, la giroflée jaune, le nénuphar, le bouillon-blanc, le troène, etc., mais tout aussi inutilement que pour les lis. Les anciens croyaient l'huile susceptible de dissoudre plusieurs principes salins ou extractifs.

Huile de nicotiane.

℞. Feuilles vertes de tabac. . . . } ãã 2 kilogr. ℔ iv.
Huile d'œillette ou d'olives . . }

Pilez les feuilles récentes, mettez-les avec l'huile dans un vaisseau au bain de sable, à une douce chaleur; faites infuser pendant vingt-quatre heures ou plus; passez avec expression, et séparez le dépôt. C'est un bon résolutif, discussif, convenable dans les brûlures et inflammations, en topique; aussi dans les dartres et gales rebelles.

Il est plus convenable ne ne mettre d'abord en infusion que la moitié de la quantité de nicotiane ou d'autre plante narcotique; après plusieurs jours de macération l'on exprime et l'on met une seconde moitié des mêmes plantes pour bien saturer l'huile, comme le recommande le *Codex*.

L'on prépare de même les huiles de *morelle noire*, de *pomme épineuse*, de *pomme d'amour*, de *pomme de merveille* (avec feuilles et fruits), de *jusquiame*, de *ciguë*, de *rhue*, etc., avec les feuilles seulement. Ces huiles sont actives et prennent les qualités de ces plantes, dont elles dissolvent la chlorophylle, ou cire colorante, et l'arome.

Dans ces plantes vireuses, la chlorophylle, d'un vert foncé, est résineuse et en partie soluble à chaud par l'huile; ce qui n'est point aussi remarquable dans la plupart des végétaux non vireux.

Huile de toxicodendron ou de rhus radicans, *de* Dufrenoy.

℞. Tiges de toxicodendron.	32 gramm.	℥ j.
Fleurs de narcisse des prés. . . .	96 gramm.	℥ iij.
Racines non ligneuses de jusquiame.	288 gramm..	℥ ix.
Huile d'olives	500 gramm.	℔ j.

Ecrasez ces substances, faites macérer dans l'huile à froid pendant deux semaines dans un matras bien clos. Exprimez, passez; décantez les fèces. On emploie cette huile en frictions contre la paralysie, trois fois par jour, à la dose d'une demi-once ou d'une once chaque fois. Le toxicodendron communique, ainsi que la jusquiame, des principes actifs à cette huile.

Huile de safran.

℞. Safran du Gâtinois.	16 gramm.	℥ ß.
Calamus aromatique	12 gramm.	ʒ iij.
Cardamone ou semences de carvi.	10 gramm.	ʒ ij ß.
Myrrhe choisie	8 gramm.	ʒ ij.
Huile d'olives.	288 gramm.	℥ ix.

Toutes ces substances contuses se macèrent à froid dans l'huile, en un vase clos; on exprime et on décante le dépôt. Cette huile antihystérique et nervine ne prend guère que l'arome du cardamome et une portion de résine de la myrrhe; le safran n'y donne point sa couleur, qui est soluble à l'eau.

Huile de mucilage.

℞. Semences de fenugrec. .	256 gramm.	℥ viij.
Huile de lin	1 kilogr.	℔ ij.

Faites infuser les semences contusées dans l'huile pendant une semaine; passez.

Au lieu de racine de guimauve et de graine de lin, desquelles on extrayait par l'eau bouillante un mucilage qu'on mêlait ensuite à l'huile, mais qui ne s'y combinait nullement, nous préférons l'huile de lin, qui est mucilagineuse. Le fenugrec donne par macération une résine fort odorante, qui se dissout bien dans l'huile et la colore en jaune.

On emploie cette huile en frictions, comme adoucissante, résolutive.

Le *Codex* ayant conservé l'ancienne formule, nous la donnons ici :

℞. Semences contusées de fenugrec.	ãã 500 gramm.	℔ j.
de lin. . .		
Racines de guimauve.		

Faites digérer pendant 24 heures, en agitant, dans :

Eau commune . . . . . 5 kilogr. ℔ x.

Passez le liquide mucilagineux avec forte expression, puis ajoutez :

Huile d'olives. . . . . . . 1 kilogr. ℔ ij.

Faites cuire ensemble presque jusqu'à dissipation de l'humidité ; passez sans expression, et conservez l'huile.

Huile de mastic.

℞. Mastic en larmes. . 192 gramm. ℥ vj.
Huile rosat. . . . 750 gramm. ℔ j ß.

Concassez le mastic, et faites-le dissoudre à chaud dans l'huile. Décantez le dépôt. On regarde cette huile comme astringente et arrêtant les vomissemens, en frictions sur la région de l'estomac.

On prépare de même les huiles de *galbanum*, d'*euphorbe*, de *gomme-ammoniaque*. Elles ne s'emploient qu'au-dehors, et ont les vertus de ces gommes-résines qui sont fort actives.

Huiles avec des substances animales.

Huile dite de petits chiens.

℞. Sommités sèches d'origan. . . .	ãã 64 gramm.	℥ ij.
de serpolet. . .		
de pouliot . . .		
de mille-pertuis .		
de marjolaine. .		
Huile d'olives.	3 kilogr.	℔ vj.

Si l'on tient encore à l'ancienne prescription, l'on fera cuire dans l'huile, de deux à six jeunes chiens naissans, dont on aura ôté la peau, le sang et les intestins. Ces animaux ne fournissent qu'un peu de graisse et de gélatine. Les végétaux incisés sont mis en infusion dans l'huile, à froid, pendant quelques jours.

On emploie cette huile comme fortifiante, céphalique, en frictions. On l'applique avec du coton dans les douleurs d'oreille, etc.

On ajoutait du vin blanc pour faire cuire les petits chiens, de peur qu'ils ne brûlassent ; mais on supprime cette préparation inutile et barbare.

Huile de cantharides.

℞. Cantharides en poudre grossière. 125 gramm. ℥ iv.
Huile d'olives . . . . 1 kilogr. ℔ ij.

Mettez digérer pendant six heures au main-marie, en un matras ou un vase de faïence. Passez à travers un linge avec expression; ensuite filtrez cette huile. Elle est rubéfiante, en frictions sur la peau, dans les douleurs rhumatismales.

Nota. Il est à remarquer que les huiles fixes dissolvent fort bien le principe vésicant des cantharides; on ne doit pas donner intérieurement de l'huile dans l'empoisonnement par cet insecte, ce qui en augmenterait l'action.

Huile ou onguent de scarabées.

℞. Huile de baies de laurier. . . . . . . 500 gramm. ℔ j.
Proscarabées vivans, *meloë majalis*. . 128 gramm. ℥ iv.

Faites infuser à une douce chaleur pendant trois jours; passez.

On avait rejeté cette composition comme inutile; mais c'est faute de connaître les qualités des insectes. L'expérience montre que les coléoptères à élytres mous sont vésicatoires, et que les proscarabées exsudent une huile jaunâtre, corrosive. Dehne y a remarqué aussi de l'acide phosphorique. Il est donc certain que cet onguent de scarabées est rubéfiant, discussif, résolutif, stimulant à l'extérieur.

Il est vraisemblable que le discrédit des médicamens tirés des insectes vient de l'ignorance de ceux qui les ramassent. Les prescriptions recommandent de prendre des *fouilles-merde* (coprophages, bousiers, *ateuchus*, géotrupes et surtout l'escarbot, *hister unicolor*, L.) et autres insectes noirs, les premiers venus. Mais ceux-ci ayant des élytres durs et cornés, composés de *chitine*, ne sont presque point vésicatoires, et forment des composés inutiles.

Nous en dirons autant de l'*huile de scorpions* (on en met une centaine dans un kilog. d'huile d'olives) : ces insectes ne fournissent rien, car ils sont cornés. Le remède de leur piqûre est l'ammoniaque ou l'eau de Luce; mais cette piqûre, quoique douloureuse, est sans danger. Nous porterons le même jugement des *araignées* dont on faisait aussi une *huile*. Cependant on a découvert aux Etats-Unis une araignée du genre *tegeneria*, Valkenaer, qui, étant écrasée, peut servir comme vésicante en application. D'ailleurs, plusieurs espèces d'araignées mangées par des sauvages ou d'autres individus, ont agi comme aphrodisiaques. Les effets de la morsure de l'araignée tarentule jadis si célèbres, sont aujourd'hui reconnus pour fabuleux, et la névrose spasmodique, dite *tarentulisme*, reconnaît d'autres causes.

L'*huile de fourmis rouges* contient une portion de résine ou huile éthérée de ces insectes, mais non de leur acide (formique mêlé de malique et de phosphorique), qui ne peut s'y dissoudre. Cette huile a peu de propriétés.

Quant à l'*huile de vers de terre* (on fait cuire ceux-ci dans du vin blanc avec l'huile), elle est tout-à-fait inutile; les vers n'ont qu'une gélatine insipide qui ne se combine point aux corps gras.

Des autres huiles animalisées, par infusion.

L'*huile de crapauds* ou de *salamandres* (faite avec l'huile d'olives, dans laquelle on met infuser à chaud ces animaux vivans), paraît d'abord ne rien retenir; car elle reste limpide, inodore, et même insipide comme auparavant. Cependant l'expérience prouve qu'elle conserve quelque principe actif (1), et en friction elle est reconnue utile dans la sciatique, les rhumatismes, etc., plus que l'huile simple; elle cause de l'irritation à la peau. On sait que les reptiles à peau nue (crapauds, geckos, salamandres) laissent exsuder une sécrétion âcre, de mauvaise odeur, lorsqu'on les touche. Celle du crapaud sent l'ail. Il paraît que cette matière s'unit à l'huile, et lui communique ses propriétés. La bave du gecko sputateur d'Afrique est même très-vénéneuse.

Les *huiles de grenouilles*, de *lézards*, etc., n'ont aucune de ces propriétés, parce que la peau de ces reptiles n'exsude aucune matière âcre.

Huile de castoréum.

℞.	Castoréum choisi. .	64 gramm.	℥ ij.
	Huile d'olives. . .	384 gramm.	℥ xij.

On pulvérise le castoréum, on le mêle avec l'huile, et on fait macérer dans un vase clos. Après quelques jours, on décante les fèces. La portion résineuse ou cérumineuse du castoréum se dissout. Cette huile est antihystérique, antispasmodique, emménagogue. On l'emploie, soit à l'intérieur, à la dose d'un scrupule, et à l'extérieur, jusqu'à une once, en frictions au vagin.

Le musc, la civette, sont aussi des sécrétions cérumineuses,

(1) On cite l'exemple d'une salade faite par mégarde avec de l'huile de salamandres. Tous ceux qui en mangèrent furent pris d'une sueur très-abondante, jaunâtre, avec prurit à la peau, mais sans autre accident.

solubles en grande partie dans l'huile, ainsi que l'ambre gris. Les parfumeurs en font usage dans l'huile de ben.

Huile narcotique, dite *Baume tranquille, de l'abbé* Rousseau, *réformée par le* Codex.

℞. Feuilles de stramonium. . .	}	ãã 125 gramm. ℥ iv.
de morelle noire . .		
de belladone. . . .		
de nicotiane. . . .		
de jusquiame . . .		
de pavot blanc. . .		

Faites cuire jusqu'à dissipation d'humidité dans :

Huile d'olives . . . . 3 kilogr. ℔ vj.

Passez et ajoutez :

Sommités de romarin	}	ãã 32 gramm. ℥ j.
de sauge		
de rhue		
de grande et petite absinthe. . .		
d'hyssope.		
de lavande		
de thym.		
de marjolaine . . .		
de coq des jardins. .		
de menthe aquatique.		
de sureau.		
de mille-pertuis. . .		

Cet éléolé, appelé baume, est une combinaison de deux principes végétaux dans l'huile; du principe narcotique et du principe aromatique. Le premier se tire par décoction et le second par infusion.

L'on prendra donc toutes les plantes narcotiques à la dose de 4 onces, mondées, incisées; on les fera cuire à petit feu dans l'huile (avec cinq crapauds, si l'on tient à la formule primitive), jusqu'à ce que cette huile soit bien verte, et que l'humidité soit en partie consommée. On passe avec expression, on sépare les fèces. On chauffe cette huile et on la verse sur les plantes aromatiques, incisées; on ajoute le mélange, et l'infusion ou macération se prolonge, dans un vase clos, pendant quinze jours. On peut abréger ce temps, si on la fait à chaud. Ensuite on passe avec expression, et on la décante de son dépôt.

C'est un remède résolutif, éminemment anodin ou calmant dans les rhumatismes, les inflammations, en frictions; il guérit l'esquinancie, les brûlures, les foulures.

On administre ce remède à l'extérieur, quelquefois en lavement, très-rarement par la bouche; il peut être alors fort dangereux. On supprimera les crapauds, si l'on veut, ainsi que le phytolacca, la persicaire, comme l'a fait le *Codex*; mais il aurait dû laisser les feuilles de la mandragore 125 grammes.

Cette huile verte prend une apparence caillebotée, parce que la chlorophylle cérumineuse des plantes y reste à demi-combinée. A une petite chaleur, cette substance se dissout parfaitement, et l'huile devient plus liquide. Si l'on faisait frire les plantes narcotiques jusqu'à les priver d'humidité dans l'huile, la matière mucilagineuse serait détruite, et même la belle couleur de l'huile en serait altérée. Il se formerait de l'acide empyreumatique qui nuirait à la composition.

Le *baume tranquille de Chomel* se prépare avec :

Feuilles récentes de jusquiame.	}	
de cynoglosse.	} āā 500 gramm.	℔ j.
de nicotiane	}	

qu'on fait bouillir dans

Vin rouge. . . . . 3 kilogr. ℔ vj.

Réduits à 2 kil (4 livres), on exprime fortement; ensuite on mêle la décoction à

Huile d'olives. . . . . . 2 kilogr. ℔ iv.

On fait bouillir le vin et l'huile jusqu'à réduction de toute humidité. Après le refroidissement, on sépare l'huile des fèces, et on la conserve claire. Elle sert en frictions dans l'esquinancie, et contre les crampes, les douleurs rhumatismales.

DES OLÉOLÉS (BAUMES HUILEUX FACTICES).

Les baumes naturels, tels que ceux de la Mecque, du Pérou, jouissant de propriétés très-estimées, et le mot *baume* désignant un médicament précieux, on a cherché à donner à ces compositions la consistance ordinairement visqueuse, l'odeur suave, les vertus des baumes naturels. On en a fait surtout de deux espèces ; les uns avec des teintures alcooliques, et les elixirs (tome I, page 462 et suivantes), et les autres avec les huiles ou corps gras. Il ne nous reste à parler que de ceux-ci.

Ces baumes artificiels sont de diverse consistance. Les uns ont pour base une huile fixe avec divers aromates ; d'autres se font avec des huiles volatiles et quelques substances odorantes aussi. Chez les uns, les huiles s'emparent sans intermède des principes des plantes ; chez d'autres, l'huile ne peut le faire sans le concours de l'alcool; chez d'autres, sans celui d'un savon, etc. Mais, en général, toutes ces compositions contiennent des principes volatils aromatiques. Leur usage est plus souvent externe qu'interne, surtout pour les baumes non-alcooliques. La plupart n'agissent que par leurs principes odorants

Plusieurs compositions qui portent le nom de baume sont des onguens (celui d'Arcæus, par exemple), et doivent être placées parmi eux.

Des oléolés liquides.

Baume vulnéraire.

℞. Feuilles récentes de grand plantain.	} āā 64 gramm.	℥ ij.
de plantain long		
d'orpin		
de bugle		
de brunelle		
de grande consoude		
de sanicle		
d'ophioglosse		
de véronique		
de grande absinthe		
d'herbe à Robert		
de millefeuille		
de piloselle		
Sommités de petite centaurée		
de lierre terrestre		
de quintefeuille		
Fleurs de mille-pertuis		
Vin rouge	} āā 250 gramm.	℥ viij.
Eau-de-vie		
Huile rosat	1 kil. 250 gramm.	℔ ij ß.
Térébenthine	500 gramm.	℔ j.

Toutes les plantes mondées, incisées, pilées, sont mises en macération avec le vin, l'eau-de-vie et l'huile, dans un vase couvert, à la chaleur de 40 à 50 degrés pendant deux jours. Ensuite on passe le tout avec forte expression et à chaud; on sépare les fèces et la partie aqueuse et spiritueuse; ensuite on fait liquéfier dans cette huile la térébenthine. Il faut attendre que l'huile soit éclaircie; car l'eau-de-vie y retient des parties extracto-résineuses des plantes qui la troublent. On peut former encore mieux ce baume avec la même quantité d'huile rosat ordinaire et de térébenthine. Après leur liquéfaction, l'on ajoutera de l'huile volatile de plantes vulnéraires (lorsqu'on les distille à l'eau) deux onces et demie, ou l'on incorporera en sa place de l'eau vulnéraire spiritueuse, ou distillée, ou par infusion, à la dose de 2 à 3 onces, en agitant bien le mélange. Cette composition n'en sera que plus active. C'est un bon topique contre les foulures, les meurtrissures, les gonflemens de tendons; il est tonique, fortifiant.

Baume vert de Metz, de Duclos, *ou de mademoiselle* Feuillet.

℞. Sousacétate de cuivre, ou vert-de-gris	12 gramm.	ʒ iij.
Sulfate de zinc ou vitriol blanc	6 gramm.	ʒ i ß.
Huiles de lin	} āā 192 gramm.	℥ vj.
d'olives		

Huile de laurier	32 gramm.	℥ j.
Térébenthine de Chio	64 gramm.	℥ ij.
Aloès succotrin	8 gramm.	ʒ ij.
Huile volatile de genièvre. . . .	16 gramm.	ʒ jv.
de girofles	4 gramm.	ʒ j.

On broie le vitriol blanc avec le vert-de-gris et l'aloès, on ajoute les huiles, la térébenthine, en chauffant le mortier pour faciliter le mélange; enfin l'on met les huiles volatiles, et on conserve le tout dans un flacon fermé.

Le sulfate de zinc ne se dissout pas dans le mélange, non plus que l'aloès; une partie du vert-de-gris reste dans l'huile avec la portion résineuse de l'aloès, ce qui communique à la composition une belle couleur verte; on doit agiter le dépôt pour l'unir au mélange lorsqu'on veut s'en servir. Son usage est toujours extérieur, comme mondificatif des ulcères, et pour ronger les chairs baveuses, cicatriser et prévenir la gangrène. Le sulfate de zinc n'agit point sur le vert-de-gris, comme on l'a dit.

Baume de soufre, de Ruland.

℞. Huile de noix.	250 gramm.	℔ ß.
Soufre sublimé lavé et sec. .	48 gramm.	℥ j ß.

Faites digérer à la chaleur du bain de sable jusqu'à ce que l'huile ait dissous une partie du soufre, et pris une couleur rouge. Dans le refroidissement, une partie de ce soufre se précipitera en cristaux prismatiques. Il se forme un peu d'hydrogène sulfuré par l'union de l'hydrogène de l'huile et du soufre; car ce liquide en prend l'odeur. Il faut que la chaleur soit suffisante pour que l'huile éprouve un commencement de décomposition, et dissolve le soufre. C'est un excellent digestif, mondificatif des ulcères; il résout fort bien les tumeurs indolentes et les empâtemens des articulations, à l'extérieur seulement. Si l'on en fait usage à l'intérieur, il faudra le préparer avec de l'huile d'amandes douces.

Baume de soufre térébenthiné, de Ruland.

℞. Soufre sublimé et lavé.	32 gramm.	℥ j.
Huile volatile de térébenthine . .	250 gramm.	℥ viij.

On fait de la même manière celui-ci que le précédent; et comme cette huile est plus hydrogénée, le soufre s'y dissout encore mieux, la couleur rouge est plus foncée, l'odeur hépatique plus forte. C'est un résolutif et un discussif plus actif que le précédent. Son usage est extérieur.

Le *baume de soufre anisé* d'Adrien Mynsicht, avec l'huile volatile d'anis quatre parties, et soufre lavé une partie, se prépare aussi de même. On le prend à l'intérieur dans les coliques venteuses, les catarrhes, depuis 6 jusqu'à 15 gouttes dans un véhicule approprié.

Le *baume de soufre benzoïné* se forme avec l'huile empyreumatique odorante du benjoin ; c'est, à la même dose, un antiasthmatique estimé à l'intérieur. Il est de consistance épaisse.

Le *baume de soufre succiné*, avec l'huile de succin empyreumatique, passe pour très-bon antihystérique. On en prend de 2 à 6 gouttes.

Le *baume de soufre antimonié* de Lémery se prépare par la digestion de 128 gramm. d'essence de térébenthine (4 onces), sur 64 gramm. (2 onces) d'hydrosulfure d'antimoine oxydé, ou soufre doré d'antimoine.

La couleur en devient brune, rouge. C'est un puissant détersif, mondificatif des anciens ulcères. On le prend aussi par la bouche, à la dose de deux à six gouttes dans les ulcères du poumon. L'on décante avec soin l'essence du dépôt d'antimoine hydro-sulfuré; mais il reste peu de l'oxyde métallique: elle se charge principalement de l'hydrogène sulfuré.

Baume odontalgique.

℞. Huile empyreumatique du bois de gayac.		8 gramm.	ʒ ij.
volatile de girofles.		4 gramm.	ʒ j.
concrète de muscades ou par expression.		24 gramm.	ʒ vj
Opium	āā	2 gramm. 6 décigr.	℈ ij.
Camphre	āā	2 gramm. 6 décigr.	℈ ij.

Faites liquéfier à une douce chaleur l'huile concrète de muscade; ajoutez les huiles de gayac et de girofles. Vous aurez auparavant dissous l'opium et le camphre dans un peu d'alcool, et vous les mêlerez aux huiles, dans un flacon bien fermé. On applique de ce baume sur les dents cariées et douloureuses. Odontalgique, d'αλγος, douleur, et οδοντος, de dent.

Baume acoustique.

℞. Huile de rhue par macération.		16 gramm.	℥ ß.
Baume tranquille		8 gramm.	ʒ ij.
Baume de soufre térébenthiné.	āā	Gutt. x.	
Alcool ou teinture d'assa-fœtida	āā	Gutt. x.	
d'ambre gris	āā	Gutt. x.	
de castoréum	āā	Gutt. x.	
Huile empyreumatique de succin rectifiée.	āā	Gutt. x.	

Mêlez. L'on introduit ce baume, sur du coton, dans le méat auditif de l'oreille, contre la surdité. Acoustique, d'αχουω, *audio*.

Autre baume acoustique.

℞. Huile d'amandes douces.	4 gramm.	ʒ j.
Fiel de bœuf.	8 gramm.	ʒ ij.
Baume de Fioraventi. .	2 gramm.	ʒ ß.

Ce baume s'introduit de même dans l'oreille, au moyen d'une mèche.

Baume nerval des Saxons.

℞. Huile volatile de lavande.		6 gramm.	ʒ j ß.
d'origan.	ãã	4 gramm.	ʒ j.
de marjolaine. . . .			
de sauge.			
de romarin.			
de menthe aquatique.	ãã	2 gramm.	5 décig. ℈ ij.
de rhue			
de macis			
Huile concrète de muscade. . . .		130 gramm.	℥ iv ʒ j.
volatile de succin.		6 gramm.	ʒ j ß.

Mêlez à froid. Cette mixtion s'emploie en frictions sur les membres des enfans rachitiques, pour les fortifier. On peut aussi en donner intérieurement, à la dose de quelques gouttes avec du sucre.

Baume ou huile carminative éthérée des Danois.

℞. Huile volatile de camomille . . .	ãã	64 gramm.	℥ ij.
de menthe poivrée .			
de cumin	ãã	2 gramm.	ʒ ß.
d'anis.			
de fenouil			
de carvi.			

Mêlez avec soin. On en fait des frictions sur l'abdomen, dans les coliques venteuses; on en prend aussi à l'intérieur de 6 à 8 gouttes sur du sucre ou dans du jaune d'œuf.

Huile ou liqueur de myrrhe.

℞. Myrrhe en poudre . . Q. s.

Mettez-la dans la cavité d'œufs cuits durs, desquels on aura ôté le jaune; tenez ces œufs fermés et dans une cave, sur des brins d'osier posés sur un vase de faïence. Il en découlera une liqueur rouge formée par la portion aqueuse du blanc d'œuf qui aura dissous la myrrhe. Cette liqueur contient du carbonate de soude de l'œuf, lequel sel alcalin se combine à la résine de la myrrhe.

On emploie cette prétendue *huile* ou baume pour cicatriser les crevasses du sein, les petits ulcères de la bouche.

Huile aloétique (Pharmacopée batave).

℞. Huile d'olives . . . . 500 gramm. ℔ j.

Aloès hépatique en poudre.... Myrrhe pulvérisée............	āā 64 gramm.	℥ ij.
Encens......................	16 gramm.	℥ ß.

Mêlez exactement. Distillez au bain de sable dans une cornue de grès lutée. Il passe un liquide brun chargé d'une huile amère dont on frictionne l'abdomen des enfans qui ont des vers.

Baume de Lectour, *de* Vinceguère, *ou de* Condom.

℞. Huiles volatiles rectifiées de lavande.......... de térébenthine ...... de pétrole........... de genièvre.. .... de girofles...........	āā 32 gramm.	℥ j.
de benjoin	16 gramm.	ʒ iv.
de macis............ de muscades..........	āā 8 gramm.	ʒ ij.
Camphre.................. Safran en poudre...........	āā 4 gramm.	ʒ j.
Musc...................... Ambre gris...............	āā 2 gramm.	ʒ ß.

Toutes ces huiles volatiles sont mises ensemble dans un flacon bien-bouché à l'émeri ; on ajoute le camphre, le safran, le musc et l'ambre pulvérisés, triturés ensemble, et on agite avec les huiles volatiles. On fait digérer au soleil pendant quelques jours. On laisse déposer, et l'on garde ce mélange sur son marc; mais on ne le donne point trouble. C'est un mélange très-odorant, qui se prescrit de 2 à 10 gouttes dans les fièvres ataxiques et malignes, dans la contagion : il excite la sueur. On le porte aussi sur soi pour la bonne odeur, ou l'on en laisse évaporer dans un appartement. Les anciens y joignaient de la poudre de crapaud, qui n'a nulle vertu, mais qui frappe les esprits malades.

Baume du chevaier Laborde, *ou de* Fourcroy.

℞. Huile d'olives........ 2 kilogr. ℔ iv.

Faites cuire avec :

Racines d'angélique en poudre. de scorsonère......... de mille-pertuis....... Baies de genièvre.............	āā 64 gramm.	℥ ij.

Après une macération pendant douze heures, chauffez et ajoutez :

Thériaque.................. Safran..................... Extrait de genièvre...........	āā 8 gramm.	ʒ ij.
Aloès........................	4 gramm.	ʒ j.

Faites cuire ensemble; passez à travers un linge, et chauffez de nouveau; on ajoute en faisant cuire :

Térébenthine....................	320 gramm.	℥ x.

Ensuite, à la fin, on incorpore à chaud :

Oliban en poudre..............	} ãã	6 gramm.	ʒ j ß.
Storax calamite pulvérisé........			
Benjoin pulvérisé..............			

La composition refroidie, et déposée pendant trois jours, sera passée au travers d'un linge. On la garde en un vase bien clos.

Si l'on n'a pas le soin de bien agiter le mélange sur le feu, on risque de le brûler.

On applique cette composition sur les engelures, crevasses du sein, des mains, sur les engorgemens, entorses, rhumatismes, ulcères, etc.

Savon ammoniacal camphré, dit *baume opodeldoch*.

℞. Savon blanc de graisse de veau, sec, râpé	128 gramm.	℥ iv.
Alcool à 36° Baumé	1500 gramm.	℔ iij.

Faites dissoudre au bain-marie dans un matras. Ajoutez alors :

Camphre purifié	96 gramm.	℥ iij.

La dissolution étant opérée, mêlez exactement :

Huile volatile de romarin . .	24 gramm.	ʒ vj.
de thym rectifiée . . .	8 gramm.	ʒ ij.
Ammoniaque liquide	32 gramm.	℥ j.

Le liquide chaud doit être filtré au papier Joseph. Il se solidifie. On bouche les flacons où on le renferme avec des bouchons trempés dans de la cire blanche fondue, pour que l'ammoniaque agisse moins sur le liége.

On a coutume de mettre ce savon opodeldoch dans des bocaux longs et étroits, à large ouverture. On peut le préparer avec du savon d'axonge de porc.

Dans le baume opodeldoch d'une belle nuance opaline, demi-transparente, il s'élève assez souvent, surtout quand on l'a exposé à la lumière, de jolies ramifications d'un blanc plus opaque, figurant une sorte de végétation. Le fait est que cette arborisation n'est rien autre que du margarate de soude ou un stéarate, sel qui a la propriété de grimper en ramifications, à la lumiere, comme la plupart des autres sels en se cristallisant.

Les Allemands préparent un baume analogue, contenant plus d'ammoniaque, et par cette raison plus irritant, ou même vésicant sur la peau. Ils distillent, pour cet effet, de l'hydrochlorate d'ammoniaque dans l'alcool, avec du sous-carbonate de potasse; ce qui fait leur *liqueur ammoniacale vineuse* (1).

La *Pharmacopée de Londres* simplifie ce baume ainsi :

Savon blanc	96 gramm.	℥ iij.
Camphre	32 gramm.	℥ j.
Alcool distillé de romarin . .	500 gramm.	℔ j.

Dissolvez le savon et le camphre.

Le baume opodeldoch ou opodeltoch est un très-bon résolutif, nervin, vulnéraire; il convient dans les contusions, les luxations, foulures, douleurs rhumatismales : on l'applique chaud sur des linges, en topique et en frictions. Le nom qu'il porte a été donné par Paracelse et Mindérer à un emplâtre qui possède les mêmes qualités et qu'ils ont inventé.

Baume du Samaritain

C'est un mélange d'huile d'olives et de vin rouge, à parties égales, que l'on fait réduire à une douce chaleur jusqu'à évaporation du vin. Il est utile dans les contusions, et pour nettoyer les plaies, résoudre les catarrhes. C'est le baume dont il est question dans la parabole de l'Evangile. (Luc, ch. X, v. 34.)

Baume de saturne.

℞. Acétate de plomb, sel de saturne.	250 gramm.	℥ viij.
Essence de térébenthine . . .	Q. s.	

---

(1) Les Allemands composent ce baume avec :

Savon blanc	℥ iv.
Camphre	ʒ iv.
Alcool ammoniacal	℥ iij.
Huile volatile de romarin ou de thym	ʒ j.

Le docteur Sanchez fait un autre *baume antirhumatismal* avec :

Savon animal aromatique		℥ j.
Esprit de lavande rectifié		℥ iv.
Camphre		ʒ ij.
Huiles volatiles de menthe poivrée . .	ãã	xv gouttes.
de cannelle. . . .	ãã	xv gouttes.
de lavande	ãã	xv gouttes.
de muscades . . .	ãã	xv gouttes.
de girofles	ãã	xv gouttes.
de sassafras. . . .	ãã	xv gouttes.
Ether acétique		℥ j.

Faites selon l'art.

Le *savon animal aromatique* est formé avec

Moelle de bœuf.	6 parties.
Blanc de baleine	1 partie.
Huile concrète de muscade. . . .	1 partie.
Lessive de soude caustique . . .	Q. s.

Le baume de Sanchez est usité en frictions contre les rhumatismes aigus, mais sans inflammation, car alors il irriterait, comme tous les aromatiques.

Pour surnager de quatre doigts ce sel pulvérisé. On le fera digérer sur le sable chaud pendant vingt-quatre heures. L'huile de térébenthine deviendra rouge. On pourra décanter cette huile et en verser de nouvelle qui deviendra rouge aussi. Ces huiles, évaporées à moitié, deviennent plus grasses et plus épaisses. Elles tiennent en dissolution une partie de l'oxyde de plomb.

Ce baume, d'un usage extérieur, est excellent pour nettoyer les ulcères, les chancres, cicatriser les anciennes plaies. Il résiste à la gangrène, et encore mieux, si l'on y fait dissoudre un ou deux gros de camphre.

Des oléolés de consistance onguentaire.

Digestif détersif, du Codex.

℞. Térébenthine pure.	64 gramm.	℥ ij.
Deux jaunes d'œufs environ. . . .	32 gramm.	℥ j.

Triturez en un mortier avec :

Huile de mille-pertuis	Q. s.

Ce qui est le digestif simple; alors ajoutez, s'il est prescrit,

Mellite d'acétate de cuivre, dit onguent ægyptiac.	4 gramm.	ʒ j

ou davantage. C'est un bon détersif sur les ulcères. Cette préparation est extemporanée (*Voyez* tom. I, p. 244), et ne s'emploie qu'à l'extérieur.

Baume apoplectique.

℞. Huile épaisse de muscade . .		32 gramm.	℥ j.
Storax calamite.		8 gramm.	ʒ ij.
Tacamahaca.	aā	4 gramm.	ʒ j.
Baume du Pérou liquide. . . .			
Benjoin.			
Ambre gris.		3 décigr.	ou vj grains.
Musc		6 décigr.	xij grains.
Huiles volatiles de cannelle. .	aā	Gutt.	xv.
de lavande.			
de marjolaine			
de thym			
de girofles			
de citrons	aā	6 décigr.	xij grains.
d'oranges.			
de bois de Rhodes . .			

Réduisez en poudre les résines odorantes solides avec le musc et l'ambre; incorporez-y le baume du Pérou liquide avec les huiles volatiles, et conservez le mélange dans de petites boîtes d'étain. Son odeur est très-suave. On le porte sur soi dans des petites boîtes d'ivoire ou de buis pour en respirer l'odeur dans les céphalalgies et autres maladies du cerveau. On en frotte aussi les tempes et les narines. Pris à l'intérieur, à la dose de 6 à 24 grains, il existe le sperme. Pour les femmes, on ne met ni musc ni ambre, lorsqu'elles ont des vapeurs; car ces odeurs les excitent.

Baume hystérique.

℞. Bitume de Judée	āā	4 gramm.	ʒ j.
Aloès			
Galbanum.			
Labdanum.			
Assa-fœtida		12 gramm.	ʒ iij.
Castoréum.	āā	2 gramm.	ʒ ß.
Opium choisi.			
Huiles volatiles de rhue. . .	āā	Gutt.	x.
de succin . .			
d'absinthe . .	āā	Gutt	xij.
de sabine . .			
de tanaisie. .			
de jayet. . .			
Pétrole			
Huile de muscades.		24 décigr.	℈ ij.

Toutes les matières, excepté les huiles volatiles, se battent dans un mortier échauffé pour les ramollir, on y incorpore ensuite les huiles, et on forme un baume assez solide qui se garde dans une boîte d'étain.

C'est un puissant antihystérique, ou porté à l'odorat, ou appliqué en topique sur le nombril; à l'intérieur, il se prend à la dose de 12 à 48 grains; il expulse les lochies et l'arrière-faix, ainsi que les menstrues. La recette de Penicher diffère peu de celle-ci.

Baume hypnotique, de Mynsicht.

℞. Huile d'olives.		24 gramm.	ʒ vj.
épaisse de muscades . .		8 gramm.	ʒ ij.
fixe de jusquiame . .	āā	4 gramm.	ʒ j.
de pavot			
empyreum. de benjoin .			
Camphre			
Onguent populeum		32 gramm.	℥ j.
Moelle de cerf ou de bœuf . .		12 gramm.	ʒ iij.
Extrait d'opium.	āā	6 gramm.	ʒ j ß.
Safran en poudre			

Faites dissoudre le camphre pulvérisé dans les huiles chauffées en un matras clos; délayez l'extrait d'opium avec un peu de vin d'Espagne, mêlez-y le safran, incorporez le tout avec l'onguent, la moelle et les huiles, jusqu'au parfait mélange. On le conserve dans un bocal bien bouché.

L'on en frotte les tempes et la tête pour apaiser les céphalalgies, et faire dormir; on l'applique aussi aux poignets. C'est un doux calmant, odorant. Les huiles de pavot et de jusquiame peuvent se remplacer par celle d'olives, et n'ont pas plus de vertus.

Baume nerval.

℞. Huile de palme avoira . . . de muscades. . . . . Moelle de cerf . . . . . . de bœuf.	ãã	128 gramm.	℥ iv.
Graisse d'ours . . . . . . de blaireau. . . . . de vipères	ãã	32 gramm.	℥ j.
Huiles volatiles de lavande. . de menthe. . de romarin. . de sauge. . . de thym. . . de girofles . .	ãã	4 gramm.	ʒ j.
Camphre		8 gramm.	ʒ ij.
Baume du Pérou en coques. .		32 gramm.	℥ j.

On peut d'abord remplacer la moelle de cerf, les graisses d'ours et de blaireau par la moelle de bœuf et l'axonge de porc, celle de vipère par celle de tortues, etc. On fait liquéfier ces corps gras, et on les passe; on ajoute les huiles de palme, de muscade. Le baume du Pérou se dissout dans suffisante quantité d'alcool; le camphre se combine aux huiles volatiles. On mêle ces huiles volatiles à la solution de baume du Pérou, et l'on incorpore ce mélange avec les graisses et huiles fixes, refroidies. Ce baume se conserve dans un vase bien clos; il est usité en friction contre les foulures, les paralysies, les atrophies de membres, pour ranimer la contractilité musculaire; on l'emploie aussi contre les rhumatismes; on en frotte les tempes dans l'apoplexie, la léthargie, etc.

Baume nerval réformé, dit *onguent huileux de baume du Pérou camphré*, *du* Codex.

℞. Moelle de bœuf préparée. . . Huile concrète de muscade . .	ãã	128 gramm.	℥ iv.
Huiles volatiles de romarin . .		8 gramm.	ʒ ij.
de girofles . . Camphre	ãã	4 gramm.	ʒ j.
Baume du Pérou sec		8 gramm.	ʒ ij.
Alcool rectifié à 36°.		16 gramm.	℥ ß.

Faites liquéfier la moelle et l'huile concrète, que vous verserez dans un flacon à large ouverture; ajoutez alors les huiles volatiles, le camphre en poudre, et le baume dissous dans l'alcool; mettez le tout liquéfier au bain-marie, dans le flacon bien bouché, et mêlez exactement.

Les propriétés sont celles du précédent.

Baume de Lucatel.

℞. Cire jaune	. . . .	125 gramm.	℥ iv.
Huile d'olives	. . . .	192 gramm.	℥ vj.
Vin d'Espagne	. . . .	160 gramm.	℥ v.
Térébenthine de Venise	. . .	192 gramm.	℥ vj.
Baume du Pérou liquide	. . .	8 gramm.	ʒ ij.
Santal rouge en poudre	. . . .	16 gramm.	℥ ß.

Faites réduire à petit feu, avec la cire et l'huile, le vin d'Esagne à consomption ; ajoutez ensuite les autres substances, t mêlez avec soin. Si toute humidité n'est pas bien dissipée, e baume moisit à sa surface et devient rance, ce qu'il faut éviter.

On le donne à l'intérieur, de demi-gros à deux gros, dans les lcères du poumon et les maladies de poitrine. A l'extérieur, l est nerval, résolutif. Le suivant est analogue.

Baume chiron.

℞. Huile d'olives fine	. . . . .	℥ vj.
Térébenthine fine	. . . . .	℥ ij.
Cire jaune	. . . .	℥ j.
Baume du Pérou noir	. . . .	ʒ j ß.
Camphre pulvérisé	. . . . .	gr xij.

On fait bouillir l'huile, la térébenthine, la cire, avec assez e racine d'orcanette pour les colorer en rouge ; on passe ; on joute le baume et le camphre en remuant jusqu'au refroidissment. Cette composition se rapproche de celle du baume de ocatel et du baume rouge de la *Pharmacopée de Suède*. Elle les mêmes usages en médecine.

Baume de pareira brava.

℞. Huile d'olives	. . . .	250 gramm.	℔ ß.
Vin d'Espagne	. . . .	500 gramm.	℔ j.

Faites évaporer le vin jusqu'à consomption, dans un matras au bain de sable ; ajoutez :

Baume de copahu	. . . . . .	80 gramm.	℥ ij ß.
— de soufre térébenthiné	.	64 gramm.	℥ ij.
Styrax liquide pur	. . . . .	32 gramm.	℥ j.
Baume du Pérou liquide	. .	16 gramm.	℥ ß.
Hydrochlorate d'ammoniaque en poudre	. . . .	32 gramm.	℥ j.
Pareira brava	. . . .	192 gramm.	℥ vj.

Mêlez toutes ces substances, et les incorporez bien.

C'est un baume à prendre à l'intérieur, comme diurétique, ntinéphrétique et lithontriptique, à la dose de demi-gros à eux gros. Il fortifie les organes sexuels. L'ancienne prescripion demande de l'huile de scorpions au lieu d'huile d'olives imple.

DES COMPOSITIONS ONGUENTAIRES

ET EMPLASTIQUES.

Ces médicamens, tous réservés pour le seul usage extérieur, sont aussi de nature grasse (1) et fixe. Mais ils se doivent distinguer en plusieurs classes. Nous établirons trois ordres principaux; savoir : 1° les LIPAROLÉS, *pommades et cérats*; 2° les RÉTINOLÉS, *onguens*, soit simples, soit avec des substances métalliques; les STÉARATÉS, *emplâtres*, soit simples, soit avec des oxydes de métaux.

Le caractère des *liparolés* est de n'avoir point de résines dans leur composition, mais d'y admettre des huiles, ou graisses, ou cires avec des substances végétales ou minérales, de conserver une consistance molle, moins que les linimens, mais plus que les onguens, pour l'ordinaire, bien qu'il y ait aussi des pommades ou cérats assez durs. Quelques-uns retiennent de l'eau ou de l'humidité en interposition, et on donne à plusieurs d'agréables odeurs. La manière de les employer diffère aussi de celle dont on use pour les onguens; car les pommades et cérats peuvent servir pour embellir la peau, tandis que les onguens sont destinés surtout à oindre des ulcères ou des parties malades.

Le caractère que nous attribuons aux *rétinolés* proprement dits, c'est de contenir, avec des huiles ou graisses ou autres substances, des résines, lesquelles donnent à ces compositions une consistance onguentaire, propre à adhérer à la peau. Il entre quelquefois aussi des poudres, des matieres minérales, etc.

Le caractère des *stéaratés* est une consistance solide, et qui n'adhère à la peau qu'après le ramollissement par la chaleur. Mais il y a dans cet ordre de médicament deux genres de compositions.

Les emplâtres sans combinaisons métalliques sont des composés dans lesquels dominent les corps résineux, ou la cire sur les huiles ou graisses. Il y entre aussi des poudres et autres substances.

Les emplâtres par combinaisons métalliques, et surtout avec les oxydes de plomb, forment un composé particulier véritablement emplastique. Il y a encore cette marque distinctive, c'est qu'aucun emplâtre ne peut servir à oindre la peau, ce qui le distingue des onguens et pommades.

(1) Excepté l'*onguent égyptiac*, qui n'est pas au reste un véritable onguent.

LIPAROLÈS (POMMADES ET CÉRATS).

Le mot de *pommade* vient de pommes, parce qu'on en fait entrer dans quelques-uns de ces composés. D'ordinaire, les pommades cosmétiques se préparent avec des graisses pures, rendues odorantes, et on les unit à des substances propres à adoucir, nettoyer ou blanchir la peau. Mais on a étendu ce nom à des compositions plus médicamenteuses.

Les *cérats* ont la même consistance à peu près ; ils tirent leur nom de la cire qui entre dans leur composition. Il y a cependant, par suite de l'extension donnée à ces noms, des cérats sans cire, comme des pommades sans pommes. Ces compositions étant un peu molles, sont plus susceptibles de rancidité que d'autres plus solides ; on doit donc les renouveler plus souvent, ou les préparer en plus petites quantités, surtout en été.

Nous les distinguerons en trois genres : 1° les céréolés ou cérats sans substances métalliques ; 2° les liparolès avec des substances métalliques mélangées ; 3° ceux avec des acides en combinaison.

Des Céréolés sans substances métalliques.

Huile cireuse, ou cérat simple, de Galien.

℞. Huile d'olives fine ou d'amandes douces.	5 hectogr.	℔ j.
Cire blanche.	128 gramm.	℥ jv.
Eau pure ou de roses.	500 gramm.	℔ j.

On fait liquéfier dans l'huile, au bain-marie, la cire divisée ; on verse dans un mortier de marbre légèrement chauffé, ainsi que le bistortier de bois, afin que le refroidissement s'opère plus lentement. Cependant on agite ce mélange, afin que la cire ne se cristallise pas en petits grumeaux dans l'huile. On ajoute par petites portions l'eau, afin de diviser, par son interposition, les molécules du cérat, et le rendre plus blanc et plus rafraîchissant. Lorsque toute l'eau est incorporée, et qu'on a bien agité le mélange, il doit être d'une grande blancheur. Une plus grande quantité d'eau ne demeurerait pas incorporée et bien unie. Quelques praticiens laissent d'abord refroidir l'huile et la cire, et la râclant avec une spatule d'ivoire, dans un mortier, ils battent ensuite ce cérat avec l'eau. Cette méthode est aussi bonne que l'autre.

Si l'on fait le cérat en été, il faut mettre 140 gramm. (ou 4 onces et demie) de cire au lieu de 128, parce que la chaleur le tiendrait trop liquide. Galien prescrivait d'employer l'huile rosat ; mais celle-ci a peu de vertus, et il vaut mieux mettre de l'eau distillée de roses ou toute autre agréable. J'ai remarqué qu'en employant de l'eau qui a bouilli, ou une eau distillée et privée d'air, elle faisait moins promptement rancir le cérat: c'est pourquoi il la faut préférer. D'ailleurs, on doit garder le moins de temps possible le cérat; il devient jaunâtre, rance et âcre au lieu d'être adoucissant.

Si l'on y mêle quelques gouttes de souscarbonate de potasse liquide, on fait mieux blanchir le cérat, mais c'est en formant une portion de savon par cet alcali; aussi ce cérat devient âcre par ce moyen, qui doit être rejeté. Il faut laver à grande eau pour enlever cet alcali.

Avant d'ajouter l'eau au cérat, on doit avoir soin qu'il n'échappe aucun grumeau à la trituration ; ces grumeaux y resteraient. Il faut remuer souvent le cérat après qu'il est fait, car l'eau s'en sépare.

C'est une pommade rafraîchissante, adoucissante, qui assouplit la peau, guérit les crevasses, les brûlures, les irritations, etc. On en frictionne la peau.

Le *cérat amygdalin* se prépare avec l'huile d'amandes douces, au lieu de celle d'olives; il n'en est que plus beau et plus délicat. Les doses sont les mêmes.

Cérat opiacé.

℞. Cérat simple sans eau	128 gramm.	℥ iv.
Extrait d'opium.	6 décigr.	℈ xij.

Délayez cet extrait dans s. q. d'eau que vous incorporerez au cérat. Il est très-adoucissant.

Cérat simple au blanc de baleine.

℞. Huiles d'olives	6 parties.
Cire blanche	3 parties.
Sperma céti	1 partie.

Faites liquéfier la cire avec le *sperma ceti*, et ajoutez l'huile, en agitant jusqu'au parfait refroidissement.

Cette pommade est fort adoucissante.

Cérat au quinquina, d'après le Codex.

Faites d'abord un cérat simple sans eau, en liquéfiant:

Cire blanche	4 gramm.	ʒ j.

dans

Huile d'amandes douces.	12 gramm.	ʒ iij.

Ce cérat ratissé à froid sera trituré intimement à la dose de 16 gramm. (4 gros), avec :

Extrait alcoolique de quinquina (délayé dans très-peu d'alcool).	2 gramm.	ʒ ß.

Ce mélange s'applique sur les parties qui tendent à se gangrener.

Cérat dessiccatif de Hufeland.

℞. Cérat de blanc de baleine. . . .		32 gramm.	℥ j.
Oxyde de zinc sublimé lavé. . .	} aā	2 gramm.	ʒ ß.
Lycopode en poudre.			

Incorporez selon l'art. On s'en sert pour dessécher les petits ulcères des paupières, ou d'autres plus légers.

Cérat résolutif de Réchoux.

℞. Cérat de Galien sans eau	32 gramm.	℥ j.
Carbonate d'ammoniaque concret .	4 gramm.	ʒ j.

Triturez dans un mortier de marbre. Il sert en liniment sur la gorge à la dose d'un gros, de quatre en quatre heures, contre le croup.

Cérat calmant.

℞. Cérat de Galien sans eau	32 gramm.	℥ j.
Eau de laurier-cerise distillée . . .	16 gramm.	ʒ iv.

Mêlez selon l'art. On en panse les brûlures, les ulcères anciens et douloureux, etc., selon M. Roux de Brignoles.

Cérat arsénique.

℞. Cérat simple.	32 gramm.	℥ j.
Acide arsénieux pulvérisé. . .	1 gramm. 2 centigr.	℈ j.

Mêlez avec soin cet acide dans le cérat liquéfié.

C'est un caustique qu'on applique sur les chairs baveuses des ulcères fongueux.

Pommade en crême pour le teint, ou pommade à la sultane.

℞. Cire blanche.	} aā	2 gramm.	ʒ ß.
Blanc de baleine non rance. .			
Huile d'amandes douces. . . .		32 gramm.	℥ j.
Eau pure.		24 gramm.	ʒ vj.
Baume de la Mecque		12 gouttes.	

Faites liquéfier au bain-marie la cire, le blanc de baleine dans l'huile, et formez avec l'eau un cérat très-blanc, très-léger, semblable à de la crême. On peut l'aromatiser encore, soit avec une eau odorante, comme du lait virginal à l'eau de roses 4 grammes (1 gros), soit par quelques gouttes d'une huile volatile suave. C'est un des meilleurs cosmétiques pour dissiper les gerçures, les rides, les marques de la peau.

Autre pommade pour le teint.

℞. Huile d'amandes douces . . .	128 gramm.	℥ iv.
Cire blanche.	52 gramm.	℥ j ʒ v.
Sulfate acide d'alumine pulvérisé.	4 gramm.	ʒ j.

Faites fondre au bain-marie la cire dans l'huile; le mélange refroidi, ratissez-le, couche par couche, avec une spatule d'ivoire, et incorporez-y, par trituration, l'alun. Aromatisez, si vous voulez, avec quelques gouttes d'une huile volatile odorante à votre choix. C'est un bon cosmétique astringent pour donner de l'élasticité à la peau.

Pommade rouge pour les lèvres.

℞. Cire jaune	. . . .	80 gramm.	℥ ij ß.
Huile d'amandes douces	. . .	128 gramm.	℥ iv.

Faites liquéfier au bain-marie; ajoutez un peu d'écorce de racine d'orcanette pour teindre l'huile en rouge; aromatisez à volonté avec une huile volatile. Passez et coulez dans des moules de cartes, pour faire des tablettes. On s'en frotte les lèvres gercées, ou les crevasses du sein ou des mains. Elle adoucit l'épiderme.

Pommade à la joubarbe, du docteur Boyer.

℞. Suc de joubarbe	} āā	96 gramm.	℥ iij.
Axonge purifiée.	}		
Huile d'amandes douces . .		125 gramm.	℥ iv.

Triturez et incorporez ensemble selon l'art. C'est un adoucissant qui calme les irritations de la peau.

Cérat ou pommade de propolis, de Cadet.

℞. Huile d'olives	. . . .	750 gramm.	℔ j ß.
Propolis purifiée dans l'eau bouillante	. . . .	128 gramm.	℥ iv.

Faites liquéfier dans l'huile chaude la propolis; passez à chaud. Usité contre les hémorrhoïdes, les vieux ulcères.

Pommades pour les brûlures.

℞. Blancs d'œufs récens	. . . . .	64 gramm.	℥ ij.
Huile d'olives	. . . .	32 gramm.	℥ j.

Battez les blancs d'œufs avec l'huile, pour en faire une pommade ou un liniment qui s'applique au moment même sur les brûlures.

On a proposé une *pommade pour la brûlure* avec :

Fiente de poule	. . . .	128 gramm.	℥ iv.
Axonge de porc	. . . .	500 gramm.	℔ j.

On fait infuser cette axonge liquéfiée au bain-marie, sur la fiente, pendant trois heures; on passe avec expression, et l'on en frotte la partie brûlée. La fiente de poule contient beaucoup de phosphate et un peu de carbonate de chaux, selon Vauquelin. D'autres praticiens la remplacent par du crottin de cheval.

Cérat résineux simple.

℞.	Axonge de porc	parties 8.
	Résine de pin.	parties 5.
	Cire jaune	parties 2.

Faites liquéfier ensemble en remuant sans cesse jusqu'au refroidissement.

On peut y ajouter de la térébenthine et de l'huile de lin, 8 onces de chaque, sur trois livres de ce cérat, si l'on le veut composé.

Il s'emploie dans les anciens ulcères.

Cérat de cèdre de Virginie (Juniperus Virginiana).

℞.	Cérat résineux simple . . .	parties 6.
	Feuilles de cèdre de Virginie en poudre fine	partie 1.

Mêlez avec soin dans le cérat liquéfié. Le *cérat de feuilles de sabine* se fait tout de même.

C'est un bon modificatif des anciens ulcères.

Cerat nicotiané de Consbruch.

℞.	Cire jaune	96 gramm.	℥ iij.
	Poix résine	48 gramm.	℥ j ß.

Faites liquéfier ensemble. Incorporez-y :

Suc de nicotiane	96 gramm.	℥ iij.
Huile de myrrhe	8 gramm.	ʒ ij.

Faites, selon l'art, un cérat qui s'applique sur les dartres indolentes.

Onguent de Pidérit, *contre les engelures.*

℞.	Miel grenu, jaune. . . . . Pulpe d'ognons cuits . . .	āā	218 gramm.	℥ vij.
	Cire jaune . . . . Résine pure. . . . . Savon noir	āā	44 gramm.	℥ j ʒ iij.

Ajoutez la pulpe d'ognons, le miel, le savon dans la cire et la résine liquéfiées ; faites chauffer pour évaporer l'humidité et incorporer les substances que l'on agite. Cet onguent s'applique sur les parties du corps gelées, et sert aussi contre les brûlures.

Onguent contre la teigne, de l'Hôpital de la Pitié.

℞.	Poix noire. . . . . de Bourgogne.	āā	2 kil. 500 gramm.	℔ v.

Faites liquéfier ensemble ; alors ajoutez-y :

Farine de froment . . . . . . 2 kil. 500 gramm. ℔ v.

délayée avec :

Vinaigre blanc. . . . . Q. s.. ou ℔ xx

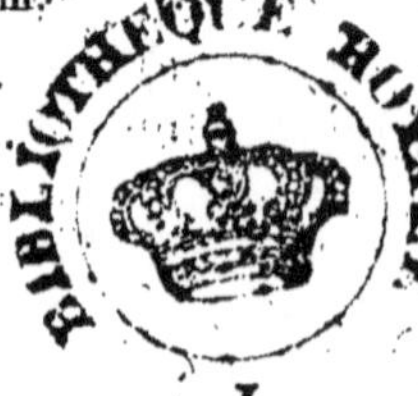
BIBLIOTHÈQUE ROYALE

Cette mixtion s'étend sur une large peau qu'on applique tiède sur la tête teigneuse, rasée. On l'enlève après douze heures, et on lave les parties avec de l'eau de savon. L'on frotte ensuite le cuir chevelu teigneux, soir et matin, pendant trois jours avec l'onguent suivant :

℞. Axonge de porc.		468 gramm.	℥ xv.
Suie luisante.		64 gramm.	℥ ij.
Charbon de bois.	} aã	125 gramm.	℥ iv.
Soufre sublimé lavé.			

Mêlez ces substances pulvérisées avec la graisse.

Pommade contre les marques de la petite vérole.

℞. Axonge de porc	500 gramm.	℔ j.
Petite sauge sèche, contusée.	128 gramm.	℥ iv.

Faites infuser cette plante à chaud dans l'axonge, au bain-marie clos, pendant trois ou quatre heures; passez avec expression. Cette pommade refroidie se râcle par couches pour la séparer de ses fèces. On applique cette pommade liquéfiée sur les boutons de petite vérole, avant qu'ils soient percés, à l'aide d'une barbe de plume. Elle attendrit la peau, et empêche le pus de creuser dans le derme.

Pommade de fleurs d'orangers.

℞. Fleurs d'orangers mondées. .	} aã	2 kilogr.	℔ iv.
Axonge de porc purifiée . .			
Cire blanche		32 gramm.	℥ j.

On pétrit l'axonge avec les fleurs; on place cette mixtion dans un pot fermé, au bain-marie ; on tient en digestion cette graisse liquéfiée sur les fleurs pendant trois à quatre heures; ensuite on passe avec expression ; l'on ajoute de nouvelles fleurs, qu'on traite de la même manière : enfin, l'axonge refroidie et passée, on la ratisse par couches pour la séparer de quelques fèces, et on fait liquéfier cette graisse avec la cire, pour lui donner un peu plus de consistance.

Si l'on préfère la lavande ou le jasmin à la fleur d'oranges, on en fait des pommades de la même manière. Celle à la fleur de lavande est généralement verdâtre. Pour la bien séparer de l'eau que les fleurs y laissent toujours, on tient cette axonge liquéfiée dans un vase clos, pendant quelques heures au bain-marie, afin que cette eau se dépose, et ne fasse pas rancir la pommade.

Ces compositions odorantes servent pour les cheveux, mais on peut aussi les employer en frictions nervines dans les foulures, les excoriations de la peau, etc., ou les faire plus promptement en joignant une huile odorante à de l'axonge.

Pommade de concombres.

℞. Axonge de porc, dépurée . .		1 kilogr.	℔ ij.
Concombres.	ãã	3 kilogr.	℔ vj.
Melons bien mûrs			
Verjus.		5 hectogr.	℔ j.
Pommes de reinette		N° 4.	
Lait de vache		1 kilogr.	℔ ij.

Mondez de leurs enveloppes et de leurs graines les pommes, les melons et concombres découpés en morceaux; écrasez le verjus; mettez le tout dans une curcubite d'étain, avec l'axonge et le lait au bain-marie; fermez l'appareil, et maintenez la chaleur pendant cinq à six heures. Ensuite vous passerez la pommade au travers d'un tissu, et la laisserez refroidir. Le dessus ou l'axonge sera séparée de son humidité et liquéfiée au bain-marie avec tranquillité, afin qu'elle dépose des fèces et l'humidité qu'elle retient; on la laisse refroidir, on la gratte par couche, on la lave dans l'eau (1); enfin on la fait liquéfier de nouveau afin de la bien dépurer, et on la coule dans des pots pour l'usage.

C'est un cosmétique adoucissant, qui rafraîchit et assouplit la peau.

Pommade de noix de galles.

℞. Noix de galles en poudre fine .	4 gramm.	ʒ j.
Axonge purifiée	28 gramm.	ʒ vij.

Faites une mixtion exacte dans l'axonge liquéfiée. C'est un bon astringent contre les hémorrhoïdes.

Onguent d'ellébore blanc.

℞. Racine de veratrum pulvérisée .	64 gramm.	℥ ij.
Axonge purifiée.	250 gramm.	℥ viij.
Huile volatile de citron. . . .	Gouttes	xx.

Formez le mélange de la poudre dans l'axonge liquéfiée; ajoutez à la fin l'huile essentielle.

C'est un puissant mondificatif sur de vieux ulcères.

Des liparolés colorés par les végétaux.

Pommade, dite onguent rosat, selon le Codex.

℞. Axonge de porc	ãã	1 kilogr.	℔ ij.
Roses pâles contusées, avec leurs calices.			

(1) Le procédé employé par les parfumeurs consiste à pétrir de l'axonge de porc, durcie avec un quart de graisse de veau, avec du suc récent de concombres; on répète cette opération sept ou huit fois; on sépare le suc; on fait liquefier la pommade à un feu doux et pour faciliter la séparation de l'eau et du parenchyme, on y projette une petite quantité d'amidon en poudre. Après quelque temps de repos on passe.

Mettez dans un bain-marie clos l'axonge avec les roses et leurs calices, qui sont odorans aussi ; faites infuser à une douce chaleur pendant deux jours ; on coule avec expression, ensuite on met une égale quantité de roses pour faire une seconde infusion de la même manière. L'axonge figée par le froid, on la râcle par couches pour en séparer les fèces et l'humidité ; on liquéfie de nouveau, et on conserve pour l'usage.

On joint aussi le quart des roses de Provins, si elles sont sèches et fort odorantes alors. Mais elles fournissent peu ou rien, et il vaut mieux augmenter la quantité des roses pâles. Toutes ces fleurs ne colorent nullement la graisse, bien qu'elles y laissent leur excellente odeur ; c'est pourquoi la racine d'orcanette s'emploie pour colorer en rose l'axonge ; on y infusera environ 16 gramm. (4 gros) des pelures de cette racine d'*anchusa tinctoria*.

Cette pommade est adoucissante, résolutive dans les inflammations, les douleurs des jointures, des hémorrhoïdes, etc. On s'en frotte aussi les lèvres gercées.

Pommade laurinée, dite onguent de laurier, du Codex.

℞.	Feuilles fraîches de laurier franc.	500 gramm.	℔ j (1).
	Axonge de porc dépurée	1 kilogr.	℔ ij.

Faites cuire à un feu doux jusqu'à la consomption de toute humidité. A la fin, ajoutez :

Baies de laurier contusées. . . .	500 gramm.	℔ j.

Faites digérer, au bain-marie, l'axonge sur les feuilles de laurier, pendant dix heures ; passez avec expression et mettez alors les baies contusées, après environ un jour de digestion, à une chaleur douce dans un vase clos ; on passe avec expression, et on sépare, après le refroidissement, l'axonge, de ses fèces. On la vend dans le commerce pour l'huile de laurier. D'autres praticiens font macérer dans la graisse fondue partie égale en poids de baies de laurier concassées, qui ont plus d'odeur que les feuilles. Cette pommade, avec les baies seules, est légèrement grumeleuse.

On se sert de cette pommade pour fortifier les tendons et les muscles, en frictions ; pour résoudre les tumeurs, pour dissiper les douleurs articulaires et rhumatismales.

Pommade-onguent de nicotiane.

℞.	Feuilles amorties et non sèches de tabac	ãã Part. ég.
	Axonge de porc.	

(1) Si l'on prend les feuilles sèches, on en admet 250 gramm. ou ℔ ß.

Découpez les feuilles, qui doivent être choisies bien vertes, ais ayant perdu une partie de leur humidité par demi-desiccation ; mettez-les dans la graisse fondue, et tenez en macétion pendant quelques heures ; exprimez et séparez les fèces la manière accoutumée. L'axonge doit prendre une belle ouleur verte, surtout si l'on emploie les feuilles de *nicotiana tica*, L., qui contiennent beaucoup de cire ou résine verte et de chlorophylle.

C'est une pommade mondificative des ulcères, propre à résoudre les tumeurs, nettoyer les dartres, la gratelle et autres affections de la peau.

Pommade de pavot, jusquiame et morelle, du Codex, *ou onguent* populeum *réformé.*

℞. Gemmes de peupliers noirs, récens.		500 gramm.	℔ j (1).
Axonge de porc purifiée. . . .	1 kil.	500 gramm.	℔ iij.
Feuilles récentes de pavot noir .	āā	128 gramm.	℥ iv.
de belladonne .			
de jusquiame .			
Morelle noire.			

Il y a plusieurs manières de préparer cette pommade-onguent. La première, et la moins bonne, est de verser l'axonge liquéfiée sur les gemmes récens de peuplier, au printemps, et d'attendre, pour achever l'onguent, que les autres plantes soient dans leur vigueur, au mois de juin. Alors on les fait cuire avec l'axonge et les gemmes de peuplier ; on passe l'onguent, et on le sépare de ses fèces à l'ordinaire. Cette méthode est vicieuse, en ce que les bourgeons de peuplier dans la graisse y moisissent et la font en partie rancir avant que le temps des autres plantes soit venu. Cependant le *Codex* la prescrit ; mais si l'on a soin de faire dissiper sur un feu doux l'humidité des bourgeons de peuplier, comme le recommande avec raison M. Boullay, on obtient ce liparolé bien fait.

La seconde méthode, celle de *Duménil*, pharmacien de Paris, est l'inverse de la première ; car il prépare un onguent avec toutes les plantes vertes, en leur saison, et il attend, l'année suivante, l'époque des bourgeons de peuplier, pour les y mettre macérer, et achever la préparation. Par la troisième méthode, qui consiste à employer des bourgeons de peuplier séchés, et qui est la meilleure de toutes, cette pommade-onguent se fait en une seule fois. La composition ne moisit point alors.

On peut donc choisir l'une ou l'autre de ces deux métho-

(1) Lorsqu'on les emploie secs, on en met 256 gramm. ou ℔ ß.

des ; mais la dernière est plus convenable, et la dessiccation n fait point perdre aux bourgeons leur principe odorant balsa mique. Ces germes sont enduits et imprégnés d'une gomme résine, en partie soluble à l'eau et à l'alcool (auxquels ils communiquent une couleur citrine et une odeur suave de baume du Pérou), et dont la graisse se charge aussi : elle prend une teinte jaunâtre et un aspect grenu, parce que cette gomme résine ne s'y dissout qu'en partie.

L'on doit donc ramasser les plantes, à l'époque de leur vigueur, les battre dans un mortier, ou en former une pâte, les mettre dans la graisse fondue, et en faire évaporer l'humidité à un feu modéré, en agitant sans cesse de peur de brûler. Vers la fin, l'on ajoutera les germes de peupliers secs ; on laisse infuser pendant une journée ; ensuite on passe avec expression ; l'on sépare le populeum refroidi de ses fèces et de l'humidité, en le liquéfiant de nouveau dans des vases pour l'usage.

Quelques personnes préfèrent encore l'ancien onguent populeum, suivant cette recette de l'auteur, Nicolas de Salerne.

Onguent populeum, *de* Nicolas de Salerne.

℞. Germes de peuplier			℔ j ß.
Axonge de porc			℔ iij.
Feuilles récentes de pavot noir	}	ãã	℥ iij.
mandragore			
jusquiame			
grande joubarbe			
petite joubarbe ou trique-madame			
laitue			
bardane			
violier			
orpin			
ronce			
morelle			℔ j.

M. Briant préfère de prendre toutes les plantes en pleine végétation ; on les contuse dans un mortier de marbre, à l'état de pulpe ; on fait évaporer dans une bassine sur le feu la plus grande partie de l'humidité, en agitant sans cesse. Alors on ajoute la graisse pour la charger des parties colorantes (ou chlorophylle) promptement. Cette graisse ayant acquis la couleur désirée, on y ajoute les bourgeons de peuplier bien desséchés, récens, légèrement contusés. On laisse infuser une demi-heure à une chaleur douce, pour que la graisse se charge des parties résineues de ces germes. On passe à travers une toile avec forte expression. L'on tient ensuite ce liparolé pendant cinq à six heures au bain-marie pour faire précipiter les matières étrangères. La masse refroidie, on la ratisse, on la liquéfie pour la couler dans un vase.

On peut employer un procédé analogue pour le baume nquille, les huiles de ciguë, de morelle, etc.

M. Germain a proposé de préparer l'onguent populeum vec les fécules vertes parfaitement égouttées de jusquiame oire, de pavot noir, de belladonne et de morelle noire, de haque douze livres (6 kilogr.) dans de l'axonge récente, cent ivre (50 kilogr.) et faire chauffer le tout jusqu'à ce que l'humidité soit en partie évaporée. On ajoute alors les bourgeons e peuplier dans la proportion prescrite. On chauffe doucement pendant demi-heure, et on passe au travers d'une toile, ns expression par la presse. On sépare le dépôt par les procédés ordinaires. M. Boullay fait observer, à cet égard, que les ropriétés des plantes admises dans l'onguent ne résidant pas niquement dans leur fécule verte, il faut préférer l'usage des lantes entières.

Les plantes fournissent à cette composition une couleur verte, d'autant plus belle, que leur végétation est plus vigoureuse et moins aqueuse, dans les années sèches; il convient même d'augmenter la quantité de la morelle noire. Cette matière verte est de la même nature que celle qui colore l'huile, dite baume tranquille. Il eût été convenable de conserver la mandragore et la double dose de morelle dans le *Codex*. La laitue vireuse est aussi un narcotique à admettre, mais les autres suppressions sont fondées.

Les falsificateurs colorent des graisses communes avec le vert-de-gris, et font passer cette dangereuse substitution pour du populeum. On reconnaît cette fraude en triturant de cet onguent avec du sous-carbonate de potasse, qui réduit aussitôt en couleur rougeâtre l'oxyde de cuivre. On peut aussi brûler de ce populeum, qui donne une flamme verte par la présence du cuivre, et qui présente des traces de ce métal réduit.

La pommade-onguent de peuplier doit être garantie du contact de l'air, car elle moisit et se rancit facilement.

C'est un excellent adoucissant et calmant des douleurs, des inflammations, des brûlures, des hémorrhoïdes; il ferme les crevasses du sein et d'autres régions de la peau, apaise l'âcreté de l'humeur cancéreuse, dissipe le lait grumelé des mamelles: il entre aussi dans les lavemens calmans pour les inflammations du bas-ventre. On peut trouver à cette composition des analogies avec le baume tranquille, à la consistance près qui est aussi plus solide.

LIPAROLÉS ONGUENTAIRES MIXTIONNÉS.

Pommade phosphorée du Codex.

℞.			
Phosphore pur	. . . .	1 gramm.	℈ xviij.
Axonge récente	. . . .	1 kilogr.	℔ ij.
Eau	. . . .	100 gramm.	℥ iij ʒ j.

Faites bouillir le tout dans un vase de terre vernissé ou de faïence, jusqu'à ce que le phophore soit combiné, et que toute l'eau soit évaporée. La graisse imprégnée d'hydrogène phosphoré ou du prosphore, sera passée chaude au travers d'un papier gris. On peut l'aromatiser avec :

Huile volatile de lavande . . 1 gramm. ℈ xviij ou 36 goutt.

Cette pemmade est un peu phosphorescente dans l'obscurité. Elle passe pour nervine et stimulante en frictions.

Pommade-onguent pour les hémorrhoïdes.

℞.			
Onguent populéum.	} āā	32 gramm.	℥ j.
Cérat sans eau			
Galle de chêne en poudre . .		2 gramm.	ʒ ß.

Mêlez exactement. On en applique sur les tumeurs hémorrhoïdales non ouvertes, pour les resserrer.

L'*onguent de Montpellier* pour les hémorrhoïdes se fait avec parties égales d'onguent d'althæa, rosat, populeum et miel, bien mêlés.

Autre pommade-onguent des hémorrhoïdes.

℞.			
Onguent populeum............	} āā	96 gramm.	℥ iij.
nutritum..............			
Safran en poudre............		6 gramm.	ʒ j ß.
Opium brut....		1 gramm.	℈ xviij.
Jaunes d'œufs..............		N° 3.	

Divisez l'opium dans un jaune d'œuf; ajoutez le safran, les onguens et les autres jaunes d'œufs. C'est une sorte de liniment qui, appliqué sur les hémorrhoïdes, en dissipe sur-le-champ la douleur.

Pommade d'opium.

℞.		
Axonge purifiée........	320 gramm.	℥ x.
Opium pulvérisé.......	32 gramm.	℥ j.

Mêlez avec soin. Ce topique calme très-bien les douleurs, les dartres vives et autres.

Pommade-onguent sulfuré pour la gale, selon le Codex.

℞.			
Axonge de porc préparée.		120 gramm.	℥ iij ʒ vj.
Soufre sublimé lavé.		60 gramm.	℥ j ʒ vij.
Hydrochlorate d'ammoniaque pulvérisé.	} āā	4 gramm.	ʒ j.
Sulfate d'alumine potassé			

Mêlez exactement dans un mortier de marbre; la dose est e 2 à 3 gros pour chaque friction.

Autre onguent sulfuré alcalin, du docteur Helmérich.

℞. Graisse de porc préparée. . . .	800 gramm.	℔ j ℥x.
Soufre sublimé lavé.	200 gramm.	℥ vj ʒ ij.
Carbonate de potasse purifié. . .	100 gramm.	℥ iij ʒ j.

Mêlez exactement dans un mortier de marbre, avec un bistier de bois. La dose est de deux gros à une once pour aque friction, contre la gale, les dartres, etc. On peut guérir la première en deux jours.

Pommade onguent pour la gale.

℞. Axonge de porc.	192 gramm.	℥ vj.
Poivre noir en poudre. . . . } Soufre sublimé et lavé . . . }	ãã 48 gramm.	℥ j ß.
Onguent populeum.	16 gramm.	ʒ iv.

Formez un mélange exact. On s'en frotte aux jointures.

L'*onguent-pommade pour la gale*, ou *antipsorique* des hôpitaux se fait avec

Soufre sublimé lavé.	128 gramm.	℥ iv.
Hydrochlorate de soude décrépité.	64 gramm.	℥ ij.
Axonge	500 gramm.	℔ j.

On pulvérise bien le sel, on le mêle au soufre par le tamis, et on incorpore le mélange à la graisse liquéfiée.

On prend 8 gramm. (2 gros) de cette pommade pour s'en frictionner les jointures.

Il y a d'autres onguens antipsoriques dans lesquels on fait entrer :

Charbon pulvérisé............	8 gramm.	ʒ ij.

vec

Beurre frais.................. } Axonge...................... }	ãã 96 gramm.	℥ iij.

Le docteur Thomann guérit ainsi la gale; d'autres emploient des plantes, comme la gratiole, le tabac, le *myriea gale*, etc.

Pommade des frères Mahon, contre la teigne.

℞. Soude d'Alicante.......	12 gramm.	ʒ iij.
Chaux éteinte.........	8 gramm.	ʒ ij.
Axonge...............	64 gramm.	℥ ij.

Mêlez pour une pommade contre la teigne du cuir chevelu.

Pommade dite baume de Geneviève, du Codex.

Cire jaune pure.........	250 gramm.	℥ viij.
Huile d'olives..........	1500 gramm.	℔ iij.
Santal rouge en poudre..	64 gramm.	℥ ij.

Faites liquéfier doucement dans une terrine neuve de terre vernissée, en remuant avec une spatule de bois. Ajou à la fin :

Térébenthine de Venise.. 500 gramm. ℔ j.

Incorporez. Le vase retiré du feu et refroidi, on ajoute :

Camphre pulvérisé...... 8 gramm. ʒ ij.

On conserve le tout en un pot de faïence. Cette sorte d'onguent sert contre les ulcères, la gangrène, appliqué avec un papier brouillard. *Voyez* le Baume de Lucatel, *ci-devant*, p. 9.

Des liparolés avec des substances métalliques.

Cérat saturnin.

Ajoutez au cérat ordinaire, sur la quantité totale de la formule, 16 gramm. (une once et demie) d'acétate de plomb liquide ou extrait de saturne. Incorporez. C'est un dessic rafraîchissant, un peu répercussif.

Pommade dite baume ophthalmique, de Saint-Yves.

(*Voyez* tome I, aux *Collyres*, page 237)

Onguent antihémorrhöidal, de Falk.

℞. Mercure coulant. . . . . } āā 8 gramm. ʒ ij.
Limaille d'étain fin . . . . . . }

Faites un amalgame. Ajoutez :

Onguent rosat	32 gramm.	℥ j.
Mercure précipité rouge. . . .	8 gramm.	ʒ ij.
Huile volat. de menthe poivrée .	xv goutt.	

Formez un mélange exact. On l'applique sur les tumeurs hémorhoïdales.

Pommade de Goulard.

℞. Cire jaune.	128 gramm.	℥ iv.
Huile rosat	500 gramm.	℔ j.
Sousacétate de plomb liquide.	64 gramm.	℥ ij.
Camphre	4 gramm.	ʒ j.

Faites liquéfier la cire dans l'huile ; le mélange refroidi, raclé, on le triture dans un mortier avec le camphre, et on incorpore peu à peu l'extrait de saturne. On ne met point d'eau, comme dans le cérat. Cette pommade prend un peu de consistance, jaunit et rancit au bout de quelqnes semaines, à cause de l'acide acétique de l'extrait de saturne.

Le *Codex* n'admet qu'un gros ou 4 gramm. de sousacétate de plomb liquide par livre (500 gramm.) de cérat ordinaire, ou 20 grains par 4 onces, et point de camphre.

Le chirurgien Goulard employa ces pommades pour dessé-her, résoudre diverses affections cutanées; pour les brûlures, es gerçures, les dartres; mais ces compositions sont réper-ussives.

Cérat de souscarbonate de plomb, dit *onguent blanc*, *de* Rhasis.

℞. Cire blanche.	128 gramm.	℥ iv.
Huile d'olives	500 gramm.	℔ j.
Souscarbonate, ou oxyde blanc de plomb pur.	128 gramm.	℥ iv.

Faites liquéfier la cire dans l'huile; râclez le mélange re-oidi et triturez-le dans un mortier, en y incorporant le blanc eplomb bien pulvérisé (par le frottement sur un tamis de crin). e cérat, du médecin arabe Rhasis, appelé par corruption *rai-n*, se durcit svec le temps, et sa surface extérieure devient us solide par l'oxygénatien des corps gras. On fait encore ce at en incorporant le blanc de plomb, lorsque l'huile et la re sont en liquéfaction. Mais le mélange est moins parfait; r le plomb tend à s'amasser au fond.

Le *Codex* compose cet onguent avec axonge de porc un peu quéfiée 2,500 gramm. (5 liv.), et y incorpore par trituration u blanc de plomb porphyrisé 500 gramm. (une livre). Ainsi oxyde en fait le sixième. Ce mélange, se rancissant avec faci-té, ne doit être préparé qu'en petite dose et souvent.

Il faut choisir un blanc de plomb pur. Celui qui est en cailles, ou lamelles, est plus pur qne celui en trochisques, qui t souvent mêlé à de la craie (carbonate calcaire). On sépare ette craie par le lavage à grande eau, parce qu'elle est plus gère que le plomb; et on la reconnaît aussi par l'efferves-nce qu'elle fait avec les acides. Mais les falsificateurs em-loient plutôt maintenant le spath pesant, en poudre (sulfate e baryte), qu'il est plus difficile de séparer de l'oxyde de lomb. Mais on reconnaîtra ce mélange en faisant dissoudre ans de l'acide nitrique de ce blanc de plomb; car le sulfate e baryte, s'il y en a, restera insoluble, tandis que l'oxyde de omb se dissoudra bien.

Le cérat de Rhasis est très-dessiccatif dans les brûlures, les uptions à la peau, mais il répercute. Quelquefois on y ajoute u vinaigre et du camphre, lorsqu'on le prescrit.

Le même onguent camphré est l'*onguent blanc de la Phar-copée de Vienne.*

L'*onguent de* Ricour se fait avec:

Huile rosat. . . .	℥ xij.
Cire blanche. . .	℥ viij.
Céruse	℥ iv.
Litharge	℥ ij.

Sur la fin de la cuisson l'on ajoute :

Baume du Pérou liquide . . ℥ iv.

Cet onguent s'applique sur des tumeurs lymphatiques indolentes.

Cérat diapalme.

Ce n'est que l'emplâtre diapalme ramolli par sa liquéfaction avec le quart de son poids d'huile d'olives. On l'emploie comme dessicatif dans les affections de la peau.

Pommade pédiculaire ou pour les poux, blanche ou rouge.

℞. Axonge de porc purifiée.	32 gramm.	℥ j.
Précipité blanc ou rouge	1 gramm.	xviij g.
Huile essentielle de citrons ou de bergamotte.	Gutt. iv.	

Incorporez le tout. On en frotte les cheveux pour faire périr la vermine.

L'*onguent mercuriel blanc, de* Zeller, se fait de même avec le précipité blanc, et sert en frictions contre les dartres, la gale, la syphilis ; on mêle un gros de précipité par une once de cérat.

Le précipité blanc est un protochlorure de mercure blanc; le précipité rouge, un deutoxyde de mercure par l'acide nitrique.

Pommade d'oxyde de zinc, ou onguent de tuthie.

℞. Beurre frais lavé à l'eau rose. . . . . . / Onguent rosat	ãã 16 gramm.	℥ ß.
Tuthie, oxyde gris de zinc préparé . .	8 gramm.	ʒ ij.

Mêlez. On emploie cette pommade pour dessécher les ulcères des paupières dans les ophtalmies humides. On en frotte le limbe des paupières.

La *pommade antiophthalmique de* Janin, se fait avec :

Tuthie . . . . / Bol d'Arménie.	ãã 8 gramm.	ʒ ij.
Protochlorure de mercure, ou précipité blanc.	4 gramm.	ʒ j.
Axonge de porc	16 gramm.	ʒ iv.

Pommade d'oxyde rouge de mercure, et d'acétate de plomb, dite *ophthalmique*, de Régent.

℞. Beurre frais, lavé à l'eau rose.	144 gramm.	℥ iv ß.
Camphre pulvérisé. . . . . / Oxyde de mercure précipité rouge. . / Suracétate de plomb, sel de saturne.	ãã 8 gramm.	ʒ ij.

Mêlez exactement en triturant, et faites une pommade exacte dans laquelle le mercure et le plomb entreront pour un dix-huitième, ou se trouveront à la dose de quatre grains par gros. On en met de la grosseur d'un grain d'orge sur le bord des paupières (*Voyez*, tom. I, p. 237, la *Pommade de Granjean*).

Pommade antiophthalmique, de Desault.

℞. Oxyde de mercure précipité. . .	}	ãã 4 gramm.	ʒ j.
Oxyde blanc de plomb.			
Tuthie.			
Alun desséché			
Deutochlorure de mercure. . . .		6 décigr.	xij grains.

On porphyrise bien toutes ces substances qu'on incorpore à de l'onguent rosat ou à du cérat sans eau. On peut donner une couleur rouge à cette pommade par l'addition d'un peu de cinnabre. Elle s'emploie dans les ophthalmies comme les précédentes.

*Pommade stibiée, d'*Autenrieth.

Tartrate d'antimoine et potasse.	5 gramm.	ʒ j, xx grains.
Axonge préparée.	16 gramm.	ʒ iv.

Triturez ensemble avec soin l'émétique en poudre avec l'axonge. On en frictionne l'épigastre avec environ 4 gramm., ou gros comme une noisette. Il survient bientôt une foule de petits boutons au creux de l'estomac, mais cette irritation locale produit une diversion puissante contre la coqueluche ou la toux opiniâtre.

La *pommade du docteur Fabré*, joint à celle-ci du camphre, du musc et de l'hydrochlorate ammoniacal.

*Pommade stibiée, d'*Edouard Jenner.

℞. Émétique en poudre fine.	ʒ ij.
Cérat de blanc de baleine non lavé. . . .	ʒ ix.
Sucre blanc pulvérisé	ʒ j.
Cinnabre, ou sulfure rouge de mercure	℈ v.

Mêlez exactement pour former un onguent. Il s'emploie de la même manière que la pommade stibiée d'Autenrieth, en frictions, pour exciter des éruptions artificielles à la peau. L'addition du sucre empêche ce cérat de devenir rance, selon le docteur Parry.

Emplâtre emétisé, du docteur de Lespinasse.

℞. Emplâtre de résine de pin (de la *Pharmacopée prussienne*).	℥ j.
Résine de pin.	ʒ iv.
Térébenthine de Venise.	ʒ iij.

Ces substances étant liquéfiées ensemble sur un feu doux, on y mêlera :

Tartre émétique	ʒ j ß.

Cette composition s'applique dans les cas de congestions soit au cerveau, soit sur diverses régions du corps, dans les affections de la poitrine, les rhumatismes articulaires; elle excite aussi des éruptions artificielles à la peau.

Pommade de Cyrillo, *ou de sublimé corrosif.*

℞.	Deutochlorure de mercure corrosif.	4 gramm.	ʒ j.
	Axonge de porc purifiée	32 gramm.	℥ j.

Triturez d'abord très-bien le sublimé corrosif, puis incorporez-le exactement à la graisse, dans un mortier de verre, ou mieux sur un porphyre, pendant long-temps. On fait des frictions avec cette composition à la plante des pieds, à la dose d'un gros, dans les affections vénériennes. Le docteur Cyrillo ajoutait à cette pommade dix grains d'hydrochlorate d'ammoniaque; ce qui est peu utile.

Pommade de soussulfate de mercure.

℞.	Turbith minéral, oxyde jaune de mercure soussulfaté..........	32 gramm.	℥ j.
	Axonge purifiée................	500 gramm.	℔ j.

On incorpore avec un bistortier le turbith minéral bien porphyrisé à la graisse un peu liquéfiée. C'est un antidartreux utile, selon le docteur Alibert.

Pommade astringente de verjus.

℞.	Verjus ou suc de raisin de vigne lambrusque..................	250 gramm.	℥ viij.
	Onguent rosat ou beurre récent..	500 gramm.	℔ j.
	Cire jaune....................	128 gramm.	℥ iv,

Faites cuire en un vase de terre jusqu'à consomption de l'humidité. L'onguent refroidi sera séparé de ses fèces et liquéfié de nouveau. On doit y ajouter, suivant la prescription,

Sousacétate de plomb . . . . . . Q. v.

C'est un très-bon astringent, adoucissant contre les crevasses du sein et des lèvres, les hémorrhoïdes; on l'aromatise avec une huile volatile, ou de l'essence de roses, si l'on veut.

Pommade de manganèse.

℞.	Oxyde de manganèse. . . .	128 gramm.	℥ iv.
	Axonge de porc purifiée. . . .	5 hectogr.	℔ j.

Incorporez exactement. On a employé ce médicament contre la gale et les autres maladies de la peau; la dose du manganèse peut être beaucoup augmentée. Ce remède a produit peu d'effets.

Nota. De pareils mélanges de poudres avec des graisses

peuvent être variés à l'infini. On n'a besoin pour les préparer, ni de beaucoup de science, ni d'adresse ; mais il est toujours utile d'observer, si dans ces mixtions il s'opère, soit sur-le-champ, soit à la longue, quelque combinaison, comme on en verra dans les suivantes.

Pommade, dite *onguent dessiccatif rouge.*

℞. Huile rosat			5 hectogr.	℔ j.
Cire jaune			128 gramm.	℥ iv.
Oxyde brun de zinc, ou pierre calaminaire	}	ãã	96 gramm.	℥ iij.
Bol d'Arménie	}			
Oxyde de plomb demi-vitreux, ou litharge	}	ãã	80 gramm.	℥ ij ß.
Oxyde de plomb blanc	}			
Camphre			4 gramm.	ʒ j.

C'est un simple mélange; car on fait liquéfier la cire dans l'huile, ensuite on y mêle avec soin les poudres porphyrisées des oxydes de plomb, de zinc, et du bol d'Arménie; lorsque la composition se refroidit, on y incorpore le camphre pulvérisé par l'addition d'un peu d'alcool, ou divisé dans une portion de cette pommade. Ces mélanges s'opèrent très-bien par trituration dans un mortier.

C'est un bon rafraîchissant pour dissiper l'inflammation des plaies, il est sarcotique, ou fait, dit-on, régénérer les chairs.

Pommade dite *onguent gris, ou mercuriel simple, selon le* Codex.

℞. Mercure coulant	64 gramm.	℥ ij.
Axonge de porc	5 hectogr.	℔ j.

Triturez avec un peu d'axonge liquéfiée le mercure, jusqu'à ce qu'il soit bien divisé en globules gris imperceptibles à la loupe, et incorporez-y le reste de la graisse. On accélère cette extinction du mercure par divers moyens, soit en employant un mortier large, et qui présente à l'air beaucoup de surface ; soit en prenant de l'axonge vieille et un peu rance ou acidifiée, laquelle oxyde plus promptement le mercure ; soit en prenant de l'ancienne pommade mercurielle double, qu'on étend dans de l'axonge ordinaire ; soit enfin par les procédés expéditifs pour faire la pommade napolitaine double.

L'onguent gris sert pour faire périr les insectes qui se multiplient dans les poils des diverses régions du corps; mais il paraît que la graisse seule tue ces animaux, parce qu'on vend quelquefois cet onguent falsifié, et préparé avec de la graisse et de l'ardoise pilée, ou du noir de fumée, ou du charbon en poudre, et qu'il produit le même effet. C'est que les corps gras bouchent les trachées, organes respiratoires des insectes.

Pommade mercurielle double, ou onguent napolitain, selon le Codex.

℞. Axonge de porc purifiée. . .	ãã Part. égales.
Mercure coulant	

Triturez jusqu'à parfaite extinction du mercure, et de manière qu'en frottant de cette pommade du papier gris pour imbiber la graisse, il n'apparaisse plus de globules mercuriels.

On disserte encore chaque jour sur l'état du mercure dans ce liparolé simple. Selon plusieurs chimistes et pharmaciens, ce métal n'y est que dans un état d'extrême division, sans combinaison, et ils en donnent pour preuve que cette pommade liquéfiée laisse déposer bientôt presque tout son mercure, qui s'amasse au fond. Selon d'autres, le mercure ne peut être uni à la graisse que dans un état d'oxydation, et même ensuite de combinaison; ils apportent en témoignage l'état de ce métal dans la pommade mercurielle ancienne, rance, d'où il ne se sépare plus entièrement par liquéfaction.

La pommade se fait plus facilement en éteignant le mercure dans de l'huile d'amandes douces, et ensuite la graisse. C'est que cette huile se rancit facilement. M. Planche a vu l'huile d'œufs récente éteindre parfaitement le mercure dans l'onguent mercuriel. Cependant cette huile vieille l'éteint encore mieux. Mais tout cela vient de ce que les huiles et les graisses les plus rances et les plus oxygénées, ou même acides, doivent mieux faciliter l'oxydation du mercure.

Plusieurs de ces motifs nous font pencher pour le sentiment de son oxydation, quoique nous admettions d'abord la simple division du métal. Ainsi l'extinction du mercure s'opère infiniment mieux et plus vîte, soit dans un mortier à large surface, soit sur le porphyre, parce que l'oxygène de l'air peut mieux oxyder le mercure et rancir promptement la graisse. En effet, de l'axonge qui ne rancirait, seule, que dans quinze mois au moins, rancit dans cet onguent au bout de peu de mois; preuve qu'elle est disposée à absorber, ou qu'elle absorbe de l'oxygène. De plus, les corps gras qui rancissent difficilement, comme le beurre de cacao, l'huile de ben, ou même l'huile d'olives, etc., n'éteignent qu'avec la plus grande peine le mercure, et celui-ci s'en sépare entièrement par liquéfaction.

Aussi, pour faire la *pommade mercurielle au beurre de cacao*, M. Planche recommande de mettre 20 gouttes d'huile d'œufs par chaque once de beurre de cacao : le poids du mercure est le même que celui du beurre. (Voyez *Journal de pharmacie*, 1815, p. 453, octobre). Cette pommade ne rancit pas.

Secondement, si l'on prend une graisse oxygénée, soit par l'acide nitrique, soit par la rancidité (comme du vieil onguent napolitain), ou si l'on ajoute au mercure coulant un peu d'oxyde rouge de mercure, précipité rouge, on facilite avec une vîtesse incroyable cette extinction, autrement longue et fatiguante. Cela prouve donc que le mercure a besoin d'oxygène pour bien se diviser et se combiner avec les corps gras. Il est même très-probable que l'acide acétique formé par la rancidité de la graisse se combine à l'oxyde gris de mercure, et compose, dans les vieilles pommades mercurielles, un acétate mercuriel. Ces pommades brunissent en vieillissant.

Il est vrai que l'oxygène tenant assez faiblement dans les oxydes noirs ou gris de mercure, il suffit souvent de chauffer la pommade mercurielle (lorsqu'elle est récente surtout, et que la combinaison n'est point parfaite), pour que l'hydrogène de la graisse revivifie le métal et s'empare de son oxygène; d'où l'on a pu conclure qu'il n'y a qu'une division extrême. Et comme l'on ne peut guère apercevoir la très-faible quantité d'eau qui doit se former en ce cas, il est resté du doute à cet égard. Mais la théorie confirme ici la pratique.

L'on a craint qu'en employant de la graisse oxygénée, pour éteindre le mercure, ou qu'en ajoutant du *précipité rouge*, il ne restât dans la pommade mercurielle un peu de nitrate de mercure qui est un sel corrosif. Cela peut être si l'on met beaucoup de ce précipité non lavé, et si la trituration n'est pas exacte et suffisante; mais si l'on n'emploie, par exemple, qu'un huitième de précipité rouge, ou de la graisse oxygénée, ce danger est peu à craindre.

Toutefois la pommade mercurielle, préparée même sans ces moyens, et devenue rance, produit presque toujours des phlogoses et des ampoules érysipélateuses à la peau, lorsqu'on s'en frictionne, tandis que des frictions de graisse rance ne font pas le même effet; la cause en est, à ce qu'il paraît, dans l'oxyde de mercure. Ce métal, simplement divisé dans une graisse non rance, produit plus rarement ces phlogoses; car la fausse pommade mercurielle, formée avec de la graisse e tde l'antimoine en poudre, ne cause aucune altération sur la peau.

Lorsqu'on veut préparer la pommade mercurielle en grande quantité, il y a bien plus d'économie de temps à n'opérer que sur de petites masses. On fait des pommades mercurielles au quart ou à moitié de mercure sur la quantité de la graisse. Jadis on employait de la térébenthine pour éteindre le mercure, parce que sa viscosité paraissait plus propre à diviser le métal; mais la trituration est plus difficile alors, sans être beaucoup plus avantageuse. Cependant l'opération réussit fort bien aussi par cet excipient.

On fait usage de la pommade mercurielle double, à la dose de 2 gramm. (demi-gros) jusqu'à 8 gramm. (2 gros) en frictions dans la maladie vénérienne. Après quelques frictions, ce remède excite la salivation, accident qu'on arrête en prenant 12 grains de sulfure calcaire ou magnésien dans un peu d'eau, ou en se gargarisant avec des astringens. On croit que l'union du camphre à cette pommade empêche la salivation. C'est une erreur. On l'appelle *napolitaine* parce qu'elle guérit la syphilis qui s'est d'abord déclarée au siége de Naples, vers 1493, parmi les Espagnols, dont plusieurs revenaient d'Amérique.

Un quiproquo ayant donné lieu à un vénérien d'avaler de cet onguent mercuriel, et s'en étant suivi quelque bien, on a pris droit de former des bols de cette pommade, avec la poudre de réglisse pour en faire prendre à l'intérieur, comme antivénériens.

Prompte préparation de la pommade mercurielle double.

℞. Suif de mouton très-pur. . .	500 gramm.	℔ j.
Axonge.	1000 gramm.	℔ ij.

Faites fondre ensemble. Laissez refroidir pendant vingt-quatre heures.

Alors prenez le tiers de ce mélange, triturez-le dans un mortier pendant un quart d'heure, en y ajoutant peu à peu le mercure; celui-ci entièrement ajouté, mélangez un nouveau tiers de la graisse; triturez pendant un quart d'heure; enfin vous ajouterez le reste des corps gras. Le mélange bien opéré, votre pommade sera terminée. Tel est le procédé de M. Calloud.

Observations sur les préparations mercurielles.

Un fait assez remarquable, et qui a été noté par M. Planche, est la singulière revification du mercure dans les onguens et emplâtres, lorsqu'au lieu de mélanger avec précaution ce métal, on opère avec des percussions brusques. En effet, nous avons vu ces secousses, déterminer subitement une réunion de globules, tellement que le mercure, qu'on supposait bien éteint, apparaît de nouveau et oblige de recommencer la trituration. C'est donc un inconvénient qu'il faut éviter, car l'enveloppe graisseuse entourant chaque molécule est facilement rompue par l'ébranlement qu'une percussion assez forte cause à la masse onguentaire. Le poids et la fluidité du mercure contribuent à cette révivification.

Des liparolés avec des acides en combinaison.

*Pommade ou onguent nitrique oxygéné d'*Alyon, *selon le* Codex.

℞. Axonge de porc	15 hectogr.	℔ iij.
Acide nitrique pur à 32° . .	190 gramm.	℥ vj.

Faites liquéfier, à une douce chaleur, la graisse dans un vase de porcelaine, ou de verre, ou de faïence; versez-y l'acide, remuez avec une spatule de bois, retirez du feu lorsque la graisse commence à jaunir; coulez dans des capsules de papier, et découpez en tablettes lorsque cette graisse est réfroidie. L'acide doit s'être incorporé dans la graisse, sauf ce qui s'en est décomposé.

Lorsqu'on verse l'acide, il s'opère un bouillonnement, et il se fait une combinaison; l'oxygène de l'acide et une portion de l'hydrogène de la graisse forment de l'eau qui s'exhale en vapeurs avec de l'acide nitreux, de l'acide carbonique et du gaz azote. Le carbone devenant prédominant dans cette graisse, lui donne une consistance plus solide et une couleur jaune, qui tournerait au noir, si l'on poussait la chaleur. Il se forme aussi de l'acide sébacique (acide acétique huileux empyreumatique), qui donne une odeur très-rance à cette graisse. Alyon et moi avons fait les premiers cette préparation au Val-de-Grâce. Elle a été employée contre la gale en place de pommade citrine, mais avec des succès douteux. Le procédé de Fourcroy pour la faire, est de mettre un kil. d'acide nitrique à 28 ou 30°, sur un kil. 500 gramm. (trois livres) d'axonge liquéfiée, en agitant. La graisse réfroidie, on la lave dans beaucoup d'eau bouillante, et on la liquéfie ensuite dans un vase. Cette pommade ne sert guère aujourd'hui que pour faciliter l'extinction du mercure dans la pommade mercurielle: on fait celle-ci cinq fois plus promptement par ce moyen.

On peut former une sorte de graisse oxygénée, en faisant passer, comme l'a fait Vogel, du chlore, ou gaz acide chlorique oxygéné dans la graisse fondue. Il se combine fort bien à elle en lui enlevant de l'hydrogène, et l'acide hydrochlorique reste combiné. Cette axonge acquiert une fluidité permanente, comme une huile épaisse et rance; il s'y développe de l'acide acétique en notable quantité.

Une qualité particulière que cette axonge acquiert, est que, si l'on verse dessus de l'acide nitrique, il dégagera fort bien l'acide hydrochlorique; mais il ne se combinera point à cette graisse, et on ne l'oxgvènera plus à la manière accoutumée. Au reste, on n'a point employé en médecine cette péparation.

Graisse avec nitrate mercuriel, ou pommade citrine contre la gale, selon le Codex.

℞. Mercure coulant. . . . . . . 64 gramm. ℥ ij.
Acide nitrique pur. . . . . . 96 gramm. ℥ iij.

Faites dissoudre à une douce chaleur, le mercure dans l'acide; lorsque la dissolution est parfaite, on liquéfie, dans un vase de terre, de l'axonge de porc 1 kilogr. (2 liv.); lorsqu'elle est un peu refroidie, on y mêle le deutonitrate mercuriel liquide, en agitant avec une spatule de bois.

Le mélange refroidi en bouillie, et toujours agité, on le coule dans des capsules de papier; ensuite on le divise en tablettes.

Il faut prendre un acide nitrique pur; car, s'il contient de l'acide hydrochlorique, il précipitera du protochlorure de mercure. Quelques praticiens emploient 3 onces de mercure et davantage d'acide pour cette dose de graisse, afin d'avoir une pommade plus active. Elle sert contre la gale; on s'en frotte toutes les articulations et les lieux des pustules galeuses; elle dissipe aussi les dartres et autres maladies cutanées : la dose est de 8 gramm. (2 gros) par friction. Il faut en user modérément, parce qu'elle peut porter à la salivation.

Cette composition offre des phénomènes remarquables. La graisse rancit, jaunit et devient plus solide par l'addition du deutonitrate mercuriel acide. Elle passe à l'état de graisse oxygénée et subit les mêmes altérations. De plus, il paraît que l'acide acétique de la rancidité se combine avec une portion de l'oxyde de mercure, quoiqu'il reste du nitrate mercuriel dans la graisse. Celle-ci contient un acide surabondant qui la fait blanchir à sa surface, après quelque temps, mais son intérieur reste jaune. Elle devient aussi très-fragile.

Pommade, dite baume d'acier.

Faites dissoudre des aiguilles ou de l'acier (fer carburé) 8 gramm. (2 gros) dans l'acide nitrique pur 32 gramm. (une once). Ajoutez-y ensuite :

Alcool rectifié . . . . } āā 32 gramm. ℥ j.
Huile d'olives. . . . . }

Mêlez, chauffez légèrement. L'acier est plutôt peroxydé qu'à l'état de combinaison dans l'acide nitrique; il s'y dépose en poudre noire. L'alcool qu'on y mêle acquiert une odeur éthérée (comme l'esprit de nitre dulcifié). L'oxyde de fer se combine en quelque sorte avec l'huile, ou du moins s'y divise prodigieusement. Cette huile s'oxyde, perd de son hydrogène; il s'y forme un peu d'acide acétique : elle acquiert avec le emps beaucoup de solidité ; l'acide hyponitrique qui s'y comine la fait passer à un état d'*élaïdine*, selon M. Félix Bouet, et la portion d'acide acétique formé se combine à de 'oxyde de fer.

Lorsque cette pommade est devenue très-solide avec le emps, on broie avec un peu d'huile d'olives. Ce remède a été stimé en frictions contre la goutte, les tumeurs artciulaires, et omme vulnéraire, tonique, etc.

Pommade dite onguent nutritum ou triapharmacum.

℞. Oxyde de plomb demi-vitreux, ou litharge	192 gramm.	℥ vj.
Huile d'olives figée	564 gramm.	℔ j ℥ ij.
Acide acétique, ou vinaigre très-fort	256 gramm.	℥ viij.

La litharge, bien porphyrisée, est triturée avec du vinaigre encentré à 12 degrés de l'aréomètre, et à chaud, afin de faciter la dissloution ; lorsque la litharge est divisée, on ajoute eu à peu l'huile d'olives figée, et on triture long-temps le élange, afin qu'une portion de l'oxyde de plomb s'unisse ien à l'huile et acquière la consistance de pommade. On ontinue la trituration de temps en temps les jours suivans, afin d'achever l'incorporation exacte, surtout dans un lieu roid. En effet, l'huile s'unit plus facilement par ce moyen ; lle s'oxygène et prend de la consistance avec l'oxyde métalique, et le sousacétate de plomb.

On appelle ce mélange *nutrirum*, parce qu'on *nourrit*, ditn, la litharge avec l'huile et le vinaigre. *Triapharmacum* veut ire *de trois drogues*.

On emploie cette pommade comme très-dessiccative, cicatrisante ; elle enlève l'inflammation, mais répercute.

Pommade d'hydriodate de potasse.

℞. Hydriodate de potasse	2 parties	ʒ ß.
Axonge récente	48 parties	℥ j ß.

Faites un mélange exact sur un porphyre. On en frictionne oir et matin les scrofules et glandes engorgées du bronchoèle surtout, avec environ un scrupule chaque fois.

Il faut souvent aider cet emploi par un traitement interne e préparations d'iode. La pommade reste blanche quand le el est alcalin ; mais elle jaunit à l'air quand le sel est pur.

On accuse l'emploi de ces pommades avec l'iode ou ses sels e diminuer le volume des mamelles des femmes.

Pommade d'hydriodate de potasse iodurée.

℞. Hydriodate de potasse	2 gramm.	ʒ ß.
Iode	5 décigr.	gr x
Axonge pure et récente	32 gramm.	℥ j.

Faites selon l'art. L'emploi est le même que pour la précédente; mais celle-ci est plus active et d'une couleur jaune foncée. Ces pommades, en général, impriment une couleur jaune tenace à la peau. S'il survient des boutons à la peau que l'on a frictionnée, on la lavera avec de l'eau acidulée par le vinaigre.

Autre pommade hydriodatée, iodurée.

℞.	Hydriodate de potasse iodurée. .	20 gramm.	ʒ v.
	Axonge purifiée récente. . . .	320 gramm.	℥ x.

On triture pendant un quart-d'heure; la pommade est d'abord d'un jaune serin qui devient plus foncé à l'air. Les pommades formées avec l'iodate de potasse sont d'un blanc de lait qui reste de cette couleur à l'air; mais l'hydriodate de potasse pur, mêlé à l'axonge, s'y décompose et devient ioduré, jaune, à la longue.

La présence de l'hydriodate de potasse dans la graisse se décèle en touchant celle-ci avec un peu de protonitrate de mercure; il se forme une tache verdâtre, selon l'expérience de Henry père.

Pommade d'iode.

℞	Iode	1 gramm.	18 grains.
	Axonge pure.	64 gramm.	℥ ij.

Triturez long-temps sur un porphyre. La pommade est rose clair.

Nota. Les graisses vieilles et rances décomposent en partie l'hydriodate de potasse, en cédant de leur oxygène à l'hydrogène de l'hydriodate; il se forme de l'eau et il se régénère de l'iode.

Pommade hydriodurée.

Iodure de soufre.	5 parties.
Graisse purifiée	96 parties.

Ou

Iodure de soufre.	8 parties.
Graisse purifiée	144 parties.

On réduit l'iodure de soufre en poudre, on le mêle exactement avec la graisse, et on les broie long-temps sur le porphyre, afin que le mélange soit intime.

Pommade d'iodure d'arsenic, du docteur Biett.

℞.	Iodure d'arsenic	15 gramm.	gr. iij.
	Axonge purifiée	32 gramm.	℥ j.

Mêlez exactement. On en doit frictionner très-légèrement les dartres rongeantes tuberculeuses.

Usage circonspect, comme avec l'*iodure de baryum.*

RÉTINOLÉS, OU ONGUENS PROPREMENT DITS.

Nous n'admettons dans ce rang que des composés de corps s unis à des résines ou des poudres, des sucs, etc., sans ubstances métalliques. Le mot onguent vient d'*ungere*, oin-re, parce que ces composés sont destinés à servir en fric-ons, mais moins que les pommades. *Uuguentarii*, chez les nciens, étaient des parfumeurs qui tenaient les huiles ou ommades odorantes, dont on s'oignait jadis la peau. Les an-iens marchant en partie nus, leur peau était sujette à se ger-cer, et avait besoin d'être assauplie; outre les bains dont ils faisaient un fréquent usage, ils se faisaient oindre en sortant de l'eau.

La cire et les résines que tiennent les onguens les rendent peu propres aux frictions; il s'appliquent plutôt sur un lieu uelconque. On ne cherche pas à leur donner une agréable deur, comme à plusieurs pommades. Ils ne contiennent pas en combinaison des substances métalliques : ce qui est le ca-ractère des emplâtres. Ainsi, nous rejetons du nombre des onguens, avec les plus instruits des pharmacologistes, ceux ommés de *la mère*, de *Canet*, des *apôtres*, de *pompholyx*, et d'autres, par des raisons qui seront déduites en leur lieu. Les onguens à résines doivent être bien agités pour que le mé-lange soit plus exact.

Une considération digne d'être ici notée, c'est la diverse solubilité des corps résineux et bitumineux dans les huiles u graisses, selon que celles-ci sont ou récentes ou rances. On remarque, par exemple, qu'avant la rancidité ou le déve-loppement de l'acide acétique, la résine copale, le bitume asphalte, ne se dissolvent point ou presque point, et avec grande peine dans les huiles, mais lorsque celles-ci sont deve-nues rances, la solution s'opère avec plus de facilité. De même, leur état d'oxygénation facilite leur combinaison, soit avec les alcalis, soit avec les oxydes métalliques, ou la chaux vive.

L'axonge peut prendre jusqu'à un quart d'huiles volatiles ou essentielles, moitié de son poids de térébenthine, un quart de poix, moitié de gommes-résines, de styrax liquide, de ré-sine élémi, etc. Quoiqu'on puisse y mêler diverses matières en toutes proportions, cependant il y a des limites de dissolubi-ité qu'elle ne dépasse guère; autrement, on forme de mau-aises compositions onguentaires ou emplastiques. Mais ce se-ait l'objet de recherches particulières, puisque l'on ne con-aît encore que bien peu les degrés de saturation de ces so-lutions dans les graisses et les huiles.

Onguent d'althæa ou de guimauve, ou de térébenthine et cire, du Cod

℞. Huile de lin ou de mucilage		1 kilogr.	℔ ij.
Cire jaune		250 gramm.	℔ ß.
Poix résine	} ãã	125 gramm.	℥ iv.
Térébenthine			

Faites liquéfier le tout à feu doux, passez, séparez les fèces et l'onguent refroidi, triturez-le bien avec un bistortier, pour unir également les résines.

C'est un topique nerval, résolutif, adoucissant; il ramollit les tumeurs. On y ajoutait jadis du galbanum et de la résine de lierre, qu'on a eu tort de supprimer.

Onguent dit baume d'Arcæus, ou de térébenthine et graisse, du Codex

℞. Suif de mouton		1 kilogr.	℔ ij.
Résine élémi	} ãã	750 gramm.	℔ j ß.
Térébenthine claire			
Axonge de porc		500 gramm.	℔ j.

Afin de liquéfier à une douce chaleur, passez, séparez les fèces; agitez au bistortier, pour rendre plus blanc, et bien mêler les résines.

C'est un bon cicatrisant, antiseptique, nerval, résolutif dans les meurtrissures; il consolide les tendons, les aponévroses, et résiste à la gangrène.

Onguent de styrax.

℞. Huile de noix		350 gramm.	℥ xj.
Colophone		480 gramm.	℥ xv ß.
Résine élémi	} ãã	192 gramm.	℥ vj.
Cire jaune			
Axonge		5 hectogr.	℔ j.
Styrax liquide pur		225 gramm.	℥ vij.

Faites liquéfier sur un feu doux toutes ces substances, à l'exception du styrax, qu'on n'ajoute que sur la fin, pour qu'il perde moins d'odeur. On passe, on râcle l'onguent refroidi pour séparer les fèces; on agite au bistortier.

C'est un mondificatif des ulcères, cacoëthes, scorbutiques; il est résolutif, antiseptique.

Onguent de poix et de cire, du Codex, *ou basilicum, ou tetrapharmacum.*

℞. Colophone			
Poix noire	} ãã	192 gramm.	℥ vj.
Cire jaune			
Huile d'olives		750 gramm.	℔ j ß.

Faites liquéfier ensemble en agitant; passez. Il reste une portion insoluble de poix noire sur le linge; cette matière est une résine soluble à l'alcool en partie, mais contenant une matière noire charbonneuse. Il vaut mieux d'abord liquéfier olophone avec la poix noire, ensuite la cire et le suif. De tte sorte, on évite le boursoufflement dû au mastic noir de poix, qui s'étale sur le liquide quand on met tout à la fois es quatre substances.

Cet onguent *basilicum* (de βασιλευς, roi ou royal, à cause e ses vertus), et *tetrapharmacum* (de τετρα, quatre, φαρμακον rogue) est très-suppuratif sur les plaies, les ulcères ; il mûrit t digère les abcès.

Celui de l'*abbé Pipon* est dans cette proposition :

Axonge.	320 gramm.	℥ x.
Cire.	380 gramm.	℥ xij.
Poix noire.	500 gramm.	℔ j.
Huile d'olives	80 gramm.	℥ ij ß

t a pour objet de retenir une plus grande quantité de poix oire.

On appelle *onguent brun* le basilicum auquel on a mêlé 4 amm. (un gros) de précipité rouge mercuriel sur 128 ramm. (4 onces) d'onguent. C'est un mondificatif, escarro-que, pour déterger, ronger les chairs baveuses des ulcères énériens ou chancres.

Il y a un autre *onguent brun solide* fait avec :

Suif de bœuf. . . . . . . }	ãã	750 gramm.	℔ j ß.
de mouton . . . . }			
Cire jaune . . . . }	ãã	500 gramm.	℔ j.
Poix blanche molle . . . . }			
Poix noire. . . . . }			

Liquéfiez, passez, râclez, et agitez au bistortier. Les vertus ont les mêmes que celles du basilicum ; mais sa consistance ssez solide le maintient plus long-temps sur les ulcères ou umeurs où on l'applique.

La *pommade vésicatoire* de Thierry se fait avec :

Onguent populéum...........	250 gramm.	℥ viij.
basilicum...........	96 gramm.	℥ iij.
Cire jaune.................	64 gramm.	℥ ij.
Cantharides en poudre fine....	16 gramm.	ʒ iv.

Autre pommade-onguent épispastique.

℞. Onguent populéum............ }	ãã	32 gramm.	℥ j.
Cérat sans eau................ }			
Cantharides pulvérisées........		1 gramm.	xviij grains.

Faites comme le précédent.

Onguent épispastique sans cantharides.

℞. Moutarde en poudre...........		16 gramm.	℥ ß.
Pyrèthre..................... }			
Staphysaigre................. }	ãã	4 gramm.	ʒ j.
Poivre long.................. }			
Euphorbe.....................		1 gramm.	xviij grains.

Incorporez le tout réduit en pondre fine, dans onguent silicum 64 gramm. (2 onces), et suffisante quantité de té benthine. C'est un vésicatoire qui hâte la suppuration, sa agir sur les organes urinaires.

Autre pommade épispastique végétale, *de* Pelletier.

℞. Axonge de porc	500 gramm.	℔ j.
Cire	190 gramm.	℥ vj.
Huile d'olives.	64 gramm.	℥ ij.
Feuilles de sabine récentes . .	128 gramm.	℥ iv.
de rhus radicans. . .	16 gramm.	ʒ iv.

Préparez selon l'art. On aromatise avec une huile volatile.

Onguent ou pommade au garou, *du* Codex.

℞. Axonge de porc préparée . . .	320 gramm.	℥ x.
Cire ordinaire.	32 gramm.	℥ j.
Ecorces préparées de garou, *daphne gnidium*.	128 gramm.	℥ iv.

Préparez liquéfier la graisse et l'huile; metrez-y les écor de garou humectées par l'eau; faites bouillir jusqu'à dissipati de toute humidité. Passez, laissez déposer, et, la pommade froidie, on la ratissera avec une spatule; on la triturera da un mortier pour qu'il n'y reste pas de grumeaux. Elle se pour entretenir les vésicatoires.

Autre pommade au garou.

℞. Extrait alcoolique de Garou. .	4 gramm.	ʒ j.
Graisse	280 gramm.	℥ ix.
Cire	32 gramm.	℥ j.

On redissout l'extrait par l'alcool, et on opère le mélang dans les corps gras liquéfiés.

M. Coldefy, traitant l'écorce fraîche de garou pilée pa l'alcool (qu'on retire par la distillation), obtient une belle sine verte et vésicante, soit pour faire une pommade au garo soit pour étendre sur des sparadraps vésicans. Cette matiè résinoïde, de consistance de beurre et d'odeur de garou, soluble dans les corps gras. On peut l'unir aux canthari pour la rendre plus vésicante.

Onguent épispatique vert, plus actif.

℞. Poudre très-subtile de cantharides .	64 gramm.	℥ ij.
Onguent populéum	1680 gramm.	℔ ℥ iij
Cire blanche.	256 gramm.	℥ viij.
Oxyde de cuivre vert (vert-de-gris). } Extrait aqueux d'opium. . . . . } ãã	24 gramm.	ʒ vj.

Porphyrisez le vert-de-gris, l'opium et les cantharides, qu vous mêlerez à un peu d'onguent populéum fondu; et vou outerez ces substances au reste du populeum liquéfié. On ura une pommade pesant environ 2 kilogr. 48 gramm. (4 li-es une once et demie). Les cantharides y entrent pour 1/3, la uantité de vert-de-gris 1/85, aussi l'opium.

utre onguent épispastique ou cantharidé jaune, plus doux, du Codex.

℞. Poudre grossière de cantharides . .	120 gramm.	℥ iij ʒ vj.
Graisse de porc.	1680 gramm.	℔ iij ℥ vj.
Eau.	250 gramm.	℥ viij.

Mêlez les cantharides à l'eau, et les mettez dans la graisse iquéfiée; vous agiterez le mélange sur le feu, continuelle-ent pendant deux heures, en ajoutant de l'eau en place de elle qui s'évapore. Passez ensuite au travers d'une toile, avec xpression. Remettez sur le feu, et ajoutez pour colorer la raisse :

Racine de curcuma en poudre. . .	8 gramm.	ʒ ij.

Vous passerez chaud à travers un papier gris. Laissez re-oidir, et séparez l'eau superflue. Enfin, liquéfiez sur le feu vec :

Cire jaune	250 gramm.	℥ viij.

On peut aromatiser avec huile volatile de citrons 1 gramme u 36 gouttes. Chaque once de cet onguent tient environ 2 ains d'extrait de cantharides.

Pommade vésicante, de Grandjean.

℞. Onguent populéum	750 gramm.	℔ j ß.
Cire jaune	288 gramm.	℥ ix.
Huile d'olives.	500 gramm.	℔ j.
Cantharides	48 gramm.	℥ j ß.

Faites selon l'art. On applique de cette pommade derrière es oreilles, pour détourner le flux qui se porte sur les yeux ans les ophthalmies chroniques.

Pommade épispastique ammoniacale, de Gondret.

℞. Suif de mouton . . . . . . }	aã 16 gramm.	ʒ iv.
Huile d'amandes douces . . . }		

Faites liquéfier sur un feu doux en un flacon ; versez-y alors ar parties et en agitant à chaque affusion,

Ammoniaque liquide à 22°. . .	32 gramm.	℥ j.

Le mélange, après une agitation suffisante, deviendra con-ret. On bouche bien le flacon. Si cette pommade se prépare n été ou dans les temps chauds, on diminue la quantité huile qui la rendrait trop liquide.

Ce vésicatoire agit sur la peau en 15 à 20 minutes.

Des rétinolés surcomposés avec des sucs de plantes.

Ce sont des compositions anciennes assez mal digérées dans lesquelles on incorpore, avec des corps gras, des sucs plantes et des poudres.

Onguent d'arthanita, ou de pain-de-pourceau (cyclamen).

℞. Suc dépuré d'arthanita.		750 gramm.	℔ j ß.
de concombre sauvage Beurre	ãã	250 gramm.	℥ viij.
Huile d'iris.		5 hectrog.	℔ j.
Coloquinte.		64 gramm.	℥ ij.
Polypode.		96 gramm.	℥ iij.

Ensuite,

Cire jaune.		80 gramm.	℥ ij ß.
Sagapénum pur Fiel épaissi.	ãã	16 gramm.	℥ ß.
Scammonée. Turbith végétal. Coloquinte. Baies et feuilles de mézéréon. Aloès. Euphorbe.	ãã	14 gramm.	℥ iij ß.
Sel gemme.		8 gramm.	ʒ ij.
Poivre long. Myrrhe. Gingembre. Fleurs de camomille.	ãã	6 gramm.	ʒ j ß.

Il faut cuire, avec le beurre et l'huile, les sucs de pain-de-pourceau, d'élaterium, la coloquinte et le polypode, jusqu'à réduction de l'humidité. On passe avec expression, on sépare les fèces; ensuite on fait fondre la cire dans cette huile butyreuse. On prépare une poudre générale de toutes les autres substances, et on l'incorpore par trituration à froid dans l'excipient graisseux.

Il y a beaucoup d'inutilités dans cette composition. Les corps gras n'extraient pas bien les substances du pain-de-pourceau, de l'elaterium, de la coloquinte; les gommes-résines s'y dissolvent mal, et se grumèlent: pour peu que cet onguent soit appliqué sur la peau, on éprouve de la chaleur. Il produit des irritations érésypélateuses où on l'applique. On dit qu'il purge, qu'il tue les vers, lorsqu'on en frotte le bas-ventre, qu'il fait vomir lorsqu'on en place sur la région de l'estomac, qu'il évacue les eaux des hydropiques. C'est un rubéfiant qui ne peut remplacer le sinapisme ou les épipastiques, qui stimule le système lymphatique absorbant. Peu usité aujourd'hui.

STÉAROLÉS OU ONGUENS EMPLASTIQUES.

Si le mot *onguent* ne doit s'appliquer qu'aux composés gras qui peuvent oindre la peau, et qui sont d'une consistance molle; il y a des composés plus solides, comme des emplâtres, et qui n'ont du reste aucun autre caractère qui les distingue des onguens; ils se liquéfient moins par la chaleur, et peuvent prendre des formes variées qu'on n'a pas coutume de donner aux véritables onguens. Leur composition est la même; seulement les quantités de résine ou de cire y prédominent, tandis que ce sont les graisses dans les liparolés proprement dits. Nous avons donc cru devoir désigner ces compositions sous le nom de *stéarolés*. Plusieurs ne se forment pas en magdaléons.

Avec le temps, ces onguens emplastiques acquièrent plus de consistance, parce que les huiles volatiles de leurs résines se dissipent; d'autres deviennent rances. Il en est qu'on ne doit pas malaxer ou pétrir trop long-temps pour en former des magdaléons, afin de ne pas leur enlever une partie des matières extractives végétales qu'ils contiennent : tels sont ceux de ciguë, de bétoine, etc.

On appelle *magdaléon*, du mot μαγδαλος, *cylindrus*, une portion d'emplâtre qu'on réduit en forme de cylindre gros et grand comme un doigt, bien roulé, égal, enveloppé dans un papier que l'on pique dans l'emplâtre avec la pointe d'un canif, aux extrémités de ce cylindre. On fait des magdaléons d'un poids déterminé.

Onguent-emplâtre de cire, du Codex.

℞. Cire jaune .... } aã		32 gramm.	℥ j.
Suif pur .... }			
Poix blanche		8 gramm.	ʒ ij.

Liquéfiez le tout ensemble.

Onguent emplastique, d'André de la Croix, *du* Codex.

℞. Poix blanche		500 gramm.	℔ j.
Résine élémi		128 gramm.	℥ iv.
Térébenthine .... }	aã	64 gramm.	℥ ij.
Huile de laurier .... }			

Faites liquéfier à un feu très-doux ces substances ; passez, pour séparer les impuretés ; et conservez dans un pot, parce que la seule chaleur atmosphérique ramollit ce composé, et ne permet pas d'en former des magdaléons.

Il s'applique pour réunir les lèvres des plaies, pour maintenir les parties fracturées : il est très-*agglutinatif*, et en porte aussi le nom. Il consolide et mondifie.

On l'emploie pour assujettir sur la peau la pierre à cautère ou les autres applications, car il est tenace et adhérent.

Onguent emplastique de caout-chouc, de Swédiaur.

℞. Caout-chouc divisé en petite lanières ...	125 gramm.	℥ iv.
Huile volatile de térébenthine rectifiée.	484 gramm.	℥ xv ß.

Dissolvez par digestion, à une douce chaleur, le caoutchouc dans cette huile. Ajoutez alors :

Huile d'olives.......................... } Cire blanche.......................... }	āā	64 gramm.	℥ ij.

Faites bouillir, pour évaporer toute l'huile volatile de térébenthine, et donner de la consistance à la composition, que l'on conserve en un vase.

C'est un très-bon agglutinatif qui défend bien les plaies du contact de l'air.

Onguent emplastique de blanc de baleine.

℞. Cire blanche....................	128 gramm.	℥ iv.
Blanc de baleine................	64 gramm.	℥ ij.
Huile des quatre semences froides.	16 gramm.	℥ ß.

Liquéfiez sur un feu doux, agitez bien, coulez sur un marbre, roulez en magdaléons avec propreté, ce composé emplastique devant être d'un beau blanc. Il adoucit, cicatrise les plaies.

Onguent emplastique de pyrèthre, de Fuller.

℞. Gomme résine galbanum .... sagapénum .... ammoniaque.......	āā	32 gramm.	℥ j.
Racines de pyrèthre pulvérisées... Semence de moutarde pulvérisée ..	āā	16 gramm	ʒ iv.
Cire jaune.................... Térébenthine..................	āā	48 gramm.	℥ j ß.

On dissout les gommes-résines dans de l'alcool à 20°; on les fait rapprocher en consistance d'extrait mou ; on les incorpore avec les poudres dans les corps gras liquéfiés. C'est un topique fondant, résolutif, stimulant dans les tumeurs indolentes.

Onguent emplastique hystérique.

℞. Gomme résine galbanum		96 gramm.	℥ iij.
Tacamahaca en poudre....... Cire vierge.................	āā	48 gramm.	℥ j ß.
Térébenthine fine .... Semences de cumin pulvérisées	āā	32 gramm.	℥ j.

Cet emplâtre s'applique étendu sur la peau et à l'épigastre ou à l'hypogastre dans l'hystérie. On peut aussi l'arroser avec un peu de laudanum liquide 40 gouttes.

Onguent emplastique de mélilot.

℞. Sommités récentes de mélilot....	1 kilogr. 500 gramm.	℔ iij.
Suif purifié liquéfié..............	2 kilogr.	℔ iv.

Faites chauffer le suif avec le mélilot contusé, et jusqu'à consomption de l'humidité; exprimez et passez; laissez déposer les fèces en tenant le suif fondu ; ajoutez :

Poix résine......................	1 kilogr. 500 gramm.	℔ iij.
Cire jaune.......................	3 kilogr.	℔ vj.

Faites liquéfier le tout; passez, agitez le composé jusqu'à ce qu'il soit froid, afin de bien mélanger. Malaxez, et formez des magdaléons. C'est un maturatif et un digestif.

Onguent-emplastique de mélilot, compose.

℞ Fleurs de mélilot...........		192 gramm.	℥ vj.
de camomille........		96 gramm.	℥ iij.
Racine de guimauve........		16 gramm.	℥ ß.
Semences de fenugrec.......	} aā	48 gramm.	℥ j ß.
Racines de glayeul.........			
Gomme ammoniaque........	} aā	64 gramm.	℥ ij.
Bdellium..................			
Térébenthine...............		192 gramm.	℥ vj.
Cire jaune.................		384 gramm.	℥ xij.
Suif de mouton............		80 gramm.	℥ ij. ß.
Huile de mélilot...........	} aā	Q. s.	
de camomille.........			

Faites liquifier le suif et la cire dans une petite quantité des huiles susdites; ajoutez la térébentine, et incorporez en ce mélange toutes les autres substances que vous aurez bien pulvérisées et mixtionnées. Faites des magdaléons après avoir bien malaxé.

Cet onguent emplâtre est l'un des quatre fondans ou résolutifs, maturatifs, propre à dissiper les tumeurs. Ancienne composition qui contient des inutilités : il y a trop de poudres pour la quantité de corps gras excipiens.

Onguent emplastique de ciguë, du Codex.

℞. Poix résine	960 gramm.	℔ j ℥ xiv ß.
Cire jaune	640 gramm.	℔ j ℥ iv ß.
Poix blanche	448 gramm.	℥ xiv.
Feuilles de grande ciguë . .	2 kilogr.	℔ iv.
Gomme ammoniaque. . . .	500 gramm.	℔ j.

Faites liquéfier ces substances avec la ciguë contusée ; on évapore presqu'entièrement l'humidité, et on passe avec forte expression. Les fèces séparées, on liquéfie de nouveau la matière, et on y incorpore la gomme ammoniaque pulvérisée, dissoute dans du vinaigre scillitique et du suc de ciguë épaissis

M. Boullay prend une partie de gomme ammoniaque en larmes ou très-pure, il la liquéfie sur un feu doux, et y ajoute alors, à l'aide d'un bistortier ou d'une spatule, trois parties d'emplâtre simple de ciguë.

Malaxez ensuite, et formez des magdaléons. La masse est d'environ 4,676 gramm.

(L'on en fait un tout semblable avec la *nicotiane.*)

C'est un très-puissant résolutif, qui fond les tumeurs squirrheuses, les scrofules, les loupes et nodus : il est anticancéreux aussi. Il doit être d'une belle couleur verte, mais il noircit ensuite à sa surface. Cette méthode de préparation est préférable à celle qui prescrit d'introduire dans l'emplâtre la chlorophylle coagulée de la plante (1).

L'*emplâtre de ciguë*, mêlé exactement avec l'iodure de plomb, peut servir pour appliquer sur les tumeurs scrofuleuses. Lorsque les douleurs sont vives, on y peut joindre l'extrait d'opium.

Autre emplâtre de ciguë ou de belladone.

℞.		
	Extrait vert hydro-alcoolique de cigue ou de belladone. . . .	9 parties.
	de résine élémi purifiée .	2
	de cire blanche pure . .	1

Faites liquéfier à une douce chaleur la résine et la cire; ajoutez l'extrait qui s'y incorpore très-bien.

Dans cette formule applicable à tous les extraits des plantes vireuses, il n'entre comme on voit qu'un sixième de résine et un douzième de cire.

---

(1) M. Cap, pharmacien distingué, a proposé un procédé déjà connu de Demachy, de Morelot et d'autres, mais qui ne donne point une couleur verte aussi intense, ni une odeur de ciguë aussi forte à l'emplâtre que le procédé ordinaire. Ce nouveau moyen consiste a piler fortement, pour la même dose d'emplâtre, ℔ v (2,500 grammes) de ciguë fraîche, d'en exprimer le suc, de le dépurer au bain-marie et le filtrer. Ensuite, on prend à part le suc dépuré, 960 grammes, et la fécule verte, 192 grammes, restée sur le filtre; on incorpore cette fécule à la poix résine, à la poix blanche et à la cire, comme on a fait concentrer d'autre part le suc dépuré de ciguë et le vinaigre scillitique avec la gomme ammoniaque. Ces substances réduites sont ensuite incorporées dans la masse emplastique, à moitié refroidies.

Ce procédé, sans contredit, est moins embarrassant et moins difficile que l'emploi de la plante entière de ciguë; mais aussi l'emplâtre est bien moins beau et moins actif; il vaut donc mieux suivre le procédé ordinaire, quoique moins économique et moins simple.

Il en est de même des procédés dans lesquels on prescrit l'emploi de la fécule verte ou chlorophylle de ciguë, ou de l'extrait de la plante; ils sont moins bons. L'emplâtre de ciguë fait avec sa chlorophylle seule est d'un plus beau vert et meilleur quoique moins actif. D'autres recommandent d'extraire par la teinture alcoolique de ciguë, la matière verte, qui est active.

Des emplâtres vésicatoires.

Onguent-emplâtre épispastique ou vésicatoire, du Codex.

℞. Poix blanche	240 gramm.	℥ vij ß.
Térébenthine	80 gramm.	℥ ij ß.
Cire jaune	180 gramm.	℥ v ß.

Ajoutez à la fin :

Cantharides en poudre fine	125 gramm.	℥ iv.

Faites liquéfier la poix, la cire, la térébenthine ; incorporez-y exactement les cantharides bien pulvérisées. Lorsque le mélange se refroidit, on le forme en magdaléons, en mouillant ses mains, mais il ne faut pas le pétrir beaucoup, pour qu'il ne perde pas des cantharides qu'on y a mêlées. Elles font le cinquième de la masse. On peut ensuite y joindre du camphre, si l'on veut, pour adoucir l'action des cantharides, qui irritent les organes urinaires. On applique cet emplâtre pour établir un vésicatoire ; si c'est une partie froide, où il reste trop dur, ce qui empêche les cantharides d'agir, on fait liquéfier cet emplâtre dans un peu d'huile, pour lui donner une consistance onguentaire. Il faut laver la peau avec du vinaigre, avant d'y mettre l'emplâtre, que l'on saupoudre encore de cantharides, car celles qui sont enveloppées dans ce composé n'agissent point ; c'est pourquoi l'on substitue souvent du levain avec des cantharides à cet épispastique. Il produit son effet en moins de vingt-quatre heures. On perce la phlyctène qu'il a formée, et on y applique des feuilles de poirée avec du beurre ou du basilicum cantharidé pour entretenir l'écoulement de l'humeur séreuse. Les jambes, les cuisses, les bras, la poitrine, la nuque, les tempes, sont les lieux des vésicatoires.

Autre emplâtre épispastique plus mou, dit vésicatoire anglais.

℞. Emplâtre de cire.	ãã P. é.
Axonge de porc	
Cantharides en poudre.	

Liquéfiez l'emplâtre avec l'axonge, et incorporez-y les cantharides. On n'a pas besoin de saupoudrer cet emplâtre de cantharides.

Le nouveau *Codex* supprime la poudre d'euphorbe, admise dans ces emplâtres jadis.

Emplâtre vésicatoire de la Pharmacopée d'Edimbourg.

℞. Axonge de porc	ãã Parties égales.
Cire jaune	
Résine	
Cantharides en poudre fine	

Liquéfiez et mêlez la poudre.

L'on fait aussi usage du garou, *thymelæa*, en vésicatoire.

On prépare encore des vésicatoires par les moyens suivans:

Vésicatoire de Bonvoisin.

Prenez du taffetas d'Angleterre, sur le côté gommé, on étend de l'acide acétique très-concentré (*vinaigre radical*); on l'applique sur la peau; il opère bientôt un exutoire.

Vésicatoire de Gondret.

℞. Ammoniaque liquide	} Parties égale.
Axonge	

Faites une sorte de savonule qu'on étend sur un linge pour l'appliquer sur la peau : il agit très-promptement, et il faut l'enlever bientôt, après quelques minutes. (*Voyez*, ci-devant, p. 127).

Vésicatoire de Wauters.

℞. Savon blanc râpé		200 gramm.	℥ vj ʒ ij.
Encens pulvérisé.		20 gramm.	ʒ v.
Semences de poivre noir . . .	} ãã	12 gramm.	ʒ iij.
Hydrochlorate de soude pulv. .			
Alcool		220 gramm.	℥ vij.

Faites fondre le savon dans l'alcool, à chaud, puis ajoutez les autres substances. On étend le tout sur une toile pour appliquer à la peau.

Ce rubéfiant agit en deux ou trois jours; il est utile contre les rhumatismes.

Stéarolés compliqués.

Onguent emplastique de mucilage, de Benoît Textor, *réformé.*

℞. Huile de mucilage.	240 gramm.	℥ vij ß.
Poix résine de pin	96 gramm.	℥ iij.
Térébenthine	32 gramm.	℥ j.

Faites fondre ensemble, passez et ajoutez :

Cire jaune incisée	1 kilogr.	℔ ij.

Passez au travers d'un linge, et délayez de nouveau les poudres dans le mélange liquéfié de :

Gomme-résine ammoniaque. .	} ãã	32 gramm.	℥ j.
opopanax			
Safran gâtinois		10 gramm.	ʒ ij ß.

Le tout incorporé, refroidi, malaxé, se forme en magdaléons. Topique émollient, résolutif, maturatif, qui excite la suppuration. Benoît Textor n'admettait que demi-once des gommes-résines ammoniaque et opopanax, mais y ajoutait aussi pareilles quantités de galbanum et de sagapénum : celles-ci supprimées par le *Codex*, ont fait augmenter du double les proportions des restantes. Le *Codex* demande que les gomes-résines ammoniaque et opopanax soient d'abord dissoutes dans de l'alcool à 20°, puis rapprochées en extrait de la consistance du miel, avant de les incorporer aux corps gras et résineux. La masse totale est de 1 kilog. 442 grammes.

Onguent-emplastique oxycroceum.

℞. Colophone	ãã	128 gramm.	℥ iv.
Poix blanche de Bourgogne. .			
Cire jaune.			
Térébenthine		48 gramm.	℥ j ß.

Faites liquéfier, passez dans un linge. Puis liquéfiez de nouveau le mélange, et incorporez-y les poudres de :

Gomme ammoniaque	ãã	44 gramm.	℥ j ʒiij.
galbanum			
Encens.			
Mastic..			
Myrrhe.			
Safran			

Malaxez, formez vos magdaléons. C'est un résolutif nerval, rtifiant dans les dislocations; il résout les tumeurs de l'utérus. Jadis on dissolvait les gommes-résines dans le vinaigre, d'où les mots οξυς, acide, et κροκος, safran, qui forment son nom.

Onguent emplastique stomacal de tacamahaca.

Cire jaune.		96 gramm.	℥ iij.
Térébenthine.	ãã	64 gramm.	℥ ij.
Résine tacamahaca			
Mastic	ãã	16 gramm.	ʒ iv.
Labdanum purifié			
Storax calamite			
Benjoin.	ãã	8 gramm.	ʒ ij.
Girofles.			
Noix muscades			
Opium		4 gramm.	ʒ j.
Huile volatile de menthe . . .	ãã	Gutt.	iv.
de genièvre			
d'absinthe			

La cire et la térébenthine liquéfiées, passées, à demi-refroidies, on y introduit les autres substances, qu'on a réduites en oudre et bien mêlées ; sur la fin on ajoute les huiles volatiles. On ne doit pas long-temps malaxer cette composition, qui erd de son arome. Appliquée sur la région de l'estomac, elle est tonique, arrête le vomissement, fortifie les entrailles, dans les flatuosités, etc.

Onguent-emplâtre vermifuge.

℞. Aloès hépatique en poudre.....	ãã	12 gramm.	ʒ iij.
Coloquinte pulvérisée.........			
Racines d'arum ou cabaret.....			
Sommités de tanaisie..........			
de sabine..............			
d'absinthe			
Myrrhe pulvérisée			

Incorporez les poudres de toutes ces substances à :

Fiel de bœuf	96 gramm.	℥ iij.

Ensuite, faites liquéfier ensemble :

Cire jaune	96 gramm.	℥ iij.
Térébenthine de Venise	24 gramm.	ʒ vj,

avec :

Huile d'absinthe faite par décoction	24 gramm.	ʒ vj.

Vous y incorporerez le mélange précédent, en agitant avec soin pour éviter les grumeaux. Cette composition étant à demi-refroidie, on y ajoutera :

Huile volatile de sabine }	aa	4 gramm.	ʒ j.
Pétrole blanc ou naphthe }			

Cet emplâtre est excellent pour appliquer sur l'abdomen des enfans auxquels on ne saurait faire prendre des remèdes anthelminthiques. Il tue les vers et excite, de plus, leur excrétion au dehors. (*Pharmacop. Wirtemberg.*)

Onguent-emplâtre odontalgique.

℞. Résine tacamahaca. }	aã	8 gramm.	ʒ ij.
élémi. }			
Résine d'encens ou oliban }	aã	4 gramm.	ʒ j.
de mastic }			
Résine de pin		24 gramm.	ʒ vj.
Camphre		24 décigr.	℈ ij.
Opium en poudre		4 gramm.	ʒ j.
Pétrole		Q. s. ou 6 gramm.	ʒ j ß.

Faites liquéfier les résines de pin et élémi avec le pétrole; toutes les autres substances seront pulvérisées (le camphre à l'aide d'un peu d'alcool) et incorporées aux résines liquéfiées.

On forme du tout des magdaléons en malaxant. Cette composition s'applique, soit vers les tempes dans les maux de dents, soit vers l'oreille dans l'otalgie, soit sur la tête dans la céphalalgie. On l'applique sur du taffetas, en forme de *mouches*.

Onguent emplastique de soufre, de Ruland.

℞. Baume de soufre de Ruland	96 gramm.	℥ iij.
Cire jaune	16 gramm.	℥ ß.
Colophone	12 gramm.	ʒ iij.
Myrrhe choisie en poudre	128 gramm.	℥ iv.

Liquéfiez sur un feu doux la colophone et la cire dans le baume de soufre; ajoutez au mélange la myrrhe pulvérisée subtilement, et laissez prendre sur le feu une consistance emplastique molle.

C'est un bon détersif et mondificatif d'anciens ulcères cacoètes, dont il empêche la putridité. Il résout aussi les tumeurs froides.

Onguent emplastique contre les ruptures, du prieur Cabryan.

℞. Poix noire.		500 gramm.	℔ j.
Cire jaune. . . . . }	ãã	128 gramm.	℥ iv.
Térébenthine . . . . }			

Faites liquéfier sur un feu très-modéré, passez à travers un linge; formez ensuite un mélange des substances suivantes pulvérisées :

Racine de consoude . . . . }	ãã	64 gramm.	℥ ij.
Mastic en larmes . . . . . }			
Labdanum . . . . }			
Hypocistis . . . . }	ãã	48 gramm.	℥ j ß.
Terre sigillée. . . . . . . }			
Noix de cyprès		32 gramm.	℥ j.

Incorporez-les à l'onguent-emplâtre; malaxez, et faites des magdaléons.

C'est un topique styptique ou astringent contre les hernies; il donne du ton aux parties, et empêche l'intestin de sortir; il convient dans les fractures et les dislocations : mais ces vertus paraissent un peu gratuites, car les corps résineux empêchent bien l'action des substances astringentes.

Des stéarolés qui participent de quelques substances métalliques.

Ce ne sont d'abord que de simples mélanges, mais au bout de quelque temps que ces emplâtres sont faits, il s'opère une combinaison intime; ils durcissent et deviennent de véritables emplâtres.

Emplâtre de styrax.

℞. Colophone..................		500 gramm.	℔ j.
Cire jaune.................. }	ãã	250 gramm.	℥ viij.
Résine élémi................ }			
Emplâtre de charpie......		128 gramm.	℥ iv.
Styrax liquide purifié......		500 gramm.	℔ j.

On purifie d'abord le styrax en le liquéfiant et le passant au travers d'un tamis de crin; ensuite on liquéfie à part la colophone, la cire, la résine élémi; on passe le mélange; on y fait fondre l'emplâtre de charpie, et sur la fin on y introduit le styrax. Le tout agité et malaxé se forme en magdaléons. C'est un bon fortifiant, nerval, résolutif, antiseptique; on l'applique aussi sur les ulcères scorbutiques.

Emplâtre de l'abbé Doyen.

℞. Onguent emplastique de la mère	500 gramm.	℔ j.
Poix molle grasse.............	128 gramm.	℥ iv.
Cire jaune.....................	386 gramm.	℥ xij.

Faites fondre ensemble; malaxez, formez des magdaléons. C'est un siccatif, résolutif.

D'autres préparent cet emplâtre avec :

Minium	} āā	500 gramm.	℔ j.
Huile d'hypéricum			
Poix résine		125 gramm.	℥ iv.
Oliban		64 gramm.	℥ ij.
Savon blanc		16 gramm.	ʒ iv.

Emplâtre fondant, de la Mothe.

℞. Cire jaune		125 gramm.	℥ iv.
Huile d'olives		875 gramm.	℔ j ℥ iij.
Minium (oxyde de plomb rouge) porphyrisé		500 gramm.	℔ j.
Camphre pulvérisé		8 gramm.	ʒ ij.
Encens en poudre	} āā	12 gramm.	ʒ iij.
Myrrhe			
Mastic			
Alun, sulfate d'alumine			
Térébenthine de Venise	} āā	48 gramm.	℥ j ß.
Aimant, fer oxydulé			

Liquéfiez la cire et la térébenthine dans l'huile, et incorporez-y les autres substances en poudre, excepté le camphre qui se met à la fin. On use de cet emplâtre sur les panaris et les engorgemens glanduleux du sein. Il s'applique en sparadrap.

Emplâtre ammoniaco-mercuriel, de Selle.

℞. Baume de soufre, simple	4 gramm.	ʒ j.
Mercure coulant	96 gramm.	℥ iij.

Triturez ensemble, et éteignez le mercure; ajoutez peu à peu :

Gomme ammoniaque liquéfiée au feu	1 kilogr.	℔ ij.

C'est un très-bon résolutif des bubons syphilitiques, et autres tumeurs.

Emplâtre antivénérien, de Boerhaave.

℞. Soufre sublimé, lavé	64 gramm.	℥ ij.
Mercure coulant	8 gramm.	ʒ ij.

Eteignez celui-ci; ajoutez :

Acétate de plomb cristallisé	12 gramm.	ʒ iij.

Le tout bien mélangé, on l'incorporera dans :

Emplâtre de mélilot	} āā	16 gramm.	ʒ iv.
Galbanum			
Gomme ammoniaque			

Cet emplâtre s'applique sur les bubons syphilitiques, ou sur le gonflement du scrotum par cause vénérienne.

Emplâtre styptique, de Swédiaur.

Carbonate de fer (safran de mars apéritif)	} āā	16 gramm.	ʒ iv.
Poix de Bourgogne			
Opium		2 gramm. 6 décigr.	℈ ij.
Huile d'olives		Q. s.	

On incorpore le carbonate de fer aux corps gras et résineux, l'opium qui a été divisé à l'aide du carbonate de fer.

C'est un topique utile dans la leucorrhée, la débilité des ombes.

STÉARATÉS OU EMPLATRES AVEC DES OXYDES MÉTALLIQUES.

La composition des emplâtres avec des oxydes, ou des vrais téaratés, a beaucoup occupé les pharmaciens les plus distinués et des chimistes célèbres. Celui qui paraît avoir le mieux xaminé leur nature, est Schèele. Ce célèbre pharmacien de œping a remarqué le premier que l'huile ou les graisses, en e combinant avec les oxydes de plomb, abandonnaient une ubstance mucoso-sucrée à l'eau dans laquelle on fait cuire 'emplâtre; il l'appelle le *principe doux*. On le trouve égaleent dans le beurre, l'axonge de porc et dans l'huile d'olives (1). Il observe encore que celle-ci est la plus convenable ur former une bonne combinaison emplastique avec de la litharge, tandis que le *minium* en forme une molle et moins arfaite.

La *glycérine* de M. Chevreul, est le corps *mucoso-sucré* des uiles observé d'abord par Schèele, ou son *principe doux*, iquide. Il brûle à la manière des huiles.

Ce principe doux, séparé des corps gras par leur attraction plus grande pour l'oxyde métallique, ou par l'action de l'oxyde sur ces corps, diffère du mucoso-sucré et du sucre par sa volatilité, et il n'est pas fermentescible. Sa saveur ne vient pas des oxydes de plomb, qui donnent, comme on sait, des sels sucrés avec l'acide acétique.

Quoique Schèele ait bien entrevu l'oxydation des corps gras, et la cause de leur endurcissement par la combinaison des oxydes, la théorie chimique n'était point assez avancée alors pour qu'il en donnât une bonne explication.

M. Deyeux, qui a fait un travail sur cet objet (*Ann. Chim.*, tom. XXXIII, pag. 52 et suiv.), sépare les prétendus emplâtres de bétoine et les vésicatoires, etc., de ceux avec les oxydes métalliques, qui seuls méritent cette dénomination : c'est pourquoi il rappelle avec raison, dans ce genre, l'onguent de la mère, qui est un vrai *stéarate*.

Mais il remarque en même temps que toutes les huiles ne sont pas également propres à leur formation. Ainsi les huiles mucilagineuses, comme celles de colza, de navette ou autres,

---

(1) L'huile de ricin abandonne à l'eau, en se combinant aux oxydes, un principe soluble, amer, purgatif (Frémy, *Ann. Chim*, 1807, avril).

graines, sont en général moins convenables que celle d'olives et le stéarate a d'autant moins bonne consistance, que l'huil est plus muqueuse : ainsi les emplâtres qu'on veut rendre mu mucilagineux par ce moyen, restent toujours mollasses. L axonges se combinent mieux et font des emplâtres assez so lides.

De plus, tous les oxydes de plomb ne forment pas d'égal compositions; la litharge en donne de beaucoup plus solid que la céruse et le minium. Les oxydes de bismuth (*magistère*) et de mercure se combinent bien aussi aux huiles sans faire d bons stéaratés ; mais ils se réduisent plus ou moins, surtou les derniers. Les oxydes de cuivre, d'après nos observation ne se combinent pas en véritables emplâtres, quoiqu'ils se dissolvent assez bien dans l'huile et les graisses, surtout avec le concours de l'air; ils les colorent et les épaississent. On remarque même que les graisses et le suif n'attaquent ce métal qu'avec l'accès de l'oxygène atmosphérique, qui rancit le corp gras, et dont l'acide se porte alors sur le métal.

Les oxydes de fer refusent de se combiner aux graisses ou aux huiles; cependant ils rendent, selon Chaptal (*Chimie des Arts*, tom. II, pag. 371), les huiles très-luisantes et propres à servir de vernis.

Comme les stéaratés s'endurcissent et deviennent friables en vieillissant, il convient de les faire d'abord un peu mous, en augmentant la proportion ordinaire de l'huile. Le *massicot*, oxyde jaune au *minimum*, et qui ne contient, selon Proust, que dix et un sixième d'oxigène sur 100 parties de plomb, se combine difficilement aux huiles; le blanc de plomb, qui n'en contient guère plus, se combine encore avec peine. Mais plus on prend des oxydes saturés (peroxydes), plus cette combinaison est facile (1). L'huile de lin dissout complètement jusqu'au quart de son poids de litharge, sans cesser d'être transparente (si on ne l'a pas fait cuire dans l'eau comme les emplâtres) : elle est alors extrêmement siccative, et se modifie à l'air en matière analogue à la gomme élastique ou caoutchouc; elle forme un vernis solide.

La glu avec la litharge donne aussi une sorte d'emplâtre qui mériterait d'être examiné. La glu extraite de la viorne, *viburnum lantana*, L., est jaunâtre et moins bonne que celle de houx.

Les changemens qu'éprouvent les corps gras par ces oxydes,

(1) C'est pourquoi toutes les litharges, tous les oxydes de plomb, ne se combinent pas également.

ont remarquables. Outre la perte de leur principe doux, une rtion de l'hydrogène de l'huile forme de l'eau avec l'oxygène e l'oxyde, et une partie de son carbone réduit à l'état d'acide rbonique par cet oxygène, s'évapore en causant du bouillonnement dans la matière. On conçoit pourquoi ces phénoènes n'ont pas lieu si le plomb est au *minimum* d'oxydation. proportion d'oxygène augmente dans l'huile par la dissiation d'une partie de son hydrogène et de son carbone; cette uile change de nature, et en effet les huiles siccatives deennent en partie solubles à l'alcool, d'où elles sont précipibles par l'eau; elles semblent se résinifier et acquérir quelues propriétés des huiles volatiles, car, si on les distille, une artie se volatilise avec cette eau.

De plus, le corps gras n'est pas seulement modifié par cette xydation, et par la séparation de son principe doux; mais il araît, d'après le beau travail de M. Chevreul, sur les graisses, e l'oxyde de plomb sépare leurs principes en acides oléïque margarique (ou stéarine), et qu'il se forme des oléates, des argarates et stéarates de plomb qui entrent dans la composition emplastique, avec les autres substances interposées. Les emplâtres de plomb ne sont donc point, comme on l'a it, des *savons métalliques*, puisque la nature des corps gras st changée. On peut plutôt donner ce nom aux composés qu'a formés Berthollet en versant des dissolutions de sels mélliques dans une dissolution de savon. L'alcali, s'emparant e l'acide, l'oxyde du métal s'unit avec l'huile.

L'emplâtre de *céruse brûlée* et celui de *la mère Thècle* diffèrent un peu des autres, parce que, formés à feu nu, sans le oncours de l'eau, le corps gras se charbonne et noircit; il se orme de l'acide sébacique empyreumatique, dont une partie e combine à l'oxyde de plomb et compose un sébate. Les autres emplâtres faits dans l'eau, comme au bain-marie, ne doivent pas éprouver cette altération, s'ils sont bien preparés; cependant il se développe une odeur de rancidité qui annonce un commencement de formation de cet acide. L'état du plomb, dans ces emplâtres bien faits, paraît être celui d'oxyde jaune (ou au *minimum*, protoxyde), comme dans les sels de ce métal. Cette couleur se développe aussi à l'extérieur de l'emplâtre diapalme, avec le temps. L'emplâtre de la mère blanchit au contraire, à cause de l'acétate de plomb et du sébate qui s'y est formé.

DES PYRO-STÉARATÉS OU EMPLATRES BRULÉS.

Emplâtre dit onguent brun, ou de la mère Thècle, *du* Codex.

℞. Axonge de porc.............	aā	500 gramm.	℔ j.
Beurre.......................			
Suif.........................			
Oxyde demi vitreux de plomb ou litharge porphyrisée....			
Cire jaune...................		380 gramm.	℥ xij.
Huile à brûler...............		1 kilogr.	℔ ij.
Poix noire		160 gramm.	℥ v.

Toutes les substances grasses, hors la poix et la cire qu'on met à la fin pour donner la consistance à l'onguent emplastique, sont placées dans une bassine grande et profonde, et liquéfiées jusqu'à ce qu'elles commencent à fumer; alors on fait tomber, à travers un tamis de crin, la litharge en poudre, en agitant avec une spatule de bois le liquide, pour bien mêler l'oxyde. Il s'opère une tuméfaction et un bouillonnement considérables : on doit éviter que la matière ne s'élève au-dessus des bords, et surtout que les vapeurs très-hydrogénées des graisses ne s'enflamment, ce qui arriverait facilement à l'approche d'une bougie. Les graisses liquides, déjà roussies par la chaleur, deviennent grises au moment du mélange de l'oxyde; ensuite elles se charbonnent, brunissent; dégagent de fortes vapeurs d'acide sébacique, d'acide acétique, mêlé d'huile empyreumatique et d'hydrogène carboné fuligineux. C'est que l'oxygène de l'oxyde se combine à elles, et qu'une partie de l'acide acétique formé se combine avec effervescence avec l'oxyde de plomb, dont il chasse l'acide carbonique. Les corps gras déshydrogénés soit par la combinaison avec l'oxygène (qui forme aussi de l'eau), soit par l'évaporation de cet hydrogène, à l'aide de la chaleur, deviennent plus solides, plus bruns ou noirs, ou proportionnellement plus riches en carbone. L'oxyde de plomb est ramené au premier degré d'oxydation seulement, parce qu'il trouve à se combiner; mais si l'on faisait ce pyro-stéaraté en mettant la litharge avant que les graisses commencent à se décomposer par la chaleur, leur hydrogène aurait le temps de ramener en grande partie cet oxyde à l'état métallique, comme il arrive si l'on suit cette ancienne méthode, et la combinaison est fort longue à faire alors.

On tient le liquide sur le feu jusqu'à ce qu'il ait acquis une couleur brune noire suffisante; ensuite on le verse dans des capsules carrées de papier, et on le divise en tablettes, ou bien on le laisse en masse. Nous avons dit pourquoi sa surface devenait blanchâtre. C'est un véritable emplâtre, mais brûlé;

t c'est ainsi qu'il a été trouvé par une religieuse de l'Hôtel-ieu de Paris, dont le nom lui est demeuré.

On l'emploie comme bon maturatif sur les bubons, abcès, qu'il dessèche après la suppuration.

Emplâtre de céruse noir ou brûlé.

℞. Oxyde blanc de plomb, pur .	500 gramm.	℔ j.
Huile à brûler	1 kilogr.	℔ ij.

Faites chauffer jusqu'à l'ébullition l'huile et la céruse en oudre, en agitant sans cesse jusqu'à parfaite dissolution de et oxyde. La matière acquerra une couleur brune, comme dans la précédente composition. Ajoutez alors cire jaune 128 amm. (4 onces). Le tout refroidi, se malaxe et se forme en agdaléons. L'on accélère la dissolution de la céruse si l'on ajoute un peu de vinaigre pendant l'opération. La théorie est a même que pour l'emplâtre de la mère. Les usages sont emblables pour dessécher et déterger les vieux ulcères.

On peut faire ainsi, dit Baumé, autant d'emplâtres brûlés qu'on veut, en laissant brûler chaque espèce d'emplâtre; mais maladresse en fait toujours assez d'elle-même.

DES VRAIS STÉARATÉS AVEC LES OXYDES DE PLOMB.

Emplâtre diapalme simple, du Codex.

℞. Protoxyde de plomb demi-vitreux ou litharge rouge. . .	1 kilogr.	500 gramm.	℔ iij.
Huile d'olives	1 kilogr.	500 gramm.	℔ iij.
Axonge de porc purifiée . . .	1 kilogr.	500 gramm.	℔ iij.
Eau	Q. s.		

Faites d'abord liquéfier l'axonge; ajoutez-y l'huile, puis la litharge bien pulvérisée. Après avoir bien mêlé, on ajoute environ deux ou trois verres d'eau, puis l'on place la bassine sur un feu doux, en tenant près de soi de l'eau chaude pour emplacer par petites portions celle qu'on a mise et qui s'évapore continuellement; sans cela l'on risquerait de brûler cette omposition. L'on a soin, pendant la cuisson de l'emplâtre, de toujours agiter avec une longue spatule de bois. Le mélange acquiert une consistance assez épaisse, une couleur blanche grisâtre; et lorsque les vapeurs aqueuses, en causant un pétilement continuel, font rejaillir hors de la bassine des parties d'emplâtre, c'est le temps où celui-ci approche de sa parfaite uisson. Il ne faut jamais mettre à la fois trop d'eau, surtout au commencement; car la litharge se tenant au fond par sa esanteur, et les corps gras surnageant, le mélange ne s'opère qu'avec peine et une extrême lenteur. Cette eau ne doit servir que pour faire bain-marie à l'emplâtre, et empêcher le corps gras de se noircir et brûler. On reconnaît que l'emplâtre est cuit, lorsqu'en en jetant quelque peu dans un verre d'eau froid il s'y précipite, et peut se malaxer aisément sans adhérer à la main. Il faut qu'il ne paraisse aucun grain rougeâtre dans la masse, mais qu'elle soit bien uniforme et blanche. Alors on verse l'emplâtre liquide dans un grand bassin plein d'eau, et lorsqu'il est refroidi en masse, on le retire, on le casse en morceaux, on le sépare de l'eau. Il y aura environ 4,500 grammes d'emplâtre (9 livres).

On peut y ajouter, si l'on veut :

Sulfate de zinc . . . . 128 gramm. ℥ iv,

dissous dans une petite quantité d'eau. On laisse un moment sur le feu, pour que toute l'humidité s'évapore ; ce qu'on reconnaît lorsqu'il ne se tuméfie plus. On mêle bien le tout en ménageant la chaleur avec une extrême précaution, car il se colorerait en gris dans un instant. On laisse refroidir, et l'on malaxe l'emplâtre en magdaléons.

Comme dans cette préparation, il arrive au commencement que la matière se boursouffle, il faut prendre une grande bassine ; et, pour que la composition soit bien blanche, il faut avoir soin d'y mettre souvent une petite quantité d'eau, afin qu'elle ne puisse être à sec et brûler. De rougeâtre et de grise qu'elle était, elle devient blanche à mesure que la combinaison s'opère. Elle ne perd rien en poids par l'opération ; preuve que l'eau seule se dissipe.

La formation de cet emplâtre est une véritable oxygénation d'un corps gras par un oxyde, et la combinaison de ce corps gras avec cet oxyde ; ce qu'on a comparé à la formation d'un savon : et de plus, l'oxyde se combine aux acides oléique et margarique ou stéarique du corps gras.

L'on doit observer que l'huile d'olives seule est propre à former de bons emplâtres et à se bien combiner avec les protoxydes de plomb : les huiles de graines de pavots, de colza, de lin, etc., ne donnent qu'une masse molle ou même glutineuse, jaunâtre, rance ou de mauvaise consistance. Cela dépend sans doute, ou de la grande proportion du mucilage qu'elles contiennent, ou de la trop faible quantité de leur stéarine ; en effet, elles ne se figent pas autant que celle d'olives, au même degré de froid. Les anciens employaient l'huile de palmes, *elaïs*, pour préparer leur diapalme.

Lorsqu'on ajoute le sulfate de zinc (ce dont la plupart des praticiens se dispensent), l'emplâtre acquiert plus de blancheur, soit parce que ce sel interposé divise les molécules de la matière (1), soit qu'il se forme, comme on l'a présumé, un peu de sulfate de plomb par la décomposition du sulfate de zinc, et que l'oxyde de celui-ci demeure libre dans l'emplâtre.

On peut diminuer la proportion d'oxyde de plomb qui, à dose égale de l'huile et de l'axonge, est un peu trop abondante pour une parfaite combinaison, suivant la remarque de M. Deyeux; car il suffit d'admettre 1 kilogr. 373 grammes (2 livres 12 onces) de litharge. Toutefois nous avons indiqué, avec le *Codex*, l'ancienne dose. Après quelque temps, on reconnaît encore mieux cet excès de plomb par l'endurcissement et la friabilité que l'emplâtre acquiert : de sorte qu'on est obligé de le fondre avec un peu d'huile pour lui rendre une bonne consistance. On nomme *cérat de diapalme* cet emplâtre ramolli en cérat par suffisante quantité d'huile rosat ou autre.

L'*emplâtre diachalcitéos* se fait en mettant dans le diapalme, au lieu de sulfate de zinc, autant de *chalcitis* ou de sulfate de fer oxydé rouge (ou calciné). Si l'on veut que l'emplâtre reste blanc, on emploie le double de sulfate de fer vert bien pur.

L'on fait, avec du diapalme et du diachalcitéos, des emplâtres, des sparadraps qui sont dessiccatifs, astringens, cicatrisans, surtout le second. On les croit encore détersifs, résolutifs.

Le mot *diapalme* vient aussi de ce que les anciens voulaient qu'on remuât cet emplâtre avec une spatule de bois de palmier, auquel ils supposaient une grande vertu astringente; d'autres, à son défaut, demandaient une spatule de bois de chêne ou de prunier sauvage. Lémery remplace cela par une décoction de jeunes pousses de palmier ou de chêne, qui sert à cuire l'emplâtre, mais le colore.

Emplâtre diachylon simple, de Galien.

℞. Racines d'iris ou glayeul. . . . 190 gramm. ℥ vj.

Faites-en une décoction avec :

Eau . . . . 3 kilogr. ℔ vj.

Puis,

Litharge (oxyde demi-vitreux de plomb) . . . . 1 kilogr. 500 gramm. ℔ iij.
Huile de mucilage . . . . 3 kilogr. ℔ vj.

Faites cuire la litharge en poudre avec l'huile, en ajoutant peu à peu la décoction. Le tout devenu en bonne consistance

(1) La même chose arrive, si l'on met du sel marin dans l'eau de l'emplâtre; il s'y forme aussi du protochlorure de plomb alors.

emplastique, se forme en magdaléons. Cet emplâtre, d'un fauve brunâtre, est un peu molasse et moins bien combiné que le diapalme, surtout si l'on a employé une huile mucilagineuse, selon la prescription. C'est un émollient maturatif, résolutif, digestif, sur les tumeurs dures. χυλός signifie *chyle* ou *mucilage*.

Emplâtre diachylon gommé, du Codex.

℞. Emplâtre diapalme simple . . .	1 kil.	600 gramm.	℔ iij ℥ iij.
Cire jaune . . . . }			
Poix blanche . . . . }	āā	96 gramm.	℥ iij.
Térébenthine . . . . }			

Faites liquéfier le tout sur un feu doux en agitant; puis vous y incorporerez, à demi refroidi, les gommes-résines suivantes, dissoutes dans l'alcool à 20 degrés Baumé, et ensuite épaissies en extrait:

Gomme résine-ammoniaque. . }			
bdellium . . . . . }	āā	32 gramm.	℥ j.
galbanum. . . . . }			
sagapénum . . . . }			

Mêlez bien le tout, malaxez, formez des magdaléons.

La proportion des gommes-résines dans l'emplâtre est d'un dix-neuvième.

Il est certain que cet emplâtre est fort résolutif et maturatif, à cause des gommes-résines; il agit avec efficacité sur les tumeurs.

La *Pharmacopée batave* de 1805, in-4°, et M. Louis Delondre préfèrent une méthode plus facile que celle du *Codex*. On fait d'abord fondre au bain-marie l'emplâtre simple; on ajoute la cire jaune. D'un autre côté, on met dans un poêlon les gommes-résines avec la poix blanche, la térébenthine, et quatre onces d'eau, en un instant les gommes-résines sont parfaitement dissoutes, dit M. Delondre. On passe avec expression par un linge au-dessus de l'emplâtre fondu; on agite jusqu'au refroidissement convenable, pour former des magdaléons sur un marbre, selon l'usage. On doit employer des gommes-résines choisies, sans être toutefois en larmes très-pures; il reste environ sur le linge une once de substances hétérogènes. Un quart d'heure suffit par ce procédé pour obtenir un bel emplâtre, qui exige bien du temps et des soins par la méthode du *Codex*. D'ailleurs l'évaporation de l'alcool enlève de l'arome par cette méthode du *Codex*.

Emplâtre agglutinatif simple, du Codex.

℞. Emplâtre diapalme simple . .	192 gramm.	℥ vj.
Poix blanche molle	32 gramm.	℥ j.

Faites liquéfier ensemble.

On s'en sert en sparadrap pour réunir les lèvres des plaies.

L'ancien *Emplâtre agglutinatif* est un mélange

D'emplâtre diachylon simple .	250 gramm.	℥ viij.
De poix blanche	96 gramm.	℥ iij.

Autre emplâtre à sparadrap, pour la toile Gautier.

℞. Emplâtre diapalme	ãã	500 gramm.	℔ j.
diachylon simple. .			
de céruse		250 gramm.	℥ viij.
Poudre d'iris de Florence . .		48 gramm.	℥ j ß.

On fait liquéfier les emplâtres, on y mêle la poudre; le tout s'étend sur une toile, en sparadrap, à deux côtés. Il excite la suppuration sur les cautères.

Emplâtre de blanc de céruse (album coctum).

℞. Oxyde de blanc de plomb pur.	1 kilogr.	500 gramm.	℔ iij.
Huile d'olives.	3 kilogr.		℔ vj.

Faites cuire, avec un peu d'eau, en consistance emplastique, à la manière du diapalme, ensuite incorporez-y, à une douce chaleur,

Cire blanche	286 gramm.	℥ ix.

Formez des magdaléons. L'emplâtre doit être très-blanc, ce qui est difficile, parce que la combinaison de l'oxyde avec l'huile est fort lente, et ainsi l'emplâtre peut être brûlé. Cet oxyde blanc, moins oxydé que la litharge, a besoin de recevoir de l'air la quantité d'oxygène qui lui manque pour solidifier l'huile et s'unir à elle.

C'est un topique supposé réfrigérant sur les ulcères enflammés, les brûlures. Il cicatrice et dessèche.

Emplâtre, dit onguent de Canet.

℞. Emplâtre diachalcitéos	ãã	500 gramm.	℔ j.
diachylon gommé			
Cire jaune.			
Huile d'olives.			
Colcothar ou sulfate de fer oxydé rouge			

Broyez sur un porphyre le colcothar avec une partie de l'huile, liquéfiez ensemble les autres substances, en y incorporant le colcothar avec l'huile; formez du tout des magdaléons. Cet emplâtre est siccatif, résolutif; fait suppurer. Au lieu de l'emplâtre diachalcitéos, l'on met seulement une livre d'emplâtre diapalme simple.

Emplâtre triapharmacum, de Mésué.

℞. Oxyde de plomb rouge, ou minium en poudre . . .	ãã	5 hectogr.	℔ j.
Vinaigre blanc.			
Huile commune vieille . .		1 kilogr.	℔ ij.

On triture bien l'oxyde de plomb avec le vinaigre et l'huile, comme pour l'onguent nutritum ; puis l'on met sur le feu cuire jusqu'à ce que le vinaigre soit évaporé, et l'on en ajoute d'autre si le minium n'est point assez dissous (car cela dépend de la force du vinaigre). L'emplâtre, cuit en consistance convenable, est d'un rouge brun ; on le malaxe, et on en forme des magdaléons.

L'on peut y ajouter sur la fin, si l'on veut,

Camphre pulvérisé. . . .	48 gramm.	℥ j ß.

Il se forme de l'acétate de plomb pendant l'opération, et ce sel, avec très-grand excès de base, se combine à son tour à l'huile rancie ; l'oxygène lui donne la consistance requise.

On vante cette ancienne composition pour déterger les anciens ulcères, les dessécher, arrêter les écoulemens sanieux, et pour résoudre les tumeurs. *Triapharmacum*, de trois drogues.

Emplâtre de l'abbé de Grasse.

C'est un diapalme fait en y ajoutant du suc de roses pâles.

Emplâtre dit onguent de pompholyx, de Nicolas Alexandrin.

℞. Huile rosat.	320 gramm.	℥ x.
Cire jaune	80 gramm.	℥ ij ß.
Suc dépuré de morelle	128 gramm.	℥ iv.

Faites réduire sur le feu ce suc avec l'huile, jusqu'à consomption de l'humidité ; faites-y liquéfier la cire, puis ajoutez les poudres suivantes :

Oxyde blanc de zinc, ou pompholyx,	āā	32 gramm.	℥ j.
Oxyde sulfuré de plomb, ou galène calcinée, grise			
Oxyde blanc de plomb		64 gramm.	℥ ij.

Incorporez le tout à chaud ; il se formera, quoique imparfaitement, un composé emplastique de couleur grise ; plus on l'agitera, plus le sulfure de plomb, revenant à l'état de galène, deviendra noirâtre et prendra une apparence métallique. Sur la fin, la masse étant presque refroidie, on ajoute :

Encens nef, pulvérisé	32 gramm.	℥ j.

Formez un mélange exact.

On ne saurait dire que l'emplâtre soit bien formé, parce qu'il n'a pas subi une combinaison exacte, faute de chaleur et de cuisson ; de là vient sa consistance d'onguent, surtout si on le fait presque à froid, comme le pratiquent quelques pharmaciens.

C'est un bon dessiccatif, qui passe pour rafraîchissant et pour ôter l'inflammation des ulcères en les détergeant.

Il se durcit en vieillissant. Au lieu d'huile rosat, on pourrait prendre de l'huile de morelle par infusion.

Emplâtre de savon réformé, du Codex.

℞.	Emplâtre simple diapalme.	16 parties.
	Cire blanche	1 partie.
	Savon médicinal	3 parties.

Faites liquéfier l'emplâtre et la cire, incorporez-y le savon râpé. Telle est la formule de M. Jéromel.

Emplâtre de savon camphré.

C'est le même que le précédent, auquel on mêle, étant encore demi-liquide, du camphre 32 grammes (1 once), divisé et pulvérisé au moyen de quelques gouttes d'alcool.

Ces emplâtres sont estimés calmans, antiarthritiques, fondans, nervins : le camphé est, dit-on, antihystérique, appliqué sur la région de l'utérus; placé sur le ventre, aux enfans, il excite la sortie des vers et du méconium.

Emplâtre de minium.

℞.	Huile d'olives	628 gramm.	℔ j ℥ iv.
	Oxyde de plomb rouge, ou minium . .	384 gramm.	℥ xij
	Cire jaune	96 gramm.	℥ iij.
	Eau	Q. s.	

Séparez, par la tamisation du minium, les petites grenailles de plomb en métal qu'il contient ordinairement, et qui ne se combineraient pas à l'huile; faites cuire le minium avec l'huile et l'eau, en consistance convenable; puis, sur la fin, liquéfiez-y la cire. Comme le minium, en se combinant, a perdu une très-grande partie de sa couleur, et que cet emplâtre est gris rougeâtre, on y mêle à la fin 16 grammes (4 gros) de minium porphyrisé, pour le colorer. Formez des magdaléons à la manière accoutumée.

Comme tous les autres emplâtres de plomb, celui-ci est siccatif, cicatrisant sur les ulcères.

Emplâtre mou de minium, ou cérat de minium.

℞.	Cire jaune	ãã 250 gramm.	℔ ß.
	Suif de mouton.		
	Huile rosat		
	Oxyde de plomb rouge ou minium .	192 gramm.	℥ vj.
	Camphre	6 gramm.	ʒ j ß.

Cette composition de consistance moindre que les emplâtres, n'en est qu'un non cuit, comme celui de pompholyx. On liquéfie ensemble les corps gras, puis on y mêle le minium bien porphyrisé. Lorsque le mélange, bien agité, se refroidit, on y fait entrer le camphre, qu'on a pulvérisé par l'addition de quelques gouttes d'alcool. On forme de petits magdaléons.

C'est un siccatif rafraîchissant pour fermer la plaie des vésicatoires, pour calmer les cuissons des brûlures, des inflammations cutanées, etc.

Emplâtre de Nuremberg, ou d'oxyde rouge de plomb camphré, du Codex.

℞. Oxyde de plomb rouge, ou minium.	300 gramm.	℥ ix ʒ iij.
Huile d'olives.	600 gramm.	℔ j ℥ iij ʒ j.
Cire jaune.	500 gramm.	℔ j.
Camphre	24 gramm.	ʒ vj.
Eau	Q. s.	

Faites combiner, à l'aide de la chaleur, en agitant, et avec de l'eau, le minium porphyrisé avec l'huile; lorsque l'emplâtre est formé, l'on y met liquéfier la cire, et sur la fin l'on ajoute le camphre pulvérisé, qu'on a réduit en pâte avec de l'alcool. Le tout bien malaxé se forme en magdaléons.

Pour redonner un peu plus de couleur rouge à cet emplâtre, on ajoutera, sur la fin de la cuite, environ 60 gramm. (2 onces) de minium.

Il est à remarquer qu'une portion du minium, en se combinant, perd de sa couleur rouge, mais qu'il ne forme point une masse emplastique bien solide avec l'huile, comme le fait la litharge, parce que le minium est moins oxydé qu'elle, et il contient de l'acide carbonique, qui doit se dégager, afin que l'oxyde de plomb se combine avec l'acide oléique. L'axonge est plus susceptible de bien former cette combinaison que l'huile; aussi l'on introduit beaucoup de cire dans cet emplâtre pour qu'il acquière une consistance suffisante. Le camphre ne doit se mettre qu'au moment du refroidissement; mais tout celui qu'on fait entrer dans les emplâtres se dissipe à la longue, et il vaudrait mieux n'en ajouter qu'au moment du besoin.

L'emplâtre de Nuremberg, très-usité, est dessiccatif, et passe pour antiseptique. Sa couleur doit être rouge; et comme elle ne le serait pas suffisamment à cause de la combinaison du minium, on colore cet emplâtre par l'addition, sur la fin, d'un peu de minium qu'on y mélange; il y entre pour le quart environ du total.

Emplâtre dit céroine ou ciroëne.

℞. Poix de Bourgogne, ou résine de pin.	1 kil. 250 gramm.	℔ ij ß.
Poix noire	320 gramm.	℥ x.
Cire jaune	384 gramm.	℥ xij.
Suif de bélier	128 gramm.	℥ iv.
Bol d'Arménie préparé	320 gramm.	℥ x.
Myrrhe . . . . }		
Encens . . . . } āā	64 gramm.	℥ ij.
Minium ou oxyde de plomb rouge . . }		

Les résines, la cire et le suif sont liquéfiés à une douce chaleur, et passés à travers un linge. On introduit dans ces corps gras liquides les autres ingrédiens, qu'on a bien porphyrisés à part et mêlés. Cette poudre se mélange en la faisant tomber d'un tamis, qu'on secoue au-dessus de la matière liquéfiée, et en l'agitant jusqu'au refroidissement. On forme des magdaléons en malaxant le mélange emplastique. Il n'y a point de combinaison de plomb proprement dite, mais elle s'opère avec le temps. On l'applique sur la peau pour fortifier les muscles, les tendons et aponévroses. Son nom vient de la cire. Les danseurs, les coureurs, l'appliquent sur les mollets.

Emplâtre dit onguent vert, ou des douze apôtres.

℞. Cire jaune		80 gramm.	℥ ij ß.
Térébenthine . . . . }	ãã	56 gramm.	℥ j ʒ vj.
Gomme ammoniaque . . . . . }			
Poix résine . . . . }			
Oxyde de plomb demi-vitreux .		36 gramm.	℥ j ʒ j.
Aristoloche ronde . . . . . . }	ãã	32 gramm.	℥ j.
Bdellium. . . . . }			
Encens . . . . }			
Myrrhe. . . . . }	ãã	16 gramm.	℥ ß.
Galbanum . . . . }			
Opopanax . . . . }	ãã	8 gramm.	ʒ ij.
Vert-de-gris. . . . . }			
Huile d'olives		750 gramm.	℔ j ß.

Ceci est un emplâtre mou; car on fait d'abord dissoudre la litharge dans l'huile, en ajoutant de l'eau comme pour les emplâtres; on y liquéfie ensuite la térébenthine, la poix résine; on ajoute les autres substances pulvérisées; et à la fin on mêle le vert-de-gris, qui donne la coulenr à la composition, qui était jaune auparavant, et plus solide que les onguens ordinaires. Cet oxyde de cuivre s'unit très-bien aux corps gras avec le temps.

On en faisait jadis un grand usage dans les hospices civils, et on l'appliquait sur presque tous les maux extérieurs. Il a été très-vanté, et il porte le nom des apôtres, soit à cause de ses bonnes qualités, soit parce qu'il est composé de douze espèces de drogues (si l'on ne compte pas l'excipient, qui est l'huile). Il déterge, cicatrise; est antigangréneux.

Emplâtre dit miraculeux.

℞. Oxyde de plomb demi-vitreux, ou litharge . . . . }	ãã	250 gramm.	℥ viij.
Oxyde de plomb rouge, ou minium }			
Oxyde de plomb blanc	1 kil.		℔ ij.
Huile d'olives.	1 kil.	500 gramm.	℔ iij.

Formez une composition emplastique par coction avec de l'eau, comme pour le diapalme. Ajoutez ensuite :

Savon blanc ratissé	128 gramm.	℥ iv.

Faites un mélange exact par liquéfaction; alors mêlez:

Camphre	32 gramm.	℥ j.
Baies de laurier en poudre. . . .	16 gramm.	℥ ß.

Il faut attendre que l'emplâtre soit presque refroidi pour y incorporer ces poudres; ensuite on le malaxe, et on fait des magdaléons.

C'est, dit-on, un excellent topique sur les vieux ulcères, sur les tumeurs indolentes; il les fond et résout; il déterge, il cicatrise, il empêche la putridité. Mais la chirurgie moderne rabat infiniment des propriétés des emplâtres, et avec quelque raison, bien que tous ne soient pas à dédaigner.

Emplâtre dit de la main de Dieu, manus Dei.

℞. Huile d'olives		1 kilogr.	℔ ij.
Oxyde de plomb demi-vitreux, on litharge.		5 hectogr.	℔ j.
Gomme ammoniaque		108 gramm.	℥ iij ʒ iij.
Galbanum.		40 gramm.	℥ j ʒ ij.
Opopanax		32 gramm.	℥ j.
Sagapénum		64 gramm.	℥ ij.
Mastic		32 gramm.	℥ j.
Encens	ãã	64 gramm.	℥ ij.
Bdellium			
Aristoloche ronde		32 gramm.	℥ j.
Pierre calaminaire, ou oxyde de zinc brun porphyrisé		64 gramm.	℥ ij.
Oxyde vert de cuivre		32 gramm.	℥ j.
Cire jaune.		628 gramm.	℔ j ℥ iv.

Faites l'emplâtre avec la litharge, l'huile et un peu d'eau, à la manière accoutumée; mettez liquéfier ensuite la cire, puis incorporez toutes les autres substances en poudre, et le vert-de-gris à la fin : lorsque le composé est à demi-refroidi, l'on malaxe bien le tout, et on forme des magdaléons. L'emplâtre est vert, parce qu'on y met le vert-de gris sur la fin. Il ressemble aux précédens presque en tout, et a les mêmes qualités.

DES STÉARATÉS TRÈS-COMPLIQUÉS.

Emplâtre diabotanum, de Blondel.

℞. Feuilles récentes et racines de bardane			
de pétasite			
de souci			
de ciguë			
de chamæpitys			
de livèche	ãã	192 gramm.	℥ vj.
de grande valériane			
d'angelique.			
d'aunée			
de raifort sauvage			
d'élaterium			

de scrophulaire grande et petite			
de grande joubarbe.	ãã	192 gramm.	℥ vj.
de grande et petite chélidoine			
de gratiole.			
Sucs dépurés de ciguë			
de chélidoine	ãã	2 kilogr.	℔ iv.
d'ormin			
de petite joubarbe . . .			

Formez une décoction avec toutes les premières herbes hachées, et joignez-y les sucs de ces plantes. On exprime, et on clarifie à la manière ordinaire. On prépare un extrait de toutes ces plantes au bain-marie.

D'autre part,

℞. Litharge préparée		1 kilogr.	℔ ij.
Huiles de vers.			
de petits chiens.	ãã	250 gramm.	℥ viij.
de mucilage			
de mélilot.			
Soufre sublimé lavé.		470 gramm.	℥ xv.
Cire jaune			
Styrax liquide purifié	ãã	500 gramm	℔ j.
Poix blanche ou molle			
Gomme ammoniaque			
Galbanum	ãã	128 gramm.	℥ iv.
Opopanax			
Sagapénum.			
Racines pulvérisées d'iris de Florence.			
de pain-de-pourceau . .			
de renoncule			
de fritillaire, couronne impériale	ãã	24 gramm.	ʒ vj.
de serpentaire.			
d'ellébore blanc			
de sceau de Notre-Dame .	ãã	32 gramm.	℥ j.
d'arum			
des trois aristoloches . .		8 gramm.	ʒ ij.
d'asarum		96 grgmm.	℥ iij.
Feuilles de pistachier		12 gramm.	ʒ iij.
Baies de laurier		16 gramm.	ʒ iv.
Semences d'angélique	ãã	24 gramm.	ʒ vj.
de cresson			
de cumin.		96 gramm.	℥ iij.
Fiente de pigeon.		32 gramm.	℥ j.
Bitume de Judée.			
Encens en larmes	ãã	250 gramm.	℥ viij.
Mastic			
Euphorbe		32 gramm.	℥ j.
Résine de tacamahaca		384 gramm.	℥ xij.
Bdellium	ãã	96 gramm.	℥ iij.
Myrrhe			
Camphre		48 gramm.	℥ j ß.
Huile de girofles		32 gramm.	℥ j.
Huile de briques ou des philosophes		80 gramm.	℥ ij ß.

Cet emplâtre, l'une des monstrueuses compositions pharmaceutiques, est appelé *diabotanum*, de διὰ, avec, βοτάνη, plante ou herbe.

Après avoir obtenu l'extrait des plantes et des sucs, comme nous l'avons dit, et l'avoir fait dessécher, on prend d'autre part la litharge et les huiles, que l'on cuit en emplâtre, à la manière accoutumée, en mettant, au lieu d'eau, de la décoction restante des plantes. On fait cuire plus qu'à l'ordinaire l'emplâtre, afin qu'il soit solide. Alors on y met fondre le soufre, qui, se combinant à l'oxyde de plomb, le minéralise aussitôt en noir, et forme de la galène (sulfure de plomb) dans la composition emplastique. On ajoute la cire, le styrax et la poix qu'on a liquefiés à part et passés pour séparer les impuretés. L'emplâtre alors liquide reçoit l'extrait sec des plantes qu'on a réduit en poudre avec les gommes-résines, les résines, les parties des plantes pulvérisées, comme racines, feuilles, baies, semences, la fiente de pigeon, etc.

Sur la fin de ce mélange, qu'on doit incorporer avec soin, l'on ajoutera le camphre qu'on aura divisé dans l'huile de girofles et l'huile de briques (ou empyreumatique). Enfin on malaxe bien toute la masse, et on forme ses magdaléons. Il ne faut pas mêler les gommes-résines et l'extrait pulvérisé, lorsque l'emplâtre est trop chaud, de peur que ces matières se grumèlent. Quand on n'ajoute le soufre qu'avec les autres poudres, et non auparavant, selon la méthode que nous donnons, l'emplâtre est seulement gris, et ne noircit qu'au bout d'un an, parce que le soufre n'entre pas aussi facilement en contact avec l'oxyde de plomb qu'on le désire, pour que la composition soit bien faite.

On peut toujours avoir prêt l'extrait des plantes du *diabotanum*, afin de pouvoir faire cet emplâtre dans tous les temps de l'année. Il devient fort dur en vieillissant, et n'adhère pas bien à la peau, à moins qu'on ne le ramollisse en le liquéfiant dans un peu d'huile.

Aujourd'hui tous ces fatras de drogues sont bien tombés en désuétude, et ne subsistent que par leur ancienne réputation. Ce n'est point par croyance aux vertus de cet emplâtre que nous l'avons conservé ici ; c'est comme exemple des procédés à mettre en pratique pour l'instruction pharmaceutique, si l'on demandait son mode de préparation.

Quelques praticiens préfèrent cependant encore cet emplâtre à celui de Vigo simple. Il est très-fondant et résolutif; il résout, dit-on, les tumeurs squirrheuses et lymphatiques, les glandes engorgées, les loupes, etc., ce qu'il ne doit qu'à quelques substances actives, comme les gommes-résines et les résines qu'on y fait entrer, car la fiente de pigeon et autres inutilités n'opèrent rien du tout.

D'ordinaire, ces remèdes très-compliqués, dans lesquels on entasse toutes sortes de médicamens, afin que chacun combatte sa maladie, de manière qu'on puisse les appliquer en ous les cas, ces remèdes universels ou *catholicons* des aniens, ne produisent en effet presque rien du tout, parce que ouvent une matière est contraire à l'autre et la neutralise.

On a remarqué que du soufre venait s'effleurir à la surface es magdaléons de cet emplâtre devenu vieux.

Emplâtre de Jean de Vigo, *ancien.*

℞.			
Grenouilles vivantes		Nº xxiv.	
Vers de terre, lavés dans du vin blanc (1)	aã	5 hectogr.	℔ j.
Racines récentes d'yèble . . .			
d'aunée . . .			
Fleurs sèches de camomille . .	aã	48 gramm.	℥ j ß.
de lavande . . .			
de matricaire . .			
de mélilot . . .			
Vinaigre	aã	1 kilogr.	℔ ij.
Vin blanc			
Eau commune		Q. s.	

L'on fera bouillir ensemble ces diverses substances monées, incisées, avec le vin, le vinaigre et l'eau. Vers la fin de la décoction, l'on ajoute les fleurs; on fait infuser pendant emi-heure, puis l'on passe avec expression, et l'on décante la colature de dessus son dépôt; on la met à part. Ensuite,

℞.			
Oxide de plomb demi-vitreux, ou litharge.		2 kilogr.	℔ iv.
Graisse de porc.	aã	500 gramm.	℔ j.
de veau.			
Huiles grasses de grenouilles . .	aã	250 gramm.	℥ viij.
de vers.			
d'aneth			
de camomille . .			
de lavande . . .			
d'aunée			
de lis.			

Formez un emplâtre avec la litharge, ces graisses et huiles, en ajoutant, au lieu d'eau, la décoction précédente jusqu'à parfaite combinaison, et jusqu'à ce que toute la décoction soit vaporée ou consommée.

L'emplâtre formé, et ayant la consistance convenable, on y oindra alors :

(1) On ne lave les vers dans le vin que pour leur faire dégorger la matière erreuse dont ils se nourrissent, et la substance mucilagineuse qu'ils exsudent. u reste, ces substances animales, les grenouilles, les vipères, les vers, serent bien peu, ou même ne servent à rien, dans la composition. Aussi on les upprime maintenant.

Huile de laurier.	128 gramm.	℥ iv.
Cire jaune.	1 kilogr.	℔ ij.
Styrax liquide purifié	128 gramm.	℥ iv.
Térébenthine claire.	}	
Poudre d'encens.	}	
d'euphorbe	} āā 32 gramm.	℥ j.
de myrrhe	}	
de safran	}	
de vipères.	64 gramm.	℥ ij.

On fait liquéfier ces substances, à l'exception des poudres, et on les joint à l'emplâtre. Ce mélange opéré, alors on incorpore ces poudres avec soin, et sur la fin, le mélange étant presque refroidi, on y fait entrer :

Huile volatile de lavande. . . .	6 gramm.	ʒ j ß.

On malaxe bien la masse, et on forme des magdaléons. C'est l'emplâtre simple, qui est fondant, résolutif, qui s'applique pour dissiper les tumeurs et les squirrhes. Mais comme on l'emploie rarement simple, on n'en conserve qu'une partie, et l'on prépare l'autre avec le mercure, de la manière suivante:

Emplâtre de Vigo, *avec le mercure.*

℞. Mercure coulant.	500 gramm.	℔ j.
Styrax liquide purifié.. . . .	} āā 64 gramm.	℥ ij.
Térébenthine claire.	}	
Emplâtre de Vigo simple, moitié de la masse précédente.		

Eteignez le mercure dans le styrax et la térébenthine; lorsqu'il est si exactement divisé qu'on ne voit aucun globule, en le frottant sur du papier gris, on fait liquéfier l'emplâtre, et lorsqu'il est près de se refroidir, on y incorpore le mercure éteint, en prenant bien attention que la moindre chaleur ne fasse revivifier celui-ci, ce qui arrive si l'on n'a pas cette précaution.

Cet emplâtre est d'un gris d'ardoise et d'une qualité très-fondante, très-active; on l'applique sur les bubons vénériens, pour les résoudre et faire suppurer. Il résout aussi les autres engorgemens des glandes, des articulations, etc.

REMARQUE.

Cet emplâtre vanté est, d'après cette recette donnée par son auteur, d'une composition très-défectueuse, comme l'a déjà fait remarquer Baumé. Indépendamment de l'inutilité des grenouilles et vers, etc., qui ne donnent qu'un peu de gélatine, la décoction des racines et des fleurs perd presque tout par la longue ébullition. Il en est de même des huiles par infusion avec lesquelles se combine la litharge; car l'huile de grenouilles, de vers, de lis, etc., ne diffère pas essentiellement une huile ordinaire ; et quant à celles d'aneth, de lavande, etc., les parties volatiles dont elles sont chargées se dissipent par la coction : il y reste tout au plus une portion résino-extractive de ces plantes. Quoique l'emplâtre porte le nom de *grenouilles*, nous croyons qu'on peut fort bien se dispenser d'en mettre.

Emplâtre de mercure composé, ou de Vigo, *mercuriel, simplifié par le* Codex.

℞. Emplâtre diapalme simple. . .	1 kil. 250 gramm.	℔ ij ß.
Cire jaune	} āā 64 gramm.	℥ ij.
Résine, poix de pin.		

Faites liquéfier ensemble, et lorsque ces substances sont à demi-refroidies, incorporez-y les poudres suivantes :

Gommes-résines ammoniaque. . .	} āā 20 gramm.	ʒ v.
bdellium. . . .		
oliban.		
myrrhe		
Safran en poudre.	12 gramm.	ʒ iij.

Mêlez exactement; d'autre part, triturez dans un mortier de fer, jusqu'à parfaite extinction,

Mercure coulant	380	℥ xij.

dans

Térébenthine pure.	64 gramm.	℥ ij.
Styrax	192 gramm.	℥ vj.

Ce mercure, éteint dans ces substances, sera incorporé avec l'emplâtre à moitié refroidi, et intimement mêlé ; enfin, au moment où il va se refroidir, aromatisez-le avec :

Huile volatile de lavande.	8 gramm.	ʒ ij.

Malaxez ensuite en magdaléons; le mercure entrera environ pour un huitième de la masse totale.

Note sur ce procedé.

Au lieu de mettre en pondre les gommes-résines pour les incorporer à la masse emplassique, il est plus avantageux, selon nous, de prendre ces substances et de les faire liquéfier à part dans un poëlon avec la térébenthine et le styrax ; on passe le tout par un linge, et le liquide se mélange au mercure qu'on fait éteindre par trituration, puis on incorpore le tout à la masse emplastique tenue liquide sur un feu doux.

Il ne faut pas préparer cet emplâtre dans des vaisseaux de cuivre, pour éviter les amalgames du mercure, mais bien dans des vaisseaux en fer ou en fonte.

Si l'on a fait chauffer l'emplâtre un peu plus qu'à l'ordinaire, le mercure prend une couleur violâtre, assez agréable, qui ne change rien à la composition, mais oxyde seulement un peu plus le mercure.

Emplâtre styptique, de Crollius.

℞. Oxyde rouge de plomb, minium. Oxyde de zinc jaune argileux, ou calamine	āā	96 gramm.	℥ iij.
Oxyde de plomb demi-vitreux, litharge.		190 gramm.	℥ vj.
Huiles de lin. . . . . d'olives.	āā	285 gramm.	℥ ix.

Formez un emplâtre, en faisant cuire avec de l'eau ou de la décoction d'aristoloche longue et ronde. Le mélange cuit en consistance emplastique solide; on y fait liquéfier,

Huile de laurier		96 gramm.	℥ iij.
Cire jaune. . . . . Colophone.	āā	190 gramm.	℥ vj.
Sandaraque . . . . Térébenthine.	āā	96 gramm.	℥ iij.

Le mélange refroidi, l'on a les poudres préparées de

Gomme-résine ammoniaque. . . bdellium. . . . galbanum. . . . opopanax. . . . sagapénum. . .	āā	48 gramm.	℥ j ß.
Succin ou karabé. . . . . . . Encens. . . . . Myrrhe. . . . . Aloès . . . . Racines d'aristoloche longue . . ronde. . .	āā	16 gramm.	℥ ß.
Pissasphalte ou mumie. . . . Racines de tormentille	āā	24 gramm.	ʒ vj.
Pierre hématite (hydrate rouge de fer		128 gramm.	℥ iv.
Bol de Blois ou d'Arménie, préparé. . . . . Sang-dragon. . . . . Sulfate de zinc.	āā	16 gramm.	℥ ß.
Muriate d'ammoniaque antimonié, (ou fleurs rouges d'antimoine sublimé). . . . . Oxyde brun de fer carbonaté (safran de Mars astringent). . .	āā	8 gramm.	ʒ ij.

On introduit toutes ces substances pulvérisées, mêlées, dans l'emplâtre, et sur la fin l'on y ajoute:

Camphre	16 gramm.	℥ ß.
Huile volatile de genièvre. . .	6 gramm.	ʒ j ß.

On triture le camphre avec cette huile, et on fait entrer le tout dans l'emplâtre presque refroidi, pour qu'il ne se volatilise presque rien.

Cet emplâtre est regardé comme astringent, tonique, vulnéraire, résolutif; il cicatrise les ulcères, résiste à la putréfaction, fortifie. L'auteur y ajoutait aussi de l'aimant, du corail, de la nacre de perles, etc. Il y a plusieurs préparations ferrugineuses qu'on peut réduire à une seule.

Emplâtre opodeltoch, *de* Paracelse.

Comme il diffère très-peu de celui de Crollius, et qu'il sert fort rarement, nous croyons inutile de le rapporter ici. On le trouve décrit dans la *Pharmacopée universelle* de Lémery, 6ᵉ édition Paris, in-4°, 1764, pag. 816). Il a les mêmes vertus, et son nom désigne qu'il est fortifiant.

Des emplâtres par simples mélanges.

Emplâtre de Fouquet.

℞. Axonge de porc.	64 gramm.	℥ ij.
Emplâtre diapalme. . . .	128 gramm.	℥ iv.
Cire blanche	64 gramm.	℥ ij.

Faites liquéfier ensemble, alors ajoutez et mélangez :

Minium, oxyde rouge de plomb.	64 gramm.	℥ ij.

C'est un résolutif comme tant d'autres, quoique vanté.

Emplâtre pour les cors des pieds.

℞. Galbanum.	32 gramm.	℥ j.
Poix noire pure.	16 gramm.	ʒ iv.
Diachylon simple	8 gramm.	ʒ ij.
Oxyde vert de cuivre. . . } Hydrochlorate d'ammoniac. }	ãã 12 décigr.	℈ j.

Faites fondre à petit feu la poix et le diachylon, mêlez-y les autres substances pulvérisées, et incorporez bien exactement le tout, dont vous formerez des magdaléons. C'est un simple mélange. L'oxyde de cuivre sert pour corroder en partie les callosités de l'épiderme des pieds, que les autres ingrédiens ramollissent. Lorsqu'on applique cet emplâtre sur les cors ou sur des verrues, il est bon auparavant de couper ceux-ci, et de les amollir en les trempant dans de l'eau tiède.

Emplâtre résolutif des quatre fondans, du Codex.

℞. Emplâtre diachylon gommé. . de savon. . . . . de Vigo mercuriel. . de ciguë.	ãã Part. égal.

Faites liquéfier ensemble, et formez des emplâtres maturatifs, fondans.

Emplâtre magnétique, *d'*Angelus Sala.

℞. Sagapénum. . . . . Gomme ammoniaque . . . . . Galbanum	ãã 192 gramm.	℥ vj.

℞. Cire jaune................. / Térébenthine.................	ana 285 gramm.	℥ ix.
Aimant arsenical (ou sulfure d'antimoine arseniqué) (1)..	192 gramm.	℥ vj.
Oxyde rouge de fer, ou colcothar, lavé et séché..........	64 gramm.	℥ ij.
Huile empyreumatique de succin........................	32 gramm.	℥ j.

La cire, la térébenthine liquéfiées, on y mêle les gommes-résines, soit dissoutes dans du vinaigre scillitique, passées et évaporées en extrait, comme le prescrit l'auteur, soit pulvérisées avec le colcothar; vers le refroidissement du mélange, on y verse l'huile empyreumatique, on agite fort; ensuite on malaxe et l'on forme des magdaléons.

Cet emplâtre a été très-vanté en application sur les bubons pestilentiels, ou anthrax et charbons; il a des effets plus avantageux sur les tumeurs froides et indolentes des écrouelles (*strumæ*); il produit une escharre noire, suivie de suppuration, laquelle peut résoudre ces scrofules; il déterge aussi les ulcères fongueux rebelles. On panse ensuite avec de l'onguent rosat.

Emplâtre de cire verte.

℞. Cire jaune.............	1 kilogr.	℔ ij.
Poix résine.............	386 gramm.	℥ xij.
Terébenthine...........	192 gramm.	℥ vj.
Oxyde vert de cuivre...	96 gramm.	℥ iij.

Faites fondre la poix, la térébenthine et la cire. Vous y incorporerez le vert-de-gris en le faisant tomber d'un tamis agité au-dessus du mélange, et vous mêlerez bien avec une spatule de bois (non de fer, qui réduirait quelques portion d'oxyde de cuivre). Ce mélange, d'un beau vert, mis en magdaléons, sert, appliqué sur les cors ou calus des pieds, pour les ronger : il nettoie aussi les ulcères baveux de leurs chairs fongueuses. Au bout de quelque temps, cet emplâtre noircit un peu à l'extérieur; l'oxyde perd de son oxygène, qui concrète et durcit davantage les corps résineux auxquels il est uni, et il en développe le carbone.

(1) *Voyez* aux Préparations chimiques, ci-après, liv. VIII.

LIVRE HUITIÈME.

DES PRÉPARATIONS CHIMIQUES USITÉES EN PHARMACIE.

INTRODUCTION A LA CHIMIE PHARMACEUTIQUE.

Toutes les substances que renferme le monde sont l'objet de l'histoire naturelle considérée en général. Mais on a senti le besoin de séparer en diverses branches l'arbre des connaissances humaines, trop vaste pour être embrassé dans toute son étendue par un seul esprit. Ainsi, l'on a divisé la science de la nature en celle des phénomènes généraux ou des propriétés de la matière, comme l'étendue, l'impénétrabilité, la pesanteur, le mouvement et ses lois, la dilatabilité, la compressibilité, l'élasticité, etc. : d'où sont nées la dynamique, la statique, la mécanique, etc. Telle est la physique générale. Tantôt elle s'applique aux corps célestes : c'est l'astronomie physique; tantôt à la lumière : c'est l'optique, catoptrique, dioptrique; ou c'est aux sons : d'où l'acoustique; aux fluides : d'où l'hydrostatique, l'hydraulique; enfin à l'électricité, au magnétisme, etc.

Une autre branche de l'histoire naturelle s'attache à la figurabilité des corps : d'où sont nées les sciences topographiques et descriptives, depuis la géographie jusqu'à la description des minéraux, des plantes et des animaux; et depuis l'anatomie de l'homme et des autres êtres, jusqu'à la cristallographie minérale. Mais cette étude ne se borne pas à reconnaître l'existence des phénomènes naturels. L'esprit humain, qui en recherche avidement les causes, a créé les sciences de la physiologie, qui s'occupe en particulier des fonctions et des facultés des êtres vivans, et de la chimie, qui observe la nature intime des corps ou leur action réciproque les uns sur les autres.

Dans cette partie des *sciences*, l'homme cherche surtout ce qui a rapport à lui-même, à ses besoins, à sa santé, à ses plaisirs : de là sont nés les *arts* (1) de l'agriculture et du commerce, de la médecine, la métallurgie, les arts mécaniques, etc.

(1) Les sciences s'occupent de la connaissance des choses naturelles; les arts

Telle est la filiation des connaissances humaines, tels sont leurs rapports entre elles, que chacune prête à l'autre un mutuel appui. Pour être physicien instruit, il faut être naturaliste; comme pour être habile chimiste, il faut d'abord connaître la physique, et selon l'adage : *ubi desinit physicus, incipit chemicus.* En effet, le physicien observe principalement les propriétés générales de la matière; mais le chimiste étudie surtout l'action particulière des molécules des co les unes sur les autres. Le premier considère plutôt les masses, le second descend dans l'intérieur ou les parties intimes; il travaille sur des atomes imperceptibles. Toute la science chimique est renfermée dans la connaissance des affinités électives, des proportions et des propriétés qui résultent des diverses combinaisons des corps.

Nous diviserons la chimie pharmaceutique en quatre parties :

La première traitera de la chimie pneumatique (de πνεῦμα, *spiritus*, air ou *gaz*) (1) dans ses rapports avec la pharmacie.

La seconde aura pour objet la chimie minérale, et traite des corps combustibles, métalliques ou non, des acides, des alcalis, des terres et oxydes métalliques, des sels neutres autres combinaisons (à deux radicaux ou plus);

La troisième est destinée à la chimie végétale et à l'examen des diverses substances fournies par les plantes, ou des composés ternaires (à trois radicaux au moins);

La quatrième enfin s'occupera de la nature des substances animales et de leurs produits, ou des composés quaternaires (pour le moins à quatre radicaux).

Il y a cette remarque à faire que la chimie organique n'opère véritablement que sur les animaux et les végétaux à l'état de mort; car celle qui s'exerce dans ces êtres à l'état vivant est plus ou moins modifiée par les fonctions de la vie. On en voit des exemples dans l'action des médicamens. Ainsi les cantharides n'agissent pas, comme on sait, sur des organes sphacelés, ou déjà morts, ou totalement paralysés. Le venin de la vipère n'agit pas sur du sang froid, coagulé et hors du corps, mais bien sur le sang vivant dans les vaisseaux. Il se fait par l'acte de la digestion, de l'assimilation, des combinai-

appliquent ces connaissances aux besoins de l'homme. Ainsi la médecine est un art comme la pharmacie. La chimie, en général, est une science; dans ses applications, elle forme plusieurs arts.

(1) Le mot *gaz*, employé pour la première fois par Van Helmont, s'appliquait surtout à l'air méphitique ou acide carbonique, dégagé des corps qui fermentent.

ons particulières, dans chaque organe, bien différentes de elles qui auraient lieu dans un matras qu'on remplirait de ubstances alimentaires réduites en pulpe. Ainsi, le travail des sécrétions particulières, soit à l'aide de fermens, comme le pensaient Van Helmont, Sylvius, soit par des passions de l'âme, elon Stahl, etc., modifie singulièrement le sang et les autres umeurs du corps. La chimie organique, ou les transformations qui s'opèrent dans les corps organisés, sont bien différentes de la chimie que nous opérons sur des corps inertes. Cela est si vrai que, livrés à la mort, ces composés se décomposent, parce qu'ils étaient réunis par une puissance autre que celles des simples affinités.

De plus, les opérations chimiques que l'art tente sur les substances organisées, n'aboutissent jamais, ou qu'à les réduire à des proportions plus simples, en éliminant quelques-unes de leurs parties constituantes, ou qu'à les écarter de plus n plus du type de l'organisation et de la vie. Par exemple, n fera bien descendre le sucre vers l'état d'alcool, d'éther, u d'acide acétique et oxalique, etc.; mais on ne le fera pas etourner vers l'état d'organisation, ni reprendre ses pre-ières qualités nutritives, si propres à s'assimiler à un corps vivant.

Il n'en est point de même dans le règne minéral. Ainsi un métal oxydé, ou combiné à un acide, ou réduit en sel, etc., pourra être ramené à son état métallique primitif. La raison n est que les substances minérales sont d'ordinaire des bases imples, indécomposées encore en élémens ultérieurs, tandis que les végétaux et les animaux, formés de radicaux multi-les et variables, ne reprennent presque jamais leur état pri-itif par les voies ordinaires de la chimie. Il y a dans la himie pneumatique et minérale une véritable *analyse* des corps (ou décomposition) qui peut être suivie de leur *nthèse* (ou recomposition), tandis que les analyses végétales t animales sont beaucoup plus variables, et qu'il n'y a point e synthèse réelle (1). Ce sont pourtant les recherches chi-iques sur les substances organiques qu'il importe au phar-acien de poursuivre particulièrement.

Aucune décomposition des corps ne peut avoir lieu, même pontanément, comme la putréfaction, sans qu'un ou plusieurs e leurs principes ne soient plus fortement attirés par d'autres

(1) Les phosphates, hydrochlorates et autres sels qu'on trouve dans l'éco-mie animale, peuvent être, à la vérité, décomposés et recomposés, mais sels appartiennent aussi au règne minéral.

que par ceux auxquels ils se trouvent unis. Ainsi, nulle d' composition, sans composition d'autre corps: *generatio unius corruptio alterius*. Ou, pour mieux dire, c'est un équilibre qui s'établit entre les différentes forces des molécules de la matière; équilibre qui varie selon la nature des substances avec lesquelles ces molécules se trouvent en contact.

Toutefois cet équilibre n'est pas le résultat fortuit des mélanges que forme le hasard; il a ses lois et ses limites. Indépendamment des choix ou des affinités électives, ou pour mieux dire des préférences que certaines substances manifestent pour d'autres substances, chacune de ces préférences a son terme au-delà duquel elle cesse. Ainsi la potasse et l'acide sulfurique montrent la plus vive tendance à s'unir; mais lorsqu'ils se sont joints dans la proportion de deux parties d'alcali avec une d'acide, ils forment un composé neutre qui se trouve complet, qui ne cherche pas à prendre un surplus d'acide ou d'alcali; ou du moins ce surplus n'y adhère que faiblement. La portion surabondante jouit de ses propriétés naturelles, et tend à s'unir à d'autres corps; ce que ne fait pas de même le sel neutre.

Cette proportion définie que demande un corps pour être saturé, est le poids de la nature, *pondus naturæ* du célèbre Stahl, et cette loi d'équilibre se manifeste dans les diverses substances. Ainsi Dalton observe qu'il y a la même proportion d'oxygène dans tous les oxydes métalliques au *minimum* (ou protoxydes), et que les quantités d'oxygène qui s'y ajoutent pour les porter au *maximum* (ou peroxydes) sont toujours des multiples des quantités primitives. Tous les sels neutres ont aussi une même proportion d'acide en combinaison parfaite, et lorsqu'ils en prennent en surabondance, cette quantité ajoutée est aussi un multiple de la quantité première. Ainsi dans le surtartrate de potasse pur ou crême de tartre (privé du tartrate de chaux que Vauquelin y a trouvé), l'acide est en double quantité de la potasse, ce qui forme un sel acidule; lorsqu'il est en quantité égale, on a le tartrate neutre de potasse ou sel végétal ordinaire. Le sousborate de soude, ou borax, contient aussi le double d'acide, pour l'alcali; mais c'est parce que la soude n'est bien saturée qu'avec le quadruple de cet acide. Le suroxalate de potasse ou sel d'oseille, p... vient aussi quelquefois à l'état de quadroxalate, mais alors est très-acide.

M. Gay-Lussac a remarqué que dans tous les sels métal liques la quantité d'acide était proportionnelle à la quantité d'oxygène que contenait leur oxyde; c'est-à-dire que plus base salifiable contient d'oxygène, plus elle prend d'acide pour e saturer, mais en y adhérant d'autant moins : de là vient que es oxydes de manganèse, de fer, etc., très-oxydés, adhèrent eu aux acides. (*Voyez* ce que nous disons des Affinités, tom. I, ag. 13 et suiv.)

DE L'ÉLECTRICITÉ (1).

ACTION CHIMIQUE DE LA PILE DE VOLTA.

Comme le fluide électrique joue un rôle considérable en himie, et que l'instrument le plus puissant pour le mettre en ction est la pile de métaux inventée par Volta, nous croyons devoir en offrir ici une description.

La pile se compose d'une série d'élémens métalliques. On rend plusieurs plaques, ou circulaires, ou carrées, de zinc t de cuivre qu'on soude ensemble, une plaque de zinc et une e cuivre. Ces paires de deux métaux sont placées horizontaement et de champ, à une certaine distance l'une de l'autre ans une auge ou caisse de bois. Entre ces plaques, on place es corps non conducteurs, carton ou drap, et on mastique ces laques afin de les isoler et les assujettir. Ensuite on verse de 'eau acidulée avec de l'acide nitrique (jusqu'à environ un eizième) entre les paires de plaques. Elle est un excellent conucteur; mais lorsqu'elle a pendant quelque temps agi sur les étaux, il faut la renouveler, car, en se saturant, elle cesse 'être conductrice (2).

Le zinc possède une électricité vitreuse, le cuivre l'a résineuse; par l'accouplement de ces deux plaques, chacun de ces étaux se charge d'électricité. Les paires de plaques communiquant entre elles au moyen de l'eau acidulée, l'électricité se développe de plus en plus, en proportion du nombre e ces paires. Ainsi le côté de la pile que regarde le *zinc*, déploie, vers son extrémité ou pôle, une forte électricité vitreuse ou positive); le côté *cuivre* de cette pile présente au contraire utant d'électricité résineuse (ou négative) à son pôle.

L'acide nitrique augmente l'action galvanique de la pile de

(1) D'après plusieurs observations, Giovino pense avec Beccaria, 1° que électricité *atmosphérique va en augmentant depuis le lever du soleil usqu'à quatre heures après midi, et qu'ensuite elle va en décroissant usqu'à minuit*; 2° que l'élévation du baromètre est en raison inverse de l'électricité atmosphérique, et que les vents ne diminuent pas toujours cette ectricité; 3° que l'électricité qui circule perpétuellement entre l'atmosphère la terre est la vraie cause du flux et du reflux dans l'atmosphère et des variations barométriques, et peut-être modifie la santé des hommes.

(2) Les corps idio-électriques ne peuvent être soumis au courant de la pile taïque.

Volta, surtout lorsque l'acide est fort. L'alcali est moins conducteur et diminue la conductibilité de l'acide.

Si l'on place deux conducteurs métalliques terminés par des lames en laiton, vers chacun des pôles ou extrémités de la pile, et qu'on fasse communiquer ces conducteurs à une capsule contenant une matière qu'on veut soumettre à l'action de cette électricité, cette matière en éprouvera les effets. Le côté ou pôle zinc agira comme oxygénant, ou séparera, par exemple, l'oxygène de l'eau; le pôle cuivre agira comme hydrogénant ou désoxygénant; il séparera l'hydrogène de l'eau, réduira les alcalis à l'état métallique, etc. L'oxygène, le chlore, l'iode, le soufre et même l'azote, selon M. Gay-Lussac, qui sont éminemment comburens, possèdent aussi la plus grande énergie *électro-négative;* au contraire, les corps combustibles ont une énergie *électro-positive*. Dant les actions électro-chimiques, l'acide prend un état *négatif*, l'alcali un état *positif* d'électricité.

Selon J. Christian Œrsted, le calorique et la lumière composent le conflit électrique; ces effets ont lieu par des mouvemens gyratoires, comme l'a aussi expérimenté M. Arago.

Il est à peu près reconnu maintenant, par un grand nombre d'expériences, que le magnétisme est dû aux mêmes causes que l'électricité, tout comme on a reconnu que le galvanisme était une véritable action électrique. On sait en effet que le choc électrique rend magnétiques des barres de fer, comme des paratonnerres; les aiguilles aimantées des boussoles ont aussi changé leurs pôles par une détonnation électrique; les aiguilles, les fils de fer, peuvent devenir magnétiques en plusieurs circonstances et prendre de la pôlarité. Enfin il y a deux sortes d'électricité, comme deux magnétismes, et la plupart des affinités chimiques se rapportent également à l'électricité, d'après les recherches de M. Becquerel.

L'aiguille aimantée décline de 45 degrés à l'est quand on la place au-dessous du fil de platine qui ferme le circuit magnétique; et d'autant à peu près à l'ouest quand on la place au-dessus.

Dans ce circuit magnétique, deux pointes de charbon, soit à l'air, soit dans le vide, y deviennent rouges.

Le courant électrique de la pile de Volta rend magnétiques non-seulement le fer, le nickel et le cobalt, mais même l'argent, le cuivre, etc., momentanément toutefois, et tant que le courant électrique subsiste.

L'aiguille aimantée change ainsi de direction par l'influence de la pile voltaïque, selon Œrsted (prof. de physique à Copenlague), lorsque le circuit est formé, et non lorsqu'il est interompu. Il a lieu au travers du verre, des métaux, du bois, de l'eau, de la résine, des pierres, etc., sans diminution notable. e *pôle au-dessus duquel entre l'électricité négative décline ers l'occident, et vers l'orient si elle entre au-dessous de lui.* e conflit électrique n'est pas renfermé dans le fil conducteur, mais il a autour de lui une sphère d'activité assez étendue. Ce onflit agit en tournoyant en spirale, selon M. Ampère.

On conçoit que pour obtenir des effets très-violens, il faut de grandes piles composées de plaques très-nombreuses; et ême il est convenable d'avoir plusieurs piles que l'on fait communiquer entre elles : ce qu'on nomme *batterie*, comme les autres batteries électriques.

L'étincelle électrique dégage du gaz hydrogène de l'alcool selon Priestley. Nous avons remarqué pareillement qu'on dégage aussi de ce gaz par le même moyen, des huiles fixes; il se précipite une portion de carbone.

Ainsi l'expérience a montré que le pôle zinc ou vitré attirait ou séparait d'un sel l'acide, ou l'oxygène, ou les corps comburés analogues, tandis que le pôle cuivre ou résineux séparait les alcalis, l'hydrogène et les corps combustibles de nature analogue. En général, les corps animés de la même espèce d'électricité (ou positive, vitreuse, en plus; ou négative, résineuse, en moins), se repoussent mutuellement, tandis que les corps doués d'une électricité différente s'attirent. Il en est de même pour les pôles de l'aimant, qui n'attirent que leur pôle opposé.

On explique ces faits par l'attraction qu'un corps électrisé vitreusement exerce sur les matières douées d'une électricité résineuse ou opposée. De même, le pôle résineux exerce son action sur des corps doués d'une électricité vitreuse. Il s'ensuit donc que du sulfate de potasse, par exemple, soumis à la pile galvanique, se divisera, du côté du pôle zinc, en acide sulfurique, et au pôle cuivre, en potasse; alors, on en doit conclure que les acides et l'oxygène sont donc doués d'une électricité résineuse, comme l'alcali ou l'hydrogène, d'une électricité vitreuse, puisque chaque électricité attire son électricité contraire, et repousse sa semblable.

Ces phénomènes sont analogues à ceux de l'électricité et du agnétisme ordinaire, qui s'expliquent par des fluides de deux natures, lesquels tendent à s'unir, ou s'équilibrer ou se saturer l'un par l'autre, quand ils sont contraires; mais se repoussent, quand ils sont de même nature. (F. V. OEpinus, *Sermo academicus, de similitudine vis electricæ et magneticæ*. Petropoli,

1758, in-4°). Ainsi le pôle nord de l'aiguille aimantée repousse le pôle nord d'une autre aiguille aimantée, tandis qu'elle en attire le pôle sud; il en est de même pour le pôle sud qui n'attire que le pôle nord réciproquement. De même, on décomposera un acide, le fluorique, le sulfurique, etc., par exemple; l'oxygène ira au pôle vitré de la pile, et le fluore, le soufre, etc., au pôle résineux: un alcali donnera pareillement son oxygène au premier, et son métal ou sa base au second.

Davy a prouvé depuis long-temps qu'en faisant communiquer les deux pôles d'une pile voltaïque par un morceau de charbon placé dans *un gaz ou autre corps impropre à la combustion,* on pouvait entretenir ce charbon dans un état de violente ignition incandescente, aussi long-temps que la pile reste en activité, et sans que le charbon éprouve la moindre altération chimique.

L'électricité et le magnétisme suivent, comme l'attraction, la raison inverse du carré des distances, d'après Coulomb.

Sénebier est porté à nier l'influence de l'électricité sur la végétation, Davy pense tout le contraire en sa *Chimie agricole*; une plante électrisée, sous un récipient, donne un air beaucoup meilleur que lorsqu'elle n'est pas électrisée.

La *pile électrique de l'abbé Zamboni* consiste en une multitude de papiers dorés et zincés, superposés à sec. On met deux de ces piles l'une auprès de l'autre; chacune offre à son sommet un pôle différent; elles agitent sans cesse un électrophore qui va de l'une à l'autre: c'est une sorte de mouvement perpétuel (1).

DE LA LUMIÈRE,

CONSIDÉRÉE COMME AGENT CHIMIQUE.

« L'organisation, le sentiment, le mouvement spontané, la
» vie, n'existent qu'à la surface de la terre et dans les lieux
» exposés à la lumière. On dirait que la fable du flambeau de
» Prométhée était l'expression d'une vérité philosophique qui
» n'avait point échappé aux anciens. Sans la lumière, la nature
» était sans vie; elle était morte et inanimée: un Dieu bienfai-

(1) Sur la pile électrique et son histoire, voyez *Journ. de Physique* avril 1817. — La pile de Zamboni se fait encore avec des disques de papier doré saupoudré d'oxyde de manganèse en poudre; elle donne des étincelles et peut charger une batterie; mais à cause de la lenteur de son fluide électrique, elle ne produit nul effet chimique. Lagrave construisit une pile galvanique avec des couches alternatives de muscles et de cerveau, avec des disques de chapeau imbibés d'eau salée. Le galvanisme ou l'action électrique de corps différens entre eux, a été découvert par Galvani, en 1791.

sant, en apportant la lumière, a répandu sur la surface de la terre l'organisation, le sentiment et la pensée. » (Lavoisier, *Traité élémentaire de chimie,* tom. I, pag. 202.)

Nous ne discuterons pas les opinions sur la propagation du fluide lumineux solaire : s'il est lancé par émanation, comme le pense Newton, ou s'il est seulement l'effet de la pression et de l'agitation communiquée par le soleil à ce fluide répandu dans l'univers, comme le voulait Descartes, ou si c'est un mouvement de vibration ondulatoire, analogue à celui qui produit le son dans l'air, ainsi que le soupçonne Euler, et que l'admettaient Thom. Young et Fresnel.

On sait que Roëmer, savant Danois, a le premier observé que la lumière du soleil arrivait à nous dans l'espace de huit minutes environ ; ce qui fut confirmé par Cassini et Bradley. Il faut donc qu'elle parcoure 80,000 lieues dans une seconde de temps. Cette rapidité est presque incompréhensible ; et son élasticité est telle que son angle de réflexion égale son angle d'incidence. La théorie des miroirs est fondée sur ce principe. Lorsque toute la lumière qui tombe sur un corps est réfléchie, elle produit la couleur blanche et même l'éclat métallique, car les métaux sont parfaitement opaques. Lorsqu'une partie seulement de ses rayons est absorbée, celle qui est réfléchie donne lieu aux différentes couleurs des corps. Lorsque tous les rayons sont absorbés, on a la couleur noire. S'ils traversent le corps où ils tombent, on a la transparence. Aussi les corps colorés s'échauffent plus à la lumière (1) que les corps blancs, qui la réfléchissent.

Après les découvertes de l'immortel Newton sur la lumière, nous devons à Herschel, la connaissance du rayon thermométrique et du lumineux; à Wollaston, celui du rayon chimique; à Morichini, la découverte du rayon magnétique ; le rayon violet ou magnétique influe le plus sur la végétation, selon Sébastiano Poggioli (*Opuscoli scientifici.* Bologna, 1817, in-4°, pag. 9 et seq. ad. 23).

Cet effet est surtout remarquable pour les composés chimiques ; car la lumière colore les substances végétales et animales ; elle augmente la couleur verte des feuilles, la rouge ou autre des fleurs et des fruits ; elle fonce la coloration des poils, de la peau, des plumes, des tests, etc., des divers animaux ; elle y développe en plus grande abondance le carbone

---

(1) Schèele a le premier observé que les thermomètres à esprit de vin coloré s'élevaient plus à la lumière que les thermomètres à esprit de vin incolore ; mais ils montent également à la chaleur obscure.

et l'hydrogène, corps combustibles. De même, elle enlève plusieurs oxydes métalliques une grande partie de leur oxygène, et en réduit même quelques-uns : tels sont l'oxyde rouge de mercure, la solution de deutochlorure mercuriel, et le chlorure d'argent, qui reprend l'état métallique à la lumière, seulement dans les parties qui y sont exposées. L'acide chlorique décompose l'eau à la lumière, exhale tout l'oxygène, et redevient acide hydrochlorique en se combinant avec l'hydrogène de l'eau. Ainsi l'hydrogène et le chlore unis à l'état gazeux détonnent quand on les expose à la lumière, et il se forme de l'acide hydrochlorique : l'acide nitrique s'y altère aussi; et, en perdant de son oxygène, il donne des vapeurs rutilantes d'acide nitreux. Tous ces faits annoncent que la lumière a beaucoup d'affinité pour l'oxygène; qu'elle le réduit à l'état gazeux, surtout dans le travail de la végétation. Il paraît ainsi que la lumière se combine à l'oxygène, et de là vient sans doute la grande abondance de fluide lumineux que dégage ce gaz dans la combustion, ou sa fixation dans des corps combustibles, ou dans la forte pression qu'on lui fait éprouver.

Les diverses colorations de l'hydrochlorate ou muriate de fer à la lumière, des encres de sympathie, de l'encre ordinaire, des dissolutions métalliques, de manganèse ou caméléon minéral, du cobalt, de l'iridium, du chrôme, etc., montrent bien qu'elle modifie leurs degrés d'oxydation : les sels, comme le sulfate de zinc, et autres à bases métalliques, qu'elle jaunit ou noircit, en sont une nouvelle preuve.

En même temps elle favorise les combinaisons de l'oxygène avec différens corps, parce qu'elle agit encore comme chaleur. Ainsi elle enlève de l'hydrogène sulfuré au *kermès minéral*, et lui ôte beaucoup de sa belle couleur. Elle exerce surtout une action destructive sur beaucoup de couleurs tendres et légères, comme les infusions roses des bois de teintures, les couleurs brunes des étoffes, les poudres de fleurs, de feuilles des végétaux, conservées dans des bocaux transparens; et en leur enlevant ces couleurs, elle leur emporte aussi l'odeur, la saveur et d'autres propriétés. C'est pourquoi il est nécessaire de tenir dans des vases opaques la plupart de ces substances destinées à l'usage médical.

On doit, de plus, une remarque intéressante à Herschel; savoir, que la faculté calorifique et désoxygénante est inégale dans les divers rayons de la lumière. Ainsi le rayon violet du spectre solaire est le plus faible (1), et le rouge est le plus

(1) Morichini a vu que le rayon violet du spectre solaire avait le pouvoir

aud, mais il ne désoxygène pas. Cependant c'est le rayon iolet qui, selon MM. Ritter, Wollaston et Bérard, agit le lus comme désoxygénant.

W. H. Gilby remarque que le rayon violet, au soleil, a la puissance de décomposer l'acide carbonique et de former de l'oxygène, comme le fait la matière verte des plantes dans les expériences d'Ingenhousz, Sennebier, Saussure, etc. En faisant tomber sur du chlorure d'argent récemment obtenu, les franges lumineuses produites par l'interférence de deux faisceaux de rayons de lumière, réfléchies sur deux miroirs légèrement inclinés entre eux, M. Arago a remarqué qu'elles y traçaient des lignes noires également espacées et séparées par des intervalles blancs. C'est une preuve que l'influence chimique des rayons de lumière est modifiée par leur interférence, comme leurs propriétés optiques. Les rayons violets extrêmes sont toujours ceux qni présentent le plus d'action chimique.

Dans plusieurs circonstances, la lumière et la chaleur opèrent de la même manière, soit pour réduire plusieurs dissolutions métalliques, soit pour détruire diverses couleurs. C'est ainsi que la chaleur de l'eau bouillante réduit les dissolutions d'or et d'argent, comme la lumière solaire. Mais la chaleur seule ne sépare point l'oxygène des acides chlorique et nitrique, comme le fait la lumière. Il est certain que la lumière concentrée dans le foyer des lentilles ou des miroirs concaves, devient une très-vive chaleur ; et d'autre part, le calorique accumulé dans les corps y devient lumineux. Il semble donc que l'un ne soit qu'une modification de l'autre dans cette progression : 1° *calorique combiné*, ou *latent*, ou *spécifique* ; 2° *calorique libre* et sensible aux thermomètres ; 3° *calorique rayonnant*; 4° enfin *lumière*. Le calorique rayonnant est celui qui s'échappe des corps chauffés à rouge ou à blanc : ils donnent des rayons de lumière, que les miroirs concaves réfléchissent, sans absorber la chaleur ; mais ces rayons se disséminent peu à peu dans les corps environnans, en chaleur. La lumière a des rayons calorifiques et d'autres purement lu-

---

de rendre magnétiques les aiguilles d'acier qu'on y exposait pendant longtemps.

Les rayons violets sont, selon Bérard et Wollaston, des rayons chimiques, réductifs d'oxydes et des chlorure et carbonate d'argent.

Les rayons rouges sont des rayons calorifiques les plus puissans.

Plus en va vers le violet, plus les rayons sont chimiques, même au-delà du violet. Plus on va vers le rouge, plus les rayons échauffent, même au-delà du rouge (car il y a aussi des rayons non visibles).

Les rayons calorifiques non lumineux se polarisent comme la lumiére blanche.

mineux; par exemple, Mariotte ayant placé une lame de verre devant une flamme, la lumière passait bien au travers, mais les rayons calorifiques étaient repoussés. De même, les miroirs réfléchissent ce calorique.

Les liquides (1) et les corps noirs absorbent plus aisément que les autres ce calorique en rayons. Cette transformation du calorique en lumière a lieu pareillement dans le choc des cailloux, dans la forte percussion des corps durs, puisqu'on échauffe jusqu'au rouge une barre de fer que l'on frappe à froid.

On cite, il est vrai, la lumière de la lune, celle dont s'imprègnent le diamant, le bois pourri, les insectes luisans, les poissons putréfiés, les autres corps phosphorescens par la chaleur comme les blendes, les phosphates et fluates de chaux, la pierre de Bologne (sulfate de baryte), etc., qui ne décèlent pourtant aucune chaleur sensible; et l'on en conclut que le calorique n'est pas toujours uni à la lumière. Ces exemples ne nous paraissent pas concluans, puisqu'on ne peut pas assez concentrer ces faibles rayons (même ceux que la lune emprunte du soleil), pour obtenir sensiblement un degré de calorique. Il paraît aussi que la lune n'envoie que les rayons lumineux, et non les calorifiques, qu'elle reçoit du soleil.

La lumière se divise dans le prisme en sept rayons colorés primitifs, dont elle paraît être formée, et dont le mélange compose toutes les couleurs de la nature, soit ceux dont elle peint les nuages et l'arc-en-ciel, soit ceux dont elle embellit les fleurs, les pierres, etc. Ces rayons sont le rouge, l'orangé, le jaune, le vert, le bleu, l'indigo et le violet, formant par leur échelle, le spectre solaire, que l'on observe dans l'arc-en-ciel. En divisant ce spectre solaire ou les sept rayons du prisme, en 360 parties, on obtient pour chacun d'eux les proportions suivantes : le rouge 45 parties, l'orangé 27, le jaune 48, le vert 60, l'indigo 40, et le violet 80. La réfrangibilité n'est pas semblable pour tous ces rayons ; ceux qui sont situés au centre du spectre sont moins réfractés que ceux qui se trouvent aux extrémités. La couleur n'est pas dans les corps, mais dans la lumière. La preuve en est que les rayons rouges, par exemple, se réfléchissent d'une étoffe de cette couleur sur les corps environnans. Ainsi, la modification des molécules de cette étoffe, qui absorbent tous les autres rayons, n'admet pas le rouge, et celui-ci étant réfléchi frappe seul notre vue.

(1) Les liqueurs transparentes, les verres incolores, qui donnent passage à la lumière, ne transmettent pas le calorique rayonnant. Bose, *Discours sur la lumière des diamans*, Gœtting, 1744, in-4°.

La réfrangibilité de ces sept rayons primitifs n'est point égale ans tous; le rouge se réfracte le moins, c'est-à-dire, se détourne le moins de la ligne droite en passant d'un milieu transparent rare dans un milieu transparent plus dense; mais le rayon violet a la plus grande réfraction. L'on observe que l'eau réfrange beaucoup la lumière, car si l'on plonge dans ce liquide un bâton placé obliquement, il paraîtra brisé, ce qui est l'effet de la déviation des rayons lumineux, de la ligne droite. Newton ayant observé que l'alcool, l'huile de térébenthine et les huiles fixes, le diamant, réfrangeaient, ainsi que l'eau, plus fortement la lumière que le verre et les cristaux, en a conclu que les corps combustibles avaient plus d'affinité pour la lumière que les autres corps. Il a deviné ainsi l'existence d'un corps combustible dans l'eau et le diamant. Les corps gras, onctueux, possèdent une proportion réfringente triple ou quadruple de leur densité. Les corps résineux et spiritueux jouissent de la même propriété, ce qui annonce une espèce d'affinité entre eux et la lumière. Il paraît que cette dernière se combine avec les végetaux.

On attribue cette réfrangibilité à l'attraction; car on observe qu'en plaçant la lame d'un couteau près d'un rayon de lumière, dans une chambre obscure, la lumière se dévie un peu pour atteindre la lame, et cette attraction suit, comme celle de la gravitation, la loi inverse du carré des distances.

On appelle *rayon pôlarisé* celui qui, tombant sous une même incidence sur un corps diaphane, a tantôt la propriété de se réfléchir, et tantôt celle de se soustraire à la réflexion, selon le côté qu'il présente à l'action de ces corps, et que ces côtés ou pôles du rayon sont toujours à angle droit.

Pour polariser un rayon, il faut lui faire traverser un cristal donnant double réfraction (comme le spath d'Islande); d'où l'on voit deux faisceaux lumineux polarisés en deux sens opposés. Il faut observer que le verre chauffé, et d'autres corps transparens chauffés également, ne polarisent plus la lumière; ils reprennent cette propriété en se refroidissant.

La polarisation de la lumière, phénomène remarqué par Malus, est une modification de la direction de ses rayons dans certains corps qui présentent une double réfraction. Ainsi dans le spath d'Islande (*chaux carbonatée primitive*), on aperçoit, en regardant au travers, des images doubles des objets (1). Ces doubles images sont dues à une déviation qu'éprouve la lumière, dans une ligne formant l'axe du cristal. Cette ligne ou cet

(1) La double réfraction peut être communiquée au verre ou un autre corps,

axe de réfraction extraordinaire, repousse les rayons qui tombent sur lui et les force à dévier. Dans une situation opposée, ou toute autre exposition du jour, l'axe du cristal attirera la lumière, et la fera dévier également, mais en sens contraire de la première situation du cristal. Toutes déviations, soit par attraction, soit par répulsion, sont de 6 degrés 12 minutes 30 secondes. C'est donc au moyen de cette déviation d'une partie des rayons de lumière que les images sont doubles. Mais cette déviation n'a lieu que sur une partie des rayons de la lumière, tandis que l'autre partie poursuit sa direction ordinaire, et est plus ou moins réfractée, selon la densité et la nature des corps transparens qu'elle traverse. On a donc supposé que les particules lumineuses avaient des pôles, et que, placées en certaine direction, ces particules étaient dirigées en un sens plutôt que dans l'autre.

Il n'est pas de notre objet de traiter ici de la vision, de la dioptrique, et de la catoptrique ou des lunettes et des miroirs, ni comment on les fabrique, ni pourquoi les verres concaves diminuent les objets, et conviennent aux vues myopes, ou pourquoi les verres convexes rassemblant les rayons, grossissent les objets, et conviennent aux presbytes.

Seulement nous remarquerons que la plus vive chaleur à laquelle on soit parvenu (outre celle de la combustion par le gaz oxygène et hydrogène) est celle par les verres lenticulaires. On a volatilisé l'or, fondu le platine non brut, au foyer des lentilles de Trudaine, de Tschirnauss; les substances les plus réfractaires s'y liquéfient ou se volatilisent. Le miroir concave de l'abbé Bouriot donnait une chaleur encore un peu plus vive, selon les expériences de Macquer et de Baumé, mais il fallait opérer en l'air et sans support. Le diamant s'y brûle et s'y volatilise en un instant. Le chalumeau de Brooks, dans lequel on fait brûler du gaz oxygène avec l'hydrogène, produit cependant une chaleur bien plus intense.

DU CALORIQUE (1).

Après avoir examiné les rapports de la lumière avec le calorique, il convient de traiter de celui-ci, et d'en montrer les

---

en lui donnant une densité variable par l'action de la chaleur ou d'une pression mécanique, selon David Brewster.

Haüy a trouvé que l'électricité de plusieurs minéraux, du spath d'Islande, pouvait être produite aussi par simple pression entre les doigts (et peut-être par la chaleur communiquée).

(1) La différence entre la chaleur et le calorique est celle qui existe entre la sensation et sa cause. De même que l'odeur est l'impression sur la mem

rès-importantes applications dans la plupart des opérations e la chimie pharmaceutique.

La nature du calorique est de produire la *raréfaction*, ou d'écarter les molécules de tous les corps de l'univers (1). Soit qu'on le considère comme un corps dont les particules se repoussent entre elles, contre la propriété naturelle des autres atières, qui est de s'attirer; soit qu'on l'envisage comme une rce vive, capable de diviser tout, et agissant dans le sens contraire de l'attraction universelle; il est certain qu'il opère à la manière des corps, qu'il est le grand dissolvant de la nature; qu'il remplit tous les intervalles que laissent entre elles les molécules de la matière; il est attiré, chassé à la manière des corps; et ses grandes analogies avec la lumière, qui est une substance corporelle, ne permettent guère de douter qu'il ne soit un corps aussi.

Comme la seule soustraction du calorique suffit pour rendre raison du froid, il n'est pas nécessaire de supposer avec quelques auteurs l'existence d'un fluide *frigorifique* : si celui-ci existait, plus il serait accumulé dans un corps, plus il le comprimerait, donc un pareil fluide se priverait de l'espace, et ainsi il ne peut être corps existant.

Si l'on entoure la boule d'un thermomètre de coton et qu'on le plonge dans l'acide sulfureux; ensuite si on laisse évaporer à l'air, il se produit un froid de 57 degrés centigr. sous o. L'on peut augmenter ce froid, sous le récipient de la machine pneumatique, en pompant l'air; alors le froid arrive à —68 degrés. Ainsi partout on peut aisément congeler le mercure.

Mélange réfrigérant, selon Richard Walker.

℞. Phosphate de soude,
Nitrate d'ammoniaque.

dissous dans l'acide nitrique et mêlés à la température de 50 degrés Fahr., produisent un froid de 21 degrés sous o.

Mêlés en deux proportions à 100 degrés, ils produisent en un instant un froid de 20 degrés.

Le mélange de sels produisant le plus grand froid est celui

---

brane olfactive du principe odorant de l'arome, de même la chaleur est la ensation de chaud (ou de froid, lorsque la chaleur est moindre que celle de notre corps); et non pas le principe qui la produit, et que l'on nomme calorique, fluide igné. Ce que nous appelons chaleur est lorsque les corps environnans nous cèdent de leur calorique. Le froid est l'état contraire.

(1) On observe un effet contraire dans le retrait que prend au feu l'alumine, phénomène sur lequel est fondée la théorie du pyromètre de Wedgewood; mais ce retrait n'est dû, à ce qu'il paraît, qu'à l'humidité que l'argile abandonne à un feu violent, car elle la retient bien obstinément : alors ses molé-

de neuf parties de phosphate de soude avec quatre parti d'acide nitrique étendu. On obtient jusqu'à 39 degrés de froi

Autre sel réfrigérant, par Vauquelin.

Sur 100 parties :	Muriate de potasse.......	57
	Muriate d'ammoniaque....	32
	Nitrate de potasse........	10

Ce sel, mis dans quatre parties d'eau et agité promptement a fait descendre le thermomètre de Réaumur de 20 à 5 au dessous de zéro. *Voir* les procédés pour congeler l'eau.

Puisque le calorique entre dans toutes les substances de nature, et qu'il existe même dans celles qui nous paraissent plus froides; que ces substances sont condensables par un froi encore plus vif (ou par une plus grande diminution de calorique), il s'ensuit que les particules d'aucune matière ne touchent immédiatement, et qu'elles s'éloigneront d'autan plus l'une de l'autre qu'il y aura plus de fluide calorique interposé.

C'est aussi ce qui a lieu. Tant que la force répulsive du cal rique est plus faible que l'attraction exercée par les molécul d'un corps entre elles, ce corps demeure solide. Si la force répulsive du calorique contrebalance la force de cohésion d ces molécules, le corps devient liquide; mais si la puissan du calorique prédomine, alors le corps devient gazeux o fluide aériforme. Ainsi, plus on accumulera de calorique dans un corps, plus on le ramollira, on le liquéfiera, on le fluidifiera et vaporisera. Mais à dose égale, et dans des volumes égaux de diverses substances, le calorique ne produira pas également ces effets, parce qu'il est des matières bien pl dures ou plus cohérentes dans leurs parties, et d'autres bien plus dilatables naturellement. De là vient qu'au même degré de température de nos climats, nous voyons l'air toujours fluide, l'eau, le mercure, presque toujours liquides : mais le fer, la pierre, etc., sont toujours solides. De même, le mercure n'entre à l'état de vapeurs qu'à une chaleur supérieure à 100 degrés du thermomètre ordinaire; l'eau se vaporise à 80 degrés R.; l'alcool rectifié entre en ébullition à 60 degrés ou

cules peuvent se rapprocher. Le calorique paraît être un vrai corps, attendu que les inclinaisons mutuelles des faces d'un cristal de chaux carbonatée varient avec la température. De 0 à 100, cette variation est de huit minutes et demie. Ces angles obtus ou le petit axe du rhomboïde se dilate plus que les autres diagonales. La double réfraction est en même temps diminuée, selon M. Mitscherlich. La chaleur doit tendre toujours à écarter les molécules du cristal dans le sens où elles sont le plus rapprochées (*Annal. de chim. et physiq.*, tom. xxv, p. 108).

ème à 57 degrés, l'éther sulfurique à 32 degrés, l'éther nitique à 30 degrés, le mercure à 279 ou même à 254 degrés u thermomètre de Réaumur, sous la pression atmosphérique égale à une colonne de 28 pouces de mercure.

Chaque corps de la nature a donc plus ou moins de *capacité* pour s'imprégner de calorique. Les gaz, comme l'hydrogène, l'azote, l'oxygène, en ont beaucoup pour lui, puisqu'ils adhèrent malgré le froid le plus violent, ou la compression a plus forte. Mais si l'oxygène a plus d'affinité pour un corps mbustible, que pour le calorique dans lequel il est fondu, lors il abandonne celui-ci pour se joindre à ce corps, et c'est e qui arrive dans la combustion. Le charbon enlève ainsi oxygène au calorique, qui devient alors libre et sensible.

Ceci nous découvre que le calorique était dans un état de combinaison avec de l'oxygène gazeux, car cet air vital était froid et ne marquait au thermomètre que le degré ordinaire e température; mais aussitôt que ce gaz se sépare de son calorique, et que la base de l'oxygène se fixe au charbon (ou au soufre, etc.), il se dégage une énorme quantité de ce calorique qui se répand dans tous les corps environnans. Nous voyons donc que ce calorique peut être accumulé dans les orps sans que nous le sentions au tact; et plus un corps pourra recevoir de ce calorique en *combinaison latente*, plus il aura de *capacité* pour l'admettre entre ses molécules. Nous observerons, en traitant de l'eau, combien celle qui est liquide à zéro du thermomètre contient déjà de calorique *spécifique*: aussi, lorsqu'on la verse sur de la chaux vive, également froide, il se dégage une forte chaleur. Si vous mêlez de l'acide sulfurique concentré à 66 degrés de l'aréomètre avec de l'eau froide comme cet acide, il se développe une chaleur si grande qu'elle peut faire casser les vases de verre où l'on forme ce mélange. Il en sera de même si l'on prend de l'alcool rectifié à 36 degrés au lieu d'eau. Un autre phénomène remarquable, c'est que les deux liqueurs, séparément, occupent plus d'espace qu'après leur mélange : une pinte bien mesurée d'eau et une fiole bien remplie d'acide sulfurique, ou d'alcool très-rectifié, ne feront pas un mélange suffisant pour remplir ensuite ces deux mesures, quelque précaution qu'on prenne pour ne rien erdre. Cela doit avoir lieu; car, puisqu'il se dégage beaucoup de chaleur, les liquides auront donc leurs molécules plus intimement rapprochées; leur dilatation sera moindre, ils occuperont moins d'espace. De même, un morceau de fer froid que l'on bat sous de lourds marteaux, s'échauffe si fort qu'on ne peut pas le toucher, parce que ses parties resserrées, écrouïes par la percussion, font sortir ou expriment les parties de chaleur interposées, quoiqu'il en reste sans doute beaucoup encore. On ne connaît pas le terme de l'extrême froid, ou de l'absence totale du calorique.

S'il y a du calorique dégagé ainsi par la concentration des corps, il y aura du froid produit, c'est-à-dire, du calorique absorbé au contraire par dilatation, ou fusion, ou vaporisation des corps; c'est ce qui doit arriver lorsque la glace se fond, ou lorsqu'on fait dissoudre les sels dans l'eau, ou quand on fait vaporiser de l'eau sous le vide de la machine pneumatique, comme dans la formation de la glace artificielle par le procédé de Leslie. Nous verrons qu'on peut produire de grands froids artificiels par ces moyens. Dans presque toutes les combinaisons ou les décompositions des corps, il y a un changement de capacité pour le calorique; il y a de la chaleur ou du froid produit, ainsi que des dilatations ou des diminutions de volume; mais ces effets sont quelquefois imperceptibles. Par exemple, lorsqu'on combine de l'ammoniaque caustique avec de l'acide acétique, il y a bien pénétration, diminution de volume, production de chaleur; si l'on combine l'acide acétique avec le carbonate ammoniacal, la pénétration et la diminution de volume ont lieu; mais la chaleur n'est pas sensible, parce que l'acide carbonique s'en empare pour se dégager sous forme de gaz : ainsi l'évaporation, la gazéification, causent du froid.

La compression, le frottement (1), la condensation, celle qui a lieu dans plusieurs mélanges, rendent libre le calorique latent ou spécifique, ou combiné dans les corps. Le thermomètre n'indique que la portion libre du calorique qui le touche, et non la quantité totale des corps. Mais Lavoisier et Laplace ont imaginé, pour connaître cette quantité, l'instrument appelé *calorimètre*, ou mesurant le calorique. C'est une sphère de glace creuse, renfermant un corps échauffé ou en ignition. L'on connaît, par la quantité de glace qu'il fond, combien il dégage de chaleur, puisqu'on sait combien il faut de chaleur pour fondre une livre de glace : plus un corps en ignition fondra de glace, plus il aura de calorique *spécifique*, ou essentiel à sa nature, et faisant partie de sa constitution propre.

Le calorique spécifique est en quantité diverse dans plu-

---

(1) Il paraît même prouvé que la forte agitation des vagues de la mer maintient plus de chaleur à la surface des ondes qu'à une plus grande profondeur, par l'effet de ces frottemens.

sieurs corps, mais de plus chaque corps montre une affinité plus ou moius forte pour le calorique libre. L'on voit qu'à un même foyer, la pierre s'échauffera moins que les métaux; mais le verre, le bois ou le charbon (non en ignition) moins encore que la pierre. En général, les métaux sont les meilleurs conducteurs du calorique (et de l'électricité), et les substances animales ou végétales les plus mauvais. On appelle propriété conductrice du calorique la faculté de s'imprégner de chaleur.

Les corps les plus colorés sont meilleurs conducteurs que les corps blancs ou incolores. Ainsi des étoffes noires, absorbant tous les rayons calorifiques, s'échauffent bien plus promptement que les habits blancs qui les réfléchissent. L'absorption est donc en raison inverse de la réflexion. Parmi les métaux, l'argent est meilleur conducteur que le cuivre, celui-ci que l'or; viennent ensuite l'étain, le fer, l'acier et le plomb. Les corps très-polis conservent le mieux le calorique, tandis que les corps raboteux ou noirs le perdent plutôt, ou leur pouvoir émissif et absorbant des rayons calorifiques est augmenté. Donc les vêtemens noirs se refroidissent et s'échauffent aussi plus aisément. On en peut conclure ainsi que les habits bruns ou noirs conviennent mieux pour absorber le calorique; car la neige fond plus vite sous un drap noir qne sous un blanc, selon Francklin; cependant il y a des nègres sous le soleil de l'Afrique et des animaux blancs dans le nord; ceux-ci perdent moins de calorique, et la peau des nègres en émet davantage.

C'est à cette diverse affinité du calorique pour certains corps qu'on doit diverses opérations; comme la liquation des métaux, lorsque de très-fusibles sont alliés à de très-peu fusibles. Ainsi, dans les distillations à différentes températures, on élève, suivant l'ordre de leur volatilisation au feu, les substances d'un composé, les derniers coups de feu n'enlevant qu'à peine les portions les plus fixes. Il en est de même pour les sublimations ou distillations sèches. C'est à la tendance du calorique pour se mettre en équilibre, que l'on doit la théorie des refroidissemens des corps.

Les dilatations que produit le calorique dans les corps sont d'autant plus considérables que ces corps sont déjà plus fluides. Ainsi il dilatera plus les gaz que les liqueurs, et celles-ci plus que les masses solides; de même plus un corps sera facilement fusible, plus il deviendra susceptible d'une grande dilatation. C'est pourquoi le plomb se dilate plus, à un même degré de chaleur, que le fer, et celui-ci plus que le platine.

Nous disons plus loin quelle est la dilatation constante qu'éprouvent les gaz bien secs, par chaque degré de l'échelle thermométrique. Les vapeurs se dilatent dans la même proportion. Et en général, selon MM. Dalton et Gay-Lussac, tous les gaz se dilatent également à la même chaleur, comme par exemple, l'air atmosphérique et l'éther en état de gaz.

S'il suffit du calorique pour séparer des substances d'inégale fusibilité, les substances trop fusibles dans le calorique, comme les gaz, perdent aussi par cette combinaison avec lui la faculté de s'unir à d'autres substances. De là vient que les fluides aériformes contractent difficilement des combinaisons avec les corps plus denses, à moins qu'une double affinité ne les sépare du calorique auquel adhèrent leurs bases.

Plusieurs physiciens tels que Bacon, Macquer, Rumford, Schérer, ont soutenu que le calorique n'était pas un corps, mais une certaine vibration des molécules des corps. On a dit aussi de la lumière qu'elle n'était pas un corps, ni une émanation du soleil ou des corps en ignition; mais ces opinions ne sont guère admises.

DE L'APPLICATION DU CALORIQUE AUX OPÉRATIONS.

Comme les corps ne se combineraient point, si leurs molécules n'étaient pas divisées, et si la force de cohésion n'était pas rompue, le calorique est un des moyens les plus indispensable pour opérer ces combinaisons. Il faut connaître les moyens d'appliquer le calorique, ou immédiatement, ou médiatement par des corps plus ou moins chauds, aux matières sur lesquelles on veut agir. Ainsi, tantôt il sert lui-même de réactif dans l'analyse des substances, tantôt il aide seulement l'action des réactifs, ou prédispose les substances à être attaquées.

Les actions que cet agent exerce, sont : la *fusion*, l'*évaporation*, la *volatilisation*, la *sublimation*, la *distillation*, la plupart des *solutions* et des autres opérations, dont nous avons parlé dans le premier volume.

Elles s'opèrent au moyen des fourneaux, lampes ou foyers propres à concentrer la chaleur et à l'appliquer. La nature des combustibles qui fournissent cette chaleur, la construction, la disposition des fourneaux, influent trop sur les opérations, pour qu'il ne soit pas instant de s'en occuper ici avec quelques détails.

DES COMBUSTIBLES.

Parmi les substances qui dégagent beaucoup de chaleur en brûlant, et servent aux opérations, on compte les différens bois, le charbon, la houille ou charbon de terre et ses diverses qualités, et la tourbe.

Les bois blancs et tendres donnent beaucoup de flamme, mais peu de charbon, et ils brûlent vite : on les emploie surtout pour les hauts fourneaux de verrerie et de porcelaine, ou de poterie, qui ont besoin d'une chaleur disséminée également, et qui ne sont point animés par un courant d'air forcé, ou par des soufflets. Les bois résineux produisent également une grande flamme, mais ils répandent beaucoup de fuliginosité, et de noir de fumée qui salirait les porcelaines et poteries. Les bois durs, comme le chêne, chauffent plus fortement, et donnent moins de flamme, mais ils brûlent avec difficulté et pétillent quelquefois en lançant de petits charbons. Dans tous les fourneaux qui emploient du bois, il faut diviser celui-ci et l'avoir sec, afin qu'il n'élève point de vapeurs humides, surtout pour les verreries et poteries : aussi les bois choisis dans les lieux secs, à l'exposition du midi, coupés hors le temps de la sève ou en hiver, sont les meilleurs. On préfère le hètre, l'orme, le bouleau, le chêne, etc., aux autres. L'usage du bois est aussi préférable pour échauffer les vastes chaudières placées dans des fourneaux où l'on fait circuler la flamme, afin qu'elle enveloppe bien le vase; mais les charbons de bois, ou même de terre, donnant peu de flamme, n'échauffent pas aussi bien dans ce cas.

Le charbon de bois donne pourtant une très-vive chaleur dans les fourneaux à courans d'air libre, ou forcé, c'est par son moyen qu'on exécute les grandes fusions des métaux. Ainsi dans les forges, les fourneaux à manches, animés par des torrens d'air que d'immenses soufflets versent avec impétuosité, le charbon s'embrase avec un éclat éblouissant, et produit une chaleur si intense, que les plus épaisses parois du fourneau deviennent rouges, et que le fer même s'y fond; des scories vitreuses surnagent la matière en fusion. Les charbons de bois légers procurent peu de chaleur, se consument vite comme la braise; ils servent plutôt (comme celui de bourdaine, de bouleau) pour former la poudre à canon. Il convient alors qu'ils soient tenus en lieu sec, car le charbon absorbe jusqu'à 25 centièmes d'eau, et la plus forte chaleur, en vaisseau clos, ne lui enlève pas même tout ce qu'il en retient, non plus que l'hydrogène et les autres gaz qu'il absorbe en grande quantité. L'on dit que la poudre à canon est *éventée*, lorsqu'elle s'est humectée à l'air.

Les charbons de bois durs produisent une chaleur forte et durable; mais ils sont sujets à pétiller. La manière de carboniser le bois ajoute encore ou ôte à la qualité du charbon. Pour le faire, on élève des morceaux de bois en cône, destinés à être carbonisés ; on y laisse des intervalles pour le passage de l'air et de la fumée ; on recouvre ces monceaux coniques d'une couche de terre, en y formant quelques soupiraux ; le bois brûle à l'étouffée et se charbonne plus ou moins parfaitement. Il serait mieux de charbonner le bois dans des cylindres de fer bien clos ; mais ce moyen dispendieux ne peut avoir lieu que pour la poudre fine de chasse, ou pour du charbon de fusain et autres bois à l'usage des dessinateurs. Ce moyen donne le vinaigre de bois par distillation, comme on sait.

Le chauffage par la houille ne fournit pas une moindre chaleur que le charbon de bois : il a même les avantages d'un plus bas prix ; et si l'on rencontre une bonne qualité de houille, elle est préférable à plusieurs égards. Telles sont les houilles pures, bitumineuses, qui donnent de la flamme et peu d'odeur : on les préfère aussi pour plusieurs opérations. Elles exhalent cependant quelque odeur bitumineuse et un peu sulfureuse dans les appartemens ; et c'est à leur emploi que plusieurs médecins attribuent la fréquence des phthisies et autres maladies de poitrine, en Angleterre : elles rendent encore une vapeur fuligineuse qui noircit les appartemens. Mais ces inconvéniens sont plus grands, lorsque la houille contient du soufre assez abondamment, ce qui est fréquent : aussi ne peut-on pas s'en servir pour la fusion des mines, car elle rend souvent le métal cassant, et forme avec lui un sulfure. C'est par la même cause que la houille minéralise les parois des vases en cuivre ou en fer qu'elle échauffe ; il se détache des plaques pyriteuses de ceux-ci, et ils durent moins de temps qu'avec le charbon de bois. Pour éviter cet inconvénient, on a imaginé de carboniser la houille comme le bois ; c'est ce qu'on nomme improprement la *désoufrer :* on peut aussi la distiller, et on en tire une sorte de goudron bitumineux. Le résidu, qui est le vrai charbon de la houille, est nommé par les Anglais *coak :* il ne fume plus et brûle sans flamme, avec une forte chaleur. Chaptal établissait les proportions suivantes pour évaporer une même quantité donnée d'eau :

Il faut	408	parties de coak.
	600	de houille.
	600	de charbon de chêne.
	1029	de bois de chêne.

Quant aux cires, graisses, huiles, etc., elles ne servent guère que pour l'éclairage, ou, comme l'alcool, l'éther, l'hydrogène, pour quelque opération. Ainsi l'on fait quelquefois chauffer légèrement des liquides sur une lampe à esprit-de-vin, ou l'on distille sur un quinquet. Un autre usage des mpes est celui qu'en font le souffleur et l'émailleur : ainsi vec une lampe à huile, à large mèche, un soufflet dirige la amme du lumignon sur le verre qu'on veut fondre, ou sur les émaux qu'on veut faire.

Le *chalumeau* de l'essayeur opère, en petit, des fusions assez difficiles. André Swab, ensuite Cronstedt, Reinmann, Quist, Gahn, et surtout Bergmann, Mongez, de Saussure et erzélius, en ont fait les plus heureuses applications à l'examen des minéraux. Il ne faut pour cela qu'un chalumeau recourbé vers son extrémité, qui se termine un peu en pointe, n morceau de charbon, et du flux réductif. Il convient, seon Saussure, de souder sur un morceau de *cyanite* de Werner, u *sappare* (pierre très-réfractaire ou apyre, silicéo-alumieuse cristallisée), le fragment qu'on veut fondre, et de l'exposer avec le flux, à la vivacité du feu qu'on allume dans le arbon (1).

(1) *Phénomènes développés dans les traitemens des calculs urinaires par le chalumeau*, d'après Berzélius.

1° On reconnaîtra les *calculs urinaires formés d'acide urique*, en ce ue, chauffés à part sur le charbon ou la feuille de platine, ils se charbon-t, fument avec une odeur animale. A la flamme, ils perdent de leur masse. ers la fin du grillage, on les voit brûler avec accroissement de lumière; le idu est une petite quantité de cendres blanches, très-alcalines.

ur distinguer ces calculs d'autres substances qui se comportent de même, l faut essayer une partie du calcul par la voie humide. Ainsi un dixième de in de ce calcul, mis sur une feuille mince de verre ou de platine avec une utte d'acide nitrique, on chauffe à la flamme de la lampe. L'acide urique dissout avec effervescence. La matière desséchée avec précaution, pour 'elle ne brûle pas, on obtient une belle couleur rouge. Si le calcul ne tient peu d'acide urique, la matière noircit quelquefois par ce procédé. Alors reprend une nouvelle partie du calcul, et après l'avoir dissous dans l'a-nitrique, on la retire du feu; la dissolution étant à peu près sèche, on laisse refroidir jusqu'à dessiccation. Alors on l'expose, adhérente à son sup-t, à la vapeur d'ammoniaque caustique chauffée. Cette vapeur ammonia-e y développe une belle couleur rouge; on peut aussi mouiller la matière échée avec un peu d'ammoniaque faible.

Si les calculs sont un mélange d'acide urique et de phosphates terreux, ils charbonnent et se consument comme les premiers; mais leur résidu plus vo-ineux n'est ni alcalin, ni soluble à l'eau. Ils présentent avec l'acide nitrique l'ammoniaque aussi la belle couleur rouge de l'acide urique. Les cendres ntiennent des phosphates de chaux ou de magnésie.

2° Les *calculs d'urate de soude* ne se rencontrent guère que dans les con-tions des goutteux autour des articulations. Chauffés sur le charbon, ils rcissent, en donnant une odeur animale empyreumatique; difficilement uctibles en cendres, celles-ci sont fortement alcalines et peuvent vitrifier e la silice: quand il y a des sels terreux (phosphates) dans ces calculs, ils nent un verre blanchâtre ou gris opaque.

° Les *calculs d'urate d'ammoniaque* se comportent comme ceux d'acide que, au chalumeau. Une goutte de potasse caustique leur fait exhaler à une eur douce beaucoup d'ammoniaque. Il faut distinguer l'odeur légère am-niaco-lixivielle que la potasse développe dans la plupart des matières ani-les. On trouve aussi de l'urate de soude en ces calculs.

4° *Calculs de phosphate de chaux*. Ils noircissent, en exhalant l'odeur em-

DE L'ACCÈS DE L'AIR POUR LA PRODUCTION DU CALORIQUE.

Il ne s'agit point ici d'expliquer comment les corps combustibles enlèvent l'oxygène à son dissolvant qui est le calorique, et le libèrent ; mais il convient de chercher quelle est la meilleure manière d'en dégager le calorique.

Dans les fourneaux à courant d'air libre, l'aspiration se fait aisément quand il y a une cheminée qui renferme une colonne d'air échauffé ou raréfié, et ainsi moins pesant que l'air ambiant ; de là vient que celui-ci, plus dense, se précipite dans le foyer. L'aspiration est donc d'autant plus forte que la cheminée est plus longue, et contient une plus grande colonne d'air léger ; alors l'air, passant rapidement dans le foyer, anime de plus en plus la combustion, à moins qu'on ne ferme l'entrée. Si la cheminée est en tôle et refroidit trop aisément, alors sa colonne d'air, devenant plus dense, contrebalance l'effort de l'air entrant au foyer, et la combustion languit. Pour prévenir cet inconvénient dans de grands fourneaux, on peut porter un corps embrâsé dans la cheminée ; il raréfie l'air et l'aspiration s'accroissant, le courant devient plus rapide.

Ces fourneaux ont besoin d'un cendrier sous le foyer, afin de séparer les cendres qui empêcheraient la combustion.

---

pyreumatique animale, sans se fondre seuls au feu de charbon, mais blanchissent, comme fait le phosphate calcaire.

Avec la soude, ils se gonflent sans se vitrifier. Dissous dans de l'acide borique et fondus avec un peu de fer, on obtient un culot de phosphure de fer.

5° Les *calculs de phosphate ammoniaco-magnésien*, chauffés seuls sur la plaque de platine, ils exhalent l'odeur empyreumatique animale, en noircissant, se gonflant, puis devenant blancs-gris. On obtient une sorte d'émail blanc-grisâtre. Le borax les fait fondre en un verre transparent, ou qui tourne au blanc laiteux en se refroidissant. La soude les fait fondre en une scorie blanche boursouflée ; une plus grande quantité de soude les rend infusibles. Ils donnent avec le fer et l'acide borique, du phosphure de fer ; avec le nitrate de cobalt un verre d'un rouge foncé ou brun. S'il y a des sels de chaux dans ces calculs, le mélange en est moins fusible.

6° Les *calculs d'oxalate de chaux* d'abord exhalent l'odeur urineuse ; ils deviennent d'une couleur mate au feu, et leur couleur s'éclaircit. Après avoir été rougis au feu modérément, le résidu fait effervescence avec l'acide nitrique ; un coup de feu donné, il reste de la chaux sur le charbon. Celle-ci réagit comme un alcali sur les couleurs de tournesol, et s'éteint avec l'eau. Mais ceci n'a pas lieu quand le résidu tient du phosphate calcaire. Les personnes qui mangent beaucoup d'oseille sont sujettes à ces calculs, selon Laugier.

7° Les *calculs siliceux*, éhauffés à part, laissent une cendre ou scoriacée ou infusible. Traitée avec un peu de soude, elle se dissout avec effervescence lentement, en laissant une balle de verre gris ou peu transparent.

8° Enfin les *calculs d'oxyde cystique* donnent à peu près les résultats de ceux d'acide urique, au chalumeau. Ils prennent aisément l'inflammation d'une couleur verte bleuâtre, sans se fondre, mais en répandant une odeur acide vive très-particulière et qui a quelque rapport à celle du cyanogène. Leur cendre, non alcaline se résout ; par un coup de feu en une masse blanche-grisâtre. Ils ne produisent pas une couleur rouge dans le traitement avec l'acide nitrique, comme les calculs d'acide urique.

Mais dans ceux à courant forcé par des trompes ou des soufflets, il n'est besoin ni de cendrier ni de cheminées ; aussi, ne peuvent-ils brûler que du charbon et non du bois : ils produisent une chaleur très-intense. Tel est le fourneau de forge à un ou plusieurs tuyaux qui versent l'air de grands soufflets.

Lorsque les effets du gaz oxygène furent connus, Achard, de Berlin, en appliqua le premier l'usage à se procurer une chaleur extraordinairement vive. Il remplissait de ce gaz des vessies auxquelles il adaptait des tuyaux, et, par la compression, il versait ce gaz sur le corps en ignition, de manière à fondre le fer et même le platine. Lavoisier trouva un instrument pour verser plus commodément et en abondance le gaz oxygène ; c'est le gazomètre, soufflet hydrostatique perfectionné par Meunier. Ensuite Ehrmann, de Strasbourg, ainsi que Guyton-de-Morveau, ont multiplié les expériences sur ce genre de fusion des corps les plus réfractaires. En effet, ceux qui résistent même au foyer de la grande lentille de Trudaine (1), ne résistent point au feu alimenté par le gaz oxygène.

La silice, terre la plus apyre, éprouve une sorte de fusion ou de volatilisation dans les hauts fourneaux des mines, puisque Vauquelin y a trouvé des concrétions de silice formées dans les cheminées, par la violence de leur feu.

DE LA MEILLEURE CONSTRUCTION DE FOURNEAUX.

Indépendamment de la structure des fourneaux, qui contribue tant à bien appliquer la chaleur, et à en perdre le moins possible, deux conditions principales sont requises, savoir : que le fourneau soit composé d'une matière la moins conductrice du calorique qu'il se pourra, et que cette matière résiste au feu ou ne soit pas fusible. Il faut qu'elle ne soit pas assujetie à éclater, à se gercer, par une vive chaleur et un brusque refroidissement ; et pour cet effet, il est nécessaire qu'elle ne soit pas composée de substances de retrait ou de dilatation inégales, car ce sont ces divers efforts et tiraillemens qui produisent les fêlures et fractures. Il faut, de plus, qu'elle ne s'effleurisse pas à l'air, ce qui arrive dans les matières qui contiennent de la chaux.

---

(1) Elle avait huit pieds de diamètre, ou deux mètres deux tiers ; elle était formée de deux calottes de verre, épaisses de 8 lignes ou 18 millimètres ; elles laissaient un vide de 4 pieds de diamètre qu'on remplissait avec 140 pintes d'alcool rectifié. En 1774, on en fit usage au jardin de l'infante ; son foyer était à dix pieds dix pouces une ligne, et avait quinze lignes de diamètre ; mais, pour le concentrer davantage, on le réduisait à un espace moindre par une seconde lentille placée dans l'axe de son foyer. Lavoisier, Macquer et Baumé, qui firent plusieurs expériences, n'y fondirent point le platine.

On trouve dans l'alumine, ou les argiles et terres glaises plus ou moins pures, la plupart de ces avantages; mais on doit essayer celle qu'on emploie, avant d'en fabriquer des fourneaux. Il convient de la purger, autant qu'on peut, des particules de chaux, de magnésie, de fer, qui forment des mélanges fusibles. Il faut la délayer, la malaxer, la pétrir ou *corroyer*, y mélanger des substances apyres, infusibles, comme le sable quartzeux pur, ou des briques déjà calcinées, broyées, afin de rendre l'argile plus poreuse, plus prompte à sécher, et moins disposée à se fendiller en séchant, par le retrait qu'elle prend. S'il y a trop de quartz ou de ciment de briques, le fourneau manque de solidité et se brise par de faibles chocs; s'il y a proportionnellement trop d'argile, le fourneau se gerce. L'art du potier-fournaliste consiste à saisir les proportions les plus convenables suivant chaque argile. De plus, il ne faut pas faire sécher trop promptement le fourneau, mais le laisser *ressuyer* graduellement; puis on l'exposera à une chaleur modérée, qu'on augmentera successivement jusqu'à la cuisson. L'on peut ensuite enduire l'extérieur de ces fourneaux d'une couche d'argile mêlée de paille ou bourre hachée et de poudre de charbon; d'autres les enduisent de plombagine (carbure de fer) : on obtient par ces moyens de bons fourneaux qui concentrent bien le calorique. Le charbon que quelques artisans ajoutent au mélange d'argile, est un faible conducteur de la chaleur, utile en ce cas.

Tels sont les fourneaux portatifs. Quant à ceux à demeure, ils se construisent en bonnes briques liées par de la terre (*herbue*), et soutenues par des cercles ou barres de fer. Le chimiste et le pharmacien doivent savoir construire, au besoin leurs fourneaux eux-mêmes.

On voit, par ce qui précède, combien les fourneaux métalliques (en fer ou fonte) seraient peu convenables pour des opérations chimiques, puisqu'ils laissent tamiser la chaleur de toutes parts; mais ils sont très-propres à échauffer les appartemens, ce que ne font pas bien les poêles en faïence ou en terre. Ceux-ci empêchent la chaleur de se répandre; elle monte presque toute au tuyau, et sort en grande partie avec la fumée, au-dehors.

Dans la manière d'appliquer le feu, l'on a fait de nos jours d'heureuses innovations, autant pour l'économie du combustible que pour l'emploi de toute la chaleur. Ainsi, dans les fourneaux évaporatoires, ou les chaudières pour les décoctions, etc., la flamme ne passe plus seulement du foyer dans la cheminée, sans échauffer aucune autre partie que le fond du vase; il se perdait alors plus du tiers de la chaleur; mainenant on forme une cheminée tournante, qui fait un tour en irale et embrasse la chaudière dans une atmosphère de feu. our cet effet on emploie de préférence le bois, dont la amme va *lécher* les parois extérieures de cette chaudière et échauffe en tous les points, puis la fumée sort, émportant ien moins de suie, qui s'est brûlée dans le trajet. Ces chaudières ou bassines, chauffées jusqu'au limbe supérieur, n'offent que l'inconvénient de brûler facilement ce qu'elles conennent, si elles ne sont pas bien remplies : aussi, ne peuton pas employer ce moyen de chauffer les chaudières de savonneries, car le savon s'y boursoufflerait et brûlerait. Au este, on conçoit que ces chaudières autour desquelles la amme circule, doivent, à leur bord supérieur, se joindre ieu au fourneau pour ne laisser passer ni flamme ni fumée. Dans les chaudières d'une très-vaste capacité, on a encore imaginé de percer, vers leur milieu, une sorte de cheminée tournante qui porte la chaleur et la flamme au sein ême du liquide. D'autres personnes se contentent de former dans le fond de ces chaudières un renflement analogue à ceui du fond des bouteilles de verre, afin que la chaleur s'aasse sous ce dôme, pour se disperser plus aisément dans le ilieu du liquide, etc.

Les mêmes principes ont été appliqués à la cucurbite de l'alambic pour la distillation, soit à feu nu, soit au bain-marie.

DU THERMOMÈTRE ET DU PYROMÈTRE.

Les moyens de mesurer les degrés de chaleur sont les instrumens inventés pour différentes températures. On sait que le thermomètre à mercure ou à esprit de vin sert pour les températures basses, ou qui ne surpassent guère celle de l'eau bouillante, andis que les pyromètres mesurent la chaleur la plus vive.

Il faut que le tube des thermomètres soit bien calibré ou égal partout, afin que les degrés soient égaux. Les thermomètres à esprit-de-vin coloré marquent au soleil plus de chaeur que ceux dont l'alcool est incolore; de plus, dans les derés les plus élevés, une partie du liquide se vaporise dans e tube, et altère diversement la marche de cet instrument : c'est pourquoi le thermomètre à mercure est alors préférable. il s'agit de la mesure du froid, l'alcool paraît au contraire référable, parce qu'il est moins susceptible de congélation ue le mercure à un froid très-vif, et les degrés de condensation se marquent mieux (1).

(1) Le thermomètre de Fahrenheit a son point de congélation à 32 degrés,

Quand il s'agit d'évaluer une chaleur supérieure à celle de l'eau, on a été obligé de chercher des substances peu ou point fusibles. Wedgewood a fondé son pyromètre, ou mesureur de feu, sur le retrait que prend l'argile, retrait d'autant plus fort que la chaleur a été plus vive. Cet effet semble opposé à l'action générale du calorique, qui est la dilatation de tous les corps : mais l'argile ne doit son retrait qu'à la perte qu'elle fait de l'eau, pour laquelle elle a une affinité extraordinaire; de sorte que ce n'est en effet qu'un extrême dessèchement qu'elle éprouve.

On forme ce pyromètre avec deux règles ou jauges fixées sur une planche en fer presque parallèlement, mais se rapprochant vers l'une de leurs extrémités : leur plus grand écartement est de six lignes, et leur plus grand rapprochement de trois dizième de pouce. On prend ensuite de l'argile choisie, on en forme des cônes dans un tube de fer. Lorsque ces cônes sont secs, ils doivent se tenir à zéro de l'échelle. Ensuite on les fait rougir ou feu, et durcir : en cet état ils marquent 6°. Si l'on devait éprouver une chaleur moindre, on les ferait moins cuire. Pour éprouver la plus vive chaleur, on y expose ces cônes d'argile; alors ils doivent descendre jusqu'à l'extrémité de l'échelle en coulisse. Mais les argiles n'étant pas toujours pures, donnent des résultats différens; et, selon Hall, plus on les chauffe long-temps, plus elles se contractent, quoiqu'au même degré de feu.

Pour éviter cet inconvénient, Guyton-de-Morveau est revenu aux pyromètres déjà proposés par Boerhaave et Musschembroek, la dilatation des métaux; mais au lieu du fer dont ils se sont servis, il a construit le sien en platine. C'est une tige de ce métal placée dans une rainure pratiquée dans une plaque d'argile réfractaire très-cuite; d'une extrémité, cette tige s'appuie contre un talon d'argile; l'autre appuie sur un levier coudé qui forme une aiguille, et qui marque, sur un arc de cercle, combien la verge de platine prend d'alongement. Ce métal n'est pas susceptible de se fondre ou de s'oxyder à une chaleur même très-violente.

---

et celui de l'eau bouillante à 212 degrés, ce qui fait une échelle intermédiaire de 180 degrés entre ces deux points. Un degré de Fahrenheit vaut huit dix-huitièmes de celui de Réaumur.

L'échelle thermométrique de Réaumur, de 0 à l'eau bouillante, est divisée, comme on sait, en 80 degrés, division adoptée et que l'on suit.

Le thermomètre centigrade est celui dont la même échelle est divisée en cent degrés comme celui de Celsius, en Suède, elle est adoptée dans les nouveaux poids et mesures, et on forme des thermomètres à double échelle correspondante : la nouvelle augmente l'ancienne de cinq degrés sur 20.

DEGRÉS CONPARATIFS DES DIVERS THERMOMÈTRES.

ÉCHELLE.			SUBSTANCES DIVERSES.
Fahrenheit.	Réaumur.	Centigrade.	
221	84	105	Sirop bouillant.
218 3/4	83	103 7	Eau bouillante chargée de deux dixièmes de sel marin.
216 1/2	32	102 5	Eau bouillante chargée de quatre dixièmes de muriate calcaire.
212	80	100	Eau pure en ébullition, aussi l'huile d'olives et celle de ricin.
207 1/2	78	97 5	Chaleur du bain-marie avec l'eau pure bouillante.
178 1/4	65	81 2	Degré du bain-marie avec l'alcool bouillant de 22 degrés aréom. de Baumé.
173 3/4	63	78 7	—— avec l'alcool bouillant de 30 degrés aréom. de Baumé.
172	62 1/2	78 12	—— avec l'alcool bouillant de 36 degrés aréom. de Baumé.
171 1/2	62	77 5	—— avec l'alcool bouillant de 40 degré aréom. de Baumé.
167	60	75	—— auquel distille l'éther le plus pur.
110 3/5	35	43 7	Degré de chaleur des boissons théiformes ordinaires. Pour les bains de pieds, l'eau ne peut guère être plus chaude qu'à 38 degrés Réaumur, sans incommoder.
122 77	40 20	50 25	Les dessiccations de fruits, plantes, fleurs et autres substances se font entre ces limites de chaleur.
99 1/2 95	30 28	37 5 35	Degré des digestions alcooliques pour les teintures.
77 65	20 15	25 18 7	Température propre aux fermentations alcooliques et acides.
63 1/2	14	17 5	Température moyenne pour les expériences des liquides pesés à l'aréomètre.
32	0	0 »	Degré de la glace fondante, ou de la neige, pour refroidir les produits de distillations ou pour peser à l'aréomètre les liquides les plus volatils, comme le cyanogène.

Nota. Le signe — qui signifie *moins*, désigne les degrés situés au-dessous de 0 ; le signe + qui veut dire *plus*, marque les degrés au-dessus du point de congélation. Le thermomètre de Fahrenheit part du degré de froid produit par un mélange de sel marin et de neige, et se termine, comme les autres, à l'eau bouillante.

TABLEAU DES DEGRÉS A L'ARÉOMÈTRE, DE PLUSIEURS SUBSTANCES.

ÉCHELLE ASCENDANTE POUR LES SUBSTANCES PLUS LÉGÈRES QUE L'EAU.

ÉCHELLE de Baumé.	DENSITÉS.	SUBSTANCES DIVERSES.
Au-dessus de cette échelle	700	Acide hydro-cyanique pur (poison subtil). *Gay-Lussac.*
66	715	Ether sulfurique très-rectifié.
60	742	Bon éther ordinaire.
50	782	—— commun.
48	792	Ether sulfurique alcoolisé, ou parties égales d'éther et d'alcool.
42	819	Alcool des pharmaciens, très-rectifié.
40	827	
36	847	Alcool rectifié, *naphthe* des Allemands.
33	863	Alcool ordinaire, *trois-six*.
32	868	Huile volatile de térébenthine rectifiée.
30	878	—— volatile ordinaire.
26	900	Acide hydrocyanique, de Schèele ou contenant partie égale d'eau et d'acide.
25	906	Ether acétique.
23	915	
		Ether nitrique.
23	915	—— hydrochlorique.
22	923	Ammoniaque liquide.
		Huile d'olives.
22	923	
20	935	Eaux-de-vie ordinaires ou alcools aqueux.
18	948	
13	980	
12	990	Vins de Bourgogne et de Bordeaux.

ÉCHELLE DESCENDANTE. POUR LES SUBSTANCES PLUS DENSES OU PLUS PESANTES QUE L'EAU.

DEGRÉS.	DENSITÉS.	SUBSTANCES DIVERSES.
0	1 000	Eau distillée ordinaire.
1	1 007	Vinaigre distillé.
	1 009	
2	1 014	Vinaigre ordinaire.
4	1 032	Lait de vache.
5		
5	1 036	Acétate d'ammoniaque.
10	1 075	Acide acétique plus concentré.
12	1 091	
21	1 180	Acide hydrochlorique liquide (ou muriatique).
25	1 210	
30	1 261	Sirop de sucre, bouillant.
35	1 321	Sirop refroidi. Acide nitrique ordinaire.
40	1 384	Acide nitrique concentré.
41	1 498	
45	1 454	
45	1 454	Acide phosphorique pour l'emploi en médecine.
50	1 532	Acide sulfurique ordinaire.
66	1 847	Acide sulfurique très-concentré.
70	1 946	Acide phosphorique très-condensé.

DE LA MESURE DES DENSITÉS DES LIQUIDES, OU DES PÈSE LIQUEURS.

Nous décrirons seulement ici les pèse-liqueurs ordinaires de aumé, en donnant la manière de les faire.

Il y a deux sortes d'*hydromètres* ou d'*aréomètres* (1), ou pèse-liqueurs, ceux des liquides plus denses que l'eau pure, comme les solutions de sels, les sirops, les acides concentrés, s lessives, etc., et ceux des liquides plus légers que l'eau, omme les vins, alcools ou eau-de-vie de diverse force. Dans aréomètre pour les sels ou halomètre, l'échelle est descendante; car l'on conçoit que moins l'instrument s'enfoncera ans le liquide, plus ce liquide sera pesant et contiendra de arties salines, puisqu'il contrepèsera le poids de l'instrument 'on y plongera. L'aréomètre pour les alcools ou esprits, au ntraire, s'enfoncera d'autant plus que le liquide sera plus éger ou plus spiritueux, parce que le poids de l'instrument emportera : de là vient que l'échelle de graduation est asendante.

Pour faire un aréomètre pour les sels, ou *halomètre* (ἅλς el), on prend une tige en verre, renflée à sa portion inféieure en sphère creuse, laquelle est lestée par une petite boule ontenant du mercure ou du plomb. Cette tige, plongée dans e l'eau distillée à zéro de température, doit y descendre jus-u'au fond, et on la leste suffisamment pour cela. On marque éro au point où la tige cesse de s'enfoncer. Ensuite on fait ssoudre, dans un matras clos, quinze onces de sel marin ien pur et desséché, dans quatre-vingt-cinq onces d'eau pure, ans perdre ni eau ni sel, bien pesés. On plonge dans cette lution refroidie l'instrument, et l'on établira le lieu où il esse de s'enfoncer. L'intervalle de ces deux termes (de l'eau ure à l'eau salée) formera 15 degrés, et l'on marquera cette ivision également avec un compas. On prendra ensuite cette ême longueur des 15 degrés, pour former 15 autres degrés férieurs, que l'on divisera de même; et l'on prendra une oisième ou une quatrième fois cette mesure, pour former oute l'échelle jusqu'au degré où l'on veut s'arrêter. Cette anière est plus commode et aussi sûre que si l'on formait degrés un à un; mais il faut que le calibre du tube soit le us égal possible pour donner des degrés uniformes et égaux.

Pour former l'aréomètre à esprit-de-vin, ou plutôt l'*hydroètre* parce qu'il mesure la proportion de l'eau, on prend un ibe construit à peu près comme le précédent, excepté qu'il

(1) D'ἀραιὸς, rare, ou raréfaction.

est moins lesté. On le plonge dans une solution de dix parties de sel marin pur et sec, dans quatre-vingt-dix parties d'eau distillée, et à la température de zéro. Le point où s'arrête l'instrument doit être au bas de la tige près de la grosse boule, et l'on marque zéro. Ensuite l'instrument, lavé, plongé dans de l'eau distillée pure, s'y enfoncera jusqu'à un certain point que l'on marque 10, et que l'on divise en dix parties égales. L'intervalle entre les deux termes sert d'étalon pour en former d'autres, au moyen d'un compas. Ainsi l'on ira de 10 à 20, en remontant l'échelle, et de là jusqu'à 40 ou 60, termes suffisans pour évaluer les degrés de rectification des alcools et éthers les plus purs. Cet instrument peut porter le nom d'*hydromètre* pour le distinguer du précédent (1).

Les Hollandais, au lieu de marquer 10 degrés le point où l'hydromètre cesse de s'enfoncer dans l'eau pure, le marquent zéro : ainsi leur échelle a toujours 10 degrés en moins que celle de l'aréomètre de Baumé. Leur eau-de-vie de 12° [illegible]vaut ainsi à celle de 22° de Baumé, et ainsi de suite. [illegible] avons donné (pag. 447, du Ier vol.) le tableau des me[illegible] d'alcool et d'eau avec les degrés qu'ils marquent à ces aréom[illegible] faut observer qu'en général les *esprits* ou eaux-de-vie ga[illegible] un degré de spirituosité, en les prenant à une températur[illegible] 10 à 15 degrés, au lieu de les prendre à la températur[illegible] la glace.

Ces der[illegible]omètres, d'un usage ordinaire, n'atteignent pas une pré[illegible] mathématique, mais suffisent pour les usages [illegible], et sont presque les seuls employés dans le commerce [illegible]. Gay-Lussac préfère l'aréomètre de Cartier, pour les [illegible]-vie, dont il indique les degrés avec précision. Il y a join[illegible] divisions et des fractions donnant en détail tous les degrés [illegible]pirituosité comparés aux températures, et les moyens [illegible]mener les eaux-de-vie à un degré quelconque de spiritu[illegible], ou qui indique ce qui leur manque.

DE LA CHIMIE PNEUMATIQUE.

[illegible] peut dire qu'elle est née dans le XVIIIe siècle ; car, bien [illegible] diverses espèces d'airs plus ou moins méphitiques [illegible] [illegible]à été observées dès les temps les plus reculés, quoique [illegible]eille Drebbel et Van Helmont aient connu et même recueilli

(1) Le nom vient d'ὕδωρ eau, et μέτρον mesure, car les aréomètres [illegible]gnent en effet les quantités d'eau contenues dans les alcools.

dès *esprits* ou *gaz*(1), ceux-ci n'ont commencé à être bien exa-inés que par Hales dans sa Statique des végétaux, par Black, et surtout par Priestley, qui a préparé les plus brillantes dé-couvertes de la chimie moderne, et par l'illustre Lavoisier.

DE LA NATURE DES FLUIDES GAZEUX.

Il paraît que tous les corps de la nature, excepté le feu et ses modifications, comme la lumière, l'électricité, etc., se-raient par eux-mêmes solides et compactes, et qu'ils ne doivent u'au calorique leur état ou liquide ou gazeux. En effet, toutes les molécules de chaque corps tendent à s'unir entre elles; mais le calorique, qui jouit d'une propriété contraire, s'insinue entre leurs particules, les écarte d'autant plus que ces molé-ules ont moins d'énergie attractive entre elles, ou que la force épulsive du calorique, accumulée, combat plus victorieuse-ent cette attraction, ou que la moindre pression des corps nvironnans laisse écarter ces particules. Il suit de là que les olécules des corps ne se touchent point entre elles, mais que lus elles sont éloignées, plus elles ont de capacité pour rece-oir le calorique dans leurs intervalles. Ainsi l'eau, à l'état olide de glace, ne contient que peu de calorique; mais si l'on en introduit une certaine quantité, elle devient liquide; si on augmente encore la proportion du feu pour vaincre la ression atmosphérique, elle se vaporise en gaz, qui resterait ermanent si nul corps environnant ne lui enlevait de ce ca-orique. A mesure que la quantité de calorique augmente, le rps se dilate donc et prend plus de volume.

Il en est de même des gaz. Ce sont des corps fondus dans e calorique; et cela est si vrai, que l'acide carbonique ou oxygène gazeux, lorsqu'ils se sont fixés dans un corps solide, mme un oxyde métallique, ils y deviennent solides, et ugmentent son poids. Ainsi le mercure, dans l'*enfer de oyle* (*voyez* les planches à la fin), se combinant au gaz xygène de l'air, celui-ci se solidifie, augmente de 10 kilogr. ar 100 le poids du métal. Lorsqu'on chauffe ensuite cet oxyde ans une cornue à laquelle s'adapte un tube qui va plonger ous la cuve hydro-pneumatique, l'oxygène reprend son calo-que et son état gazeux ou aériforme, le métal se revivifie et erd le poids qu'il avait acquis.

Ainsi tous les corps qui, pouvant se fondre dans le calori-e, y demeurent constamment vaporisés à la température de

(1) Ce mot a été employé pour la première fois, je crois, par Van Helmont, ur l'acide carbonique, *gaz sylvestre*; mais il ne le regardait pas comme corps que l'on pût saisir.

notre globe, et à l'état de pression de notre atmosphère, sont des gaz. Par la raison que leurs molécules sont écartées par une force répulsive, ils sont compressibles et élastiques d'autant plus, qu'ils contiennent davantage de calorique sous le même volume, sous une égale pression ; le même volume des divers gaz croît également par un accroissement égal de température, selon M. Gay-Lussac.

Les gaz ne sont pas tous incolores : le chlore est jaune, l'iode violet, le nitreux rouge, et l'air atmosphérique est bleu foncé en grande masse.

TABLEAU DU POIDS DES DIFFÉRENS GAZ, A 28 POUCES DE PRESSION BAROMÉTRIQUE, ET A 10° + 0 DU THERMOMÈTRE DE RÉAUMUR.

NOMS DES GAZ.	POIDS du POUCE CUBE.		POIDS du PIED CUBE.			NOMS DES AUTEURS qui ont estimé ces pesanteurs.
	grain.	dix-mill.	onc.	gros.	grains.	
Air atmosphérique...	0	46005	1	3	3,00	Lavoisier.
Gaz azote...........	0	44444	1	2	48,00	*Id.*
— oxygène........	0	50694	1	4	12,00	*Id.* et Br
— hydrogène.......	0	03539	0	0	61,15	*Id.*
— ammoniaque.....	0	27488	0	6	43,00	Kirwan.
— nitreux.........	0	54690	1	5	9,14	*Id.*
— acide sulfureux..	1	03820	3	0	66,00	*Id.*
— acide carbonique.	0	68985	2	0	40,00	Lavoisier.

PROPORTIONS EN VOLUME DES ÉLÉMENS DE DIFFÉRENS GAZ, D'APRÈS M. GAY-LUSSAC.

NOMS DES GAZ — COMPOSÉS.	NOMS DES GAZ — FORMÉS DE GAZ SIMPLES DANS LA PROPORTION DE
Gaz oxyde de carbone......	Oxygène, moitié de son volume.
— acide carbonique...	Oxygène, volume égal au sien.
— protoxyde d'azote.......	Cinquante parties d'oxygène, et cent d'azote en volume.
— deutoxyde d'azote......	Volume égal d'azote et d'oxygène.
— acide sulfureux.........	Un peu plus de son volume de gaz oxygène.
— hydrogène percarboné...	Deux fois son volume de gaz hydrogène.
— hydrosulfurique.........	Un volume de gaz hydrogène égal au sien.
— hydriodique............	Un volume d'hydrogène faisant la moitié du volume du gaz acide iodique.
— hydrochlorique.........	Volume égal de chlore et d'hydrogène.
— hydrogène arsénié.......	Cent parties en volume tiennent cent quarante parties d'hydrogène.

PESANTEURS SPÉCIFIQUES DES FLUIDES ÉLASTIQUES, CELLE DE L'AIR ETANT PRISE POUR L'UNITÉ.

NOMS DES FLUIDES ÉLASTIQUES.	DENSITÉS déterminées par expérience	DENSITÉS calculées.	NOMS DES OBSERVATEURS.
Air	1 0000	....	....
Vapeur d'iode	....	8 6195	Gay-Lussac.
Vapeur d'éther hydriodique	5 4749	....	Gay Lussac.
Vap. d'essence de térébenthine	5 0130	....	Gay-Lussac.
Gaz hydriodique	4 443	....	Gay-Lussac.
Gaz fluo-silicique	3 5735	....	John Davy.
Gaz chloro-carbonique	....	3 3894	John Davy.
Vapeur de carbure de soufre	2 6447	....	Gay-Lussac.
Vapeur d'éther sulfurique	2 5860	....	Gay-Lussac.
Chlore	2 470	2 4216	*Id.* et Thénard.
Gaz euchlorine	....	2 3782	John Davy.
Gaz fluoborique	2 3709	....	John Davy.
Vapeur d'éther hydro-chlorique	2 2119	....	Thénard.
Gaz sulfureux	2 1204	....	*Id* et Gay-Lussac.
Gaz chloro-cyanique	....	2 111	Gay-Lussac.
Cyanogène	1 8064	1 8011	Gay-Lussac.
Vapeur d'alcool absolu	1 6133	....	Gay-Lussac.
Protoxyde d'azote	1 5204	1 5209	Colin.
Acide carbonique	1 5196	....	Biot et Arago.
Gaz hydro-chlorique	1 2474	....	Biot et Arago.
Gaz hydro-sulfurique	1 1912	....	Thénard et Gay-Lussac.
Gaz oxygène	1 1036	....	Biot et Arago.
Deutoxyde d'azote	1 0380	1 0364	Bérard.
Gaz oléfiant	0 9780	....	Th. de Saussure.
Gaz azote	0 9691	....	Arago et Biot.
Gaz oxyde de carbone	0 9569	0 9678	Cruickshancks.
Vapeur hydro-cyanique	0 9476	0 9360	Gay-Lussac.
Hydrogène phosphuré	0 870	....	Humphry-Davy.
Vapeur d'eau	0 6235	0 624	Gay-Lussac.
Gaz ammoniacal	0 5967	....	Biot et Arago.
Gaz hydrogène carboné	0 555	....	Thomson.
Gaz hydrogène arsénié	0 529	....	Tromsdorf.
Gaz hydrogène	0 0732	....	Biot et Arage.

ABLEAU DES CAPACITÉS DES GAZ POUR LE CALORIQUE, SOUS LE MÊME VOLUME, PAR MM. DE LA ROCHE ET BÉRARD (1).

Air commun. . , .	1,0000.
Gaz hydrogène. . .	0,9033.
— acide carbonique	1,2583.
— oxygène. . . .	0,9765.
— azote.	1,0000.
Vapeur aqueuse . .	1,9600.

(1). M. Faraday a liquéfié par la pression les gaz *acide* sulfureux, l'hydrogène sulfuré, l'acide carbonique, l'oxyde de chlore, le gaz oxyde nitreux, cyanogène, l'ammoniaque et le chore (*Philos. magazine*, decemb. 1823, p. 416). Il faut faire ces essais avec précaution.

Chaque gaz permanent sec acquiert un deux cent treizième de dilatation par chaque degré du thermomètre, depuis 0 jusqu'au 80 degrés de Réaumur. Aussi les évaluations citées au premier tableau donnent-elles le poids réel, et non la pesanteur comparée au volume. La dilatation des vapeurs gazeuses suit la même progression. L'on voit donc combien la chaleur doit augmenter l'élasticité de ces substances.

DE L'AIR ATMOSPHÉRIQUE.

Les principaux caractères de l'air que nous respirons, et les élémens qui le constituent, sont 21 d'oxygène et 79 d'azote environ, avec un peu d'acide carbonique, selon Berthollet, Gay-Lussac, Davy, Humboldt, etc., dans les recherches faites à Paris, à Madrid, en Egypte, et dans les hauteurs de l'atmosphère, ou même dans les endroits remplis de personnes, etc., tandis que Lavoisier et Schèele admettaient 27 parties d'oxygène et 73 d'azote.

Les deux gaz qui composent notre atmosphère sont plutôt à l'état de mélange qu'à celui de combinaison. Néanmoins cette sorte de mélange est assez exacte, soit par l'agitation des vents, soit par d'autres causes, pour qu'il soit difficile de séparer entièrement chacun des élémens qui composent l'air. Et même les gaz hydrogène et acide carbonique (1) qui s'y trouvent en petites quantités, y sont tellement répartis que Vassali et Volta ne sont point parvenus à les retirer complètement par les moyens eudiométriques. L'on a remarqué, par des observations faites en divers lieux (Beddoës sur la côte de Guinée, Berthollet en Egypte, Macarty en Espagne, Humboldt en Amérique, Péron sur l'Océan pacifique, Cavendish en Angleterre, Gay-Lussac à quatre mille toises au-dessus de Paris), qu'il n'y avait pas de différence bien notable entre les parties constituantes de l'air atmosphérique. M. de Saussure a trouvé cependant qu'il y a plus d'acide carbonique en été qu'en hiver, dans l'atmosphère.

Comme tous les autres corps, l'air est pesant, mais 842 fois moins que l'eau, à 10 degrés sur 0 Réaumur. La pesanteur d'une colonne d'air atmosphérique soutient une colonne d'eau à la hauteur de 32 pieds, comme Torricelli l'a remarqué en 1643, ou une colonne de mercure à 28 pouces. Pour prouver que la pesanteur de l'air était la cause qui élevait ces fluides dans le vide, Pascal fit sa célèbre expérience sur la montagne

(1) Saussure a même trouvé de ce gaz acide carbonique dans l'air pris à la cime du Mont-Blanc et M. Gay-Lussac dans les hauteurs de l'atmosphère.

du Puy-de-Dôme, par laquelle il a fait voir que le mercure baissait d'un pouce environ, par cent toises d'élévation. L'on conçoit que les couches inférieures de l'atmosphère doivent être plus comprimées et plus denses que les supérieures. Aussi l'air plus raréfié des montagnes comprime moins nos corps : de là viennent des hémorrhagies et dilatations de nos humeurs en ces lieux.

Il y a néanmoins chaque jour une marée aérienne, causée sans doute par l'attraction solaire et la chaleur, combinées avec l'effet de la rotation du globe. Ainsi, de trois heures du matin à neuf heures, on voit monter le baromètre; il baisse ensuite d'environ un millimètre jusqu'à trois heures de l'après-midi, alors il remonte jusqu'à neuf heures du soir, époque où il baisse de nouveau jusqu'à trois heures du matin. Il faut tenir compte de ces variations pour mesurer exactement les hauteurs atmosphériques, comme l'a fait Ramond.

Le *baromètre* mesure donc la pesanteur ou la dilatabilité de l'air; car selon que cet air contient plus d'eau en dissolution, ou qu'il est plus ou moins sec, que sa chaleur et son électricité varient; il s'ensuit des variations dans la hauteur barométrique, et celle-ci indique les changemens atmosphériques.

Pour qu'un baromètre soit bien sensible, il faut que son tube soit exactement calibré, ou égal partout, et qu'il soit parfaitement purgé d'air dans son intérieur. Pour cet effet, lorsqu'on introduit le mercure dans le tube du baromètre, on a soin de détacher par l'agitation les petites bulles qui adhèrent aux parois intérieures, et de plus on passe ce tube rempli entre des charbons ardens, afin de faire bouillir le mercure, de dilater l'air interposé et le forcer à sortir.

Beaucoup de substances vaporisables se dissolvent dans l'air atmosphérique, et altèrent plus ou moins sa pureté. La chaleur le rend propre à se charger d'une quantité de vapeurs aqueuses, qui se condensent en nuages, lorsqu'elles sont portées dans des régions plus froides. L'air chargé de ces vapeurs en devient plus élastique; l'air humide est plus léger que l'air sec, selon l'observation de Deluc : de là vient alors l'abaissement du baromètre. Le pied cube d'air ne peut prendre, à 15 degrés de température, que 11 à 12 grains d'eau en dissolution.

L'*hygrométrie* (1) est la mesure de l'humidité de l'air; cette mesure se prend d'après le ramollissement ou l'humectation qu'éprouvent diverses substances, ou leur desséchement. Saus-

(1) Des mots υγρος moite, humide, et μετρον mesure.

sure faisait son hygromètre avec un cheveu, qui s'allonge par l'humidité. On divise en 100 degrés son plus grand et son moindre allongement.

Des eudiomètres.

Ce sont des substances propres à reconnaître la quantité de chacun des principes constituans de l'air atmosphérique, et ses degrés de respirabilité (du grec εὔδιος, air serein ou pur, et μέτρον mesure). Elles s'emparent de l'oxygène et laissent l'azote.

On a déjà vu qu'en oxydant du mercure, ou un autre métal, dans l'air, on enlevait son oxygène; et comme il reste l'azote, on reconnaît, par la quantité d'air soustrait, combien il contenait d'air vital. L'eudiomètre de Volta consiste à faire détonner une quantité quelconque de gaz hydrogène avec un volume connu d'air atmosphérique, par l'étincelle électrique. La réduction du volume des gaz (par la résolution en eau de l'hydrogène et de l'oxygène) annonce la quantité d'oxygène employé. L'eudiomètre de Priestley consiste dans l'absorption que fait de l'oxygène de l'air le gaz nitreux, pour passer à l'état d'acide. On opère ce mélange sur l'eau, qui absorbe l'acide formé. Mais le gaz nitreux, étant plus ou moins oxydé, prend des quantités variables d'oxygène pour passer à l'acidité; ce qui rend ce moyen infidèle. Schèele a proposé ensuite un sulfure alcalin, dissous dans l'eau. Il absorbe en effet l'oxygène de l'air pour s'acidifier; mais ce moyen est long. Achard, Séguin, Reboul, ont pris la combustion du phosphore dans un volume d'air, pour leur eudiomètre. Cependant Berthollet a fait voir que le gaz azote dissolvait une portion de phosphore, et que son volume augmentait; ce qui rend ce moyen incorrect. Enfin l'eudiomètre de Davy est un hydrochlorate de fer liquide chargé de gaz nitreux; il absorbe vivement l'oxygène de l'air, mais il se dégage quelquefois du gaz nitreux et de l'azote à mesure que le fer s'oxyde.

Les particules qui s'élèvent des corps odorans, végétaux, animaux, etc., même les plus fortes ou fétides, ne sont nullement appréciables à l'eudiomètre, et Lavoisier, Vauquelin ont tenté sans succès d'analyser l'air le plus infect: les miasmes qu'il contient sont trop peu substantiels. Tout corps combustible peut être un eudiomètre plus ou moins parfait.

De la respirabilité de l'air, et de l'air vicié; moyens de le purifier.

L'on a reconnu que le gaz oxygène, qui fait plus du cinquième de l'air, était la seule portion capable d'entretenir la respiration et la combustion. Dans l'eudiomètre de Volta, l'on ne trouve que 20 centièmes d'oxygène. Celui de Davy donne 21 centièmes. Berthollet l'évalue à plus de 22 centièmes; Macarty et autres, jusqu'à 23 centièmes. Le reste n'est pas tout azote pur; car, indépendamment de l'eau en dissolution (1), des vapeurs, des poussières, des émanations odorantes, il y a toujours environ 00,1 de gaz acide carbonique, même sur les montagnes les plus élevées, et peut-être un peu de gaz hydrogène.

Ingen-Houzs a montré, le premier, en 1775, que les plantes décomposaient l'eau à la lumière, et qu'elles versaient dans l'atmosphère de l'oxygène; ce qui répare sans doute celui que la respiration et la combustion absorbent. Il a cru remarquer que les plantes donnaient, dans l'obscurité, du gaz acide carbonique, résultat qui a été contesté par Sennebier, en 1782. Les feuilles panachées ne donnent de l'oxygène à la lumière que par leur partie verte; les feuilles jaunes en fournissent peu; les feuilles vertes pilées et les étiolées n'en produisent point.

Tout air capable d'entretenir la combustion est plus ou moins propre à entretenir la respiration et la vie : c'est pourquoi l'on porte un flambeau dans les lieux dont l'air est soupçonné vicié; et s'il continue de brûler, il y a sans doute du gaz oxygène. Cette épreuve ne doit pas toujours suffire pour inspirer la sécurité; car il existe au fond des mines des gaz asphyxians, l'hydrogène sulfuré ou l'azote carboné, qui tuent sur-le-champ quand on les respire, quoiqu'ils laissent encore brûler les lampes. On doit donc avoir recours aux eudiomètres et autres moyens pour en reconnaître la nature. Ces gaz des mines, mêlés à l'air et enflammés, détonnent, se détruisent, et l'air est purifié. C'est ce qui arrive quelquefois, et ce que les mineurs appellent *feu brisou* et *feu terroux*. Pour prévenir cet inconvénient mortel pour les mineurs, Davy a inventé une lampe entourée d'une toile métallique très-fine, qui laisse tamiser la lumière, mais qui ne permet pas à la flamme du gaz hydrogène de s'étendre à de grandes masses. Ainsi la déflagration est bornée dans la lampe, et il n'y a point de détonnation en grand. Mais le gaz acide carbonique, que sa pesanteur accumule dans les lieux bas, dans les puits, les mines, ou qui se dégage des liquides en fermentation dans les caves, ou qui est produit par la respiration d'un grand nombre d'êtres animés,

(1) Nous ne pourrions pas vivre dans un air très-sec. Le vent *samiel* des Arabes, qui est trop sec, étouffe les hommes et les animaux dans les déserts arides; il dessèche et momifie bientôt.

comme dans les temples, les salles de spectacles, les étables, etc., ce gaz asphyxie : il n'est guère absorbé que par l'eau de chaux ou les alcalis caustiques, ou par son agitation dans l'eau, moyens insuffisans; il vaut mieux le dissiper à l'aide de ventilateurs ou du mouvement de l'air.

Quant à l'air vicié par des émanations putrides, soit dans les salles de dissection ou d'hôpitaux, les prisons, les caveaux où l'on enterre, les lieux où des matières animales se corrompent, nous avons donné les procédés désinfectans de Guyton-de-Morveau et de Carmichaël Smith (tome I, p 261 et *sq.*).

Les œufs d'oiseaux et d'autres animaux ont besoin d'air pour éclore; car lorsque celui-ci ne peut pas pénétrer dans leur intérieur, quand on a enduit d'un vernis leur coquille, ils n'éclosent pas. Il en est de même du vide dans lequel ne peuvent éclore ni les œufs de vers à soie et d'autres insectes, ni ceux des oiseaux. Les graines des plantes n'y germent pas non plus.

Du gaz oxygène. Théorie de la combustion et de la respiration.

Le gaz oxygène, découvert le 1er août 1774, par Priestley, mais qui paraît avoir été connu de Corneille Drebbel, de Mayow, de Jean Rey, médecin périgourdin au XVIIe siècle, a été nommé *air vital*, parce qu'il est éminemment respirable, *air déphlogistiqué*, *air du feu*, de Schèele, parce qu'il entretient la combustion. Plusieurs substances le fournissent : on le sépare du nitre chauffé, du chlore exposé à la lumière, de l'acide nitrique, du chlorate de potasse, des feuilles vertes des végétaux, des oxydes de manganèse et de mercure rouge, etc.

On l'a nommé OXYGÈNE, à cause de sa faculté de former des acides par sa combinaison aux corps combustibles. On appelle OXYDES les corps dans lesquels il entre, mais en quantité insuffisante pour les acidifier.

Les oxydes au minimum sont appelés PROTOXYDES; ceux qui prennent une double quantité d'oxygene sont les DEUTOXYDES; ceux qui en prennent trois quantités sont des TRITOXYDES; il y a des TÉTROXYDES avec quatre quantités d'oxygène : enfin les PEROXYDES sont ceux qui ont pris toute la proportion d'oxygène dont ils sont susceptibles. Ces proportions sont toutes des multiples de la première quantité admise.

Mais si cette oxydation réduit plusieurs métaux et autres substances à l'état d'acides, il y a d'autres corps aussi qui deviennent alcalins. D'abord divers oxydes métalliques jouent le rôle d'alcalis en saturant des acides; de plus, le potassium, le sodium, le baryum, etc., sont des espèces de métaux qui deviennent, par leur combinaison avec l'oxygène, des alcalis, potasse, soude, baryte, etc. Ainsi l'oxygène devient donc aussi, dans ce cas, un alcaligène.

C'est l'un des agens les plus nécessaires de la nature, puisque sans lui il n'existerait ni eau, ni corps vivans et respirans, ni combustion. Mais c'est lui aussi qui détruit et consume presque tous les corps. Il paraît contenir beaucoup de calorique en combinaison, et plus que les autres gaz; il est plus pesant que l'air, car il pèse 1087, selon Fourcroy et Séguin, ou plutôt 1.1036, l'air étant de 1,0000.

Nous avons vu que les gaz étaient des substances fondues dans le calorique; or le gaz oxygène, lorsqu'il se fixe et se solidifie dans un corps pour lequel il a de l'attraction, comme sont les combustibles, doit abandonner son calorique, lequel s'échappe souvent sous une forme sensible et visible, avec flamme et chaleur. Ce qu'on appelle *combustion* n'est ainsi autre chose que la fixation de cet oxygène, et lorsque cette combustion est rapide, comme en brûlant du bois, du soufre, du phosphore, il y a dégagement de chaleur et de lumière; mais si cette combustion s'opère lentement, la chaleur s'exhale insensiblement, et il n'y a point de flamme. Par exemple, un fil de fer chauffé, qu'on introduit dans du gaz oxygène, y brûle avec éclat; mais si l'on y expose seulement sa limaille à froid, elle se rouille lentement. Le produit des deux opérations est le même; l'action seule est différente. Il y a donc des combustions latentes ou cachées; il s'en opère dans les liquides, dans des acides, ou sous l'eau, parce que ces liquides contiennent de l'oxygène fixé. C'est ainsi que la limaille de fer s'oxyde en *œthiops* sous l'eau, ou avec plus de violence et de chaleur dans l'acide sulfurique aqueux. Plusieurs fermentations, celle du vin en vinaigre, est une combustion, car il y a fixation d'oxygène, soit qu'il se tire de l'air, soit qu'il se sépare de l'eau ou d'autres substances.

Puisque la combustion est une fixation d'oxygène, en retirant cet oxygène d'un corps brulé, on *débrûle* celui-ci. C'est ce qu'on fait à l'égard des métaux *calcinés* ou oxydés, en les mettant en contact avec des substances, dont l'attraction pour l'oxygène est plus puissante. On réduit ainsi le métal, on le revivifie. La combustion et la décombustion sont encore bien plus remarquables sur le soufre, le phosphore, etc.; car ces corps, en brûlant, forment les acides *sulfurique*, *phosphorique* (ou s'ils prennent moins d'oxygène, *sulfureux*, *phosphoreux*). Mais en traitant ces acides par le charbon, et à l'aide de la chaleur, on leur enlève l'oxygène, et on les ramène à leur état combustible primitif. Les acides portant beaucoup d'oxygène, qu'ils livrent à des substances combustibles, sont des corps brûlans : aussi les acides nitrique, chlorique, sulfurique, oxygènent, brûlent la plupart des corps combustibles. De même l'eau que l'on jette en petite quantité sur des charbons ardens avive leur flamme, parce qu'il y a décomposition du liquide qui contient beaucoup d'oxygène. Les pyrites ou sulfures métalliques humectés s'échauffent et prennent souvent feu jusqu'à produire les embrasemens épouvantables des volcans, sans autre cause, à ce qu'il paraît, que l'oxygène de l'eau qui s'y décompose.

Une autre propriété non moins admirable du gaz oxygène, c'est d'être le seul capable d'entretenir la respiration. Mais, parce que ce gaz seul serait trop actif, qu'il consumerait rapidement la vie comme par une fièvre brûlante, la nature l'a mélangé, dans l'air atmosphérique, avec le gaz azote qui le tempère.

La respiration n'est, dans la réalité, qu'une combustion, dont les poumons paraissent être le foyer, et dont le carbone et l'hydrogène du sang sont l'aliment. Lavoisier, Morozzo, Jurine, etc., qui ont fait respirer des animaux dans une quantité déterminée d'air atmosphérique, ont observé que l'oxygène en était absorbé, et qu'il se formait du gaz acide carbonique et de l'eau. Edme Goodwyn a fait voir que la quantité du gaz azote restait la même; ainsi il entre dans les poumons, et en sort sans altération; son absorption peu sensible, cependant varie selon les recherches d'autres auteurs : plus il y a d'oxygène employé, plus il se forme d'acide carbonique, ce que l'on reconnaît par l'eau de chaux que trouble l'haleine. Il y a de cinq à sept centièmes de gaz acide carbonique, produit par la respiration. Le volume de ce gaz représente celui de l'oxygène absorbé, d'après les expériences de Berthollet, Davy, Allen, Pépys, et d'autres plus modernes.

Si la respiration est une combustion, elle doit produire de la chaleur. C'est en effet ce qui a lieu, car les animaux qui ont proportionnellement de vastes poumons, qui respirent fréquemment, comme les oiseaux, ont beaucoup de chaleur animale. C'est tout le contraire chez les reptiles et serpens, dont les poumons celluleux respirent lentement, et chez les poissons dont les branchies ou les ouïes n'absorbent que la petite portion d'air dissoute dans les eaux (1). Cette chaleur se re-

(1) G. G. Fouquet, *De organi respiratorii in animalium serie evolutione*;

marque aussi dans le sang artériel comparé au sang veineux, qui est plus froid de 11 centièmes ou de 23 centièmes. Lavoisier, en 1777, Crawford, en 1779, ont mis hors de doute que nous devions notre chaleur vitale à cette cause, quoiqu'elle ne soit pas la seule.

Mais puisque l'oxygène enlève au sang du carbone et de l'hydrogène, il doit y produire des changemens sensibles. C'est aussi ce qu'on aperçoit : car le sang qui était noir et veineux en entrant dans le poumon, en sort rouge, décarbonisé et déshydrogéné ; tel est le sang artériel. Mais si l'on fait respirer du gaz acide carbonique ou de l'hydrogène, le sang reste noir, non vital ; et, loin de porter dans le corps un principe de vie, il y porte l'asphyxie et la mort, suivant Goodwyn, Bichat, Hamilton, etc. L'on observe de même que le sang tiré de la veine rougit par son exposition à l'air, à sa surface seulement ; et surtout si on l'expose à du gaz oxygène, comme Hewson, Priestley, Fourcroy l'ont remarqué : tandis qu'il reste noir, lorsqu'on empêche le contact de l'air, ou qu'on l'agite dans des gaz non respirables ; ainsi que Cigna, Beccaria, Thouvenel et beaucoup d'autres l'ont observé. On peut ajouter à ces faits que, comme le carbone et l'hydrogène sont surtout des élémens de la graisse et de l'huile, les individus qui respirent beaucoup, comme les oiseaux, les personnes malades de pulmonie, sont plus maigres que les êtres qui respirent moins, tels que les poissons pleins d'huile, les animaux qui subsistent dans l'air impur de la fange, etc. (1).

Halle, 1817, in-8, a vu que plusieurs animaux respirent par la peau (même l'eau ou les fluides plus ou moins oxygénés dans lesquels ils vivent), puis par des poches, des tubes, des sacs, des vésicules, des branchies, etc., avec des réseaux capillaires sanguins rampant à leurs surfaces. Les animaux respirant l'air ont ou des trachées ou des poumons.

Spallanzani, Edwards, etc., ont vu que les grenouilles respiraient par la peau, et plus long-temps avec des poumons excisés qu'avec une peau frottée d'huile. Elles respirent plus par la chaleur en été qu'en hiver. Les autres reptiles à peau nue et des poissons, selon Humboldt et Provençal, respirent aussi par la peau.

Les fleurs absorbent le gaz oxygène, surtout par les organes génitaux, et exhalent de l'acide carbonique, mais non de l'azote ni de l'hydrogène, comme l'avaient pensé Th. de Saussure et Grischow (*Ueber des athmen der Geraeschen*, p. 154).

(1) Il existe un rapport entre la quantité de respiration des animaux et le déploiement de leur système nerveux et locomoteur ; ainsi ceux qui respirent plus sont les plus sensibles et les plus mobiles, comme l'ont démontré G. Treviranus (Biologie, tom. 2, pag. 463) et A. F. Schweigger (*Naturgeschishte der skelettlosen thiere*, p. 138). Ils consomment aussi plus de nourriture et vivent plus intensivement. Marshal Hall a prouvé aussi que l'irritabilité musculaire est plus grande à mesure que les animaux respirent moins ; ce que nous avions aussi exposé en plusieurs articles de physiologie.

Du gaz azote ou nitrogène, et de ses combinaisons.

On a déjà vu que ce gaz était la portion la plus abondante de l'air ordinaire, dont il compose près des quatre centièmes; et comme il est par lui-même impropre à entretenir la combustion et la respiration, il a reçu le nom d'*azote*, de l'α privatif des Grecs et de ζωὴ, *vie*. Quelques chimistes l'avaient nommé *nitrogène*, parce qu'il forme l'acide nitrique en se combinant à l'oxygène; d'autres l'ont appelé *alcaligène*, parce qu'il compose l'alcali volatil avec l'hydrogène; mais ces deux propriétés opposées ne peuvent, par cela même, servir à le désigner. Il fut reconnu 1772 par le docteur Rutherford et par Schèele. Il pèse 0,978, selon Lavoisier; l'air atmosphérique pesant 1000.

Comme on sépare difficilement de l'air commun tout l'oxygène et l'acide carbonique de l'azote, on obtiendra plus tôt ce dernier en faisant digérer de l'acide nitrique faible sur des matières animales, à la température ordinaire. La chair de poisson en fournit plus facilement, mais l'azote qu'on en retire est un peu hydrocarburé, ou huileux, ce qui lui laisse une mauvaise odeur; et il dépose sur les parois des vases une substance brunâtre, grasse. Un autre procédé pour obtenir l'azote, consiste à faire passer de l'ammoniaque en vapeurs dans du chlore à l'état de gaz. Celui-ci enlève de l'hydrogène à l'ammoniaque, et devient acide hydrochlorique : il se produit une flamme éclatante, et des vapeurs aqueuses; l'acide se dissout dans l'eau et l'azote reste pur. On peut encore faire passer le gaz euchlorine au travers de l'ammoniaque liquide, selon le procédé de Fourcroy. On se place au soleil, ou à une température un peu élevée. La distillation du nitrate d'ammoniaque donne de l'azote protoxydé et de l'eau.

Les procédés eudiométriques mettent plus ou moins à nu l'azote atmosphérique. Les vessies natatoires de plusieurs poissons en contiennent, mais non pas dans toutes les espèces; car M. Biot a rencontré de l'hydrogène et de l'oxygène en quelques poissons marins.

L'azote respiré seul a une faculté assoupissante qui ferait périr; mais qui diffère de celle du gaz acide carbonique. Il n'en est pas de même du *gaz protoxyde d'azote*. Humphry Davy (*Biblioth. britanniq.*, tome XVII, page 406 et suiv.) a remarqué que ce gaz respiré avait une propriété très-exhilarante, causait une joie et un épanouissement involontaires, sans doute par la légère irritation qu'il excite dans les plexus nerveux diaphragmatiques. Cette sorte de joie est suivie d'ashyxie quand on respire trop long-temps ce gaz seul. Ce qui st arrivé à Vauquelin et à d'autres expérimentateurs. Il a été lécouvert, en 1772, par Priestley; est dissoluble à l'eau, et un ien sucré : pesanteur spécifique, 1,5204. Il rallume une boune à demi-éteinte.

Le *gaz nitreux*, deutoxyde d'azote, découvert par Hales, èse 1,0388; il suffoque et irrite très-vivement les bronches et e poumon. Si le gaz azote est combiné à l'oxygène, dans la roportion inverse à son mélange atmosphérique, il forme l'acide nitrique. En faisant passer l'étincelle électrique dans un mélange de 3 parties d'azote et de 7 d'oxygène, Cavendish a roduit de l'acide nitrique. C'est donc la base de cet acide; et le alpêtre qui se forme, selon Lonchamp, dans les terres imprégnées de matières animales en décomposition, confirme cette bsérvation : ainsi l'azote de ces matières prend souvent son xygène dans l'acide sulfurique du plâtre, et constitue un acide itrique qui se combine à la chaux; de là vient le nitrate de haux, abondant dans les *eaux-mères* ou lessives que les saltriers font des plâtras. Il paraît même que l'éclair électrique orme quelquefois un peu d'acide nitrique dans les pluies d'orge. Combiné au charbon à l'état gazeux, il donne le cyanoène, selon M. Gay-Lussac, et devient ainsi capable d'acidier les corps, sans le secours de l'oxygène. L'azote peut aussi ormer, avec le carbone, une combinaison solide, connue ous le nom d'*azoture de carbone*. On sait que l'azote peut galement dissoudre le phosphore et le soufre, de même que e gaz hydrogène.

Une autre combinaison de l'azote est celle de l'ammoniaque ar son union avec l'hydrogène, suivant Berthollet. C'est n effet ce qu'on trouve en décomposant cet alcali volatil, et ette décomposition s'opère par beaucoup de moyens, par oxyde de manganèse chauffé avec l'ammoniac, par les xydes bruns de fer, ou rouge de mercure, ou blanc d'arenic, etc. Kirwan a formé de l'ammoniaque, dans la cuve ydrargyro-pneumatique, avec les gaz nitreux et hydrogène ulfuré. L'acide nitrique agit avec tant de violence sur l'étain 'il y a aussi décomposition de l'eau et d'une portion d'acide; où il suit que l'hydrogène de l'eau, et l'azote, base de l'acide, orment de l'ammoniaque. Suivant William Austin (*Philos. ans.*, 1788), la proportion de l'azote à l'hydrogène est comme 21 à 32; Berthollet admet la proportion de 121 à 29, ou de à 1. Davy a voulu, dans ces dernières années, établir que ammoniaque est composée d'un métal, nommé selon lui *ammonium*, et d'hydrogène; mais cette hypothèse a été rejetée.

Du gaz hydrogène (1), *de ses propriétés et de ses usages.*

Ce gaz, observé d'abord par Hales, puis par Cavendish et Priestley, a été connu long-temps sous le nom d'*air inflammable ;* soit celui qui s'exhale des marais, où beaucoup de substances végétales et quelquefois animales se putréfient, et décomposent l'eau ; soit celui qui s'élève des mines, et s'enflamme à la lampe du mineur ; soit celui que la distillation à feu nu tire des végétaux ou animaux, quoique mélangé d'autre gaz ; soit enfin celui qui résulte de la décomposition de l'eau, etc. On en trouve également dans les gros intestins de l'homme et des animaux.

Outre son odeur assez fétide, et sa légèreté treize fois plus grande que celle de l'air commun, surtout lorsqu'il est exempt d'acide carbonique ou de carbone en dissolution, sa principale propriété est de brûler avec le gaz oxygène. On enflamme ce mélange, soit par la lumière d'une lampe, soit par l'étincelle électrique, soit même par une forte compression.

Les gaz hydrogènes exhalés des marais, ou des décompositions végétales par le feu, ou du charbon de terre, ou des huiles, ou du bois mouillé, sont chargés de carbone. Cette sorte de gaz a une odeur charbonneuse qu'on sent en entrant dans les forges ; il éclaire avec une flamme bleuâtre, et dépose en même temps des fuliginosités noires : ce qui est surtout remarquable dans les appartemens où l'on brûle de la houille ; car la vapeur qu'elle répand salit et brunit les meubles et autres objets. Ce gaz carburé est aussi moins léger que l'hydrogène pur (2).

Dans la pile voltaïque en action, le pôle négatif donne du gaz

---

(1) D'ὑδωρ eau, et γείνομαι engendrer ; car ce gaz engendre l'eau avec l'oxygène ; l'eau le produit aussi par sa décomposition.

(2) *Pesanteur spécifique des gaz hydrogène éclairans.*

L'air atmosphérique pesant.	1,000, poids spécifique.
Gaz extrait de l'huile.	0,943
..... de la houille	0,413
..... du bois	0,377
Hydrogène extrait de l'eau sur de la limaille de fer chauffée au rouge, d'après le procédé de Conté	0,224
Hydrogène pur.	0,081

La lumière des gaz de l'huile est plus fuligineuse que les autres.

Les veilleuses ou petites lampes sont celles qui consomment le plus d'huile à proportion de l'éclairage ; une *veilleuse* en dépense à proportion dix fois plus qu'un quinquet.

Une mesure d'huile en nature qui n'aurait donné qu'un éclairage obscur de ydrogène et des alcalis, tandis que le pôle positif produit xygénation et les acides ; on peut donc considérer l'hydrogène comme alcalifiant, dans beaucoup de cas.

Pour obtenir celui-ci, l'on fait dissoudre ou du zinc ou de tournure (limaille) de fer très-doux, dans de l'acide sulfurique étendu d'eau, et l'on adapte des tubes, ou l'appareil hydro-pneumatique, pour recevoir le gaz. La dissolution s'opère avec chaleur et effervescence ; le fer tendant à s'oxyder pour s'unir à l'acide, décompose l'eau, s'empare de son oxygène, et l'hydrogène se dégage. Si l'on adapte un tube au matras où se fait la dissolution, le gaz hydrogène qui en sort peut s'allumer à la flamme d'une bougie ; ce qui forme une sorte de chandelle qu'on appelle *philosophique*, ou *électrique*, si on l'allume par l'étincelle électrique. Si l'on mêle ce gaz à l'oxygène, dans des bulles d'une solution de savon, ces bulles, plus légères que l'air, s'élèvent, et lorsqu'on y met le feu, elles détonnent avec assez de bruit. On fait ainsi plusieurs spectacles pyriques. On obtient encore de l'hydrogène en décomposant l'eau sur des copeaux de fer rougis au feu.

La légèreté de l'hydrogène fait qu'on le transvase facilement, et qu'il est retenu sous une cloche sans être bouché, tandis que le gaz acide carbonique, plus pesant, se verse, comme de l'eau, d'un vase en un autre. On voit que l'hydrogène n'est inflammable que par son mélange à l'oxygène, puisque, lorsqu'il est pur, il éteint la lumière qu'on y plonge.

Cette même légèreté a donné lieu à l'une des plus étonnantes découvertes modernes, celle des aérostats. MM. Montgolfier avaient fait à Annonay une expérience pour s'élever dans l'atmosphère (1). A l'aide de la paille humide brûlée, ils avaient obtenu une sorte d'air raréfié dans un ballon ; et, en maintenant, au moyen de réchauds allumés, cette raréfaction, ils étaient parvenus à s'élever dans l'atmosphère ; mais la difficulté de conserver assez de chaleur et de dilatation à l'air, surtout dans les régions élevées, toujours plus froides, et le danger trop réel des chutes de ces nouveaux Icares, avait fait abandonner ce moyen. Charles a substitué avec succès aux

---

24 heures, réduite en gaz, fournit pour 75 heures un éclairage plus éclatant.

Deux mesures en volume de gaz d'huile éclairent autant que *sept mesures* de houille.

Deux parties de gaz d'huile répandent un peu plus de lumière que trois parties de gaz de houille.

Le pouvoir éclairant des gaz augmente (jusqu'à certain degré) avec leur pesanteur spécifique.

(2) Joseph et Etienne Montgolfier ; mais Joseph est l'inventeur des mongolfières, et aussi du bélier hydraulique, du ventilateur, etc.

montgolfières le gaz hydrogène renfermé dans des ballons de taffetas gommé, qui sont contenus par un réseau de ficelle, et qui soutiennent une nacelle dans laquelle se placent les aéronautes. En effet, avec un volume suffisant de gaz hydrogène, on peut enlever des poids assez considérables et à de très-grandes élévations : on plane même au-dessus de la région des nuages, à près de deux lieues de hauteur; et si le grand froid et l'extrême raréfaction de l'air en ces hautes régions ne causaient pas des hémorrhagies, des syncopes et autres maux à l'aéronaute le plus intrépide, il pourrait s'élancer encore plus haut. Cette raréfaction de l'air dilate le gaz du ballon, qu'il faut, à cause de cela, laisser en partie vide, de crainte de rupture; et d'ailleurs il arrive un point où le gaz et ce qu'il contient sont en équilibre avec l'air, de sorte qu'on ne peut plus s'élever au-delà. On fait descendre le ballon, en ouvrant une soupape qui, laissant sortir du gaz hydrogène, l'empêche de soutenir l'appareil aérostatique. L'on a essayé de descendre aussi en parachute, laquelle consiste en une sorte de vaste parasol percé à son centre.

On a pensé que les divers gaz hydrogènes, formés à la surface de la terre, s'élevaient comme les fumées dans l'atmosphère, et allaient former une couche inflammable dans les régions supérieures. On a attribué aux combinaisons de ce gaz, avec l'oxygène atmosphérique, par les éclairs et l'électricité, les détonnations de la foudre, la subite formation des pluies d'orage et la plupart des météores lumineux, comme les étoiles tombantes, les globes de feu, les aurores boréales (1), etc.; de même les gaz hydrogène phosphoré et carboné, qui s'enflamment dans les cimetières, les marais, forment les feux follets qui brillent pendant la nuit et épouvantent les esprits faibles. Mais il faut convenir que si le gaz hydrogène joue un rôle important dans plusieurs cas, ce dont on ne peut douter, on a pourtant exagéré son action.

Bergmann et Schèele ont soutenu que ce gaz était respirable, ou qu'il n'était point dangereux par lui-même, ce qui est vrai, mais Fontana a bien démontré qu'il ne pouvait pas entretenir la vie, et que les animaux y périssaient. Il cause des vertiges et une sorte d'apoplexie.

Nous examinerons plus loin le composé que ce gaz forme avec l'oxygène, et nous avons vu celui qu'il donne avec l'a-

---

(1) Libes a pareillement attribué la couleur rouge et enflammée des aurores boréales, à la formation du gaz nitreux rutilant par l'azote et l'oxygène de l'atmosphère, au moyen de l'électricité.

ote. Il réduit plusieurs oxydes métalliques en s'emparant de eur oxygène; il a la propriété de dissoudre le carbone, le oufre, le phosphore, l'arsenic, etc., de se combiner aux alcalis, et de former divers acides, avec le chlore, l'iode, le brôme, e soufre, le fluor, le cyanogène : d'où viennent les acides ydrochlorique, hydriodique, hydrobromique, hydrofluorique, hydrocyanique, hydrosulfurique, etc.

es gaz hydrogènes carboné, sulfuré, phosphoré, arsenié, et de l'acide hydrosulfurique.

Comme le fer le plus pur contient presque toujours un peu de charbon, et que les autres agens de la décomposition de l'eau en contiennent aussi pour l'ordinaire, il est rare d'obtenir du gaz hydrogène sans carbone en dissolution; et par une raison inverse, il n'est presqu'aucun charbon, même hauffé au feu le plus vif, qui ne contienne encore de l'hydrogène. Selon Lavoisier, le charbon commun en contient n huitième.

On peut établir que le carbone se rencontre en deux états dans le gaz hydrogène. S'il est à un état quelconque d'oxydation, mais non d'acide, c'est de l'hydrogène carboné; s'il n'y a pas d'oxygène, au moins sensiblement, c'est l'hydrogène carburé. Celui-ci est produit par la putréfaction des plantes dans l'eau (gaz des marais), ou par leur distillation à feu nu. En distillant une partie d'alcool sur quatre d'acide sulfurique, des chimistes hollandais ont trouvé un gaz hydrogène carburé, qui dépose, en brûlant, une substance oléagineuse; c'est pourquoi ils l'ont nommé *gaz oléfiant.* Celui qu'on obtient à la fin de la fabrication de l'éther sulfurique, ou en distillant du camphre ou des végétaux, contient beaucoup de carbone. Il est dans la proportion de 52 parties sur 10 d'hydrogène, et 38 parties d'eau en vapeurs environ, d'après Cruikshanks : aussi ce gaz percarboné n'est-il que d'un tiers plus léger que l'air atmosphérique. Le gaz carburé qu'on retire par distillation à feu nu des huiles, est d'autant plus riche en carbone que l'opération est plus avancée. Il est à remarquer qu'en brûlant, ces gaz déposent leur carbone, qui est quelquefois à l'état d'oxyde carboneux. Ces gaz sont peu dissolubles dans l'eau, et se trouvent rarement dans les eaux minérales.

Il en est de même du soufre avec l'hydrogène, car le *magistère de soufre* en retient toujours une portion, et forme avec de l'eau combinée un hydrate, selon Proust. Mais la propriété dissolvante de ce gaz sur le soufre ne se remarque nulle part mieux que dans les solutions par l'eau des sulfures alcalins ou terreux (foies de soufre). Il s'en exhale un gaz très-fétide, qui est l'*acide hydrosulfurique* à l'état gazeux. On sait qu'il est très-meurtrier pour les êtres qui le respirent. On le produit encore en faisant traverser le soufre fondu dans un canon de fer placé sur un fourneau, par du gaz hydrogène, qu'on recueille sous l'appareil pneumatochimique. Schèele avait reconnu sa nature dès avant 1775. Celui qu'on obtient des hydrosulfates, ou foies de soufre liquides, résulte de la décomposition de l'eau, et s'unit au soufre du sulfure. On peut en retirer encore des pyrites ou sulfures métalliques, ou en distillant des substances végétales avec du soufre (mais on obtient aussi de l'hydrogène carburé); on en retire beaucoup surtout du sulfure de fer jeté dans de l'acide sulfurique étendu d'eau; on recueille ainsi l'acide hydrosulfurique de M. Gay-Lussac; les œufs putréfiés, la poudre à canon enflammée, en exhalent de plus ou moins pur. Selon M. Thénard, il contient jusqu'à 70 parties de soufre pour 100 : aussi est-il plus pesant que l'air ordinaire; il se peut même surcharger de soufre et former du *soufre hydrogéné huileux* ou liquide, ce qui s'obtient en versant beaucoup d'acide hydrochlorique dans un hydrosulfate alcalin. Le chlore, l'iode, précipitant le soufre de l'hydrosulfure, et s'emparant de l'hydrogène, décomposent cet acide; ils passent à l'état d'acides hydrochlorique et hydriodique. Lorsqu'on brûle le gaz hydrogène sulfuré avec l'oxygène, le soufre se dépose et ne s'oxygène qu'en partie sur la fin de l'opération.

Ce gaz jouit de propriétés singulières; il est assez dissoluble dans l'eau, et se trouve dans plusieurs eaux minérales. Sans être acide au goût, il agit comme les acides; il rougit la teinture de raves, celle de tournesol (il verdit celle de violette comme un alcali) décolore la teinture de bois de Fernambouc; en enlevant l'oxygène au fer, il détruit de même la couleur du bleu de Prusse et de l'encre, lorsqu'on le fait passer dans cette liqueur; mais si l'on écrit avec cette encre décolorée, elle noircit à mesure que son hydrosulfure se dissipe, selon Proust. Une encre effacée par les acides reparaît, au contraire, sur le papier, au moyen des hydrosulfures, qui restituent une couleur brune aux oxydes de fer.

L'hydrogène sulfuré ou l'acide hydrosulfurique enlève les oxydes métalliques à leurs dissolutions dans les acides, et les précipite en sulfures. C'est ainsi qu'il précipite en kermès minéral l'émétique et le protochlorure d'antimoine (ou beurre); en sulfure de mercure le deutochlorure de mercure, et le nitrate de mercure; qu'il colore l'argent en brun, même sur les couvertures de porcelaine; il dissout aussi l'or (et Stahl prétend que Moïse se servit d'un sulfure alcalin, ou foie de soufre, pour dissoudre le veau d'or dans les eaux, et le faire boire aux Israélites); il teint en noir les métaux blancs, comme le bismuth, et le plomb qu'il fait ainsi reconnaître dans les vins lithargyrés, et en rouge brun les métaux colorés.

Plusieurs chimistes allemands, surtout Trommsdorff, l'ont nommé *acide hydrotionique*. Il sature en effet les alcalis, et forme avec eux des hydrosulfates cristallisables, qui deviennent des sulfites en s'oxygénant: tel est le sulfite sulfuré de baryte, selon Berthollet, et celui de soude observé par Vauquelin. Il préfère aux bases alcalines ou terreuses les bases métalliques, parce qu'il tend à les minéraliser. Il sépare l'alcali de l'huile dans les savons, etc. Comme le charbon absorbe évidemment le gaz acide hydrosulfurique, il forme, en s'y dissolvant, un liquide particulier, nommé *hydrure de soufre*.

L'acide hydrosulfurique a une pesanteur spécifique de 1,912. Il se décompose en passant à travers un tube de porcelaine incandescent, donne de l'hydrogène et du soufre séparément.

Ce gaz est très-délétère étant respiré; il fait périr sur-le-champ les animaux. C'est en grande partie à celui qui se forme dans l'inflammation de la poudre à canon, qu'est due la violente expansion qui s'opère.

Les propriétés du gaz *hydrogène phosphuré* ne sont pas moins remarquables. On le forme par des phosphures alcalins ou terreux (combinaisons de phosphore avec des alcalis ou des terres caustiques), ou même métalliques (1), comme les oxydes de zinc ou de fer, et le phosphore. On chauffe ces phosphures étendus d'un peu d'eau, et on reçoit à l'appareil hydro-pneumatique beaucoup de ce gaz. Le phosphore, gardé sous l'eau, la décompose lentement, à la lumière surtout, et donne un peu de ce gaz, qui se combine à l'eau; mais sa plus singulière propriété est de s'enflammer aussitôt qu'il entre dans l'air; car le phosphore très-divisé s'unit avidement à l'oxygène, et il brûle également dans le chlore.

Le phosphore paraît s'unir plus facilement à l'hydrogène, que ne fait le soufre; mais cette combinaison ne sature point les alcalis comme l'hydrogène sulfuré, quoique ces deux espèces de gaz aient entre eux beaucoup d'analogie. L'hydrogène phosphoré a une odeur d'ail ou de poisson pourri. Il

(1) On met deux onces de chaux ou d'un oxyde métallique sur un gros de phosphore, et demi-once d'eau. Gengembre met moins d'alcali pour autant de phosphore. On obtient plus de trois pintes de gaz.

s'en forme en assez grande quantité mêlé à l'hydrogène carboné, lorsqu'on fait le phosphore; c'est ce gaz brûlant qui s'échappe des vaisseaux. Il détonne avec violence dans le gaz oxygène; il est assez pesant, et délétère pour les animaux qui le respirent. Plusieurs substances animales, en se putréfiant, exhalent de ce gaz, comme les poissons pourris, les charniers, les cimetières, d'où l'on voit quelquefois s'élever, par cette cause, des *feux follets* pendant les nuits d'été.

L'hydrogène phosphoré se combine à plusieurs oxydes métalliques, en formant avec eux des phosphures. Le phosphure de plomb, formé par un hydrophosphure de soude versé dans une dissolution de nitrate de plomb, détonne lorsqu'on le frappe ou qu'on verse dessus de l'acide sulfurique concentré, selon Grotthus. Le phosphore et la chaux vive composent un phosphure, quand on fond ce mélange; il est très-inflammable à l'air: c'est un pyrophore que l'on garde dans une bouteille bien fermée.

Quant au gaz *hydrogène arsénié*, il suffit de chauffer de l'arsenic dans ce gaz, pour qu'il se charge de ce dangereux métal. Il prend une odeur alliacée fétide, se combine aisément à plusieurs dissolutions métalliques, et forme des alliages particuliers avec eux. Ce gaz respiré peut empoisonner sur-le-champ.

Il paraît que l'hydrogène peut se charger encore de bien d'autres substances; mais nous ne poursuivrons pas plus loin cette recherche, éloignée de notre but.

De l'eau, considérée comme oxyde d'hydrogène, et de ses effets.

Nous n'avons pas besoin d'expliquer le rôle immense que l'eau joue dans la nature, et quelle est son importance dans toutes nos opérations. La vaste surface des mers et des lacs produit d'innombrables vapeurs, qui, voyageant dans l'atmosphère sous la forme de nuages, sont ensuite précipitées en pluies fertilisantes sur les campagnes, alimentent de nouveau les fleuves, portent partout la vie aux végétaux et aux animaux; de même que le sang circule dans toutes les parties de notre corps pour le vivifier et réparer ses pertes. C'est encore l'eau, ce grand dissolvant de la nature, qui a changé la face des continens, formé les terrains d'alluvion, et élevé leurs couches épaisses en montagnes secondaires et tertiaires, qui fait cristalliser les roches et la plupart des minéraux dans le sein du globe; qui, suspendue en groupes de cristaux transparens, en neiges éternelles, brille sur les cimes glacées des hautes montagnes et aux sommets des pôles de notre monde. C'est elle qui, se décomposant dans les volcans, alimente leurs flammes dévastatrices ; qui, vaporisée dans les entrailles de ces montagnes, détonne, ébranle la terre, soulève leurs laves profondes, et produit leurs éructations. C'est l'eau qui, se décomposant dans le tissu délicat des fleurs forme et leurs odeurs parfumées, et la saveur délicieuse de leurs fruits; c'est elle qui donne la liquidité aux humeurs de l'immense baleine et du ciron imperceptible. Voyez ces régions arides de l'Arabie déserte, où l'on ne trouve qu'une mer immense d'un sable pur et brûlant : tout être y périt, haletant de soif et consumé de sécheresse. Mais les terrains pénétrés par des ondées fécondes se couvrent de végétation et d'une riche verdure ; les animaux s'y multiplient en abondance. Nulle part la terre n'est plus habitée que dans les lieux arrosés de nombreux canaux et de rivières, comme les Pays-Bas. Nulle part il n'y a si peu d'habitans que sur les arides rocailles ou les steppes sablonneuses du plateau de la Tartarie. Si notre terre était éloignée du soleil, comme la planète de Saturne, privée de sa chaleur, toute l'eau ne formerait que des blocs immenses de cristal ; tout être, glacé, perdrait la vie ; les gaz même les plus légers se condenseraient en liquides : une solitude effrayante régnerait sur le globe, à moins que la nature n'y créât des êtres capables de supporter ce grand froid. Mais, au contraire, si notre planète se rapprochait, comme celle de Mercure, du soleil, foyer du monde, toute l'eau vaporisée en gaz formerait autour du globe une atmosphère brûlante, où nul être actuel ne pourrait subsister; le plomb, l'étain, l'or même, y seraient peut-être à l'état fluide du mercure, tandis que ce métal serait à l'état de vapeurs; nos roches les plus dures s'ammolliraient comme de la cire, et on pétrirait l'acier comme de l'argile.

Des hydrates.

Les hydrates forment un genre de combinaisons qui n'avait pas encore été bien observé. Il est certain qu'ils sont en plus grand nombre qu'on ne l'a cru, jusqu'à présent. Proust a remarqué que le soufre, précipité par un acide de ses sulfures, retenait, outre de l'hydrogène, de l'eau combinée, qui le constitue hydrate. Il en est de même des mines de fer limoneuses, de l'hématite ou sanguine, qui contiennent aussi de l'eau combinée et forment des hydrates. J'ai des motifs de croire, d'après quelques expériences, que la pierre calaminaire est aussi un hydrate de zinc. De plus, on sait que la plupart des acides minéraux, la potasse, la soude et diverses terres, notamment l'alumine, ne peuvent presque pas être dépouillés en entier de l'eau qui entre en combinaison avec eux. Il paraît aussi qu'aucun sel neutre ne cristallise sans eau (si ce n'est peut-être par la voie sèche). On doit donc considérer tous ces corps comme hydratés, ou combinés à de l'eau. Tantôt les corps combustibles en hydrates contiennent aussi quelques portions d'hydrogène, tels sont le charbon, le soufre, divers oxydes métalliques; tantôt ils peuvent admettre une surabondance d'oxygène, comme la potasse, la baryte, les acides minéraux, etc.; mais ces recherches ne peuvent pas être consignées en ce lieu.

Proust est le premier qui ait reconnu la combinaison spéciale que l'eau peut former avec différentes substances, en entrant dans leur composition. Ce sont particulièrement des oxydes métalliques. Ainsi la pierre calaminaire, l'hématite (oxydes de zinc et de fer) tiennent, en combinaison intime, de l'eau, quoique paraissant secs et pulvérulens. De même, la chaux vive anhydre, ou privée d'eau par la calcination, est grisâtre; la chaux hydratée, ou qui a fusé avec de l'eau (qui s'y est solidifiée comme dans les cimens), est blanche. Le gypse est hydraté, mais le plâtre brûlé est anhydre. Le protoxyde de cobalt hydraté est de couleur rose; il devient bleu, lorsqu'il se trouve réduit à l'état d'oxyde anhydre. Le deutoxyde de cuivre sans eau est noirâtre ou brun; il devient bleu lorsqu'il est hydraté. De même, une multitude de sels (les sulfates de cuivre, de fer, de zinc, etc.) hydratés, ont de belles couleurs bleues, vertes, blanches; mais étant anhydres ou sans eau, ils perdent ces couleurs.

Non-seulement il existe des hydrates, mais des proto-hydrates et des deuto-hydrates, suivant la quantité d'eau qui entre en combinaison, comme dans l'amidon hydraté, qui passe à l'état d'empois ou de colle par l'action de la chaleur.

De l'eau : 1° à l'état solide ; 2° liquide ; 3° aériforme.

Nous voyons que l'état ordinaire de l'eau n'est que relatif à la quantité du calorique dont elle est pénétrée. Il ne faut pas douter qu'à l'état de neige ou de glace, à zéro du thermomètre, elle ne contienne beaucoup de chaleur encore, puisque Saussure y a vu vivre de petits insectes, et qu'elle peut perdre plusieurs degrés de chaleur pour descendre jusqu'au trentième du thermomètre, auquel le mercure se congèle. Il ne serait donc pas impertinent de demander *combien il faudrait de glace pour chauffer un four*, puisque l'on peut supposer un froid tel qu'on pourrait tirer encore beaucoup de chaleur de la glace de toutes les Alpes. Ainsi, en broyant de la glace dans de l'acide nitrique pur et très-concentré, on produit un froid de 32°, qui durcit le mercure. Un mélange de 11 parties d'hydrochlorate d'ammoniaque sec, de 16 de sulfate de soude, 10 de nitre desséché, et 32 d'eau, produisent, en se dissolvant dans ce liquide, un froid suffisant pour former de la glace au milieu de l'été, selon Beddoës et Walker. En mêlant au sulfate de soude, au sel ammoniac, de l'acide nitrique, on produit jusqu'à 8° de froid sous zéro. Farenheit est parvenu à faire descendre son thermomètre à 40° — 0; et Walker a congelé du mercure sans avoir ni neige ni glace. Or, on ne peut produire ces froids, sans qu'il y ait un dégagement proportionnel du calorique, qui est employé pour rendre liquides ces sels solides. Baillet a produit de la glace par l'expansion rapide d'un air comprimé, qui reprend du calorique en se dilatant et l'enlève ainsi à de l'eau. Tel est aussi le procédé de Leslie, sous la machine pneumatique. On fait congeler de l'eau en la mettant sous la machine pneumatique, et auprès de sa capsule une autre capsule contenant de l'acide sulfurique à 66° ou de l'hydrochlorate de chaux sec, ou un autre corps qui attire beaucoup l'eau. On opère ensuite le vide très-fortement. L'eau se volatilise en partie, et ses vapeurs sont attirées par l'acide ou le sel qui absorbent l'eau; de sorte que la vaporisation étant très-forte, il se produit du froid qui fait congeler l'eau même en été selon Leslie, physicien anglais. (*Voyez* notre article Froid du *Dict. des Scienc. méd.*).

§ I. Le passage de la glace à l'état liquide absorbe donc beaucoup de chaleur; on en a un exemple dans l'expérience suivante. Si l'on prend une livre de glace à 0 Réaum., et qu'on la mêle, pilée, à une livre d'eau chauffée à 60° + 0 R., lorsque la glace sera fondue, le liquide sera ramené à zéro du thermomètre. Il y a donc 60° de chaleur employés à liquéfier une livre de glace; d'où l'on voit l'immense quantité de calorique que contiennent encore les eaux les plus froides sur toute la surface de la terre.

L'on a pensé que l'eau, en se glaçant, se dilatait (1). Il est vrai qu'elle prend plus de volume, et qu'elle fait éclater des sphères de métal, selon les expériences de l'Académie *del Cimento*, qu'elle brise des vases, des canons de fusil; fend les rochers, les arbres, où elle se congèle. On observe le même effet dans les dissolutions salines rapprochées, qui se cristallisent subitement en masses ou cristaux groupés (2). On attri-

(1) Hope observe que *l'eau à moins de* 5° *au-dessus de* 0 se condense par la chaleur jusqu'à certain point, puis remonte dans le tube d'un thermomètre; Deluc a fait une même remarque.

(2) Le major Edouard Williams, à Québec, a rempli d'eau des bombes de

buait cette dilatation au dégagement des bulles d'air, et l'on remarquait, en effet, que l'eau glacée contenait toujours une grande abondance de ces bulles, qui étaient en dissolution dans l'eau liquide, mais qui s'en séparent lorsque celle-ci se prend en glace; de là vient qu'elle occupe un plus grand espace. Mais l'eau qui a bouilli et perdu l'air interposé dans ses molécules, prend néanmoins de la dilatation en se congelant, de sorte qu'il faut attribuer cet effet à la configuration cristalline ou à l'arrangement des molécules de l'eau ou des sels qui se prennent en masse. En général, les cristaux de l'eau congelée sont des prismes tétraèdres terminés par des sommets à quatre ou à deux pans; quelquefois ils prennent des formes de lames, de faisceaux, de rayons, de végétations, etc. La neige affecte des formes hexagones, ou en rosettes. Selon Mairan, l'eau, en se cristallisant, forme des angles de 60°.

La congélation de l'eau n'est pas un moyen à dédaigner pour obtenir une grande concentration de plusieurs solutions salines très-étendues dans ce liquide. Les sels ne se cristallisant pas par ce procédé, mais seulement leur menstrue, on peut séparer ainsi, sans frais, l'eau des vinaigres, vins et alcools faibles, des sirops, etc., les sels des eaux de la mer (ce qui procure, par ce moyen, de l'eau potable, et d'autre part une eau salée très-concentrée). Non-seulement ce procédé épargne beaucoup de combustible, mais il prévient, pour faire des extraits de plantes, les dissipations de substances volatiles qui auraient lieu par la chaleur, et toutes les altérations que le feu peut causer aux liquides qu'il concentre.

Cette congélation de l'eau, au froid, a lieu quelquefois instantanément par la moindre choc ou mouvement. Ainsi l'on voit une eau liquide se prendre tout à coup dans un vase que l'on agite. Le choc électrique produit également cet effet. On le remarque dans plusieurs dissolutions salines concentrées qui ne cristallisaient pas depuis long-temps, et qu'on réussit à déterminer par un léger ébranlement. Plusieurs physiciens ont attribué cet effet au dégagement des molécules de calorique retenues entre les parties du liquide, et dont la faible adhérence

---

fer, on a bouché l'orifice avec un tampon en bois enfoncé fortement, il les a exposées à la gelée par 20 à 24° sous 0 (froid annuel moyen à Québec par les 46 à 47 lat. bor.), et quelquefois le froid y descend à 38 ou 40, d'où le mercure est congelé, comme à Stockholm et à Pétersbourg, vers le 60° en Europe, lat. bor.

Les bombes pleines d'eau, si elles étaient fêlées, ont éclaté au moment de la congélation; si elles sont entières, le tampon est lancé avec détonation, de 60 à 400 pieds, quoique pesant 2 livres; et la glace devient saillante de 6 à 7 pouces; d'où, en se congelant, l'eau se dilate entre un dix-septième ou un dix-huitième de son volume.

t subitement rompue; d'autres veulent que le fluide électri-ue s'introduise par ce mouvement dans le liquide, et rapproche en cristaux ses molécules; d'autres enfin supposent que les mo-écules du liquide ou du sel en solution ne peuvent se joindre en cristaux, que par certaines faces ou arrangement de par-ties, ce que la secousse produit; de même que le tassement du able ou des graines dans un vase, fait que ces substances s'a-daptent mieux les unes que les autres. Quoi qu'il en soit, la ilatation de la glace fait qu'elle est plus légère d'un neuvième que l'eau liquide; de là vient qu'elle la surnage.

Personne n'ignore maintenant que quoique à l'état de glace, l'eau ne s'évapore pas moins à l'air et au vent qu'à l'état li-quide. Cette évaporation se remarque très-bien en hiver dans les froids vifs et par les vents rigoureux du nord. Il paraît que eux-ci enlèvent des molécules de glace analogues à celles du vre.

Glace artificielle.

Le procédé de M. Decourdemanche consiste à mettre un ase en fer blanc, plus haut que large, rempli d'eau, dans un élange qu'on forme avec du sulfate de soude pulvérisé, et de l'acide sulfurique dilué à 33 ou 36 degrés. Il faut agiter ce mélange qui, devenant liquide, produit un froid suffisant pour congeler l'eau contenue dans le vase de fer blanc, pourvu que cette eau ne soit pas en masse trop considérable. Le sulfate de soude ne doit pas se prendre effleuri, car, en reprenant de l'eau de cristallisation, il donnerait plus de chaleur que de froid.

Le procédé de Leslie est fondé sur l'évaporation de l'eau qui, enlevant du calorique, refroidit la portion d'eau restante. Ainsi, en faisant le vide sous la cloche pneumatique, où l'on place une capsule contenant de l'eau, et autour d'elle, des ma-tières absorbant l'humidité, l'eau se glace. Ainsi, soit l'acide sulfurique concentré, soit de la farine d'avoine torréfiée, soit de la chaux vive, qui attirent l'humidité, placés sous la cloche pneumatique, à côté d'une capsule pleine d'eau, il y a évapo-ration prompte d'une partie de ce liquide, à mesure qu'on soustrait l'air en le pompant, et un froid produit suffisamment pour déterminer la congélation. Ces moyens dispendieux sont cependant nécessaires quand il faut se procurer de la glace, soit dans les cas de choléra, soit en d'autres maladies.

L'usage de la glace est assez étendu dans les arts, non-seu-lement afin d'obtenir des boissons glacées très-rafraîchissantes et toniques pendant l'été, comme sont les glaces, les sorbets, fromages et autres liquides sucrés congelés, mais encore pour appliquer, soit sur la tête des frénétiques, soit sur les inflammations, les bubons pestilentiels. Samoïlowitz arrêta, par ce moyen, les progrès de la peste à Moscou. L'on condense aussi, par ce procédé, le chlore, et les liquides d'une odeur trop fugace ou trop volatile.

Rien ne perfectionne et ne fond mieux ensemble les diverses parties qui composent les liqueurs alcooliques de table, faites par distillation, que de les plonger pendant un jour au bain de glace; on leur enlève ainsi presque toute odeur de feu; on unit leurs principes aussi bien en ce peu de temps, qu'en les laissant vieillir pendant de longues années : c'est aussi le moyen de donner aux eaux distillées simples plus de suavité, et de les rendre plus propres à être conservées. Le froid sert encore pour bien pulvériser les résines mollasses que la moindre chaleur de la trituration ferait prendre en masse.

Il paraît que l'eau est à l'état solide dans les mortiers, et la chaux éteinte; car celle-ci exhale beaucoup de chaleur, qui est même telle qu'un œuf y peut cuire, et qu'il y a dégagement de lumière dans l'obscurité, comme l'a remarqué Ch. Pelletier; il est présumable que cette eau se durcit dans ces cimens.

§ II. L'eau à l'état liquide, contenant une quantité appréciable de calorique, a ses molécules disgrégées; on les a supposées sphériques et roulant les unes contre les autres. Or, comme il y a des interstices nombreux entre des molécules rondes, celles-ci peuvent admettre beaucoup de corps solubles : aussi l'eau est-elle un menstrue universel. Il est même à remarquer que, saturée d'une espèce de sel, du sel marin, par exemple, et n'en pouvant plus dissoudre, elle a encore beaucoup de capacité pour dissoudre d'autres sels, comme le nitre, le sucre, etc. On explique ce phénomène par la forme cristalline diverse de ces sels. Ainsi les interstices de l'eau peuvent bien admettre une certaine quantité de petits cubes qui composent le muriate de soude; mais les intervalles que ces cubes laissent, ne pouvant plus admettre de forme cubique, recevront bien les formes prismatiques du nitre, et, la saturation complétée, il y aura peut-être encore place pour d'autres formes des molécules salines.

Cette solubilité des substances fait que l'eau n'est presque jamais bien pure dans la nature. A la vérité, celle des pluies, formée par une distillation naturelle, sous l'immense chapiteau des cieux, est la moins impure, mais l'atmosphère enlève tant de poussières, de fumée et autres vapeurs; que la première eau d'une pluie qui traverse l'air entraîne toujours des matières hétérogènes, comme l'a vu Boerhaave : aussi lorsqu'on la reeille dans un vase, elle y donne naissance à des dépôts, sa-lis, selon Margraff, et à des végétations verdâtres. Les se-ndes eaux, ou celles après les premières pluies, sont plus ures. Celles des bords de la mer entraînent du sel marin; el-les rouillent et rongent plus les pierres que les eaux douces des luiés des continens. L'eau de glace est assez pure, mais dure t crue, car elle contient fort peu d'air; elle pèse sur l'estomac, t l'on attribue la fréquence des goîtres et des scrofules des abitans des Alpes à cette boisson, mais à tort. Forster pré-nd que l'eau des glaçons de la mer, par le 55e degré de lati-ude australe, causait des tumeurs aux glandes du cou de ceux ui en firent usage; cependant elle était privée de sel, et meil-leure que celle du vaisseau; mais il attribue cet effet à ce u'elle était privée d'air. D'autres attribuent ces goîtres des rétins des Alpes à des eaux tophacées ou chargées de surcar-bonate de chaux. L'on prétend même que le calcul de la vessie est plus fréquent en Lorraine et dans le Barrois qu'ailleurs, à cause des eaux très-séléniteuses de ces contrées, tandis ue c'est le contraire dans les Vosges, où les eaux sont plus ures, et coulent sur du sablon léger. Il se peut que les eaux ès-calcaires fournissent plus de base pour former le phos-phate de chaux des calculs. Toutefois, les peuples qui boi-ent beaucoup d'eau, ou de l'eau tiède, comme les Chinois, es Japonais, sont peu ou point sujets à la pierre ou à la gra-velle; et cette maladie diminue à mesure que l'usage des bois-sons de thé se multiplie, suivant les remarques de Tissot, de etzger, etc.

Quant à l'eau de neige, elle contient beaucoup de gaz oxy-gène en dissolution, suivant M. de Humboldt; de là vient sa propriété de hâter la végétation, car l'on remarque que les plantes sont moins vigoureuses lorsque l'hiver a été sans neige. On observe que l'air dissous par les eaux contient plus d'oxy-gène que l'air ordinaire, ou 32 centièmes. De là vient qu'elles rouillent le fer ou l'oxydent.

Les eaux courantes sont plus aérées, plus légères que les stagnantes ou celles des puits; leurs principales différences résultent des terrains où elles coulent. Plus il y a de matières olubles, plus ces eaux sont impures, tandis que celles des ter-ins siliceux et sablonneux sont fort limpides. Celles des lieux crayeux ou gypseux sont chargées de sélénite et de terre cal-caire; alors elles décomposent en partie le savon qu'on y dis-sout, et durcissent les légumes qu'on y fait cuire (1); de plus,

(1) Pourquoi les légumes qu'on fait cuire dans les eaux séléniteuses durcis-

elles pèsent sur l'estomac. A Paris, l'eau de la Seine est moins séléniteuse, que celle des puits et autres sources. Les terrains pyriteux, ou les couches de houilles, de schistes ferrugineux, sulfureux, etc., dans lesquels passent des sources, donnent naissance aux eaux minérales froides ou chaudes. Les thermales sont produites lorsqu'une portion de l'eau se décompose, et que les pyrites ou les sulfures s'échauffent. C'est aussi par l'intervention de ce liquide et sa décomposition que s'allument les feux des montagnes volcaniques. L'eau est susceptible de dissoudre différens gaz, comme nous l'avons dit.

Puisque rien n'influe davantage sur les diverses opérations que l'introduction de principes étrangers dans les liquides qu'on emploie, le pharmacien chimiste recourt à la distillation pour se procurer de l'eau pure. Elle sert aussi de terme fidèle de comparaison pour les pesanteurs spécifiques.

L'eau adhère si intimement aux substances salines, aux acides, aux alcalis surtout, qu'il est presque impossible de les séparer d'elle entièrement. De là viennent les *hydrates* alcalins et terreux. Elle entre toujours comme élément dans les cristallisations de ces substances; l'acide hydrochlorique le plus exempt d'eau, et à l'état gazeux, ne peut se combiner à une base, sans elle. Lorsqu'on prive les sels de leur eau, ils s'effleurissent, deviennent opaques et perdent même leur forme cristalline; on la leur redonne en leur rendant l'humidité. Ainsi les sulfates de fer, de cuivre, deviennent blancs en perdant leur eau de cristallisation, etc., tandis qu'ils sont verts et blancs par l'eau; l'hydrochlorate de cobalt hydraté ou avec de l'eau, est rouge; sec ou anhydre, il devient bleu; le sulfate de nickel sec est jaune; et hydraté, il est vert, etc. (*Voyez* ci-devant, pag. 214.)

Il y a d'autres corps, au contraire, pour lesquels l'eau marque une sorte d'antipathie, comme l'huile, les graisses, le soufre, les bitumes, les métaux et autres substances éminemment combustibles; elle s'unit bien mieux aux corps oxygénés ou brûlés, car elle est elle-même très-oxygénée.

L'eau aide, en se décomposant, à l'oxydation des métaux, à la combustion des corps en ignition, etc.; à la température ordinaire, elle devient le véhicule de la nourriture, des humeurs, de tous les corps vivans. Van Helmont (1) fit croître un saule dans l'eau seule, et il acquit un volume quarante fois

sent-ils au lieu de se bien ramollir? est-ce par la combinaison du sulfate de chaux avec la matière végétale?

(1) *Complex. atque mixtur. Elementor. figura mutata*, p. 88, n° 30.

us considérable. Boyle, Duhamel, Bonnet, Eller, Ingenhouzs, aconnot, etc., ont nourri des plantes sans le secours de la terre. sieurs plantes aquatiques vivent même habituellement sans re, telles sont les algues, les conferves, etc. Nous voyons des eurs se développer dans l'eau, surtout si l'on y ajoute très- u de nitre. Cependant il faut l'action du gaz acide carboni- ue, que la plante décompose, ou du carbone, dont elle se urrit. Sans le contact de la lumière, la plante resterait étio- e, pâle, molle, hydropique dans l eau pure, et n'y dévelop- erait pas ses semences.

§ III. Il suffirait que l'atmosphère n'exerçât aucune pression ur l'eau pour qu'elle se maintînt à l'état de vapeurs ; ce qu'on emarque très-bien dans le vide de la cloche pneumatique où n la place (car elle entre en une sorte d'ébullition et se ré- and en gaz, et aussitôt qu'on fait rentrer l'air sous la cloche, es vapeurs aqueuses se condensent en gouttelettes) ; l'éther, alcool, bouillent, s'évaporent en un instant dans le vide. 'eau entre en ébullition à 30 ou 40° de chaleur seulement, ur le pic de Ténériffe et sur le Mont-Blanc. Ainsi, en sous- ayant la colonne d'air dans les alambics, la distillation s'o- ère bien plus facilement.

L'eau, à l'état fluide gazeux par la chaleur, se comporte omme les gaz, tant qu'elle demeure en cet état. Elle est alors rès-dissoluble par l'air, qu'elle rend plus élastique ; elle agit mieux sur les corps environnans ; elle les pénètre et les dis- out.

Un air trop sec, tendant à se charger d'eau, dessècherait pidement les corps vivans, comme ces vents brûlans d'A- bie (*le samoun*) qui flétrissent en peu d'heures toute la vé- gétation et tuent les animaux : au contraire, un air modéré- ent chargé de vapeurs aqueuses entretient la souplesse et la vie. Les nuages se dissolvent dans l'atmosphère ou se conden- ent en pluie, selon que l'air est avide ou surchargé d'eau en issolution.

Telle est la force expansive de l'eau réduite en vapeurs par la chaleur, qu'elle est capable de soulever des masses énormes. est sur ce fondement que repose la théorie des machines à va- eur. L'eau, en vapeur, enlève aussi beaucoup de substances ue le simple lavage ne dissoudrait pas si bien : c'est ainsi u'on fait des blanchissages ou lessives de linge à la vapeur. La chaleur que l'eau renfermée dans le *digesteur de Papin* éprouve est si grande, qu'elle y devient rouge comme le fer. Les substances sur lesquelles l'eau agit en cet état, comme les os, les bois, sont réduits en bouillie en peu d'instans.

Les *marmites autoclaves* sont des espèces de digesteurs analogues à celui de Papin, et sujettes malheureusement aux mêmes accidens. Pour ne pas renoncer entièrement à ce moyen utile, on a fait des autoclaves munies d'une soupape pressée par un ressort ou un poids déterminé, en sorte que lorsque la chaleur met trop de vapeurs en expansion, la rupture du vase est prévenue.

On peut alors obtenir une grande partie des effets du digesteur, savoir le ramollissement et la cuisson en très-peu de temps des substances organiques les plus dures. Ce moyen, très-usité maintenant, épargne beaucoup de combustibles.

En se vaporant, l'eau acquiert un volume 1700 fois plus considérable qu'à l'état liquide. C'est par ce moyen qu'elle produit des explosions énormes. Selon Vauban, 140 livres d'eau en vapeurs soulèvent un poids de 77,000 livres, tandis que 140 livres de poudre à canon ne soulèvent que 30,000. La vapeur d'eau contient beaucoup de calorique, et c'est par son moyen qu'on peut échauffer de vastes appartemens.

L'*éolipyle* (1), boule métallique creuse, contenant de l'eau, avec un bec par lequel sort la vapeur de cette eau qu'on chauffe, sert à verser sur le corps en ignition cette vapeur propre à exciter la flamme. En effet, l'eau se décompose alors, et son oxygène, se combinant au corps combustible, anime le feu. Les artisans qui travaillent les métaux, comme les fondeurs, serruriers, souffleurs à la lampe, émailleurs, connaissent cette propriété déjà entrevue par Boerhaave.

L'eau ne se maintient à l'état de gaz sous la pression atmosphérique de 28 pouces, qu'à 80° Réaumur et au-delà; mais elle se dissout dans l'air à une bien moindre chaleur: et même l'hygromètre n'indique point exactement cette quantité d'eau en parfaite dissolution, mais seulement celle que l'air ne tient plus qu'en suspension.

La vapeur d'eau n'est pas plus considérable dans le vide que dans l'atmosphère ordinaire; ainsi le même espace donné ne prend qu'un égal volume de vapeurs, qu'il y ait ou non de l'air. Il en est de même des vapeurs d'alcool, d'éther, etc., selon M. Gay-Lussac.

La théorie des pluies, des brouillards, rosées, givre, etc., résulte des considérations sur la vaporisation de l'eau, et sa dissolution dans l'air, ou sa précipitation par le froid, ou peut-être selon les divers degrés d'électricité.

(1) Εωλου πυλη porte d'Eole, parce que l'éolipyle semble souffler avec force

De la composition et de la décomposition de l'eau.

Tout le monde a sans doute ouï parler des célèbres expériences de Lavoisier, par lesquelles il a ôté à l'eau le nom *élément* qu'elle avait toujours porté. Cette découverte a donné lieu à l'explication de beaucoup de phénomènes de la végétation, de l'oxydation et de la formation de plusieurs acides et sels, par l'intermède de l'eau ; elle a jeté le plus grand jour sur une multitude d'opérations de la chimie.

Sous les yeux de l'Académie des Sciences, Lavoisier prit un canon de fusil, y plaça du gros fil de fer aplati en lame sous le marteau. Le canon et le fer furent pesés. On enduisit d'un lut le canon qui fut placé en un fourneau, dans une situation inclinée afin que l'eau y pût couler ; à son extrémité élevée, on adapta un entonnoir avec de l'eau, qu'on pouvait ne laisser tomber que goutte à goutte au moyen d'un robinet. Pour éviter toute perte d'eau, l'entonnoir était bien couvert. On lutta à l'autre extrémité du canon un récipient pour recevoir l'eau avec une tubulure, et les tubes de l'appareil pneumato-chimique afin de recueillir les gaz. L'on fit le vide dans tout l'appareil pour plus d'exactitude. Le canon rougi au feu, l'on y fit couler l'eau goutte à goutte, et l'on reçut le gaz. Les appareils refroidis, délutés, l'on pesa le gaz qui se trouva être de l'hydrogène, et le canon avec le fer qui était converti en oxyde noirâtre cristallin, comme la mine de fer de l'île d'Elbe. L'on trouva que le gaz et l'augmentation du poids du fer répondaient exactement à la quantité d'eau qui se trouvait en moins.

Il s'agissait de prouver par la synthèse cette analyse de l'eau. Au mois de février de l'an 1785, Lavoisier fit brûler, dans une quantité donnée de gaz oxygène (2,364 grains 185 millièmes), du gaz hydrogène (471 grains 66 centièmes), au moyen du gazomètre et dans un appareil fermé. En déduisant les gaz restans et ce qu'il pouvait y avoir de perte dans une expérience avec des instrumens très-compliqués, il obtint en poids plus de 300 grains d'eau. Cet illustre chimiste reconnut que l'eau était formée de 85 parties en poids d'oxygène et de 15 parties d'hydrogène. L'eau contenait de l'acide nitrique (toujours formé par un peu de gaz azote mêlé aux gaz qu'on emploie).

Fourcroy, Vauquelin et Séguin ont fait une expérience plus exacte que toutes les précédentes, et ont obtenu de l'eau non acide ; ils en ont conclu qu'une livre d'eau contenait :

	onces	gros	grains	
Oxygène.	13 onces	5 gros	46 grains	0,67.
Hydrogène. . . .	2	2	25	0,33.

Pour obtenir cette livre d'eau, il faut brûler 15,837 pouces cubes de gaz oxygène pur, et 32,523 pouces cubes de gaz hydrogène pur; en tout 48,360 pouces cubes. Lavoisier ayant brûlé à la lampe une livre d'alcool, recueillit 18 onces d'eau. En 1718, Geoffroy avait déjà retiré de l'eau pure par la combustion de l'alcool bien déphlegmé. Watt et Cavendish étaient également sur la voie de la découverte, et Monge la devinait à Mézières, en 1783. M. Biot a formé de l'eau par une compression forte des gaz oxygène et hydrogène unis.

Dans la décomposition de l'eau par le moyen de la pile voltaïque, l'oxygène est dégagé par le pôle positif, ou d'une électricité vitreuse, et l'hydrogène par le pôle négatif ou électrisé résineusement.

Des eaux potables, et de leur purification pour les usages économiques et chimiques.

Comme l'eau est la boisson naturelle de tous les êtres vivans, ou le véhicule de leurs alimens, il est nécessaire de chercher la meilleure ou les moyens de rendre telle celle qu'on a.

Il y a deux genres d'eaux, les *simples*, les *composées*. Le premier comprendra les eaux pures ou douces, soit de source, de rivière, de pluie, etc. Le second renfermera les eaux minérales, ou froides, ou thermales, etc., qui ne servent pas d'ordinaire en boisson, excepté dans les maladies et comme remèdes.

L'eau ordinaire la plus pure naturellement doit être transparente, inodore, insipide ou sans saveur désagréable; légère ou aérée, pénétrante, vive et fraîche. Elle doit bouillir avec facilité sans laisser de dépôt ni se troubler; cuire aisément les légumes, les chairs et herbes (ce que ne fait pas l'eau séléniteuse); bien dissoudre le savon, et nettoyer le linge; ne point nuire aux dents, ni peser sur l'estomac, ni resserrer ou relâcher le ventre; extraire avec facilité dans les infusions théiformes les substances aromatiques des plantes, sans altération; ne pas communiquer de goût au vin en s'y mêlant; enfin légèrement mousser par l'agitation, etc.

On ne trouve guère ces qualités réunies que dans les eaux des fontaines qui coulent sur un sol rocailleux ou sablonneux pur, ensuite dans les eaux de rivière qui ont un lit de cailloux ou de gravier. Le mouvement de ces eaux à l'air libre les rend légères et les purifie. Les eaux stagnantes, des lacs, des marais et des puits sont bien moins bonnes; elles pèsent sur l'estomac, ne sont point aérées, mais souvent chargées, au contraire, de sels, de substances gazeuses. Les eaux des terrains gypseux sont imprégnées de sulfate de chaux; celles des terrains crayeux contiennent beaucoup de surcarbonate de chaux; comme celle d'Arcueil et l'eau Claudienne à Rome; les eaux des terrains tourbeux, les plus insalubres de toutes, sont noires et sentent le fumier, comme les eaux des mares. Il en est de même des eaux croupies, dans lesquelles se sont putréfiés des débris de substances végétales ou animales; mais elles peuvent convenir pour l'arrosement des plantes.

Ces eaux sont chargées d'hydrogène carburé, et d'une matière extractive propre à nourrir les larves des insectes qui s'y multiplient dans la vase (1). Aussi les habitans des pays marécageux qui sont obligés d'employer ces eaux, quoiqu'ils aient soin de les faire bouillir pour enlever une portion des gaz malfaisans et des débris en putréfaction qu'elles recèlent, sont pâles, maladifs, ont les dents noires, cariées, sont sujets au scorbut, aux cachexies. Les Zélandais et Hollandais ont coutume de ne boire de l'eau qu'en infusion théiforme pour déguiser la mauvaise qualité de celle de leurs pays, comme les Chinois.

Les fleuves à cours rapide, quoique l'eau en soit trouble et vaseuse, en donnent pourtant de fort salubre, quand elle est clarifiée par dépôt ou filtration: telles sont les eaux de la Seine, de la Loire, du Nil, du Gange, du Choaspes, etc.; car les substances qui les troublent ne sont que des molécules terreuses insolubles. Aussi ces eaux sont peu chargées de sels; et même les égoûts et immondices qui se jettent dans la Seine n'altèrent pas sensiblement la pureté de ses eaux au-dessous de Paris.

En août 1816 on fit l'analyse de toutes les eaux qui servent à la ville de Paris; le tableau qui suit en indique les résultats:

(1) Le rouissage du chanvre communique particulièrement des qualités délétères à l'eau. Elle fait périr non-seulement les poissons et les bestiaux, mais même les hommes qui en boivent, quoique M. Parent-Duchâtelet ait dit le contraire.

ALYSE DE TOUTES LES EAUX QUI SERVENT À LA VILLE DE PARIS.

SUBSTANCES.	CANAL DE L'OURCQ, comprenant cinq rivières.		PRÈS Saint-Gervais.		BELLEVILLE et MÉNIL-MONTANT.		ARCUEIL.		BIÈVRE, avant l'entrée à Paris.		SEINE, au-dessus de la Bièvre.		SEINE, sous Paris.	
	gram.	centig.	gram.	centig.	gram.	centig.	gram.	centig.	gram.	centig.	gram.	centig.	gram.	centig.
Sulfate calcaire....	0	257	6	655	17	040	2	528	3	758	0	761	0	295
Carbonate calcaire.	2	993	3	540	3	830	2	536	2	047	1	494	1	940
Sels déliquescens..	0	417	6	647	5	518	1	646	1	638	0	171	0	378
Hydrochlorate de soude..........	0	114	0	439	0	347	0	290	0	169	......	......	......	......
Matière végétale et eau............	1	311	1	000	2	338	1	835	2	212	0	365	0	308
Sur quinze litres de chacune des eaux évaporés, reste le poids total du résidu...........	5	144	21	281	27	073	8	835	9	824	2	791	2	921

Les eaux de citernes, quoique recueillies des eaux pures de pluies, sont ordinairement mauvaises, parce qu'elles croupissent dans leur cavité, et qu'elles ont entraîné beaucoup de matières hétérogènes; c'est pourquoi elles nourrissent souvent une multitude de larves d'insectes en été ; il est à remarquer que si ces larves sont toujours la preuve qu'une eau contient des substances végétales en dissolution, ces insectes purifient aussi cette eau en se nourrissant de ces substances.

Il est ordinaire de trouver, près des rivages de la mer, des sources d'eaux saumâtres ou salées, car même les puits voisins de la mer reçoivent du sel par infiltration. Cette qualité saline est tellement marquée, que toutes les plantes de ces cantons donnent beaucoup d'hydrochlorate de soude. Les vins de l'île de Rhé sont si fortement salés, qu'on ne peut les boire et qu'on se contente d'en extraire des eaux-de-vie.

On sait que la boisson des eaux glaciales fortifie les viscères, autant que les eaux tièdes les débilitent et disposent au vomissement; mais ce qu'on n'a peut-être pas assez remarqué, c'est que l'eau est un meilleur digestif et un dissolvant plus prompt des alimens que le vin et les liqueurs alcooliques. Les hydropotes ou buveurs d'eau ont d'ordinaire les sens plus subtils, l'esprit plus lucide que les œnopotes ou buveurs de vin.

De toutes les purifications d'eaux, la plus simple est d'abord le repos, ensuite la filtration (*voyez cet article*). Il est certain que si le repos ne clarifie pas autant d'eau que le filtre, il lui laisse, du moins, sa saveur franche, tandis que les filtres les plus nets communiquent toujours quelque goût dont s'aperçoivent aisément les buveurs d'eau. L'alun sert aussi très-bien pour clarifier les eaux de rivière ou autres, parce que l'alumine a la singulière propriété de se combiner avec plusieurs substances organiques végétales ou animales et de se précipiter avec elles; on sait que souvent les eaux clarifiées le sont par ce moyen ; il reste peu de sulfate alumineux en dissolution, en sorte que celui-ci n'est pas sensible dans l'usage ordinaire. Parmi les filtres, celui qui s'empare le mieux des parties fétides, hydrogénées et carburées des eaux impures, est le charbon pulvérisé, suivant la remarque de Lowitz. C'est en faisant traverser une composition de charbon en poudre, avec un ciment poreux, qu'on purifie l'eau de la Seine, et qu'on la rend si limpide par le procédé de Smith et Cuchet. On a filtré les eaux des mares les plus fétides et les plus noires ; on les a obtenues très-claires, inodores et insipides, avec ce procédé.

Frappé de cette propriété du charbon, Berthollet en a fait

une application aux tonneaux d'eau qu'on embarque pour les longues traversées ; car, après un certain temps, cette eau se putréfie, surtout sous les tropiques, et présente aux marins la plus détestable boisson. Il suffit, pour prévenir cet inconvénient, de charbonner l'intérieur des tonneaux dans lesquels on la recueille ; alors l'eau ne peut plus se charger du principe extractif du bois, ni prendre l'odeur de croupi qu'elle avait ; elle ne contient plus de substances propres à nourrir les larves des insectes qui y pullulaient (1). Krusenstern a fait l'essai de ce moyen dans son voyage autour du monde, et il y a trouvé les plus précieux avantages. L'usage des caisses en fer, au lieu de tonneaux, pour contenir l'eau en mer dans les vaisseaux, est très-utile aujourd'hui ; elle s'y conserve fort bien.

La distillation est le seul moyen de se procurer de l'eau parfaitement pure, pour les expériences chimiques. On a dit qu'il s'élevait encore plusieurs principes dans la distillation de l'eau. Sans doute que les acides borique, hydrochlorique, nitrique, etc., que l'alcali volatil et d'autres substances peuvent s'élever plus ou moins facilement en distillant de l'eau ; mais, quant, aux sels, comme le sulfate de chaux (2), etc., que quelques personnes ont dit passer à la distillation, c'est une erreur. De l'eau distillée sur la chaux vive reste imprégnée, à la vérité, d'une odeur et d'une saveur forte de chaux ; de même, des eaux fétides distillées conservent encore une odeur hydrogénée et carburée, un goût de feu. Mais en prenant une eau assez limpide et ne contenant rien de volatil, on obtient une eau distillée pure. Cette eau reste fade et paraît pesante, parce qu'elle est privée d'air.

L'on connaîtra mieux l'importance d'avoir de bonne eau, indépendamment de celle pour les expériences chimiques, quand on considérera que l'eau de la Bièvre, par exemple, donne plus d'éclat aux teintures des Gobelins, que celle de la Seine ; car il ne faut que quelques parties ferrugineuses ou calcaires pour imprimer un œil terne aux plus brillantes couleurs. Les brasseurs, les boulangers trouvent de notables différences dans la bière ou le pain fait avec des eaux crues,

(1) Suivant Niebuhr, les Égyptiens purifient l'eau trouble du Nil, en frottant avec du marc d'amandes amères pilées, les jarres où ils la déposent ; elle se clarifie : ce qui est confirmé par Pockocke et par les Français. En Barbarie, selon Shaw, le bois de laurier-rose produit le même effet ; aussi la *titancoté*, amandes du *strychnos potatorum*, L., qui sont amères, dans l'Inde.

(2) Arbuthnot remarque fort bien qu'il s'élève des particules salines de la mer, et qu'elles rongent les pierres des édifices, le fer, etc. Mais, outre que la seule humidité suffit pour expliquer ces effets, il se pourrait que les vents violens de mer enlevassent aussi du sel.

pesantes, de puits, ou des eaux légères et aérées qui conviennent bien mieux. Il en est de même des liquoristes, des confiseurs, des colleurs de papier ou fabricans d'empois, des manipulateurs de terres à porcelaines. Ainsi, les eaux très-séléniteuses durcissent les fruits des confiseurs; elles ne donnent pas le même liant que des eaux plus pures à la pâte de porcelaine; elles ne cuisent pas aussi bien les empois, etc. Le pain contient un quart et même un tiers de son volume d'eau; la polenta et les bouillies en ont moitié, les potages encore plus; et ce liquide forme plus de la moitié de ces hydrates que nous prenons chaque jour en nourriture.

DES EAUX COMPOSÉES OU MINÉRALES, NATURELLES ET ARTIFICIELLES.

Le secours que la médecine tire des eaux minérales nous fait un devoir de nous en occuper. Nous donnons aussi les recettes pour imiter ces eaux. Cet art dû en entier à la chimie, a non-seulement égalé, mais surpassé la nature. En effet, on peut, par ce moyen, se procurer, en toutes saisons, des eaux qu'il fallait chercher au loin, et seulement à certaines époques de l'année. De plus, la nature de ces eaux pouvait ne pas convenir exactement à la maladie. Mais on a le pouvoir de changer, d'affaiblir ou d'augmenter à volonté les principes, selon qu'il est nécessaire au mal; on adapte enfin le remède à la maladie, et non la maladie au remède. On peut composer des eaux nouvelles, et se procurer ainsi des ressources que la nature n'avait pas formées.

De l'eau oxygénée.

L'eau peut prendre jusqu'à 850 fois son poids d'oxygène, selon M. Thénard; elle agit alors comme un sinapisme sur la peau; elle a une saveur très-désagréable; une goutte seule versée sur de l'oxyde d'argent détonne et réduit cet oxyde en dégageant tout l'oxygène. C'est au moyen de la baryte oxygénée qu'on peut ainsi charger l'eau d'oxygène, de même que les acides. L'eau oxygénée transformant le sulfure de plomb en sulfate sans attaquer le papier, on peut ainsi restaurer des dessins noircis.

Des eaux minérales artificielles et naturelles.

Lorsqu'on veut préparer les premières, on ne devrait prendre que de l'eau distillée; mais si cela n'est pas toujours suivi à la lettre, il faut bien connaître la nature de l'eau commune dont on se sert, pour ne pas employer celle qui contiendrait des substances différentes de ce qu'on désire, ou pour diminuer à proportion les quantités des principes qui s'y trouveraient déjà. Comme l'on n'a pas fait assez attention à cet objet jusqu'à présent, il s'ensuit que les eaux factices sont d'ordinaire plus chargées de principes que les naturelles, et qu'elles ne peuvent pas avoir absolument de pareilles propriétés, du moins au même degré; car on n'emploie pas souvent l'eau distillée pour les préparer, quoiqu'elle soit prescrite.

Un des établissemens les plus importans, et dont les produits sont les plus fidèles, est celui que MM. Planche, Boullay et Boudet ont formé au Gros-Caillou, pour la préparation de toutes les eaux minérales artificielles. Ces chimistes sont trop instruits pour n'avoir pas approché, autant qu'il est possible, de la perfection en ce genre.

Parmi les analyses modernes des eaux minérales, Berzélius a reconnu l'existence du lithium (lithine) dans les eaux de Carlsbad; M. Brandes l'a trouvé dans celles de Pyrmont; le docteur Marcet a rencontré de la potasse et de l'ammoniaque dans les eaux de la mer; M. Kruger a découvert l'iode dans l'eau-mère de la saline de Sultz; M. Cantu dans plusieurs eaux minérales du Piémont; M. Balart, de Montpellier, a reconnu, dans l'eau-mère des salines concentrées et traitées par le chlore, un nouveau corps, le *brôme*, qui tient le milieu entre le chlore et l'iode dans toutes ses propriétés, en se comportant comme ces corps.

Eau acidule simple.

Prenez acide carbonique extrait de la craie ou du marbre par l'acide hydrochlorique ou sulfurique (mais le sulfate formé empêche ensuite l'action de l'acide en se concrétant). On force, par le moyen d'une pompe de compression, le gaz à s'unir à l'eau pure distillée; elle en absorbe jusqu'à cinq fois son volume. On la garde en des bouteilles bien bouchées: elle mousse, et ferait casser les bouteilles à une température élevée.

Eau de Seltz, ou Selter, artificielle.

℞. Acide carbonique	5	fois le volume de l'eau.	
Carbonate de magnésie	10	centigr.	gros ij.
Carbonate de soude	20	centigr.	gros iv.
Muriate de soude	120	centigr.	gros xxij.
Eau	6	hectog.	℥ xx.

D'après M. Paul.

Dans l'*eau de Seltz douce*, l'acide carbonique, mêlé d'un peu de gaz hydrogène, n'entre que dans la proportion de quatre fois le volume d'eau; les sels précédens s'y trouvent, à l'exception du carbonate calcaire, qu'on admet quelquefois dans la première.

Aujourd'hui on fabrique beaucoup d'eau de seltz artificielle, chargée de plus de quatre volumes d'acide carbonique. C'est une boisson agréable avec le vin ou des sirops acides.

La déperdition des gaz étant le plus grand inconvénient de la fabrication des eaux gazeuses, M. Soubeiran a imaginé un *robinet double*, qui obvie à cet inconvénient. (Voir le *Journ. de Pharm.* 1832).

Ces eaux conviennent dans les maladies lentes des viscères abdominaux, les affections chroniques, comme les paralysies des muscles, les maladies rebelles de la peau, etc.

Eau alcaline gazeuse.

℞. Acide carbonique	6 fois le volume de l'eau.	
Carbonate de potasse. . . .	8 gramm.	ʒ ij.
Eau.	6 hectogr.	℥ xx.

M. Paul.

Elle rafraîchit, est apéritive ; elle mousse et pétille comme le vin blanc de Champagne.

REMARQUE.

L'on imite avec des vins blancs communs celui de Champagne mousseux, et on le rend même plus pétillant en l'imprégnant, au moyen de la compression et de l'agitation, du gaz acide carbonique ; mais ce vin n'a ni la délicatesse ni le parfum ou bouquet du vin de Champagne naturel. Les vins sucrés supportent mieux cette opération frauduleuse. Du reste, elle n'est point dangereuse.

Eau de Sedlitz artificielle.

℞. Acide carbonique	5 fois le volume de l'eau.	
Sulfate de magnésie. . . .	8 gramm.	ʒ ij.
Hydrochlorate de magnésie .	1 gramm.	gr. xviij.
Eau.	6 hectogr.	℥ xx.

M. Paul.

Elle purge doucement, tient le ventre libre, dissipe les engorgemens abdominaux.

Autre plus forte.

℞. Sulfate de magnésie. . . .	10 gramm.	ʒ ij ß.
Eau.	1 kilogr.	℔ ij.
Hydrochlorate de magnésie. .	2 gramm.	ʒ ß.

L'eau de Sedlitz naturelle contient très-peu ou quelquefois point d'acide carbonique ; mais celle qu'on rend acidule par ce gaz est plus légère sur l'estomac.

Eau magnésienne.

℞. Eau commune.	2000 gramm.	℔ iv.
Carbonate de magnésie. . .	12 gramm.	℥ iij.

Délayez la magnésie, puis faites passer dans l'eau, au moyen d'une pompe de compression, environ dix fois le volume de l'eau, de gaz acide carbonique, afin de dissoudre la magnésie.

On préparera de même l'eau de soude carbonatée, *soda water*, et celle de potasse carbonatée, *potash water* (*voyez le bi-carbonate de soude*).

Ce sont des fondans très-estimés.

Eau de Balaruc naturelle.

℞. Acide carbonique.	2 fois le volume de l'eau.	
Hydrochlorate de soude. . .	6 gramm. 25 cent.	℥ j ℈ xij.
de magnésie. .	1 gramm. 40 cent.	℈ xxiv.
de chaux . . } Sulfate de chaux. . . . . }	60 centig.	℈ xij.
Carbonate de chaux. . . .	40 centig.	℈ viij.
de magnésie. . .	5 centig.	℈ j.
Pour eau.	1 kilog.	℔ ij.
Fer.	Quantité impondérable.	

D'après l'analyse de MM. Brongniart *et* Laugier.

Eau de Langeac artificielle.

℞. Eau chargée de 2 fois son volume d'acide carbonique . .	℔ ij.
Carbonate de soude.	℈ xij.
Albumine	℈ ij.
Carbonate de magnésie. . . .	℈ xij.

Selon Duchanoy.

Eau de bains (département des Vosges).

℞. Eau	℔ ij.
Sulfate de soude.	℈ v ß.
Hydrochlorate de soude . . . } Sulfate de chaux. . . . . . }	℈ j ß.
Magnésie.	des traces.

Vauquelin.

Eaux du Mont-d'Or (Puy-de-Dôme).

℞. Eau.	℔ lvj.
Acide carbonique en poids . .	℈ cxxx.
Carbonate de soude.	℈ clxxxix.
Sulfate de soude.	℈ lvij.
Hydrochlorate de soude . . .	℈ cxlv.
Alumine.	℈ lxij.
Carbonate de chaux.	℈ cxvj.
de fer.	℈ xj.
de magnésie. . . .	℈ xxxviij.

Selon M. Bertrand.

Eau artificielle de Saint-Myon, *selon* Duchanoy.

Hydrochlorate de soude. . . . ℥ ij.
Eau (chargée d'acide carbonique). ℔ ij.
Carbonate de magnésie. . . . . . ℥ xij.

Eau de Néris (Allier).

℞. Eau (chargée d'acide carbonique). ℔ iv.
Carbonate de soude. . . . . . . ℥ xxiij.
Sulfate de soude. . . . . ℥ xvij.
Hydrochlorate de soude. . . . ℥ xij.
Carbonate de chaux. . . . . . . ℥ j.
Silice et matière animalisée. . . ℥ xxxix.

M. Boirot-Desserviers.

Eau de Pougues (Nièvre).

℞. Eau (chargée d'acide carbonique). ℔ ij.
Carbonate de chaux . . . . . ℥ xxiv.
de soude. . . . . . . ℥ xx.
Hydrochlorate de soude. . . . ℥ v.
Carbonate de magnésie. . . . ℥ iij.
Alumine. . . . . ℥ 2/3.
Silice et oxyde de fer. . . . . . ℥ vj.

Selon Hassenfratz.

Eau de Provins, *selon MM.* Vauquelin *et* Thénard.

℞. Eau. . . . . 8 kilogr. ℔ xvj.
Carbonate de chaux. . . . . 4 gramm. 480 centièmes.
Fer oxydé. . . . . 608 centièmes.
Carbonate de magnésie. . . . 180 centièmes.
Manganèse oxydé. . . . . . 136 centièmes.
Silice. . . . . 200 centièmes.
Hydrochlorate de soude. . . . 300 centièmes.
de chaux. . . . des traces.
Matière grasse . . . . Q. inappréciable.
Acide carbonique. . . . . . 27 pouces 8/10, ou 1000 gr.

Eau de Balaruc artificielle, *selon le* Codex.

℞. Acide carbonique. . . . . . 2 fois le volume de l'eau.
Eau . . . . 550 gramm. ℥ xx ß.
Hydrochlorate de soude. . . . 6 gramm. ʒ j ß.
de chaux . . . . ℥ xviij.
de magnésie. . ℥ lv.
Carbonate de magnésie. . . . . ℥ j.

Eau saline gazeuse.

℞. Bi-carbonate de soude . . . . 2 gramm. ʒ ß.
Acide muriatique . . . . . . Q. s. pour saturation.
Eau de rivière. . . . . 1 kilogr. ℔ ij.

Parmentier.

Faites le mélange dans la bouteille bien fermée.

Eau de Contrexeville artificielle, *de M.* Paul.

℞. Acide carbonique. . . . . . moitié du volume de l'eau.

	Sulfate de chaux.	15 centig.	g̃ iij.
	Carbonate de chaux	10 centig.	g̃ ij.
	Eau.	6 hectog.	℥ xx.

Eau de Plombières, naturelle.

℞.	Carbonate de soude. . . . . } Sulfate de soude. . . . . . }	13 centig.	g̃ ij 1/3.
	Hydrochlorate de soude . . .	5 centig.	g̃ j.
	Carbonate de chaux.	7 centig.	g̃ j 1/4.
	Albumine animale	5 centig.	g̃ j.
	Eau	1 kilog.	℔ ij.

D'après Vauquelin.

Eau de Cranssac, source dite *Bezelgues.*

Vauquelin y a trouvé des sulfates de chaux, de manganèse et de fer, et de l'hydrochlorate de magnésie. Elle est tonique, apéritive. On la remplace par celle de Passy.

Eau de Dax.

℞.	Acide carbonique.	1 fois le volume de l'eau.
	Eau.	℔ ij.
	Hydrochlorate de soude. . . .	g̃ j.
	de magnésie. . .	g̃ iv.
	Sulfate de soude	g̃ v.
	Carbonate de magnésie. . . .	g̃ 1/2.
	Sulfate de chaux.	g̃ x.

Eau de Montmorency-Enghien, de Triayre *et* Jurine.

℞.	Eau pure.	℥ xx.
	Hydrogène sulfuré.	le quart du volume.
	Hydrochlorate de soude . . .	g̃ 1/3.
	Carbonate de magnésie. . . .	g̃ 1/2.
	Sulfate de magnésie.	g̃ ij.

Eau de Forges (source de la Reinette).

℞.	Acide carbonique.	le quart du volume.
	Eau.	℔ ij.
	Carbonate calcaire.	g̃ 1/4.
	de fer	g̃ 1/8.
	Hydrochlorate de soude. . . .	g̃ 3/4.
	Sulfate de chaux	g̃ 1/3.
	Hydrochlorate de magnésie. . .	g̃ 1/5.
	Silice	des atomes.

Selon M. Robert.

La source dite *royale* est plus chargée de carbonate de fer, et la source *cardinale* encore plus.

Eau de Montlignon, près de Paris.

℞.	Eau.	℔ ij.
	Hydrochlorate de chaux. . . .	g̃ iij.

Carbonate de magnésie. . . .		gr. j.
Hydrochlorate de magnésie. . .		gr. ij.
Carbonate de fer		gr. ij.
de chaux	} ãã	gr. 1/2.
Sulfate de chaux		
Acide carbonique.	Quantité inappréciable.	

Eau de Passy, épurée spontanément.

℞. Eau.	℔ ij.	
Sulfate de chaux		gr. xliv.
de magnésie.		gr. xxvij.
d'alumine et potasse. . .		gr. vij.
de fer au maximum. . .		gr. j 207 millièmes.
Hydrochlorate de soude. . . .		gr. v. 70.

Le fer est plus abondant dans les eaux non épurées, et disparaît presque entièrement dans les plus épurées.

Eau de la Roche-Pouzay (département de la Vienne).

℞. Eau.	℔ ij.	
Sulfate de chaux		gr. xxiv.
Carbonate calcaire.		gr. xiv.
de magnésie. . . .		gr. ij.
Hydrochlorate de soude. . . .		gr. iij.
Gaz hydrogène sulfuré	16 pouces cubes.	

Selon le docteur Joslé.

Eau de Niederbronn, près Strasbourg, naturelle.

℞. Hydrochlorate de soude. . . .	4 gramm.	gr. lxxij.
Surcarbonate de chaux	1 décig.	gr. ij.
de magnésie. . .	5 centig.	gr. j.
de fer	1 centig.	gr. 1/4.
Sulfate de chaux	3 centig.	gr. 1/2.
Hydrochlorate de magnésie. . .	20 centig.	gr. viij.
de chaux. . . .	60 centig.	gr. xij.
Eau.	1 kilog.	℔ ij.

Eau de Bussang, artificielle.

℞. Acide carbonique.	2 fois le volume d'eau.	
Carbonate de soude	30 centig.	gr. vj.
Carbonate de fer	8 centig.	gr. 1/2.
Eau.	6 hectog.	℥ xx.

Parmentier la préparait encore plus simplement avec carbonate de soude 6 grains, carbonate de fer 2 grains, sur 1 litre d'eau.

Eaux de Cheltenham, selon les analyses de MM. Parkes *et* Brande.

L'*eau sulfureuse* contient par chaque seize onces, poids de marc :

Gaz acide carbonique.	24,57 centimètres cubes.
hydrogène sulfuré.	40,96.

Sulfate de soude.	milligramm.	1521,62.
de magnésie.		325,75.
de chaux		77,90.
Hydrochlorate de soude. . . .		2266,25.
Oxyde de fer.		19,42.

L'eau saline contient, par chaque seize onces d'eau :

Sulfate de soude.	971,20 milligr.
de magnésie.	712,25.
de chaux.	291,25.
Hydrochlorate de soude. . . .	3237,50.

Enfin l'eau ferrugineuse contient, par chaque seize onces:

Gaz acide carbonique.	40,96 centimètres cubes.
Carbonate de soude.	32,37 milligr.
Sulfate de soude.	1469,82.
de magnésie.	388,50.
de chaux.	161,87.
Hydrochlorate de soude	2674,58.
Oxyde de fer.	51,76.

Les eaux qui contiennent des carbonates ferrugineux sont toniques, astringentes; elles conviennent dans les paralysies et faiblesses musculaires, dans la débilité de l'estomac, du système nerveux, la chlorose, les scrofules et autres maladies lymphatiques, les blennorrhées, aménorrhées, etc.

Les *eaux de Tongres* contiennent des carbonates de fer et de magnésie, et sont utiles contre les mêmes affections.

Eau de Spa artificielle, du Codex.

℞. Acide carbonique.	5 fois le volume d'eau.	
Souscarbonate de fer.	5 centig.	gr. j.
de magnésie. . .	20 centig.	gr. iv.
Souscarbonate de soude. . . .	10 centig.	gr. ij.
Hydrochlorate de soude. . . .	5 centig.	gr. j.
Eau.	6 hectog.	℥ xx.

Pour l'eau de Spa forte, on met le double de souscarbonate de fer.

Analyse des eaux de Carlsbad en Bohême, par M. Berzelius.

Sulfate de soude.	2,58714.
Carbonate de soude. . . .	1,25200.
Hydrochlorate de soude. .	1,04893.
Carbonate de chaux . . .	0,31219.
Fluate de chaux	0,00331.
Phosphate de chaux . . .	0,00019.
Carbonate de strontiane. .	0,00097.
de magnésie . .	0,18221.
Phosphate d'alumine. . .	0,00034.
Carbonate de fer	0,00424.
de manganèse. .	des traces.
Silice	0,07504.
	5,46656.

Sur 1000 parties d'eau.

Eau de Pyrmont artificielle, du Codex.

℞. Gaz acide carbonique. . . .	5 fois le volume de l'eau.	
Carbonate de magnésie . . .	6 décig.	gr xij.
de fer.	1 décig.	gr ij.
Sulfate de magnésie	6 décig.	gr xij.
Hydrochlorate de soude. . .	1 décig.	gr ij.
Eau.	650 gramm.	℥ xx ß.

Eau d'Aumale naturelle.

℞. Eau.		℔ ij.
Acide carbonique	1 fois le volume.	
hydrosulfurique. . . .	1 tiers de volume.	
Carbonate de fer.		gr iij.
de chaux.		gr j.
Hydrochlorate de chaux. . .		gr vj.

Eau de Vichy artificielle.

℞. Acide carbonique.	2 fois le volume de l'eau.	
Carbonate de fer.	1/2 centig.	gr 1/10.
de chaux.	10 centig.	gr ij.
de magnésie.	3 centig.	gr 1/2.
Souscarbonate de soude. . . .	30 centig.	gr vj.
Hydrochlorate de soude	20 centig.	gr iv.
Eau	6 hectog.	℥ xx.

M. Paul.

Autre eau de Vichy.

℞. Eau acidule simple. . . . . contenant 2 fois son volume de gaz acide carbonique. .	650 gramm.	℥ xx ß.
Souscarbonate de soude . . .		gr xxxij.
Sulfate de soude.		gr xvj.
Hydrochlorate de soude. . .		gr iv.
Souscarbonate de magnésie. .		gr 1/2.
Hydrochlorate de fer. . . .		gr 1/4.

Mettez ces sels dans la bouteille où l'on verse l'eau acidule. On la conserve en un lieu frais.

Eau ferrugineuse artificielle.

℞. Sulfate de fer vert	15 centig.	gr iij.
Eau non aérée.	1 kilog.	℔ ij.

Cette eau est tonique, astringente, anthelminthique. Elle imite l'eau de Passy.

Note sur les eaux ferrugineuses.

Il faut remarquer que la matière astringente des bouchons absorbe une bonne partie de la substance métallique des eaux ferrugineuses dans des bouteilles bouchées; ainsi, pour prévenir ce changement, qui diminue beaucoup la quantité du fer de ces eaux, il faut avoir soin d'employer des bouchons déjà imprégnés de ces eaux.

Eau de Bourbonne-les-Bains; naturelle.

L'eau est chauffée naturellement de 39 à 46° et demi. Elle contient par litre ou pinte :

Hydrochlorate calcaire. . . .	gr. xvij 52/100.
de soude. . . .	gr. cj 60/100.
Carbonate de chaux.	gr. ij.
Sulfate de chaux.	gr. j.
Substances extractives. . . .	40/100 environ.

L'*eau de Bourbonne* contient aussi du sulfate de soude et des traces de brôme, des substances gazeuses, l'azote et l'acide carbonique.

Eau de Bourbon-l'Archambault.

℞. Eau		℔ ij.
Hydrochlorate calcaire. . . .	} ãã	gr. ij.
de magnésie . .		
de soude. . . .		gr. vj.
Sulfate de soude.		gr. ij.
de magnésie.		gr. iij.
de chaux.		gr. ij.
Carbonate de fer.		gr. iij.
Gaz acide carbonique		2 fois le volume.
Hydrogène sulfuré		Q. inappréciable.

Selon M. Faye.

Eau de Vals artificielle.

℞. Acide carbonique	3 fois le volume de l'eau.	
Carbonate de fer	3 centig.	gr. 3/4.
Sulfate de fer	2 centig.	gr. 1/2.
Hydrochlorate de soude.	65 centig.	gr. xiij.
Sulfate d'alumine	2 centig.	gr. 1/2.
Eau.	6 hectog.	℥ xx.

M. Paul.

Eau hydrosulfurée simple, ou eau hépatique.

℞. Sulfure de fer ou pyrite en poudre.	1 kilog.	℔ ij.
Acide sulfurique à 66°	2 kilog.	℔ iv.

Étendez l'acide dans :

Eau.	4 kilog.	℔ viij.

Mettez le sulfure dans un matras, auquel vous adapterez l'appareil de Woulf, avec une suite de 5 à 6 flacons assez grands et presque pleins d'eau; le dernier flacon contiendra en solution environ 32 gramm. de potasse caustique (1 once) par chaque kilog. (2 livres). Versez l'acide sur le sulfure; le gaz hydrosulfuré passera successivement dans les récipiens ou flacons jusqu'au dernier, qui retiendra l'hydrosulfate en solution. Cette dernière eau ne sera pas d'usage.

Les eaux des flacons saturées d'hydrogène sulfuré en prenent presque leur volume; elles sont trop chargées pour être ainsi avalées sans danger ; mais on les affaiblit à volonté avec é l'eau simple, quatre fois autant, pour l'ordinaire.

Eaux de Barèges et Saint-Sauveur.

℞. Eau hydrosulfurée saturée. . .	130 gramm.	℥ iv ʒ ß.
Eau pure.	520 gramm.	℔ j ℥ ß.
Carbonate de soude	8 décig.	gr xvj.
Hydrochlorate de soude. . . .		gr 1/2.

Mettez ces sels dans la bouteille où l'on versera les eaux. lles-ci contiendront un cinquième de leur volume d'hydroène sulfuré.

Les *eaux de Cauteretz* sont à peu près semblables, et contiennent de l'hydrochlorate et du sulfate de magnésie.

M. Anglada a prouvé que dans les eaux sulfureuses de Barèges, l'hydrogène sulfuré était combiné à la soude à l'état *hydrosulfate neutre*. Il faut donc employer ce sel, que Berthollet et Vauquelin ont décrit sous le nom d'*hydrosulfure de soude*, soluble dans l'eau et aussi dans l'alcool. L'hydrosulte sec est composé de soude 64,65, acide hydrosulfurique 5,35, ou un atome de soude et un d'acide, selon M. Félix udet.

Le meilleur procédé pour obtenir ce sel consiste à faire asser dans une lessive caustique de soude, à 36°, de l'aréomètre, un courant de gaz hydrosulfurique dégagé du sulfure de fer par l'acide sulfurique. La saturation s'opère et le sel istallise spontanément dans l'opération.

L'eau de Barèges naturelle contient sur :

Eau pure.	1000 gramm.	
Carbonate de soude cristallisé. .		091 millièmes.
Chlorure de sodium.		015
Hydrosulfate de soude cristallisé.		212

On peut donc facilement l'imiter dans ces proportions.

Eau de Bonnes.

Les mêmes proportions d'eau hydrosulfurée et d'eau pure que les précédentes.	
Hydrochlorate de soude. . . .	grains xxx.
Sulfate de magnésie.	grain j.

Eau d'Aix-la-Chapelle.

℞. Mêmes proportions d'eau hydrosulfurée que les précédentes.	
Carbonate de soude	grains xx.
Hydrochlorate de soude. . . .	grains ix.

Les *eaux* et *les boues de Saint-Amand* sont aussi hydrosulfureuses chaudes.

M. Pallas a trouvé dans les eaux de Saint-Amand, de la Fontaine de Bouillon, sous la température de 21° centigr.

Gaz acide carbonique	2,224.
Sulfate de chaux.	2,465.
de magnésie.	1,748.
Hydrochlorate de magnésie . .	0,200.
de soude.	0,152.
Carbonate de chaux.	0,774.
de magnésie.	0,236.
Fer.	0,100.
Silice	0,040.
Matière résineuse.	des traces.
Perte	0,085.
Total . . .	5,800.

Pour quatre litres ou pintes d'eau. Sa température ordinaire, à la source, est de 28° centigr. Les autres sources ont à peu près les mêmes quantités de ces principes. Les boues sont noirâtres, hydrosulfurées; leur température est de 25° centigr. M. Pallas y a trouvé une matière végéto-animale donnant de l'ammoniaque par la distillation.

Note sur la glairine et la barégine des eaux sulfureuses.

L'oxygène de l'air qui accompagne les eaux sulfureuses se porte sur leur principe sulfureux qu'il dénature, tandis que l'azote s'échappe dans son état de pureté. Ce dégagement d'azote et la présence d'une matière glaireuse analogue aux substances animales sont très-propres à décéler des eaux sulfureuses *dégénérées*, selon M. Anglada.

Les eaux hydrosulfureuses de Barèges, d'Aix-la-Chapelle, celles de Vichy, de Plombières, montrent une matière végéto-animale gélatineuse que l'on a nommée *glairine* (elle ressemble à de la glaire d'œufs) ou *barégine* (de Barèges), tantôt blanche, ou grise, ou brune, ou rougeâtre, ou verte, ou en filamens, en membranes, en flocons, qui se précipite. On y trouve du soufre et de l'azote. Cette matière, quoique provenant de l'intérieur de la terre, semble être de nature animale ou végéto-animalisée.

On a cherché à l'imiter, en ajoutant de la gélatine dans les bains hydrosulfureux factices.

Eau sulfureuse.

℞. Hydrosulfate de soude	} ãã 3 décigr.	℥ vj.
Hydrochlorate de soude. . . .		
Oxysulfure de chaux.		
Eau de rivière.	1 kilog.	℔ ij.

Parmentier.

Cette eau convient dans les bains et douches.

Eau de Barèges artificielle.

℞. Sulfure de soude (hydrosulfate).	8 parties ou	ʒ ß.
Carbonate de soude	250	℥ ij.
Hydrochlorate de soude. . . .	30	ʒ ij.
Huile de pétrole.	Gutt.	xij.
Eau.	1000 parties	ʒ viij.

M. Paul.

Mêlez ensemble.

Versez 12 gouttes de cette solution, ou liqueur fondamentale, dans une bouteille pleine d'eau, ou dans 20 onces d'eau pure.

Toutes ces eaux sulfureuses conviennent dans les maladies cutanées chroniques, les douleurs rhumatismales, les paralysies, les affections lentes des viscères abdominaux, les anciennes maladies vénériennes, les suites de blessures, etc.

Eau acidule hydrosulfurée, ou de Naples, de Triayre *et* Jurine.

℞. Eau chargée de quatre fois son volume d'acide carbonique. .	492 gramm.	℥ xv ʒ iij.
Eau hydrosulfurée.	164 gramm.	℥ v ʒ j.
Carbonate de soude		gr xviij.
de magnésie. . . .		gr x.

Faites le mélange selon l'art. Le gaz acide carbonique s'y trouvera pour trois volumes, et l'hydrogène sulfuré pour un.

Eau de Bagnères de Luchon.

℞. Eau chargée de une fois son volume d'hydrogène sulfuré et de moitié d'acide carbonique .	℔ xx.	
Hydrochlorate de magnésie. . .		gr xj.
de soude. . . .		gr viij.
Sulfate de magnésie.		gr x.
de chaux		gr xxiij.
Carbonate de chaux.		gr xj.
Soufre.		gr vj.
Silice		gr iv.
Matière animalisée.		gr v.

Selon Bayen.

Eau de Chateldon, de Triayre *et* Jurine.

℞. Acide carbonique.	2 fois le volume de l'eau.
Eau.	℔ ij.
Carbonate de soude	gr iij.
Hydrochlorate de soude. . . .	gr iij.
Carbonate de magnésie. . . .	gr ij.
de fer	gr 1/2.

Eaux sulfureuses, artificielles, pour les bains et douches de Tivoli (1), *imitant celles de Barèges.*

℞. Hydrosulfate de soude, concentré à 25° de l'hydromètre. . .	320 gramm.	℥ x.
Solution saline gélatineuse. . .	125 gramm.	℥ iv.

Mêlez à l'eau du bain, au moment de s'en servir. Cette eau du bain compte pour 640 livres ou à peu près 320 kilogr. On compose la solution saline gélatineuse avec :

Sulfate de soude.	} āā 16 gramm.	ℨ iv.
Hydrochlorate de soude . . .		
Carbonate de soude.	} āā 32 gramm.	℥ j.
Gélatine animale.		
Pétrole rectifié.	Gutt. xx.	
Eau distillée	500 gramm.	℔ j.

Dissolvez et filtrez.

On se contente quelquefois de former ces bains avec une solution de sulfure de chaux dont on dégage le gaz hépatique, au moyen de l'acide sulfurique étendu d'eau.

Il convient de préparer ces bains dans des baignoires de bois plutôt que de métal, qui noircit alors. La quantité de la solution gélatineuse peut varier selon les prescriptions du médecin.

Les eaux sulfureuses qui passent sur des mines de charbon de terre, ou houille, se chargent d'une sorte de pétrole qui se combine au soufre, telles sont celles de Barèges et celles d'Eilsen, au comté de Schaumbourg, comme l'a remarqué Westrumb. Dans ces dernières, il s'y trouve aussi du carbone en dissolution ou de l'ulmine. Elles sont très-fétides, et la plupart thermales (2).

Eau de Cambo, près Bayonne.

℞. Eau	1 pinte.
Gaz hydrogène sulfuré. . . .	6 pouces cubes.
Sulfate de magnésie.	grains xx 2/5.
Hydrochlorate de magnésie. .	grains j 3/5.
Sulfate de chaux.	grains xxviij 3/5.
Carbonate calcaire	grains 1/5.
Acide carbonique.	grains 1/4.
Substances extractives. . . .	Quantité inappréciable.
Température, 18° Réaumur. .	
Densité à l'aréom., 1° Baumé. .	

Salaignac.

---

(1) Avec les changemens faits par MM. Planche et Boullay, pharmaciens distingués de Paris.

(2) L'ulmine est une matière végétale que l'eau tient en dissolution et qui est analogue à la *matière bitumineuse végétale* et à la *matière résineuse extractive*, observées par la plupart des chimistes dans les eaux minérales. Cette ulmine est soluble dans le carbonate de potasse, l'acide sulfurique l'en précipite en une masse gélatineuse brune d'une teinte brillante et noirâtre comme le jayet. (Braconnot, *Annal. chim. et phys.*, tom. XVIII, pag. 221.)

REMARQUES.

M. Paul fait absorber à des eaux simples un tiers de leur volume de gaz hydrogène, pour former ces eaux hydrogénées simples que la nature n'a pas montrées encore.

Il forme de l'eau hydrogéno-carbonée avec les deux tiers du volume de ce gaz inflammable carboné; mais elle a une odeur marécageuse. L'eau hydrogéno-sulfurée se fait avec gaz hydrogène, moitié de son volume, et gaz hydrogène sulfuré un douzième. Il peut former une eau plus hépatique en ajoutant jusqu'au quart de son volume de ce gaz hydrosulfuré.

Mais l'application la plus neuve est celle de l'*eau oxygénée*, c'est-à-dire chargée jusqu'à moitié de son volume de gaz oxygène. Cette eau a des propriétés remarquables; elle échauffe, fortifie, excite l'appétit, désobstrue, produit d'heureux effets dans l'hydropisie, l'asthme humide, les spasmes de l'estomac, les affections nerveuses périodiques; elle ranime la circulation languissante, mais produit quelquefois la dysurie.

L'*eau hydrogénée simple* passe pour calmante, antispasmodique; elle porte au sommeil, dans les insomnies; elle diminue la vivacité du pouls et la rapidité de la circulation; c'est pourquoi elle tempère le tumulte du mouvement fébrile dans les maladies inflammatoires. Il paraît que l'eau *hydrogéno-carbonée* produit des effets analogues.

L'*eau alcaline gazeuse* est un très-bon remède contre la gravelle et la pierre. Quoiqu'elle n'ait pas la propriété de dissoudre les calculs, comme on l'avait cru en Angleterre, il est certain qu'elle en apaise les douleurs, et en fait disparaître les principaux symptômes. Elle convient encore dans les catarrhes de la vessie. On la prend coupée avec le lait; la dose est de trois ou quatre verres, à deux heures de distance entre chacun.

TABLEAU DES DEGRÉS DE CHALEUR DES PRINCIPALES EAUX THERMALES DE FRANCE.

Eaux savonneuses ou peu salines. . . .	Luxeuil; ses eaux chaudes ont de 32 à 43°+0 Réaumur (département de la Haute-Saône). Plombières; de 55 à 70° (département des Vosges).
Eaux salines, non purgatives.	Bourbonne-les-Bains; de 46 à 69° (Haute-Marne). Chaudes-Aigues (Cantal), à 88° centigrade). Aix, dans la Savoie (un peu sulfureuses); de 40 à 62° (près de Chambéry).
Eaux acidules gazeuses et salines.	Chatelguyon, à 30° (Puy-de-Dome, près de Riom). Mont-d'Or: ses eaux thermales à 44° (Puy-de-Dôme). Bourbon-Lancy; de 33 à 46° (Saône-et-Loire). Dax, à 25 ou 27° (département des Landes). Néris, à 60° (département de l'Allier).
Eaux ferrugineuses salines	Vichy; de 31 à 49° (Allier, à 15 lieues de Moulins). Bourbon-l'Archambault; de 41 à 51° (Allier, à 6 lieues de Moulins).

Eaux hydrosulfureuses ou hépatiques. . .	Bagnières-de-Luchon; de 30 à 62° (Hautes-Pyrénées). Barèges; de 41 à 56° (département *id.*) Cauterets; de 22 à 65° (*id.*) Saint-Sauveur; de 37 à 40° (*id.*). Eaux-Bonnes; de 26 à 37° (Basses-Pyrénées, vers Pau). Cambo; 18 à 22° (*id.* près Bayonne). Bains d'Arles; 69 à 70° (Pyrénées-Orientales). Aix-la-Chapelle; de 36 à 75°. Digne (Basses-Alpes); de 32 à 40°. Saint-Amand; de 18 à 27° (département du Nord, près de Valenciennes).

On remarque que le plus grand nombre d'eaux chaudes ou thermales est celui des eaux sulfureuses; ce qui doit être, parce que les terrains pyriteux et les mines de charbon de terre où ces eaux coulent, ont des sulfures terreux ou métalliques en décomposition. L'on sait que de l'eau versée sur des pyrites se décompose; son oxygène se porte sur le soufre, pour l'amener à l'état d'acide, tandis que son hydrogène s'empare d'une autre portion de ce soufre, et forme un gaz hépatique fétide. Il se dégage, dans cette opération, une chaleur assez forte pour faire quelquefois enflammer les pyrites ou la houille sulfureuse.

Il y a des eaux thermales, comme celles de Chaudes-Aigues, qui ont près de 70°, mais ne contiennent presque aucune substance en dissolution; celles de Plombières leur sont analogues. On ne peut pas attribuer leur chaleur à la même cause que pour les précédentes, mais elle peut tenir à des décompositions de sel marin, opérées par doubles affinités : aussi la plupart des eaux thermales non sulfureuses contiennent des sels à bases de soude et de chaux, et du muriate de soude (1). Berthollet, qui a expliqué comment le carbonate de chaux pouvait décomposer l'hydrochlorate de soude, en Egypte, avec ou sans le secours de l'argile et du fer, a mis en quelque sorte sur la voie pour découvrir le mode de formation de ces eaux minérales (2).

---

(1) En Auvergne, les eaux de Chaudes-Aigues ont jusqu'à 65 degrés Réaumur, et on y voit cependant des plantes. A Plombières, dans les eaux dont la chaleur est de 44 degrés, on trouve une *tremella*. Dans l'île Luçon, Sonnerat trouva de l'eau bouillante à 69 degrés où il y avait des plantes et des poissons; mais cela a été exagéré.

(2) La chaleur des eaux minérales se perd plus lentement, dit-on, ou se maintient davantage que dans les eaux chauffées artificiellement (Analyse de l'eau de Bourbonne, *Recueil de mém. de medecine et de pharm. militaires*, tome XII, p. 21; Paris, 1822, et Mém. de Fodéré sur les eaux minér. des Vosges, *Journ. complém.*, tom VI, p. 103, Paris, 1820; et *Dict. de médec.*, art. *Eaux minér.*, tom. VI, p. 260, par Guersent, an 1823, Paris). Mais Longchamp, *Annal. chim. et phys.*, tom. XXIV, p. 247 sq. 1823, prouve que la déperdition du calorique est la même. *C'est donc un préjugé* de croire que les eaux thermales retiennent plus le calorique.

Au reste, les eaux froides ou thermales ne sont pas toujours de même qualité, dans l'état naturel; la saison, les pluies, les vents modifient leurs degrés de chaleur ou les proportions de leurs principes. C'est ainsi que l'eau de Balaruc est plus pure ou moins forte, suivant l'état serein ou plus ou moins électrique de l'atmosphère, ou selon les vents qui règnent, d'après les remarques des médecins. Samuel George Gmelin observa, dans son voyage en Sibérie, qu'entre le Jaïk et l'Irtisch, il y a des lacs dont l'eau est tantôt douce, tantôt saumâtre, suivant les différens temps.

Essai d'analyse des eaux minérales.

Il n'est pas aussi facile qu'on le supposerait de donner une analyse bien exacte avec les proportions précises des substances qui composent ces eaux; car, indépendamment des gaz dont les proportions sont rarement fixes, et qui peuvent éprouver plus ou moins de dilatation par la chaleur ou l'eau qu'ils retiennent, il est des portions de sels qui échappent ou demeurent attachées aux vases. De plus, le gaz hydrogène prend diverses proportions de soufre; ce soufre peut recevoir des degrés imperceptibles d'oxygénation, et former des sulfites sulfurés avec diverses bases; les carbonates sont plus ou moins sur-saturés d'acide carbonique; enfin, diverses combinaisons sont telles qu'il est difficile d'en apprécier l'état véritable.

Avant Frédéric Hoffmann, on ne possédait que des idées très-vagues sur la nature des *eaux* dites *médicamenteuses* (1). Boyle avait tenté, avant 1663, l'essai de quelques principes colorans sur elles. Duclos et Bourdelin, de l'Académie des Sciences de Paris, tentèrent, vers 1667, d'examiner celles de la France; ensuite Boulduc y travailla au commencement du dix-huitième siècle, et y découvrit la soude. Depuis, Leroy, de Montpellier, reconnut en quelques-unes l'hydrochlorate de chaux; Margraff, celui de magnésie. Mais lorsque Black eut fait ses expériences sur l'air fixe, ou gaz acide carbonique, Venel et Bayen l'observèrent dans plusieurs eaux; Monnet et Bergmann y reconnurent le gaz hydrogène sulfuré que Bayen démontra dans celles de Bagnères-de-Luchon, dans sa belle analyse. Model avait soupçonné le carbonate de fer, Berg-

(1) Nous ne comprenons pas dans ce rang les eaux cuivreuses, comme les eaux cémentatoires de Saint-Bel, près de Lyon, qui déposent du cuivre sur la féraille qu'on y jette, et qui forment du sulfate de fer. Les eaux arsenicales, celles de zinc, les bitumineuses, ammoniacales; celles dans lesquelles se putréfient des matières animales ou végétales, ne doivent pas être classées parmi les eaux médicinales, médicamenteuses, car elles sont nuisibles.

mann le démontra. Enfin, de nos jours, les travaux de Darcet, de Fourcroy, de Henry fils, etc., sur l'eau sulfureuse d'Enghien; ceux des chimistes anglais et allemands, ceux de Vauquelin et de beaucoup d'autres, nous ont fait connaître presque toutes les eaux médicinales d'Europe. On est parvenu à les imiter, à les surpasser même, comme nous l'avons vu.

On peut mettre au nombre des eaux minérales celles des fontaines salées de la Lorraine et de la Franche-Comté, qui donnent un sulfate de soude outre le sel marin; l'eau de la mer peut aussi passer pour une eau minérale. Gaubius a trouvé dans celle de la mer du Zuyderzée 3 gros 17 grains d'hydrochlorate de soude, mêlé de celui de chaux, 10 grains de sulfate de chaux et de magnésie, et 24 grains de sulfate de soude, par livre d'eau. Il paraît, d'après plusieurs recherches, que cette eau est plus salée sous les tropiques. Si les observations rapportées par Ingenhouzs ne sont pas exagérées, les eaux de l'océan Equinoxial contiendraient un douzième et même un dix-huitième de sels; les mers d'Espagne en donneraient un seizième; celles de la France méridionale un vingt-deuxième; celles d'Allemagne un trente-deuxième; enfin celles du Nord, seulement un soixante-quatrième. De plus, les eaux sont plus salées dans les profondeurs, qu'à la surface. Cependant Bergmann n'a trouvé que un vingt-huitième de sel dans l'eau de mer, prise à 300 pieds de profondeur, près du pic de Ténériffe. Selon Wollaston l'eau de mer contient à peu près un deux millième de potasse.

L'eau de mer,	de 0 à 14° latitude, a de densité	1,0272.
	de 15 à 25°.	1,0282.
	de 30 à 44°.	1,0278.
	de 54 à 60°.	1,0271.

D'après Watson, les proportions de sel correspondantes à ces quatre zones sont:

0,0374.
0,0394.
0,0386.
0,0372.

Donc, la mer n'est pas plus salée sous l'équateur que sous les 30 et 40 degrés de latitude.

Selon Alexandre Marcet, l'eau de mer donne par chaque 500 grains de résidu:

Acide hydrochlorique. .	8,00 grains.
sulfurique. . . .	1,27.
Chaux.	0,314.
Magnésie	0,08.
Soude	8,11.

Les parties constituantes sont dans cet ordre de combinaisons,

Hydrochlorate de soude . . .	13,300	Total 18,823.
Sulfate de soude.	2,330	
Hydrochlorate de chaux . . .	0,616	
de magnésie . .	2,577	

Bouillon Lagrange et Vogel recommandent de faire une eau de mer factice avec :

Eau pure.	2000 gramm.	℔ iv.
Hydrochlorate de soude. . . .	24 gramm.	℥ vj.
Sulfate de magnésie.	6 gramm.	℥ j ß.
Hydrochlorate de magnésie. . .	4 gramm.	℥ j.
Sulfate de chaux.	āā 15 centig.	℈ iij.
Carbonate de magnésie. . . .		
de chaux		

On met toutes ces substances dans l'eau, et on y fait passer un courant d'acide carbonique pour dissoudre les carbonates terreux. L'eau de mer est en effet employée souvent comme purgative, et en lotions aussi.

Les eaux des fontaines salées contiennent, outre le sel marin, beaucoup de sulfate de soude et de chaux. Celui-ci se dépose presque entièrement lorsqu'on fait rapprocher les eaux dans les bâtimens de graduation. Ces bâtimens sont de grands hangards au haut desquels sont de vastes réservoirs, où des pompes portent les eaux des salines. De ces réservoirs, cette eau dégoutte sur des fagots d'épines, où elle se divise, s'évapore en partie dans l'air, et un réservoir inférieur reçoit cette eau salée plus concentrée. On réitère l'opération pour avoir au moins 12 à 15 degrés de salure, et alors on évapore dans de vastes chaudières, sur le feu, ces solutions salines. Par ce moyen ingénieux, inventé en 1599, par Mathieu Meth, médecin en Thuringe, on épargne beaucoup de combustibles.

Le sulfate de soude se cristallise par refroidissement, tandis que l'hydrochlorate de soude se sépare au moyen de l'évaporation ; ce qui donne moyen de les extraire à part. Les salines de la Lorraine (département de la Meurthe), sont celles de Dieuze, qui fournissent 14 livres 2 onces de sel par 100 livres d'eau ; celles de Moyenvic, qui tiennent 0,11 de sel, et celles de Château-Salins qui en donnent 0,12. On a découvert depuis la mine de sel gemme, d'où sortent ces eaux salines. Les trois sources fournissaient plus de 500,000 quintaux de sel annuellement, et on en pouvait obtenir bien davantage. A Salins (département du Jura, 8 lieues de Besançon), la grande source fournissait jusqu'à 0,23 de sel, et communément 0,15, une autre ne donnait que 2 livres et demie pour cent, et la troisième est presque douce, quoique toutes trois sourdent du même roc. La saline de Sultz, près de Haguenau en Alsace (département du Bas-Rhin), ne donne que 0,04 de sel. Il y a plusieurs sources salées dans les Pyrénées, comme celles de Gangeac, de Salies en Béarn, etc.; mais elles sont peu abondantes. Nous ne parlerons pas des marais salans où l'eau de la mer dépose du sel en s'évaporant (1).

Lorsqu'on veut bien faire l'analyse d'une eau minérale, il convient d'examiner le lieu de la source, la nature du terrain, ses couches et leur direction; quelle est la disposition des montagnes et collines; si l'on y trouve des filons métalliques, des bitumes, des bancs de sel, de houille, etc.; quels sont les végétaux que nourrit le terrain, et s'ils offrent des particularités pour la saveur, la maturité; quels sont les dépôts ou boues de l'eau minérale; quelle est sa pesanteur à l'aréomètre, sa température au thermomètre, sa couleur, son odeur, sa saveur. On procède ensuite à l'analyse par les réactifs. Il y a deux choses à considérer, les *principes volatils* qu'elle peut contenir, et ses *principes fixes*.

§ I. *Des principes volatils des eaux minérales.* Quelque eau que l'on veuille analyser, il convient d'observer la nature des substances gazeuses qu'elle peut contenir; c'est pourquoi on recueillera, sous l'appareil pneumato-chimique, les vapeurs qui s'en exhaleront en la distillant. Ensuite, on examinera les propriétés des gaz recueillis d'abord par les eudiomètres, pour connaître s'il y a de l'air atmosphérique ou du gaz oxygène. On peut recueillir le gaz acide carbonique en le recevant dans une dissolution d'hydrochlorate calcaire et d'ammoniaque. Il se forme du carbonate de chaux, et on calcule combien on a obtenu d'acide carbonique. On recevra de même le gaz hydrosulfureux dans du sur-acétate de plomb. Le sulfure de plomb contient 15,4 de soufre et 100 de plomb; un litre d'hydrogène sulfuré tient 1 gramme 45 de soufre.

M. Desfosses propose d'employer l'acétate acide de cuivre à l'analyse des eaux sulfureuses. Il suffit de verser dans celles-ci de la dissolution de ce sel jusqu'à la complète disparution de l'odeur sulfureuse. Il se précipite un dépôt brun de bi-sulfure de cuivre. Or on connaît, d'après M. Berzelius, la proportion du soufre qui entre dans ce bi-sulfure; il contient 100 parties de métal et 50,836 de soufre. Les solutions de protosulfate de fer, et les protoxydes noirs de fer, décèlent la présence de

(1) L'hydrochlorate de chaux et de magnésie des eaux marines les rend laxatives pour ceux qui en boivent seulement un verre le matin. Il suffit même de nager dans la mer pour avoir le ventre relâché.

l'oxygène, en se précipitant en oxyde jaune ou rouillé. Le gaz hydrogène se trouve presque toujours sulfuré, ou carburé, ou bitumineux, dans ces eaux, ou n'est presque jamais pur. L'odeur hépatique décèle d'abord l'hydrogène sulfuré ; les dissolutions de métaux blancs, comme les nitrates d'argent, de plomb, de mercure, sont précipitées en noir par ce gaz. L'acide chlorique en précipite le soufre, parce que l'hydrogène se combine au chlore pour former de l'acide hydrochlorique. Tous les oxydes métalliques sont précipités en sulfures par ce gaz hépatique. Les chlorures d'antimoine et d'arsenic cèdent principalement leurs bases dans les eaux sulfureuses. S'il y a, dans ces eaux, des sulfures de chaux, ou de soude ou de magnésie, l'acide nitrique les décompose promptement, et en dégage le gaz hydrosulfuré. Quant au gaz hydrocarburé, le chlore en précipite le carbone ; mais ces eaux sont rares, et ne se trouvent guère que près des mines de houille. On peut connaître aussi les proportions du gaz hydrogène, par le moyen eudiométrique de Volta. Les eaux bitumineuses servent peu en médecine ; on retire par la distillation le pétrole qu'elles contiennent (1).

Le gaz acide carbonique est l'un des plus fréquens dans les eaux; il s'y trouve, soit à l'état de combinaison avec des bases alcalines ou terreuses ou métalliques, ou seulement en dissolution dans l'eau. On le précipitera par la chaux ou les alcalis caustiques. On le reconnaît en ce qu'il rougit les couleurs bleues végétales, mais surtout parce qu'il précipite l'eau de chaux. La solution alcoolique de savon en est aussi décomposée, et il sépare la soude de l'huile. Souvent, à mesure qu'une eau acidule gazeuse perd son acide carbonique, surtout en la faisant bouillir, la chaux, ou les oxydes de fer, qu'une surabondance de cet acide tenait en dissolution, se précipitent à l'état de carbonate. Ces eaux sont mousseuses ordinairement.

Le gaz azote ne se rencontre presque jamais pur dans les eaux ; il y est bien moins dissoluble que le gaz oxygène. On ne trouve guère non plus le gaz ammonical, ou le sulfureux, l'hydrochlorique, etc., qui d'ordinaire sont le produit de l'art.

§ II. *Des principes fixes des eaux minérales.* Ils sont assez nombreux et en différens états de combinaison, car on n'y rencontre presque jamais les acides, les alcalis, les terres, les

(1) *Voyez*, ci-devant, page 208, ce que nous disons des gaz hydrogènes, phosphoré et huileux, que contiennent quelques eaux non médicinales. Ces gaz s'enflamment très-aisément et se détruisent ainsi.

oxydes métalliques, à l'état pur; et même aucune eau gazeuse (d'acide carbonique ou d'hydrogène sulfuré) ne paraît exempte de substances salines ou salino-terreuses. C'est ainsi qu'un sulfure accompagne presque toujours les odeurs des eaux sulfureuses.

Les *sulfates* sont assez fréquens dans les eaux minérales. Le sulfate de soude et de magnésie, et surtout celui de chaux, y sont beaucoup plus communs que les sulfates de potasse ou d'ammoniaque, ou même celui d'alumine.

On reconnaît les sulfates au moyen de la baryte (ou du nitrate ou du chlorure de baryum); il se dépose sur-le-champ du spath pesant.

Il y a rarement des *nitrates* dans les eaux minérales. S'ils y existaient, on pourrait les décomposer par l'acide sulfurique, ou par doubles affinités, ou les faire cristalliser par l'affusion de l'alcool.

Les *muriates* ou hydrochlorates sont fréquens, surtout ceux de soude, de magnésie, de chaux. L'acide hydrochlorique se décèle avec la dissolution de nitrate de mercure, ou d'argent, ou de plomb, qui se précipite en chlorures insolubles. L'acide sulfurique dégage en vapeurs l'acide hydrochlorique, et ces vapeurs paraissent blanches près de celles de l'ammoniaque avec lesquelles elles se combinent.

On a trouvé quelquefois du *fluate de chaux* dans quelques eaux; l'acide sulfurique dégage en vapeurs, corrodant le verre, l'acide fluorique. L'acide borique est pareillement séparé de ses bases par le même acide, ou par ceux du nitre et du sel marin. Le nitrate de mercure forme du borate mercuriel dans les eaux boratées. Celles-ci ne se trouvent guère en Europe que dans quelques lacs d'Italie.

Les *carbonates* sont, de tous les sels, les plus fréquens peut-être dans les eaux; ils se reconnaissent aisément par l'effervescence qu'ils font avec les acides minéraux, ou même avec ceux des végétaux concentrés. Les alcalis carbonatés verdissent un peu le sirop de violettes.

Les *sulfites* se trouvent dans les eaux hydrosulfurées: il y a des sulfites sulfurés de soude, de chaux, de magnésie, peut-être de fer, etc. L'acide sulfurique concentré dégage le sulfureux; l'acide nitrique ou le chlorique les change en sulfates, et ces sulfites deviennent aussi sulfates par une longue exposition à l'air libre: ils exhalent une odeur de foie de soufre. Les eaux contenant de l'acide sulfureux sont celles qui avoisinent les lieux volcaniques.

La *potasse* combinée aux acides se reconnaît par les sels

u'elle forme ou peut former par double décomposition. Ainsi, à baryte la sépare de l'acide sulfurique et des autres. La *soude* est de même séparée de ses acides. La *chaux* est partout enlevée par l'acide oxalique qui forme avec elle un sel insoluble. *magnésie* est précipitée au moyen des alcalis fixes, et même ar l'ammoniaque dans les hydrochlorates ou les acétates maésiens. La chaux la précipite encore. Quant à l'*alumine*, elle cède partout ses acides à l'ammoniaque, et se dépose.

Tous les *oxydes métalliques* sont précipités par les alcalis fixes ou volatils; mais de plus, on reconnaît le cuivre par la belle couleur bleue que lui donne l'ammoniaque. Le cuivre se récipite à l'état métallique sur le zinc ou le fer métallique; le ercure fait de même sur le cuivre, et le plomb ou l'étain sur le zinc. Les dissolutions de métaux blancs, plomb, mercure, gent, se précipitent insolubles par les hydrochlorates. Nous avons dit ce que les hydrosulfates opéraient sur eux. Le fer se reconnaît particulièrement à deux réactifs, la teinture aqueuse ou alcoolique de noix de galles qui le précipite en violet noir, et l'hydrocyanate ou prussiate de chaux (ou de potasse pure) en forme du bleu de Prusse.

Le sulfate de potasse se reconnaîtra par la dissolution de nitrate de baryte; il se formera un sulfate de baryte et du nitre.

Le sulfate de soude, par le muriate de baryte ou chlorure e baryum; il y aura du sel marin et du spath pesant formés.

Le sulfate d'ammoniaque ne se trouve pas d'ordinaire dans es eaux (excepté près des solfatares) : les mêmes réactifs le écomposent.

Le sulfate de chaux, dit sélénite, se décompose par l'oxalate d'ammoniaque ou par les savons.

Le sulfate d'alumine potassé se décompose par les alcalis.

Le sulfate de cuivre ou de fer, *idem*, ou par l'ammoniaque our le premier; ou par les prussiates et la teinture gallique our le second. L'oxygène fait rouiller le protosulfate de fer.

Le nitrate de potasse fuse sur les charbons; celui de chaux ou de magnésie dépose ses bases par les alcalis. La chaux est ussi enlevée par l'acide oxalique.

Le muriate ou hydrochlorate de soude se décompose par es nitrates de mercure ou de plomb, etc.

L'hydrochlorate de chaux forme un dépôt (*miraculum chemicum*) avec un carbonate alcalin.

L'hydrochlorate de magnésie se décompose de même.

L'hydrochlorate de fer agit comme le sulfate avec les hydrocyanates et la teinture de noix de galles.

Le carbonate de soude précipite l'eau de chaux; le carbonate de chaux cède celle-ci à l'acide oxalique. Le carbonate de magnésie laisse précipiter cette terre par l'ammoniaque caustique.

Le carbonate de fer agit comme le sulfate avec les prussiates et l'acide gallique, ce qu'on reconnaît dans les eaux ferrugineuses acidules.

Les sulfures se décomposent par les acides, par les dissolutions de plomb, qu'ils précipitent en noir, comme d'autres métaux, etc. La silice se trouve en dissolution dans les eaux de Geyser et de Rikum, en Islande.

Nous ne pousserons pas plus loin ces exemples d'essais; on en peut ajouter une multitude d'autres. Nous avons donné, à l'article des *Affinités* et des *Réactifs* (t. I, p. 13, 16 et suiv.) les moyens de poursuivre plus loin cette analyse des eaux minérales.

DE LA CHIMIE MINÉRALE.

DES CORPS COMBUSTIBLES.

Comme le chlore, l'iode, le brôme, le bore, le fluore, etc., passent le plus ordinairement de l'état de radicaux à celui d'acides, nous préférons de traiter de ces corps comburans, aux articles de leurs acides. Il n'en est pas ainsi des autres corps combustibles non métalliques.

Du carbone et de ses combinaisons.

Bien que le carbone paraisse être seulement produit par les végétaux et les animaux, il est tellement répandu (à l'état d'acide) dans le règne minéral qu'il paraît appartenir également à celui-ci. Le diamant est selon les minéralogistes, du carbone pur, cristallisé. Selon Doebereiner le carbone se réduit en un métal qu'il nomme *carbonium*. Pour l'obtenir, il fait passer un mélange de volumes égaux de gaz oxyde de carbone et d'ydrogène par un tube de verre incandescent; il se forme de l'eau et il se dépose sur les parois du tube du carbone cristallisé, mais ces faits sont contestés.

Le charbon de bois ou de terre n'est point le carbone pur; car il contient, outre de l'hydrogène et quelquefois de l'azote, plusieurs terres et matières salines qui composent les cendres. Celui de terre ou l'anthracite tient de plus une huile bitumieuse ou du soufre, et des substances terreuses. Nous avons parlé de la houille carbonisée, ou privée, par une demi-combustion, de son bitume, et appelée *coak*. Le charbon, privé de même d'une huile empyreumatique et de son hydrogène, du moins en partie, forme la *braise*.

De tous les corps de la nature, le carbone est le plus fixe, le plus faible conducteur du calorique ; en vaisseaux clos et à la plus violente chaleur, il exhale seulement son hydrogène. Cette fixité le rend propre, ainsi que la plombagine (carbure de fer), à brasquer les creusets, les fourneaux, et à les garantir de l'effet violent des grands coups de feu. La plombagine est même un lut excellent pour les cornues de grès ou de porcelaine qui doivent subir une forte chaleur.

L'acide nitrique concentré, et versé sur de la poudre de charbon desséchée au feu, s'y décompose quelquefois avec inflammation. Plus fréquemment, le charbon s'y dissout, et, selon Hatchett, il se produit du tannin amer. Rouelle a dissous le charbon dans les alcalis ; et l'on remarque, dans les soudes charbonneuses, qu'il y a du carbone en dissolution lorsqu'on les lessive. Le charbon dissous par les alcalis, est de l'acide ulmique, ou ulmine.

L'on connaît la propriété qu'a le charbon d'enlever l'odeur de plusieurs substances, comme de la chair en putréfaction, selon Lowitz. Il purifie les eaux infectes en le faisant servir de filtre ; et nous avons dit que les tonneaux charbonnés à l'intérieur conservaient l'eau pour les marins. On s'est encore servi du charbon animal pour enlever les odeurs et les saveurs déplaisantes des miels et mélasses (avec addition d'un peu de chaux), et des eaux-de-vie empyreumatiques, etc. Le charbon absorbe le gaz hydrogène. On a appliqué aussi le charbon comme antiputride sur les ulcères, la teigne ; avalé en pastilles, il corrige la mauvaise haleine.

Le *charbon animal* vaut mieux pour les clarifications et purifications, selon les belles expériences de Figuier (1). C'est à

---

(1) Un concours pour déterminer de quelle manière le charbon animal possédait la faculté décolorante des liqueurs, a été ouvert par la Société de pharmacie de Paris, et la question, parfaitement résolue, a donné les résultats suivans :

1° Le charbon agit sur les matières colorantes sans les décomposer ; il se combine avec elles à la manière de l'alumine en gelée ; l'on peut en certaines circonstances faire paraître et disparaître la couleur absorbée.

2° Le charbon agit en raison de l'état de ses molécules ; le charbon mat et divisé chimiquement est toujours, quelle que soit sa nature, plus décolorant que le charbon brillant et vitrifié.

3° Le charbon animal qui a servi à la décoloration ne peut, par une simple sa porosité que le charbon doit son éminente propriété d'a sorber les gaz et les miasmes.

Nous avons vu que le gaz hydrogène pouvait se charger carbone. L'oxygène se combine à celui-ci en deux proportio Dans le gaz carboneux ou oxyde de carbone, l'oxygène n'y existe qu'en faible quantité : de là vient que le gaz est infla mable et contient du charbon non entièrement brûlé. Il n' pas aussi pesant que le gaz acide carbonique, mais il a la lég reté de l'air ; il est insoluble dans l'eau. Berthollet l'a obten ou par la réduction des oxydes de zinc au moyen du ch bon, ou en faisant passer à plusieurs reprises du gaz acide ca bonique sur du charbon chauffé dans des tubes de porcelain

Combiné avec le chlore, à volume égal, le gaz ox de carbone forme un acide particulier nommé *chloroxy bonique*.

Le charbon donne, en brûlant, l'acide carbonique gazeux parce qu'il enlève l'oxygène à presque tous les corps : aidé la chaleur, il l'enlève à l'hydrogène, puisqu'il décomp l'eau ; aux acides sulfurique et phosphorique, puisqu'il les duit en soufre, en phosphore ; à presque tous les oxydes talliques, puisqu'il les ramène à l'état de métal, quelque avec le concours de l'hydrogène, et par le moyen des flux ductifs. D'après ces faits, on conçoit que le carbone devrait

calcination, acquérir de nouveau la propriété décolorante, parce que les mo lécules du charbon végétal qui se forme par la décomposition des matières a sorbées, recouvrent celles du charbon animal comme d'une couche imper méable et vitreuse.

4° Les substances étrangères au carbone, et particulièrement les sels reux, n'ont, dans l'acte de la décoloration, qu'une action accessoire, riable et dépendant particulièrement de la nature du liquide soumis à l' décolorante du charbon.

5° On peut rendre au charbon qui a servi à la décoloration, la propriété colorante qu'il a perdue, en enlevant les matières absorbées, au moyen gens chimiques, ou, dans certains cas, en employant la fermentation (*co pour des matières sucrées*, etc.)

6° On peut obtenir un charbon végétal doué de la propriété décolor à un degré très-marqué, en ne charbonnant les matières qu'après les a mélangées avec des substances qui puissent s'opposer à l'aggrégation des lécules charbonneuses, telles que les os calcinés à blanc, la pierre ponce,

7° On peut obtenir avec des matières molles des charbons décolorans é en force à celui des matières animales solides, en usant des moyens indiq dans le n° précédent.

8° Les alcalis fixes confèrent au charbon la propriété décolorante à un degré, en atténuant ses molécules, ce qui a lieu surtout lorsque le ch contient de l'azote qu'il peut perdre par sa calcination avec ces alcalis.

Tous ces résultats sont obtenus des expériences faites par M. Bussy, M. Pa et quelques autres concurrens.

On lave dans l'acide hydrochlorique le noir animal pour le priver des sels chaux et des matières empyreumatiques donnant une saveur déplaisante liquides clarifiés par son moyen.

séparable de l'oxygène; mais par le moyen de doubles affinités, on l'en sépare. Ainsi, en chauffant, comme l'ont fait ennant et Pearson, du phosphore avec un carbonate de aux, on obtient du phosphate de chaux et du carbone réuit. Clouet a formé de même un carbure de fer ou acier, chauffant du fer avec un carbonate terreux. De plus, la ature décompose journellement l'acide carbonique en le isant servir d'aliment aux végétaux, et en faisant exhaler xygène.

En imprégnant des crayons de charbon à grains très-fin, e cire fondue, soit avec de la graisse, soit avec de la résine, lon la dureté qu'on veut leur communiquer, on a de trèsns crayons.

Le carbone peut former des combinaisons avec plusieurs étaux; tels sont les carbures. Avec le soufre, le phosphore, entre aussi en combinaison, et nous avons dit que les alcalis dissolvent.

Du soufre.

orps jaunâtre, très-combustible, d'une pesanteur spécie de 1,990, étant fondu; demi-transparent, réfrangeant eaucoup la lumière; cristallisable en octaèdres, à triangles lènes, fragile, odorant lorsqu'on le frotte, idio-électrique 'une électricité résineuse), se fendillant à une très-légère leur, brûlant avec une flamme bleue à l'air libre, à 140 degés de chaleur centigrade, et en dégageant des vapeurs vives suffoquantes, susceptible de se dissoudre à chaud dans les les fixes, les volatiles, et même de se combiner à l'alcool, qu'on fait rencontrer ces deux substances à l'état de var. (*Voyez* Alcool soufré, Baume de soufre, anisé, téréthiné, etc.). Le soufre peut aussi se combiner avec le carne, et former la *liqueur de Lampadius*, composition de 15 rties de carbone et 85 de soufre, selon Vauquelin. Le soufre, se combinant au phosphore, s'enflamme; et c'est d'après te propriété qu'on a fabriqué des briquets phosphoriques, ntanément inflammables.

chlore, l'iode, se combinent aussi au soufre, à l'état de orures (1), d'iodures, comme il forme des carbures et des

(1) Le chlorure de soufre s'obtient en faisant passer un courant de chlore gaà travers des fleurs de soufre jusqu'à ce qu'elles soient devenues fluides, eur composition est d'un atome de chlore, plus deux atomes de soufre; l ainsi un sous-chlorure. Mêlé à l'eau, la moitié du soufre se précipite, tre moitié se change en acide hydrosulfureux, et il se régénère de l'acide rochlorique.

chlorine de soufre a été trouvée dans la distillation du nitre cru ordiet du sulfate de fer calciné, par M. Julin d'Abo et dans des expériences phosphures avec les précédens. On sait qu'uni aux métaux (et même à l'or, selon M. Oberkampf), il en fait des sulfures. Selon Proust, le soufre ne se combine qu'à des métaux à l'état métallique seulement et non à l'état d'oxyde; mais les sulfures sont en diverse proportion, ou des protosulfures, des deuto et trito sulfures. Cependant ce chimiste ne reconnaît guère que deux degrés de sulfuration.

L'on trouve le soufre en plusieurs états dans la nature; soit natif près des solfatares, ou déposé par l'eau, ou mêlé à des terres; soit combiné, comme dans les pyrites et sulfures des métaux dont il est le principal minéralisateur; soit dans les eaux sulfureuses, les matières animales et végétales en putréfaction. Il existe dans les œufs, les limaçons, le sang et autres produits animaux. La plupart des plantes crucifères en contiennent, ainsi que plusieurs *rumex* (1). Il paraît, d'après beaucoup d'observations, que le soufre ne se rencontre point dans les substances primitives de la terre, mais dans celles de seconde formation, et qui ont des rapports avec les corps organisés; c'est pourquoi l'on pense que le soufre se forme journellement dans ceux-ci, comme on en voit des exemples dans les immondices, les tourbières, les mines de houille, etc.

Le soufre s'extrait des pyrites par distillation ou sublimation. Il est fusible à 107 ou 109° R. En Saxe et en Bohême, on distille des pyrites concassées, dans un long tuyau de terre, chauffé sur une galère; l'extrémité inclinée de ce tuyau verse le soufre fondu dans un récipient. Dans le Hartz, et à Saint-Bel, près de Lyon, on chauffe les pyrites, et le soufre qui s'en volatilise est reçu dans des cavités pratiquées pour le recueillir. A la Solfatare, près Pouzzoles, on distille dans des pots de terre les pierres sulfureuses. Ce *soufre brut* est ensuite purifié et formé en *canon*, à Marseille et ailleurs. Il suffit pour cela de le liquéfier à feu doux dans une chaudière de fer, fermée pour éviter l'inflammation. Les impuretés étant déposées au fond, on coule le soufre purifié dans des moules de bois où il prend la forme de cylindre. Si l'on veut avoir des *fleurs de soufre*, on le fait sublimer dans une chambre faite exprès, et privée de communication avec l'air; il se dépose sur les parois, en poussière légère, citrine, et qui contient un peu d'acide sulfureux. On doit la laver jusqu'à ce qu'elle ne rougisse plus la teinture de tournesol.

---

sur cette matière par M. Faraday. Elle cristallise en aiguilles (aciculaires) volatilisables.

(1) Chaptal observe que les *rumex* des pays chauds n'en donnent pas, mais bien le *rumex patientia*, L.; des pays froids.

Le soufre sert en beaucoup de choses : pour les allumettes; pour faire des moules, car il prend bien les empreintes des corps; pour former la poudre à canon; pour faire l'acide sulfurique; pour blanchir les soies par sa vapeur d'acide sulfureux; pour désinfecter les vêtemens et décolorer certaines substances; pour sceller le fer. Dans ce dernier cas, il se combine avec ce métal, forme une pyrite qui s'effleurit, se décompose à l'air et par l'eau, et qui ronge le fer ou fait éclater la pierre où il est scellé.

En médecine, le soufre est fréquemment employé, comme excellent excitant des fonctions du système exhalant, ou comme antipsorique et antiherpétique; il est aussi vanté comme très-propre aux maladies de la poitrine. Pris à une assez grande dose, il lâche le ventre : il est sudorifique. L'on en donne aux bestiaux pour les engraisser (1).

Des combinaisons du soufre, et des sulfures hydrogénés, alcalins et terreux.

Nous allons observer la combinaison du soufre avec les alcalis et l'hydrogène; celle avec l'oxygène sera examinée à l'article des *Acides*.

Fondu avec le double en poids d'alcali souscarbonaté (potasse ou soude), le soufre forme un *sulfure* ou *foie de soufre*. Cette fusion doit s'opérer en de grandes fioles à fond plat. La combinaison, de couleur rouge briquetée ou de foie (*hepar*), attirant l'humidité de l'air, se dissout bien dans l'eau : il s'y forme après quelque temps du sulfite et du sulfate de potasse par l'absorption de l'oxygène atmosphérique et de la décomposition d'une partie de l'eau, qui cède de son oxygène au soufre, tandis que l'hydrogène se dégage et emporte avec lui du soufre; une autre portion du soufre se précipite. L'on peut former de même un *sulfure de soude* ou *de chaux* (vive), ou *de baryte*, etc., ou par la voie sèche, en mêlant ces substances et les faisant liquéfier dans un creuset; ou par la voie humide, en faisant bouillir ces substances dans de l'eau pure. Par la voie sèche, on verse le foie de soufre liquéfié sur un marbre huilé, et on conserve, dans un flacon fermé sec, les plaques de

(1) Du *xanthagène* et de l'*acide hydroxanthique* de M. Zeize. Ce chimiste obtient l'acide hydroxanthique en faisant agir sur du carbure de soufre, la potasse ou la soude pures dissoutes dans de l'alcool. Il se forme un hydroxanthate alcalin qu'on peut obtenir en cristaux très-déliés par l'évaporation du liquide. L'acide sulfurique, en s'emparant de la base, dégage l'acide hydroxanthique sous forme d'un liquide huileux, incolore, acide et amer, d'odeur forte, se détruisant bientôt spontanément. Sa combustion produit de l'eau, de l'acide carbonique et de l'acide sulfureux, etc. Ce principe est inusité.

foie de soufre. En général, les sulfures alcalins et terreux étant facilement décomposables à l'air, dont ils attirent l'oxygène et l'humidité, ont besoin d'être conservés dans des flacons bien bouchés.

On fait aussi avec la chaux d'écailles d'huîtres, calcinées, pulvérisées, mêlées à trois parties de fleur de soufre, et chauffées au rouge pendant une heure, le *pyrophore de Canton*. Ce sulfure refroidi, est mis dans une fiole bien fermée. On l'expose aux rayons solaires et il s'y imbibe de lumière qui paraît assez forte à l'obscurité. On peut augmenter aussi la lumière de ce pyrophore en plongeant la fiole dans l'eau chaude.

Le *sulfite sulfuré de soude*, ou *deuto-sulfite sulfuré de sodium* se prépare dans une dissolution de souscarbonate de soude 320 grammes, avec eau 640 grammes. On y mêle fleurs de soufre 40 grammes. Dans ce mélange, on plonge un tube recourbé, dont l'autre branche s'adapte au col d'une cornue de grès tubulée. Cette cornue contiendra mercure coulant 640 grammes, acide sulfurique à 66 degrés 800 grammes. On chauffe la cornue. Il s'en dégage du gaz sulfureux qui vient dans la dissolution de soude. Pendant cette opération, le gaz dissout le soufre qui se combine à la soude à l'état de sulfite sulfuré. On forme de celle-ci des cristaux. Le sulfate de mercure restant peut donner du turbith minéral. On pourrait distiller, en place, l'acide sulfurique sur du charbon.

Le *sulfure de baryte* a la propriété phosphorique. Un cordonnier italien, Vincenzo Casciarolo, de Bologne, ayant mis dans son foyer quelques morceaux de spath pesant (sulfate de baryte), fut surpris de voir ces pierres refroidies, lumineuses de nuit. Il se forme, par cette opération, un sulfure de baryte. Lémery enseigna ensuite à pulvériser ce spath pesant, à en former une pâte avec de la gomme, et à soumettre cette masse au feu. La gomme donne une substance charbonneuse, propre à réduire l'acide en soufre. Lorsque ces pierres ne sont plus luisantes, on peut les chauffer de nouveau. On les nomme le phosphore de Bologne. C'est un pyrophore.

Lorsqu'on décompose le sulfate de soude par le charbon et le fer, pour en obtenir de la soude, il se trouve dans le sulfure obtenu un sulfite de soude avec excès de soufre, comme l'a remarqué Vauquelin.

On enlève les taches de rouille de fer sur le linge, au moyen d'un sulfure alcalin qui combine le soufre au peroxyde de fer; ensuite on lave pour enlever celui-ci, réduit à l'état de sulfure.

Le *sulfure d'ammoniaque hydrogéné*, ou *l'hydrosulfate*

d'ammoniaque sulfuré, porte le nom de *liqueur fumante* de *Boyle*, son inventeur. On prend, pour le faire, chaux vive éteinte à l'air 1 livre (500 gram.), hydrochlorate d'ammoniaque 1 livre (500 gram.), et soufre 8 onces (250 gramm.) : le tout pulvérisé, mêlé avec six onces d'eau, dans une cornue lutée à laquelle s'adapte l'appareil de Woulf : on distille. Il passe dans le récipient une liqueur jaunâtre ou orangée, fumante, d'une odeur très-hépatique, désagréable : il faut ménager le feu, de peur que le trop grand dégagement des vapeurs ne fracture les vases. On ne fait le mélange des substances qu'en l'introduisant dans la cornue. Trommsdorff met 4 parties de chaux au lieu de 3. Il trouve un autre procédé plus commode : c'est de prendre 1 once de fleurs de soufre délayées en 6 onces d'ammoniaque liquide. On fait passer en ce mélange du gaz hydrogène sulfuré, dégagé par un acide versé sur du sulfure de fer. A mesure que ce gaz traverse le mélange d'ammoniaque et de soufre, celui-ci se dissout bien. Trommsdorf a nommé acide hydrothyonique ce gaz hydrogène sulfuré. La propriété de fumer est due, selon Berthollet, à de l'ammoniaque non combinée. Le gaz hydrosulfurique s'unit à de l'ammoniaque qui dissout le soufre, et il se forme une combinaison triple. Lorsque l'excès d'ammoniaque s'est dissipé, la liqueur n'est plus fumante, mais est toujours un foie de soufre hydrogéné ammoniacal.

On emploie les divers *sulfures alcalins* ou *terreux*, soit comme eudiomètres (car ils absorbent l'oxygène atmosphérique), soit pour faire paraître les oxydes métalliques qu'ils minéralisent. C'est ainsi que les solutions de foie de soufre noircissent les dissolutions de bismuth, de plomb, d'argent, de mercure, d'étain, avec lesquelles on écrit : telles sont les encres de sympathie. Dans cette circonstance, l'acide dissolvant du métal s'empare de la base alcaline ou terreuse du foie de soufre, et le soufre forme un oxysulfure avec le métal oxidé.

Navier, médecin, proposait de donner des solutions de foie de soufre comme contre-poison de l'arsenic ou du sublimé, pour minéraliser sur-le-champ ces métaux ; mais les sulfures alcalins sont eux-mêmes des poisons actifs. Ils servent peu contre le croup. De même, on arrête la salivation causée par l'effet du mercure en prenant un à deux gros de sulfure de chaux ou de magnésie en solution dans l'eau, pour que le soufre s'empare du mercure ; ensuite, par l'usage d'une limonade bien acidulée, on dissout la chaux ou la magnésie.

Les oxydes métalliques, soit dans les eaux minérales, soit

dans les couleurs sur les poteries ou en teintures, sont brunis par le moyen des dissolutions hydrosulfatées; et l'on reconnaît ainsi le plomb dans les vins. On ne doit pas préparer les sulfures dans des vases de métal, puisqu'ils les attaquent. L'or même se dissout au moyen des sulfures alcalins, et le charbon s'y dissout aussi. L'on emploie un tiers de moins de soufre que de magnésie calcinée ou de chaux vive, pour en former des sulfures; celui de chaux est plus actif: tous deux se font par fusion ou la voie sèche.

Plus la base salifiable d'un sulfure a d'affinité avec l'acide sulfurique, plus elle dégage l'hydrogène sulfuré, et oxyde vite le soufre, pour former l'acide. Tel est le sulfure de baryte qui, dissous, évaporé, se forme bientôt en petits cristaux.

Lorsqu'on verse un acide dans les sulfures en liqueur, il se dégage une énorme quantité de gaz hydrogène sulfuré. Aussi ce moyen est-il usité pour obtenir ce gaz. On le fait passer, par des tubes, dans les eaux qu'on veut rendre sulfureuses; il suffit même de verser des solutions d'un sulfure alcalin dans un bain, avec un acide (*Voy.* tom. I, pag. 262). Mais ce gaz est suffoquant et dangereux à respirer. (*Voy.*, ci-devant, le *Gaz hydrogène sulfuré,* tom. II, pag. 210).

Les solutions aqueuses des sulfures contiennent beaucoup d'hydrogène combiné, c'est pourquoi elles se nomment hydro-sulfates; car cette combinaison, quoique non acide au goût, agit d'une manière analogue aux acides, sature les bases salifiables : les Allemands l'ont nommée, à cause de cela, *hydrothyonique*. C'est l'*acide hydrosulfurique* qui forme des hydrosulfates.

On nomme *magistère de soufre* le soufre précipité, au moyen d'un acide, par exemple du vinaigre, de sa combinaison à l'état de sulfure. On prend pour cela un sulfure de potasse, ou de soude, ou de chaux, dissous par l'eau et filtré; l'on y verse de l'acide acétique; il se fait un acétate de potasse; le soufre hydrogéné se précipite (hydrate de soufre) : il est blanchâtre, très-fin, pulvérulent; on le lave à l'eau bouillante, et on le laisse sécher sur le filtre. C'est du soufre qu'on peut priver de l'hydrogène en le faisant digérer dans de l'acide nitrique. Etant fondu, il reste plus mou et plus ductile que le soufre ordinaire.

Le *soufre hydrogéné* s'obtient en versant de l'acide hydrochlorique, dilué par le double de son poids d'eau, sur du sulfure hydrogéné de chaux, préparé en faisant bouillir de l'eau sur de la chaux vive avec un grand excès de soufre. Il se précipite un hydrure de soufre liquide jaune-brun. Il décolore la peau et l'altère, et blanchit la langue avec une cuisson vive, selon M. Thénard.

Nous traitons des sulfures métalliques à l'article de chaque métal : ces sulfures sont de deux sortes, ceux avec le métal en régule, ou pyrites, et des oxysulfures avec les oxydes métalliques.

Remarque sur la compsoition chimique des sulfures en général.

Le soufre, soumis à une température élevée, avec de la potasse, donne, selon Vauquelin, constamment un sulfure mêlé à du sulfate de potasse. Il paraît que, dans cette circonstance, la plus grande partie de la potasse cède son oxygène pour acidifier du soufre, qui forme alors du sulfate d'une part; de l'autre, la partie de potasse désoxygénée, ou réduite en potassium, forme un sulfure avec le soufre non acidifié. Si l'on prépare du sulfure à une faible température, il n'y a point de désoxydation de la potasse, comme le remarque M. Gay-Lussac, mais formation d'un oxyde sulfuré, ou combinaison du soufre avec l'oxyde de potassium.

Si l'on dissout dans l'eau le *sulfure de potassium* (mélangé de sulfate de potasse), ce potassium décompose de cette eau, dont l'oxygène ramène le potassium en potasse (ou oxyde), et dont l'hydrogène, se combinant avec le soufre, donne l'acide hydrosulfurique ; alors il se forme de l'hydrosulfate de potasse.

Si l'on dissout dans l'eau du sulfure d'oxyde de potassium (ou de l'oxysulfure), il n'y a point de sulfate produit, mais des hyposulfite et hydrosulfate de potasse, soit par la décomposition de l'eau qui hydrogène le soufre (en acide hydrosulfurique) d'une part, et qui l'oxygène en partie, d'une autre part (pour en faire l'acide sulfureux, lequel se combine en sulfite avec la potasse). Ainsi le soufre se conduit, dans ces circonstances à la manière du chlore, qui devient acide chlorique et hydrochlorique, selon les recherches de MM. Gay-Lussac et Vauquelin.

Du phosphore.

Cette substance, très-combustible, d'un blanc jaunâtre, de la consistance de la cire, demi-transparente, se dissolvant dans les gaz azote et hydrogène, brûlant de 20 à 25 degrés dans l'air avec une fumée blanche et une odeur d'ail, luisant dans l'obscurité, fut, dit-on, trouvée par hasard en 1659 par un Hambourgeois, nommé Brandt, qui s'occupait d'alchimie ; mais Kunckel chercha cette substance dont on faisait un secret, et la découvrit. On tirait alors le phosphore de l'urine et autres excrémens. Schèele et Gahn ayant ensuite reconnu l'acide phosphorique dans les os (1), on en retira depuis ce temps le phosphore à moins de frais et de difficulté.

Pour cet effet, on calcine à blancheur des os de bœufs ou de moutons (l'intérieur peut en être encore noir); on les pulvérise bien. La poudre étant humectée d'un peu d'eau, on verse sur six livres de cette matière, peu à peu dans un vase de bois ou de plomb, cinq livres d'acide sulfurique à 66 degrés, en agitant le mélange et en le délayant dans vingt pintes d'eau; lorsqu'il n'est plus chaud, et après vingt-quatre heures, on passe, on filtre le liquide, en exprimant la masse; on lave à l'eau chaude ce résidu. Les lessives réunies se concentrent sur le feu, dans des vases de grès; il s'y précipite du sulfate de chaux : on le sépare en filtrant, et on obtient enfin une matière épaissie qui contient de l'acide phosphorique libre, du phosphate calcaire acide, et un reste de sulfate calcaire en dissolution. On pourrait débarrasser l'acide de toute la chaux, au moyen du carbonate d'ammoniaque, car il se formerait du carbonate de chaux et du phosphate ammoniacal : l'acide oxalique enlève aussi la chaux à l'acide phosphorique. Fourcroy et Vauquelin ont proposé de former, par double décomposition, avec le phosphate acide calcaire et le nitrate de plomb, un phosphate de plomb, qui se précipite, tandis que le nitrate de chaux reste liquide. On décompose ensuite ce phosphate métallique par le charbon, et l'on obtient ainsi exactement tout l'acide des os.

Mais comme ces moyens ne conviennent que pour des expériences de recherches, on se contente de mêler l'acide phosphorique impur et épaissi, comme nous avons dit, avec du charbon en poudre le quart de son poids; on en forme une masse friable que l'on dessèche au feu, dans une chaudière de fonte, jusqu'à faire rougir le fond de ce vase. Cette masse est ensuite broyée et introduite dans une cornue de porcelaine ou de grès (lutée avec de l'argile, de la bourre et un tiers de plombagine en poudre, si l'on veut), de manière que la cornue ne soit pleine qu'aux deux tiers. On adapte un récipient qui contient de l'eau, et dans lequel le bec de la cornue ou son allonge vient plonger. On chauffe, en ménageant le feu d'abord, et on pousse la chaleur jusqu'à faire rougir la cornue,

(1) Morichini a remarqué le premier qu'il se trouvait aussi de l'acide fluorique, à l'état de combinaison, dans l'émail des dents de l'homme et des animaux. L'ivoire en contient également. Les os tiennent, de plus, du phosphate de magnésie.

après cinq ou six heures de feu. Il se dégage une grande quantité de gaz oxyde de carbone, d'acide carbonique, avec des gaz hydrogène carboné et phosphoreux qui s'enflamment; le phosphore s'élève en vapeurs après plusieurs heures de feu, se condense dans l'eau du récipient, et nage en partie à sa surface (1).

Sur la fin de l'opération, on laisse refroidir par degrés les vaisseaux, on retire le récipient, on met le phosphore dans une peau de chamois mouillée et dans l'eau tiède à 45 degrés; ensuite, en pressant le phosphore, on le force à passer au travers de cette peau, et ses impuretés y demeurent. Ensuite on prend ce phosphore, on l'introduit dans des petits tubes de verre fermés à une extrémité, et placés dans l'eau bouillante; le phosphore s'y moule en cylindres, et on l'en fait sortir en le poussant avec un petit bâton. Ce phosphore se conserve dans de l'eau. On ne doit le manier que mouillé, de peur qu'il ne s'enflamme entre les doigts.

Le premier phosphore qui sort de l'opération est le plus pur, incolore et translucide. Le dernier, mêlé de charbon, est un peu rouge et opaque: on peut le redistiller pour le purifier.

Dans la formation du phosphore, le charbon se portant sur l'oxygène de l'acide phosphorique libre, forme de l'acide carbonique; une portion d'eau restante fournit du gaz hydrogène, qui dissout du phosphore. Le sur-phosphate de chaux ne se décompose pas et reste dans la cornue.

Le phosphore peut s'allier à plusieurs métaux, et composer des *phosphures*. Il en est de même avec le carbone, le soufre, le chlore, etc. Il est aussi très-dissoluble dans le gaz hydrogène.

On emploie quelquefois le phosphore en médecine, comme un puissant stimulant ou sthénique: pour cet effet, on le dissout dans l'éther; solution que Ch. Pelletier a opérée le premier. Une once d'éther sulfurique, rectifié sur de l'hydrochlorate calcaire sec, en prend six grains. Les huiles volatiles le dissolvent aussi. La solution éthérée de phosphore se prend à la dose de quelques gouttes dans un véhicule approprié. Je l'ai vue causer de fortes hémorrhagies nasales. C'est un remède fort dangereux, quoiqu'on lui attribue de grandes propriétés

(1) Il se forme encore, par la combinaison d'une portion du carbone avec du phosphore, une sorte de phosphure qui s'enflamme aisément, comme la combinaison de phosphore avec du soufre. Celle-ci est également inflammable à froid: de là l'invention des briquets ou *allumettes phosphoriques*; car il suffit de frotter une allumette soufrée dans du phosphore, pour qu'elle prenne feu.

aphrodisiaques et stimulantes à petites doses. L'éther phosphoré, uni à quelque huile volatile odorante, comme celle de girofle ou de valériane, est moins nuisible. Il a été usité dans les fièvres ataxiques et adynamiques avec prostration de forces, aussi dans les syncopes, l'apoplexie, etc. Le phosphore en contact avec le soufre prend feu à la température ordinaire de l'atmosphère; c'est par ce moyen qu'on enflamme des allumettes. On forme des *bougies phosphoriques*, des *briquets physiques*, par son moyen; nous avons vu qu'il sert d'*eudiomètre*, et nous avons parlé de quelques *phosphures* à l'article du *Gaz hydrogène phosphuré*, pag. 211.

Le phosphore a 1,770 de pesanteur spécifique; il fond à 43 degrés. Il peut être à l'état d'oxyde rouge ou blanc, indépendamment des acides qu'il forme avec diverses proportions d'oxygène.

DE LA MÉTALLURGIE,

OU DES MÉTAUX.

Ces corps sont des combustibles simples, pesans, d'une opacité absolue, fusibles, plus ou moins ductiles, tenaces, sonores, durs, brillans, élastiques, et très-bons conducteurs de la chaleur. Les uns forment des oxydes, les autres des alcalis; les autres des terres, par leur combinaison avec l'oxygène.

On divise en cinq sections les substances métalliques : 1° métaux malléables, ductibles et difficilement oxydables; *or, platine, argent:* 2° métaux malléables, ductiles, oxydables; *cuivre, fer, étain, plomb:* 3° métaux demi ductiles, oxydables; *zinc, mercure:* 4° métaux fragiles, oxydables; *antimoine, bismuth, manganèse, nickel, cobalt, tellure, titane, urane:* 5° métaux fragiles, acidifiables; *chrôme, molybdène, tungstène, arsenic, columbium.* Les autres métaux, dont on ne connaît pas suffisamment toutes les propriétés, sont *le palladium, le rhodium, l'osmium, le cerium, l'iridium,* qu'on trouve unis au platine. On a découvert encore d'autres métaux, *le cadmium, le sélénium,* etc., outre ceux des terres et des alcalis.

Les métaux sont susceptibles de s'allier entre eux plus ou moins, et de former des composés doués de propriétés diverses: d'autres se repoussent; ainsi jamais le plomb ni le mercure ne s'allient, ou plutôt ne s'amalgament au fer, tandis qu'ils s'unissent fort bien avec l'or, l'argent, etc.; car le nom d'*amalgame* est réservé à ces sortes de combinaisons. L'amalgame de mercure et argent possède une pesanteur spécifique plus forte que ces métaux séparés. Le mercure dissout facilement le double de son poids d'argent. L'étamage des glaces et l'extraction de l'or et de l'argent se font par des amalgames. Il en est plusieurs qui cristallisent.

Par les alliages, la ductilité, la fusibilité de plusieurs métaux, changent (*Voyez*, à l'article *Bismuth*, l'alliage fusible de Darcet). Mieux les métaux s'allient, plus ils deviennent fusibles ensemble (1). L'étain et le bismuth rendent cassans ou aigres les métaux auxquels ils s'unissent. Le plomb s'emploie pour l'affinage et la liquation. Le zinc avec le cuivre donne le cuivre jaune; l'arsenic blanchit le cuivre, le fer, etc. L'or et le cuivre alliés ont une pesanteur spécifique d'un onzième *de plus* que les deux métaux séparés, selon Brisson et Hauy, L'argent et le cuivre alliés ont une pesanteur spécifique de un dix-huitième *de moins* que les deux métaux à part. Plus le fer est pur, plus il est doux et malléable, selon Jars. Un peu de cuivre uni au fer le rend meilleur; si on en met trop, le fer ne peut se souder, d'après Cramer. Très-peu de plomb (2 onces par quintal) dans le cuivre pur de rosette le rend plus malléable; si on en met davantage, il le devient moins. Le fer ductile perd les fibres de sa cassure par la cémentation; il reprend sa ductilité en le chauffant et le forgeant. Cramer dit que la *castine* ou pierre à chaux, qu'on mêle à la mine de fer *seulement*, ne sert pas à la débarrasser du soufre, mais c'est un flux ou fondant. Gmelin, de Gœttingue, a trouvé que l'oxyde de manganèse, allié au cuivre et devenu métallique, le rendait blanc, non cassant, mais moins fusible. Le manganèse allié au fer sans excès augmente sa ductilité.

L'ordre d'*affinité des métaux pour l'oxygène* est celui que nous avons exposé tom. I, pag. 11.

Les terres qu'on regarde maintenant comme des oxydes métalliques, sont, *silice*, *zircone*, *lithine*, *alumine*, *yttria*, *glucine*, *magnésie*.

Les alcalis qu'on reconnaît comme étant des oxydes, sont ceux des métaux suivans : *calcium*, *strontium*, *baryum*, *sodium*, *lithium*, *potassium*.

Les métaux décomposant l'eau à une chaleur rouge, sont : *manganèse*, *zinc*, *cadmium*, *fer* et *étain*.

Ceux qui ne décomposent pas l'eau, mais se combinent faci-

(1). M. Gay-Lussac conclut que la précipitation d'un métal par un autre est toujours due à un procédé électro-chimique, et non à l'affinité d'un métal pour former un alliage avec l'autre.

lement à l'oxygène, sont: *arsenic, molybdène, chrôme*, *tungstène, columbium, antimoine, urane, cérium, cobalt*, *titane*, *bismuth, cuivre, tellure, plomb, nickel*. Les cinq premiers s'acidifient.

Métaux réductibles à la chaleur : *mercure, osmium*.

Métaux inattaquables à l'air et à l'eau, et facilement réductibles : *argent, or, platine, palladium, rhodium, iridium*.

La *qualité ductile* des sept premiers métaux est en cet ordre: or, argent, platine, fer, cuivre, étain, plomb; l'*élasticité* suit cet ordre: fer, cuivre, platine, argent, or, étain, plomb; pour la *ténacité* c'est l'or pur, le fer, le cuivre, le platine, l'argent, le plomb; pour l'*éclat*, d'abord le platine, ensuite l'acier, l'argent, l'or, le cuivre, l'étain, le plomb; pour la *qualité sonore*, cuivre, argent, fer, étain, platine, or, plomb; pour la *dureté*, fer, platine, cuivre, argent, or, étain, plomb; pour la *fixité au feu*, or, platine, argent, cuivre, fer, plomb, étain, mercure; pour l'*amalgame mercuriel*, or, argent, étain, plomb, platine, cuivre; le fer refuse de s'amalgamer. Leur *conductibilité* de la chaleur est dans cet ordre : argent et or, au plus haut degré, ensuite, cuivre, étain, fer et acier, plomb, platine. L'argent est le meilleur et le plomb le plus mauvais conducteur de la chaleur, selon Ingenhouz.

Wenzel a fait voir que le cobalt est attirable à l'aimant. Klaproth a montré que le nickel le plus pur (celui de chrysoprase) présente aussi des pôles. M. Humboldt a prouvé que des serpentines et des laves montraient aussi des pôles. La *fusibilité* suit cet ordre:

Le mercure fond à. . . .	39°	Thermomètre de Farenheit.
L'arsenic	400	
L'étain.	442	
Le bismuth	460	
Le plomb.	540	
Le tellure.	545	
Le zinc.	302	
L'antimoine	809	
Le cuivre fond à . . .	27°	Pyromètre de Vedgewood.
L'argent	22	
L'or.	32	
Le cobalt	125	
Le nickel	160	
Le fer	130	
Le manganèse	160	
Le tungstène.	170	
Le platine.	172(1)	

(1) Guyton de Morveau a corrigé ces quantités trop élevées. Le cuivre se dilate à la chaleur comme 46, le fer comme 27.

TABLE DES DILATATIONS LINÉAIRES QU'ÉPROUVENT DIFFÉRENS METAUX, DEPUIS LE TERME DE LA CONGÉLATION DE L'EAU, JUSQU'A CELUI DE SON ÉBULLITION, D'APRÈS LAPLACE ET LAVOISIER.

NOMS DES SUBSTANCES.	DILATATIONS. EN DÉCIMALES.	DILATATIONS. EN FRACTIONS vulgaires.
Acier non trempé	0 0010791	1/927
Argent de coupelle	0 0019097	1/523
Cuivre	0 0017173	1/582
Cuivre jaune ou laiton	0 0018782	1/533
Étain de Falmouth	0 0021730	1/462
Fer doux forgé	0 0012205	1/819
Fer rond passé à la filière	0 0012350	1/812
Or de départ	0 0014661	1/682
Or au titre de Paris	0 0015515	1/645
Platine	0 0008565	1/1167
Plomb	0 0028484	1/355

Le mercure se dilate, en volume, depuis zéro jusqu'à l'eau bouillante de........ 0 0184775 — 100/5412
L'eau de........ 0 1433 — 1/23
L'alcool de........ 0 1100 — 1/9
Tous les gaz de........ 0 375 — 100/267

TABLE DES PESANTEURS SPÉCIFIQUES DE PLUSIEURS MINÉRAUX, CELLE DE L'EAU ÉTANT 1 (A 18° CENTIGRADES).

Métaux.

Platine laminé	22,0690
Platine passé à la filière	21,0417
Platine forgé	20,3366
Platine purifié (par Wood, en 1803	19,5000
Or forgé	19,3617
Or fondu	19,2581
Tungstein (trouvé en 1781, par delhuyart)	17,6
Mercure (à 0°)	13,598
Plomb fondu	11,3523
Palladium (découvert par Wollaston, en 1803)	11,3
Rhodium (*Idem*)	11,0
Argent fondu	10,4743
Bismuth fondu (trouvé par Agricola, en 1510)	9,822
Cuivre en fil	8,8785
Cuivre rouge fondu	8,7880
Molybdène (trouvé par Hielmen, en 1782)	8,611
Arsenic (Bradd, en 1733)	8,308
Nickel fondu (Cronstedt, en 1751)	8,279
Urane (Klaproth, en 1789)	8, 1 ou 9,000
Acier non écroui	7,8163
Cobalt fondu (Brand, en 1733)	7,8119
Fer en barre	7.7880

Etain fondu	7,2914
Fer fondu.	7,2070
Zinc fondu (Paracelse, en 1539).	6,861
Antimoine fondu (Basile Valentin, XVe siècle).	6,711
Tellure (Muller, en 1782)	6,115
Chrôme (Vauquelin, en 1782)	5,900
Cadmium (Stromeyer)	8,635

D'après les recherches de MM. Biot et Arago, le poids de l'air atmosphérique sec, à la température de la glace fondante et sous la pression de o m, 76 est, à volume égal, 1/770 de celui de l'eau distillée.

Par une moyenne entre un grand nombre de pesées, on a trouvé qu'à zéro de température et sous la pression de o^m^76, le rapport du poids de l'air à celui de mercure est celui de 1 à 10,466.

De l'or.

Métal que sa rareté, son inaltérabilité, ont fait prendre pour signe représentatif des valeurs. Sa ductilité est telle, qu'une once d'or peut dorer un fil d'argent long de 444 lieues. A l'état pur, il est mou; allié de 1/24 de cuivre, il acquiert de la dureté pour le monnoyage; et dans l'orfèvrerie, la loi tolère l'alliage de 1/11 de cuivre. Pesanteur spécifique 19,256. Il est fusible à 32 degrès du pyromètre, et cristallise en pyramides quadrangulaires. M. Pelletier a publié des faits qui tendent à prouver que ce métal est électro-négatif; et que ses oxydes ont plus de tendance à faire fonction d'acides que de bases.

Plusieurs lieux fournissent de l'or, mais en petites quantités. L'Ariège, le Cèze, le Rhône, en roulent quelquefois des paillettes; le Mexique et le Pérou en ont des mines abondantes, qui en donnaient, année commune, 14,000 kilogrammes, selon M. de Humboldt. On le sépare de sa gangue en l'amalgamant au mercure; cet amalgame distillé, l'or reste, et le mercure se volatilise. L'or cristallise en octaèdre ou en trapèze. Il n'est jamais minéralisé par l'arsenic ou des acides mais il peut s'unir au soufre, selon M. Oberkampf, et se dissoudre dans le chlore aqueux par la décomposition de l'eau; il se forme ainsi de l'hydrochlorate d'or.

Allié au fer, l'or forme un métal très-dur; allié à l'argent, il devient plus pâle; si c'est au cuivre rosette, il devient plus rouge. L'or pur est dit à 24 karats ou parties; s'il tient une ou deux parties de cuivre, il n'est plus qu'à 23 ou 22 karats. Ce métal est dissoluble dans l'acide nitrohydrochlorique (*eau régale* pour ce roi ou le soleil des métaux, selon les alchimistes), ou le chlorique, ou le chromique avec l'hydrochlorique, ou le nitrique chargé de gaz nitreux, ou les sulfures alcalins. L'or doit être à 22 karats pour l'orfèvrerie, cependant, pour les petits bijoux, on tolère le titre de 19 karats; mais souvent ils sont encore à un titre bien inférieur : au reste, l'or pur serait trop mou.

Le *précipité pourpre de Cassius* se prépare en mettant des lames d'étain dans la dissolution nitro-hydrochlorique d'or; l'étain s'unit à l'acide. Il y a de l'oxyde d'étain mêlé à l'oxyde pourpre, selon Proust et Oberkampf. On peut, au lieu d'étain, précipiter l'or par les alcalis; alors ce pourpre est exempt d'étain. On s'en sert pour émailler et décorer les porcelaines et faïences. Le précipité pourpre de Cassius, lavé dans de l'hydrochlorate de soude, prend une couleur trop violette.

De l'or dissous dans l'acide chlorique et formant un chlorure se précipite par de l'eau de baryte avec laquelle on le fait bouillir; il se dépose un oxyde jaune qui, étant lavé pour le priver d'acide, devient brun. On le sèche à une douce chaleur; il tient 12,077 d'oxygène, selon M. Berzélius. La chaleur le désoxyde; il sert en médecine comme antisyphilitique.

L'*or fulminant* est un oxyde d'or que l'on a précipité de sa dissolution nitro-hydrochlorique (étendue dans quatre fois son poids d'eau pure) par de l'ammoniaque pure. Le précipité séparé par le filtre; lavé, séché, se tient dans un flacon. L'acide nitro-hydrochlorique, préparé avec le sel ammoniac et l'eau forte, dissout aussi l'or et le précipite. L'addition de la potasse en précipite un oxyde d'or fulminant également. En versant dans du vin de Bordeaux de la solution nitro-hydrochlorique d'or, le comte Lemaître a obtenu pour précipité un or fulminant qui détonne à une douce chaleur.

Une légère chaleur, ou la seule pression, détermine la fulmination de cet oxyde avec une forte et dangereuse explosion. Le métal est réduit : il y a formation d'eau et dégagement de gaz azote; car l'hydrogène de l'ammoniaque s'unit à l'oxygène de l'oxyde. Berthollet attribue les détonnations des oxydes d'or, d'argent, de mercure, précipités par l'ammoniaque, à ce qu'ils contiennent de l'oxygène encore pourvu de calorique, parce qu'ils ont peu d'affinité pour l'oxygène.

On se servait jadis de l'*or potable*, comme d'un remède souverainement cordial. Pour cela, l'on dissout un demi-gros d'or dans deux onces d'acide nitro-hydrochlorique; on verse dans cette solution de l'huile volatile de romarin (ou toute autre), et on agite les liqueurs. L'huile volatile a la propriété de se charger de l'or, qui est très-divisé et suspendu, à l'état métallique; on sépare cette huile au moyen d'une *pipette* ou d'un chalumeau. On ajoute cinq fois plus d'alcool à cette huile pour la dissoudre. Mais l'or se dépose après quelques jours. L'éther enlève de même l'or à la solution nitro-hydrochlorique. Selon Pelletier, l'or forme un combiné avec les alcalis à l'état d'*aurate*.

On a recommandé le *perchlorure d'or* preparé avec l'acide nitro-hydrochlorique dans lequel il n'entre de l'acide nitrique que pour oxyder le métal. Ce chlorure ou hydrochlorate d'or soit seul, soit mêlé à l'hydrochlorate de soude, s'emploie dans les affections vénériennes, compliquées d'un vice de la lymphe, selon M. Chrétien, médecin de Montpellier. Les prétendus sels triples d'or (hydrochlorate d'or et de soude) ne sont, selon M. Pelletier, qu'un mélange de perchlorure d'or et des sels qu'on ajoute ou qu'on forme dans les solutions aurifères. M. Figuier a trouvé dans 100 parties de chlorure triple d'or et de soude cristallisé, oxyde d'or 50,76, soude 8,50, acide hydrochlorique 19,75 et eau 20,99. On en use, ou en frictions, ou en solution à très-petites doses.

L'acide oxalique et les oxalates alcalins décomposent le perchlorure d'or en dégageant beaucoup de gaz acide carbonique, selon M. Van-Mons. Tous les acides végétaux réduisent l'oxyde d'or, excepté peut-être l'acide acétique très-concentré. Le *chlorate d'or*, ou perchlorure, est volatil et se sublime. On prend, pour le faire, acide nitrique à 32 degrés une partie, acide hydrochlorique à 22 degrés 2 parties, en tout 300 gramm. (9 once 3 gros); jetez-y de l'or très-pur à 24 karats, battu en lames et divisé, 100 gramm. (3 onces 1 gros). Mettez-le dissoudre au bain de sable. Faites évaporer doucement à siccité dans une capsule de verre ou de porcelaine, mais avec bien de la précaution pour ne pas revivifier le métal. Ce sel jaune se conserve en un flacon bien bouché à l'émeri. On ne doit le délivrer que sur une ordonnance. On emploie aussi en médecine le chlorure d'or et de soude, sel triple qui ne se forme pas toujours. Pour l'obtenir, il faut que la dissolution d'or soit très-acide, afin qu'il ne se fasse point de précipité du métal. Cependant celui-ci est très-disposé à se précipiter. M. Figuier a reconnu que le chlorure d'or et de sodium contenait :

Chlorure d'or. . , ...	69,3
Chlorure de sodium	14,1
Eau	16,6
	100,0

Si l'on veut obtenir aussi de l'or en poudre, on peut verser, comme l'a fait M. Pelletier, du protosulfate de fer dans du nitro-hydrochlorate d'or dissous. L'or se précipite en état d'extrême division, et le fer passe à l'état de tritoxyde, au lieu de protoxyde, car il prend l'oxygène de l'or. On emploie aussi l'oxyde d'or précipité de sa dissolution hydrochlorique par la potasse ou par l'étain (qui forme alors le pourpre de Cassius). Ce métal, tenant peu à l'oxygène, est un bon antivénérien, comme le mercure. Il en est peut-être de même des oxydes de platine, d'argent, contre les maladies syphilitiques.

On nomme *teinture d'or*, ou *gouttes du général Lamotte*, la préparation à l'huile de romarin, qui seule a des vertus. L'éther chargé d'or peut servir à dorer le fer; mais il en faut un très-grand nombre de couches pour dorer suffisamment.

Les gouttes de Lamotte se remplacent par la teinture nervine de Bestucheff (ou hydrochlorate de fer éthéré).

Alliage imitant l'or, en couleur, pesanteur, densité et ductibilité, par Hermstædt.

℞.	Platine pur.	16 parties en poids.
	Cuivre pur.	7 parties.
	Zinc pur.	1 partie.

Mettez ces métaux ensemble dans un creuset; couvrez-les de poudre de charbon, et donnez un coup de feu pour fondre en un seul culot.

Du platine.

Son nom vient de *platina*, diminutif de *plata*, nom de l'argent en langue espagnole. Vauquelin l'a découvert dans une mine d'argent de Guadalcanal, en Estramadure, lorsqu'on croyait qu'il n'existait qu'en Amérique. Il existe aussi en Russie et même en France. On le sépare de l'or par le mercure qui s'empare de l'or seul. Il est toujours allié naturellement à sept ou huit métaux différens, le fer, l'osmium, l'iridium, le palladium, le rhodium (1), et souvent au plomb, au cuivre, etc. On le débarrasse de ceux-ci par dissolution

(1) Comme le *cérium* vient de Cérès, nouvelle planète à laquelle est dédié ce métal, ainsi le *palladium* de Pallas; l'*osmium* vient d'οσμον odeur; *rhodium*, de sa couleur rose; *iridium*, de celle de l'iris.

Nous ne traitons pas ici de ces métaux qui sont inusités. Le rhodium a une pesanteur spécifique évaluée à 11,000 par Wollaston : il est blanc et fragile, inaltérable à l'air et au feu, aux acides, à moins qu'il ne soit combiné à d'autres métaux. Le palladium a une pesanteur de 12,000, selon Vauquelin. Il se fond en brûlant avec éclat, il n'a qu'un oxyde, tandis que le rhodium en donne trois, selon Berzélius. L'iridium prend diverses nuances et deux degrés d'oxydation. L'osmium est très-volatilisable à la chaleur, et donne une odeur insupportable. Le tellure a aussi l'odeur du raifort.

Le cérium vient d'un minéral nommé *ochroïte* ou *cérite*; il a été trouvé en oxyde par Klaproth, en métal par Hisinger et Berzélius.

dans l'acide nitro-hydrochlorique (seul acide qui le dissolve); et par diverses précipitations, suivant les procédés de Vauquelin, Descotils, Tennant, Wollaston, etc. Il a été d'abord purifié par Wood en 1803. Sa pesanteur spécifique est de 20,98, non écroui.

Ce métal, l'un des plus réfractaires au feu, ne fond qu'à la chaleur d'un grand miroir ardent, ou au feu alimenté par le gaz oxygène. Pour pouvoir le travailler, on l'allie à un métal très-fusible, l'arsenic, ou on le mêle au verre phosphorique et au charbon, par le procédé de Ch. Pelletier. Dans ce cas, le phosphore s'unit au platine, et on fait volatiliser ensuite à la chaleur ce phosphore. Guyton de Morveau indique l'arseniate de potasse uni au platine et au charbon; le platine s'allie à l'arsenic qui se réduit et devient fusible d'après les procédés de Janetty; on forme des vases, des creusets, des capsules, des cuilliers; ensuite, par la chaleur, on fait volatiliser l'arsenic, puis on bat le platine sous le marteau pour resserrer ses pores. Ce métal, qui n'est dissoluble que par l'eau régale (16 fois plus que son poids), forme des vases chimiques inattaquables et inaltérables; du reste, il ne sert pas autrement, mais il s'allie au plomb qui l'attaque et le ronge. Le gouvernement espagnol, qui craignait qu'on ne s'en servît pour altérer les monnaies d'or, en avait défendu l'exploitation, mais l'analyse chimique démontrerait facilement cette altération. On a fabriqué des monnaies de platine en Russie.

Le deutoxyde de platine tient 16,38 d'oxygène; le protoxyde, 8,282, selon Chenevix et Berzélius.

Émail noir de platine.

Mêlez du chlorure de platine dissous dans de l'eau avec du nitrate de mercure neutre. Il se formera un précipité. A une chaleur suffisante pour volatiliser le protochlorure de mercure, vous obtiendrez une poudre noire qui, appliquée avec un fondant, donne un bel émail noir.

De l'argent.

Métal blanc, cristallisable en octaèdre ou en cube, très-susceptible de se minéraliser par le soufre, l'arsenic; s'amalgame bien au mercure et sert en cet état pour argenter les métaux (on fait dissiper le mercure par la chaleur); il s'unit au plomb, au bismuth, mais l'étain le rend aigre, et lui ôte sa ductilité.

L'argent natif s'extrait de sa mine par l'amalgame du mercure, et on distille pour séparer ce dernier. Les sulfures et arséniures d'argent sont soumis au grillage, afin de dissiper le plus possible ces minéralisateurs; ensuite on mêle la mine au plomb, qui, soumis à la coupellation, s'oxyde en litharge, entraîne les impuretés; l'argent demeure pur. Les mines d'argent cuivreuses sont soumises à la liquation avec du plomb, qui entraîne tout ce qui n'est pas cuivre. Dans l'affinage de l'argent, le plomb scorifie les autres métaux, excepté le fer qui ne se scorifie que par le moyen du bismuth. Les mines d'argent portées à l'état salin se fondent avec le flux réductif, ou un alcali et le charbon.

La pesanteur spécifique de ce métal est de 10,474, selon Brisson et Hatchett; mais il pèse jusqu'à 10,510, lorsqu'il est écroui. Il fond à 537° 77 centigrades, et peut même se volatiliser à un plus grand feu; il cristallise par refroidissement en pyramides quadrangulaires.

Pour avoir de l'argent de coupelle, on prend, par exemple, pour un essai un demi-gros d'argent, qu'on entoure d'une feuille de plomb pur; on met ces métaux dans une coupelle formée avec le phosphate calcaire des os fortement calcinés et lavés. On soumet le tout au feu de reverbère; le plomb s'oxyde, fume, s'évapore ou s'absorbe dans la coupelle, et il reste un petit bouton d'argent pur, parce que le plomb a entraîné les autres métaux. L'argent le plus pur est à 12 deniers ou parties: chaque denier est divisé en 24 grains. Ainsi, lorsque l'argent essayé a perdu 1/12, on en conclut qu'il était à 11 deniers. L'Amérique en fournissait 875,000 kilogrammes annuellement, selon M. de Humboldt. On peut purifier l'argent de son alliage avec le cuivre, en précipitant, par l'acétate de potasse, la dissolution nitrique de ces métaux. L'argent se sépare à l'état pulvérulent peu soluble: c'est un acétate; le cuivre reste en dissolution. La poudre séparée, séchée, rougie au feu dans un creuset, donne un argent très-pur.

Pour argenter le cuivre, on le décape dans de l'eau seconde, on le chauffe, on y applique des feuilles d'argent, et on frotte avec un brunissoir. On argente encore au moyen de l'amalgame avec le mercure.

Le *sulfate acide d'argent* s'obtient avec l'acide sulfurique concentré, bouillant sur l'argent. Sel acide, cristallisant en petites aiguilles très-caustiques.

On fait un *nitrate d'argent* avec de l'acide nitrique pur à 33 degrés 240 gramm. (7 onces et demie), (mais si cet acide tient de l'hydrochlorique ou du sulfurique, il y a des chlorures ou des sulfates d'argent insolubles, blancs, qui se précipitent), et de l'argent de coupelle 120 gr. (3 onces 6 gros); ce sel cristallise en lamelles brillantes, hexagones; il est très-corrosif, et cautérise la peau. La potasse, ou un autre alcali, précipite l'argent de sa dissolution à l'état d'oxyde, contenant 7,6 d'oxygène pour 100 du métal ; mais cet oxygène se dégage par la chaleur, et le métal se revivifie. Si l'argent contenait du cuivre, le nitrate de cuivre, qui est vert et fort dissoluble, se débarrasse en lavant les cristaux de nitrate d'argent dans très-peu d'eau. On peut encore précipiter, par l'acide hydrochlorique, l'argent de sa dissolution nitrique, en chlorure. Ce sel bien lavé, séché, mêlé à moitié de son poids de carbonate de soude sec, est placé dans un bon creuset de Hesse. On chauffe dans un fourneau de réverbère surmonté d'un tuyau de tôle. Il se fond en un culot d'argent recouvert de chlorure de sodium fondu. Ainsi le métal est débarrassé du cuivre. On peut réduire aussi le chlorure d'argent avec de l'eau acidulée par l'acide sulfurique, et du zinc. Il y a décomposition de l'eau, l'hydrogène s'unit au chlore, l'oxygène au zinc, et l'argent est réduit.

On prépare la *pierre infernale* en faisant fondre dans un grand creuset de Hesse, ou de platine, ou de porcelaine, du nitrate d'argent cristallin pur ; la première liquéfaction vient de l'eau du sel ; il se boursoufle beaucoup, puis il s'affaisse ; ensuite se fait la fusion ignée : on coule le nitrate dans une lingotière de fer huilée (*voyez* aux planches), et on frappe dessus pour que les lingots soient bien entiers. Plus on prolonge la fusion, plus la pierre infernale est de couleur brune, et moins elle retient d'acide nitrique et de causticité. Il faut faire attention si la pierre infernale qu'on vend dans la droguerie ne contient pas de nitrate de potasse, ce qui est fréquent. On enferme dans des flacons bien fermés les cylindres de ce nitrate d'argent fondu ; on les met dans du son ou quelques graines de lin, pour qu'ils n'adhèrent pas et qu'ils ne s'humectent pas à l'air. Ils rongent, cautérisent sur-le-champ les chairs baveuses des ulcères, noircissent la peau ; car ce sel cède promptement son oxygène, et le métal se désoxyde en partie. Le nitrate d'argent cristallin se brunit même à la lumière, et aussi par le contact des corps combustibles. Le soufre et l'hydrogène sulfuré noircissent surtout les dissolutions de ce métal.

Le professeur Sementini remarque qu'en donnant à l'intérieur le nitrate d'argent trituré avec un extrait végétal, ce sel métallique est réduit à l'état d'oxyde et devient inerte ; il conseille de l'employer avec de la gomme ou de la mie de pain, en pilules, pour qu'il ne se décompose pas.

Si l'on verse de l'acide hydrochlorique dans le nitrate d'argent liquide ; il se précipite du chlorure d'argent, appelé *lune cornée:* ce nitrate est donc un réactif précieux pour reconnaître l'acide hydrochlorique ou les hydrochlorates. On réduit à l'état métallique par le flux noir cette lune cornée ou ce chlorure insoluble (1).

On fait l'*argent fulminant* de cette manière. On précipite, au moyen de l'eau de chaux, l'argent de sa dissolution nitrique; on sépare l'oxyde du nitrate de chaux en liqueur, en filtrant. Sur cet oxyde sec, on verse de l'ammoniaque pure; il forme une poudre noirâtre qui est capable de détonner bien plus fortement et plus dangereusement que celle de l'or, même en très-petites parcelles et par le simple contact, comme la chute d'une goutte d'eau. Les accidens peuvent être terribles. Berthollet a trouvé cette combinaison analogue à celle d'Howard et Cruikshanks.

Just Liebig établit qu'il y a un acide *fulminique* formant des fulminates avec d'autres bases que les métaux; par exemple, la potasse, la chaux. C'est un acide détonnant: le plus détonnant de tous est le fulminate d'ammoniaque, trois fois plus actif que l'argent fulminant. L'*acide fulminique* paraît à M. Gay-Lussac, le même que l'*acide cyanique* (azote et carbone avec peu d'oxygène), et les *fulminates* seraient des *cyanates*.

Un autre *argent fulminant*, décrit par Descotils, se fait par une dissolution nitrique de ce métal, avec excès d'acide; on y verse de l'alcool rectifié, on chauffe légèrement; il s'opère une effervescence, il se produit de l'éther nitreux; une poudre blanche cristalline se dépose. Cette poudre, lavée plusieurs fois dans l'eau, a la propriété de détonner avec violence par la chaleur ou le choc, ou le frottement, ou l'étincelle électrique. Sa forte saveur agit comme poison sur les animaux. Les acides sulfurique ou hydrochlorique l'enflamment. On en fait des cartes, des bonbons fulminans.

L'*arbre de Diane* est encore une singulière cristallisation métallique opérée par l'argent. Pour cela, Baumé prend nitrate d'argent liquide 6 gros, nitrate de mercure 4 gros, purs et bien saturés; on les étend dans 5 onces d'eau distillée, et on les verse dans un bocal où l'on a mis 6 gros d'un amalgame fait de sept parties de mercure et une d'argent en feuilles; après quelques heures, il s'élève une cristallisation ramifiée ou arborescente sur cet amalgame. On peut encore

(1) On explique la formation du chlorure d'argent de cette manière : l'oxygène de l'oxyde métallique et l'hydrogène de l'acide s'unissent pour former de l'eau; restent le chlore et l'argent métallique, qui se précipitent en chlorure. Cette explication sert aussi pour les autres métaux.

obtenir l'arbre de Diane par le procédé suivant : Amalgamez, argent 4 gros, avec mercure 2 gros, dissolvez dans acide nitrique 4 onces, ajoutez, eau distillée, 20 onces, et laissez reposer. Il paraît que, dans ce cas, le mercure métallique précipite l'argent de sa dissolution, et que l'argent, à son tour attire le mercure pour s'amalgamer avec lui; de sorte que ces deux affinités combinées opèrent le dépôt cristallin en forme de végétation curieuse (*Voyez* à l'article du Zinc, ci-après, la manière d'obtenir l'arbre de Saturne). La précipitation d'un métal par un autre paraît être le résultat de l'électricité métallique. Une lame de cuivre décapée réduit facilement l'argent de ses dissolutions.

Du mercure.

Aucun métal n'a subi tant d'opérations que celui-ci de la part des alchimistes et des chimistes; aucun ne fournit de plus puissans remèdes. Sa fluidité jusqu'à 30 degrés sous zéro, sa couleur blanche éclatante qui le rend propre à réfléchir l'image des objets avec l'étain, en le plaçant derrière une glace de miroir, ce qu'on nomme *tain :* son emploi pour les amalgames, les dorures et argentures, les baromètres et les thermomètres, sa volatilité, ses nombreux usages dans les arts, le rendent précieux et digne d'être connu. Il est le plus pesant des métaux, après l'or. On l'appelle aussi *vif-argent* (*hydrargyrum*). Pesanteur spécifique 13,568, étant liquide; et de 16,612 étant solidifié par la congélation de 40 degrés centigrades. Il se cristallise alors en octaèdres.

Dans ses mines il se trouve, soit amalgamé à l'argent, comme dans le Palatinat et la Haute-Hongrie; soit minéralisé par le soufre et à l'état de cinnabre naturel; soit uni au soufre et à un bitume, comme dans la mine d'Idria en Carniole; soit à l'état de chlorure, comme vers Deux-Ponts, soit en oxyde, etc.

La manière la plus commune de l'extraire de ses mines est de le distiller, parce qu'il est volatil; si sa mine est sulfureuse, on le broie avec de la chaux, qui s'empare du soufre. Ce mercure n'est pas bien pur, et la faculté qu'il a de s'amalgamer au plomb, au bismuth, à l'étain, fait qu'il en contient, ou qu'on y en introduit exprès pour augmenter sa quantité dans le commerce. En le faisant passer au travers d'une peau de chamois, on ne l'en sépare pas. Le meilleur moyen pour cela, est de le distiller à la cornue; mais comme il enlève encore quelques portions de ces métaux, on préfère de le revivifier du cinnabre pour l'avoir plus pur.

Lorsqu'on distille le mercure, il faut que le bec de la cornue soit fermé/d'un linge, et qu'il plonge dans de l'eau, afin que les vapeurs de ce métal se rassemblent et passent, au travers du linge, dans cette eau. Il entre en ébullition à 350 degrés centigr. La poudre grise dont il se recouvre, est du mercure divisé, mais non oxydé.

Ce métal se combine au soufre en deux états, ou en matière d'un noir violâtre (d'où le nom d'éthiops minéral), ou en cinnabre, substance rouge en faisceaux d'aiguilles. Les effets délétères du mercure dans l'économie animale, sont détruits par l'usage du soufre et des sulfures.

On prépare l'*éthiops* ou *sulfure noir de mercure*, en faisant pleuvoir, au travers d'un linge épais, une livre de mercure coulant dans 8 onces de soufre fondu dans une terrine ; on remue le mélange qui brûle avec une flamme violette; on étouffe la flamme en couvrant le vase qu'on retire du feu. La matière refroidie, bien triturée dans un mortier non métallique, est l'*éthiops* usité en médecine ; on n'y aperçoit plus de globules mercuriels : ou bien il suffit de triturer exactement 80 grammes de mercure coulant avec 160 parties, ou le double de son poids de soufre sublimé, jusqu'à extinction du mercure. Cette combinaison noircit en vieillissant, ou devient plus intime. Elle est préférable à la précédente pour l'usage interne. Ce remède, peu ou point dissoluble dans nos premières voies, se donne comme diaphorétique, antipsorique, vermifuge, etc. Il sert aussi en fumigations antivénériennes. On peut former ce sulfure par la seule trituration à froid du soufre avec du mercure. On le fait aussi sur-le-champ par la voie humide, en versant, dans une dissolution de nitrate de mercure, du sulfure de potasse en liqueur; le sulfure métallique se précipite en noir, d'une part ; et le nitrate de potasse reste en dissolution, d'autre part (1),

Ethiops antimonial d'Huxham.

℞. Mercure coulant.	128 gramm.	℥ iv.
Antimoine cru ou sulfuré . .	96 gramm.	℥ iij.
soufre sublimé	64 gramm.	℥ ij.

Triturez ces substances en un mortier d'agathe ou de verre, jusqu'à parfaite extinction du mercure, en ajoutant un peu d'eau.

C'est un puissant vermifuge, la dose est de 8 à 10 grains

(1) Si l'*éthiops minéral* ordinaire pour la médecine se fait en triturant à froid le mercure dans deux fois son poids de soufre sublimé ; l'*éthiops antimonié*, de Malouin, se prépare en triturant le mercure avec le double de son poids d'antimoine cru ou sulfuré. Ces médicamens ont les mêmes vertus anthelminthiques, fondantes ; ils ne font pas saliver.

pour les enfans, et un scrupule pour les adultes; c'est aussi un bon remède pour résoudre les engorgemens, les dépôts arthritiques. On l'emploie également à l'extérieur contre les ulcères vénériens.

Le *sulfure rouge de mercure*, ou le cinnabre, qui, pulvérisé est le vermillon usité en peinture, se fait avec l'éthiops. Pour cet objet, on prend un sulfure noir ordinaire, fait avec soufre sublimé lavé 150 grammes, et mercure pur 1,080 grammes. On le broie et on en remplit des pots; on sublime dans des creusets bien lutés, jusqu'à faire rougir les vases, en remuant de temps en temps avec une tringle de fer. Le sulfure exhale une flamme d'abord blanche, ensuite jaune et bleue: alors on ferme les vases avec des plaques de fer, et on continue le feu pendant un temps déterminé et d'une manière égale. Tel est le procédé des Hollandais, selon Payssé et Luckert. D'après Ferber on met 50 livres de soufre sur 170 livres de mercure: la sublimation dure 36 à 48 heures. D'un mélange de 400 livres on obtient 369 à 373 de cinnabre, selon Payssé. Par le procédé de Kirchoff, on humecte le sulfure de mercure avec une solution de potasse; on triture dans un vase échauffé doucement, pendant deux heures, en ajoutant de l'eau à mesure qu'elle s'évapore; la matière passe au rouge. Martin, pharmacien de Paris, formait une pâte, du sulfure avec de l'acide nitrique pur à 36 degrés: après un jour on dessèche cette pâte à la chaleur; on la pulvérise; on la met dans un matras qu'elle ne doit remplir qu'au tiers; on sublime au bain de sable à une chaleur rouge, jusqu'à compléter l'opération. Le cinnabre, d'un rouge brun, devient brillant par la pulvérisation. Les Chinois en font de plus beau qu'en Europe. L'air et la vive lumière ôtent au vermillon de sa beauté. Vauquelin s'est assuré que ces sulfures mercuriels ne contenaient point d'oxygène, et Berthollet attribue leur différence à ce que l'éthiops est un sulfure hydrogéné, et le cinnabre un sulfure pur.

On accorde gratuitement la propriété calmante, tempérante, au cinnabre, en médecine.

Pour *revivifier le mercure*, on triture le cinnabre en poudre avec moitié de son poids de limaille de fer à l'état métallique, ou bien avec de la chaux vive. Le tout introduit dans une cornue de fer ou de grès, on distille, en faisant plonger dans l'eau du récipient le bec de cette cornue garni d'un linge. Le fer ou la chaux ayant plus d'affinité avec le soufre que le mercure, s'en empare, et ce dernier distille pur. En cet état, il est privé de tous métaux (car il ne s'amalgame jamais au fer), et très-propre à faire des baromètres, thermomètres et aux expériences exactes; s'il est enduit à sa surface d'un peu d'oxyde gris, on réduit celui-ci par quelques gouttes d'essence de térébenthine. Il faut pousser le feu jusqu'à faire rougir la cornue, et qu'elle soit vide à moitié ou au tiers. On purifie encore ce mercure en le faisant passer au travers d'une peau de chamois.

L'*oxyde gris de mercure* se fait par simple agitation et trituration à l'air. Si l'on fait bouillir le mercure dans l'enfer de Boyle (*Voyez* aux planches), matras à fond plat et à orifice très-étroit, pendant long-temps, il s'oxyde en poudre d'un rouge brun, qu'on nomme *précipité per se*. Il tient 8 parties d'oxygène sur 100. Ce deutoxyde de mercure est, comme les autres de ce métal, susceptible de se réduire par la chaleur à l'état métallique, même sans addition de matière combustible, pourvu qu'il soit privé du contact de l'air; alors il abandonne l'oxygène. Bayen a remarqué le premier ce résultat de l'oxydation, qui a servi à la théorie chimique de Lavoisier.

L'acide sulfurique concentré à 66 degrés, cinq parties, bouilli sur du mercure quatre parties, l'oxyde, et il dégage du gaz acide sulfureux. Il reste une masse blanche qui est du *sulfate acide de mercure* servant pour faire du sublimé corrosif. En versant dessus de l'eau chaude pure, il se précipite une poudre jaune qui est un *deutoxyde jaune de mercure sousulfaté*, ou contenant un peu de sulfate dont on le sépare par des lavages; si l'on avait pris de l'eau froide, l'oxyde serait blanc. Sa propriété purgative analogue à celle du turbith (plante), lui a valu le nom de *turbith minéral*. C'est un remède très-vomitif, antivénérien et antidartreux, à la dose d'un à cinq grains. On obtient ce *sous-deuto-sulfate de mercure* par l'action de 2 kilog. 500 grammes d'acide sulfurique à 66 degrés, et de 2 kilogr. de mercure pur. La dissolution se doit faire par l'ébullition. Il n'est soluble que dans 2,000 parties d'eau. La liqueur du lavage du turbith contient un *sulfate acide de mercure* qui est âcre et corrosif; par des lavages répétés à l'eau froide, l'on peut obtenir un sulfate neutre de mercure moins corrosif. L'acide sulfurique à froid n'agit pas sur le mercure.

L'acide nitrique pur à 32 degrés, ou même à 28 degrés, 240 grammes (7 onces et demie) sur 120 gramm. (3 onces 6 gros) de mercure, se dissout bien, même à froid: on obtient alors du *protonitrate*. Si l'on aide la dissolution par la chaleur, il y a plus d'oxyde mercuriel formé, et l'on obtient un pernitrate mercuriel plus abondant en base, car le mercure y est à l'état de deutoxyde alors. On reconnaîtra cette différence, en ce que la potasse, la soude et l'ammoniaque précipitent le mercure en noir du protonitrate; mais la potasse et la soude précipitent le mercure en jaune dans le deutonitrate mercuriel: cet oxyde jaune est un hydrate. L'acide hydrochlorique versé dans le protonitrate produit du protochlorure; dans le deutonitrate, ce même acide forme du deutochlorure ou sublimé corrosif.

Le protonitrate s'emploie pour composer le sirop de Bélet; le deutonitrate, pour faire le précipité rouge, l'onguent citrin, etc. La *dissolution mercurielle* de ces nitrates est un caustique, escarrotique, qui colore la peau en pourpre, et ronge les chairs baveuses. Les proportions sont une partie de mercure et une et demie d'acide; on peut obtenir, ou du nitrate acide, ou du nitrate neutre, ou du nitrate deutoxydé, sursaturé de base. Celui-ci est fait à chaud. Si l'on verse dessus ce dernier de l'eau chaude pure, il se précipite du sousnitrate ou *turbith nitreux* jaune. Le nitrate de mercure est réduit par le sucre.

La dissolution mercurielle, ou *deutonitrate de mercure* dissous dans l'eau, sera faite, selon le *Codex*, avec mercure purifié 120 grammes, acide nitrique à 33 degrés, 150 grammes, à une douce chaleur; on y versera ensuite 900 gramm. d'eau distillée, pour l'emploi médical. C'est le remède du duc d'Antin. Evaporée, elle donne des cristaux de *nitrate mercuriel*, sel caustique, qui jaunit à l'air. Si l'on distille à siccité ce nitrate obtenu avec acide nitrique 180 parties, mercure 160 parties, et qu'on augmente le feu, en faisant rougir la cornue ou le matras, on obtient du *précipité rouge*, brillant et micacé (deutoxyde de mercure par l'acide nitrique). Mais lorsque ce précipité n'a pas une belle couleur, on y ajoute un peu du même acide; on fait évaporer, et on soumet une seconde fois au feu. Si l'on pousse davantage au feu, tout le reste de l'acide s'échappe; on a l'*arcane corallin*, oxyde moins rouge, analogue au précipité *per se*, moins caustique que le précipité rouge ordinaire, lequel déterge, ronge les chairs, les chancres vénériens. Brugnatelli a fait du précipité rouge, en versant à plusieurs reprises de l'eau bouillante sur du sousnitrate deutoxydé de mercure. Il tient 8 parties d'oxygène sur 100 de métal.

Si l'on verse dans la dissolution mercurielle nitrique, faite avec acide nitrique à 33 degrés quatre parties, et mercure pur 6 parties, de l'ammoniaque caustique, il se précipite un *oxyde cendré de mercure de Black*, et la liqueur contient un nitrate ammoniaco-mercuriel. C'est un *sous-protonitrate de mercure et d'ammoniaque*. On doit sécher hors du contact de la lumière de protoxyde cendré. Mais pour avoir cette substance pure, il faut préférer un nitrate mercuriel, qui ait été bien cristallisé : car dans les dissolutions mercurielles ordinaires, il y a souvent du pernitrate de mercure, lequel est capable de former un sel triple avec l'ammoniaque.

L'oxyde noir de mercure (*mercure soluble d'Hahnemann*) s'obtient en versant de l'ammoniaque pure dans du nitrate mercuriel fait à froid et neutre ; cet oxyde se réduit par le seul frottement ou la chaleur. Ce sousnitrate ammoniaco-mercuriel, qui est gris noirâtre, ne doit pas contenir du mercure métallique, à moins qu'on n'ait employé un excès d'ammoniaque qui a mis à nu l'oxyde mercuriel ; alors il y a dans le précipité, outre le mercure métallique, de l'ammoniure de deutoxyde mercuriel. Le mercure soluble d'Hahnemann constitue un mélange de sousnitrate de mercure et de protonitrate ammoniaco-mercuriel, selon M. Soubeiran.

Howard a trouvé un *mercure fulminant* comme l'or, par sa précipitation du nitrate avec de l'alcool bouillant. Il sert pour les capsules d'amorces de fusils à percussion. Ce fulminate, préférable au chlorate de potasse, crasse moins l'arme.

Le *protoxyde de mercure* se prépare en versant dans une solution de protonitrate mercuriel de la potasse pure en liqueur ; il se précipite un oxyde noirâtre au minimum d'oxydation. On le lave. Le protoxyde ne tient que 4 pour 100 d'oxygène, selon M. Thénard.

On nomme *précipité vert*, ou oxyde de mercure vert, une dissolution nitrique de mercure contenant un quart de cuivre : on évapore à siccité la dissolution, dans un creuset au feu ; on pulvérise la masse, que l'on fait dissoudre par ébullition dans du vinaigre distillé ; on évapore à siccité, on pulvérise de nouveau, et on garde la poudre dans un vase bien fermé. C'est un acétate mercuriel cuivreux. Remède antivénérien, fortement émétique et drastique, mais dangereux comme le vert-de-gris à l'intérieur.

Le *précipité blanc* est un sous-protochlorure de mercure (1). On prend du protonitrate mercuriel neutre et pur, en dissolution ; l'on y verse une solution d'hydrochlorate de soude pur : il y a échange de bases ; le mercure corné (chlorure) se préci-

(1) Il contient souvent du sublimé corrosif, qui se trouve produit par les divers procédés usités pour faire ce précipité. On reconnaît si ce mercure doux est exempt de sublimé corrosif, en le touchant avec de l'ammoniaque caustique ; alors le mercure doux devient noir. Il en est ainsi en employant des dissolutions de potasse ou soude caustiques, car le protoxyde se réduit ; mais il n'en est pas de même du sublimé corrosif, qui précipite en blanc ou en jaune (*Voyez*, plus loin, au Mercure doux).

pite d'une part; il se forme de l'autre, du nitrate de soude cubique. On lave ce précipité, on en forme des trochisques. Si l'on faisait ce sel en versant de l'acide hydrochlorique dans le nitrate mercuriel, le précipité de protochlorure mercuriel serait en partie corrosif ou deutoxydé, car l'acide hydrochlorique perd de son hydrogène au moyen de l'acide nitrique dans ce cas.

On fait le *sublimé corrosif*, ou *deutochlorure de mercure*, par plusieurs procédés. On prescrivait jadis un poids égal de précipité rouge, de chlorure de sodium décrépité et de sulfate de fer très-desséché; le tout pulvérisé, mêlé, est placé dans un matras qui ne soit qu'à moitié plein; on met un bouchon de papier; on chauffe au bain de sable. L'acide sulfurique du vitriol vert se porte sur la soude du sel marin; l'acide chlorique dégagé s'empare de l'oxyde de mercure très-oxydé, se sublime à l'état de deutochlorure. Tromsdorff et Berthollet le préparaient en dissolvant le précipité rouge dans de l'acide hydrochlorique. On fait cristalliser.

Maintenant le *Codex* prescrit: sulfate acide de mercure non lavé, décrit précédemment, muriate ou chlorure de sodium décrépité, oxyde noir ou protoxyde de manganèse, parties égales de ces trois substances pulvérisées. On les mélange bien et on les place en des matras à fond plat; ces matras ne seront qu'à moitié pleins. On les met au bain de sable recouverts à moitié. On chauffe par degrés pour obtenir le sel sublimé qui s'attache vers le col. Sa pesanteur spécifique est 3,139,8. Il reste au fond du matras, du sulfate de soude et de l'oxyde de manganèse.

Dans le sublimé corrosif, le mercure est deutoxydé, et contient plus de 12 centièmes d'oxygène. Selon Brande et Wollaston, le sublimé est composé de 67 parties de chlore et de 191 de mercure métallique, ou sans oxygène. L'eau froide en dissout un onzième, et l'eau chaude moitié de son poids. Il cristallise en prismes ou en lames minces. L'ammoniaque forme avec lui un sel trisule, dit *alembroth*, qui est blanc, selon Fourcroy (1); l'eau de chaux le précipite en flocons rougeâtres, briquetés.

Une partie d'hydrochlorate d'ammoniaque dans trois parties d'eau, en rend près de cinq de sublimé dissoluble dans le même liquide; sans cela, il faudrait 100 parties d'eau pour dissoudre cinq parties de sublimé.

---

(1) Le *sel alembroth* est un mélange de sublimé corrosif et de sel ammoniac, à parties égales, soit sublimé, soit fait simplement; on a un sel triple.

L'*eau phagédénique* se prépare avec eau de chaux une livre 500 gramm.), sublimé corrosif 30 grains (15 décig.). Elle sert à l'extérieur pour déterger les ulcères chancreux et vénériens. 'est un mélange de deutoxyde de mercure et de chlorure de chaux. Nous avons parlé de la liqueur de Van Swiéten (tom. Ier, pag. 205). Le sublimé est dissoluble dans les alcools. Sa saveur est affreuse et empoisonne. Il verdit le sirop de vio-ettes.

Les hydrosulfates le décomposent. Le sublimé est un deuto-hlorure de mercure, mais non pas un *perchlorure*, ni un chlo-rate oxygéné. Celui-ci, au maximum d'oxygénation, (chlorate suroxygéné de mercure) est très-soluble, selon Chenevix; il st même déliquescent, et détonne avec le phosphore. Ce sel s'obtient en versant sur du précipité rouge (deutoxyde), de l'acide chlorique oxygéné : on obtient d'abord un sel mercu-iel brun avec excès d'oxyde (protochlorure), plus du deuto-hlorure, ou sublimé corrosif, et enfin ce *perchlorure*. Le deuto-hlorure s'altère par les infusum acerbes, tannans, par l'ex-tractif; plusieurs sels alcalins et terreux, le lait, le vin et autres ubstances, le décomposent. M. Orfila avait recommandé aussi omme son contrepoison, l'albumine de l'œuf que ce sel con-rète; il faut avaler cette albumine abondamment avec de l'eau.

Quant au *protochlorure de mercure*, *mercure doux*, ou *pa-ée mercurielle*, ou *calomélas*, ou *aquila alba*, on le pré-re en triturant exactement quatre parties de sublimé corrosif vec trois parties de mercure coulant et un peu d'eau dis-illée (1); on soumet ce mélange bien exact, de couleur grise, la sublimation, dans un matras couvert d'un simple bou-chon de papier; ou bien on triture 480 gramm. de deutochlo-ure (sublimé corrosif) avec 300 gramm. de mercure coulant. meilleure proportion serait 48 parties de sublimé corrosif t 35,5 de mercure coulant.

La masse sublimée, au bain de sable, dans des fioles enter-ées à moitié, est d'une couleur jaunâtre, demi-transparente : ses cristaux sont des prismes tétraèdres, terminés par des py-ramides quadrangulaires. Ce protochlorure doit être sublimé e nouveau après avoir été trituré sur le porphyre, en évitant e contact de la lumière, qui brunit et dépose du mercure. n le lave à l'eau chaude, et on le sèche à l'obscurité. Ce sel a point de saveur et est insoluble dans l'eau ou l'alcool; ce

(1) Pour éviter la poussière dangereuse qui s'élève dans cette trituration, on humecte avec de l'eau le sublimé.

qui donne moyen de le séparer, par des lavages à l'eau chaude, du sublimé corrosif qu'il peut encore retenir. Surtout l'eau, qui contient de l'hydrochlorate d'ammoniaque, dissout bien plus facilement le sublimé corrosif, mais alors il se forme du sel alembroth.

Un procédé plus économique et plus usité aujourd'hui pour obtenir le protochlorure de mercure (*calomel*), est de soumettre à la sublimation parties égales de sulfate de mercure et de sel marin décrépité, comme dans le procédé de Boulduc; mais il faut laver à l'eau bouillante le sel obtenu, pour le débarrasser du sublimé corrosif qu'il peut contenir. Il est plus prudent de le triturer avec du mercure coulant, et de sublimer de nouveau; comme il a été prescrit ci-dessus. Le sulfate de mercure étant un protosulfate ne donne que du mercure doux; mais s'il était à l'état de deutosulfate, il en résulterait du sublimé corrosif (1).

A chaque sublimation, au sommet de la masse, on remarque plusieurs globules de mercure non combiné. Comme l'oxydation de ce métal, n'est pas bien complète, on prend ce mercure doux broyé, et on le sublime une seconde, une troisième fois. Autrefois on sublimait jusqu'à seize fois pour avoir la *panacée mercurielle*, qu'on croyait adoucir par ce moyen. Mais s'il y existe du sublimé corrosif surabondant, il y restera au même état, ou même il s'en formera par l'oxydation plus avancée du mercure. Ainsi le lavage est nécessaire. Le sublimé corrosif, pour se réduire à l'état de protochlorure, ne prend qu'une quantité déterminée de mercure. Si l'on sublime le *précipité blanc* décrit ci-devant, on obtient du mercure doux aussi, ou calomel.

Le *protochlorure* ou *muriate de mercure doux*, très-porphyrisé, selon la méthode de Josias Jewel, s'obtiendra en mettant dans une cornue de grès, à col large et court, de ce sel. Le col de la cornue plongera dans un vase rempli d'eau. On chauffe, tant pour sublimer le protochlorure, que pour faire bouillir l'eau du récipient : alors il s'échappe des vapeurs de chlorure et d'eau; mais le protochlorure mercuriel tombe dans l'eau en une poudre extrêmement subtile, que l'on fait

(1) La *poudre de Godernaux*, du nom d'un charlatan, a été vantée comme un excellent remède antisyphilitique et antidartreux, antiscrofuleux. Selon les analyses faites par M. Chevreusse et M. Planche, elle est constituée de protochlorure de mercure doux et d'un soixantième de mercure protoxydé. On la prépare facilement en triturant une partie de mercure métallique avec 60 de mercure doux, jusqu'à parfaite extinction du mercure. La dose est de 12 à 14 grains, dans un peu de confitures, ou autre conserve; on boit par-dessus du bouillon dégraissé ou maigre. Elle purge et cause des coliques.

sécher à l'ombre pour l'usage. Suivant la méthode de M. Henry fils, il vaut mieux faire arriver ensemble les vapeurs du protochlorure et celles de l'eau chaude dans un ballon commun aux deux. Ce remède est très-usité depuis 1 grain jusqu'à 24 et 36, comme antivénérien, vermifuge, en bols ; il est très-fondant, antiherpétique, etc.

Oxyde cendré de mercure. Prenez une once de protochlorure de mercure doux, ou calomélas, et eau de chaux huit livres. Faites bouillir le protochlorure mercuriel dans cette eau en agitant continuellement jusqu'à ce que l'oxyde de mercure gris se dépose. Ensuite lavez-le dans de l'eau distillée et faites-le sécher (1).

Il résulte des expériences citées dans un mémoire de M. Vogel, que le calomel mis en ébullition avec de l'eau distillée, se transforme en partie en *sublimé corrosif.*

Le *muriate ferré de mercure d'Hartmann* est un mélange de protochlorure 3 parties, et d'hydrochlorate de fer et d'ammoniaque 1 partie.

On fait un *phosphate de mercure*, en versant une solution de phosphate de soude dans le nitrate de mercure liquide. Ce phosphate, presque insoluble, obtenu par double échange, est d'un blanc rosé ; on l'a quelquefois employé en médecine.

Ce qu'on nomme *liqueur de Pressavin*, ou eau végéto-mercurielle, est une solution dans l'eau de *tartrate de potasse et de mercure* ; composition décrite dès 1760 par Navier, de Dijon, et que Pressavin, chirurgien de Lyon, préconisa en 1773, comme un nouveau remède antivénérien. Pour le faire, on précipitait, par la potasse, le mercure de sa dissolution nitrique ; on dissolvait dans du vinaigre bouillant ce protoxyde ; on le précipitait de nouveau par la potasse. On mêlait ce précipité à un poids égal de crême de tartre. Le tout se dissolvait dans vingt fois leur poids d'eau distillée : il se forme un sel trisule cristallisable. Cette dissolution se conserve ainsi. On la met à la dose de deux cuillerées dans un litre d'eau distillée. Cette solution étendue se prend par petits verres à liqueur (de 2 onces) trois à quatre fois le jour. Swédiaur prescrit de prendre :

Oxyde de mercure rouge. . . .	℥ j ʒ v ß.
Mercure coulant.	℥ j ʒ iv ß.
Surtartrate de potasse.	℥ j ʒ ij ß.

(1) *Eau noire allemande.*

℞. Protochlorure de mercure. v grains. (25 centigr.)
Eau de chaux . . . . . . 32 gramm. ℥ j.

Faites ce mélange pour une lotion moins phagédénique qu'avec le sublimé corrosif. On doit agiter le mélange.

que l'on triture ensemble. On en forme une pâte après l'extinction du mercure. On dissout dans de l'eau bouillante; on filtre; on évapore jusqu'à pellicule : la dose est de demi-once à 1 once dans du sirop, deux à trois fois le jour.

Mais ce *prototartrate de mercure* se fait, selon le *Codex*, avec le protonitrate de mercure 20 gramm. (5 gros) dissous dans de l'eau distillée (5 onces) 160 gramm. On ajoute à cette liqueur du tartrate de potasse dissous dans de l'eau. Il se précipite un tartrate de mercure, qu'on lave et que l'on sèche pour l'usage. Il y a double décomposition. On fait usage de tisanes adoucissantes pendant ce temps. On doit s'abstenir d'alimens salés, car leur hydrochlorate de soude décomposerait ce tartrate mercuriel. C'est pourquoi ce remède cause quelquefois de violentes tranchées et des vomissemens.

Nous avons décrit l'*acétate de mercure* à l'article des Pilules de Keyser, tom. I, pag. 388. On l'obtiendra facilement par double décomposition, en versant sur du protonitrate de mercure 60 gramm., dissous dans eau distillée 360 gramm., une quantité suffisante d'acétate de potasse liquide; il s'opère un double échange; on lave à plusieurs reprises l'acétate, qu'on fait sécher promptement.

Schèele ayant fait voir que le précipité rouge de mercure pouvait se combiner à l'acide prussique, ou hydrocyanique, ou matière colorante du bleu de Prusse, on en a préparé un *prussiate mercuriel* ou *cyanure de mercure*, utile dans les maladies vénériennes, et employé à la dose de 1 scrupule dans de l'eau distillée. Pour former ce sel, on fait bouillir dans 6 onces d'eau distillée, 1 once de précipité rouge et 2 onces de bleu de Prusse ou ferro-cyanate de fer, en un matras de verre, pendant 30 minutes, en agitant. Le mélange prend une couleur jaune verdâtre; on filtre, on verse de l'eau bouillante sur le résidu. Les liqueurs évaporées, on obtient des cristaux de prussiate de mercure, ou *cyanure de mercure*, qu'on doit redissoudre plusieurs fois et évaporer, pour les obtenir purs.

Du cuivre.

Ce métal, à l'état natif, cristallise en cube; il est plus souvent à l'état de pyrite, ou de sulfure, ou d'arséniate de cuivre, d'hydrochlorate, comme dans le sable vert du Pérou, ou de carbonate, comme dans la malachite, ou en bleu d'azur, etc. Il est la matière dont se forment la plupart de nos vases, soit pur, soit allié au zinc, soit étamé. Proust a montré que tant qu'on n'y laissait pas séjourner des liqueurs acides, ou grasses ou salées, on n'avait rien à craindre de ces vaisseaux bien nettoyés, et surtout de ceux qui sont étamés.

La pyrite cuivreuse, grillée, ensuite fondue, donne la *matte cuivre*. On procède de nouveau au grillage et à la fonte vec du charbon pour faire dégager tout le reste du soufre, et on obtient le cuivre en lames, que l'on bat sous des marteaux (1). On double de grands vaisseaux en lames de cuivre pour les garantir des vers marins.

La pesanteur spécifique du cuivre fondu est de 7,788 : il st fusible à 27° du pyromètre de Wedgewood, et colore la amme en vert par ses dissolutions. Il est susceptible de s'oxyer en deux proportions. Son protoxyde, qui est rouge orangé, ontient 100 de métal et 16 d'oxygène, selon Proust; mais Chenevix ne l'évalue qu'à 12 parties. Le deutoxyde, qui se ouve dans les battitures, le vert-de-gris, et divers sels de uivre, contient 25 parties d'oxygène et 100 de métal, d'après roust. L'hydrochlorate blanc de cuivre contient seul du proxyde.

On réduit le cuivre de ses dissolutions en y plaçant une me de fer ou de zinc. C'est le cuivre de cémentation.

Le cuivre s'allie avec plusieurs métaux : 76 parties de cuie et 25 d'étain donnent le métal de cloches ; on met moins étain pour les canons ou le *bronze*, le tam-tam ; 10 parties ur 90 de cuivre suffisent. Cet alliage est très-dur, sonore, lus fusible et moins oxydable que le cuivre pur. Le bronze evient plus ductile et plus malléable quand il a été trempé haud dans de l'eau froide, ce qui est le contraire du fer et de acier : on peut alors le monnoyer. Si l'on n'applique l'étain n'à la surface du cuivre, on a l'*étamage*, qui fut, dit-on, inenté d'abord à Autun. Si l'on applique ainsi du zinc, on a le *incage*, moins fusible que l'étamage, et quoique le zinc soit ttaquable par les acides végétaux, les sels qu'il donne ne sont oint dangereux, comme l'a remarqué Laplanche. L'alliage du uivre et zinc forme, selon ses diverses portions, le *laiton* ou cuivre jaune (2), le similor ou or de Manheim, le tombac, mé-

(1) Une des objections faites a la théorie de la combustion de Lavoisier, par es chimistes hollandais, est l'expérience suivante. On prend quarante pares de limaille de cuivre et quinze parties de soufre; ou chauffe le tout soit ns le vide, soit dans de l'acide carbonique sec, en évitant toute présence de xygène, il y a développement de flamme, dégagement de gaz hydrogène lfuré et d'un peu d'acide sulfureux. Le produit est du sulfure de cuivre. ns ce cas il se décompose de l'eau contenue dans le soufre qu'on sait être vent à l'état d'hydrate. Ainsi la théorie de Lavoisier se trouve plutôt conmée qu'ébranlée.

(2) L'analyse du laiton a été faite par Vauquelin et par Keates. On fait ouillir le laiton dans l'acide nitrique; on précipite par la potasse caustique ui redissout le zinc et laisse le cuivre, ou l'on peut précipiter celui-ci par fer.

tal du *chrysocalque*, etc. Ces alliages, très-ductiles, servent à une foule d'usages. Un feu violent oxyde le zinc et laisse le cuivre. L'on sépare encore le zinc en dissolvant le laiton par l'acide nitrique, en précipitant par la potasse pure, qui dissout l'oxyde de zinc et non celui de cuivre (1).

En soumettant le cuivre pur au feu, il s'oxyde en écailles noirâtres ou battitures, *æs ustum*, dont la poudre est détersive ou siccative des ulcères. C'est un peroxyde de ce métal.

Le *cuivre blanc* est l'alliage de cuivre et nickel. A parties égales d'arsenic, le cuivre forme un métal blanc comme l'argent, nommé aussi tombac, mais aigre et cassant : on en fait des vases et bijoux. Le vert de Schèele est un arsenite de cuivre. (*Voyez* l'article de l'Arsenic.)

Le *vitriol bleu*, ou *de Chypre*, ou *couperose bleue*, est un *deutosulfate de cuivre*, ou formé artificiellement par l'acide sulfurique à chaud sur le cuivre, une partie, sur deux d'acide à 66°, ou par décomposition des pyrites cuivreuses, à l'air; on les lessive et on évapore. Ce sel est caustique, escarrotique; sert en teinture aussi. Pour faire les cendres bleues, on précipite, par la chaux, le cuivre de son sulfate, et l'on avive la couleur du précipité par l'ammoniaque. Le sulfate de cuivre ammoniacal ou deutosulfate de cuivre et d'ammoniaque se fait en mêlant de l'ammoniaque au vitriol bleu pulvérisé, jusqu'à dissolution ; on y verse son poids d'alcool. Le sel se cristallise, contient de l'ammoniaque, est d'un bleu foncé; on le sèche sans le secours de la chaleur. Cet alcali dissout le cuivre en beau bleu (Voyez *Eau céleste*, tom. I, pag. 236). Le vitriol bleu cristallise en parallélipipède rhomboïdal. Le fer métallique en précipite le cuivre par cémentation. Le *sulfate deutoxydé de cuivre* cristallise dans une dissolution évaporée à 30°.

La *pierre médicamenteuse*, ou *ophtalmique*, se fait avec parties égales de sulfate de cuivre, de nitre et d'alun fondus ensemble ; on y ajoute un peu de camphre, lorsqu'on dissout un peu de ce mélange de sels dans de l'eau pour faire les collyres détersifs.

---

(1) Le *pak-fong*, beau métal blanc des Chinois, est du cuivre combiné avec du nickel, du zinc et un peu de cobalt.

La *toutenague*, *cuivre blanc*, ou cuivre chinois, pour des instrumens et vases, est composé, selon le docteur Fyfe, de

Cuivre . . .	40,4	sur 100.
Zinc	25,4	
Nickel . . .	31,6	
Fer.	2,6	

Très-malléable, très-sonore, sa densité est de 8,432 à 10° de température

En sublimant de l'hydrochlorate d'ammoniaque avec un oxyde de cuivre, on obtient l'*ens Veneris*, ou hydrochlorate ammoniaco-cuivreux, inusité aujourd'hui, jadis employé contre l'épilepsie depuis 2 jusqu'à 20 grains.

On fabrique le *vert-de-gris*, à Montpellier, en prenant du marc de raisins : on le laisse fermenter. Lorsque la fermentation s'apaise, on y place des plaques de cuivre chauffées, et on les y laisse pendant quelques jours. On les retire ensuite, et on les plonge dans l'eau (jadis dans un vin aigri) ; on répète cette immersion plusieurs fois pendant plusieurs jours, afin que l'oxydation des plaques augmente. Ensuite on les racle, on pétrit en masse le vert-de-gris ; séché et divisé, il est répandu dans le commerce. C'est un mélange de carbonate et d'acétate de cuivre, ou un *deutoxyde de cuivre* par l'acide acétique (1).

Le *carbonate de cuivre* naturel est le bleu de montagne ou azur de cuivre. Un autre est vert et connu sous le nom de *malachite.*

Les *cendres bleues* sont aussi du carbonate de cuivre avec la chaux.

Le vert-de-gris dissous dans du vinaigre distillé, et la dissolution étant concentrée, on obtient des *cristaux de verdet* ou de *Vénus*, On préfère ce verdet ou *acétate de cuivre*, qui cristallise en rhombes, efflorescent à l'air, au vert-de-gris, pour fabriquer des couleurs et autres préparations. On sait que ce sont des poisons. A. Vogel a vu que le sucre décomposait la solution d'acétate de cuivre et précipitait ce métal à l'état de protoxyde ; le sucre de lait, la manne et les autres espèces de sucre sont de même des contrepoisons décomposans, mais non la gomme ni le principe doux (*glycérine*) de Schèele.

---

(1) Selon R. Phillips, l'acétate de cuivre contient :

Acide acétique. . . .	49,2
Oxyde de cuivre . . .	39,2
Eau	11,6
	100,0.

Ou bien 1 atome acide acétique, 1 atome oxyde de cuivre, 3 atomes eau. Le vert-de-gris est composé de cristaux bleus d'un acétate de cuivre formé d'acide acétique 28,30, oxide brun de cuivre 43,25, eau 28,45 ; ou bien 1 atome acide, 2 atomes d'oxyde, 6 atomes d'eau.

Analyse des vert-de-gris.

	Cristaux bleus.	Vert-de-gris de France.	Vert-de-gris d'Angleterre.
Acide acétique...	28,30	29,3	29,62
Oxyde de cuivre.	43,25	43,5	44,25
Eau...........	28,45	25,2	25,51
Impuretés.......	00,00	2,0	0,62
	100,00	100,0	100,00

Le verdet s'emploie surtout pour obtenir le vinaigre radical ou acide acétique concentré. Il suffit de le distiller dans une cornue de grès lutée, comme nous le dirons. Il reste au fond de celle-ci un oxyde rouge-brun de cuivre, tenant un peu de résidu charbonneux du vinaigre : il est très-voisin de l'état métallique. L'acide acétique obtenu doit se rectifier.

Dissolution de cuivre pour les estampes à enluminer.

℞.	Verdet choisi	500 gramm.	℔ j.
	Crème de tartre blanc en poudre	250 gramm.	℔ ß.
	Vinaigre blanc fort	125 gramm.	℥ iv.

Digérez pendant une nuit, faites bouillir à diminution de moitié ; reposez deux jours, versez en inclinant ou filtrez. On peut remettre de nouveau vinaigre et procéder de nouveau comme ci-dessus.

Vert pour la peinture.

℞. Verdet cristallisé . . . .
Chaux vive en poudre. . . . . .
Sulfate de cuivre . . . .
} āā ℔ j ou 500 gramm.

On arrose ce mélange avec un peu d'eau acidulée par l'acide hydrochlorique en petite quantité.

Du fer.

Il se rencontre sous plusieurs états dans la nature où il est très-abondant. On doute de son existence à l'état natif ou pur; mais il est fréquemment combiné, soit au soufre, dans les pyrites martiales ou marchassites ; soit au carbone, dans la plombagine; soit à l'arsenic, dans le mispickel ; soit à l'état d'oxydule, comme dans la mine d'aimant, dans le fer spéculaire, plus oxydé dans l'émeri, oxyde de fer quartzeux ; soit à l'état d'hydrate dans la sanguine ou hématite ; soit à l'état de carbonate, dans les mines de fer spathiques, les ochres qui sont aussi des hydrates ; soit à l'état de phosphate dans la sidérite, ou à l'état de sulfate dans le vitriol vert, etc.

On connaît trois principaux oxydes de fer. Le protoxyde est blanc, et se trouve à l'état d'hydrate. On l'obtient par précipitation du sulfate de fer vert; il contient 110 parties de métal et 28 d'oxygène, selon M. Gay-Lussac, mais s'oxyde à l'air davantage.

Le deutoxyde est l'éthiops martial dont nous parlons plus loin (et qui contient aussi du protoxyde). Le deutoxyde a 38 d'oxygène et 100 parties de métal, selon M. Gay-Lussac.

Le tritoxyde, qui est un peroxyde pour ce métal, ou son dernier degré d'oxydation, est le plus ordinaire dans les hématites, ochres, rouilles, safran de Mars, etc., est formé de 50 parties d'oxygène et 100 de métal, selon M. Gay-Lussac.

Le fer est minéralisé souvent par le soufre à l'état de pyrites, sulfures, et par le carbone à l'état de plombagine, carbures.

Les *pyrites*, exposées à l'air se délitent, s'oxygènent; il se forme du sulfate de fer par la décomposition de l'eau sur ce sulfure; et le fer, s'oxydant de plus en plus, abandonne cet acide, et forme l'*ochre* jaune, ou rougeâtre, ou brune. La jaune se ramène au rouge en l'exposant à la chaleur. Ces ochres, mêlées à de l'argile ou terres limoneuses, servent pour les peintures en détrempe et les cimens. On sépare, au moyen de la lixiviation, le sulfate de fer des pyrites délitées; et celles-ci, qui s'échauffent jusqu'à s'enflammer, sont l'origine probable de plusieurs éruptions volcaniques et de la chaleur des eaux thermales.

On emploie la *plombagine* (carbure de fer) soit pour former des crayons, en la renfermant dans des cylindres en bois; soit pour préserver les instrumens de fonte de la rouille, en les frottant de plombagine; ou pour brasquer des creusets et luter des cornues, des poêles, etc.

L'*aimant* est un fer oxydulé. Sa mine, assez peu riche en fer, n'est remarquable que par sa singulière propriété. Elle se trouve en masse, en Corse, en Suède, en Norwège, en Chine, etc.; sa couleur est d'un gris noirâtre, métallique, avec des cristaux octaèdres. Le fer spéculaire, étant un simple oxyde, se réduit, par simple fusion, avec du charbon, suivant la méthode catalane, et fournit le fer le plus doux ou le plus pur, et le plus malléable.

Le nickel, le cobalt, et même le chrôme, offrent aussi des preuves de magnétisme comme le fer.

On emploie l'*hématite*, ou *sanguine* (ainsi nommée à cause de sa couleur), pour fabriquer des crayons rouges. L'*émeri* s'emploie pour polir et user le fer et les autres métaux par frottement; il polit aussi le verre. Mais cette mine trop pauvre ne s'exploite pas. Les fers spathiques se fondent aussi par la méthode catalane. On trouve des chrômates, des tungstates, des arséniates de fer.

Il y a du prussiate de fer natif; c'est ce qu'on nomme *ochre martiale bleue*.

La *sidérite*, reconnue par Meyer pour être un phosphate de fer, qui se trouve surtout dans les mines de fer limoneux, rend la fonte ou le fer fondu cassant à froid, parce que ce sel ne se lie pas bien avec le métal et en divise ainsi les molécules : aussi est-on obligé de battre ou *corroyer* le fer sous des marteaux de forge, afin de rapprocher les molécules de ce métal, dégager la fonte des particules étrangères, de l'oxygène, et de ce phosphate, des carbonates et autres corps hétérogènes qu'elle contient, selon Hassenfratz. La pesanteur spécifique du fer est 7,8.

L'*acier* est un fer combiné à un trente-deuxième de carbone environ, par le moyen de la cémentation, comme l'a fait voir Bergmann. Il paraît en outre que l'acier éprouve une sorte de cristallisation ou d'autre arrangement de ses molécules, que dans le fer doux. Plus la proportion de carbone augmente, plus le métal devient fusible et moins malléable; mais il est une proportion de charbon et de fer qui donne le bon acier fusible et malléable. L'acier a plus de volume après sa trempe qu'auparavant. Pour le faire, on prend le fer le plus pur possible, en barres; on le stratifie, couche par couche, avec de la poussière de charbon, dans des caisses ou sur un lit d'argile détrempée avec le sel ammoniac; on place les barres de fer dans un cément de matières animales, poils, laine, corne, cuirs, excrémens, etc. Les charbons animaux étant les plus difficiles à incinérer, passent pour mieux convenir dans la fabrication de l'acier. On enveloppe le tout; on fait rougir au feu ces matériaux ainsi disposés, pendant cinq à six jours; ensuite on forge sous des marteaux cet acier, sans le tremper dans l'eau.

On peut faire avec cet acier commun, acier d'Allemagne, l'*acier fondu*, au moyen d'un flux vitreux. L'acier de l'Inde, avec lequel on fabrique d'excellentes lames damassées, se nomme *Wootz*; il contient une faible proportion d'alumine et de silex. Pour l'obtenir, on prépare dans un creuset du carbure de fer contenant sur 100 parties 94,36 de fer et 5,64 carbone. Cette substance pulvérisée, mêlée à de l'alumine pure est soumise à une forte chaleur dans un creuset clos. Cet alliage d'alumine contient 6,4 d'alumine pour cent. En fondant 500 grains de bon acier anglais et 67 grains de cet alliage, on obtient du wootz ou bon damas oriental figuré à la surface comme le moiré. Clouet avait déjà vu que l'acier pouvait se combiner au flux vitreux. L'acier allié d'un cinq-centième d'argent donne aussi d'excellens instrumens tranchans(1).

Le fer, contenant toujours un peu de carbone, donne de l'hydrogène carboné en décomposant l'eau.

---

(1) L'alliage du rhodium avec l'acier est une combinaison plus dure et susceptible d'une trempe plus forte que le meilleur acier connu.

MM. Stodart et Faraday ont fait beaucoup d'alliages avec l'acier. C'est surtout celui avec l'argent qui donne une grande dureté pour les instrumens tranchans.

Beaucoup de préparations de fer s'emploient en médecine : toutes sont toniques, apéritives.

La *limaille d'acier*, ou plutôt de fer, est une poudre de ce métal faite au moyen de la lime; on la triture dans un mortier, à sec, et on en sépare l'oxyde noir par un tamis de soie très-fin. La limaille bien porphyrisée se conserve ensuite en lieu sec, car l'humidité la fait rouiller facilement. Si l'on expose de la limaille de fer avec un peu d'eau dans du gaz azote, il se forme de l'ammoniaque, selon Austin.

L'*éthiops martial*, oxyde de fer noir ou deutoxyde, se préparait en tenant de la limaille sous l'eau, et en agitant de temps en temps. On facilite cette oxydation en versant un peu d'un acide dans l'eau. L'oxyde doit être lavé, séché promptement et enfermé. Vauquelin l'a fait, en chauffant, dans un creuset couvert, une partie d'oxyde rouge de fer et deux de limaille. L'oxyde cède de son oxygène à la limaille, et le tout reste au *minimum* d'oxydation. Ceux qui préparent cet éthiops avec des oxydes de fer, qu'ils ramènent à l'état d'éthiops en les chauffant avec de l'huile d'olives, forment du fer carburé.

L'*oxyde de fer noir*, d'après la méthode de M. Guibourt, se prépare avec limaille de fer quatre livres, ou ce qu'on veut. On la triture dans un mortier; on la place dans une terrine de grès; on la lave à grande eau, jusqu'à ce que celle-ci en sorte limpide; puis on en fait égoutter l'eau en pressant la limaille; ensuite, le vase étant reposé, on remue de temps en temps cette limaille avec une spatule de fer, en ajoutant de temps à autre un peu d'eau pour tenir toujours la limaille humide; au bout de quatre à cinq jours, le fer sera oxydé peu à peu, de sorte qu'on pourra, au moyen des lavages, en séparer une bonne quantité d'oxyde noir, qu'on décantera et que l'on séchera au bain de sable ou au four. Il faut seulement avoir soin que toujours la surface de la limaille de fer reste humide, et que l'eau ne s'évapore pas entièrement. De cette manière la masse s'échauffe à 24 degrés Réaumur (30 centigr.), ensuite à 28 degrés (36 degrés centigr.), et le troisième jour jusqu'à 40 degrés Reaumur (50 centigr.), en exhalant beaucoup de gaz hydrogène. La majeure partie de la limaille est réduite en oxyde au bout de cinq jours; elle cesse alors de s'échauffer. Cet oxyde est très-pur et préparé à l'eau seule.

Ce *protoxyde noir de fer, ou éthiops martial*, s'obtient aussi par l'acide acétide de cette manière. Sur 500 gramm. de sulfate de fer vert, très-purifié, on verse 4 kilogr. d'eau pour le dissoudre. On précipite le fer avec 500 gramm. de souscarbonate de soude, qu'on a dissoute dans 4 kilog. d'eau. Le dépôt décanté et lavé avec soin, séché lentement, on versera dessus de l'acide acétique faible, dans la proportion de trois parties sur huit de matière. On mêle intimement, et on met dans une cornue de grès ce mélange à un feu de reverbère, comme pour distiller. La masse refroidie, on retire l'oxyde resté dans cette cornue, et on le garde pour l'usage.

Vauquelin a trouvé que les oxydes de fer se chargeaient spontanément d'ammoniaque l'air à libre.

On obtient un oxyde de fer brun rouge, dit *safran de Mars apéritif*, d'abord, en versant sur une dissolution de sulfate de fer 500 grammes (1 livre) dans eau distillée 4 kil. (8 livres), de la solution de souscarbonate de potasse ou de soude, en quantité suffisante pour que tout l'oxyde soit précipité. On le lave à l'eau chaude, on le sèche, on le triture bien, et on le conserve en un vase clos. Stewart Crawford, médecin de Bath, recommande l'emploi du carbonate de fer aussi contre le tic douloureux.

Ce *safran de Mars apéritif* est un sous-tritocarbonate de fer, ou de la rouille; on le fait encore en arrosant d'eau, à l'air, de la limaille, pour qu'elle se rouille; on la porphyrise ensuite. Cet oxyde est combiné en partie à de l'acide carbonique.

Le *safran de Mars astringent* est du fer oxydé au rouge par le moyen du feu. On le lave et on le porphyrise. Il est au troisième degré d'oxydation, et s'emploie plus à l'extérieur, en des emplâtres styptiques, qu'à l'intérieur.

Le *colcothar, sory, misy, chalcitis*, sont des oxydes de fer astringens, tenant un peu d'acide sulfurique. On obtient le premier en desséchant très-fortement au feu le sulfate de fer dans un creuset, à l'air libre, jusqu'à ce qu'il ait acquis une couleur rouge. On lave et on porphyrise cet oxyde. L'eau du lavage tient le sel de colcothar, sorte de sulfate de fer oxydé. La *chalcitis* et les autres oxydes se font en grillant les marchassites jusqu'à ce qu'elles donnent une poudre rougeâtre, qui est un tritoxyde de fer, comme les précédens (1).

Si l'on fait tremper des ferrailles dans de l'acide sulfurique étendu d'eau, l'on obtient du *sulfate de fer* (protosulfate de fer) ou *vitriol vert*, ou *couperose factice*. Il cristallise en rhombes dans une solution évaporée à 30 ou 32 degrés. Celui qui est d'un vert de bouteille foncé est moins oxydé que celui

(1) Une dissolution à 3° Baumé, de sulfate de fer préalablement chauffé au rouge, est un liquide qui raffermit et durcit les chairs qu'on y met tremper; il les conserve parfaitement, comme l'a remarqué M. Braconnot, mais leur donne une couleur de rouille.

d'un vert jaune ou blanchâtre; il tient près de moitié de son poids d'eau de cristallisation. Selon Proust, le sulfate vert cristallisé contient du fer protoxydé, qui n'a que 27 centièmes d'oxyde, et ce sel, bien pur, n'est que peu ou point altéré en noir par l'acide gallique, ou en bleu par le prussique. Mais le sulfate peroxydé, et porté au *maximum*, ou dont le fer a 48 centièmes d'oxygène, est seul très-altérable par ces deux agens. L'oxyde blanc de fer, ou protoxyde, se trouve dans les sulfates de fer les moins oxydés, et s'en précipite par les alcalis; mais il faut garantir cet oxyde de l'air où il s'oxyderait davantage en peu de temps.

Pour obtenir le vitriol vert naturel, on fait effleurir les pyrites martiales; il faut quelquefois les diviser, les chauffer, verser de l'eau dessus, puis on les lessive. Lémery, ayant mêlé partie égale de soufre à de la limaille de fer, et fait, du mélange, une pâte avec l'eau, il s'échauffa à tel point qu'il prit feu; c'est ce qu'on nomme *volcan artificiel*. On en tire un vitriol aussi.

Dans le vitriol vert du commerce, ou obtenu des pyrites, il y a du sulfate d'alumine et de cuivre qui le rendent impur. On peut le purifier en faisant bouillir sa solution avec de la limaille de fer, qui précipitera le cuivre et l'alumine.

Lorsqu'on distille le sulfate de fer, on obtient d'abord de l'eau acide, puis un acide plus concentré que l'on appelait *huile de vitriol*, à cause de sa consistance et de son origine; enfin les dernières portions sont un acide sulfurique demi-concret, mêlé du sulfureux; on le nommait *huile de vitriol glaciale de Nordhausen* (1). Cependant il est fort difficile d'obtenir celui-ci par ce procédé. Il reste du colchotar dans la cornue.

Ce qu'on nomme *sel de Mars de Rivière* est un sulfate de fer factice, cristallisé dans l'alcool. Il se prend de 8 à 12 grains.

L'acide nitrique ronge et oxyde le fer avec une extrême violence, sans former un nitrate. Si, dans cette solution de nitrate de fer peroxydé, on verse du souscarbonate de potasse, on obtient un précipité rougeâtre qui se redissout en partie dans l'alcali, et compose la *teinture martiale alcaline de Stahl*.

---

(1) M. Bussy a obtenu plus facilement de l'acide sulfurique de Nordhausen, en faisant passer dans de l'acide sulfurique ordinaire des vapeurs d'acide sulfurique obtenues par la distillation du sulfate de fer, desséché. Si l'on emploie du sulfate de peroxyde de fer, on obtient aussi du gaz oxygène. Pour obtenir l'*acide glacial de Nordhausen*, il faut employer du sulfate de fer très-desséché. Cet acide répand d'épaisses vapeurs à l'air; la propriété de fumer dépendant de l'acide sulfurique anhydre. Ni la couleur brune, ni l'acide sulfureux ne lui sont essentiels, et n'influent sur sa nature particulière.

L'acide hydrochlorique simple dissout le fer; il se charge aussi des peroxydes de fer et les ramène à l'état de protoxydes, en se déshydrogénant avec leur oxygène, pour former de l'eau; ce que ne fait pas l'acide chlorique.

On nomme *ens Martis*, ou *fleurs de sel ammoniac martiales*, un hydrochlorate d'ammoniaque et de fer sublimé, à parties égales de sel ammoniac et de sulfate de fer. Sel incisif, résolutif, tonique, vermifuge, recommandé dans le rachitisme: la dose est de 3 à 12 grains. On le fait encore, en sublimant 8 onces de sel ammoniac avec moitié de son poids de limaille de fer porphyrisée, et qu'on a laissé rouiller à l'air humide avec ce sel ammoniac. Il s'élève au col de la cornue; il passe un peu d'ammoniaque caustique dans cette opération. Il est plus simple de faire dissoudre ensemble de l'hydrochlorate d'ammoniaque et de celui de fer (ou protochlorure de fer), 360 gramm. du premier et 120 du dernier. On évapore à siccité, puis on sublime si l'on veut.

Le *sel liquide de Mars* est un hydrochlorate de fer ou *protochlorure de fer*, qu'on prépare en versant, sur de la limaille, de l'acide hydrochlorique. Il s'unit au métal en perdant de son hydrogène; reste le protochlorure de fer, qu'on évapore à siccité; on le laisse attirer l'humidité de l'air: il forme une liqueur brune rouge, soluble dans l'alcool. Ce sel peut se sublimer; et pour cet effet, on prend ce *protochlorure de fer* desséché, qu'on met dans un creuset; on place au-dessus un creuset retourné, on lutte les jointures; on chauffe à un feu vif pendant une heure ou deux; l'appareil refroidi, on sépare du creuset supérieur le sel sublimé.

Nous avons parlé des *Gouttes du général Lamotte*; on en forme d'une autre manière qui ont beaucoup de vogue en Allemagne et en Russie, sous le nom de *Gouttes* ou *Teinture nervine de Bestucheff*; l'impératrice Catherine II en acheta le secret. C'est un alcool sulfurique éthéré ferrugineux. On dissout de la limaille de fer par l'acide nitrique, qu'on fait évaporer; on verse sur l'oxyde de l'acide hydrochlorique. Ce perchlorure de fer se sublime dans un matras. On fait digérer sur une once de ce sel, neuf onces de liqueur d'Hoffmann, qui le dissout en grande partie; se colore en jaune d'or. On tient cette teinture dans un flacon bien fermé: elle contient 1 dixième de chlorure de fer à l'état de tritoxyde. A la lumière, cette teinture se décolore; elle reprend sa couleur à l'obscurité. On la prend par gouttes, ou sur du sucre, ou dans une teinture alcoolique d'angustura, ou d'écorce de Winter, ou de cassia-lignea, ou d'opium. C'est un tonique stimulant, qui calme les douleurs de la goutte atonique. Klaproth prépare cette teinture en décomposant le sulfate de fer par l'hydrochlorate de chaux, on a un hydrochlorate de fer, qu'on sépare du sulfate de chaux. Cet hydrochlorate est très-déliquescent; on l'unit à suffisante quantité de liqueur de Hoffmann. (*Voyez* aux Teintures éthérées, tom. I, pag. 475.)

Pour obtenir le *phosphate de fer*, on prend :

Sulfate de fer.	℥ v.
Phosphate de soude . . .	℥ vj.
Eau	℔ viij.

Dissolvez séparément, dans quatre livres d'eau, le sulfate de fer, et le phosphate de soude dans quatre autres livres d'eau; mêlez les liquides et laissez déposer le phosphate de fer sous forme pulvérulente, au fond. Décantez le liquide surnageant et lavez à l'eau chaude le sel obtenu; vous le conserverez séché à une douce chaleur.

Le *tartre martial soluble* est un tartrat de potasse et de fer qui se prépare en faisant bouillir de la crême de tartre et de la limaille en quantité suffisante dans l'eau, jusqu'à ce que le liquide n'ait plus d'acide surabondant. On filtre, on fait cristalliser par refroidissement et évaporation. Ce sel est très-apéritif, un bon tonique, dans la fièvre quarte, les cachexies. On en prend de 10 à 20 grains; à plus haute dose, il excite le vomissement. Le *Codex* prescrit d'ajouter 40 gramm de tartrate de potasse à 160 gramm. de teinture de Mars tartarisée.

La *teinture de Mars tartarisée* est le même tartrate de potasse et de fer, conservé en liqueur concentrée, à laquelle on ajoute de l'alcool, pour qu'elle se garde. On l'obtient avec:

Limaille de fer	64 gramm.	℥ ij.
Crême de tartre.	160 gramm.	℥ v.
Eau	200 gramm.	℥ vj ß.

Faites bouillir : on ajoute :

Alcool à 36°	10 gramm.	ʒ ij ß.

On observe qu'en faisant cette préparation, il se forme d'abord un *tartrate de fer blanc* qui se précipite comme peu soluble, puis il y a dans la liqueur un tartrate triple de fer avec un excès de potasse, ainsi que l'ont observé MM. Boutron-Charlard et Henry.

C'est un tonique, apéritif, donné dans du vin blanc, à la dose de 40 gouttes par 4 onces de véhicule.

On appelle *boules de Mars*, ou *de Nancy*, un mélange de quatre parties de crême de tartre de vin rouge, et deux parties de limaille de fer porphyrisée. On forme, avec de l'eau-de-vie à 18°, une pâte liquide, que l'on agite de temps en temps, en chauffant un peu à 60 ou 64 degrés de Réaumur, et ajoutant de nouvelle eau-de-vie, à mesure qu'elle s'évapore à l'air. Ce mélange s'oxyde, devient d'un rouge brun, acquiert de la consistance et de la dureté. Lorsqu'il est encore mou, on en forme des boules du poids d'une once, on les imprègne d'eau-de-vie, et on les fait sécher. C'est un tartrate de potasse et de fer avec surabondance d'oxyde de fer. On le conserve dans des boîtes. On en fait dissoudre quelques scrupules dans de l'eau, ou de l'eau alcoolisée, pour appliquer sur les meurtrissures, contusions, etc., ou pour arrêter les hémorrhagies, ou pour fortifier les parties faibles.

Si l'on forme, avec le vinaigre et la limaille, de l'*acétate de fer protoxydé,* il passe aisément à l'état de tritoxyde à l'air. Ces sels sont très-employés dans les fabriques de toiles peintes pour donner des couleurs de rouille. Si ce sel est desséché à la chaleur, il s'enflamme spontanément, et l'on obtient un oxyde de fer, au *maximum*, couleur de tabac d'Espagne.

Le *malate de fer* (*protomalate de fer*) se prépare en mettant sur 500 gramm. de limaille de fer porphyrisée 2 kilogr. de suc de pommes acides ou communes. On laisse digérer le mélange pendant trois jours, à 30° de chaleur, ensuite on chauffe, on évapore au bain-marie, on passe, on réduit en forme d'extrait que l'on tient en des vases bien clos.

On obtient encore, avec le fer, deux compositions très-usitées, l'*encre* et le *bleu de Prusse.* La première est un gallate de fer, combinaison de l'acide de la noix de galle et de son tannin avec l'oxyde de fer. La même préparation sert aussi pour les teintures noires des étoffes. La noix de galle contient du tannin, qui précipite le fer en bleu foncé, et de l'acide gallique, qui le précipite en noir, lorsque ce fer est à son *maximum* d'oxydation. L'écorce de chêne contient 40 fois moins de principe astringent que la noix de galle. Lewis et Blagden prescrivent d'employer 3 parties de noix de galle sur une de sulfate de fer; plus ce sel est oxydé, plus il produit une belle couleur noire. Lorsque la quantité d'acide gallique prédomine dans une encre, on peut y ajouter du sulfate de fer ou de la limaille; si c'est le fer, au contraire, on ajoutera de l'infusion de noix de galle, surtout pour les vieilles encres qui jaunissent. Un peu de vinaigre produit en celles-ci le même effet.

Les vieilles encres qui sont effacées sur le papier reparaissent en y passant une infusion de noix de galle, suivant Lewis, ou de la solution de prussiate de potasse ou de chaux, selon Blagden.

On fait une *encre* dite *indélébile*, parce qu'elle résiste au chlore et aux acides; avec de l'encre de la Chine délayée dans de l'eau gommée, et en ajoutant un peu d'acide hydrochlorique. Le noir de fumée délayé est aussi bon; mais les alcalis enlèvent ces encres, composées de substances carboniques et le lavage aussi; cependant les acides qu'on y joint les font pénétrer dans le papier (1).

Les meilleures proportions pour l'*encre ordinaire* m'ont paru être: noix de galles d'alep 500 grammes (1 livre), sulfate de fer oxydé 320 gramm. (10 onces), gomme arabique 500 gramm., eau de rivière 8 litres. On peut améliorer cette encre, en ajoutant à la forte infusion de noix de galles dans de l'eau chaude, mais non bouillante (car une portion d'acide gallique se dissipe par une forte ébullition), du bois d'Inde ou de campêche. Il ne faut mettre que moitié poids de ce bois avec la noix de galle. Si l'on mêle au sulfate de fer 16 à 20 gramm. (demi-once ou 5 gros) de sulfate de cuivre, la couleur noire de l'encre paraît plus uniforme; mais si l'on augmente cette proportion, l'oxyde gris de cuivre se dépose et ternit l'encre. L'addition du sucre candi donne du luisant à l'encre, mais sans la rendre meilleure. Les huiles volatiles l'empêchent de moisir.

On a proposé de faire l'encre dans du vin blanc, ou du vinaigre, ou de la bière; celle-ci dispose l'encre à se moisir plus tôt: le vinaigre ne convient que pour l'encre devenue jaune. L'eau est encore préférable au vin, à moins qu'on n'ajoute une petite quantité de celui-ci. Plus les encres contiennent d'infusion de noix de galle, plus elles moisissent facilement. Comme dans la préparation de l'encre, l'acide gallique et le tannin décomposent le sulfate de fer, et mettent à nu de l'acide sulfurique, celui-ci agit à la longue sur le papier. Pour prévenir cet inconvénient, on a recommandé d'employer, au lieu de sulfate, de l'acétate de fer qui ne présente pas ce désavantage (2).

---

(1) *Encre indélébile de la Commission de l'Institut*, 1831.

℞. Acétate de manganèse, q. s., mêlez à de l'encre de Chine, délayée dans de l'acide hydrochlorique dilué suffisamment.

On précipite le manganèse de sa dissolution acétique, en l'exposant à la vapeur de l'ammoniaque, qui s'empare de l'acide acétique; le manganèse oxydé sert à consolider encore plus le noir de l'encre de Chine.

L'encre de Chine fine se fait à l'aide de la liqueur noire des sèches des mers de Chine, desséchée et gommée. On en prépare de même sur nos côtes de France.

La *sépia* est la liqueur brune extraite du poulpe, *octopus*.

La fausse encre de Chine est formée avec du noir de fumée bien broyé; les acides (sulfurique) le dissolvent bien ainsi que l'hydrochlorique.

(2) *Voyez* le Mémoire par H. Tarry sur les procédés employés pour faire

Ces encres s'effacent complètement par le chlore (eau de javelle, acide muriatique oxygéné), qui blanchit même le papier; l'acide nitrique enlève l'encre, mais laisse le papier jaunâtre; l'acide sulfurique l'efface et laisse une tache de couleur d'huile. Le nitro-hydrochlorique détruit aussi l'encre, quoique plus lentement. Les taches d'encre sur les vêtemens s'enlèvent par des acides plus doux, comme le sel d'oseille (suroxalate de potasse). On emporte les taches de rouille sur le linge par une solution d'hydrosulfure de potasse, et on lave ensuite. Les acides nitrique et tartarique agissent plus faiblement. On ne peut plus faire reparaître l'encre enlevée par les acides et lavée. Nous parlerons encore plus loin des encres indélébiles.

On forme le *bleu de Prusse*, hydrocyanate ou prussiate de fer alumineux, en prenant une dissolution de prussiate de potasse, dont nous indiquons la préparation à l'article de l'acide hydrocyanique, et en précipitant par elle une dissolution d'alun et de couperose verte. Les proportions de ces deux sels varient. Plus l'on met d'alun, plus l'alumine précipitée étend le prussiate de fer; plus l'on met de sulfate de fer peroxydé, et plus ce bleu est foncé. Les proportions sont 8 parties d'alun, 6 de sulfate de fer. On ajoute la lessive de l'hydrocyanate de potasse, jusqu'à ce que la précipitation des bases de l'alun et du sulfate vert soit complète. Pendant ce temps, il se dégage beaucoup d'hydrogène sulfuré: c'est pourquoi cette opération se pratique à l'air. Le précipité est d'abord d'un bleu vert ou mêlé de jaune; on peut aviver beaucoup ce bleu sur-le-champ, en y versant de l'acide hydrochlorique, qui dissout cet oxyde jaune de fer; mais les fabricans se contentent de tenir ce bleu de Prusse précipité, sous l'eau, dans des tonneaux, en l'agitant pendant plusieurs jours. On filtre la première eau, qui contient du sulfate de potasse; on lave le précipité encore verdâtre, qui, tenu sous l'eau et agité, laisse déposer, après quelques semaines, l'oxyde jaune devenu brun, au fond des tonneaux. On décante le bleu superfin, qui est en couches sur ce dépôt ferrugineux, et l'on obtient par des décantations suc-

---

disparaître l'écriture, découvrir celle qui a été substituée, et faire reparaître celle enlevée, avec une nouvelle espèce résistant aux agens chimiques.

On peut espérer de faire reparaître l'encre ordinaire par l'acide gallique ou par le sulfure hydrogéné, excepté celle effacée par l'acide nitrique (Lewis, *sur l'encre*).

Recette de Tarry.

Noix de Galles	125 gramm. en infusion.
Gomme arabique . . .	32 gramm.
Sulfate de fer oxidé et calciné au rouge. . .	32 gramm.

cessives un bleu plus ou moins éclatant. Ce bleu, placé sur des papiers gris, se dessèche en le posant sur du plâtre en poudre, qui absorbe l'humidité. On évite la lumière et la chaleur, qui diminueraient l'intensité de sa couleur. On garde ce bleu de Prusse, en morceaux ou *marrons*, dans des bocaux fermés (1).

A Lyon, l'on préfère le nitrate de fer au sulfate, pour la préparation du bleu de Prusse, parce que l'oxyde de fer étant plus oxydé dans le *nitrate*, le bleu en est plus intense et plus beau. On a su l'appliquer en teinture fixe sur la soie. M. Raymond fait son *bleu Raymond*, d'abord en décreusant la soie pendant un quart-d'heure dans un bain de peroxyde de fer dissous avec l'acide nitrohydrochlorique (une partie de cette dissolution et 20 parties d'eau); on lave la soie, on la plonge pendant une demi-heure dans une dissolution bouillante de savon; lavée de nouveau, la soie se met daas une solution froide d'hydrocyanate de potasse, acidulée par de l'acide sulfurique ou hydrochlorique. Elle devient bleue sur-le-champ. Après un quart-d'heure, on la lave et on la sèche.

Porrett admet que le fer est à l'état d'oxydule dans le bleu de Prusse. Il est en métal, selon d'autres. Il sert en peinture. Les alcalis et la chaux pure s'emparent de l'acide prussique et décolorent ce prussiate de fer. Distillé à l'appareil pneumato-chimique, il donne de l'ammoniaque, du carbonate ammonia-l et de l'hydrogène.

D'après Proust, le bleu de Prusse ne contient point de potasse; il donne toujours de l'eau par distillation à feu nu. C'est, ou un cyanure hydraté, ou un hydrocyanate de fer alumineux, comme le pense Vauquelin. Porrett croit, au contraire, qu'il n'y a point d'acide hydrocyanique, mais que les élémens de cet acide, dissociés, s'unissent à l'oxyde de fer, en un état particulier d'acide, qu'il nomme *chyazique*. Ainsi, la lessive du bleu de Prusse (ou d'hydrocyanate de potasse ferrugineux) n'est pour lui qu'un *chyazate de potasse ferruré*. M. Gay-Lussac admet, au contraire, que la lessive du bleu de Prusse est une combinaison d'hydrocyanate de potasse avec du cyanure de fer. Thomson regarde le prussiate de fer comme composé d'acide ferro-chyazique 51,0, de peroxyde de fer 37,8, d'eau 11,2, pour cent parties (2).

Ce que Porrett nomme acide chyazique sulfuré, ou combiné au soufre, est l'anthrazothion de Grotthuss, espèce de

(1) Le docteur Zollickoffer vante comme un fébrifuge très-efficace l'*hydrocyanate de fer* (non alumineux) le plus pur, à la dose de 10 grains, plusieurs fois par jour. Il le dit même plus actif que le quinquina.

(2) Selon Berzélius, l'hydrocyanate de potasse ferrugineux se compose de :

combinaison d'azote et de carbone, avec certaine proportion de soufre.

Selon Stahl, Conrad Dippel, chimiste de Berlin, ayant vendu de l'alcali sur lequel il avait rectifié des huiles animales, à Diesbach, fabricant de lacques, celui-ci obtint du bleu en voulant précipiter ses lacques, dans lesquelles il entrait du sulfate de fer. Dippel en rechercha la cause; les Mémoires de l'académie de Berlin l'annoncèrent en 1710. Woodward en publia le secret dans les *Philosoph. Transact.* de 1724.

De l'étain.

Métal blanc, très-fusible et oxydable, ayant 7,291 de pesanteur spécifique ; ses mines sont rares, minéralisées souvent par le soufre et l'arsenic, ou le cuivre. L'étain des plombiers est allié à du plomb et du bismuth ; les potiers d'étain l'allient au zinc pour le blanchir, et à l'antimoine pour le durcir. L'oxyde gris d'étain, lorsqu'on le fond, se nomme *cendrée*, et se peut revivifier. La *potée d'étain* offre un degré d'oxydation de plus, qui s'obtient en chauffant la cendrée dans un creuset, et en remuant. Cet oxyde est blanc; sa dureté est telle, qu'il sert pour polir le cristal, l'acier, etc. En le mêlant à des matières vitrifiables, il y reste interposé, et forme l'émail blanc qui sert de couverte aux faïences et poteries. Si l'on pousse à un feu très-violent la potée pure, elle se sublime en partie; une autre portion donne un verre d'un rouge de grenat. L'oxyde d'étain formé par dissolution de ce métal dans l'acide nitrique est une potée par la voie humide. L'étain fond à 210°. Proust a trouvé que la mauvaise odeur qui s'exhalait de la dissolution d'étain, était due à du gaz hydrogène *arsenié*, qu'on peut rendre plus ou moins fétide, en y ajoutant ou ôtant de l'oxyde de ce dernier métal.

L'*antihectique de Poterius* (ou La Poterie) se fait avec parties égales de régule d'antimoine martial et d'étain pur, qu'on fait fuser (par *clissus*) avec trois fois plus de nitre, dans un creuset, au feu. On chauffe jusqu'à ce que les oxydes d'antimoine et d'étain soient bien blancs. On les lave à l'eau chaude,

---

Acide hydrocyanique ferrugineux (acide chyazique ferruré de Porrett) . . .	47,66
Potasse.	39,34
Eau	18,00

Son sel, analysé par Ittner, contient :

Acide hydrocyanique	11
Hydrocyanate de protoxyde de fer . .	38
Potasse.	36
Eau	12

jusqu'à insipidité de la matière, que l'on conserve en poudre, ou en trochisques. On prenait cet oxyde d'étain et d'antimoine ferrugineux à la dose d'un jusqu'à deux scrupules, contre la colliquation ou consomption. Stahl remarque fort bien qu'il est nuisible en ce cas, et on ne l'emploie plus.

L'étain dissous dans l'acide nitro-hydrochlorique (un huitième d'étain dans cet acide) selon Pœrner (1), et étendu d'eau, passe à l'état de deutochlorure d'étain, et forme la *composition* pour l'écarlate, car elle précipite la teinture de cochenille en cette belle couleur, et la fixe sur les étoffes. Cette composition et la solution de tan donnent la couleur *nankin*, sur coton. L'on sait que l'étain précipite *en pourpre*, dit *de Cassius*, le perchlorure d'or. Le *précipité pourpre de Cassius* selon Dumas, est un mélange de stannate et d'aurate de protoxyde d'étain (*Voyez*, ci-devant, p. 269).

Le *moiré métallique* est une cristallisation de l'étain en lamelles, au moyen d'une douce chaleur qui permet aux molécules de ce métal de se disposer en figures régulières ou anguleuses. On peut employer pour cet effet aussi un léger décapage, au moyen d'un acide qui enlève la surface de l'étain et découvre les molécules inférieures disposées en figures. L'étain le plus pur offre les plus belles cristallisations, car son alliage avec l'antimoine, ou le bismuth, ou le zinc, loin d'offrir de belles cristallisations, comme on l'a dit, n'en donne que de petites, confuses, d'après l'expérience. On emploie pour cela des acides nitro-hydrochloriques préparés, soit avec le sel marin et l'acide nitrique, soit avec les acides hydrochlorique et nitrique. On chauffe un peu la plaque de fer étamé, et on passe une eau acidulée dessus; le moiré se montre. Il suffit, si l'on veut, de diriger la flèche de la lampe de l'émailleur à la surface du fer-blanc, pour y tracer toutes sortes de figures, lettres, chiffres, en moiré. L'étain d'Angleterre, étant plus pur que les autres, est préféré. Lorsqu'il est épais sur la tôle de fer, il donne aussi de plus belles configurations; ainsi la seule chaleur bien ménagée, en évitant l'oxydation, procure de beaux accidens de cristallisation, des fulgurations, des ramifications, qu'on peut tracer à volonté avec un peu d'art.

Pour durcir l'étain employé dans les vases culinaires, on l'allie avec un peu d'antimoine.

Ce qu'on appelle *liqueur fumante de Libavius* est un *deuto-*

(1) On fait cet acide avec eau forte à 32°, ℥ x; hydrochlorate d'ammoniaque, ℥ j

chlorure d'étain (*beurre d'étain*). On le prépare en triturant un amalgame de 4 parties d'étain et 5 de mercure, avec 9 parties de sublimé corrosif. On distille ce mélange à feu doux; il passe au récipient un liquide fumant, blanc, dont une portion se fige au col de la cornue. Il reste dans la cornue de l'hydrochlorate d'étain et une partie de l'amalgame, avec de l'oxyde d'étain. Cette liqueur de Libavius forme une croûte blanchâtre au haut des flacons où elle est renfermée. C'est un escarrotique qui peut remplacer le beurre d'antimoine; on s'en sert aussi pour former de l'éther hydrochlorique.

Le deutochlorure d'étain contient 122 de métal et 108 de chlore, selon Davy; mais, si l'on fait un protochlorure d'étain en sublimant partie égale d'étain et de mercure doux en poudre, on obtient un sel blanc, solide, qui n'a que 61 parties de chlore et 200 parties d'étain. Ce sel, dissous dans l'eau, passe à l'état de proto-hydrochlorate d'étain, qui colore les rouges en violets. Dans la dissolution de l'étain par l'acide hydrochlorique médiocrement concentré, il se dégage du gaz hydrogène stanuuré, ou chargé d'étain, d'odeur désagréable; en brûlant avec une flamme bleue, il dépose de l'oxyde d'étain blanc. Introduit dans la solution la plus affaiblie d'or, il y détermine sur-le-champ du pourpre de Cassius, et devient ainsi un réactif très-sensible pour découvrir ce métal.

Le soufre ordinairement ne se combine à l'étain que dans la proportion d'un cinquième; mais dans l'*or mussif*, il y est dans celle de 40 centièmes. Celui-ci est un deutoxyde d'étain sulfuré qui s'emploie, ou en peinture imitant le bronze, ou pour les coussinets qui frottent le disque de verre de l'appareil électrique et qui en augmentent l'électricité. Ce deutoxyde prend plus de soufre que l'étain en métal. Si l'on chauffe trop, une portion du soufre s'évapore, et l'or mussif est moins beau, mais on peut lui rendre du soufre. Il tient alors soufre 54 et métal 100 parties.

Cet *or mosaïque* ou *mussif* se sublime en belles écailles d'or, légères. Pour le préparer, on prenait un mélange d'étain, de mercure, de soufre et d'hydrochlorate d'ammoniaque, à parties égales, que l'on sublimait dans un matras, au bain de sable, a un feu ménagé et jusqu'à faire rougir le fond du vase. Bullion prenait un alliage à chaud de mercure et d'étain, de chaque 8 onces, y mêlait soufre 6 onces, sel ammoniac 4 onces, et sublimait. Ce mélange s'enflamme quelquefois, et il se sublime en bel or mussif. Avec 8 onces d'oxyde d'étain précipité de l'acide hydrochlorique par le souscarbonate de soude, mêlé à 4 onces de soufre, on sublime un bel or mussif, mais qui électrise moins l'appareil électrique. L'hydrochlorate d'étain, précipité par du sulfure de potasse liquide, forme aussi un or mussif par la voie humide. C'est un hydrosulfure d'étain, comme le remarque Fourcroy. Ch. Pelletier a fait du bel or mussif, en distillant parties égales d'étain en limaille, de soufre et de sel ammoniac. Il passe de l'hydrogène sulfuré, du sulfure d'ammoniaque, du soufre et du sel ammoniac; si le feu est trop vif, on n'a que du sulfure gris d'étain. Les Phéniciens ont, dit-on, les premiers connu l'or mussif, car ils paraissent être aussi les premiers peuples qui aient tiré l'étain des mines. Brugnatelli recommande le procédé suivant : Précipitez du nitrate d'étain par du sulfure de potasse liquide; faites sécher le précipité que vous sublimerez avec moitié de son poids de soufre et un quart d'hydrochlorate d'ammoniaque. Il en résulte un bel or mussif.

Le deutoxyde d'étain ou peroxyde obtenu par l'action de l'acide nitrique sur ce métal, se dissout dans les alcalis, ce qui l'a fait considérer comme *acide stamnique* par Berzélius. Il tient jusqu'à 27 d'oxygène sur 100 de métal, et colore en rouge vif les teintures d'hématine, de carmine, etc.

On étame, selon Sage, l'intérieur des globes de verre avec un amalgame de

Bismuth (ou étain de glace).		℥ ij.
Plomb	} ãã	℥ j.
Etain		
Mercure		℥ iv.

On sait que l'étain laminé, amalgamé au mercure, s'applique sur les glaces bien nettes pour faire les miroirs; cet amalgame a été vanté par Barbou, contre le ver solitaire, étant pris à l'intérieur. L'étain enduit la surface décapée (1) du cuivre et du fer, au moyen de la poix-résine ou de l'hydrochlorate d'ammoniaque, pour l'étamage. L'étain prend jusqu'à 25 centièmes d'oxygène dans ses oxydes. Combiné au cuivre, il fait le bronze des cloches et des canons.

Du plomb.

Métal gris, pesant, mou, flexible, facile à fondre, allié souvent à l'argent, uni au soufre dans la galène, à l'acide du chrôme dans le plomb rouge, aux acides molybdique, phosphorique, hydrochlorique, sulfurique, carbonique, à l'oxyde d'arsenic, etc., dans ses mines. Pesanteur spécifique, 11,352; est fusible à 260 degrés. Il cristallise irrégulièrement.

(1) *Decaper* un métal, c'est le rendre bien luisant et métallique par le frottement ou par les acides.

Ce métal a trois degrés principaux d'oxydation. Ses protoxydes sont le massicot, la litharge. Berzélius y trouve 100 de métal et 7,737 d'oxygène.

Les deutoxydes sont surtout le *minium*, qui contient, selon le même chimiste, 11,605 d'oxygène et 100 de métal.

Le tritoxyde ou l'oxyde puce, observé par Proust, résultant de l'action de l'acide nitrique bouilli sur du minium; enflamme le soufre, lorsqu'on le triture avec cet oxyde bien sec. Celui-ci tient 15,474 d'oxygène et 100 de métal, selon Berzélius. Ce chimiste admet comme sousoxyde de plomb la poudre grise qui se forme à la surface de ce métal exposé à l'air (1).

Ce métal, facilement laminable, sert pour faire des chaudières évaporatoires de plusieurs acides qui ne l'attaquent guère, comme le sulfurique. Il refuse de s'allier au fer; mais purifie bien l'or, l'argent, le cuivre de leurs alliages. C'est un poison lent, pris à l'intérieur.

On nomme *chaux grise*, ou *cendres de plomb*, le protoxyde ou la *crasse*, qui se forme dans la fusion de ce métal. Si l'on fait rougir au feu de réverbère cet oxyde, il devient d'un beau jaune; c'est le *massicot*, premier degré d'oxydation. Pour fabriquer le *minium*, deutoxyde de plomb, on fond le plomb dans un fourneau de réverbère, on l'oxyde à une chaleur de rouge cerise; lorsqu'il est devenu jaune, on le retire; on le broie à l'eau, en séparant par lavage les portions les plus ténues. Le dépôt grossier est soumis de nouveau à la calcination, pour lui faire subir le broiement à l'eau et le lavage. La portion fine décantée est replacée au fourneau de réverbère, et on soutient le feu au même degré que la première fois, également jusqu'à ce que la matière retirée du fourneau montre une couleur d'ochre foncée rouge, et que, refroidie, elle ait une belle couleur de *minium*. Alors on tamise cette matière dans des cribles très-fins. Dans ces manipulations, le plomb prend 15 pour 100 de poids en plus. Si l'on emploie un plomb mêlé d'étain ou de cuivre, le *minium*, altéré par ces oxydes étrangers, n'aura pas une belle couleur, et ne fera pas des verres incolores.

Au lieu de former du *minium*, si l'on pousse la chaleur jus-

(1) Proust, dans un beau travail sur les oxydes métalliques, admettait que 100 parties de plomb prenaient 10,6 d'oxygène pour former le massicot ou l'oxyde au *minimum*, qu'il y avait 13,6 d'oxygène dans le *minium* ou l'oxyde rouge, qu'il nomme dioxyde comme contenant le double du volume d'oxygène du premier oxyde; enfin il admet 25 d'oxygène dans le peroxyde de plomb, de couleur brune ou puce, le plus oxygéné.

qu'au blanc, et qu'on commence à vitrifier le plomb, on obtient la *litharge*, oxyde demi-vitreux, qui est un protoxyde, ou au *minimum* d'oxydation, en petites écailles ou lamelles jaunes ou rougeâtres (*litharge d'or* ou d'*argent*, selon la couleur). Ordinairement les litharges s'obtiennent dans les fonderies de mines de plomb, assez riches en argent pour qu'en coupellant ce plomb allié on le convertisse en oxyde demi-vitreux, et que l'argent reste pur. (Voyez *Coupellation*, t. I, pag. 162). Dans toutes ces opérations, l'on doit éviter de respirer les vapeurs et poussières de plomb. Les seuls protoxydes de ce métal sont susceptibles de se combiner aux acides et de former des sels plus ou moins sucrés. Ces oxydes se fondent en un verre jaune qui pénètre tous les vases, les creusets où on les fond. Ils facilitent la vitrification, rendent le verre plus pesant, plus limpide, plus mou et moins fragile. On emploie ce verre, qui contient beaucoup de plomb (*flintglass*), pour les verres achromatiques, et qui réfractent plus parfaitement les rayons lumineux. Le flintglass ou cristal se compose avec sable pur très-blanc 750 gramm. (une livre et demie), nitrate de potasse pur 282 gramm. (9 onces), *minium* anglais 250 gr. (8 onces).

M. Dartigue emploie :

Oxyde de plomb . . .	5 parties.
Potasse.	2
Sable pur	6

Il obtient du cristal de 33 de densité, l'eau étant comme 10.

Nous avons dit, à l'article des Emplâtres stéaratés, quelles combinaisons les oxydes de plomb forment avec les corps gras.

La céruse et le blanc de plomb sont des protoxydes de ce métal combinés à de l'acide carbonique, ou des souscarbonates de plomb. On fait le *blanc de plomb* en exposant des lames de ce métal, roulées en spirale, à la vapeur de l'acide acétique, qu'on place dans des pots au-dessous de ces lames. Ces pots sont échauffés à 40 degrés par la seule fermentation du fumier. Tout l'appareil est renfermé dans des caisses ou boîtes bien fermées, pour que la vapeur ne se dissipe pas (1). Après quelques jours, on détache le blanc des lames de plomb, qu'on humecte; l'oxyde qui se sépare en tablettes est le blanc de plomb pur, qui, en cet état, est un sousacétate de plomb. M. Thénard propose de le soumettre à un courant de gaz acide carbonique; il se fait un souscarbonate ou céruse, et de l'a-

(1) Et aussi pour que la vapeur d'hydrogène sulfuré des fumiers ne fasse pas noircir l'oxyde blanc, en y pénétrant.

cétate de plomb ou sel de saturne, qu'on peut mêler à de la litharge pour en refaire un sousacétate ; celui-ci est soumis de nouveau à de l'acide carbonique. Les autres parcelles d'oxyde blanc, broyées à l'eau et mêlées à de la craie ou à du spath pesant (sulfate de baryte) calciné, forment la *céruse* du commerce. Ce sulfate de baryte donne même plus de densité et d'opacité au blanc de plomb pour la peinture. Celui de Venise tient moitié sulfate, celui de Hambourg les deux tiers, celui de Hollande les trois quarts. Plus le plomb est pur, plus son oxyde est blanc ; il contient environ 16 centièmes d'acide carbonique. Le blanc de Krems est ce carbonate de plomb pur d'un blanc d'argent.

Si l'on mêle 400 parties de litharge à 100 parties de sel marin, dissoutes dans quatre fois leur poids d'eau, cette pâte s'épaissit, blanchit, se renfle, et après un jour on obtient, par lixiviation, de la soude pure et du protochlorure de plomb ; celui-ci fondu acquiert une belle couleur jaune, usitée en peinture sous le nom de *jaune de Naples*. On peut former un sulfate blanc de plomb, en versant de l'acide sulfurique sur le protochlorure de plomb non fondu. Ce sulfate peut servir en peinture, comme la céruse, mais *foisonne* moins sous le pinceau.

Le *nitrate de plomb*, cristallisable en tétraèdres à sommets tronqués, est usité par les artificiers, qui imbibent des mèches de la dissolution de ce sel pour communiquer le feu.

MM. Mérat et Barruel ont retiré de six voies d'eau qui avaient séjourné pendant deux mois dans une cuve de plomb, 64 gramm. (2 onces) de carbonate de plomb bien cristallin. Ainsi le plomb s'oxyde à l'air et dans l'eau qui s'imprègne de gaz acide carbonique.

Le chromate de plomb natif est le plomb rouge de Sibérie.

Nous remarquons que les oxydes de plomb se volatilisent en partie par la chaleur ; ils ont même de l'odeur quand on prépare l'extrait de saturne. Les peintures avec le plomb offrent aussi des vapeurs nuisibles.

L'on nomme *extrait de saturne* un sousacétate de plomb en liqueur ou sous protoacétate, qui se prépare en faisant dissoudre dans 2 kilog. (4 livres) de vinaigre distillé, une livre (500 grammes) de blanc de plomb. On filtre la liqueur, qui a une saveur sucrée ; on la prépare plus simplement en faisant bouillir quatre livres de vinaigre ordinaire sur une livre de litharge, et en filtrant. Le sous acétate de plomb verdit le sirop de violettes. Cette liqueur-ci est un peu plus jaune que la précédente. Elle dépose par refroidissement du malate de plomb, sel insoluble, sur les parois des vases. La première n'en contient guère, parce que l'acide malique s'élève peu à la distillation du vinaigre.

Le *Codex* fait le sousacétate de plomb avec le protoacétate de plomb 3 parties, dissous dans eau distillée 9 parties. On y ajoute une partie de litharge, que l'on y fait bouillir. La liqueur doit avoir 30 degrés à l'aréomètre.

Si l'on verse quelques gouttes de sousacétate de plomb liquide dans de l'eau, elle se trouble et blanchit; car, outre qu'il s'y dépose de ce malate de plomb, il y a double décomposition par les sulfate ou carbonate calcaires contenus dans cette eau ordinaire, avec l'acétate de plomb; les sulfate et carbonate de plomb se déposent. Il n'en est pas ainsi dans l'eau distillée; elle ne blanchit quelquefois que par un dépôt d'oxyde de plomb qui n'est plus assez dissous par l'acide acétique étendu d'eau. On nomme *eau végéto-minérale de Goulard*, l'eau ordinaire blanchie par cet acétate. Elle est répercussive, siccative, résolutive, dans les collyres, les topiques; n'est jamais usitée à l'intérieur. On peut ajouter de l'alcool à l'eau de Goulard, où l'on met 16 grammes du sousacétate dans un kilog. d'eau distillée, et 64 grammes d'eau-de-vie à 22 degrés.

Le *sel* ou *sucre de saturne* est le protoacétate de plomb cristallisé; il se prépare en dissolvant du plomb, ou ses oxydes, tels que la litharge, dans du vinaigre distillé, et en faisant cristalliser après filtration, évaporation, etc. C'est un mordant en teinture pour fixer l'alumine de l'alun sur le coton. La saveur sucrée de ce sel le fait nommer sucre. Le zinc en métal précipite du plomb en métal de ses dissolutions; car le premier de ces métaux a plus d'affinité pour l'oxygène que le second, et se substitue à sa place. C'est aussi un poison à l'intérieur, comme toutes les préparations de plomb. Elles causent des tremblemens, la paralysie, des coliques mortelles. A l'extérieur, toutes sont d'utiles siccatifs, astringens, réfrigérans, répercussifs. Le *sulfure de plomb* artificiel s'obtient en fondant trois parties de plomb et une de soufre.

Du zinc.

Nous ne donneront point les procédés d'extraction du zinc de la *calamine* (hydrate de zinc) ou des *blendes* (sulfure de zinc). *Voyez*, à l'article du *Cuivre*, ses alliages avec ce métal. On peut l'obtenir par volatilisation à la chaleur de 700 degrés centigrades; alors il est isolé du sable, du fer, du plomb et des autres métaux, selon Proust. Le zinc peut se combiner à l'iode, au fluore, comme au soufre.

On lamine le zinc par la pression, non par la malléation, car il se briserait. Les artificiers l'emploient mêlé à du salpêtre pour faire les *feux du Bengale,* parce qu'il brûle avec une flamme verdâtre très-éclatante. Ce métal, chauffé fortement dans un grand creuset large et haut, brûle avec une flamme d'un vert bleu, de lui-même, en se volatilisant, sous forme d'une fumée blanche qui se dépose en un autre creuset placé au-dessus du premier, en flocons légers, nommés *fleurs de zinc, pompholyx, laine philosophique, nihil album.* C'est de l'oxyde au premier degré. Ce protoxyde tient 24 d'oxygène sur 100 de métal; il sert comme siccatif dans les collyres; on le prend à l'intérieur contre les convulsions et les maladies nerveuses, mais ces propriétés sont fort peu constatées : il fait vomir à faible dose : on le nommait *lune fixée de Ludemann.* Lorsqu'on grille la blende, il s'attache à la cheminée des fourneaux un oxyde grisâtre de zinc nommé *tuthie* (1), ou *cadmie* des fourneaux; il sert pour les collyres aussi.

Les acides dissolvent rapidement le zinc; l'acide nitrique en forme un oxyde qu'on précipite par la potasse. Ce métal, ayant beaucoup d'affinité pour l'oxygène, précipite les autres métaux de leurs dissolutions, à l'état métallique. Ainsi en plongeant des lames de zinc dans de l'acétate de plomb liquide, le plomb se revivifie et se dépose en forme d'une arborisation connue sous le nom d'arbre de Saturne. La découverte du zinc est attribuée à Paracelse, en 1539. Il a une pesanteur spécifique de 7,1908, étant écroui.

Le *sulfate de zinc*, ou *vitriol blanc*, est plus usité en médecine que les autres préparations de ce métal. On peut le faire de toutes pièces, car celui du commerce est mêlé de sulfate de fer; mais on doit le purifier. A l'extérieur, c'est un astringent et siccatif contre les ophthalmies rebelles. Il se tire des blendes à Goslar en Saxe. Celui qui est bien pur se nomme *gilla vitrioli;* il cristallise en prismes tétraèdres terminés par des pyramides à quatre pans; il jaunit par son exposition à l'air. Jadis on le prenait à l'intérieur comme émétique, dans l'apoplexie. Dans la teinture, il fonce les couleurs.

Le *souscarbonate de zinc* se prépare en précipitant, avec du souscarbonate de potasse, l'oxyde du zinc de son sulfate. On lave le précipité et on le sèche, pour le conserver dans un vase clos. Le *carbonate de zinc* se prépare en précipitant par le carbonate de soude le sulfate de zinc. On obtient aussi de

(1) Il tient 0,16 d'oxygène. L'oxyde blanc de zinc peut remplacer la céruse en peinture.

l'*acétate de zinc* en mêlant une dissolution de ce sulfate dans de l'acétate de plomb, car il y a double décomposition. L'acétate de zinc dissous dans l'eau rose huit onces, à la dose d'un scrupule, forme une injection très-utile dans les vieilles blennorrhées.

Le *chlorure de zinc* est préféré comme caustique, extérieurement, au sublimé corrosif, au nitrate d'argent, à l'arsenic, selon Hœnke. On emploie ce chlorure de zinc sec et en poudre; l'action est complète après huit à dix heures. On peut le répéter sans accident.

On en fait aussi une pommade qui produit les effets de la *pommade stibiée*.

Du cadmium.

Trouvé par M. Stromeyer dans l'oxyde de zinc, dit tuthie ou cadmie des fourneaux, qu'on supposait contenir de l'arsenic. Ce métal est très-analogue à l'étain par sa couleur, sa ductilité, son cri lorsqu'on le plie; mais il est plus fusible et volatil que le zinc; il donne un oxyde jaune orangé réductible; il se précipite, par le zinc, à l'état métallique de ses dissolutions. Densité, 8,5350, selon MM. Gay-Lussac et Hermann fils. Peut devenir utile dans les arts (1).

Du bismuth.

Nommé aussi étain de glace, parce qu'un amalgame fait avec deux onces de ce métal, mercure quatre onces, étain et

(1) Voici la méthode de M. Doebereiner : pour obtenir le cadmium, on fait dissoudre dans un acide du zinc de Silésie, et l'on instille dans la dissolution de l'hydrogène sulfuré liquide, aussi long-temps que se manifeste un précipité jaune, qui est de l'hydrosulfure de cadmium. On décompose cet hydrosulfure par de l'acide sulfurique qui dissout l'oxyde et dégage l'hydrogène sulfuré. On précipite le cadmium par du zinc pur, puis on l'expose à une chaleur modérée pour le fondre.

A la température ordinaire, il n'est presque pas altéré par l'air. Cependant en l'échauffant il brûle promptement et se transforme en un oxyde jaune, composé de 53 de ce métal et 7,5 d'oxygène, lequel avec les acides muriatique, nitrique, sulfurique et acétique, forme des sels aisément solubles et cristallisables; avec les acides carbonique et phosphorique, des sels presqu'insolubles. Toutes ces combinaisons sont sans couleur.

MM. Hermann et Stromeyer trouvèrent en 1810, dans un oxyde *jaune* de zinc, le métal particulier qu'ils nommèrent *cadmium* : ce métal, assez semblable à l'étain par sa couleur et sa ductilité, est plus fusible, plus volatil que le zinc; il se convertit par la chaleur en un oxyde jaune orangé facilement réductible, sa pesanteur spécifique est de 8,6350; il forme avec les acides des dissolutions incolores; il donne des précipités blancs avec les alcalis et un précipité jaune par l'acide hydrosulfurique; enfin, ce qui le distingue parfaitement du zinc, c'est que ce métal le précipite à l'état métallique.

Parmi les sels de cadmium, le sulfate jouit d'une astringence très-énergique. M. le docteur Rosenbaum a publié des observations intéressantes sur l'emploi du *cadmium sulfuricum* contre les taches de la cornée.

plomb une once de chaque, sert à étamer l'intérieur des sphères de verre. Si l'on allie 8 parties de bismuth, 5 de plomb, 3 d'étain, on a l'*alliage fusible* de Darcet, qui se fond dans l'eau bouillante, quoique chaque métal séparément se fonde à une chaleur plus élevée. Margraff prenait deux parties de bismuth, une de plomb et une d'étain; la fusion s'opère aussi dans l'eau bouillante. Le bismuth, uni à l'étain, le durcit; il s'amalgame bien au mercure; il peut s'employer, au lieu du plomb, pour la coupellation de l'or et de l'argent, mais il est plus vorace.

Jadis on faisait un beurre de bismuth, ou deutochlorure. On peut l'obtenir aisément en projetant du bismuth dans du chlore gazeux; le métal s'enflamme, et il se produit un chlorure fusible, précipitable par l'eau en oxyde blanc et en acide hydrochlorique. Dissous dans l'acide nitrique, le bismuth s'en précipite en oxyde blanc, sous-nitraté, nommé *magistère de bismuth*, ou *blanc de fard*, par l'affusion de l'eau commune. Pour l'obtenir, on prend bismuth 60 parties, acide nitrique à 32 degrés 180 parties. Ce métal dissous est mêlé à 240 parties d'eau distillée. On peut aussi chauffer au rouge le nitrate de bismuth; il reste un bel oxyde jaune servant de fondant aux dorures sur la porcelaine. Il tient 12 d'oxygène et 100 de métal, selon Proust. Le nitrate tient moitié de son poids d'oxyde; il cristallise en prismes tétraèdres. Le nitrate de bismuth colore les cheveux en noir. Le blanc de fard est un sousnitrate. On lave ce précipité dans une eau alcaline, pour neutraliser tout l'acide restant; car celui-ci flétrit souvent la peau lorsqu'on emploie ce blanc pour fard. On le fait sécher à l'ombre, mais ce fard noircit par les émanations d'hydrogène sulfuré, et par la lumière qui le revivifie en partie. A l'intérieur, pris à la dose de 8 à 12 grains, il passe pour fondant. L'hydrogène peut aussi se charger du bismuth et donner un gaz hydrogène bismuthé, comme il devient telluré, stannuré, arseniqué, etc.

Trouvé en 1520 par Georges Agricola, le bismuth est fusible à 256 degrés Réaumur; il cristallise en cubes.

De l'antimoine.

Aucun métal après le mercure n'a tant été tourmenté par les alchimistes, pour leur grand œuvre, que celui-ci. Il en est résulté une foule de préparations dont la médecine s'est emparée avec succès, quoique le parlement de Paris ait jadis proscrit par arrêt l'émétique. On attribue la découverte de l'antimoine à Basile Valentin, au quinzième siècle, mais il était connu très-anciennement à l'état de sulfure.

L'antimoine se trouve rarement pur ou natif; alors il est lanc à larges facettes, et contient de l'arsenic, selon Bergmann; ussi les alchimistes regardaient ces deux métaux comme étant frères. C'est sans doute ce minéral, qui, donné comme remède à des moines, les fit périr, et mérita le nom qu'on a conservé à ce métal. Mais son plus commun minéralisateur est le soufre qui forme la mine d'antimoine grise, ou l'*antimoine cru*. Pour le débarrasser des impuretés, on le fond dans un pot percé de petits trous qui correspondent à des vases placés au-dessous: le sulfure s'écoule pas ces trous et va se déposer dans ces vases. Il prend, en se refroidissant, la forme d'un pain à la surface duquel se forme une belle étoile, qui vient de la disposition des aiguilles cristallines qui se rendent de la circonférence au centre. Il y a plusieurs autres sortes de mines d'antimoine, comme du prétendu *kermès natif*, qui contient de l'arsenic, et qui est un oxysulfure d'antimoine. L'antimoine est quelquefois uni à l'argent et même à l'or. Serullas s'est assuré que tous les antimoines du commerce contiennent plus ou moins d'arsenic, tellement adhérent, que les torréfactions ne sauraient entièrement enlever ce dernier; ni les fondans alcalins, ni la plupart des préparations antimoniales ne sont capables d'opérer la séparation de l'arsenic. Des chimistes ont même attribué, quoique à tort, la qualité vomitive de l'antimoine à l'arsenic.

Le sulfure ou l'*antimoine cru* ordinaire est le plus usité. On le porphyrise et on le lave pour l'employer en nature. Il est dissoluble dans l'acide nitro-hydrochlorique, qui en sépare le soufre, d'où ses proportions connues sont de 35 de soufre et 100 de métal, selon Proust; ou 37, selon Berzélius. Si l'on veut obtenir l'antimoine à l'état pur, ou de *régule*, on torrefie ce sulfure, puis on fond cet oxyde avec moitié de son poids de tartre brut; ou plutôt on prendra 16 parties de sulfure d'antimoine, 12 parties de tartrate acidule de potasse et 6 parties de nitrate de potasse. Toutes ces matières en poudre et mêlées sont projetées avec une cuiller de fer dans un creuset rougi u feu, pour que la déflagration s'opère successivement; on fond le tout par un bon coup de feu, et on coule la matière dans un cône de fer graissé (1). On sépare les scories par un coup de marteau. Sérullas a vu, après Vauquelin, que l'antimoine traité au feu avec du tartre, donnait un composé d'antimoine et de potassium alliés. Jeté dans de l'eau, il y a dégagement d'hydrogène, régénération de potasse pure ou caustique; cet

(1) Le régule d'antimoine se fait encore avec sulfure d'antimoine ℥ iv, tartre cru ℥ iij, nitre ℥ j ß. Projetez ce mélange dans un creuset; après la déflagration, fondez; coulez dans un cône; séparez les scories.

alliage, fait avec parties égales de régule d'antimoine et de crême de tartre en poudre, devient un pyrophore très-actif qui prend feu à l'air humide. *Le régule d'antimoine martial* est l'antimoine séparé du soufre par le fer, qui a plus d'attraction pour ce minéralisateur. On fond, avec une livre de sulfure, trois onces de limaille de fer ou têtes de clous; on y projette du nitre trois onces; on verse la matière fondue dans un cône frotté de suif; l'on sépare les scories qui sont un sulfure de fer alcalin; l'antimoine régule se dépose au fond, allié d'un peu de fer (1). Le *régule d'antimoine jovial*, ou d'étain, est l'alliage de trois onces d'étain sur deux d'antimoine pur. Le *régule d'antimoine cuivreux* est formé de parties égales de cuivre rouge et d'antimoine pur. L'on employait ces trois régules pour préparer le lilium de Paracelse (*voyez* Alcool potassé).

En alliant une partie de régule d'antimoine (martial ou autre) avec deux d'étain, on en forme *des gobelets émétiques*; car en y laissant séjourner du vin, son acide dissout de l'antimoine qui rend ce vin émétique. On fait aussi des miroirs de télescopes avec cet alliage, et on nomme *métal du prince Robert*, un alliage de 18 parties d'antimoine avec 100 d'étain; il est dur, blanc comme l'argent, et se polit bien. Cinq parties de plomb et une d'antimoine donnent la composition des caractères d'imprimerie.

Le régule d'antimoine a une pesanteur spécifique de 6,702; il fond à 345 degrés Réaumur, et se volatilise à une plus haute chaleur.

Si l'on torréfie sur un feu doux le sulfure d'antimoine en poudre, on obtient un *oxyde gris*, et une portion du soufre passant à l'état d'acide sulfureux se volatilise; si l'on fait fondre cet oxyde, on obtient une matière demi-vitreuse, de couleur de foie, et qu'on nomme *foie d'antimoine* (oxyde sulfuré demi-vitreux). Rhuland le faisait par la déflagration de parties égales de nitre et de sulfure d'antimoine, et il fondait le mélange. Cette préparation sert à purger les bestiaux, à la dose d'une once; on ne l'emploie plus pour faire l'émétique, car elle donnait des produits inégaux. Ce foie d'antimoine pulvérisé et lavé se nommait *safran des métaux* (2), et s'employait pour faire le vin émétique.

(1) Ce régule fondu et brûlé avec trois fois son poids de nitre sec, puis l'oxyde étant lavé, comme pour l'antimoine diaphorétique, donne un oxyde d'antimoine ferrugineux nommé *poudre d'antimoine martial diaphorétique* de Keup. On en prend 6 grains contre l'ictère, la cachexie, l'engorgement des viscères.

(2) L'eau du lavage, comme celle du fondant de Rotrou, se nommait *eau bénite et fondante de Rhuland*: usitée comme fondante et émétique.

Le foie d'antimoine tient 2 parties d'oxyde, 1 de sulfure d'antimoine ; le *crocus metallorum* tient 3 parties d'oxyde, 1 de sulfure; la *rubine d'antimoine,* 8 parties d'oxyde et 1 de sulfure.

Un mélange d'antimoine et de surtartrate de potasse exposé au feu dans un creuset fermé, donne un alliage de potassium et d'antimoine, d'après les expériences de Sérullas.

De même, de l'émétique pulvérisé, renfermé dans un creuset couvert, chauffé au rouge blanc pendant 2 ou 3 heures, présente une masse charbonneuse en apparence, conservant sous la forme de chou-fleur des rayons comme l'antimoine. Cette masse s'enflamme subitement à l'air ou par l'humidité, et l'antimoine se réduit en globules brillans, fondus. Cela est dû à la formation du potassium avec l'antimoine. Déjà Klaproth avait obtenu cette sorte de pyrophore, en chauffant l'antimoine avec la potasse et le charbon, mais sans en connaître la raison.

L'alliage de potassium et d'antimoine, obtenu par Sérullas en chauffant de l'antimoine en poudre avec la potasse et le charbon, a la propriété de tournoyer avec vitesse sur un bain de mercure couvert d'eau; car, en effet, l'antimoine tend à s'allier au mercure, tandis que le potassium aspire à redevenir potasse dans l'eau. Les alliages de bismuth, de plomb, d'étain, avec le potassium ou le sodium, sont dans le même cas. L'auteur considère comme un carbure de potassium et d'antimoine le produit de l'émétique chauffé dans un vaisseau fermé.

Si, au lieu de faire de l'oxyde gris, on pousse la torréfaction du sulfure d'antimoine plus loin, on a l'*oxyde gris-blanc ;* alors on donne un coup de feu, la matière se fond ; on la coule en plaques, et l'on a le *verre d'antimoine,* oxyde sulfuré vitreux, transparent, d'une belle couleur hyacinthe. Plus on a désoufré l'oxyde gris-blanc, moins le verre est foncé en couleur : mais on peut la lui redonner par addition d'un peu de soufre en le refondant ; s'il y a trop de soufre, la couleur est trop brune. Ce verre sert pour les verres de couleur, imitant les pierres hyacinthes. On l'emploie pour faire l'émétique. En fondant ce verre dans les creusets de grès, il prend une portion de silice qui entre en vitrification ; elle se dépose dans la préparation de l'émétique. Ce verre retient encore une portion d'arsenic, selon Sérullas.

Du régule d'antimoine en poudre, dans un creuset rougi au feu, s'oxyde et s'élève en fumée blanchâtre qui dépose de petites aiguilles blanches, nommées *fleurs argentines d'antimoine ;* ce deutoxyde, volatil au feu, est soluble à l'eau.

La déflagration, dans un creuset rougi au feu, de parties égales de nitre et d'antimoine (régule) en poudre, projetées par portions avec une cuiller de fer, donne un oxyde blanc mêlé de potasse, ou le *fondant de Rotrou*, *antimoine diaphorétique*. Pour que ce métal soit mieux oxydé, on met quelquefois deux ou même trois parties de nitre pour une d'antimoine, et l'on tient le mélange en fusion pendant une heure; puis on jette la matière à demi-fluide dans de l'eau. Il se dégage du gaz nitreux dans la déflagration. On sépare, au moyen de lavages d'eau chaude et pure, la potasse de l'oxyde; c'est l'*antimoine diaphorétique lavé, deutoxyde blanc d'antimoine:* il est plus ou moins oxydé, et à l'état d'acide antimonieux ou même antimonique; il passe pour alexipharmaque, fondant, et se donne à la dose de 12 à 48 grains. La première eau du lavage contient, outre la potasse pure, un peu d'antimoine en dissolution avec elle, à l'état voisin *d'antimoniate*. Si l'on verse dans cette eau un acide, comme du vinaigre, l'alcali qui s'y unit dépose cet oxyde blanc très-oxygéné; c'est ce qu'on appelle *matière perlée de Kerkringius* (1). Il faut observer que si l'on emploie de l'antimoine diaphorétique peu oxydé, pour faire la poudre cornachine (tome I, page 284), il peut s'y former de l'émétique; ce qui n'arrive pas avec cet antimoine très oxydé, surnommé encore *magistère*, ou *céruse d'antimoine*.

Ce qu'on appelle *bézoard minéral* n'est qu'un oxyde d'antimoine blanc, analogue au précédent, précipité de sa dissolution dans l'acide nitrique. Plus les oxydes d'antimoine sont oxydés, moins ils sont volatils.

Si l'on distille 180 grammes d'antimoine métal avec 480 grammes de deutochlorure de mercure ou sublimé corrosif, il passe au récipient une matière de consistance butireuse, nommée *beurre d'antimoine*, qui est un chlorure protoxydé de ce métal ou *protochlorure d'antimoine*. Lorsqu'il se fige au col de la cornue, on le fait liquéfier en l'échauffant. Ce sel rectifié doit être blanc; il se colore à l'air, et en attire puissamment l'humidité; il cristallise en tétraèdres. C'est un très violent escarrotique, usité en chirurgie pour ronger les chairs. Dissous dans l'eau distillée, il y dépose une poudre blanche, ou protoxyde d'antimoine mêlé de soushydrochlorate d'antimoine, nommée *poudre d'Algaroth* ou *mercure de vie*, violent et dangereux émétique, que l'on doit laver à plusieurs eaux.

(1) La *poudre de la Chevaleraie* n'est que l'antimoine diaphorétique lavé, ou la matière perlée de Kerkringius, à la dose de 24 à 26 grains dans 6 onces d'eau. On peut l'appeler acide antimonique. On la calcinait sept fois avec le sel de nitre, et on la lavait.

l'on prend du sulfure d'antimoine, au lieu de son régule, our faire ce *beurre*, il reste dans la cornue le mercure et le oufre unis en éthiops : ce composé donne, en se sublimant par un coup de feu, ce qu'on nommait improprement *cinnabre d'antimoine* ; car c'est du sulfure de mercure brun ordinaire. Au reste, le beurre d'antimoine et la poudre d'Algaroth ne retiennent point d'arsenic.

On obtient aisément du beurre d'antimoine en projetant du régule d'antimoine en poudre dans un flacon rempli de chlore gazeux ; le métal s'enflamme avec éclat, et il se forme un chlorure très-fort escarrotique.

On obtient encore du chlorure d'antimoine en distillant le résidu de l'opération de l'acide hydrochlorique sur le sulfure d'antimoine ; l'hydrogène et le soufre se dégagent à l'état de gaz acide hydrosulfurique ; ensuite le chlorure se sublime à la cornue en chauffant à 100 degrés.

Le *kermès minéral* est un oxyde d'antimoine hydrosulfuré un, ou un *soushydrosulfate d'antimoine* (1). Le F. Simon, apothicaire des Chartreux, qui en fit d'abord en France (d'où nt le nom de *poudre des Chartreux*), tenait cette préparation du chirurgien Laligerie, lequel l'avait apprise d'un apothicaire allemand, élève du célèbre Glauber. Philippe d'Orléans, régent, acheta ce secret, publié en 1720. On peut faire cette préparation par divers procédés, par la voie sèche ou humide, oujours en combinant un alcali fixe au sulfure d'antimoine, et en lavant le précipité à l'eau chaude, puis froide. Mais les proportions de soufre, d'antimoine et de potasse, font varier cette préparation. Baumé prend 6 parties d'alcali en liqueur, et seizième de sulfure d'antimoine. Le procédé le plus suivi est celui de M. Deyeux, qui prend 1 livre de potasse (ou nitre fixé par le charbon, ou souscarbonate de potasse pur) avec sulfure d'antimoine concassé 4 liv. On fait bouillir ce mélange dans 8 intes d'eau pure de rivière, en une chaudière de fer ; après demi-heure environ, l'on verse la solution bouillante sur un ltre du papier soutenu par un châssis de toile. La colature, en se refroidissant, et délayée avec de l'eau qui a bouilli, laisse déposer le kermès ; on remet sur le sulfure d'antimoine

---

(1) Selon MM. Berzélius et Rose, le kermès minéral ne serait que du sulfure d'antimoine très-divisé.

M. Henry fils et M. Gay-Lussac ont montré que c'est un *oxysulfure* ou sulure mêlé d'oxyde d'antimoine. Par la voie humide, il est hydraté (Le soufre doré contient plus de soufre que le kermès).

Le kermès, selon M. Dumas, contient un antimonite soluble de la base alcaline employée, lequel est le principe le plus actif de ce médicament.

restant dans la chaudière, de nouvel alcali et de l'eau, car il fournira du kermès jusqu'à 4 ou 5 fois, mais celui-ci sera graduellement moins foncé et moins chargé en oxyde d'antimoine.

Le *Codex* prescrit 1,280 grammes d'eau de pluie, qu'on prive d'air par l'ébullition ; l'on y dissout 128 grammes de carbonate de soude. On fait bouillir pendant une demi-heure, en agitant avec une spatule de bois ; on y mêle 6 grammes de sulfure d'antimoine en poudre subtile. On passe la liqueur très-chaude ; elle dépose par refroidissement une poudre d'un rouge brun, en la faisant couler dans de l'eau tiède purgée d'air par ébullition. Il faut laver le précipité dans de l'eau non aérée. On dessèche à la presse le kermès, pour l'obtenir plus promptement sec à l'ombre. On doit le garder dans un flacon bien bouché, non transparent à la lumière. Le kermès, préparé avec le sous-carbonate de potasse, est moins égal dans ses qualités. Le procedé de Cluzel neveu consiste à pulvériser ensemble : sulfure d'antimoine 16 grammes (demi-once), souscarbonate de soude 360 grammes (10 onces) ; à faire bouillir pendant demi-heure ou un peu plus, dans 4 pintes ou litres d'eau ; à filtrer, à laver le dépôt dans de l'eau froide purgée d'air par ébullition, et dessécher le précipité à 25° dans un lieu obscur et peu aéré. Ce procédé donne un kermès velouté très-foncé en couleur. Si l'on employait un alcali caustique, il se combinerait trop au soufre et à l'antimoine, et la liqueur ne précipiterait point de kermès par refroidissement ; un alcali à l'état de carbonate saturé n'agirait pas assez sur le sulfure (1).

Dans cette opération, l'alcali se porte sur le soufre, et forme un sulfure, lequel décomposant l'eau, l'oxygène de celle-ci oxyde l'antimoine ; l'hydrogène, s'unissant à une portion du soufre, forme l'hydrogène sulfuré, qui se combine partie à l'oxyde d'antimoine, et partie à la potasse. Tant que la liqueur est chaude, l'oxyde d'antimoine est tenu en dissolution par la potasse ; il se dépose par le froid. Cluzel a fort bien remarqué que plus le kermès tenait de soufre, moins il était foncé en couleur, et il a fait du kermès de toute nuance, depuis le brun-noir jusqu'au blanc ; mais surtout il a constaté que plus le kermès contenait d'hydrogène sulfuré, plus sa couleur était foncée. Il préfère la soude à la potasse pour le faire, parce que la première retient moins d'hydrogène sulfuré, ou en laisse plus à l'oxyde d'antimoine. De là vient qu'on peut, et décolo-

(1) La potasse tirée du nitre qui a fusé avec le charbon, est exempte de sels étrangers, mais non la potasse du commerce, qui est ainsi moins bonne pour cette opération.

r le kermès à la lumière, à l'air et par les acides qui lui enèvent cet hydrogène sulfuré, et colorer le kermès qui l'a erdu, en le lui restituant (1). Aussi l'oxygène atmosphérique, e combinant à cet hydrogène, et formant un peu d'eau, ôte au ermès de ses qualités et de sa couleur brune veloutée. Le contact de la lumière produit plus vivement cet effet, ainsi l'acide nitrique. Le nitro-hydrochlorique en fait exhaler hydrogène sulfuré, en précipite le soufre et dissout l'oxyde. On ne doit donc pas prescrire le kermès avec des acides, ni dans des eaux trop aérées (2).

Klaproth a prouvé que le kermès minéral natif n'avait point d'hydrogène, et que celui des expériences venait des réactifs. natif tient, selon Klaproth, antimoine, 97,5, oxygène 10,8, oufre 17,7, perte 2. M. Robiquet a trouvé dans les kermès ujours de l'azote, surtout dans les beaux kermès.

La liqueur alcaline, d'où le kermès s'est précipité par refroidissement, tient en dissolution du *soufre doré d'antimoine*, l'on en précipite par un acide, celui du vinaigre, par exem. Car cet acide s'unissant à l'alcali, celui-ci laisse tomber cet oxyde d'antimoine hydrosulfuré, ou *soushydrosulfate d'anoine sulfuré*. Cet oxyde, qui se dépose le premier, est plus loré que celui qui ne précipite que par une affusion plus nsidérable d'acide (l'acétique est celui qu'on préfère); aussi ntient-il plus d'oxyde d'antimoine, et le dernier a plus de ofre. On emploie peu ce remède, qui agit comme le kermès, mais avec moins de force; c'est aussi un fondant, un dépuraif, un expectorant, à double ou triple dose du kermès : celui, médicament héroïque, a été très-employé depuis demiain jusqu'à 3. Il peut faire vomir, est diaphorétique, fondant, etc. Selon M. Thénard, le kermès tient hydrogène sulré 20, soufre 4, oxyde d'antimoine 72, sur 100; et le soufre oré donne oxyde orangé 68, soufre 11, hydrogène sulfuré 17. n les conserve à l'abri de l'air, de la lumière et de l'humidité. Au reste, tout kermès contient un peu d'arsenic de l'antiôine, quoiqu'en dose très-faible ou minime.

Il en est aussi de même des autres préparations antimoniaes, excepté le beurre d'antimoine et l'émétique.

Vauquelin a vu que l'antimoine, réduit par des flux alcalins,

(1) C'est ainsi qu'en versant de l'eau hydrosulfureuse dans plusieurs préparations antimoniales, comme l'émétique, le beurre d'antimoine, il se précipite u kermès.

(2) Il résulte d'expériences faites par M. Vogel, que le kermès et le soufre ré se décomposent en partie chacun de son côté par l'eau bouillante.

et jeté dans l'eau, y donne beaucoup de gaz hydrogène, et l'ea devient alcaline : il en est ainsi de plusieurs autres métaux. D'où il suit qu'une partie de l'alcali employé se combine pendant l'opération, à l'antimoine, sous forme métallique, ou à l'état de potassium (ou de sodium) : il décompose l'eau pour repasser à l'état d'alcali ou d'oxyde.

Les *protoxydes* d'antimoine, selon Proust, se trouvent dans la poudre d'Algaroth ou mercure de vie;

Dans le sulfate d'antimoine;

Le tartrate de potasse et d'antimoine, ou émétique;

Le soushydrosulfate d'antimoine, ou kermès minéral, et le soufre doré;

L'oxyde sulfuré vitreux, verre d'antimoine (1), l'oxyde sulfuré demi-vitreux, foie d'antimoine, safran des métaux, rubine d'antimoine, etc.

Ces protoxydes tiennent, selon ce chimiste, 22 d'oxygène 100 de métal.

Les *deutoxydes* d'antimoine se remarquent dans les fle argentines, le bézoard minéral, l'antimoine diaphorétique, e

Ils ne peuvent former ni kermès ni émétique, et sont ch gés de 30 parties d'oxygène avec 100 de métal.

Berzélius admet quatre degrés d'oxydation de l'antimoine, un de moins que le protoxyde de Proust, et un de plus que son deutoxyde, ou contenant jusqu'à 37 parties d'oxygène. Celui-ci est capable de saturer des alcalis, et forme l'*acide timonique*, matière perlée de Kerkringius.

M. Thénard a montré que l'antimoine précipité de ses dissolutions par le zinc ou le fer, était oxydé en noir, ne tenait que 0,02 d'oxygène, et s'enflammait par une douce chaleur; le second degré d'oxydation tient 0,16 d'oxygène, comme dans le kermès récent, le verre d'antimoine : il y a 0,18 d'oxygène dans le soufre doré; les oxydes blancs d'antimoine perdent de l'oxygène par la chaleur, deviennent jaunes, n'ont que 0,19 ou 0,20 d'oxygène, comme dans l'émétique; enfin l'oxyde diaphorétique a jusqu'à 0,32 d'oxygène; celui-ci devient réductible seulement en l'unissant à l'antimoine métallique et du flux.

Adrien Mynsicht fit le premier connaître l'*émétique*, tartre stibié ou *deutotartrate de potassium et d'antimoine*, dans

(1) Il résulte des expériences de M. Soubeiran, que le verre d'antim contient fort peu de sulfure, et que son action sur la crême de tartre (préparer l'émétique) est semblable à celle qu'exerceraient l'acide et le fure pris isolément. La coloration des liqueurs est due à l'oxyde de fer qu donne avec la potasse un sel double restant dans la liqueur.

hesaurus medico-chemicus, en 1631, in-4°; Hamburgi, p. 13. n l'a formé de plusieurs manières; mais les pharmaciens s'ac-rdent à le préparer de la manière suivante, qui est recom-andée aussi par le *Codex* (1) : on porphyrise séparément du erre d'antimoine, oxyde vitreux, 160 grammes ou 5 onces, et de la crême de tartre, bitartrate de potasse, 240 grammes ou onces et demie; on en forme un mélange. On fait bouillir, dans un vase de terre vernissée, de l'eau pure; on y projette par portions de ce mélange; il s'opère une effervescence vive et une combinaison : le liquide devient jaune-verdâtre. Après ne demi-heure d'ébullition, l'on filtre la liqueur, puis on vapore, et l'on fait cristalliser par refroidissement. Comme es cristaux sont souvent jaunis et sales, on est obligé de les edissoudre, de clarifier aux blancs d'œufs la solution, et d'é-aporer de nouveau, pour les obtenir très-blancs. Ils sont cris-llisés en tétraèdres ou en octaèdres. Ce sel a deux bases, c'est u tartrate de potasse et d'antimoine. M. Thénard y a trouvé: rtrate d'antimoine 56, de potasse 35, et eau de cristallisation 8, sur 100 parties. Tous les protoxydes, le foie d'antimoine, e verre, le safran des métaux, le régule même, y sont pro-pres, parce qu'il y a peu d'oxygène dans les oxydes de ce métal. est d'expérience que le bitartrate de potasse dissout 78 cen-èmes de verre d'antimoine; donc les 160 parties de ce verre eront dissoutes en entier dans les 240 parties de ce bitartrate, prescrites; mais même une portion de celui-ci ne sera pas sa-turée. Il faudrait, au contraire, 264 parties de verre d'anti-oine pour saturer parfaitement la quantité prescrite de crême e tartre.

M. Barruel, dans son Mémoire sur l'émétique, y trouve une mbinaison double, ou deux sels, dans les proportions sui-vantes :

Tartrate d'antimoine. . .	54	parties.
de potasse . . .	34	
Eau	8	ou 9.
Perte	3	ou 4.
	100	

Il recommande parties égales de crême de tartre et de verre d'antimoine porphyrisé, et douze fois autant d'eau distillée; n quart-d'heure d'ébullition suffit, car moins la liqueur bout, plus les cristaux restent blancs.

(1) L'antimoine a été condamné comme poison par deux arrêts de la cour du parlement, l'un en 1566, l'autre en 1615.

En résumant les différens produits obtenus par les procédés connus, on a, selon Henry père :

PHARMACOPÉES	SUBSTANCES.	QUANTITÉS.	PRODUITS.
D'Édimbourg, par *déflagration*....	Sulfure d'antimoine.........	125	50
	Nitrate de potasse..........	125	
	Crême de tartre............	50	
D'Édimbourg, par *inflammation*..	Sulfure d'antimoine.........	125	53
	Nitrate de potasse..........	125	
	Crême de tartre............	50	
De Londres.......	Sulfure d'antimoine........	125	168
	Nitrate de potasse..........	64	
	Crême de tartre............	125	
	Acide sulfurique...........	125	
	Eau distillée..............	3,000	
De Dublin.......	Sulfure d'antimoine.........	125	147
	Acide hydrochlorique à 22°.	690	
	Acide nitrique..............	8	
	Crême de tartre............	125	
	Eau distillée..............	1,125	
De Paris.........	Verre d'antimoine..........	125	195
	Crême de tartre...........	185	
	Eau distillée..	1,500	
Procédé de M. Philipps..........	Soussulfure d'antimoine.....	230	210
	Crême de tartre............	276	
	Eau.................	3,000	

Si l'on compare maintenant les produits entre eux, il est facile de voir que, sous le rapport des frais, on doit mettre au premier rang 1° le procédé du *Codex* de Paris, 2° celui de la *Pharmacopée de Londres*, 3° la formule de M. Philipps, 4° celle de la *Pharmacopée de Dublin*, 5° et enfin les procédés de la *Pharmacopée d'Édimbourg*.

Ce sel, puissant vomitif, d'un à quatre grains, est aussi fondant, diaphorétique; il se dissout dans 60 fois son poids d'eau. En combinant la crème de tartre au verre d'antimoine, il se précipite un hydrosulfure d'antimoine analogue au soufre doré; car le verre d'antimoine tient du soufre. La crème de tartre tient aussi du tartrate de chaux; et cette terre paraît se séparer de l'acide pour s'unir au soufre, et former un sulfure de chaux antimonié, qui reste sur le filtre où l'on passe la solution. Macquer proposait 5 parties de crème de tartre et 3 de poudre d'Algaroth, pour faire l'émétique; c'était aussi le procédé de Bergmann, consigné dans la *Pharmacopée suédoise* ancienne, pag. 111 (1).

La moyenne de plusieurs analyses de l'émétique par MM. Brandes et Wardenburg, après celles de Wallquist, Philippo et Dulk, donna :

Oxyde d'antimoine . .	43,1599
Potasse	13,6346
Acide tartrique. . . .	37,7643
Eau.	5,4412
	100,

L'émétique s'altère par les acides, les alcalis, les terres, les carbonates alcalins, surtout les hydrosulfures, le savon, le fer, et plusieurs dissolutions métalliques. Il faut éviter de le donner avec des décoctum acerbes contenant du tannin ou de l'acide gallique, qui le précipitent, comme le quinquina et autres écorces d'arbre, la noix de galles, les roses rouges, balaustes, etc. La thériaque empêche son action, et le décompose. Les simples astringens, qui précipitent le fer en vert, ne décomposent pas toujours l'émétique, mais modifient son action. L'air fait effleurir ce sel. On ne peut pas non plus l'associer avec la limonade, les tamarins, le petit-lait, sans qu'il se décompose ; il conserve néanmoins ses propriétés, parce qu'il y forme des sels solubles. Les sulfates de soude, de chaux, ne le décomposent pas ; mais bien les hydrochlorates de chaux, de magnésie, etc., contenus en plusieurs eaux. On se rappelle sans doute les querelles des médecins au dix-septième siècle sur l'emploi de l'émétique, et avec quelle fureur Gui-Patin déclamait contre son usage dans le *Martyrologe de l'antimoine :* cependant, en 1666, le parlement de Paris donna un arrêt qui permettait l'usage de l'émétique.

Angelus Sala faisait vomir avec l'acétate d'antimoine.

La *teinture âcre d'antimoine de Theden* se prépare en faisant digérer de l'alcool potassé sur du verre d'antimoine en poudre.

Les autres préparations moins usitées sont un hydrochlorate d'ammoniaque antimonié, nommé *fleurs rouges d'antimoine :* on le prépare en sublimant parties égales de sulfure d'antimoine et de sel ammoniac. On obtient un sel rougeâtre ou couleur de kermès, incisif, diaphorétique.

---

(1) Selon Serullas, l'arsenic que contient toujours l'antimoine, même réduit à l'état de verre, ou celui de soussulfate, ne passe pas dans l'émétique bien cristallisé, mais l'arsenic existe dans les eaux-mères. Pour prévenir ce danger, il suffit de bien faire dissoudre et cristalliser l'émétique ; car la cristallisation a la propriété d'isoler l'arsenic, suivant cet axiome de MM. Clément et Desormes, que *la cristallisation est un moyen excellent de dépuration.*

La *teinture d'antimoine* s'obtient en fondant une partie de sulfure d'antimoine et deux de potasse, à un feu vif. La matière pulvérisée est jetée chaude dans de l'alcool à 36 degrés. Celui-ci prend une couleur rouge intense, et tient en dissolution de l'hydrosulfate de potasse antimonié, sorte de kermès uni à l'alcali. C'est un diaphorétique, stimulant, diurétique, apéritif, fondant. On l'ordonne dans l'hypochondrie, de 20 à 60 gouttes.

La poudre de James (Gîms) est une composition de phosphate de chaux des os calcinés, et de *phosphate d'antimoine*, d'après Péarson. Pour former ce dernier sel, on peut dissoudre du protoxyde d'antimoine dans de l'acide phosphorique; on obtiendra un sel toujours acide, incristallisable et se décomposant en partie dans l'eau. (Voyez, *Poudre de James*, t. I, page 273).

Du cobalt.

Ce métal, presque inséparable de l'arsenic, n'est pas usité en médecine. Sa mine arsenicale, oxydée par le grillage, s'appelle *safre* (l'oxyde d'arsenic s'est séparé par sublimation). Fondu avec trois quarts de sable et une partie de potasse, ce safre forme un verre bleu nommé *smalt*, qu'on porphyrise et qu'on lave pour former l'*azur* ou le *bleu* d'empois; il sert aussi pour faire les émaux bleus, et colorer les porcelaines, les verres, etc.

Il a été découvert par Brand, en 1733. Tassaert a trouvé sa pesanteur spécifique de 8,538. Il est aussi peu fusible que le fer, et cristallise par refroidissement en prismes; est un peu magnétique. Son protoxyde à l'état d'hydrate est rose, il devient bleu quand il passe à l'état anhydre.

Dissous dans l'acide nitro-hydrochlorique, ou l'hydrochlorique, le safre forme une *encre de sympathie*, qui ne paraît sur le papier qu'en chauffant. Elle est verte alors (Hellot, *Mém. Acad. sc.*), parce qu'elle tient un peu d'oxyde jaune de fer. Elle serait bleue avec le cobalt bien pur.

M. Thénard a formé un *bleu* qui remplace l'outremer en peinture à l'huile, avec un phosphate ou arséniate de cobalt alumineux. Il prend trois parties d'alumine précipitée de l'alun par l'ammoniaque, et une partie de phosphate ou d'arséniate de cobalt; il calcine ce mélange dans un creuset pendant une demi-heure. Ce bleu est très-beau et solide à l'huile. On fait le phosphate de cobalt en dissolvant d'abord le safre dans l'acide nitrique; on filtre pour séparer l'oxyde de fer précipité; on évapore en sirop; on étend d'eau la solution, et l'on y verse du phosphate de soude. Il se précipite du phosphate de cobalt en rose, surnagé de nitrate de soude. On peut encore précipiter le nitrate de cobalt par un hydrosulfure. L'on redissout dans l'acide nitrique ce précipité qu'on décompose ensuite par le phosphate de soude. Ce procédé donne un plus beau bleu. L'acétate de cobalt forme aussi une encre de sympathie, rose, devenant bleue ou verte à la chaleur.

Du nickel.

Métal inusité en pharmacie, souvent allié à l'arsenic et au cuivre (kupfer nickel), très-difficile à fondre, et avide d'oxygène; allié au fer, il empêche celui-ci de se rouiller à l'air. Son oxyde vert, qui est un hydrate, et tient 27 degrés d'oxygène et 100 de métal, peut colorer le verre en couleur hyacinthe; il est le principe colorant de la chrysoprase, selon Klaproth. Découvert en 1751 par Cronstedt; pesanteur spécifique, 8,279, selon Richter, et, étant écroui, 8,660. Il est un peu magnétique, et se rencontre dans les aérolithes.

De l'arsenic.

Ce dangereux métal est gris, fragile, acidifiable, volatil, répandant, avec une fumée blanche, une odeur alliacée, en brûlant; uni souvent au soufre et à d'autres métaux. Le natif appelle *arsenic testacé.* On réduit en métal son oxyde blanc, arsénieux, du commerce, en le pétrissant avec du savon et en le fondant; il se sublime à la partie supérieure d'un creuset couvert. Allié au soufre, il forme l'orpiment et le réalgar, dans lesquels M. Thénard n'a point trouvé d'oxygène, mais diverses productions de soufre. L'*orpiment* (*auripigmentum*), parce qu'il donne en peinture une couleur d'or, et qu'il semble doré, tient 4 parties d'arsenic avec 3 de soufre, ou arsenic 62, et soufre 38, selon Klaproth : c'est le sulfure jaune. Le *réalgar* ou *réalgal* (1), qui est rougeâtre, tient arsenic 3 parties, soufre ne, ou bien 69 d'arsenic, et 31 de soufre, d'après Klaproth. Ce sulfure est plus fusible que l'orpin ou orpiment; tous deux sont, ou natifs, ou formés par l'art et par le grillage des pyrites arsenicales. En ajoutant de l'arsenic à l'orpin ou orpiment, ou u soufre au réalgar, on transforme ces composés l'un en autre. Ils ne sont attaquables qu'aux acides sulfurique, nitique ou chlorique. On a fait jadis du beurre d'arsenic ou

(1) On l'appelle aussi *rubine d'arsenic*; il est demi-transparent, et acquiert, par frottement, l'électricité résineuse. Les Chinois en font des vases, et s'en servent en peinture.

chlorure liquide, volatil, très-caustique et escarrotique dangereux, inusité maintenant. Proust a montré qu'il ne pouvait pas se former des hydrosulfures d'arsenic; de là vient que le foie de soufre, proposé par Navier contre l'empoisonnement de ce métal, est un remède peu utile. M. Braconnot prépare un sulfure d'arsenic en fondant de l'oxyde blanc de ce métal, avec du soufre et de la potasse, dans un creuset, en faisant dissoudre le produit dans l'eau et le décomposant par l'acide hydrochlorique. Le précipité qui se forme, est, après son lavage, un sulfure pur d'arsenic, toujours constant. On le dissout dans de l'ammoniaque, et cette liqueur teint en un beau jaune les étoffes de laines, de soie, de fil ou de coton. L'on peut en faire varier les teintes; mais la couleur en est éclatante et inaltérable à l'air plus que celle de tous les autres jaunes connus en teinture.

Dans le grillage des mines de cobalt arsenicales, il s'attache à l'intérieur des fourneaux un *oxyde blanc*, ou *fleurs d'arsenic*, pesant, vitreux, formé par couches. C'est l'*acide arsénieux*, ou la *mort-aux-rats*; d'une saveur violente et métallique, pulvérulent, soluble dans 80 parties d'eau froide, ou 15 parties d'eau bouillante, et dans l'alcool. Selon Klaproth, 1000 grains d'eau à 15 degrés dissolvent 2,5 d'acide arsénieux. Si elle est bouillante, elle en dissout 77,75; mais il s'en précipite 47,75 par le refroidissement, et il en reste 30 en dissolution : l'eau hydrosulfurée le précipite. Ce acide arsénieux est cristallisable; en corrodant les organes des animaux sur lesquels il agit, il repasse à l'état métallique. Les arts l'emploient, soit pour des vernis, soit pour fixer quelques couleurs sur les indiennes; il est un grand fondant dans les verreries, et rend les métaux très-fusibles, puis s'en exhale par une vive chaleur, à cause de sa volatilité. Brandt réduisit le premier l'arsenic en régule en 1733. Il pèse 8,308, selon Bergmann, et se volatilise à 180 degrés.

Macquer, distillant parties égales de nitrate de potasse et d'oxyde blanc d'arsenic, obtint du gaz nitreux et de l'*arseniate acidule de potasse*; l'acide sulfurique en peut séparer l'*acide arsénique*. Celui-ci s'obtient aussi en distillant 6 parties d'acide nitrique sur une d'arsenic blanc. La même chose a lieu avec de l'acide chlorique.

Ch. Pelletier a fait de l'arseniate d'ammoniaque en distillant du nitrate ammoniacal avec l'arsenic blanc. L'acide arsénique est fixe au feu; il attire l'humidité de l'air, et a 52 d'oxygène, 100 de métal.

On emploie l'*arsenite de potasse*, ou *deuto-arsenite de po tassium*, contre les fièvres intermittentes rebelles, méthode suivie par divers médecins. Fowler a fait usage l'un des premiers de l'arsenite de potasse. *Voy. t.* 1 *p.* 205. Voici une autre formule : oxyde blanc d'arsenic et souscarbonate de potasse 64 grains de chaque, qu'on dissout dans une livre 3 onces d'eau distillée et alcoolat de lavande une once. En mettant un gros de cette solution dans eau 5 onces, que l'on divise en quatre prises par jour, on a guéri des fièvres quartes rebelles ; mais quelquefois le malade éprouve un resserrement à la poitrine, avec des anxiétés précordiales. M. Pearson dissout 1 grain d'arséniate de soude dans une once d'eau pure. Il donne une once de cette solution dans un verre de tisane, deux fois le jour. Ces remèdes sont dangereux.

En fondant parties égales d'arsenic blanc, de sulfure d'antimoine et de soufre, on obtient l'*aimant arsenical*, ou sulfure d'arsenic et d'antimoine, pour l'emplâtre magnétique. C'est un corrosif.

En distillant de l'acide acétique avec l'acide arsénieux blanc, Cadet a obtenu une liqueur fumante, inflammable à l'air spontanément, avec une flamme rose, d'une odeur insupportable, contenant l'acétate d'arsenic vaporisé, mêlé de gaz hydrogène arseniqué ; qui décompose l'air puissamment. M. Thénard y a remarqué aussi une huile empyreumatique, et de l'hydrure d'arsenic. Le chimiste Bucholz est mort de cette vapeur.

En s'unissant au platine, l'arsenic le rend plus fusible, moyen usité aujourd'hui pour travailler le platine. On fait aussi les miroirs de télescope, avec platine, cuivre et arsenic.

L'acide arsénieux a 32 d'oxygène selon Proust, 34 selon Thénard, et 43 selon Berzélius, et 100 de métal.

L'acide arsénique peut former un éther avec l'alcool, selon M. Boullay (*Voyez* aux Ethèrs).

L'*arsenite de cuivre*, ou vert de Schèele, s'obtient en versant de l'arsenite de potasse dans du sulfate de cuivre dissous ; il s'opère une double décomposition. Ce beau vert s'emploie en peinture : il est de la couleur verte du gazon.

L'acide sulfurique, distillé sur de l'oxyde d'arsenic, a donné à M. Julin, pharmacien à Abo, en Finlande, un acide hypersulfureux anhydre cristallisé au col de la cornue. Il ne contenait point d'arsenic, et donnait à l'air des vapeurs blanches.

Sélénium.

Substance métalloïde ou métallique découverte dans le soufre par Berzélius. Ce chimiste l'a trouvée au fond des chaudières où l'on fabrique l'acide sulfurique. C'est une matière rouge-grise, molle, ayant l'éclat métallique; elle est sublimable, et peut, par l'action de l'acide nitrique, être transformée en acide sélénique. Elle compose des séléniates avec diverses bases. On a trouvé aussi des combinaisons de sélénium avec d'autres métaux, à l'état de séléniures, comme celui de cuivre, etc. Au reste, ce métal est très-peu abondant et inusité.

Du tungstène, du molybdène, du columbium et du chrôme.

Ces métaux acidifiables ne sont d'aucun usage jusqu'à présent en médecine. Delhuyart découvrit le premier, en 1781, et Hielm le second en 1782. Le molybdène pèse 6,000. Son oxyde est bleu et s'emploie en peinture. Selon Richter, on fait un molybdate de chaux que l'on dissout à l'eau distillée: on y verse de l'hydrochlorate d'étain; il se précipite une poudre bleue, qui est le carmin bleu de cet auteur.

Le tungstène est aussi nommé schéélin, parce que Schèele le vit le premier à l'état d'oxyde, avant que Delhuyart le réduisît en métal. Il pèse 17,6. Son oxyde est brun; son acide jaune pèse 3,600, selon Bergmann.

Le columbium, trouvé aux Etats-Unis en 1801, par Hatchett, et ensuite en Finlande, dans la Tantalite, sous le nom de *Tantale*, par Eckeberg, a été reconnu pour être le même métal par Wollaston. Il pèse 5,61; est sans usage ainsi que son acide columbique.

Le chrôme est employé pour colorer en vert plusieurs émaux, comme la couverte de porcelaine. Il se fond en un verre vert avec le borax. Laugier a reconnu le premier que les aérolites contenaient aussi de ce métal. Vauquelin l'a trouvé en 1797, dans la mine de plomb rouge de Sibérie. Comme il est vert à l'état d'oxyde, et rouge à l'etat d'acide, et qu'il communique ces couleurs, soit au papier, soit aux autres métaux, etc,, on l'a nommé chrôme, c'est-à-dire, couleur ou principe colorant; il est aussi celui de l'émeraude, du rubis spinelle, etc. L'acide du chrôme et l'hydrochlorique, unis ensemble, dissolvent l'or. Le chrôme pèse 5,900, selon Klaproth. Le chrômate de plomb teint en jaune soie, laine, lin et coton, selon M. Lassaigne; on trempe ces substances en un acétate de plomb étendu, puis en une solution de chrômate de potasse neutre; il y a double décomposition.

Le chrômate de potasse est un violent émétique.

Le bichromate de potasse ronge les verrues et les végétations syphilitiques, selon M. Cumin. Le chrôme a été découvert aussi dans le département du Var.

Du manganèse.

Substance métallique découverte, en 1774, par Gahn et Schèele; elle est naturellement à l'état de peroxyde plus ou moins friable, cédant facilement de son oxygène libre, soit en la chauffant, soit aussi par l'affusion de l'acide sulfurique, soit en déshydrogénant l'acide hydrochlorique, ou le muriatique. Nous avons dit l'usage qu'on en fait pour des fumigations désinfectantes (tom. Ier, pag. 261). Ce même acide, déshydrogéné par l'oxyde de manganèse, sert au blanchîment des toiles et autres tissus végétaux, à la manière de Berthollet. Fondu avec le borax, l'oxyde de manganèse donne un verre violet; porté dans le verre vert fondu, son oxygène brûle la matière colorante et rend le verre incolore; c'est pourquoi on l'a nommé *le savon des verriers*. Mais si l'on en met une trop forte dose, ou si l'on y joint du nitre, qui restitue de l'oxygène à cet oxyde, il colore en violet le verre. Il donne aussi cette couleur aux émaux et couvertes de poteries. Et comme le manganèse se trouve dans certaines potasses de Dantzik, il produit une belle couleur violette dans l'eau de Javelle. (*Voy.* l'article du *Chlore*.) En unissant l'oxyde brun de manganèse à l'huile, on en obtient une couleur solide en peinture.

L'oxyde de manganèse, combiné à la potasse 8 parties, passe à diverses couleurs, selon divers degrés d'oxygène qu'il absorbe, ce qui l'a fait nommer le *caméléon minéral*; cet oxyde parvient alors à l'état d'acide et sature la potasse; on peut en obtenir aussi avec la soude, la baryte, la strontiane, etc. Ce sont ces divers degrés d'oxygénation dans le caméléon minéral, qui font passer le manganèse à l'état d'acide par les couleurs du prisme de Newton; vert, bleu, violet, indigo, pourpre et rouge, selon MM. Chevreul, Edwards et Chevillot. C'est un manganésiate alcalin.

Le métal de manganèse est blanc, grisâtre, fragile. Sa pesanteur spécifique est 6,83; il est très-avide d'oxygène, et se fond à 160 degrés du pyromètre de Wedgewood.

Le manganèse ordinaire reste à l'état de peroxyde (ou de tritoxyde); il tient 56 d'oxygène sur 100 parties, selon Berzélius. En l'exposant à une forte chaleur, on lui enlève une portion d'oxygène, et il passe à l'état de deutoxyde brun marron, réductible en métal par l'action de la pile galvanique; ce deutoxyde tient, sur 100 parties, 42 d'oxygène, selon Berzélius, et repasse, à l'air, à l'état de peroxyde.

Le protoxyde de manganèse s'obtient en dissolvant le peroxyde dans l'acide nitrique et en ajoutant un peu de sucre pour consumer une grande partie de l'oxygène. Cet oxyde au minimum tient 28 parties d'oxygène sur 100, selon Berzélius ; se précipite en poudre blanche à l'état d'hydrate par addition de potasse à cette solution, devient vert étant sec, et repasse à l'air, à l'état de deuto, puis de peroxyde.

Des autres métaux moins connus.

Nous ne croyons pas nécessaire de nous étendre sur le *titane*, l'*urane*, le *tellure*, le *palladium*, le *rhodium*, l'*iridium*, l'*osmium*, le *cerium*, le *vanadium*, métaux inusités.

Le titane a été découvert en	1781 par	Gregor, et en 1795 par Klaproth.
L'urane..................	1789	Klaproth.
Le tellure..................	1782	Muller.
Le columbium..............	1802	Hatchett.
Le palladium..............	1803	Wollaston.
Rhodium	*idem.*	*idem.*
L'iridium		Descotils.
L'osmium..................		Tennant.
Le cerium..................	1804	Hisinger et Berzélius, etc.

Ces métaux ne sont encore d'aucun usage. Quelques-uns sont presque irréductibles.

HALOTECHNIE,

OU DES SUBSTANCES SALINES.

Des acides minéraux.

Nous avons établi trois genres de substances salines. Les acides, les alcalis et terres, et les sels neutres.

On appelle *acides* des corps de saveur plus ou moins aigre (1) capables de saturer les alcalis et autres bases (2), de changer en rouge les couleurs bleues végétales, d'être des corps brûlés, pour la plupart, ou combinés à l'oxygène (3), soit complète-

(1) La saveur acide n'est pas un attribut absolu. L'acide prussique ou hydrocyanique ne paraît pas acide, non plus que le chlorique.

(2) Ce caractère est encore commun à des substances non acides au goût. Les huiles saturent les alcalis et les terres alcalines ; des métaux très-oxydés saturent même leurs oxydes au minimum, et des alcalis aussi; mais surtout l'hydrogène sulfuré, l'iode, le chlore, le brôme, le cyanogène, etc., saturent très-bien ces substances, et enlèvent même des oxydes métalliques aux acides. Les hydrosulfates alcalins cristallisent comme les sels neutres; et cet hydrosulfate rougit les couleurs bleues végétales. Les Allemands le nomment *acide hydrothionique*, c'est l'acide hydrosulfurique.

(3) On ne saurait dire absolument que tous les acides contiennent de l'oxygène ; Berthollet n'en a pu trouver dans l'acide prussique ; l'hydrochlorique et d'autres acides en manquent.

ment, alors on leur donne un nom terminé en *ique*, soit incomplètement, et ils se terminent en *eux*. D'autres sont combinés à l'hydrogène, et constituent des hydracides, tels que les hydrosulfurique, hydrochlorique, hydriodique, hydrofluorique, hydrocyanique, etc., enfin le chlore, l'iode, le brôme, le fluore, le cyanogène, sont des corps comburans qui deviennent acides en prenant de l'hydrogène. Leur action énergique sur la plupart des substances leur donne les premiers rangs parmi les réactifs, et les a fait définir par Newton, *des corps qui attirent et sont attirés avec force*.

La différence entre les acides minéraux et cenx des végétaux ou des animaux, c'est que les premiers n'ont qu'un radical, tandis que ceux-ci en ont deux ou même trois. Le phosphorique et le carbonique ne font pas exception ici; car ils paraissent appartenir autant au règne minéral qu'aux corps organisés. Ainsi nous traitons ici des acides à un seul radical.

Des acides sulfurique ou vitriolique, *hyposulfurique, sulfureux et hyposulfureux.*

Les anciens avaient donné à cet acide sulfurique le nom de vitriolique, parce qu'ils ne savaient l'obtenir que par la distillation des vitriols à base métallique ou terreuse. Basile Valentin, dès le quinzième siècle, le nommait *huile de vitriol,* parce qu'étant concentré, il a la consistance épaisse d'une huile. Aussi est-il plus pesant que l'eau, et une bouteille de la capacité d'une once d'eau contient une once sept gros de cet acide bien concentré. Lorsqu'il est pur, il est incolore, sans odeur; il attire l'humidité de l'air et s'y brunit, parce que les poussières de l'air qui s'y déposent, s'y charbonnent et s'y dissolvent. Il faut trois fois plus de chaleur pour le faire bouillir, que pour l'ébullition de l'eau; alors il s'élève en vapeurs. Lorsqu'il est très-privé d'eau, il marque 66 degrés à l'aréomètre; il s'unit à l'eau en dégageant une forte chaleur.

TABLEAU DES DEGRÉS DE CONCENTRATION DE L'ACIDE SULFURIQUE À L'ARÉOMÈTRE, SELON VAUQUELIN.

(L'acide sulfurique concentré à 66° de l'aréomètre à 12° de température, R., pèse 1,847, l'eau pure pesant 1000.)

ACIDE CONCENTRÉ.		
PARTIES.	AVEC EAU PURE.	DONNE A L'ARÉOMÈTRE :
84,22	15,78 parties.	60 degrés.
74,32	25,68	55
66,45	35,55	50
59,02	41,98	45
50,41	49,59	40
43,21	56,79	35
36,52	63,48	30
30,12	69,88	25
24,01	75,99	20
17,39	82,61	15
11,73	88,27	10
6,600	93,400	5

Pour retirer cet acide des vitriols ou sulfates métalliques, on prend surtout le sulfate de fer, qu'on dessèche fortement; on le distille ensuite à un feu violent. Les premiers produits sont moins concentrés que les derniers. Ceux-ci donnent même un acide sulfurique fumant et concrescible. (*huile de vitriol glaciale*), et qui paraît anhydre (1). Il est très-recherché dans les manufactures pour bien dissoudre à froid l'indigo. Les sulfates terreux adhèrent trop à leur acide pour les soumettre à ce procédé dispendieux.

Ensuite on a brûlé le soufre dans de vastes ballons ou des cloches de verre contenant un peu d'eau. Les vapeurs d'acide sulfureux se condensaient dans l'eau; mais on n'obtenait que de l'acide sulfureux ou *esprit de soufre*. Enfin, Stahl ayant montré que l'acide vitriolique se pouvait extraire du soufre brûlé, on a fabriqué cet acide plus facilement par tous les corps qui excitent la combustion du soufre.

Le procédé actuel consiste à mêler un septième ou un huitième de salpêtre pur à du soufre, à faire brûler ce mélange, et en recevoir les vapeurs dans des chambres exactement tapissées partout de lames de plomb, et contenant une certaine

(1) C'est l'acide fumant de Nordhausen, ou de Saxe. *Voir* le Mémoire de M. Bussy, *Journal de Pharm.*, tom. x, p. 368.

quantité d'eau. Le fourneau où se brûle le mélange est voisin de la chambre de plomb; les vapeurs s'y rendent et s'y condensent. On laisse quelquefois entrer de l'air dans cette chambre de plomb, pour que l'oxygène atmosphérique aide à l'entière acidification de l'acide sulfureux formé; il faut aussi laisser échapper le gaz nitreux dégagé par cette opération : le soufre enflammé trouve de l'oxygène dans l'acide du nitre, et se forme en acide sulfureux et sulfurique; l'azote et une portion de gaz nitreux, ou deutoxyde d'azote de l'acide nitrique décomposé, se rendent aussi dans la chambre de plomb, et en sortent par les issues (1). L'acide sulfurique s'unit à l'eau de la chambre de plomb, avec un peu d'acide nitrique. Cette eau se recueille au moyen des rigolles; lorsqu'elle marque 40 à 50 degrés à l'aréomètre, on la concentre jusqu'à 60 degrés dans des chaudières de plomb; ensuite elle se place dans des cuines ou cornues de verre, sur des galères, fourneaux longs, et se débarrasse, par distillation, de l'eau superflue. L'acide restant dans ces cornues est concentré à 66 degrés. Il contient toujours un cinquième de son poids d'eau; sa pesanteur spécifique est de 1,842. L'acide nitrique, et quelquefois l'hydrochlorique, qu'il contenait est passé au récipient. Il reste, dans l'acide sulfurique des cornues, un peu de sulfate de potasse et de plomb, quoique cet acide ne dissolve guère de ce métal pur. Cent parties d'acide sulfurique, abstraction faite de l'eau, contiennent environ 70 de soufre et 30 d'oxygène, ou, selon M. Gay-Lussac, 138 parties d'oxygène et 100 de soufre. On en obtient près du double en poids de soufre employé. Pour avoir de l'acide sulfurique très-pur, il faut le distiller; il exige une chaleur de $300^{o}+0$. Pour éviter les soubresauts de l'ébullition, on place des fragmens de verre dans la cornue.

L'on blanchit l'acide sulfurique noirci par des matières végétales, en le chauffant avec addition d'un peu d'acide nitrique, qui oxygène ces matières et se dissipe ensuite par la chaleur. Si l'on emploie pour cela du nitrate de potasse, il reste du sulfate acide de potasse dans l'acide sulfurique. Le résidu

---

(1) En faisant passer du gaz acide sulfureux sous une cloche remplie de gaz nitreux rutilant, celui-ci cède sur-le-champ de son oxygène au sulfureux, qui devient liquide en partie, se combine avec la partie non décomposée de gaz nitreux en une multitude de petites aiguilles blanches. En ajoutant un peu d'eau, ces cristaux disparaissent, le gaz rutilant se dégage, et l'acide sulfurique reste dissous. C'était le gaz acide nitreux non décomposé qui formait ces cristaux aiguillés, avec l'acide sulfurique, selon M. Gay-Lussac.

Le gaz acide carbonique se sépare du gaz sulfureux par le borax; celui-ci absorbe le gaz sulfureux, et le carbonique reste pur.

de la combustion du soufre et du nitre, donne un sulfate de potasse mêlé de sulfite (1).

On obtient de l'*acide sulfureux* en distillant 500 parties de mercure sur 750 d'acide sulfurique à 66 degrés, à l'appareil de Woulf. Dans le premier flacon, l'on met très-peu d'eau; on en met davantage dans les trois suivans. Une mesure d'eau admettra jusqu'à 33 fois son volume de gaz sulfureux, pesant 91 millièmes de l'eau. Dans le premier flacon, il y aura un peu d'acide sulfurique; les autres contiendront l'acide sulfureux liquide, qui donne 7 degrés à l'aréomètre, et dont la densité est 1,053, quand il n'y a que 250 grammes d'eau en chaque flacon : la cornue contient du sulfate acide de mercure; ou bien l'on distille de l'acide sulfurique sur des matières végétales, le charbon, par exemple. Son odeur est celle du soufre brûlant; il enlève l'oxygène à l'acide nitrique, à l'eau du chlore, pour devenir sulfurique; il ne rougit pas le tournesol, et fait au contraire passer au bleu celui qui est rouge, en enlevant de l'oxygène; forme des sulfites avec les bases salifiables, sert pour décolorer les soies et autres étoffes, pour détruire les taches de fruits sur le linge, tuer les insectes, blanchir les gazes, la gomme adragant, muter la vin et les liqueurs fermentescibles, empêcher la putréfaction.

Les sulfites deviennent sulfates par leur exposition à l'air. Les sels nommés *sulfites sulfurés*, contenant plus de soufre que les sulfites ordinaires, ont été reconnus, par M. Gay-Lussac, comme résultant de la combinaison d'un acide contenant moins d'oxygène que le sulfureux. En conséquence, il regarde cet acide comme *hyposulfureux* (de même que l'*hypophosphoreux*). Cet acide contient, selon ce chimiste, une proportion égale de soufre et d'oxygène. Le gaz sulfureux se réduit en liquide à 28 degrés au-dessous de zéro; il est incolore.

En faisant agir de l'acide sulfureux sur du peroxyde de manganèse ordinaire, MM. Gay-Lussac et Welther ont obtenu un acide intermédiaire entre le sulfurique et le sulfureux; ils le désignent sous le nom d'*acide hyposulfurique*; ses sels sont des *hyposulfates*. Il forme, par exemple, des sels solubles avec la baryte, et leur cristallisation est en rosaces. Il paraît contenir deux parties de soufre et trois d'oxygène. Tous les hyposulfates sont solubles à l'eau. On décompose l'hyposulfate de

(1) L'acide sulfurique contient presque toujours en dissolution du sulfate acide de plomb, s'il n'est pas obtenu par distillation. L'hydrosulfate d'ammoniaque précipite le sel en oxyde brun. Le sulfate de fer contenu dans l'acide sulfurique peut se décéler au moyen de l'hydrocyanate ferruré de potasse qui donne du bleu de Prusse.

manganèse par la baryte, et celui de la baryte par l'acide sulfurique. On concentre l'acide hyposulfurique sous la machine pneumatique, par le procédé de Leslie, pour obtenir de la glace artificielle. Cet acide donne, par la chaleur, des acides sulfurique et sulfureux.

Les usages de l'acide sulfurique sont innombrables. En médecine, on acidule beaucoup de boissons avec l'*esprit de vitriol* (acide sulfurique étendu d'eau) donné en limonade, c'est l'*eau antiputride* de Beaufort, l'*eau vitale* de quelques médecin; il entre dans les gargarismes, dans l'*eau de Rabel* (mélange de quatre parties d'acide sulfurique concentré, et douze d'alcool). Il sert à composer l'éther sulfurique, la liqueur d'Hoffmann; quelquefois on en met dans le punch. Les arts l'emploient pour beaucoup de dissolutions et teintures; il dissout bien l'indigo sans le décolorer (à moins qu'il ne contienne de l'acide nitrique, qui le rend vert); il dissout les métaux, forme divers sels, etc.

De l'acide nitrique (esprit de nitre, eau-forte), *et de l'acide nitreux.*

Le moyen ordinaire de l'obtenir pour le commerce, est de prendre, ou du salpêtre de la seconde cuite et encore uni à du nitrate de chaux, ou du salpêtre pur, raffiné; on le mêle exactement à deux ou trois parties d'une terre bolaire rouge ou grise (argile ferrugineuse), onctueuse, sèche, dans des cuines, cornues de grès, placées sur une galère. On adapte des récipiens contenant de l'eau, et l'on chauffe; il passe d'abord une eau acidule, puis des vapeurs rouges ou rutilantes qui se dissolvent dans la liqueur acide qui distille, et qui lui donnent une couleur verdâtre. La cornue qui a rougi, tient, pour résidu, cette terre argileuse, combinée à la potasse du nitre, en fritte qui peut servir en ciment. Unie à de l'acide sulfurique, si l'on a pris une terre exempte de fer, on en formera de l'alun, comme l'a fait Chaptal. Pour l'usage de la médecine, on doit décomposer le salpêtre ou nitre purifié, 3 kil. (6 livres), en le distillant avec de l'acide sulfurique, 2 kilog. (4 livres), à degrés: il reste dans la cornue du sulfate de potasse, que l'on peut employer, soit pour former de l'alun, soit pour décomposer les eaux-mères du nitre.

Raymond Lulle a trouvé le premier l'acide nitrique, ou eau-forte, en 1225.

Cet acide, le plus concentré qu'on puisse l'obtenir, a une pesanteur de 1,513.

Ordinairement le salpêtre non raffiné, contenant toujours des hydrochlorates de soude, de chaux et magnésie, donne, à la distillation, de l'eau forte mêlée d'acide hydrochlorique (1). Cette eau forte du commerce peut servir pour faire le nitro-hydrochlorate d'étain, ou la composition pour l'écarlate; mais celle que les orfèvres emploient pour le *départ* des métaux, ou les chapeliers pour leur *secret* (nitrate de mercure), doit être de l'acide nitrique pur. Pour cet effet, on *précipite* l'acide hydrochlorique contenu dans l'eau forte, par une dissolution de nitrate d'argent qu'on y verse; il se forme un chlorure insoluble tant qu'il y a de l'acide hydrochlorique. Ce chlorure d'argent séparé laisse l'acide nitrique pur. Quelques fabricans se servent de nitrate de plomb pour faire un précipité de chlorure de plomb, mais une partie de celui-ci reste soluble dans l'acide nitrique, ce qui rend ce procédé moins fidèle.

Il vaut mieux redistiller sur du nitre l'acide nitrique, qui contient de l'acide sulfurique, et ensuite, s'il y a de l'acide hydrochlorique et du chlore, on les fait volatiliser en chauffant l'acide nitrique dans un matras à long col, à une chaleur de 42 degrés, jusqu'à ce qu'il ait acquis la densité de 1,412. Il sera privé pareillement d'acide nitreux. L'acide nitrique du commerce, ou de 34 degrés, devient de l'*eau seconde* à 18 degrés, si on le mêle à une égale quantité d'eau.

L'acide nitrique est verdâtre d'abord, il contient en dissolution, du gaz nitreux, rutilant. On chasse celui-ci en rectifiant cet acide dans une cornue. Le gaz est reçu dans un appareil de Woulf. L'acide nitrique pur peut avoir divers degrés de concentration. L'eau-forte des teinturiers donne 30 à 36 degrés à l'aréomètre. On peut la concentrer au-delà de 44 degrés; elle sert pour le départ des métaux. L'eau forte ordinaire est d'un blanc plus ou moins jaunâtre; elle colore en jaune la peau, la soie, elle détruit les teintures bleues végétales. Son action sur les matières végétales et animales les change en divers acides, ou en tannin artificiel et autres substances. Elle cède vivement son oxygène à la plupart des métaux et autres corps combustibles, en formant beaucoup de vapeurs rouges ou de gaz nitreux, mêlé de gaz protoxyde d'azote (oxyde nitreux de Davy). On obtient ces gaz par l'appareil hydro-pneumatique.

L'*acide nitreux* liquide s'obtient en jetant des copeaux de cuivre 600 gramm., dans de l'acide nitrique à 18 degrés 2 kil. et de l'acide nitrique concentré à 42 degrés, 500 grammes. On adapte un tube se rendant dans un récipient qui contient à peu

(1) En distillant le salpêtre sur de la terre calcaire, celle-ci ne décompose pas les hydrochlorates.

près 6 onces d'eau ou 200 grammes. On place aussi d'autres cons de l'appareil de Woulf. L'acide nitreux obtenu donnera 38 degrés, et aura une densité de 1,359.

Le *protoxyde d'azote* tient, selon Davy, 56,93 d'oxygène et 100 parties d'azote.

Le *deutoxyde d'azote* tient 113,88 d'oxygène et 100 parties d'azote.

L'*acide nitreux* rutilant présente 233,8 d'oxygène et 100 parties d'azote.

L'*acide nitrique* tient, selon MM. Gay-Lussac et Davy, 250 d'oxygène et 100 d'azote.

L'*acide pernitreux* de Davy, qu'on peut considérer aussi comme *hyponitreux*, tient 150 parties d'oxygène.

L'acide nitreux peut s'obtenir liquide par la distillation du nitrate de plomb, selon MM. Berzélius et Dulong ; avec l'eau il donne du deutoxyde d'azote et de l'acide nitrique. Quand il est sec ou anhydre, il reste liquide ; mais il devient gaz par l'eau. Les sels nommés *hyponitrites* ou *pernitrites* ont été observés par Schèele ; ils deviennent des nitrates à l'air.

Le gaz nitreux rouge, dissous dans de l'eau, donne l'*acide nitreux rutilant*, et forme des *nitrites* avec les bases salifiables, ou plutôt des *pernitrites*, selon MM. Gay-Lussac et Dulong (1). Cet acide reprend à l'air de l'oxygène pour se convertir en acide nitrique, soit à l'état liquide, soit combiné à des bases. Le gaz nitreux ou deutoxyde d'azote recueilli, sans contact de l'air, sous la cloche hydropneumatique, est incolore, ne décolore pas les teintures bleues, ne peut servir, ni à la combustion, ni à la respiration, ni à la végétation ; il paraît s'opposer à la putréfaction, se dissout en partie dans l'eau, et surtout dans l'acide nitrique concentré, qu'il rend vert, puis d'un jaune rouge. Mais lorsqu'il a le contact de l'air, il devient rouge, et tend à passer à l'état d'acide nitrique. Si l'on fait séjourner de la limaille de fer dans du gaz nitreux, celui-ci perd une portion de son oxygène, qui se fixe dans le fer, et il devient *gaz protoxyde d'azote*, ou même azote pur. Selon Davy, le gaz nitreux contient azote 44, et oxygène 56, sur 100. Le gaz protoxyde d'azote peut céder son oxygène aux corps en combustion, et alimenter ainsi vivement la flamme ; le pyrophore de Homberg, qui s'enflamme à l'air, devient rouge

(1) On observe un dégagement de gaz nitreux en chauffant le suc de bette raves avec l'acide sulfurique et la chaux ; ce gaz s'observe aussi dans l'extrait de bourrache agité à chaud, et selon M. Chevallier, dans les feuilles de pastel en fermentation : tous ces végétaux contiennent des nitrates qui paraissent se décomposer dans ces opérations.

à l'instant dans ce gaz, et y brûle avec vivacité. Il n'interrompt pas la respiration de l'homme, mais bien celle de l'oiseau, qui a besoin de plus d'air pur que nous. Il se dissout dans l'eau, et il ne devient pas rutilant à l'air.

Cavendish établit que, dans l'acide nitrique, il y a 100 parties d'azote et 225 d'oxygène, à l'état gazeux. Lavoisier admet 25 parties en poids d'azote, et 75 d'oxygène sur 100. On forme diverses compositions avec cet acide, outre les nitrates.

L'acide nitrique peut se congeler à 58°—0. La lumière le décompose en acide nitreux.

De l'acide hydrochlorique ou *muriatique* (esprit de sel marin), *et du chlore.*

Pour préparer le premier, on chauffait jadis du sel marin décrépité, avec des terres argileuses, comme avec le nitre; mais on n'obtient que difficilement et peu d'acide par ce procédé. Aujourd'hui l'on emploie l'acide sulfurique, qu'on fait agir sur le sel marin. On prend, pour cela, de l'acide sulfurique à 40° seulement; on le place dans une cornue avec du sel marin en poudre, on adapte un récipient contenant un peu d'eau, et l'on ajoute l'appareil de Woulf. Voici les proportions: 3 kilogr. de sel marin décrépité (ou 6 livres), eau commune 70 gramm. On met le mélange dans un grand matras à long col, et on le place sur un bain de sable. L'un des deux tubes adaptés au col du matras est de forme d'une ∽ dont l'extrémité supérieure est évasée en entonnoir. L'autre tube, en forme de siphon, se rendra dans un récipient contenant à peu près 200 gramm. d'eau. De ce récipient partira un autre tube pour se rendre en un second flacon tenant 2 kilogr. d'eau, et le tube s'y enfoncera ; enfin, un autre tube de se second flacon ira plonger dans de l'eau. Lutez bien les appareils en mettant des tubes de sûreté. (*Voyez les figures.*)

Alors versez, par l'entonnoir du premier tube en ∽, de l'acide sulfurique 3 kil. (à 66°), étendu de 750 gramm. d'eau distillée; mais il suffit de 2 kilogr. 500 gramm. d'acide sulfurique pour décomposer les 3 kilogr. de sel marin; il y aurait donc de l'acide sulfurique en excès. Faites modérément chauffer au bain de sable, jusqu'à ce que le gaz hydrochlorique se dégage avec effervescence: ce ne sera qu'à la fin, et quand il passera moins vite, qu'il conviendra de pousser le feu jusqu'à ce qu'on n'obtienne plus rien. Le premier flacon ou récipient contiendra un acide hydrochlorique jaune, mais il sera plus pur dans le second flacon; l'eau en sera saturée et incolore. Il marquera 24° à l'aréomètre, et aura une densité de 1,200. Comme l'eau des flacons augmente en volume par cette addition de gaz et de vapeurs, il faut avoir soin de laisser assez d'espace vide, ou un tiers. On obtient ainsi un acide, souvent jaunâtre, exhalant des vapeurs, blanches à l'air, d'une odeur un peu safranée, piquantes, et qui attirent l'humidité de l'air. Il reste dans la cornue du sulfate de soude, ou sel de Glauber, du nom du chimiste allemand qui a le premier enseigné ce procédé. Si l'on emploie de l'acide sulfurique à 66° sur du sel décrépité, les vapeurs hydrochloriques s'élèvent avec tant de violence, qu'elles peuvent briser les appareils. Il ne faut que moitié en poids d'acide sulfurique pour une partie de sel, on obtient à peu près autant d'acide hydrochlorique qu'on a mis de sulfurique. Parties égales de chlore et d'hydrogène composent cet acide.

L'acide hydrochlorique ne peut pas être parfaitement séparé de l'eau. En l'état sec, il ne saurait s'unir aux bases salifiables sans intermède de l'eau, ni même être à l'état gazeux, car il retient en l'état de gaz 25 centièmes d'eau. La pile voltaïque décompose aussi l'hydrochlorate de soude; l'acide est séparé au pôle positif, et la soude au pôle négatif. Thomson a découvert que cet acide pouvait se combiner au soufre.

Au moyen du peroxyde de baryte, M. Thénard a pu oxygéner, à plusieurs reprises même, l'acide hydrochlorique, et sans que cet *acide hydrochlorique oxygéné* soit du chlore. L'acide hydrochlorique peut se charger jusqu'à trente-deux fois de son volume d'oxygène, à la température de 20°. On le met en contact, pour cela, avec du deutoxyde de baryum, et on précipite cette baryte au moyen de l'acide sulfurique, procédé qu'on répète à plusieurs reprises et jusqu'à quinze fois. Cet acide se comporte d'une autre manière que le chlore et que l'acide hydrochlorique simple avec les bases salifiables. La chaleur en dégage l'oxygène.

Du chlore.

Schèele publia le premier, en 1774, la manière de faire ce qu'il appelait l'*acide marin déphlogistiqué*, ou surchargé d'air vital ou d'oxygène : c'est ce que Davy nomme le *chlore;* mais MM. Gay-Lussac et Thénard furent les premiers, vers l'an 1809, qui émirent l'opinion que le chlore ne contenait pas de oxygène, ou qu'il n'était pas de l'acide muriatique oxygéné. nom de *chlore* (*euchlorine* des Anglais) vient de χλορος verdâtre, à cause qu'il a cette couleur. Maintenant on le prépare en faisant un mélange en poudre d'hydrochlorate de soude 3 parties, peroxyde de manganèse 1 partie, sur laquelle on verse acide sulfurique 2 parties étendues d'eau. L'on adapte un appareil de Woulf bien luté d'avance, et dont les flacons et le récipient sont plongés dans de la glace pilée, afin que le gaz appelé *chlore* se dissolve davantage dans l'eau refroidie des vases. Le *Codex* prescrit, pour obtenir le chlore liquide, jadis l'acide muriatique oxygéné, de prendre, sel marin décrépité 1 kilogr., oxyde de manganèse 250 gramm., eau distillée 500 gramm. On mêle ces substances dans une cornue avec l'eau, et on y verse acide sulfurique à 66° un kilogr. étendu de 500 gramm. d'eau pure. Les vapeurs de chlore passent dans les flacons qui contiennent de l'eau, laquelle s'en sature. On peut obtenir 40 kilogr de cette eau saturée. On peut encore distiller de l'acide hydrochlorique à 25° sur du peroxyde de manganèse deux parties et demie (1). Dans ces opérations, l'acide hydrochlorique cède son hydrogène à l'oxygène du métal pour former de l'eau, et le chlore est mis à nu. Dans l'ancienne explication l'on établissait que l'oxygene du métal venait surcharger l'acide muriatique. C'est par ce moyen que l'acide hydrochlorique dissout les oxydes de fer au *maximum*, qui refusent la combinaison avec les autres acides (2).

Chlore extemporané.

℞. Deutoxyde de plomb en poudre fine	48 gramm.	℥ iv.
Hydrochlorate de soudr.	16 gramm.	ʒ iv.
Acide sulfurique . . .	52 gramm.	℥ j ʒ v.

Pour un litre d'eau. On introduit toutes ces substances dans une bouteille qu'on bouche immédiatement. La réaction s'opère sur-le-champ, et on obtient une solution de chlore bien chargée Formule réformée par M. Tourtois.

Davy nomma *euchlorine* le gaz autrefois nommé acide muriatique suroxygéné. Il peut s'unir à l'eau à l'état d'hydrate, et y donner des cristaux en lames jaunes verdâtres. Il paraît être, comme l'oxygène et tous les corps comburans, électro-négatif; peut se combiner à l'oxygène à l'état d'*oxyde* (ou *euchlorine*), d'*acide chlorique* et même *chlorique oxygéné*; forme avec le phosphore, ou un protochlorure ou un deutochlorure. Celui-ci, nommé aussi *acide chlorophosphorique*, est solide; le premier reste en liqueur; avec le soufre on obtient un chlorure liquide, orangé; avec l'azote il compose un liquide très-

(1) Gallish a fait du chlore en distillant de l'acide hydrochlorique sur des fleurs (oxyde blanc) de zinc.

M. Faraday a obtenu le chlore, ainsi que l'acide sulfureux et quelques autres gaz à l'état liquide et même à l'état solide sous une pression atmosphérique considérable aidée du froid. On avait déjà obtenu en France l'acide sulfureux à l'état de liquidité.

(2) On nettoie, par l'acide hydrochlorique, les vases salis par cet oxyde de fer, qu'on ne peut pas enlever autrement.

détonnant, observé par M. Dulong qui faillit en être la victime. Avec l'oxyde gazeux de carbone, le chlore forme l'acide *chlor-oxycarbonique*.

La plupart des métaux, mis en contact avec le chlore, s'y combinent en l'état de *chlorures*; il enflamme le potassium, le sodium, le zinc, le mercure, l'antimoine, l'arsenic; embrase à chaud le fer, le cuivre, le cobalt, le tungstène, le manganèse; se combine par la chaleur à l'or, l'argent, le plomb, le nickel, etc. Il fait aussi des chlorures avec les bases métalliques des terres, magnésie, chaux, baryte, strontiane, etc.

Le chlore et l'oxyde de chlore, ou euchlorine, est jaune verdâtre, d'odeur irritante, désagréable à la gorge, excitant la toux et même la fièvre ; il est dissoluble, dans l'eau glacée surtout, et cristallise en prismes quadrangulaires tronqués obliquement, se décompose à la lumière et au soleil, non à l'état sec, mais à l'état liquide seulement, où il exhale beaucoup de gaz oxygène, parce qu'il décompose de l'eau, et redevient acide hydrochlorique ; il enlève l'hydrogène par son action très-vive sur l'eau et sur toutes les matières organiques combustibles qu'il brûle, oxyde et enflamme quelquefois, en détruisant les couleurs végétales. C'est sur ces propriétés qu'est fondé le grand usage de ce gaz dans les arts, soit pour le blanchîment des toiles, soit pour la décoloration des soies, du papier écrit, de la cire, etc. L'eau imprégnée de ce gaz décolore même les excrémens et l'urine de ceux qui la boivent. C'est un sthénique puissant contre la syphilis. Pesanteur spécifique 2,470, ou 2,4216.

On doit le conserver à l'obscurité pour qu'il ne se décompose pas, ou le combiner à la potasse ou à la chaux, pour former des *chlorates*. Ce qu'on nomme *eau de javelle* est une solution de chlorate de potasse, qu'on emploie pour enlever les taches de vin ou de fruit sur le linge. On doit à Berthollet les premières applications de cet acide au blanchîment des toiles. On leur fait subir d'abord une ou deux lessives alcalines ordinaires, puis on les immerge dans une eau imprégnée de chlore ou d'acide chlorique; ensuite on expose ces toiles sur le pré, à l'air, et on relève leur blancheur par une légère teinte d'azur, en les lavant dans de l'eau faiblement teinte en bleu. Les estampes, les vieux papiers, les livres, etc., se décolorent par le chlore. Il faut d'abord soumettre les estampes à un bain alcalin, puis on fait agir le chlore. En d'autres cas, l'acide tartrique enlève aussi les taches de fumée et de suie. On enlève de même l'encre, excepté celle d'imprimeur. Nous avons dit que l'acide chlorique corrigeait l'air infect, en détruisant les miasmes putrides des matières animales et végétales, qui s'élèvent dans les salles d'hôpitaux, les prisons, etc. (*Voy.* le procédé de Guyton de Morveau, tom. I, pag. 261.) Aussi a-t-on remarqué que le chlore était un puissant antiseptique; de la chair se conserve très-long-temps sous ce gaz, et sans altération. Même les chairs putréfiées y perdent leur odeur infecte. Il guérit aussi la gale, en tuant les *sarcoptes* ou cirons qui la propagent. Cet acide dissout l'or, forme, avec les métaux, des sels corrosifs, surtout s'il y entre à l'état de chlore oxygéné. Descroisilles mesure son degré de concentration d'après la quantité qu'il en faut pour décolorer une quantité connue d'indigo ou autre couleur végétale. (*Voyez* aux Chlorates et Chlorures.)

Les travaux de Sérullas sur le chlore ont fait connaître l'*acide perchlorique*, séparé des chlorures d'oxydes par un acide qui s'unit à la base. Dans cet état, l'acide perchlorique peut faire prendre feu au papier qu'il mouille. Etant distillé, cet acide devient l'*oxychlorique* de Sérullas, dont les propriétés ne sont pas moins énergiques.

Le même chimiste a formé un chlorure de cyanogène, gaz excessivement meurtrier, pour peu qu'on le respire, et un chlorure d'azote dont la fulmination est prompte et redoutable.

De l'acide nitro-muriatique ou *nitro-hydrochlorique* (eau régale).

On le prépare de plusieurs manières. Deux parties d'acide du nitre et une d'hydrochlorique concentrées le composent: il s'opère bouillonnement et chaleur. L'acide hydrochlorique perd de l'hydrogène pour se mettre à l'état de chlore, colore en jaune le mélange des liquides; les hydrochlorates et les nitrates, distillés l'un sur l'autre, forment encore de l'eau régale.

De l'acide nitro-hydrochlorique très-étendu décolore les cheveux, et les rend blancs. En mettant une partie d'hydrochlorate d'ammoniaque ou de soude dans quatre parties d'acide nitrique pur à 36°, on obtient une eau régale qui dissout bien l'or aussi; ce métal précipité de l'eau régale ammoniacale, est fulminant, mais non celui de l'eau régale avec le sel marin. Comme l'or était le roi des métaux dans l'idée des alchimistes, et qu'ils ne connaissaient que cet acide mixte capable de le dissoudre, ils l'ont appelé *eau régale*. Le mélange d'acides à parties egales convient pour la dissolution du platine; il faut deux tiers d'acide hydrochlorique pour la dissolution d'étain, ou liqueur pour l'écarlate. Il paraît que ces deux acides agissent simultanément sur les métaux, qui résisteraient à leur action séparée. Le nitro-hydrochlorate de bismuth sert pour mordant. Le nitro-hydrochlorate d'étain est meilleur, lorsqu'on s'est servi de muriate d'ammoniaque pour faire son acide nitro-hydrochlorique.

De l'iode et de ses acides.

Découvert dès 1811, par M. Courtois, dans les eaux-mères des cendres de fucus et de varechs, on l'obtient en versant sur ces eaux-mères (après qu'on les a épuisées de leur soude) de l'acide sulfurique concentré, qui décompose l'hydriodate de potasse contenu dans ces eaux (1). On distille, et l'iode passe en vapeur violette (ἰώδης, d'où le nom d'*iode*, violet); il cristallise en lames d'un gris bleuâtre, ayant un éclat métallique, comme du fer carburé. Il a l'odeur du chlore, une saveur âcre; pris intérieurement, il corrode les entrailles et empoisonne. Pesanteur spécifique, 4,946.

Son électricité est comme celle de l'oxygène, et se porte au pôle positif de la pile voltaïque. Fusibilité à 107° centigr., et volatilisation à 175 degrés en vapeurs violettes; inaltérable à la lumière, il détruit les couleurs végétales, colore en jaune la peau, le papier. Combinable à une chaleur rouge avec l'hydrogène, et formant alors du gaz acide hydriodique, il ne se combine pas à froid avec le carbone ni le gaz oxygène; il peut cependant devenir acide iodique par ce dernier; il s'unit au phosphore avec chaleur ou lumière, et se combine aussi au soufre; indécomposable à la chaleur, il forme des iodures avec plusieurs métaux, et colore en bleu l'amidon.

Le docteur Russel ayant vanté, sous le nom d'*éthiops végétal*, le *fucus vesiculosus*, L., charboné et pulvérisé, comme remède, à l'intérieur, contre le goître, le docteur Coindet, de Genève, a pensé que ce varech, comme l'éponge calcinée, pareillement recommandée contre les strumes, ne devait sa propriété qu'à la présence d'un peu d'iode (2). En effet, il a tenté des essais qui lui ont appris l'efficacité de l'iode pour dissoudre les tumeurs du bronchocèle et les strumes; mais il faut prendre ce remède avec beaucoup de précaution, car il cause

(1) L'iode a été trouvé dans un sel gemme d'une saline du Tyrol, par Fuchs (Repertor für die pharmacie, tom. XIV, cah. 2); trouvé aussi en une eau minérale de Sales, en Piémont, près Voghera (*Antologia*, octob. 1823, p. 177); par Angelini; aussi dans les eaux mères des salines de Sülzer (principauté de Mecklenbourg-Schwerin; par Kruger (Neu. journ. fur physik und chemie. B. VII, cah. 4, mai 1823, p. 444).

(2) Le roi Louis VI, *dit* le Gros, fut le premier auquel on attribua en France le don de guérir les écrouelles par attouchement. Plusieurs rois anglais ont joui, après Saint-Edouard, de cette faculté miraculeuse, qui n'a pourtant pas empêché quelques-uns de ces rois d'avoir des scrofules.

des accidens graves. De même, c'est probablement à l'iode que les préparations d'éponges calcinées doivent d'être usitées dans le goître et les gonflemens du corps thyroïde.

L'iode est dissoluble dans l'éther et dans l'alcool : celui-ci, à 35°, en dissout environ un neuvième de son poids, à 15° de température centigr.; et à la même température, l'alcool à 40° en peut dissoudre jusqu'à un sixième. L'eau ne dissout qu'un 7 millième de son poids d'iode. Les premiers travaux qui ont été faits sur l'iode, ont indiqué que les réactifs les plus sensibles étaient l'amidon, pour reconnaître par la couleur bleue, ce corps non combiné, et le chlore, pour le reconnaître quand il serait hydrogéné.

On obtient l'*acide iodique*, selon M. Gay-Lussac, en faisant arriver un excès d'oxyde de chlore, bien sec, sur l'iode; il y a, d'une part, un chlorure d'iode, et de l'autre, de l'acide iodique formé. Cet acide, qui détruit les couleurs végétales, cède facilement son oxygène au soufre, aux corps combustibles, aux acides en *eux*, et forme des *iodates* avec diverses bases salifiables.

L'*acide hydriodique*, découvert par M. Gay-Lussac, s'obtient avec du phosphure d'iode, sur lequel on verse de l'eau; celle-ci, se décomposant, cède de l'oxygène au phosphore, qu'elle rend acide phosphoreux, et son hydrogène à l'iode, qui se convertit en gaz hydriodique. Ce gaz est incolore, a l'odeur de l'acide hydrochlorique, redevient, par l'oxygène, de l'iode, car il se forme de l'eau. Le chlore opère le même effet; il y a un iodure de chlore formé, et l'hydrogène se sépare : de même en s'unissant aux acides sulfurique, nitrique, phosphorique, l'acide hydriodique se décompose et redevient iode, en même temps que ces acides passent à l'état sulfureux, nitreux, phosphoreux; il y a formation d'eau avec l'hydrogène de l'acide hydriodique et l'oxygène enlevé aux autres acides. L'acide iodique et l'hydriodique s'unissant, il y a de l'eau formée et de l'iode régénéré. L'acide hydriodique contient 100 parties d'iode, et 0,849 d'hydrogène.

Les *hydriodates* se comportent à la manière des hydrochlorates, car ils passent à l'état d'iodure quand on les chauffe et quand ils sont insolubles, comme ceux d'argent, de plomb, de mercure. Les hydriodates peuvent se combiner à une portion d'iode. Il en résulte des *hydriodates iodurés*.

Pour préparer l'*hydriodate de potasse* ou *de soude*, il faut saturer autant qu'il est possible par de l'iode, une solution de l'un ou l'autre de ces alcalis caustiques. On obtient, de cette manière, un hydriodate et un iodate aux dépens des élémens de l'eau, dont l'hydrogène sert à constituer l'acide hydriodique.

On sépare l'iodate, qui, étant d'ailleurs presque insoluble, se précipite. L'hydriodate reste en dissolution; mais comme il contient toujours de l'alcali en excès, il faut achever de le saturer avec de l'acide hydriodique, et obtenir ce sel neutre par évaporation.

Pour convertir l'iodate en hydriodate, il faut l'exposer à l'action d'une forte chaleur, qui, faisant dégager l'oxygène des deux corps (acide et alcali), il ne reste qu'un iodure: celui-ci, jeté dans l'eau, y prend de l'hydrogène, et se transforme en hydriodate.

Un autre moyen, indiqué par M. Robiquet, consiste à prendre de l'iode délayé dans de l'eau, et à le soumettre à un courant d'hydrogène sulfuré, pour le convertir en acide hydriodique. On sature ensuite cet acide par l'alcali dont on veut obtenir un hydriodate.

Les hydriodates forment des sels blancs, en cristaux opaques, de figure cubique, comme les chlorures de potassium et de sodium, auxquels la fraude les mélange, sans qu'on s'en aperçoive à l'apparence ni même à la saveur. Ils sont déliquescens étant purs.

Pour reconnaître cette fraude, on peut verser, dans la dissolution concentrée de ces hydriodates, de l'acide sulfurique ou nitrique, on voit s'il y a beaucoup de précipité d'iode; mais en pareil cas, il faut recourir à une analyse complète de l'hydriodate mélangé, faite comparativement avec une analyse semblable d'un hydriodate pur. On distille les dissolutions de chacun de ces hydriodates sur de l'acide nitrique en excès, pour faire volatiliser l'iode par la chaleur. On prend le poids de l'iode qui s'est sublimé et qu'on a desséché. On voit par le moindre poids de l'iode obtenu de l'hydriodate mélangé, combien peu celui-ci contenait d'acide hydriodique.

Les résidus contenus dans les cornues s'essayent aussi comparativement avec le nitrate d'argent, et l'on voit que la liqueur provenant de l'hydriodate pur ne forme point de récipité, tandis qu'on obtient d'autant plus de ce précipité, que l'hydriodate était mélangé plus abondamment de chlorure.

Au reste, les hydriodates purs se dissolvent dans l'alcool à 40 degrès; les iodates ne sont pas solubles par ce menstrue; ce qui fournit un moyen de les séparer. La saveur de l'hydriodate est d'abord fraîche, puis âcre; sa solution est incolore; il précipite le deuto-nitrate de mercure en rouge, et le protonitrate de mercure en jaune verdâtre. Si l'hydriodate est un peu ioduré, il précipite le deutonitrate en blanc.

Hydriodate de potasse ioduré.

℞.	Hydriodate de potasse.	20 parties.
	Iode	6 parties.

Mêlez, en triturant dans un mortier de verre, jusqu'à ce que l'hydriodate ait acquis une couleur rouge foncée. Ce sel est dissoluble dans l'eau et dans l'alcool; sa solution est jaune.

M. Caillot prépare l'hydriodate de potasse plus facilement par la décomposition de l'iodure de fer à l'aide de la potasse. Il prend 4 parties d'iode, 2 de limaille de fer non rouillée, 20 parties d'eau dans un matras de verre, en agitant jusqu'à ce que la liqueur soit incolore; on décante le liquide par la filtration, en lavant le résidu jusqu'à ce que la liqueur cesse de précipiter par le deutochlorure de mercure. Dans ces eaux, tenant en solution l'iodure de fer, on verse une dissolution de souscarbonate de potasse pur; on achève la décomposition parfaitement par de la potasse caustique étendue d'eau. Alors on filtre la liqueur, et on fait évaporer jusqu'à pellicule. Dans cette opération l'eau se trouve décomposée; elle fournit son hydrogène pour la formation de l'acide hydriodique, son oxygène pour oxyder le fer qui se précipite, ou libre, ou combiné à de l'acide carbonique du carbonate de potasse. Celle-ci se combine à l'acide hydriodique formé.

On peut préparer de même des hydriodates de soude, de chaux, de baryte, etc., pourvu qu'on emploie ces dernières substances caustiques et non carbonatées. On peut faire également, avec l'iodure de fer liquide, des iodures de mercure.

Iodure de potassium.

℞.	Iode.	1,000 gramm.
	Limaille de fer	0,300 gramm.
	Souscarbonate de potasse purifié. .	1,000 gramm.
	Eau distillée, q. s.	0,500 gramm.
	Produit	1,120 gramm.

On met l'iode dans une capsule de porcelaine ou dans une marmite de fonte, et on le délaie dans la quantité d'eau indiquée. On ajoute ensuite la limaille de fer, en agitant avec un tube. Quand on n'a pas soin de mettre l'eau avec l'iode, il se dégage une chaleur telle qu'elle volatilise une grande partie de ce corps, et fait quelquefois casser le vase; aussi doit-on, quand on se sert d'une capsule, la placer dans une terrine, en cas d'accident. Le mélange présente d'abord une couleur jaune sur les bords de la capsule; la couleur se fonce de plus en plus, au point de paraître rouge. L'on voit s'échapper par instant des vapeurs violacées dues à une petite quantité d'iode qui n'est point encore combinée. Pour achever la combinaison sur un bain de sable, on chauffe jusqu'à ce que le liquide ait acquis une teinte verte; on filtre et on lave bien le dépôt de limaille qui ne s'est pas combinée.

D'autre part, on fait dissoudre la potasse dans suffisante quantité d'eau distillée. On filtre; et on y ajoute ce solutum à la liqueur ci-dessus; le mélange doit être légèrement alcalin et ne plus précipiter par l'eau de potasse : on laisse ce magma dans une terrine pendant 5 ou 6 jours, en ayant soin d'agiter de temps en temps pour que le fer se tritoxyde, ce que l'on reconnaît à la couleur rougeâtre que prend le dépôt. En cet état, la décantation est facile; on filtre, on lave le précipité avec de l'eau distillée; on réunit les liqueurs et on fait évaporer dans des capsules de porcelaine jusqu'à pellicule, pour avoir des cristaux cubiques parfaitement purs.

Iodure de fer, procédé de Henry père.

℞. Iode	. . . .	100
Limaille de fer	. . . .	30
Produit	. . . .	100

Suivez le procédé indiqué de l'iodure de potassium. Evaporez la dissolution de l'hydriodate de fer à siccité, parce que l'iodure de fer ne cristallise que très-difficilement; il attire puissamment l'humidité de l'air.

Les *iodures* sont des compositions de l'iode avec des corps simples, comme le phosphore, le soufre, le chlore, la plupart des métaux (1). Presque tous sont décomposables à l'eau,

(1) L'iodure de potassium cristallise ordinairement en cubes; par une évaporation ménagée, il cristallise en trémies plus ou moins évasées : ces cristaux sont presque toujours opaques ou d'un blanc laiteux. Par le refroidissement lent d'une solution peu concentrée, on l'a obtenu cristallisé en longs prismes quadrangulaires, et aussi en prismes courts.

La solubilité de l'iodure de potassium a été déterminée par M. Gay-Lussac pour le 18° therm. centigr. seulement : 100 parties d'eau à cette température en dissolvent 143 de cet iodure. La même quantité d'eau à 12° centigr. en dissout 136, et à 16° centigr. 141 parties. Une solution sursaturée ne bout que vers le 120° C. (pression atm. : = 0,71 mt.); à cette température 100 parties d'eau dissolvent environ 221 parties de ce sel.

Il faut 5 1/2 parties d'alcool, pesant. spécif. = 0,85 à 12° c. et de 39 à 40 parties d'alcool absolu, à la même température, pour en dissoudre une d'iodure de potassium; il s'en dissout dans l'un et l'autre cas, beaucoup plus à chaud qu'à froid; par le refroidissement l'excédent se dépose en cristaux ordinairement aiguillés.

L'iodure de potassium bien pur ne commence à devenir déliquescent à la température de 10 à 12° c. qu'au 85° de l'hygromètre à cheveu, qui indique dans les mêmes circonstances le 90° pour la déliquescence du chlorure de sodium.

en hydriodates; car l'hydrogène de l'eau s'unit à l'iode, et l'oxygène au métal, ou autres corps : il se forme aussi parfois des iodates.

Le *proto-iodure de mercure* s'obtient de la manière suivante, d'après le procédé de Henry : On prend cent parties de nitrate de mercure *protoxydé*, cristallisé, qu'on dissout dans quatre cents parties d'eau distillée, légèrement acidulée par l'acide nitrique. On verse dans cette liqueur un solutum d'hydriodate de potasse obtenu avec cent parties d'iodure de potassium cristallisé, et d'eau distillée deux cents parties (l'iodure se transforme en hydriodate dans l'eau). Par la combinaison de l'hydriodate avec le protonitrate, il se produit aussitôt, au moyen d'une double décomposition, un précipité d'un jaune verdâtre pulvérulent. On le recueille sur un filtre, on le lave exactement jusqu'à ce que l'eau qu'on y passe ne précipite plus en noir avec la potasse, ni en blanc avec le sel marin. Le protoiodute de mercure doit se conserver à l'abri de la lumière, dans un flacon. Si le solutum de mercure était trop acide, on obtiendrait un peu de deutoiodure de couleur orangée.

Le protoiodure jaune verdâtre est insoluble à l'eau et à l'alcool. Il devient violacé au soleil. L'acide nitrique le transforme en deutoiodure ; il en est de même lorsqu'on triture avec de l'iode ce protoiodure. Dans ces cas, il passe à la couleur rouge.

Thomson dit que le deutoiodure contient iode 62 parties, et mercure 100. La trituration du mercure avec l'iode ne forme pas une combinaison exacte.

Le *deutoiodure de mercure* se prépare avec du deutochlorure de mercure (ou sublimé corrosif), 70 parties avec cent parties d'iodure de potassium. On fait dissoudre séparément chaque composé dans suffisante quantité d'eau distillée. On verse le solutum d'hydriodate de potasse, par petites parties, dans la solution de sublimé corrosif ; il se précipite aussitôt une poudre d'un beau rouge-vermillon que l'on doit laver exactement à l'eau distillée. On le sèche, on le conserve dans l'obscurité. La lumière le fait brunir. Chauffé, il se fond, se sublime en petites aiguilles jaunes qui rougissent à l'air. L'alcool à 36 degrés dissout bien ce deutoiodure en solutum incolore ; l'eau en précipite l'iodure en s'emparant de l'alcool.

Si l'on avait employé de l'hydriodate de potasse qui fût alcalin on obtiendrait un précipité brun jaunâtre au lieu d'être d'un rouge-vermillon. Dans ce cas, il se trouve un mélange de deutoxyde de mercure. Pour séparer celui-ci, on peut le dissoudre par un peu d'acide acétique ; on lave pour enlever le deutacétate mercuriel, afin que le deutoiodure de mercure demeure pur. Cette combinaison contient, selon Thomson, iode 125 parties, et mercure 100 parties.

Les sels *iodates* passent, par une chaleur rouge, à l'état d'iodures, et l'oxygène s'en dégage. Les iodates sont aussi décomposés par les acides en *eux :* ils leur cèdent l'oxygène, et l'iode est régénéré. Mais avec les acides hydriodique, hydrochlorique, hydrosulfurique, les iodates forment de l'eau en séparant de ces acides l'hydrogène, qui s'unit à l'oxygène de l'iodate.

L'*iode*, le *brôme* et le *chlore* sont trois corps fort analogues, ayant la même origine dans les eaux salées ou la mer. Le premier est solide, violet foncé; le second liquide, d'un jaune fauve; le troisième est gazeux (à la température ordinaire) et d'un jaune verdâtre. Tous constituent, avec l'hydrogène, des hydracides qui se comportent de la même manière avec les autres corps. Tous offrent de grandes analogies pour l'odeur et même pour les propriétés. Leurs combinaisons à l'état d'iodates, de brômates, de chlorates, ou d'iodures, bromures, chlorures, comme à l'état d'hydriodates, hydrobromates et hydrochlorates présentent des résultats fort ressemblans, en sorte qu'on pourrait penser que ce sont des modifications d'un même principe.

Du brôme.

Le brôme découvert par M. Balard, en 1826, dans les eaux de la mer, est liquide à la température ordinaire de l'atmosphère, d'une couleur rouge noirâtre, répandant dans l'air une vapeur rougeâtre qui ressemble beaucoup à celle de l'acide nitreux. Son odeur irritante et désagréable a la plus grande analogie avec celle du chlore. Sa saveur, légèrement safranée, produit sur la langue le même effet que ferait un corps chaud.

Comme le chlore et l'iode, il a la propriété de détruire les couleurs végétales. Sa pesanteur spécifique est de 2,966. Il se solidifie à 18 ou 20 degrés sous 0. Il entre en ébullition à 47 degrés + 0 sous la pression atmosphérique. Il colore la peau en jaune, et en prolongeant son action, il la détruit. Soluble dans l'eau, l'alcool, l'éther, il communique à chacun de ces liquides une belle teinte rouge. Une bougie allumée plongée dans une atmosphère de brôme, présente une couleur verte à la base de la flamme, rouge à son extrémité, et ne tarde pas à s'éteindre.

Ce brôme agit comme poison coagulant le sang par son injection dans les veines; avalé, il cause aussi la mort après quelques jours, s'il n'a pas été rejeté par le vomissement; la magnésie peut être employée avec avantage comme antidote; il a la plus grande analogie d'action avec l'iode et doit être placé avec lui parmi les poisons irritans (sans porter son action sur le système nerveux) selon le docteur F. Barthez, de Lézignan.

L'hydrobrômate de potasse a la même action délétère que l'hydriodate de potasse, poison corrosif. Le cyanure de brôme, comme celui d'iode, observé par Sérullas, sont excessivement délétères.

Des acides phosphorique, phosphoreux, hypophosphoreux et phosphatique.

Les animaux ne contiennent pas seuls l'acide phosphorique à l'état combiné, mais aussi des végétaux et des minéraux. On ne l'a trouvé à l'état libre, jusqu'à présent, que dans quelques urines. Le plus communément on l'extrait des os. Mais cet acide retient toujours une portion de la chaux avec laquelle il était uni, de sorte qu'on n'obtient qu'un phosphate acidule, avec excès d'acide. Pour le dégager entièrement de la chaux, on a proposé de l'acide oxalique, qui enlève partout celle-ci ; on a employé aussi le carbonate d'ammoniaque, qui forme, par double échange de bases, un carbonate de chaux qui se dépose, et du phosphate acide d'ammoniaque. On chasse ensuite cet ammoniaque à un feu vif, où l'acide phosphorique reste fixe. Enfin on peut verser du nitrate de plomb dans le phosphate acidule calcaire ; il se forme du phosphate de plomb insoluble, et le nitrate de chaux liquide se décante. On décompose ensuite ce phosphate par l'acide sulfurique.

Mais le moyen de l'avoir pur est de faire brûler du phosphore, puisque l'acide phosphoreux et phosphorique n'est que ce corps brûlé. Il y a plusieurs procédés pour y parvenir. Lavoisier enflamma du phosphore dans une cloche pleine d'air, au moyen d'un verre ardent, sur l'appareil au mercure. Il se forme de l'acide phosphorique, mêlé de phosphoreux, la combustion n'étant pas complète. Pelletier père a fait passer du gaz oxygène dans du phosphore fondu sous l'eau, renfermé dans un cylindre de verre. On obtient plus ordinairement l'acide phosphoreux par combustion lente, selon Sage, et suivant un procédé adopté par le *Codex*, en plaçant du phosphore dans un entonnoir de verre placé sur un flacon, le tout recouvert d'une cloche de verre. On empêche le phosphore de tomber dans le flacon, mais l'acide phosphoreux qui se forme, y découle. On tient l'appareil à 15 degrés de température. Lorsque tout l'air de la cloche est épuisé d'oxygène, on le renouvelle en la soulevant. Par cette opération le phosphore se dissout lentement dans le gaz azote (en cet état, ce gaz augmente 'un quarantième, et devient lumineux), y devient plus disposé à brûler : ce qui accroît la température. On obtient trois fois plus d'acide en poids que de phosphore, et il parait que 100 parties de ce corps absorbent plus de 65 d'oxygène. Le moyen donné par Lavoisier pour avoir de l'*acide phoshorique*, est de faire agir de l'acide nitrique affaibli à 18 ou 20 degrés, sur du phosphore dans une cornue. Si l'acide était concentré à 34 degrés ou plus, la combustion trop violente risquerait de briser les vaisseaux. Selon Wiegleb, en triturant du phosphore avec 4 ou 5 fois son poids de nitre, il se fait une vive détonnation, et l'on a du phosphate de potasse. L'acide chlorique enflamme le phosphore et l'acidifie, d'après estrumb.

L'eau même dans laquelle le phosphore se conserve, devient acide, et cède de son oxygène à ce qu'il paraît, pour l'acidifier. Enfin on peut brûler le phosphore dans le gaz oxyène; mais sa surface, trop promptement acidifiée, empêche e les portions qui sont couvertes de l'acide formé ne soient brûlées.

L'on obtient, selon le *Codex*, l'acide phosphorique au oyen d'acide nitrique à 32 degrés, 4 kilogr. (8 livres), dans equel on projette par parties et successivement, du phosphore o grammes (une livre) dans une cornue à laquelle on adapte appareil de Woulf. On chauffe jusqu'à l'ébullition. Il passe eaucoup de gaz nitreux. L'acide phosphorique reste au fond e la cornue, et sans odeur, après avoir distillé tout l'acide itrique et nitreux. Cet acide phosphorique refroidi donne nviron 70 degrés, il a 1,946 de densité. Mais, pour les usages e la médecine, on l'étend d'eau distillée, jusqu'à ce qu'il mare 35 degrés, et ait 1,454 de densité. Si, sur la fin de l'opétion, l'on n'avait pas le soin de repasser l'acide nitrique dislé dans la cornue, les dernières portions de phosphore ne eraient pas suffisamment oxygénées.

L'acide phosphorique concret est épais comme un sirop, nodore, blanc, très-aigre, susceptible d'être tellement conntré qu'on peut le vitrifier (1); il est fixe au feu le plus viont. Très-desséché, il s'unit à l'eau avec chaleur. Forme differens sels, un éther, etc.

(1) Le verre phosphorique est dur, transparent, électrique par frottement; il t pas soluble et ne paraît pas acide au goût. Il pèse trois fois plus que l'eau.

Outre les acides phosphoreux et phosphorique précédemment connus, M. Dulong a fait un beau travail sur d'autres combinaisons du phosphore avec l'oxygène. Déjà l'on savait que le phosphore pouvait être, à l'état d'oxyde, ou blanc ou rouge; ce dernier est susceptible de se sublimer.

L'acide *hypophosphoreux* de M. Dulong s'obtient en versant de l'acide sulfurique dans une solution de phosphure de baryte dans de l'eau. Cette solution, qui contenait de l'hypophosphite de baryte, est décomposée alors par l'acide sulfurique, qui dépose un sulfate de baryte; l'acide hypophosphoreux reste dans la liqueur. Il est incristallisable, très-acide, et contient, selon M. Dulong, 100 de phosphore et 37,44 d'oxygène. Davy établit qu'il est formé de phosphore 30,13, et oxygène 10.

M. Dulong pense que l'acide précédemment obtenu sous le nom de *phosphoreux*, par combustion lente, est un mélange du phosphorique et du phosphoreux de Davy; mais forme une combinaison particulière; il lui a donné le nom d'*acide phosphatique*; il contient, selon M. Dulong, 100 de phosphore et 112,4 d'oxygène.

Le vrai *acide phosphoreux* pur a été retiré par Humphey Davy, d'une combinaison de chlore et de phosphore (protochlorure); il s'en sépare, au moyen de l'addition de l'eau, de l'acide hydrochlorique; parce qu'une partie de l'eau décomposée cède au chlore de l'hydrogène, et au phosphore de l'oxygène, pour le rendre acide phosphoreux. Celui-ci se cristallise, est inodore, encore inflammable à la chaleur comme l'hypophosphoreux. MM. Davy et Dulong lui attribuent 100 parties de phosphore et 74,88 d'oxygène, ou 30,13 de phosphore et 20 d'oxygène.

A l'égard de l'acide *phosphorique*, il contient sur 30,13 de phosphore 40 d'oxygène, selon Davy. Il est décomposable par le charbon, le bore, l'hydrogène, le potassium, le sodium, le fer, le manganèse. M. Dulong lui donne 124,80 d'oxygène et 100 de phosphore, etc. L'acide phosphorique coagule bien l'albumine, même très-étendu d'eau.

De l'acide fluorique, ou hydrofluorique, ou hydrophthorique (et du fluor silicique).

Margraaf publia, dans les *Mém. Acad. Berlin*, ann. 1768, que le spath fluor distillé avec de l'acide sulfurique donne des vapeurs blanches qui corrodaient et perçaient la cornue de verre. Schèele prouva, en 1771, que ces vapeurs étaient un acide à l'état gazeux, qui avait la singulière propriété de ronger le verre. Il l'appela *fluorique*, parce qu'on l'extrait du spath fluor, dans lequel il se trouve combiné naturellement à la chaux, ce qu'on doit considérer aujourd'hui comme un *fluorure de calcium*. Il a une odeur analogue à celle de l'acide hydrochlorique. On sait qu'il a été trouvé aussi dans la substance émaillée des dents. Comme cet acide corrode le verre, on le prépare dans une cornue de plomb. On y met le spath fluor en poudre et humecté; on verse dessus l'acide sulfurique, qui s'empare de la chaux, dégage avec bouillonnement l'acide fluorique. Celui-ci, ou se reçoit en gaz sous l'appareil au mercure (hydrargyro-pneumatique), ou s'absorbe par l'eau des récipiens. On doit enduire l'intérieur des récipiens ou flacons de verre, avec un vernis (de cire et de térébenthine), si l'on veut avoir cet acide le plus exempt de silice qu'on pourra. Cet acide gazeux, concentré, est très-rongeant, il entre en dissolution avec l'eau, bout à une chaleur de 30°+0; il brûle fortement la peau; le meilleur remède à cette brûlure est la solution affaiblie de potasse caustique, selon M. Thénard.

Ce chimiste a trouvé, avec M. Gay-Lussac, en 1809, un gaz particulier d'acide fluorique et borique, qu'ils nomment *fluoborique*, qui est un des plus violens caustiques et comburans de toutes les matières végétales ou animales avec lesquelles on le met en contact. On l'obtient en décomposant le spath fluor avec de l'acide borique et du sulfurique. Il n'attaque pas le verre. Il forme une sorte d'éther avec l'alcool, et ne prend pas d'eau en dissolution.

L'acide fluorique, inusité en médecine, s'emploie dans les arts pour graver sur le verre. Selon Puymaurin, on enduit un verre de vernis de graveur, ou plutôt d'une couche épaisse de solution de colle de poisson; l'on trace sur ce vernis le dessin qu'on veut faire, à l'aide d'une pointe qui découvre le verre. Ensuite on expose ce verre à la vapeur de l'acide fluorique, qui ne corrode que les traits ou lignes découverts. C'est le même procédé que pour l'eau forte sur le cuivre.

D'après des expériences de MM. Gay-Lussac et Thénard; ils sont parvenus à obtenir la base de l'acide fluorique au moyen du potassium : c'est le *fluore* (ou *fluorine* de Davy). Ce dernier chimiste obtient aussi cette base par l'action d'une forte pile voltaïque, à son pôle cuivre.

Le *fluore* (nommé *phthore*, par M. Ampère, du grec φθορος qui corrode et détruit) agit sur tous les corps, et ne s'obtient pas ainsi à l'état de pureté. Les chimistes français pensaient que, par son union avec l'oxygène, il devenait l'acide fluorique;

mais Davy croit qu'il s'unit plutôt à de l'hydrogène pour former un hydracide, comme le chlore, l'iode, etc. C'est donc de l'acide hydrofluorique (ou hydrophthorique de M. Ampère) qui dissout la silice du verre. Il ne se forme pas, comme on l'avait cru, un fluate acide de silice, mais une combinaison particulière, selon plusieurs chimistes (comme avec le bore); c'est un acide *fluo-silicique*, toujours à l'état de gaz. S'il se dissout dans l'eau, il abandonne alors la silice à l'état comme gélatineux, et redevient hydrofluorique ou hydrophthorique. Ses sels sont des hydrofluates ou des fluorures.

L'acide phosphorique accompagne ordinairement l'acide fluorique dans le règne minéral.

De l'acide borique (boracique).

On connaissait depuis long-temps cet acide sous le nom de *sel sédatif d'Homberg*, qui l'a retiré le premier, en 1702, du borax du commerce (sousborate de soude). On l'obtient par deux procédés, ou par sublimation, ou par cristallisation. Par le premier, on prend ce qu'on veut de borax (sousborate de soude) en poudre, dans une cucurbite de verre couverte de son chapiteau; on la place sur le bain de sable, et on verse sur ce borax la moitié de son poids d'acide sulfurique. Il faut que celui-ci soit en excès pour avoir de plus beaux cristaux d'acide borique. Il se sublime un acide feuilleté ou en lamelles blanches, brillantes, à l'aide de la chaleur : c'est l'acide borique. Ou bien on fait dissoudre le borax très-pur 320 grammes (10 onces), dans eau chaude 1,600 grammes (3 livres 3 onces); on y verse de l'acide sulfurique concentré à 66°, trois onces, ou 100 grammes; il y a bouillonnement et chaleur : il se dépose des lamelles de l'acide borique concret, que l'on fait cristalliser. L'on doit laver cet acide à l'eau distillée froide, pour le séparer d'un reste d'acide sulfurique. Le sulfate de soude formé reste dans les liqueurs.

L'acide borique s'élève facilement à la distillation par l'intermède de l'eau; mais s'il est bien sec, il est très-fixe à la plus violente chaleur, et s'y vitrifie plutôt que de se volatiliser. Il se rencontre naturellement avec l'acide sulfurique, les oxydes de fer, etc., dans les eaux sulfureuses de Cherchiaio, de Monte-Cerboli, et de Castel-Nuovo, en Italie, vers Sienne. Il existe aussi dans le quartz cubique de Lunebourg, selon Westrumb; mais celui du commerce se tire des lacs de diverses régions d'Asie et du Thibet; il est à l'état de borate de soude et de tinkal impur.

Il faut 12 parties d'eau froide pour en dissoudre une d'acide borique (1). Il est inodore, inaltérable à l'air, de saveur acide, fraîche, plus soluble dans l'alcool que dans l'eau, et cet alcool brûle alors avec une flamme verte ; selon le docteur Pleischel, cet acide est composé d'acide pur anhydre 54, et d'eau 45 parties. On use de l'acide borique, comme calmant ou tempérant, en médecine : il rend la crême de tartre plus soluble. Dans les arts, il sert, ainsi que son verre, comme un fondant de métaux, et s'emploie pour les souder. Le mot *chrysocolle*, qu'on lui donnait, signifie qu'il *colle l'or*, ou le soude. MM. Gay-Lussac et Thénard l'ont décomposé par le potassium ou le sodium. Ils appellent son radical *le bore*, matière verdâtre, pulvérulente, insipide, inodore, qui, chauffée avec l'oxygène, redevient acide borique.

Le *bore* s'obtient en chauffant avec du potassium, l'acide orique dans un tube de porcelaine. Il ne se fond qu'à une rès-haute chaleur. Il ne prend de l'oxygène qu'à une chaleur rouge et non à froid. Sa pesanteur spécifique est plus considéble que celle de l'eau. Il forme, avec le fer et le platine, des borures, et se combine avec l'acide fluorique, à l'état d'acide uoborique. (*Voyez* Acide fluorique.)

De l'acide carbonique et des gaz oxydes de carbone.

Black, au milieu du dix-huitième siècle, reconnut le preier plusieurs propriétés de cet acide qu'il nommait *air fixe*. Bergmann, qui reconnut son acidité, l'appela *acide aérien*; et comme il est abondamment contenu dans les terres crayeuses, d'où on le dégage avec effervescence, en versant dessus quelque acide plus fort, Fourcroy lui donna le nom d'*acide crayeux*; nfin, Lavoisier et Pearson reconnurent qu'il était de même ature que celui qui se dégageait du charbon enflammé; qu'il avait le carbone pour base, dans la proportion de 28 parties sur 72 d'oxygène : c'est pourquoi le nom d'*acide carbonique* lui est demeuré. On le forme, soit par la combustion des matières végétales, soit par la respiration, soit par la fermentation spiritueuse, etc. Le moyen de l'obtenir est de prendre de la craie en poudre, ou du marbre dans un flacon à deux tubures, dont l'une est garnie d'un tube plongeant sous l'appareil hydro-pneumatique. On verse par l'autre de l'acide hydrochloque étendu d'eau; il se dégage violemment une grande quantité de bulles. Si l'on emploie de la craie, il faut d'abord la faire chauffer pour lui enlever des substances qui donnent

(1) L'eau chaude en dissout près du quart de son poids.

mauvaise odeur au gaz qu'on en obtient. Il est plus utile de la décomposer par l'acide hydrochlorique que par le sulfurique, parce que celui-ci fait d'abord une enveloppe ou croûte de sulfate de chaux concret, qui empêche tout le carbonate de se décomposer, et arrête ainsi le dégagement du gaz acide carbonique.

Ce gaz, plus pesant que l'air (ou près du double), est très méphitique; il éteint la flamme et la vie des animaux qu'on y plonge. C'est pour cela que la Grotte-du-Chien, près Naples, le Puits-de-la-Poule, dans le Vivarais, près Nérac, le lac Averne, etc., qui exhalent de ce gaz (fréquent aussi dans les mines), sont si méphitiques; de même dans les lieux où beaucoup d'hommes ou d'animaux sont rassemblés, ce gaz formé par respiration se dépose dans les parties basses, et devient nuisible. Les caves où des liqueurs fermentent sont remplies aussi de cet air méphitique. On remarque dans les individus asphyxiés par ce gaz, que tous les signes d'irritabilité musculaire sont éteints. C'est pour cela qu'il est si dangereux de respirer la vapeur du charbon, qui assoupit et enivre toutes les facultés. C'est peut-être à la même cause qu'il faut attribuer l'effet enivrant des boissons chargées de ce gaz, comme les vins mousseux, la bière, les eaux gazeuses acidules, les potions de Rivière, qui calment et engourdissent.

En Autriche, on prépare des eaux minérales artificielles, chargées du gaz acide carbonique, avec cet acide tiré des cuves de vin ou de bière en fermentation, car ce gaz est plus doux et moins irritant que celui extrait de la craie par l'acide sulfurique; il enlève même un peu d'alcool, qui rend légèrement enivrantes ces eaux gazeuses.

La tendance de ce gaz, à la combinaison avec les alcalis caustiques, la chaux pure, et même l'eau, donne le moyen de l'absorber : c'est pourquoi les solutions alcalines de potasse, de soude, baryte, strontiane, l'eau de chaux, s'en emparent et forment des carbonates; de là vient que l'eau de chaux se trouble lorsqu'on l'expose à l'air ou qu'on souffle dedans; c'est parce qu'il se forme un carbonate de chaux insoluble. Un courant de gaz acide carbonique décompose même le tartrate neutre de potasse, et régénère la crême de tartre.

Venel a remarqué, l'un des premiers, que plusieurs eaux médicinales étaient chargées de ce gaz, qui se dissout assez bien dans l'eau distillée aussi, par agitation. Il rougit la teinture de tournesol. L'eau en peut prendre, par la pression, jusqu'à cinq fois son volume. Elle devient alors mousseuse, aigrelette.

Nous avons parlé de la décomposition de cet acide, par double affinité (tom. II, pag. 255), au moyen du phosphore; le potassium le décompose aussi. Berthollet, en faisant repasser dans des tubes de fer ou de porcelaine rougis au feu, du gaz acide carbonique sur du charbon, a obtenu du gaz oxyde de carbone, ou acide carboneux. Il est plus léger que le carbonique, est inflammable et insoluble à l'eau.

DES ACIDES VÉGÉTAUX,

OU A RADICAUX BINAIRES (HYDROGÈNE ET CARBONE).

De l'acide oxalique.

Cet acide étant le plus fort du règne végétal doit être placé le premier. Nous avons dit comment il s'offre dans la nature (tome I, page 53); mais comme il y est en partie combiné à potasse (suroxalate), Schèele le saturait avec l'ammoniaque, puis versait dans cette dissolution d'oxalate de potasse et d'ammoniaque du nitrate de baryte. Il se précipitait un oxalate de baryte insoluble, qu'on séparait du nitrate de potasse et d'ammoniaque formé. Ensuite on précipitait la baryte par l'acide sulfurique, et il restait de l'acide oxalique libre, cristallisable en prismes à quatre pans à sommets dièdres. Ce procédé étant trop compliqué, on forme aujourd'hui, d'après Bergmann, cet acide de toutes pièces, en faisant digérer 8 parties d'acide nitrique à 36° sur une de sucre en poudre; ou, selon le *Codex*, sur 500 grammes (1 livre) de sucre, on verse acide nitrique à 32° 3 kilog. (6 livres); on échauffe le mélange dans une cornue tubulée; on n'y verse d'abord que la moitié de l'acide; il se dégage du gaz nitreux, de l'acide carbonique, et on obtient, avec de l'acide malique, des cristaux d'acide oxalique, qu'on débarrasse, par lavage, de l'acide nitrique restant.

L'acide oxalique se forme encore par le même procédé sur la gomme (1), de la farine, des fécules, de la manne et autres oxydes végétaux semblables. On en obtient aussi par l'action de l'acide nitrique (et même du sulfurique) sur l'alcool, en distillant.

Cet acide est très-aigre, le plus adhérent de tous à la chaux, qu'il enlève à tout autre acide, et se précipite en un sel inso-

---

(1) On obtient aussi de l'acide saclactique ou mucique avec celle-ci.

luble : ce qui le rend un excellent réactif pour la reconnaître partout. Il se dissout dans deux fois son poids d'eau froide, et à partie égale dans de l'eau bouillante. Il est très-volatil, avec l'eau, par l'ébullition; son caractère est aussi de dissoudre très-bien les oxydes de fer, d'enlever les taches d'encre des étoffes et le mordant de quelques couleurs; c'est pourquoi on l'emploie dans la teinture pour décolorer certaines parties sur lesquelles on l'applique Cet acide est formé de carbone 26, oxygène 71, hydrogène 3. Pris en certaine quantité, il empoisonne en corrodant l'estomac.

De l'acide tartrique.

Il s'offre aussi, dans la nature, uni à une portion de potasse ou à l'état de surtartrate (tom I, pag. 53), comme l'a remarqué Schèele en 1770. Pour obtenir cet acide pur, on fait dissoudre ce que l'on veut de crême de tartre, un kilogr., par exemple, dans suffisante quantité d'eau bouillante; on projette de la craie en poudre environ 400 grammes par portions, jusqu'à saturation; il se forme du tartrate de chaux insoluble. On verse sur ce précipité, séparé de la liqueur surnageante (laquelle contient du tartrate de potasse; ou sel végétal), de l'acide sulfurique étendu. Si l'on a employé deux livres de crême de tartre, il faut 400 grammes (13 onces) d'acide à 66°, et cinq onces d'eau : on fait digérer ce mélange en le remuant. L'acide sulfurique s'empare de la chaux, et se dépose; l'acide tartrique, qui le surnage en liqueur, se décante, se fait cristalliser. S'il y avait de l'acide sulfurique surabondant, on le reconnaîtrait en y versant un peu d'acétate de plomb, car il se précipite un sulfate de plomb insoluble. Cette surabondance d'acide sulfurique reconnue, on le fait digérer sur du tartrate de chaux.

Lorsqu'on emploie de la chaux vive, au lieu de craie (carbonate), tout l'acide tartrique s'y unit et abandonne sa portion de potasse, qui reste dans le liquide, selon Fourcroy et M. Thénard. On peut obtenir à part le tartrate de potasse, quand l'on s'est servi du carbonate de chaux.

L'acide tartrique, blanc, très-acide, cristallise en prisme quadrangulaire, terminé en pyramide à quatre angles, ou en lames, etc., se dissout facilement dans l'eau, est peu altérable à l'air, peut former des sels à 2 et 3 bases et des bitartrates.

L'*acide pyrotartrique* vient de la distillation à feu nu de la crême de tartre ou de l'acide tartrique; c'est un acide mêlé à une matière brune, huileuse, empyreumatique. On sature par des alcalis ce liquide acide; on distille avec l'acide sulfurique dans une cornue, il passe à la distillation de l'acide acétique ; ais le pyrotartrique se sublime en lames blanches à la voûte de la cornue. On obtient par les mêmes procédés de l'acide pyromucique avec l'acide mucique.

De l'acide citrique.

C'est encore à Schèele que nous devons le moyen d'extraire cet acide. On prend du suc de citrons ou limons dans lequel on met de la craie en poudre. Le citrate calcaire formé est insoluble et se précipite ; on le sépare, par lavage, des substances mucilagineuses, ensuite en versant dessus de l'acide sulfurique, qui s'empare de la chaux ; l'acide citrique demeure pur dans la liqueur surnageante (1). On évapore celle-i, en la décantant à plusieurs reprises du sulfate calcaire qui tait resté en dissolution. On répète la dissolution et l'évapotion pour obtenir cet acide très-pur, selon M. Dizé.

Si l'on a 3 kilogr. (6 livres) de citrate de chaux, on le déje dans 12 livres ou 6 kilogr. d'eau, et on verse dessus acide ulfurique à 66 degrés 2 kilogr. (4 livres). On délaie le tout à 12 kilogrammes d'eau ou 24 livres ; on fait bouillir ensemble. Le sulfate de chaux se précipite. On évapore l'eau ur obtenir l'acide nitrique, comme il a été exposé.

Cet acide se dissout à moitié poids dans l'eau froide en projisant du froid ; il s'humecte ou s'effleurit à l'air sec ou umide. Il cristallise en prismes rhomboïdaux, terminés par n sommet à quatre faces en trapèze. Par la distillation, Lassaigne obtient un acide *pyro-citrique* analogue aux pyo-malique, pyro-tartrique. Le premier est blanc, inodore, ès-acide, peu cristallisable ; se vaporise au feu en fumée lanche. Il forme des sels différens de l'acide citrique ordiaire.

Le suc de citrons contient un cinquième d'acide, qui aborbe partie égale de son poids de craie pour être saturé. Il uffit de 40 grains de cet acide pour pinte d'eau pour donner ne limonade agréable. On peut débarrasser le suc de citrons e son principe muqueux, en le laissant fermenter, comme forgi le recommande. Les groseilles en fournissent de cristalables. On emploie cet acide pour *virer* les couleurs, donner n beau rouge nacarat, ou ponceau, à la teinture du carthame, re le rouge végétal sur le blanc de fard, teindre en jaune les urores de rocou, etc.

(1) On doit mettre un excès d'acide sulfurique pour dégager l'acide citrique un principe muqueux qui l'entoure. Les aconits, et beaucoup de fruits, selon auqueiln, tiennent aussi de cet acide.

De l'acide malique et du sorbique.

En 1785, Schèele fit connaître cet acide, tiré de plusieurs fruits et le nomma *malique*, parce qu'il l'obtint d'abord de la pomme (*malum*). Il est l'un des plus répandus dans tous les végétaux, où il se trouve souvent combiné à la chaux. Jamais il ne se cristallise. On l'obtient en saturant par la potasse le suc des pommes aigres. On verse sur ce malate de potasse, de l'acétate de plomb. Par double décomposition, il se forme de l'acétate de potasse liquide, qu'on décante du malate de plomb insoluble. Sur ce précipité, l'on verse de l'acide sulfurique, qui, s'unissant au plomb, laisse l'acide malique libre en liqueur. Cet acide, qui existe surtout dans les verjus et le vinaigre, donne lieu au dépôt qui se forme dans l'extrait de Saturne. On trouve encore l'acide malique dans la mélasse, le vesou et les sucres bruts : de là vient qu'il faut employer la chaux pour faire cristalliser le sucre. On le rencontre dans la plupart des sucs, des extraits végétaux. L'action de l'acide nitrique sur la gomme, l'amidon, la manne, le sucre, etc., forme aussi cet acide; il précipite les métaux blancs en sels insolubles, ce que ne fait pas l'acide du citron: mais les malates de potasse, de chaux, de magnésie (fréquens dans les sèves des plantes) étant déliquescens, c'est pour cela que plusieurs végétaux desséchés s'humectent et se moisissent à l'air. Les vins acides du Nord contiennent beaucoup d'acide malique, qui passe même en partie à la distillation avec l'eau-de-vie, et la rend aigre. Selon Hermbstædt, l'acide nitrique change le malique et le citrique, en oxalique (*Voyez* tom. I, pag. 55, ses grands rapports avec l'*acide sorbique* de Donovan).

De l'acide benzoïque.

Nous en avons déjà parlé, tome I, pag. 53). On l'extrait communément par sublimation du benjoin, et il se nomme *fleurs du benjoin.* On prend pour cela du benjoin pulvérisé, qu'on met dans une terrine: on recouvre celle-ci d'une autre terrine, qui s'y joint exactement, parce qu'on a pris soin d'user leurs bords sur du grès. On lute les jointures, et on pratique un très-petit trou au sommet de la terrine supérieure; ensuite en mettant cet appareil sur un feu ménagé, il se sublime de l'acide benzoïque en aiguilles blanches, très-odorantes, quelquefois salies par un peu d'huile empyreumatique. On reitère la sublimation du résidu pour tout retirer. L'acide obtenu, et qui est sali, doit se pulvériser avec du charbon, et être soumis à une nouvelle distillation ; il s'élève pur alors, car le charbon retient l'huile empyreumatique. Mais ce procédé fait perdre beaucoup de cet acide. Geoffroy l'extrayait en faisant bouillir, en un vase clos, le benjoin en poudre dans l'eau; celle-ci dissout l'acide, cependant il en reste encore beaucoup dans le benjoin. Schèele versait de l'eau de chaux sur le benjoin en poudre; il se forme un benzoate calcaire en dissolution dans l'eau. La liqueur filtrée, rapprochée, on précipite l'acide benzoïque, en y versant de l'acide hydrochlorique qui s'empare de la chaux. Le *Codex* fait ainsi l'acide benzoïque : on prend une once de chaux vive qu'on délaye dans 2 livres d'eau : on y mêle par portions 4 onces de benjoin en poudre. On fait bouillir ce mélange en agitant pendant un quart d'heure; on retire du feu; on passe, et le dépôt sera traité à une nouvelle quantité d'eau de chaux, ce qu'on répétera. Les liqueurs limpides réunies seront évaporées jusqu'à réduction du seizième du total. Dans cette liqueur rapprochée, on verse goutte à goutte de l'acide hydrochlorique jusqu'à ce qu'il ne se se fasse plus de dépôt, et que la liqueur soit un peu acide. Le dépôt, qui sera l'acide benzoïque, se sépare sur le filtre. L'acide benzoïque, ainsi obtenu, a moins d'odeur; on peut le sublimer. Gren fait un benzoate de soude, puis le décompose par l'acide sulfurique. Il est soluble dans cinq ou six fois son poids d'eau bouillante; mais davantage dans l'alcool. Son odeur balsamique est vive et âcre, lorsqu'il se volatilise par la chaleur.

On suit, pour obtenir l'acide benzoïque, le procédé de Suersen modifié par M. Jéromel de cette manière : une livre de benjoin en larmes pul - vérisé est mêlé à huit onces de charbon de bois concassé, etdélayé dans six pintes d'eau; on y ajoute une once et demie de carbonate de soude. On fait bouillir en agitant avec une spatule de bois. Après trois quarts d'heure, on décante la liqueur, on broie la matière, on remet sur le feu, en ajoutant un peu d'eau et après demi-heure d'ébullition, on filtre la liqueur. Celle-ci filtrée est remise sur le feu, et étant près de bouillir, on la filtre sur environ 4 gros de charbon animal dans un filtre lavé. Le liquide ainsi pur se remet sur le feu, et au moment de bouillir, on y verse peu à peu de l'acide sulfurique aqueux, en remuant le mélange. Quand on s'aperçoit que l'acide ajouté est en excès, on cesse d'en verser; le benzoïque se précipite. Après le refroidissement, on filtre et on passe sur l'acide benzoïque séparé, de l'eau froide pour le laver. Il est très-blanc, cristallin, odorant. On obtient environ 2 onces 5 gros d'acide pur, avec du bon benjoin.

La sublimation paraît le meilleur procédé pour obtenir, du benjoin, ses *fleurs* avec toutes les propriétés médicales requises. Buchner a remarqué un phénomène lumineux dans cette opération. L'acide benzoïque qu'on retire, dans le commerce, avec l'urine des animaux herbivores, n'a pas les mêmes qualités que le benjoin (1). Traité par l'acide nitrique, on obtient une matière exhalant l'odeur d'amandes amères, sans contenir toutefois de l'acide prussique. Le chlore forme une sorte d'huile volatile, par son action sur les *fleurs de benjoin*. Celles-ci contiennent, outre l'acide benzoïque, une vraie huile volatile, qu'il faut y laisser combinée, pour avoir toute l'odeur suave et les propriétés médicales, requises en médecine, de ce genre de médicament. Cet acide est balsamique, expectorant, incisif, et détache les viscosités des bronches des asthmatiques. Voyez à l'appendice, la *benzamide*.

De l'acide gallique.

Schèele l'extrayait en faisant infuser la noix de galles dans l'eau, pendant quatre à cinq jours, en agitant. On filtre la liqueur; on l'expose à l'air; il se forme un précipité qu'on lave à l'eau froide. Dissous dans l'eau chaude, on filtre, on évapore doucement; il se dépose une portion de tannin, et l'acide gallique cristallise en aiguilles roussâtres divergentes. L'infusion de galles tenue en des vaisseaux clos, donne aussi cet acide, selon Berthollet. M. Deyeux l'a retiré en distillant à sec la galle à une chaleur peu supérieure à l'eau bouillante: cet acide se sublime au col de la cornue. Proust retire cet acide pur par un procédé très-compliqué. Il verse une dissolution de nitro-hydrochlorate d'étain dans l'infusum de galles; il se précipite du tannin et de l'oxyde d'étain en jaunâtre. L'acide gallique avec l'hydrochlorique et du chlorure d'étain restent en liqueur. On précipite ce reste d'étain par de l'hydrogène sulfuré, on filtre, on évapore la liqueur, et l'acide gallique s'y cristallise (2).

---

(1) Le prétendu acide benzoïque de l'urine des chevaux (d'après Fourcroy et Vauquelin) est l'*acide hippurique* selon Liebig. Aussi d'autres animaux herbivores ont (*Annal. chim. et phys.*, tom. 43, p. 188) un hippurate d'ammoniaque. L'acide hippurique a l'odeur d'*anthoxanthum odoratum* et de *holcus odoratus*, quoique ces plantes contiennent bien un acide benzoïque, comme Vogel l'a vu.

(2) *Acide gallique*, selon le procédé de Schèele par macération et infusion d'eau : on laisse moisir, on passe, on laisse moisir encore : on obtient à la fin des cristaux jaunes.

Bartoldi fait un alcool gallique, évapore à siccité, dissout le résidu dans

Si l'on prépare, d'après le procédé de Schèele, l'acide gallique, on trouve au fond de la liqueur, un dépôt fauve, qui, examiné par MM. Chevreul et Braconnot, leur a paru être composé par un acide particulier : ils le nomment *acide ellagique* (du mot gallique renversé). Cet acide est pulvérulent, blanc, fauve, insipide, insoluble à l'eau bouillante. L'acide ellagique est mêlé à beaucoup d'autres matériaux et à l'acide gallique : ce qui le rend susceptible de se colorer en rouge de sang par l'acide nitrique, qui le transforme en oxalique (1).

On peut encore séparer, par l'alcool, l'acide gallique de l'infusum de galles ; car l'alcool dissout bien cet acide ; il en prend autant que son poids, s'il est bouillant : mais il faut trois parties d'eau bouillante pour en dissoudre une d'acide. Celui-ci se volatilise et se décompose par des sublimations réitérées. Nous avons dit comment il précipite en bleu noir le fer ; il précipite le bismnth en jaune, le plomb en blanc, le cuivre et l'argent en brun, le mercure en orangé, l'or en vert ; il ne fait rien éprouver aux dissolutions d'étain, de zinc, de cobalt, de manganèse, de platine, etc.

Nous avons parlé de l'*acide kinique* (tom. I, p. 56), et de plusieurs autres moins connus ou inusités.

ACIDES VÉGÉTAUX ARTIFICIELS.

Acide acétique concentré.

Le vinaigre simple ou distillé a déjà été examiné (tome I, pages 57 et 115, et surtout pag. 437 et suiv.). Il n'est ici question que de l'extraction du *vinaigre radical* ou *esprit de Vénus*. On prend pour cela du verdet ou acétate de cuivre en poudre ; on le distille au feu de réverbère dans une cornue garnie d'une allonge et un récipient ; on chauffe par degrés. Il passe d'abord un acide faible combiné à un peu d'alcool, et

---

l'eau, ajoute de l'acide sulfurique qui précipite l'extractif ; on sature par la baryte l'acide sulfurique : le résidu est l'acide gallique pur.

M. Deyeux chauffe lentement en une cornue des galles concassées, il se sublime de l'acide gallique.

Richter digère la galle dans de l'eau froide, exprime, évapore en extrait qu'il dissout dans l'alcool ; on distille l'alcool au 8e ; le résidu lavé dans de l'eau tient de l'acide gallique cristallisable.

(1) L'acide gallique dissous dans l'ammoniaque caustique, et cette dissolution étant en contact avec l'oxygène ; elle en absorbe assez pour convertir en eau tout l'hydrogène de l'acide gallique ; celui-ci est converti alors en ulmine. Selon Doebereiner, l'ulmine est composé de

1 atome = 12 carbone.
1 atome = 1 hydrogène.
2 atomes = 16 oxygène.

formant une sorte d'éther acétique suave, huileux; les seconds produits sont plus forts. On porte la chaleur à l'incandescence; les derniers produits sont extrêmement forts, pénétrans, et quelquefois colorés en verdâtre par un peu d'oxyde de cuivre qui est entraîné à la distillation. Cet acide peut cautériser la peau. Lauraguais et Courtenvaux ont observé qu'on pouvait rendre cet acide concret et cristallin par le froid, surtout lorsqu'on l'a rectifié. Il reste dans la cornue de l'oxyde de cuivre de couleur marron, ou presque réduit par une portion du carbone de l'acide. Nous avons dit que quelques gouttes de cet acide sur des cristaux de sulfate de potasse passaient pour un sel de vinaigre. On peut en modifier l'odeur vive et pénétrante, en y ajoutant quelques gouttes d'huile volatile de girofles, ou d'anis, ou de lavande, etc. On tient ce sel dans un flacon, pour respirer son odeur.

On peut obtenir aussi de bon vinaigre radical en distillant de l'acétate de plomb cristallisé 16 parties, avec l'oxyde de manganèse une partie, et acide sulfurique concentré 9 parties. L'acide acétique passe pur. On obtiendrait pareillement de cet acide par la distillation de l'acétate de potasse ou de soude au moyen de l'acide sulfurique versé dessus ces sels. C'est par la distillation de l'acétate de soude avec l'acide sulfurique qu'on obtient, en effet, un bon acide acétique pour l'esprit de Mindererus, etc.

M. Derosne a fait voir que cet acide *pyro-acétique*, ainsi extrait du verdet, était plus suave, plus éthéré, que celui obtenu par la rectification du vinaigre ordinaire distillé. On peut aussi distiller le verdet avec de l'acide sulfurique pour dégager plus facilement le vinaigre radical qui tient carbone 50, oxygène 44, hydrogène 6, selon MM. Thénard et Gay-Lussac.

On peut distiller également le sulfate de soude sec avec l'acétate de plomb, ou de l'acétate de soude avec du sulfate acide de potasse, ou décomposer l'acétate de baryte par l'acide sulfurique, en distillant.

L'action des acides minéraux sur la plupart des substances végétales et animales, forme, en dernier résultat, de l'acide acétique; la distillation à feu nu de ces substances en donne aussi, mais sali d'huile empyreumatique. Tels sont les acides pyro-ligneux, pyro-muqueux, zoonique, sébacique, etc.

De l'acide succinique.

Si l'on distille à feu nu, dans une cornue enduite de lut, du succin, on obtient d'abord par un feu doux une liqueur acide, appelée *esprit de succin* (1). En poussant le feu, il passe une huile empyreumatique, et il se sublime en même temps un sel blanchâtre, sali par l'huile, au col de la cornue, trouvé d'abord par Barchusen, et par Boulduc le père. Il doit sa vertu à l'huile de succin à laquelle il est uni. Il faut avoir soin de refroidir le récipient avec des linges mouillés. Gehlen et d'autres chimistes prétendent qu'en distillant le succin avec de l'acide sulfurique rectifié, on obtient une plus grande quantité d'acide succinique que sans ce procédé. On sait, d'après MM. Lecanu, Serbat et quelques autres, que les térébenthines contiennent de l'acide succinique (2). Pour purifier ce sel, qui est l'acide concret du succin, on le distille, puis on le sublime de nouveau avec de la poudre de charbon ; il s'élève très-blanc; il est dissoluble dans deux parties d'eau bouillante et dans vingt-quatre d'eau froide ; il cristallise en prismes triangulaires tronqués. On peut encore le rectifier sur de l'acide hydrochlorique, selon Spielmann, ou sur du sable, d'après Scheffer, ou avec de l'argile, suivant Bergmann. On l'obtient aussi en faisant détonner du succin avec du nitre, selon le procédé de Bourdelin. Il existe dans la dissolution alcoolique du succin, selon les expériences de Bouillon-Lagrange et de Gehlen ; il serait donc tout formé dans le succin, comme on en a extrait des térébenthines. Ses combinaisons ne sont pas employées; mais il se donne, à l'état d'acide ou sel concret, comme antispasmodique et antiseptique.

Nous décrivons ailleurs l'eau de Luce. On forme en Allemagne du *musc artificiel,* en faisant digérer quatre onces d'acide nitreux sur une once d'huile de succin rectifié. Il se précipite une matière résineuse d'odeur ambrée, qu'on lave à l'eau chaude.

Huile de succin oxydée.

℞. Huile de succin. . . . . 4 gramm. ℥ j.
Acide nitriqee. . . . . . 14 gramm. ℥ iij ß.

Mettez l'huile de succin dans un matras ; instillez-y goutte à goutte l'acide, en agitant en même temps le liquide avec une spatule de verre. Laissez reposer pendant 36 heures, ensuite séparez de la liqueur acide la manière résineuse surnageante ; vous la laverez d'abord dans de l'eau froide, ensuite

(1) C'est du phlegme tenant en dissolution un peu d'acide succinique.

(2) L'acide benzoïque et le succinique ont beaucoup d'analogies entr'eux, selon Lecanu et Serbat; tous deux ne sont pas décomposables par l'acide nitrique; mais ils diffèrent par l'odeur, la solubilité, la saveur, etc. (*Journal pharm.*, 1823, p. 89.

dans de l'eau chaude, jusqu'à ce qu'elle n'ait plus de saveur acide. On emploie un acide nitrique pesant 1500, l'eau pesant 1000.

De l'acide mucique ou *saclactique et du pyro-mucique.*

Le premier se forme, par l'action de l'acide nitrique, deux parties; sur le sel ou sucre de lait, sur la gomme, etc., une partie, et il se précipite en poudre blanche; mais comme il n'est d'aucun usage, nous n'en dirons rien de plus. D'ailleurs, il en a été question, tom. I, pag. 54.

M. Houtou la Billardière observe qu'en distillant à feu nu l'acide mucique, il se sublime, à la voûte de la cornue, un acide particulier, qu'il nomme *pyro-mucique*, et qui n'est ni le benzoïque, comme le croyait Schèele, ni le succinique et le pyro-tartarique, comme le pensait Trommsdorff (*Voyez* aussi les acides subérique, camphorique, etc., tome I, p. 55).

DES ACIDES ANIMAUX.

Nous avons décrit ci-devant le phosphorique, et nous disons (tome I, page 101) que d'autres acides animaux ne sont que de l'acétique. Le prussique ou hydrocyanique appartient aussi au règne végétal; l'urique est purement animal, avec les acides rosacique, purpurique, amniotique, lactique, sébacique, margarique, etc. (*Voyez* tom. I, p. 102 et suiv.)

Du cyanogène, de l'acide prussique ou hydrocyanique.

Schrader, pharmacien à Berlin, et Vauquelin ont reconnu l'acide prussique dans les eaux distillées au bain-marie des amandes amères, des feuilles broyées du pêcher. Le laurier-cerise et le laurier-amandier en tiennent aussi. Les noyaux d'abricots et autres analogues en contiennent également, et ont la même odeur d'amandes amères qu'exhale cet acide. Les sommités de thym donnent de l'acide prussique, dit-on, ainsi que les huiles empyreumatiques végétales. Il est d'une saveur douce, un peu chaude, excitant la toux; il précipite l'huile des savons, le soufre des sulfures alcalins, l'alumine du nitrate alumineux. Le chlore devient de l'acide hydrochlorique en ôtant de l'hydrogène; il le rend odorant, huileux, mais moins combinable aux alcalis. Très-volatil et élastique, il se décompose peu au feu; la lumière, l'oxygène le réduisent en ses élémens, et le décomposent en ammoniaque et en acide carbonique. Berthollet a vu, le premier, que l'oxygène n'entre point dans la composition de cet acide. Borda en a, le premier, ge dans la médecine: il assoupit, ne rougit pas le tournesol; il est très-diffusible, etc.

La manière la plus commune de l'obtenir est de prendre du ng de bœuf desséché, et de le calciner dans un creuset avec artie égale de potasse, jusqu'à ce que le mélange ne s'enmme plus et soit chauffé au rouge sans fondre. Ou bien on rend deux parties de sang desséché et une de tartre cru. Le élange bien brûlé et ne fumant plus, on le retire du feu, on elessive dans de l'eau chaude, on filtre, et l'on obtient ainsi le russiate ou hydrocyanate de potasse en liqueur, avec excès alcali (1). On l'appelait *alcali phlogistiqué* ou *liqueur colote du bleu de Prusse.* (*Voyez* ci-devant la manière de faire tte couleur, article du *Fer*, page 300.)

Ce ferro-hydrocyanate peut se cristalliser par évaporation. on le distille sur l'acide sulfurique, l'acide prussique dégagé è sa base se volatilise en l'état gazeux. On peut distiller de ême du prussiate de fer pour obtenir cet acide. Le procédé e Schèele, pour dégager cet acide pur, est de former un cyaure mercuriel (*Voyez* ci-devant, au Mercure, page 286). On rend la dissolution de ce sel 1 once avec 1 once de limaille fer non oxydée, et 3 gros d'acide sulfurique; on agite le élange, qui devient noir par la réduction du mercure, et il te dans la liqueur la saveur ou l'odeur d'amandes amères. n distille à un feu doux cette liqueur pour séparer l'*acide russique pur*; on doit le recevoir dans des récipiens refroiis, qui tiennent un peu d'eau distillée, car il se condense ifficilement. On doit rectifier cet acide sur la craie en poudre our en séparer l'acide sulfurique qui pourrait y adhérer enre; mais cet acide est toujours plus ou moins pur et conntré; on a recherché des moyens certains de l'avoir pur à un egré précis. Tel est l'acide de Schèele.

Vauquelin prend du cyanure de mercure (ou prussiate) 100 rties, eau distillée 800 parties. On fait dissoudre à une douce haleur; on fait passer en cette dissolution de l'acide hydrolfurique (hydrogène sulfuré), assez bien pour saturer; on tre pour séparer le sulfure de mercure précipité. Afin de dérasser l'acide hydrocyanique restant d'un peu d'hydrosulre, on ajoute un peu de souscarbonate de plomb, jusqu'à ce il ne précipite plus. On agite la liqueur et on filtre. On ob-

(1) L'huile empyreumatique, provenant de la fabrication du muriate d'amniate, peut être aussi très-utile pour préparer la lessive du bleu de Prusse. ur cela on la carbonise avec de l'alcali et on en fait de la lessive prussique, on M. Haenle.

tient un acide prussique ou hydrocyanique dissous dans l'eau, et pur au même degré que celui de Schèele.

On prépare un *sirop hydrocyanique* avec neuf parties de sirop de beau sucre, et une de cet acide. On mêle exactement le tout qui se conserve en une bouteille bien fermée. C'est un médicament tenté contre la phthisie pulmonaire.

La densité de l'acide du procédé de Schèele est 0,900. Il se donne par gouttes en des potions. M. Gay-Lussac a préparé cet acide pur ; M. Robiquet propose pour obtenir l'acide prussique médicinal, le procédé qui suit :

Le *cyanure de potassium*, qu'on doit employer, s'obtient en chauffant jusqu'à fusion complète en un creuset de l'hydro-ferrocyanate de potasse. Ainsi réduit à l'état charbonneux, le cyanure de potassium, tel qu'il sort de la cornue, est pur ; il est facile à conserver.

Si l'on veut l'avoir blanc, pour s'épargner la peine de le filtrer, il faut d'abord opérer la fusion complète. On dissout ce *cyanure charbonneux* dans le moins d'eau possible. Il y a production de froid. On filtre, on évapore promptement dans une capsule de platine; le tout réduit à siccité, on pousse à la fusion.

Alors prenez ce cyanure de potassium blanc, dissolvez dans l'eau, au moment même de son emploi. Filtrez cette dissolution concentrée. Versez-la dans une petite cornue, ajoutez la quantité nécessaire d'acide sulfurique ; chauffez très-légèrement, en prenant la précaution de faire traverser la vapeur prussique dans le chlorure de calcium (muriate calcaire sec).

On obtient donc, comme par la méthode de M. Gay-Lussac, l'acide anhydre. Pour l'avoir au *quart*, il faut l'étendre de *trois parties d'eau*. Pour l'avoir au *sixième*, il faut ajouter *cinq parties* d'eau.

Cet *acide prussique médical* doit être conservé à l'abri du contact de la lumière et de l'air, dans des flacons bien fermés, enveloppés de papier noir.

Au bout de quelque temps, cependant, une partie se décompose.

Le meilleur procédé de conservation de l'acide hydrocyanique (prussique), pour l'envoyer en pays étranger, est de le tenir en dissolution dans l'alcool.

Au reste, l'acide hydrocyanique peut être purifié de tout autre acide, en le mettant en contact avec un peu de magnésie, et filtrant promptement.

Cet acide, pur et incolore, est un poison d'une odeur vive qui suffoque et fait tousser, et sentant les amandes amères; d'une saveur d'abord fraîche, puis âcre et brûlante. Il est très-vaporisable ; une partie qui s'évapore cause assez de froid pour faire congeler l'autre partie à 15° sous 0, et cristalliser en aiguilles. Cet acide se décompose bientôt spontanément : il s'y forme de l'ammoniaque à l'état d'hydrocyanate, et du carbone azoté ou azoture de carbone noir.

M. Gay-Lussac, en confirmant l'opinion de Berthollet, que l'acide prussique ne contenait pas d'oxygène, a vu que cet acide était formé d'un volume de vapeur de carbone, d'un demi-volume de gaz azote et d'autant d'hydrogène ; ou bien il a trouvé carbone 44,39, azote 51,71, hydrogène 3,90. Les propriétés acides y naissent, non pas de l'hydrogène, selon le même chimiste, mais bien de l'azote et du carbone. C'est ainsi que l'acide prussique devient un hydracide, ou par le concours de l'hydrogène, comme dans le soufre, l'iode, le chlore, le fluore, etc.

L'acide hydrocyanique, dissous dans 3 parties d'eau, a exactement la même composition que le formiate d'ammoniaque. M. Pelouze a vu, en effet, l'acide hydrocyanique se transformer en ce formiate, surtout par l'action de l'acide hydrochlorique. Il suit de là qu'il faut éviter de préparer l'acide hydrocyanique, dans le procédé de M. Gay-Lussac, avec un excès d'acide hydrochlorique, sur le cyanure de mercure.

Ainsi, sous l'influence des acides et de l'eau, l'acide hydrocyanique se change en acide formique et en ammoniaque, lesquels peuvent être pris intérieurement sans danger.

Le formiate d'ammoniaque donne un sel blanc, très-soluble, d'une saveur fraîche et piquante. A la chaleur de 180°, il se transforme de nouveau en eau et en acide hydrocyanique.

Si l'on donne l'acide hydrocyanique avec les oxydes métalliques, surtout ceux de mercure et d'antimoine, il se forme des cyanures. Les sels de fer et le nitrate d'argent y occasionnent des précipités aussi. Les alcalis ne diminuent point l'efficacité de cet acide. La dose est de 2 à 8 gouttes. L'ammoniaque est le contre-poison de cet acide, selon Murray.

Schéele, qui a dégagé le premier l'acide prussique en 1780, remarque aussi que les peaux, cornes, poils, ongles, cuirs et autres débris animaux brûlés avec les alcalis, donnent également l'acide hydrocyanique. On l'a même trouvé depuis dans les charbons de bois de chêne et de quelques autres végétaux qui contiennent de l'azote ; aussi la houille, etc.

L'acide hydrocyanique est un véritable poison ; il se neutralise par le moyen de l'ammoniaque. Bulliard a vu la décoction des graines de chenevis neutraliser l'effet empoisonnant du laurier amandier; peut-être agirait-elle de même contre les effets délétères de l'acide hydrocyanique; tel est aussi le sulfate de fer.

Comme l'hydrocyanate de potasse ordinaire tient un peu de fer qui vient du sang, ce n'est pas un réactif assez fidèle pour reconnaître la présence ou l'absence totale de ce métal. On forme donc un hydrocyanate de chaux soit directement en combinant l'acide hydrocyanique à la chaux, soit en faisant bouillir, sur deux onces de bleu de Prusse (lavé à l'eau chaude), de l'eau de chaux deux pintes; on filtre, on garde le liquide comme réactif. Les hydrocyanates alcalins se forment de même, mais sont moins exempts de fer. Celui de potasse cristallise en octaèdre à pyramides tronqués.

Du cyanogène.

Le radical de l'acide hydrocyanique est le cyanogène, azoture de carbone, qu'on obtient ainsi : Berthollet faisait passer un courant de chlore gazeux (muriatique oxygéné) dans de l'acide prussique mêlé à l'eau. Il présuma que le composé qui en résultait n'était que de l'acide prussique oxygéné; mais puisque le chlore est reconnu un corps simple et non oxygéné, M. Gay-Lussac observa de nouveau cette composition. Il reconnut, au contraire, qu'il se formait une triple combinaison de chlore, de carbone et d'azote, savoir : un volume de carbone avec demi-volume de gaz azote ou de l'azote carboné. Cette dernière combinaison étant un corps particulier, le radical de l'acide qui produit le bleu de Prusse a dû être nommé par M. Gay-Lussac *cyanogène* (κυάνος bleu; γεινομαι, j'engendre). Le cyanogène est toujours gazeux, son odeur pénétrante est indéfinissable. Très-peu décomposable à la chaleur, il précipite en bleu les sels ferrugineux; il se dissout très-bien dans l'alcool, qui en absorbe vingt-trois fois son volume, et dans l'eau, qui en prend quatre fois et demie; il rougit le bleu de tournesol.

Combiné avec l'hydrogène, on obtient de l'acide hydrocyanique, et avec le chlore, il forme l'acide *chlorocyanique*, qui était le prussique oxygéné de Berthollet.

Dissous dans l'eau, le cyanogène, d'abord incolore, devient jaune, puis brun; il perd son odeur pénétrante alors pour prendre celle de l'acide hydrocyanique, et en déposant une matière charbonneuse; on obtient de l'hydrocyanate d'ammoniaque avec de l'ammoniaque souscarbonaté, lorsqu'on distille cette liqueur. Le résidu, dans la cornue, séparé de la matière charbonneuse, évaporé avec précaution, et abandonné spontanément, présente de très-petits cristaux d'un sel ayant our base l'ammoniaque. Vauquelin a trouvé que l'acide qui les saturait était de l'acide *cyanique*. Donc, en se décomposant avec une partie de l'eau de sa dissolution, le cyanogène se transforme en acide carbonique et en acide cyanique, par le moyen de l'oxygene de l'eau, tandis que l'hydrogène de l'eau, se portant sur une autre portion du cyanogène, compose l'acide hydrocyanique et de l'ammoniaque. Cet alcali sature ainsi les acides formés. Le surplus du carbone se dépose, car ces acides n'en contiennent pas autant que le cyanogène.

Celui-ci, en se combinant aux oxydes de fer, lesquels peuvent décomposer l'eau, forme des hydrocyanates, selon Vauquelin; tandis qu'avec les oxydes de mercure ou d'argent, incapables de décomposer l'eau, le cyanogène donne des *cyanures*. Il chasse aussi l'acide carbonique de la plupart des carbonates, et forme avec leurs bases des cyanures également.

En faisant détonner le cyanogène avec le gaz oxygène, on obtient de l'azote et de l'acide carbonique pour résultats.

De l'acide urique.

Nous n'en parlons point comme étant usité en médecine, mais comme nécessaire à connaître au pharmacien. Il se rencontre dans l'urine humaine (non dans celle des animaux herbivores, excepté dans le chameau et les reptiles), et paraît avoir pour base l'*urée*(1), puisqu'elle se change en cet acide, au moyen de l'acide nitrique. Il forme plusieurs calculs de la vessie, surtout le gravier des reins, qui ne sont que cet acide uni à l'urée et l'ammoniaque. Les concrétions qui se forment à l'extérieur sur les articulations des goutteux, sont de l'urate de soude ou d'ammoniaque surtout; et, pendant leurs accès, ils ne rendent pas de cet acide par les urines. Il paraît que l'usage modéré du carbonate de potasse ou de soude, en boisson, aide à dissoudre les graviers des reins chez les calculeux. Plus on s'astreint au régime végétal, moins l'urine contient de cet acide, et moins on est sujet à ces calculs. (*Voyez* l'Acide rosacique, tome I, page 102).

(1) Wöhler a obtenu de l'*urée factice* par la combinaison de l'*acide cyanique* avec de l'*ammoniaque* (substance blanche cristalline, etc.).

On l'obtient plus facilement en décomposant le cyanate d'argent par une solution de muriate d'ammoniaque, ou bien le cyanate de plomb par l'ammoniaque liquide. Ses cristaux sont incolores, transparens, à prismes à 4 faces rectangulaires. La potasse et la chaux n'en dégagent aucune trace d'ammoniaque

Des autres acides végétaux et animaux.

Nous croyons inutile de donner plus de détails sur la grande quantité de ces acides puisqu'ils ne sont encore d'aucun usage.

Les acides rosacique, cholestérique, purpurique, sont colorés, et donnent des sels aussi colorés.

DES BASES SALIFIABLES ALCALINES ET TERREUSES.

Des alcalis et autres oxydes de métaux.

Tableau des cendres des végétaux, et des quantités de salin ou potasse qu'elles donnent.

NOMS des VÉGÉTAUX BRULÉS.	QUANTITÉ de ces végétaux.	PRODUIT en cendres.	PRODUIT en salin ou alcali.
	kil. gram.	cent.	cent.
Tiges de maïs.	489,550	88,00	17,05
Soleil, *helianthus*	*Idem.*	57,02	20,00
Sarment de vigne.	*Idem.*	34	5,05
Idem	400	27,43	4,14
Buis.	489,550	29	2,26
Idem	400	23	1,78
Saule.	489,550	28	2,85
Orme.	*Idem.*	23,05	3,09
Idem	508	24,08	3,90
Chêne.	489,550	13,05	1,05
Idem	455	12,02	1,35
Tremble.	489,550	12,02	0,74
Idem	323,550	0,07	0,46
Hêtre.	489,550	5,08	1,27
Idem	442	5,10	1,15
Sapin.	489,550	3,04	0,45
Idem	339	2,77	3,07
Fougère mâle.	489,550	36,46	4,25
Absinthe.	*Idem.*	97,44	73,00
Fumeterre.	*Idem.*	219,00	97,00
Genêt.	*Idem.*	10,00	2,30
Bruyère.	*Idem.*	10,00	1,70
Racines de pin.	*Idem.*	10,00	2,49
Paille de sarrasin.	*Idem.*	10,00	4,15
Tournesol.	100	20,70	4,00

Selon Perthuis, l'érigéron du Canada, le ricin, fournissent plus de salin que d'autres plantes. On n'a pas évalué exactement celui que produisent le bouleau, le genèvrier, le lilas, l'aulne, le platane, l'érable, le marronier d'Inde; mais on sait qu'ils en produisent, ainsi que les plantes labiées.

M. Peschier obtient aisément la potasse des décoctions des végétaux, en les faisant bouillir avec la magnésie, qui s'empare des acides végétaux pour la plupart.

Les tiges de tabac donnent jusqu'à 40 livres de salin par quintal de leurs cendres. Wiegleb porte à 65 livres de salin ce qu'on retire d'un quintal de cendres d'absinthe (*Annal. Chim.*, tome XVIII). La fumeterre, la petite centaurée, le ményante, le *bunias cakile*, L., et toutes les tétradynames en fournissent une grande abondance, comme les tiges de pommes de terre. Le marc de raisin donne un quart en alcali, comme la lie et le tartre brut dont on obtient les cendres gravelées. Pour faire produire à un arbre plus de potasse, on lui pratique des entailles, afin de lui causer des ulcères qui puissent prendre même un mauvais caractère. Ceci est analogue aux ulcères des animaux chez lesquels il y a plus de soude dans le pus des exutoires.

Des sels lixiviels.

Les alcalis fixes des plantes brûlées, retirés des cendres au moyen de la lixivation, sont généralement mélangés de carbonate de potasse ou de soude, et de différens autres sels neutres, tels que des sulfates de potasse, de soude, des hydrochlorates des mêmes alcalis, etc. qui se rencontrent dans presque toutes les cendres des végétaux. Rien n'est donc plus inégal et infidèle que leur composition et leurs effets; il ne faut point en attendre des résultats exacts et constans; ce n'est que par un reste de pratique, et à cause que l'on demande encore à plusieurs pharmaciens des sels lixiviels de certaines plantes par le procédé de Tachenius, que nous donnons ici la manière de les obtenir. Ainsi, l'on brûlera, soit de l'absinthe, ou de la petite centaurée, ou du genêt, etc., desséchés, une quantité quelconque; on incinerera bien les résidus charbonneux dans une marmite de fonte, en les remuant, sans permettre à la plante de s'enflammer. Les cendres seront lessivées avec de l'eau distillée qu'on fera bouillir dessus. On passe cette lessive, on l'évapore à siccité dans un vase de fer. On obtient une matière brune, très-âcre, déliquescente à l'air. On conservera ce sel prétendu essentiel des plantes, à la manière de Tachenius, dans des flacons bien bouchés. Il peut récéler de l'huile empyreumatique et un acide pyroligneux de la plante ainsi brûlée.

Vauquelin, ayant analysé les potasses du commerce, a trouvé les quantités suivantes :

POTASSES du commerce.	Quantité de potasse réelle.	Sulfate de potasse.	Muriate de potasse.	Acide carbonique.	Résidu insoluble.	TOTAL.
De Russie...	772	65	5	254	56	1152 de chaque.
D'Amérique..	857	154	20	119	2	
Perlasse.....	754	80	4	308	6	
De Trèves...	510	165	251	199	24	
Des Vosges..	444	148	222	304	34	
De Dantzick.	603	152	14	304	79	

Les végétaux qui fournissent le plus de soude, sont :
La *Salicornia europœa*, L. La barille d'Espagne.
Atriplex portulacoïdes, L.
Salsola kali, L. Le kali.
— *Tragus*, L. Soude épineuse.
Salicornia annua, L. Le salicor de Narbonne.
Statice limonium, L. (fournit peu de soude).
Salsola soda, L. La soude d'Alicante.
Les varechs, algues et goëmons, et autres plantes marines.

Le salicor de Languedoc fournit, par livre de cendres, 7 onces 1 gros de soude.

La soude d'Alicante donne 45 centièmes de soude.

Les cendres de Sicile en donnent jusqu'à 55 centièmes.

La soude bourde donne 4 onces de soude pure par livre.

La cendre de clavel, 1 once et demie de soude par livre.

La blanquette, 2 onces 5 gros par livre.

La doucette, 5 gros 17 grains seulement par livre.

Les cendres de tamarisc donnent 9 gros par livre.

De la potasse, deutoxyde de potassium.

Les trois alcalis fixes ne sont pas les seules substances douées d'une saveur caustique, brûlante, urineuse, capable de verdir les couleurs bleues végétales, et de tourner au rougeâtre les jaunes, de dissoudre la silice et les terres, en verre, par la fusion ignée, de neutraliser les acides, se combiner en savon avec les huiles, en sulfures avec le soufre, etc. La baryte, la strontiane, la chaux, et même la magnésie, jouissent plus ou moins de ces propriétés alcalines. C'est pourquoi nous les plaçons après la potasse, la soude, la lithine ou lithion, et l'ammoniaque.

Quoiqu'on ait trouvé la potasse dans des pierres-ponces, la lépidolithe, la leucite ou grenat blanc, le feldspath vert de Sibérie, selon Klaproth et Vauquelin, cependant on ne la tire que des cendres des végétaux pour l'usage ordinaire; c'est pourquoi on l'a nommée *alcali fixe végétal*. Le nom de *sel de tartre* lui vient de celle qu'on extrait du tartre brut, ou des lies de vin desséchées. On prend pour cela ce tartre ou ces lies, on les pulvérise grossièrement, et on les met dans des cornets de papier humecté; on les place par lit avec du charbon, et, après avoir brûlé le tout, on ramasse les *cendres gravelées* qui en résultent; on les lessive et on en extrait par évaporation à siccité ce sel de tartre qui est un souscarbonate de potasse ou un sous-deutocarbonate de potassium, moins impur ou moins chargé de sels étrangers que la potasse du commerce; aussi ce sel est-il préféré. On peut, au lieu de mettre ce tartre en cornets, le faire rougir au feu dans une grande marmite de fonte; en remuant, de sorte qu'il ne s'en exhale plus de fumée. On lessive et on évapore ensuite à siccité. La crême de tartre donne encore une potasse plus belle. Mais la plus pure de toutes est celle du *nitre fixé par le tartre* ou *par le charbon*. On mêle pour cela partie égale de tartre cru et de nitre en poudre, on enflamme ce mélange, et on lessive les cendres. Ou bien on fait fondre du nitre 16 parties dans un creuset, et on y projette de la poudre de charbon une partie, il se fait une déflagration, et lorsque tout le nitre a fusé, on le lessive. Ces combustions du nitre s'expliquent facilement par l'oxygène de l'acide nitrique qui se porte sur le charbon ou sur la partie combustible du tartre; il se dissipe du gaz nitreux, et il se forme de l'acide carbonique qui s'unit à la potasse. C'est pourquoi elle fait effervescence avec des acides plus forts qui chassent cet acide carbonique.

Ces potasses, quoique bien lessivées, filtrées et blanches, retiennent, outre quelques sels étrangers, des portions de terres en dissolution, comme la silice, etc., et des oxydes métalliques, comme le fer, et surtout le manganèse, qui, selon Schèele, les colore en verdâtre. Ce manganèse y existe en quantité très-notable et susceptible de fournir, avec quelques acides oxygénés, une belle dissolution améthyste, surtout avec le chlore. Ce métal s'y trouve à l'état de manganésiate, comme dans le caméléon minéral. De plus, les potasses ne sont pas entièrement à l'état de carbonate bien saturé; c'est pourquoi leur portion caustique attire l'humidité de l'air lorsqu'elle y reste exposée : aussi, les vases qui contiennent la potasse, renferment bientôt une couche de liquide épais, qu'on a nommé *huile de tartre par défaillance*, et qui n'est que ce souscarbonate de potasse en déliquium. On peut le faire sur-le-champ par l'addition d'un peu d'eau à de la potasse sèche (1). En laissant à l'air cette solution, l'alcali absorbe peu à peu de l'acide carbonique de l'atmosphère, pour se saturer entièrement, et l'on voit se former alors quelques cristaux de carbonate de potasse; mais on peut neutraliser plus promptement cet alcali en y faisant passer du gaz acide carbonique extrait de la craie (carbonate calcaire). Pour cet effet, on met en solution du souscarbonate de potasse dans de l'eau, jusqu'à ce qu'elle donne 28 à 30°. On fait arriver à cette solution un tube qui vient d'un matras contenant de la craie en poudre, et sur laquelle on verse, ou de l'acide hydrochlorique, ou du sulfurique étendu d'eau; la potasse se sature d'acide carbonique, et dépose les substances terreuses qu'elle tenait dissoutes. On purifie ensuite ce sel en le lessivant. C'est la *potasse carbonatée* ordinaire, ou un bi-carbonate de deutoxyde de potassium.

Welther et ensuite Descroisilles ont proposé un moyen de reconnaître la quantité réelle de potasse contenue dans celles du commerce. C'est d'éprouver combien il faut d'acide sulfurique pour les saturer. Plus elles en demandent, plus elles sont riches en potasse. Cependant ils n'ont pas remarqué que ce réactif décomposait les hydrochlorates qui se trouvent souvent mêlés à ces potasses et rendent cette épreuve infidèle.

S'il s'agit de faire la *pierre à cautère*, on prend partie égale de potasse brute et de chaux vive qu'on fait bouillir dans suffisante quantité d'eau en un vase de fer, ou plus exactement 200 parties de souscarbonate de potasse, 100 parties de chaux vive en poudre, qu'on lessive dans eau commune 1200 parties. Après environ demi-heure, on filtre la liqueur. Tout ce que la potasse contient d'acide carbonique est enlevé par la chaux qui a pour lui plus d'affinité. On fait évaporer à siccité la solution de potasse pure (le carbonate de chaux reste insoluble sur le filtre), on fond cette potasse dans un creuset, à un feu assez vif, et on la coule sur des lames de cuivre chaudes, ou sur des tables de marbre. On la divise en morceaux qu'on enferme bien dans un flacon très-sec, pour éviter leur liquéfaction à l'air. Cette potasse retient toujours 0,13 d'eau; c'est donc un *hydrate du deutoxyde de potassium*. On applique ces mor-

(1) Pour tenir frais les pains d'anis et autres avec le sucre, on y met du sous-carbonate de potasse, comme dans le pain d'épices.

ceaux de potasse sur la peau, pour la ronger et y former un cautère.

On obtient de la *potasse pure*, en faisant digérer sur cette pierre à cautère en poudre, de l'alcool rectifié et chauffé, ayant 40° de rectification. Il dissout la potasse, et l'exempte de toute substance étrangère, telle que les terres et les sels que souvent elle retient en partie. Cet alcool se colore en rouge-brun. On décante le résidu moins soluble contenant ces corps étrangers, et on sépare l'alcool, par distillation ou évaporation à siccité, de la potasse très-pure que l'on verse sur des assiettes d'argent pour l'évaporer, et que l'on conserve dans un vase sec et bien clos. Cette potasse ne sert que pour les expériences délicates de chimie; la potasse ordinaire s'emploie dans une infinité d'usages, pour les lessives, les savons liquides, les teintures (il faut de la potasse assez pure pour dissoudre l'indigo sans l'altérer), pour neutraliser la trop grande acidité des vins, et pour une multitude de préparations chimiques. Le carbonate de potasse cristallise en prismes tétraèdres avec des pyramides à quatre pans; il contient alcali 48, acide 20, eau 32, suivant l'analyse de Bergmann.

La potasse (deutoxyde pur) exposée au contact de l'oxygène devient un tritoxyde verdâtre très-caustique, mais décomposable à l'eau.

Du potassium.

Dès 1807, Humphry Davy, ayant exposé de la potasse pure à l'action du pôle négatif d'une forte pile voltaïque, observa que cet alcali prenait des propriétés analogues à celles des métaux, comme la couleur, la combustibilité. MM. Gay-Lussac et Thénard, après avoir répété ces expériences, ont trouvé un procédé pour obtenir cette même substance au moyen de la chaleur. On prend un canon propre de fusil; à sa partie moyenne on le courbe de manière à rendre un de ses bouts parallèle à l'autre, ou en manière de crosse. On place dans cette extrémité deux parties de potasse bien pure; dans la partie moyenne du canon, l'on met trois parties de tournure ou limaille de fer. Cette partie moyenne est revêtue d'un lut infusible. Ce canon est placé en plan incliné, dans un fourneau de réverbère. A l'extrémité inférieure de ce tube de fer on adapte une allonge et un tube bien secs pour obtenir à l'appareil pneumatique les gaz qui se dégagent. Ensuite on fait rougir au feu cette partie moyenne du canon. La potasse placée à l'extrémité supérieure, se fond, vient traverser la limaille de fer, et se dépose vers l'autre extrémité du canon; il se dégage du gaz hydrogène : ce dégagement cessant, l'opération est terminée. Alors on scie le canon pour en retirer le potassium que l'on conserve sous le naphte. La même opération réussit également en prenant du charbon au lieu de tournure de fer, et aussi en employant une cornue en fer, à bec très-recourbé.

On doit reconnaître pourtant que Curaudau avait pressenti la décomposition de la potasse, et de l'acide hydrochlorique, le premier.

Les propriétés de cette substance appelée *potassium métal*, sont fort singulières; elle se fond à 58 degrés + o, se pétrit comme la cire, a l'éclat métallique du plomb, ne pèse que 865 spécifiquement, l'eau supposée à 1000. Elle se combine au soufre, au phosphore, aux métaux, à l'ammoniaque, etc., se décompose à l'air et avec le gaz oxygène (c'est pourquoi on la conserve sous le naphte). Aussitôt qu'elle touche l'eau, elle s'enflamme, dégage de l'hydrogène, et se change en potasse en s'emparant de l'oxygène. Elle brûle également avec les acides; et, comme elle est extrêmement avide d'oxygène, on l'a employée pour enlever celui-ci aux acides jusqu'alors indécomposés, tels que le borique et le fluorique; mais elle n'a rien pu enlever à l'acide hydrochlorique qui, contenant d'ailleurs toujours de l'eau, laisse décomposer le potassium. Les alliages de potassium avec les métaux tournoient sur l'eau, en se décomposant, selon l'observation de Sérullas.

Ce métal peut se combiner à l'oxygène en trois degrés, son protoxyde tient 100 de métal et 10 d'oxygène, le deutoxyde ou potasse tient près de 20 d'oxygène et 100 de métal. On ne connaît pas les proportions d'oxygène du tritoxyde. Le potassium et le sodium à chaud absorbent, dans le gaz oxygène, plus de cet oxygène qu'il n'en faut pour les réduire à l'état d'alcali. Ces oxydes de potassium et de sodium sont d'un jaune verdâtre, selon MM. Thénard et Gay-Lussac.

Combiné à l'hydrogène, le potassium fait un hydrure; avec le phosphore, un phosphure; il y a des iodure, chlorure, fluorure, sulfure : nulle combinaison avec le carbone, le bore, l'azote; mais il s'allie à des métaux, surtout se trouve uni à l'antimoine, au bismuth et à d'autres, traités au feu, dans un creuset clos, avec de la potasse ou du tartre; car la potasse s'y réduit à l'état de potassium. Il en est de même de plusieurs pyrophores. Le potassium peut servir d'eudiomètre.

De quelques usages de la potasse et du lessivage ou blanchissage.

L'un des plus fréquens emplois de cet alcali est celui du blanchissage domestique du linge, par la lessive. On se con ste d'ordinaire de disposer dans un cuvier le linge sale, préalablement lavé dans une eau alcaline, et de placer au-dessus de ce linge des cendres de bois non flotté; on y ajoute quelquefois encore de la potasse, ou de la soude, ou même de la chaux. On verse ensuite sur ces cendres alcalines de l'eau bouillante, qui, dissolvant ces sels, les entraîne, traverse le linge et s'écoule par le fond du cuvier où l'on a pratiqué une ouverture garnie de paille. Cette eau de lessive se doit chauffer et repasser de nouveau sur le linge, afin que l'alcali se combine bien aux matières grasses ou malpropres du linge, et les dispose à se dissoudre dans l'eau, lorsqu'on ve et qu'on savonne ensuite ce linge lessivé, pour qu'il acquière toute sa blancheur. On remarque, dans ce procédé, que la lessive alcaline ne passe pas toujours également dans toutes les portions du linge qui y est soumis, et que la chaleur diminue dans les couches inférieures de la masse lessivée : de vient qu'elles sont ordinairement moins blanches. Enfin, si l'on ajoute de la chaux, la lessive devenant caustique, peut brûler, ronger ou altérer les tissus délicats, et attaquer aussi les mains des personnes qui lavent le linge.

Chaptal et ensuite Curaudau ont donné les procédés d'une nouvelle méthode qu'on appelle *blanchissage à la vapeur*. Leur moyen consiste à bien imprégner d'abord le linge sale d'une lessive alcaline de potasse ou de soude, marquant au moins 2 à 3 degrés à l'aréomètre des sels; à entasser ce linge dans une sorte de cuve, en y laissant des espèces de cheminées ou intervalles par lesquels puissent circuler des vapeurs; à mettre sous cette cuve (bien fermée en-dessus) une chaudière contenant de l'eau ou recueillant celle qui s'égoutte du linge; enfin à échauffer l'eau de cette chaudière par une forte ébullition; en sorte que la vapeur aqueuse s'élève dans toute la masse du linge qu'on lessive, la pénètre au moyen des cheminées ou intervalles ménagés, l'échauffe fortement et détermine ainsi l'action de l'alcali sur les particules grasses et sales du linge. On le lave ensuite à la manière ordinaire, et on le savonne. En quelques ateliers, on elève, au moyen d'une pompe, la liqueur bouillante de la chaudière, au-dessus de la masse du linge, afin que cette eau bouillante pénètre plus intimement le linge; toutefois la trop grande chaleur brûle ces tissus.

Ordinairement les tissus de chanvre et de lin sont d'un blanchissage plus difficile que ceux de coton, surtout lorsque c'est du linge neuf ou écru. Le tisserand ayant enduit les fils d'une colle ou *apprêt* de farine, il faut opérer le *dégommage* de ces toiles par le lavage et la macération préalable dans l'eau, avant de les soumettre aux lessives qu'on fait fortes, et qu'on renouvelle.

Lorsqu'on veut obtenir des toiles d'une très-grande blancheur, il faut, après le lessivage, les passer à la liqueur bertholienne, c'est-à-dire, les mettre macérer dans l'acide dit eau de javelle, ou le chlore étendu d'eau. On les retire ensuite, on les lave à l'eau pure, et on les expose sur un pré humide, afin que l'action de la lumière et de l'humidité achève de détruire le peu de parties colorantes qui auraient pu échapper aux opérations précédentes.

Enfin, pour relever encore la blancheur des tissus les plus délicats des toiles de coton, il faut les tremper dans une eau légèrement teinte en bleu (avec le bleu d'azur), et on y ajoute un peu d'empois ou colle de belle farine, qui donne plus de fermeté ou de consistance aux gazes, aux linons, mousselines, etc.

On a remarqué qu'une solution légère de potasse caustique, appliquée sur les brûlures, était un remède très-efficace.

Le *bicarborate de potasse* tient acide carbonique 43,92; potasse 47,05, eau 9,03, sur 100 parties. Contient moitié moins d'acide carbonique que le suivant :

Le *sous-carbonate de potasse* s'obtient en employant 5 parties de carbonate de potasse pur, et du carbonate d'ammoniaque 3 parties, dans eau distillée 10 parties. L'ammoniaque se dissipe, et la potasse, prend le double de l'acide carbonique.

De la soude, deutoxyde de sodium.

Quelques pierres, comme du pechstein et des basaltes, contiennent de cet alcali ; mais il se retire dans le commerce, où des cendres de plantes marines ou de la décomposition du sel marin, ou du sel de Glauber, etc., ou du nitrate de soude, minéral apporté du Chili.

La soude diffère de la potasse en ce qu'elle forme avec les acides des sels particuliers, mais cède en attraction à la précédente, s'effleurit à l'air, à moins qu'elle ne soit à l'état caustique; car alors elle attire aussi l'humidité. On l'appelle *alcali minéral*, parce que les plantes même qui la fournissent, la tirent du sel marin. Dans le commerce, on préfère les soudes brutes d'Espagne, comme celles d'*Alicante*, de *Carthagène* ou de *Malaga*. La première se nomme aussi *barille*. Ces soudes contiennent beaucoup de charbon, de chaux, d'acide carbonique ; moins de silice, de magnésie et d'alumine, une plus petite quantité de sulfate et d'hydrochlorate de soude, selon irwan; elles ne fournissent pas la moitié de leur poids de carbonate de soude, en cristaux. Le *salicor* ou *soude de Narbonne* employé pour les verreries, la *blanquette* ou *soude d'Aiguemortes*, le *varech* ou *soude de Normandie*, sont moins riches en soude, et contiennent plus de sel commun que les soudes d'Espagne. On trouve dans plusieurs lacs d'Egypte, et ailleurs, du *natron*, carbonate de soude, qui s'effleurit sur les terrains desséchés, et qu'on recueille. Les anciens Egyptiens l'employaient dans les embaumemens, et pour la vitrification des terres. Berthollet remarque que la formation de cet alcali est due aux terrains calcaires où le sel marin se décompose, tandis que les sols argileux ne le décomposent point. Le nite de soude abonde au Chili et au Pérou, république de Bolivia, en quelques localités d'où on l'exporte. Ce sel naturel contient du sel marin un centième.

On obtient le *souscarbonate de soude* ou sous-deutocarbonate de sodium, en lessivant de la soude d'Alicante ou toute autre qui se trouve dans le commerce, avec une quantité d'eau suffisante. On emploie l'eau de pluie, comme plus pure, et la soude pulvérisée. On doit amener, par concentration, lessive à 20 ou 30 degrés de l'aréomètre. Par le repos, on obtient des cristaux qu'on peut dissoudre et faire cristalliser, afin de les avoir plus purs.

Il y a plusieurs procédés pour obtenir la soude des sels marin et de Glauber. On peut prendre huit parties de litharge en poudre, 2 parties de sel marin dissoutes dans huit parties d'eau; on forme du tout une pâte; la lilharge se gonfle et blanchit, parce que l'acide hydrochlorique se porte sur le plomb oxydé (1), et l'alcali reste pur; on lessive la masse à l'eau bouillante pour obtenir la soude. Nous avons dit l'usage qu'on fait dans les arts de ce protochlorure de plomb (*Voyez* Plomb, ci-devant page 308). Ce procédé, trop dispendieux, fait substituer, par Carny et Guyton-de-Morveau, la chaux vive à la litharge; on éteint cette chaux avec une solution chargée de sel marin; la soude s'effleurit à la surface de la chaux éteinte. MM. Leblanc et Dizé préfèrent de décomposer le sulfate de soude en mêlant, par exemple, 1000 parties de sel avec 550 parties de charbon. Ce mélange fait en poudre, on y ajoute 1000 parties de craie de Meudon; le tout se chauffe au fourneau de réverbère; il s'exhale de l'hydrogène sulfuré:

(1) Ce n'est pas que l'acide hydrochlorique ait plus d'attraction pour le plomb que pour la soude, mais c'est parce que l'oxyde de plomb formant un chlorure insoluble et pesant avec cet acide, son attraction devient prépondérante.

on brasse la matière rougie jusqu'à ce qu'étant fondue elle ne bouillonne plus. On obtient de la soude mêlée de craie, d'un peu de soufre et de charbon, que l'on sépare par lixiviation. M. Alban prend des rognures de fer, au lieu de craie, pour cette décomposition. Les sulfates ou hydrochlorate de soude se décomposent encore par double affinité avec des acétates de baryte ou de plomb, etc.

On rend la *soude caustique* avec la chaux vive, par un procédé tout semblable à celui pour avoir la potasse caustique, en prenant des *cristaux de carbonate de soude*, obtenus par lixiviation, filtration, évaporation, cristallisation de la soude brute du commerce. La *lessive des savonniers* n'est que cette soude caustique en solution. On emploie pour la faire, 2 parties de cristaux de soude souscarbonatée, avec une de chaux vive. On fait bouillir pendant demi-heure dans suffisante quantité d'eau; on filtre, on évapore jusqu'à ce que la lessive marque 36 degrés à l'aréomètre, ou pèse 11 gros dans une bouteille contenant une once d'eau. Il faut laisser déposer à cette dissolution quelques sels étrangers qu'elle contient, et la tenir à l'abri du contact de l'air pour éviter qu'elle absorbe du gaz acide carbonique. Cette lessive sert à faire le savon (*Voyez* à l'article des Savons). L'on en tire de la pierre à cautère, de la soude cristallisée, avec l'alcool, de la même manière qu'avec la potasse. La soude caustique retient aussi de l'eau 25 pour 100. C'est donc un hydrate.

Le *sodium* prend sur 100 parties, 33,995 d'oxygène, pour revenir à l'état de deutoxyde, ou soude pure ordinaire. Les protoxyde et tritoxyde de *sodium* sont analogues à ceux de la potasse.

Le *sodium*, ou métal de la soude, se prépare aussi comme celui de la potasse.

Le carbonate de soude cristallise en octaèdre à base rhomboïdale; il contient alcali 21, acide 13, eau 64, selon Kirwan.

Le *bicarbonate de soude* se prépare avec:

Carbonate de soude cristallisé. . .	12 parties.
d'ammoniaque.	4 parties.
Eau distillée.	8 parties.

Faites évaporer au bain-marie, et enlevez le bicarbonate de soude à mesure qu'il se forme en pellicule à la surface du liquide (1).

(1) On fait la *soda Water* avec ce bicarbonate de soude; on a tenté de préparer de même une *eau de Seltz factice* et un *vin de Champagné factice* ainsi :

℞. Bon vin blanc. . . . . . . ℔ ij.

Du lithion ou de la lithine.

Nouvel alcali minéral, découvert dans la pétalite et la triphane, par Arfredson, chimiste suédois. A l'état de carbonate, cet alcali est peu soluble. Il attaque le platine, à chaud; forme des sels cristallisables, comme la potasse, à peu près; mais il prend plus d'acide. Il forme un sulfure avec le soufre; il paraît contenir 43,50 d'oxygène sur 100 de lithion, métal, selon Vauquelin.

Inusité et rare; son carbonate est soluble dans 100 fois son poids d'eau.

De l'ammoniaque ou azote hydrogéné.

Nous avons parlé ci-devant de la formation de cet *alcali volatil* (tome II, page 205), qui a la propriété d'être à l'état gazeux, lorsqu'on le prive d'eau, avec une pesanteur spécifique de 0,596, qui répand une odeur très-vive, très-suffoquante, qui ne peut servir ni à la respiration ni à la combustion, qui ronge et enflamme la peau, change en bleu plusieurs couleurs végétales rouges, et modifie les autres teintes, qui, se combinant avec tous les acides, perd son odeur pénétrante; enfin, i, plus léger que l'air atmosphérique, s'exhale des latrines, des matières animales en putréfaction ou en combustion, et e dissout très-bien dans l'eau où il prend le nom d'*alcali volatil fluor*.

Dans un tube de porcelaine incandescent, l'ammoniaque assant sur du sable ou des métaux, se décompose en azote et hydrogène. Le charbon, le soufre, etc., décomposent l'ammoniaque; cet alcali forme l'acide prussique ou hydrocyanie, avec le charbon.

Comme on avait appelé la soude *alcali minéral*, la potasse, lcali *végétal*, on a attribué l'ammoniaque au règne *animal*, ui la fournit en effet abondamment.

Davy a prétendu, que cet alcali était composé d'un métal qu'il nomme *ammonium*, et d'hydrogène. Mais on a rejeté cette hypothèse. Au reste, des chimistes Allemands regardent l'azote omme un métal gazeux; et, selon eux, le carbone, les autres principes constituans des corps organisés, sont également es métaux.

Sucre pur . . . . ℥ ß.
Acide tartrique . . . . . ʒ j.
Bicarbonate de soude . . . ʒ j ß.

Faites selon l'art dans une bouteille bien fermée, pour que le liquide devienne mousseux.

Quant à l'ammoniaque, alcali volatil, il n'est aucune matière animale, contenant de l'azote, qui n'en puisse donner par la combustion; ainsi, la chair, les os, les cornes, les poils, la soie, les cheveux, le sang, le fromage, l'urée, etc., en forment par distillation à feu nu, mais unie à l'acide carbonique, et salie d'huile empyreumatique. Les *esprits volatils de crâne humain*, ou de *corne de cerf*, ou de *soie crue*, ou d'autres substances, ne sont que ces carbonates ammoniacaux pyro-huileux, obtenus en distillant chacune de ces matières. Cet alcali existe dans les huiles animales rectifiées de Dippel. Quelques matières végétales en donnent aussi, comme le gluten, etc. On ne pourrait débarrasser cette ammoniaque des corps étrangers, que par des rectifications répétées sur de la chaux vive; c'est pourquoi il est plus facile de l'obtenir de la décomposition de l'hydrochlorate d'ammoniaque.

Pour cet effet, on monte l'appareil de Woulf (*Voyez les figures*), on prend de la chaux vive en poudre deux parties, du sel ammoniac pulvérisé trois parties, on introduit promptement dans une cornue, alternativement, ces deux poudres séparées, mais sans qu'elles s'attachent au col de la cornue; on adapte une allonge, un récipient qui communique à l'appareil de Woulf. La cornue placée au fourneau de réverbère, couvert de son dôme, se chauffe par degrés; il passe un peu d'ammoniaque liquide colorée et carbonatée, dans le ballon. Les vapeurs ammoniacales, reçues dans l'eau froide et pure des flacons, s'y condensent et se dissolvent. Les deux premiers flacons ne doivent contenir qu'autant d'eau, en poids qu'on a mis de chaux et de sel ammoniac, afin que cette eau en soit bien saturée; celle du troisième flacon reçoit l'excédant de la saturation. Cette eau saturée peut marquer jusqu'à 28° de légèreté à l'aréomètre de Baumé; mais dans le commerce elle n'a que 22 ou 23°, et donne 0,923 de densité. Trop concentrée, cette liqueur peut entrer en expansion et fracturer les vases, surtout par la chaleur ou les secousses; on doit donc la tenir au frais (à 5 ou 10° au plus de température) dans des flacons bouchés à l'émeri et lutés. L'appareil de Woulf doit être luté, et ce lut assujéti par de la vessie, ou de la chaux et du blanc d'œuf, le tout bien sec, avant de distiller. Le produit du ballon, qu'on met à part, retient une portion d'acide carbonique et des matières hétérogènes fournies par la chaux employée. Sur la fin de l'opération, l'on doit chauffer vivement la cornue. Il y reste du chlorure de calcium, qui devient phosphorescent par la chaleur.

Pour avoir le gaz ammoniacal pur, on peut l'obtenir sous

une cloche à l'appareil hydrargyro-pneumatique. L'ammoniaque fluor se congèle à 32° sous o.

Le chlore en contact avec l'ammoniaque forme de l'eau et dégage l'azote. En faisant passer un courant de chlore dans de l'hydrochlorate d'ammoniaque liquide, on obtient un liquide jaune à son fond. C'est le chlorure d'azote, très-détonnant et très-dangereux, selon M. Dulong. Le nitrate d'ammoniaque en brûlant produit le même effet pour décomposer l'ammoniaque.

On emploie fréquemment l'ammoniaque fluor en médecine, comme un puissant stimulant; soit en le faisant respirer aux léthargiques, aux asphyxiés, aux apoplectiques; soit en le donnant comme diaphorétique dans des boissons, contre les venins, les morsures d'animaux, la vipère, le chien enragé; soit en application extérieure, pour neutraliser ces poisons et les virus, syphilitique ou autres (*Voyez* l'*Eau de ce*).

Lorsqu'on en fait boire à des ivrognes, on détruit aussitôt l'ivresse; 8 gouttes dans un demi-verre d'eau avalée la dissipent, selon M. Girard, médecin. Nous parlerons en différens lieux des combinaisons de cet alcali et de ses usages.

Le carbonate ammoniacal guérit les coliques venteuses.

Des ammoniures ou fulminates.

L'ammoniaque se peut combiner aux oxydes métalliques, comme l'or fulminant, avec tant de force, que les acides sulfurique et nitrique ne le décomposent pas. Avec l'argent ou le mercure à l'état d'oxydes, l'ammoniaque forme aussi des composés fulminans. L'ammoniaque dissout encore le cuivre et d'autres métaux. M. Faraday pense que l'argent est à l'état de peroxyde dans l'ammoniure fulminant; fulminate de Liebig; cyanate de Gay-Lussac. Quelques fulminates peuvent cristalliser.

DES OXYDES TERREUX ALCALINS.

De la baryte, protoxyde de baryum.

On prendra du spath pesant en poudre (sulfate de baryte) une partie, du charbon sec en poudre 2 parties; on fera chauffer au rouge le mélange dans un creuset, afin que le charbon enlève l'oxygène du sulfate, et le change en *oxysulfure de baryte* (1); il se dégagera de l'acide carbonique. Ce sulfure, fondu, se dissoudra ensuite dans l'eau. Pour dégager

(1) La pierre de Bologne devient phosphorescente par ce moyen.

la baryte du soufre, on versera dans la solution, ou de l'acide hydrochlorique, ou du nitrique, jusqu'à saturation; le soufre déposé se sépare en filtrant la liqueur; celle-ci, évaporée, donne des cristaux de chlorure ou de nitrate barytique. On obtiendra la baryte très-pure, si l'on fait chauffer dans un creuset ce nitrate jusqu'à ce que tout l'acide nitrique soit dissipé. Le chlorure de baryum perd moins aisément son acide par ce même procédé. Le carbonate de baryte natif se décompose plus facilement que le sulfate. Wiegleb et Westrumb montrent que la potasse triturée avec ce sulfate de baryte, et chauffée au rouge avec lui, le décompose aussi en partie. On a proposé encore de chauffer le sulfate de baryte avec du chlorure de calcium : il se fait double décomposition; l'on obtient un chlorure de baryum, qu'on peut ensuite décomposer par la potasse pure. Traitée par l'acide nitrique, la baryte prend une couleur verte; chauffée aussi à l'état pur, elle verdit également, mais perd cette couleur à l'air.

La baryte pure est très-pesante (son nom vient de βαρὺς poids), sa pesanteur spécifique est de 4; sa saveur très-caustique; elle empoisonne, prise intérieurement Dissoluble dans 25 parties d'eau froide et dans 2 parties d'eau bouillante; elle cristallise en prisme hexagone, se dissout dans l'alcool, se combine avidement aux acides, enlève le carbonique à la chaux, verdit les couleurs bleues végétales, est susceptible de devenir du *deutoxyde* de *baryum*, en prenant plus d'oxygène.

Ce deutoxyde, toujours produit par l'art, s'obtient en chauffant avec du gaz oxygène, sous la cloche hydrargyro-pneumatique, de la baryte pure (protoxyde de baryum), qui absorbe cet oxygène. Le deutoxyde est verdâtre, caustique, et exhale par la chaleur son oxygène absorbé; il le rend aussi en partie à l'eau dans laquelle il se dissout, et aux autres corps combustibles également; aux acides, qu'il suroxygène par ce même procédé. En dissolvant le deutoxyde de baryum dans de l'acide nitrique ou hydrochlorique, et en enlevant ensuite l'oxyde de baryum par l'acide sulfurique, on a ces premiers acides oxygénés.

Ainsi, le deutoxyde de baryum peut suroxygéner les acides sulfurique, phosphorique, hydrochlorique (ce qui ne fait pas du chlore, et ce qui n'ôte pas l'hydrogène de cet acide) les acides borique, acétique, fluorique, sont susceptibles d's'oxygéner par le même moyen également. L'acide nitrique oxygéné peut, à son tour, peroxyder la chaux et la strontiane, selon M. Thénard, et même les oxydes de zinc, de cuivre, etc.

Le *muriate de baryte*, ou chlorure de baryum, a été employé en médecine par Crawfort et d'autres médecins, avec quelques succès, contre les maladies scrofuleuses; mais il faut le donner à petite dose, car il est dangereux. L'acide hydrochlorique préfère cette terre à toutes les autres; et ce chlorure sert partout de réactif pour reconnaître les sulfate, la baryte enlevant partout l'acide sulfurique. Le baryum à l'état métallique, obtenu en 1807, par Davy, est blanc, ainsi que le strontium. Pour distinguer la baryte de la strontiane, il suffit, selon M. Brande, de faire réagir du sulfate de soude dissous sur la dissolution de l'une ou l'autre de ces deux terres. On filtre, on ajoute de la dissolution de souscarbonate de potasse, laquelle forme un précipité avec le sel de strontiane, mais ne trouble pas la dissolution de sel de baryte. La baryte pourrait servir pour les cimens qu'elle rend très-durs.

De la strontiane, oxyde de strontium.

Trouvée par Hope et Klaproth, la stroutiane a 4 de pesanteur spécifique.

On l'extrait, de la même manière que la baryte, du sulfate de strontiane, qui se trouve mêlé souvent au spath pesant de Montmartre et ailleurs. Inusitée en médecine, dix fois moins soluble à l'eau que la baryte, non vénéneuse, mais caustique, soluble dans l'alcool, surtout à l'état de nitrate, elle donne à la flamme de cet alcool, en brûlant, une belle couleur purpurine. La strontiane s'effleurit comme la chaux, elle se comporte comme la baryte, mais forme d'autres sels. Devenue souscarbonate à l'air, elle peut passer à l'état de deutoxyde, au moyen du deutoxyde de baryum.

De la chaux, oxyde de calcium.

C'est une des terres les plus abondantes de la nature, mais elle n'est presque jamais sans mélange ou sans combinaison. Celle en usage, d'ordinaire, se fait en exposant au feu des pierres à chaux ou moëllons dans des fours à chaux, ce qu'on appelle calcination; mais ce n'est que la privation de l'acide carbonique et de l'eau contenus dans ces carbonates calcaires. Sa pesanteur spécifique est alors 2,3. Aussi la *chaux vive*, ou caustique, ou calcinée, attire à l'air ces deux substances; c'est pourquoi elle s'y délite, augmente de volume, et redevient, avec le temps, carbonate de chaux, ou chaux éteinte, ou craie.

Lorsqu'on a trop *calciné* la pierre à chaux (1), on obtient une chaux *brûlée*, c'est-à-dire, frittée et à demi-vitrifiée, surtout lorsque cette pierre à chaux contient d'autres terres; en cet état elle est peu propre à former de bons cimens. La calcination de la chaux n'exige qu'une chaleur rouge donnée à cette pierre. En calcinant fortement des écailles d'huîtres entières, et les exposant ensuite au soleil, elles deviennent *phosphorescentes* dans l'obscurité, et donnent une belle lumière irisée. Cette lumière, éteinte, se restitue par une nouvelle exposition au soleil. La couleur irisée s'augmente en calcinant ces écailles avec un peu de fer ou de charbon.

La chaux vive, l'oxyde de calcium, contient, selon Berzélius, oxygène 39,86 sur 100 parties de ce métal. Elle a une saveur âcre, urineuse, caustique; elle verdit plusieurs bleus végétaux, ne doit point faire effervescence avec les acides, mais absorber l'eau avec avidité, et un développement de chaleur vive, sifflement et fumée (et même dégagement d'une lueur phosphorique dans l'obscurité). Délayée dans suffisante quantité d'eau, elle forme un liquide blanc, appelé *lait de chaux*; elle ne se dissout entièrement que dans plus de 600 parties d'eau, et forme ce qu'on nomme l'*eau de chaux*, limpide, mais se couvrant à l'air d'une légère pellicule de carbonate calcaire, par l'absorption de l'acide carbonique; aussi, cette eau est usitée pour absorber cet acide uni aux alcalis ou à des oxydes métalliques qu'on veut rendre caustiques. Cette eau ne contient que 1/450e de chaux en dissolution. Par sa propriété alcaline, cette terre paraît dissoudre en quelque sorte la silice, l'alumine, ou s'y combiner en un corps dur dans les *cimens*, par la voie humide; avec l'eau, elle se forme en hydrate. Elle fait fondre en verre les terres qui sont infusibles d'elles seules, par la voie sèche. Mêlée au plâtre ou sulfate de chaux calciné, la chaux forme, avec une solution de colle animele, la pâte du *stuc* qui sert à imiter les marbres; car on colore à volonté cette pâte.

Mais la chaux ordinaire n'étant pas assez pure pour les opérations de chimie, on prend du carbonate calcaire le plus net ou de la belle craie lavée; ou la dissout dans du vinaigre distillé; on précipite cette terre par le carbonate d'ammoniaque, et l'on calcine dans un creuset le précipité de craie, pour en dissiper l'acide carbonique. Cette chaux pure s'enferme bien

(1) La grisâtre, qui contient du manganèse, donne une bonne chaux; les stalactites, les albâtres produisent la chaux la plus pure, ainsi que les coquilles d'huîtres, les marbres et autres carbonates calcaires.

dans un bocal sec. On en fait des sulfures, des phosphures calcaires. Trommsdorf a vu cristalliser en fines aiguilles la chaux pure dans de l'eau de chaux.

On peut obtenir aussi du deutoxyde de calcium, par celui de baryum, en paillettes fines. Le calcium, tel que l'a obtenu Davy, en 1809, par la pile voltaïque, est blanc.

De la magnésie, oxyde de magnésium.

Quoiqu'elle existe dans beaucoup de terres et de pierres, nulle part elle n'y est pure; c'est pourquoi elle se retire de préférence du sulfate de magnésie ou sel d'Epsom, quand on veut l'obtenir exempte d'autres terres. Ce sel se trouve d'ordinaire dans les schistes de seconde formation, qui contiennent du soufre et de la magnésie avec l'alumine, il s'effleurit à leur surface; de là vient que les sources qui passent sur ces schistes forment des eaux salines analogues à celles d'Epsom, de Sedlitz, etc.

On prend, d'une part, une solution chargée et bien filtrée de ce sulfate de magnésie dans l'eau, par exemple 10 parties de sel dans 50 parties d'eau; on y verse une autre solution chargée de carbonate de potasse pur, en quantité suffisante. Ce mélange fait à chaud et avec ébullition pour achever la décomposition, il se dépose abondamment un précipité blanc, léger; on décante la liqueur qui le surnage, et qui tient du sulfate de potasse; on filtre le dépôt en le lavant à grande eau, jusqu'à ce qu'elle sorte insipide; on met sécher ce dépôt de *carbonate de magnésie*, en petites masses, à l'air. Tel est le procédé de Butini, suivi par les pharmaciens. Au lieu de potasse, on peut se servir de soude; mais l'ammoniaque ne précipiterait qu'une partie de cette terre, et formerait des sels ammoniaco-magnésiens.

La légèreté singulière de la magnésie anglaise tient à ce qu'on lui soustrait l'eau par des briques ou des plateaux de craie en la faisant sécher; car alors elle n'a pas le temps de s'affaisser.

Cette magnésie est très-blanche, très-légère; mais, pour l'obtenir exempte d'acide carbonique, on la fait chauffer au rouge dans un creuset; alors elle est légèrement amère, verdit un peu les bleus végétaux, est soluble dans plus de 2000 parties d'eau, ne fait plus d'effervescence avec les acides, mais attire à l'air l'acide carbonique. Chauffée fortement, elle devient phosphorescente (1), mais elle est infusible seule en verre. Pesanteur spécifique, 1,3, d'après Kirwan.

(1) *Voyez* Sur une singulière propriété du bois, etc., d'être phosphores-

On préfère, en médecine, l'usage de la magnésie pure à son carbonate, parce qu'elle est plus absorbante des aigreurs des premières voies, au lieu qu'étant carbonatée, elle cause quelquefois des rapports, parce qu'elle se combine à des acides du tube digestif, qui dégagent son acide carbonique. Elle passe pour antilaiteuse à la dose d'un gros.

La magnésie a la propriéte de clarifier les liqueurs ou dissolutions de matières végétales; elle s'empare de plusieurs acides végétaux, et laisse ainsi déposer, soit la morphine, soit la picrotoxine, la strychnine et autres substances alcalines végétales. De même, les alcalis fixes contenus dans les décoctions des végétaux sont mis à nu ou abandonnés par le moyen de la magnésie carbonatée qu'on y ajoute; car elle s'empare des acides ou du moins de la plupart. Ainsi, on rend sensible la présence de la potasse dans les dissolutions de sucre de betterave, de raisin, de lait, les gommes arabique, adragante, les fécules amylacées, selon M. Peschier, de Genève.

Edmond Davy a trouvé qu'un peu de carbonate de magnésie, dans les farines avariées, améliore singulièrement le pain qu'on fabrique avec elles. Il se forme alors de l'acétate de magnésie, et l'acide carbonique aide à rendre la pâte plus légère. On met de 12 à 20 grains de magnésie par livre de farine. La magnésie solidifie le baume de copahu.

La magnésie pure s'obtient en chauffant le carbonate magnésien dans un creuset de grès, à un feu vif, et assez longtemps pour que cette magnésie ne fasse plus aucune effervescence par le contact d'un acide (l'hydrochlorique, par exemple). Etant refroidie, on la conserve en un flacon bien bouché. Elle a diminué par ce moyen des deux tiers de son volume qu'elle avait à l'état de carbonate.

D'après les travaux de MM. Davy, Clarke, Stromeyer, Berzélius, etc., on peut obtenir à l'état de métal, magnesium, la magnésie. Davy pense que 66 parties de ce métal prennent 100 parties d'oxygène pour être à l'état de magnésie ou oxyde.

Jadis on la retirait des eaux-mères du nitre, qui contiennent des nitrates et muriates de magnésie et de chaux, en y versant du carbonate de potasse ou de soude. Mais on obtenait une magnésie mêlée de carbonate calcaire, et qu'on appelait *magnésie de nitre*. Elle fut d'abord connue au XVIIe siècle, à Rome, et nommée *poudre du comte de Palme*. Un frère mi-

---

cent lorsqu'il est trempé dans une dissolution de magnésie, *The Edimburgh Philosoph. journal*, par Brewster et Jameson; Edimb., 1820, octobre.

mineur ou moine anglais lui donna le nom de *panacée anglaise*; ensuite Frédéric Hoffmann et Bernard Valentini, médecin à Giessen, donnèrent, en 1707, les moyens de l'extraire. Cette terre était alors employée comme laxative; elle purge, en effet, mais très-légèrement, et convient plutôt dans les aigreurs d'estomac, le *soda* ou fer chaud.

DES OXYDES TERREUX NON ALCALINS.

De l'alumine, oxyde d'aluminium.

Nous appelons arides les terres insolubles à l'eau et non alcalines, comme sont celles dont nous allons traiter.

L'alumine, ou terre de l'alun, est abondante dans les argiles, terres glaises, marnes, schistes, terres bolaires, etc., mais s'y trouve toujours impure. On ne l'obtient pure que de la décomposition de l'alun. Margraff est le premier qui l'ait examinée dans sa pureté. L'on verse pour cela, dans une solution chaude d'alun, ou de l'ammoniaque, ou de la soude, ou de la potasse, bien pures, en liqueur. L'acide sulfurique abandonne l'alumine pour prendre l'alcali; la terre se dépose, on la sépare par la filtration, on la lave, ensuite on la sèche. Elle est propre alors aux usages chimiques; blanche, insipide, happant à la langue, ou absorbant avidement l'eau, formant avec elle une pâte ductile, étant presque infusible au feu, y prenant une grande dureté et du *retrait*, ou une forte cohésion, ne pouvant plus alors être délayée dans l'eau, à moins d'être redissoute dans des acides ou alcalis. Les alcalis fixes caustiques peuvent la dissoudre, en effet, en une gelée; elle forme alors un hydrate d'alumine. Sa pesanteur spécifique est de 2,00, selon Kirwan.

Cette terre se charge bien des principes colorans; c'est pourquoi elle sert de base aux lacques et aux précipités colorés; elle absorbe aussi très-bien les corps huileux, s'y combine (de là vient qu'elle sert à dégraisser les étoffes, comme le fait la terre à foulon), et ce composé d'huile et d'alumine peut aussi servir de mordant, comme dans le rouge d'Andrinople et autres.

L'acétate d'alumine s'emploie surtout pour les impressions d'indiennes.

Mais le plus grand usage de l'alumine est pour former des vases ou poteries; car elle peut recevoir toutes les formes imaginables, et les retenir lorsqu'elle a été exposée au feu. Mais comme elle prend beaucoup de retrait à mesure qu'on la chauffe davantage (parce qu'elle perd alors de l'eau qu'elle retenait entre ses molécules), on prévient en partie ce défaut qui la fait fendiller, en la mêlant avec une terre siliceuse : celle-ci ne prenant point de retraite, maintient les formes de l'alumine au feu, et donne aux poteries la faculté de résister aux impressions vives de froid et de chaud, sans se fendre. C'est donc du choix des argiles ou alumines, et de leur mélange avec la silice ou d'autres terres, que dépendent les qualités des poteries les plus fines comme les plus grossières, depuis la porcelaine jusqu'à la brique. Si l'argile contient avec la silice un peu d'oxyde de fer, elle formera avec de la chaux ou du plâtre, des poteries bien sonnantes, demi-vitrifiées, inattaquables ; ce sont les poteries de grès. Dans la terre grasse à potier, la silice prédomine souvent. Pour la porcelaine, on prend les terres argileuses les plus blanches (feldspathiques) mêlées avec des cailloux calcinés et pulvérisés, et du plâtre tamisé en certaines proportions. On pétrit ; ensuite on travaille, on tournasse ou l'on moule la terre, et on la cuit, soit en l'exposant librement au feu, soit en l'enfermant dans un étui de terre appelé *gazette*.

Après une première cuite, on est dans l'usage de couvrir les poteries et porcelaines d'un *vernis* pour les poteries communes, d'un *émail* pour la faïence, et d'une *couverte* pour la porcelaine. Les vernis communs sont d'*alquifoux* (qui est la galène ou sulfure de plomb), ou de la litharge ou du minium, broyés à l'eau avec un peu de sable. Les terres grasses mélangées de limaille de cuivre forment une couverte verte. Le charbon de terre projeté en poussière forme un vernis noir ; le sel marin projeté détermine à la surface des vases un commencement de vitrification. Les cassons de verre broyés avec l'alquifoux font encore un vernis commun. L'émail des faïences est un verre rendu opaque au moyen de l'oxyde ou potée d'étain. On mêle celle-ci à du sable fritté avec la potasse. On fait ainsi un bon *émail* avec 100 parties d'oxyde d'étain et de plomb (à parties égales), autant de cailloux broyés et 200 parties de carbonate de potasse. L'oxyde d'antimoine peut aussi remplacer la potée. L'émail ordinaire, avec du safre et un peu d'oxyde de cuivre, fait le bleu, avec le cuivre et un peu de fer, donne du vert ; avec safre et manganèse, forme le noir ; tartre et manganèse donnent un noir plus éclatant ; manganèse et émail forment le pourpre ; le tartre et très-peu de manganèse font le jaune ; manganèse et peu de cuivre donnent du violet ; l'oxyde de laiton et peu de safre font un vert de mer ; l'antimoine oxydé donne le jaune avec le plomb ; le colcothar forme du rouge, l'oxyde de cuivre du vert, l'oxyde de chrôme aussi, etc.

L'un des vernis de poteries, les plus jolis et les plus curieux, est celui qui a été employé d'abord à Sarguemines sur un fond violet; c'est un reflet d'or qui joue la gorge de pigeon et produit un fort bel effet. Il paraît qu'on l'obtient en peignant la surface de ce vernis violet, avant la cuisson, avec une dissolution nitro-hydrochlorique d'or. Les très-légères particules de ce métal, divisées sur la surface de ce vernis, y produisent le reflet d'or qui paraît si agréable (1).

L'or qu'on précipite de sa dissolution nitro-hydrochlorique pour les émaux, doit l'être par l'oxyde de cuivre, afin de moins altérer son éclat.

De la silice, oxyde de silicium.

C'est la *terre vitrifiable* ou *quartzeuse* qui est la base des cailloux (silex) et d'une multitude d'autres pierres étincelantes sous le choc du briquet. Le cristal de roche en donne une qui est presque pure, ainsi que les sables bien nets. Pesanteur spécifique, 2,66. Les molécules de cette terre, ou oxyde métal-

---

(1) *Secrets de Wedgewood*, pour les couvertes de ses poteries.

N° 1. Terre blanche d'ayorce d'Amérique septentr. rougie pendant une demi-heure.

N° 2. Poudre pour faire le bronze. Dissolution nitro-muriatique d'or précipité par le cuivre, lavée.

N° 3. Sulfure d'antimoine, et potée d'étain āā ℥ ij, céruse 6 onces. Mêlez et calcinez avec du verre de Réaumur.

N° 4. Smalt 8 onces. Borax calciné ℥ j, minium ℥ iv, nitre ℥ j. Mêlez; faites rougir au four de faïencier.

N° 5. Sulfate de fer calciné par une chaleur rouge, non pas trop forte, pendant deux heures. Lavez ensuite à l'eau bouillante et séchez.

N° 6. Céruse.

N° 7. Pierres a fusil calcinées, pulvérisées.

N° 8. Oxyde noir de manganèse.

N° 9. Safre.

N° 10. Oxyde noir de cuivre.

Mélanges de couleurs.

(A) Pour avoir un *noir brillant*, prenez du N° 8 ℥ iij, du N° 9 ℥ iij, du N° 10 ℥ iij, du N° 6 ℥ xj, et la couleur verte F ℥ vj.

(B) *Rouge.* Prenez, N° 1 ℥ ij, N° 3 ℥ ij, N° 5 ℥ j, N° 6 ℥ iij.

(C) *Orangé.* ℞ N° 1 ℥ ij, N° 3 ℥ xiv, N° 5, ℥ ß, N° 6, ℥ iv.

(D) *Noir foncé* ℞ N° 4 ℥ j, N° 8 ℥ ij. — On fait le noir foncé encore avec du cobalt calciné ℥ ij, sulfure de cuivre ℥ ij, on mêle avec le double du fondant.

(E) *Blanc.* ℞ N° 1, et N° 6, āā ℥ ij.

(F) *Vert.* N° 1 ℥ j, N° 3 ℥ ij, N° 4, ℥ v.

(G) *Bleu.* N° 1 ℥ j, N° 4, ℥ v.

(H) *Jaune*, est le N° 3, seul.

On broie ces poudres pour l'application avec de l'huile de térébenthine.

Voici un bon fondant.

℞. Silice, litharge, āā ℥ iij, borax ℥ ij, fondez; c'est un fondant pour les couleurs difficiles à fondre. En voici un autre : Litharge ℥ iv, Silice ℥ ij, borax ℥ j ß.

lique présumé d'après Davy, Clarke, etc., sont anguleuses, dures, infusibles au feu si elles sont pures, insolubles à l'eau; presque inattaquables à d'autres corps qu'à l'acide fluorique, pour former avec lui l'acide fluo-silicique, mais se fondent aisément en verre avec les alcalis et les terres alcalines.

On obtient de la silice pure en prenant du beau cristal de roche, qu'on fait rougir au feu et qu'on plonge dans l'eau pour le fendiller et le diviser; on le pulvérise alors et on le fond dans un creuset avec quatre fois son poids de potasse. Cette masse est ensuite dissoute dans l'eau bouillante: c'est ce qu'on nomme *liquor silicum* ou liqueur de cailloux; cette solution filtrée, on précipite la silice à l'état d'hydrate, en y versant un acide quelconque, avec excès, qui s'empare non-seulement de la potasse, mais de la chaux ou de l'alumine qui peuvent exister dans cette liqueur. On sépare par le filtre, et on lave la silice pure. La potasse caustique convient mieux que son carbonate pour cette opération.

L'on a pensé que dans la liqueur des cailloux la silice faisait l'office d'acide uni à l'alcali. M. Ampère le nomme *acide silicique*. Berzélius admet aussi des *silicates*.

Il paraît que la silice est en partie soluble dans les eaux alcalines, surtout par la chaleur, selon Kirwan et Barruel. Bergmann en a trouvé dans l'eau de la source bouillante du Geyser, en Islande, et Black a fait voir que cette eau contenait de la soude caustique. Le chaume de bambou (*bambusa*, sorte de roseau) en contient quelquefois dans ses nœuds. Vauquelin a remarqué qu'il se volatilisait de la silice dans les hauts fourneaux où se fondent plusieurs mines.

Selon M. Clarke, de la silice étant fondue au chalumeau à gaz, de M. Brooks, on aurait obtenu du silicium, ou réduit la silice à l'état de métal qui serait plus éclatant et plus blanc que l'argent.

L'acide fluorique attaque la silice, forme un composé qui se volatilise en fumée blanche, mais qui, reçu dans l'eau, dépose à sa surface cette terre, tandis que l'acide se dissout dans l'eau. (*Voyez* Acide fluorique, ci-devant, page 352.)

Le feu le plus violent ne peut pas fondre la silice pure, si ce ne sont de très-petites quantités au chalumeau à gaz; il en résulte un verre orangé; mais cette terre devient très-fusible avec les alcalis, et forme le *verre*. On sait que Louis IX, au retour des croisades, permit à des gentilshommes de faire du verre vert ou *chambourin*, sans déroger; mais depuis cette époque, l'art de la vitrification a beaucoup été perfectionné. On forme le verre de bouteille avec du sable et des cendres, ou même avec la *charrée*, qui sont les cendres lessivées. Le plus ordinairement on emploie, avec le sable, les soudes et potasses, ou salins du commerce. Pour les beaux verres blancs, on ne se sert que des potasses et salins. Les sels étrangers que recèlent ces alcalis, viennent surnager le verre fondu, et on les rejette; c'est ce qu'on nomme *fiel de verre*, à cause de la couleur de fiel qu'a cette matière; elle contient beaucoup de sel marin qu'on peut extraire, et qui résulte surtout des soudes de France qu'on a employées. Aussi, pour les verres purs, on prend le carbonate de soude extrait par lixiviation de la soude du commerce. La proportion de parties égales d'alcali et de sable pur constitue un verre très-fusible, capable de recevoir toutes les formes. Une plus grande dose d'alcali donne un verre déliquescent, et qui s'altère à l'air; moins d'alcali forme un verre trop fragile et difficile à fondre. Pajot des Charmes a remarqué des cristallisations dans le verre.

Avant de fondre le sable et l'alcali, l'on chauffe au rouge le mélange, ou on le fritte pour mieux le combiner. Pour donner plus de flexibilité au verre et le rendre plus fusible, on ajoute à ce mélange des oxydes de plomb, le minium surtout. Alors on a un verre cristallin, dur et pesant. S'il y a trop de minium, le verre est jaune, ce qu'on corrige par l'addition du safre; mais trop de celui-ci teint le verre en bleu. On décolore surtout les verres colorés, en ajoutant à la fonte du *savon de verriers* qui est l'oxyde de manganèse; car l'oxygène de ce métal se porte sur les matières colorantes et les détruit; mais si cet oxyde surabonde, il forme dans le verre des stries violettes, ce qu'on dissipe en introduisant une matière combustible dans le verre. L'arsenic détruit fort bien aussi la couleur verte du verre, et facilite sa fusion. On colore le verre en bleu avec le safre, en jaune avec le verre d'antimoine, en pourpre avec le précipité d'or de Cassius, en vert par le cuivre, le chrôme, etc. Avant de laisser refroidir le verre, on doit le recuire ou le placer à une chaleur modérée : sans cette précaution, il se fendrait aisément en se refroidissant.

En faisant bouillir le verre dans de l'eau d'abord froide, puis le laissant refroidir, ce verre n'est plus aussi susceptible de se casser par le changement brusque de température. On peut y verser de l'eau chaude sans qu'il se fende, quoiqu'il soit froid d'abord.

Des autres oxydes terreux.

La *zircone*, la *glucyne*, l'*yttria*, la *thorine*, etc., n'étant d'aucune utilité jusqu'à présent dans la pharmacie et les arts, nous en dirons peu de chose.

La *zircone*, découverte en 1789 par Klaproth, a une pesanteur spécifique de 4,3; elle se retire des hyacinthes ou jargon, dans lesquelles elle forme les deux tiers, et est combinée à un tiers de silice avec un peu de fer. On fond l'hyacinthe en poudre, une partie avec six de potasse caustique; on dissout dans l'eau, on y verse de l'acide muriatique; la silice précipitée, on sépare l'hydrochlorate de zircone en liqueur. La zircone a plus d'affinité avec les acides végétaux que les minéraux; elle forme des sels triples avec l'ammoniaque. (*Voyez* aussi l'article de la *Confection d'hyacinthe*, tome I, page 358.)

La *glucyne* se retire de la même manière des émeraudes et aigues-marines. Elle précipite l'alumine, mais cède à l'ammoniaque. Blanche, insoluble à l'eau, insipide, elle happe à la langue; peu ou point fusible, elle donne des sels sucrés: de là vient son nom (γλυκυς, doux). A été trouvée en 1798 par Vauquelin. Pesanteur spécifique, 2,967, selon Eckeberg.

On extrait l'*yttria* de la gadolinite, et Gadolin l'a obtenue en 1794 d'une pierre d'Itterby. Pesanteur spécifique, 4,842, selon Eckeberg. Egalement blanche, insipide, insoluble; elle se précipite par le prussiate de potasse, par l'acide oxalique; ne se dissout pas dans les alcalis caustiques, mais dans le carbonate d'ammoniaque.

La *thorine* est une terre observée par Berzélius. Elle se rapproche de la zircone. Toutes ces terres sont considérées comme des oxydes métalliques.

DES COMBINAISONS SALINES,

ALCALINES ET TERREUSES (1), AVEC DES ACIDES.

Aux articles des Métaux, nous avons traité de la combinaison de leurs oxydes avec les acides; c'est pourquoi il ne reste plus à décrire ici que les sels à bases alcalines et terreuses. Ils sont de trois sortes: ceux parfaitement neutres, qui ne rougissent et ne verdissent point les couleurs bleues végétales; ceux avec excès d'acide, désignés par la préposition *sur*, et ceux avec excès de base, qu'on désigne par la préposition *sous*. Il est encore des sels à double base, comme ceux qui contiennent

(1) Nous gardons souvent les noms de terre et d'alcalis, bien que tous les chimistes maintenant considèrent ces substances comme des oxydes de métaux généralement; mais il est plus commode et plus naturel de ne pas employer tant de périphrases, et de ne point répéter sans cesse les termes *deutoxyde de potassium*, etc.

de l'ammoniaque et de la magnésie, ou de la potasse et de la soude, etc. On les nomme *trisules* ou sels triples. Nous en avons vu des exemples aussi avec les oxydes métalliques, comme l'émétique, le tartre martial, etc.

Indépendamment de ces sels, il en existe qui résultent des acides dans un état imparfait d'oxygénation, ou dans un état de suroxygénation. Les sulfites, nitrites, phosphites sont dans le premier cas; les chlorates, hydrochlorates, sulfates, nitrates appartiennent au second; mais il est à remarquer que ces premiers sels exposés à l'air, surtout dans un état de solution aqueuse, tendent à devenir des sulfates, des nitrates, des phosphates complets, ou les oxygénés, au contraire, deviennent des hydrochlorates, sulfates, etc., simples.

On pense bien que, dans une si grande multitude de combinaisons salines possibles, nous ne traiterons que de celles usitées.

Lorsque deux sels sont neutres, et qu'ils peuvent se décomposer par leur mélange mutuel, les nouveaux sels formés seront également neutres. Si l'un est un *sous-sel* ou avec excès de base, l'un des deux décomposés le sera pareillement; d'où il suit que *les diverses proportions de bases salifiables unies à un acide, pour former des sels, sont dans la même proportion que les quantités qui s'unissent à un autre acide formant d'autres sels.* Ainsi le souscarbonate de plomb et le sulfate de soude, en échangeant leurs bases, restent également en rapports.

M. Gay-Lussac dit que plus un métal prend d'oxygène dans son oxydation, plus il exige d'acide pour se saturer *et vicissim.* Le sublimé corrosif contient deux fois plus d'oxygène et d'acide que le mercure doux.

De plus, on a remarqué une proportion constante entre la quantité d'oxygène contenue dans un oxyde métallique, et celle contenue dans l'acide qui sature cet oxyde. Par exemple, le sulfate de plomb (protoxydé) est formé d'acide sulfurique 100 parties, de protoxyde de plomb 279 parties. Mais cet acide sulfurique contient 60 parties d'oxygène, et cet oxyde de plomb 20 parties d'oxygène; il y a donc trois fois plus d'oxygène dans l'acide que dans l'oxyde. Si le plomb était plus oxydé, il faudrait une plus grande proportion d'acide. Le carbonate de soude contient deux fois plus d'acide que son souscarbonate. Si l'oxyde de sodium ne contient que moitié de l'oxygène que prend l'acide carbonique, le souscarbonate offrira dans son acide deux fois plus d'oxygène que son alcali; le carbonate aura, dans son acide, quatre fois plus d'oxygène que l'alcali. Dans les nitrates, iodates, chlorates, les acides contiennent cinq parties d'oxygène, les oxydes une partie; dans les phosphates, les acides ont aussi cinq parties; mais leurs bases en ont deux, etc. Tout se fait donc par proportions définies.

Pour peu que l'on mêle deux sels, l'un soluble, l'autre insoluble, dont il peut résulter échange de base, formant un sel, ou tous les deux insolubles, il s'opère une décomposition sur-le-champ (*Voyez* le tableau ci-après).

Dans ces décompositions réciproques entre des sels neutres, ou avec changemens de bases, il n'y a pas d'excès d'acide, ni de celles-ci. Par exemple le nitrate de baryte est formé d'acide 41, base 59. Le sulfate de potasse est formé sur 67 parties, d'acide 30, alcali 37. Or, si l'on mêle 100 parties de nitrate de baryte, dissous, avec ces 67 parties de sulfate de potasse aussi dissous, on obtient du sulfate de baryte 89 parties et du nitrate de potasse 78 parties par double décomposition. Donc 30 parties d'acide sulfurique ont saturé 59 de baryte, et 41 parties d'acide nitrique en ont saturé 37 de potasse.

De toutes les décompositions des sels, la plus puissante est celle qui a lieu par le moyen de la pile voltaïque. On observe que les dissolutions salines sur lesquelles on la fait agir se partagent en acide d'une part, en base alcaline, ou oxyde, d'une autre part. Ces élémens dissociés se portent chacun vers un pôle de la pile; l'acide au pôle positif, ou d'électricité vitreuse, l'alcali ou base au pôle négatif, ou d'électricité résineuse. De même, dans la décomposition de l'eau par cet agent, l'oxygène se porte au pôle positif oxygénant, l'hydrogène au pôle négatif ou réduisant les métaux, les terres et alcalis (*Voyez* ci-devant page 167).

Remarques sur la cristallisation des sels.

Le calorique et l'eau étant les principaux dissolvans des substances salines, il s'ensuit que le froid et la concentration déterminent la plupart de leurs cristallisations, en rapprochant leurs molécules de manière qu'elles se joignent ou s'attirent. C'est aussi ce qui arrive dans les cristallisations des métaux, du soufre, du phosphore, etc., par fusion et refroidissement gradué, ou dans celle de l'acide benzoïque, des sels sublimés, enfin de toute cristallisation par la voie sèche.

En général, l'eau chaude dissout plus de molécules salines à volume égal, que l'eau froide; l'hydrochlorate de soude fait cependant exception à cette loi, et il s'ensuit qu'il se cristallise, non par refroidissement du liquide, mais par concentration seulement.

Plus les molécules d'un sel sont rapprochées, ou moins il y a de fluide aqueux interposé, plus elles doivent s'attirer et se cristalliser. C'est par cette raison que de l'alcool, versé dans une solution saline, détermine la cristallisation sur-le-champ, parce qu'il a plus d'affinité avec l'eau, que celle-ci n'en a pour les molécules salines; mais il faut que le sel ne soit pas soluble dans l'alcool.

Plus les sels sont déliquescens, ou attirent l'eau, plus ils procurent du froid par leur dissolution prompte. C'est ainsi que du chlorure de chaux desséché (hydrochlorate calcaire), mêlé à un quart de son poids de neige, les deux corps se liquéfient sur-le-champ, et il se produit un froid très-vif, capable d'atteindre 50 degrés — o.

Il est des sels à base métallique, surtout les oxygénés, les protoxydés, qui éprouvent des altérations par l'air et la lumière, par exemple, les chlorures mercuriels, les sulfates de fer, de zinc, les sels d'or et d'argent.

La chaleur du feu liquéfie plusieurs sels dans leur eau de cristallisation, ce qu'on nomme la *fusion aqueuse*; si la chaleur est poussée plus loin, ils entrent en fusion ignée, laquelle en décompose plusieurs, comme le nitrate d'ammoniaque, ou dissocie leurs élémens; d'autres se volatilisent, comme les sels ammoniacaux.

Plusieurs sels, et particulièrement les sulfates, ont la propriété de se précipiter en partie de leurs dissolutions concentrées, et de former des masses salines *anhydres* ou presque privées d'eau de cristallisation, tandis que l'autre portion du sel en dissolution cristallise bien. Cet effet a lieu surtout dans les eaux chargées de sulfate de chaux ou d'alumine, dans les dissolutions de sulfate de potasse, ou de fer (lorsque celle-ci marque 40 degrés à l'aréomètre de Baumé). Il en est à peu près de même pour les sels peu solubles, comme la crême de tartre. C'est que la portion de ces sels, qui est dissoute, retient sa quantité d'eau nécessaire, et la refuse, en quelque manière, au surplus de la matière saline. Il faut donc suffisamment étendre les dissolutions des sels peu solubles lorsqu'on veut en obtenir de beaux cristaux. De même en versant un sel très-soluble dans une solution d'un sel moins soluble, celui-ci se précipite, parce que l'eau ayant plus d'affinité avec le sel très-soluble, abandonne l'autre.

Lorsque ces solutions aqueuses de sels facilement solubles

sont très-rapprochées, les molécules cristallines se groupent trop, s'enclavent les unes dans les autres, et forment des cristaux confus, qui n'ont qu'une partie de leurs faces. De même, si l'on trouble, par l'agitation, la liqueur cristallisante, on n'obtient que de petits cristaux très-divisés, comme on le fait pour le sel de Glauber, sulfate de soude, ou le nitre du commerce. Mais une évaporation lente et le repos permettent aux cristaux de s'accroître beaucoup ; de là vient que les cristallisations formées par la nature, dans le sein de la terre, sont bien plus considérables que celles de nos laboratoires.

Il est encore un art d'obtenir des cristaux réguliers ; c'est de faire changer de position aux premières molécules cristallines formées, afin qu'elles puissent s'accroître de tous les côtés, car les cristaux appliqués sur les parois des vases ne prennent souvent leur accroissement que sur les faces libres. C'est encore pour avoir des cristaux réguliers qu'on suspend des fils ou de petits rameaux dans les liqueurs, afin que les cristaux, adhérant par les plus petites faces possible, acquièrent leur parfait développement en tout sens. On y parvient encore, en mettant dans le liquide de petits cristaux du même sel, qui attirent des molécules cristallines et se complètent ou grossissent.

Quelquefois une solution, quoique très-chargée, ne cristallise pas. Une secousse légère détermine cette cristallisation au bout de quelques minutes, et il se dégage un peu de chaleur, comme lorsque l'eau se congèle par ce procédé. Il semble qu'il faille que les molécules cristallines s'approchent en un certain sens, par leur *latus* propre, pour s'arranger en cristaux, et qu'elles étaient retenues dans une autre disposition par le calorique interposé. La commotion électrique fait aussi cristalliser.

Pourquoi les sirops et autres solutions salines épaisses ne cristallisent qu'à l'aide de la chaleur? C'est parce que celle-ci diminue la viscosité des parties qui embarrassaient les molécules salines et les empêchaient de se rapprocher.

Souvent encore une liqueur, dans le sein de laquelle se sont déposés de beaux cristaux, s'étant trop séparée de ses molécules salines, l'eau travaille à redissoudre de ces mêmes cristaux, en commençant par leurs angles et arêtes : c'est que plus une solution dépose de cristaux, plus l'attraction de l'eau surabondante augmente pour redissoudre les molécules salines.

Il est une forme constante pour chaque espèce de sels, comme nous l'avons vu ; mais les sels triples, le tartrate de potasse et de soude, ou sel de Seignette, par exemple, ne cristallisent point comme le tartrate de potasse et celui de soude pris séparément.

Une autre modification est celle qui se fait dans les sels, ou neutres, ou avec excès d'acide ou de base. Ainsi l'alun acide ou avec excès d'acide sulfurique cristallise en octaèdre, tandis que l'alun neutre ou sursaturé se forme en cube. Le sousborate de soude cristallise autrement que du borax neutre; et ce qui est plus remarquable, c'est qu'on peut transformer les octaèdres de l'alun en cubes, en les plongeant dans une solution d'alun parfaitement neutre, *et vice versâ*. Ainsi la soustraction ou l'addition d'acide ou de base modifie les figures cristallines de plusieurs sels.

De plus, si l'on fait cristalliser les sels dans des dissolutions aqueuses, ou de tout autre liquide empreint de matériaux particuliers, ces liquides modifieront la forme des cristaux en y interposant différens corps. Ainsi, dans l'urine, la présence de l'urée fait cristalliser en octaèdre l'hydrochlorate de soude, et en cube l'hydrochlorate d'ammoniaque, comme si ces deux sels échangeaient entre eux leur figure cristalline. Dans des eaux gélatineuses, les formes cristallines s'isolent et deviennent plutôt nettes que groupées; le sel marin dans une solution de borax prend des troncatures aux angles de ses cubes; l'alun est modifié dans ses formes par l'acide hydrochlorique. Le sulfate de cuivre (50 ou 80 centièmes) se soumet à la cristallisation rhomboïde du sulfate de fer; le sulfate d'alumine rapproche le sulfate de fer d'un rhomboïde tronqué aux angles latéraux, et la couperose du commerce qui montre cette variété, contient sûrement de l'alumine, selon M. Beudant.

Il est néanmoins une remarque importante à faire, c'est que la cristallisation devient souvent un moyen d'épuration et qu'elle sépare les cristaux des matières qui les embarrassent; ainsi, selon la remarque de MM. Clément et Désormes, la cristallisation devient un moyen de purification. Par exemple, M. Sérullas ayant reconnu que tous les antimoines contenaient plus ou moins d'arsenic qui y adhère, malgré les torréfactions; les préparations antimoniales usitées en médecine, devraient retenir de l'arsenic; mais, dans la cristallisation de l'émétique, tartrate d'antimoine et de potasse, l'arsenic reste dans les eaux-mères, et quand on fait de l'émétique par évaporation de ces eaux, il contient de l'arsenic, seulement superposé à ses cristaux; on peut les en débarrasser par une nouvelle cristallisation ou même par le lavage.

Avant de faire cristalliser une solution, il est important de s'assurer qu'elle est neure (s'il s'agit d'un sel neutre) au moyen des papiers bleus et de l'infusion de tournesol ou de mauve. L'évaporation doit se faire en des vases sur lesquels les sels ne puissent pas agir. Il y a des solutions qui ont besoin d'être amenées à un très grand degré de concentration pour donner des cristaux, comme pour le tartrate de potasse. Les premiers cristaux enlevés, la dissolution reste alors trop aqueuse pour le résidu; il faut évaporer de nouveau, mais le fond des eaux-mères donne toujours des cristaux moins purs et plus petits : il faut cependant purifier ces derniers.

Les sels déliquescens ne peuvent s'obtenir qu'en évaporant à siccité, comme l'acétate de potasse; les sels efflorescens à l'air se doivent garder en des vases fermés; les sels obtenus par sublimation ne sont purs qu'à la seconde sublimation.

Il y a, du reste, des sels déliquescens, ou qui attirent l'humidité, et d'autres qui s'effleurissent ou cèdent à l'air de leur eau de cristallisation : d'autres n'éprouvent point ces altérations.

Des expériences de Berthollet (*Mém. soc. d'Arcueil*, t. II) prouvent que les quantités d'eau admises jusqu'à présent dans les sels ne représentent pas exactement toute celle que retiennent obstinément leurs bases salifiables, mais qu'elle s'y trouve en plus grande quantité. On sait, par l'exemple du chlorure de chaux, qu'après une forte dessiccation, la plus vive chaleur en fait encore obtenir de l'eau. Celle-ci adhère même avec tant de force à la potasse, qu'on n'en a peut-être jamais pu obtenir d'entièrement exempte de ce liquide.

TABLEAU DE LA SOLUBILITÉ DES SELS DANS UNE EAU DÉJA SATURÉE D'AUTRES SELS.

Deux livres d'eau pure à la température de 12° Réaumur (ou 15° centigr.)

Saturées de	*Ont dissous*
Nitrate de potasse	Dix onces d'hydrochlorate d'ammoniaque.
Hydrochlorate de soude	Dix onces de nitrate de potasse. (En cet état, l'eau redissout encore deux onces d'hydrochlorate de soude de plus).
Nitrate de potasse	Sept onces de carbonate de potasse
Hydrochlorate d'ammoniaque . .	Deux onces et demie d'hydrochlorate de soude.
Sulfate de soude.	Une once de nitrate de potasse, et a pu dissoudre encore une once de sucre.
Sousborate de soude	Deux onces de carbonate de potasse.
Sulfate de magnésie	Six onces de sucre.
Sulfate de potasse	Deux onces de nitrate de potasse.
Tartrate neutre de potasse . . .	*Idem.*
Ammoniaque liquide très-chargée.	Quatre onces de nitrate de potasse. (Plus deux onces de sucre pur.
Nitrate de potasse	Dix onces d'hydrochlorate d'ammoniaque, (puis reprend deux onces d'hydrochlorate de soude).

Ces exemples démontrent que deux corps peu solubles séparément deviennent plus solubles par leur union, comme dans le souscarbonate de soude rendu soluble par le tartrate sursaturé de potasse. De même, des métaux deviennent plus fusibles par certains alliages, comme le platine avec l'arsenic, l'alliage fusible de Darcet, ou la silice par la chaux, ou les exemples des flux, car l'attraction double ou mutuelle facilite ainsi des solutions; ce qui a pu avoir lieu dans la composition des roches primitives du globe, tels que les granits, les porphyres, les feldspath et le mica, les schistes, les grès mélangés. (*Voyez* nos expériences dans le *Journal de Pharmacie*, tom. VI, pag. 257 et suiv.)

DES QUANTITÉS DE PRINCIPES CONSTITUANS CONTENUS DANS DIFFÉRENS SELS NEUTRES, D'APRÈS KIRWAN.

DÉNOMINATION DES SELS SUR CENT PARTIES.	ACIDES minéraux.	BASES salifiables.	EAU de cristallisation.
	Parties.	Parties.	Partie
Sulfates de potasse	31	63	6
de soude	14	22	64
d'ammoniaque	42	40	18
de magnésie	24	19	57
d'alumine	24	18	58
de fer	20	25	55
de cuivre	30	27	43
de zinc	22	20	58
Nitrates de potasse	30	63	7
de soude	29	50	21
d'ammoniaque	46	40	14
de chaux	33	32	35
de magnésie	36	27	37
Hydrochlorates ou muriates			
de potasse	30	63	7
de soude	33	50	17
d'ammoniaque	52	40	8
de chaux cristallisée	42	38	20
Sulfate de chaux	46	32	22
Sousborate de soude	34	17	47
Fluate de chaux	16	57	27

TABLEAU DES SELS QUI NE PEUVENT POINT EXISTER ENSEMBLE EN DISSOLUTION, SANS DÉCOMPOSITION MUTUELLE.

Souscarbonates de potasse, de lithine, de soude et d'ammoniaque	Ne peuvent pas exister sans décomposition avec aucun des sels à base terreuse, solubles, alumine, zircone, yttria, glucine, magnésie, et aucun des sels à bases métalliques ordinaires (1).

(1) Nous appelons *bases métalliques ordinaires*, celles dont les oxydes

Sulfates solubles.	avec les sels solubles de chaux (non le sulfate), de baryte, de strontiane, de plomb, d'antimoine, de bismuth, le protonitrate de mercure, etc.
Phosphates et borates solubles.	avec les sels à bases métalliques ordinaires solubles, ceux d'alumine, de chaux, de magnésie, de strontiane, de baryte solubles.
Hydrosulfates solubles ou dissolutions d'hydrosulfures . . .	avec les sels à bases métalliques ordinaires, et ceux de zircone, d'alumine.
Muriates ou hydrochlorates solubles.	avec les sels solubles de plomb, d'argent, de protoxyde de mercure.
Hydriodates solubles.	avec les sels de métaux blancs, plomb, mercure, argent.
Sulfate de potasse ou de soude.	avec le nitrate de chaux : il se fait du nitrate de potasse ou de soude. avec acétate de plomb, ou de mercure, etc.
Souscarbonate de chaux . . .	avec muriate d'ammoniaque, à la chaleur.

Sels effervescens avec les acides.

Sont les

Carbonates.	Nitrites.	Hydrosulfates.	Fluates.
Sulfites	Chlorates.	Fluoborates.	Hydriodates.
——— sulfurés.	Hydrochlorates.		Hydrobrômates.

Sels non effervescens avec les acides.

Sulfates.	Borates.	Arséniates.	Phosphites.
Iodates.	Molybdates.	Arsénites.	Hypophosphites.
Nitrates.	Tungstates.	Columbates.	Phosphates.
Chromates.			

Sels qui forment des précipités par l'ammoniaque.

Ce sont les sels à base de chaux, de baryte, de strontiane, d'alumine.

Sels qui ne précipitent pas par l'ammoniaque.

Ce sont ceux à base de potasse, soude, lithine, rodium, etc.

Sels donnant, par l'hydrosulfate de potasse, des précipités.

1° *Incolores* ou *blancs*.	2° *Colorés*.
Sels alumineux.	Sels de deuto et tritoxydes de fer.
de zircone.	de molybdène.
de protoxyde de manganèse	de chrôme.
de zinc.	d'urane.
de fer (en vaisseaux clos).	de cobalt.
d'étain.	de cuivre.
d'arsenic.	d'argent.
d'antimoine.	de platine.
de tellure.	d'or.
de cerium.	de palladium.
de titane.	
de bismuth.	
de plomb.	

ne forment pas des *alcalis* ni des *terres* peu ou point réductibles, mais qui sont les anciens métaux.

Sels qui ne précipitent point par l'hydrosulfate de potasse.

Sont ceux à base de

Potassse.	Chaux.	Magnésie.
Soude.	Baryte.	Glucine.
Lithine.	Strontiane.	Yttria.
Ammoniaque.	Rhodium.	

TABLE DE SOLUBILITÉ DES SUBSTANCES DANS L'EAU ET L'ALCOOL.

UNE PARTIE DE	EAU FROIDE distillée.	EAU chaude.	ALCOOL à 25 degrés.
	Parties.	Parties.	Parties.
Acides arsénieux	80	15	»
benzoïque	100	20	8
borique	50	3	»
citrique	1/4	1/10	14
oxalique	2	1	18
tartrique	5	1	15
Gaz acide carbonique	5 à 6 f. son vol.	»	»
Hydrogène sulfuré	2 fois son vol.	»	»
Chaux vive	450	»	»
Savon	5	3	1
Sulfates de potasse	16	6	»
de soude	5	2	»
de magnésie	5	2	»
d'alumine potassé	10	8	»
Sulfite sulfuré de soude	5	3	»
Nitrate de potasse	7	2	»
Hydrochlorates de baryte	5	4	»
de soude	8	3	»
de chaux	Part. ég.	Part. ég.	20
Chlorate de potasse	16	2	»
Phosphate de soude	4	2	»
Sousborate de soude	12	6	»
Suroxalate de potasse	80	5	»
Surtartrate de potasse	700	50	»
Tartrate de potasse	2	1	»
et de soude	2 1/2	2	»
et de fer	1	1	En partie.
antimonié	80	40	»
Nitrate de mercure au minimum d'oxydation	4	»	»
— d'argent	6	»	»
Deutochlorure de mercure, corrosif	11	2	4
Sulfates de cuivre	5	1	»
de fer, vert, protosulfate	4	2	»
de zinc	2	1	»
Acétate de plomb	En partie.	»	»
Carbonates de potasse	4	2/3	250
de soude	2	»	»
d'ammoniaque	2	2/3	200

SOLUBILITÉ DES SUBSTANCES DANS LE VIN ET L'ALCOOL.

UNE PARTIE DE	VINS GÉNÉREUX à 10 degrés.	ALCOOL à 25 degrés.
	Parties.	Parties.
Soufre.	»	60
Phosphore	»	300
Potasse pure	En toute proport.	5
Muriate d'ammoniaque.	14	»
Carbonates de potasse	130	»
d'ammoniaque.	60	200
Sucre de cannes	2	100
de raisins	5	350
Camphre.	16	2
Savon.	2	1
Acétate de potasse	1	1
Résines	»	6 ou 8
Huiles volatiles	»	1
Extraits ordinaires	Env. 12	30
Tannin	*id.*	30
Acide gallique.	Toutes propor.	Toutes proport.
Ethers.	8	id.
Huile animale de Dippel	»	4

SOLUBILITÉ DANS L'ETHER.

UNE PARTIE DE	ÉTHER sulfurique.
	Parties.
Soufre.	250
Phosphore.	100
Camphre.	1/2
Huiles volatiles.	Toutes proportions.
Sublimé corrosif.	4

SOLUBILITÉ DANS LES HUILES FIXES.

UNE PARTIE DE	HUILE D'OLIVES chaude.	
	Parties.	
Soufre.	4	
Phosphore.	80	
Les alcalis caustiques	Toutes proport.	
Les oxydes de plomb	3	
de mercure.	2	Revivification.
de zinc	Env. 15	
de bismuth.	Env. 7	
Cires, résines, camphre, huiles volatiles, grasses, etc.	En toute proport.	

DES SELS NEUTRES.

Des sulfates et sulfites alcalins et terreux.

Ces combinaisons de l'acide sulfurique pour les sulfates, du sulfureux pour les sulfites, se rencontrent naturellement ou se préparent artificiellement (1).

1° Le *sulfate de potasse* (*deutosulfate de potassium*), nommé autrefois *tartre vitriolé*, *sel de duobus*, *arcanum duplicatum*, *sel polychreste de Glazer*, *vitriol de potasse*, se prépare d'une multitude de manières; soit en faisant fuser du nitre avec parties égales de soufre, selon le procédé de Glazer; soit en versant de l'acide sulfurique sur le nitre, comme pour obtenir des eaux-fortes; soit en combinant directement de la potasse ordinaire avec l'acide sulfurique, dans suffisante quantité d'eau, en filtrant et évaporant ensuite. On obtient des cristaux en prismes à six pans, terminés par des pyramides hexaèdres. Quelquefois on fond ce sel dans un creuset, et on le coule en plaques sur une lame de métal, comme dans l'opération de Glazer. On nomme ce sel *cristal minéral*. Il contient souvent encore une portion de nitrate de potasse non décomposé. Tackenius formait son sel de duobus en précipitant l'oxyde de fer du vitriol vert par la potasse. On obtient aujourd'hui le sulfate de potasse en neutralisant, soit par la potasse, soit par d'autres bases, le sulfate acide de potasse qui reste après la distillation des eaux-fortes, ou l'acide nitrique par le sulfurique. Le point de saturation se reconnaît par les moyens ordinaires.

Il faut, en général, pour saturer 100 parties de potasse, moitié de son poids d'acide. Ce sulfate se décompose par la baryte, et par double décomposition avec les nitrate ou hydrochlorate de chaux ou de strontiane, ou chlorure de plomb, d'argent, etc., parce qu'il y a formation de sulfate insoluble avec les bases de ces sels.

Le sulfate de potasse, inaltérable à l'air et au feu, se décompose avec le charbon et la chaleur, forme un oxysulfure

(1) on reconnaît les sulfates à leur facile cristallisabilité, par addition de l'alcool, où ils ne sont pas solubles; à leur décomposition par le charbon, ils donnent alors du soufre. La baryte enlève l'acide de ces sels, et forme le sulfate de baryte insoluble; car l'acide sulfurique attire d'abord cette terre, ensuite la posasse, la lithine, la soude, la strontiane, la chaux, l'ammoniaque, la magnésie, la glucine, l'alumine et la zircone.

Les sulfates de baryte, de plomb, d'antimoine, de mercure, sont insolubles à l'eau; ceux de chaux, de strontiane, de zircone, d'yttria, etc., sont peu solubles aussi bien que le sulfate d'argent: tous les autres le sont plus ou moins.

de potasse, qui, reprenant un peu d'oxygène à l'air, devient sulfite.

On emploie le sulfate de potasse, de saveur un peu amère, comme apéritif dans l'ictère, l'hydropisie, les fièvres, les engorgemens, et surtout contre les maladies attribuées au lait répandu. La dose est de 24 grains à 1 gros. Le cristal minéral passe pour un diurétique actif.

Rouelle (Hilaire) observa le premier l'existence du *sursulfate de potasse* (ou acide); il contient, en effet, un excès d'acide qui le rend fort soluble dans deux parties d'eau seulement. Il cristallise en longues aiguilles fines, prismatiques. Sa saveur très-acide le fait employer en limonade légèrement laxative.

2° Le *sulfate de soude* ou *deutosulfate de sodium*, jadis le *sel de Glauber*, dit *sel admirable*, est très-fréquent dans la nature, et se trouve en plusieurs eaux de sources, et même dans celle de la mer, mais d'ordinaire mêlé au sulfate de magnésie, à l'hydrochlorate de soude, de chaux, etc. Les soudes du commerce, les cendres des végétaux en contiennent, mais on le retire communément des eaux des salines, ou des fabriques d'acide hydrochlorique, obtenu au moyen de l'acide sulfurique. On peut le former de toutes pièces, en versant de l'acide sulfurique étendu sur de la soude, et en lessivant le mélange bien neutre. Kirwan a trouvé dans ce sel très-desséché au feu, 56 parties d'acide et 44 d'alcali : il contient moitié de son poids au moins d'eau de cristallisation, dont il perd une grande partie à l'air libre ; il s'y effleurit, et ses formes cristallines s'y détruisent; il y perd aussi près de moitié de son poids. En cet état, il sert pour la rectification de l'alcool; car, comme il reprend de l'eau de cristallisation, il déphlegme par ce moyen l'alcool que l'on distille sur ce sel. Sa cristallisation régulière est celle d'un prisme hexagone, terminé par des pyramides dièdres ; il se trouve aussi en octaèdre prismatique, terminé par deux pyramides tronquées. Mais dans le commerce, on lui fait prendre la forme du sel d'Epsom (sulfate de magnésie), en agitant avec des balais sa dissolution saturée dans le temps qu'il cristallise ; il prend alors la forme de petits cristaux en aiguilles, qu'on nomme *sel d'Epsom de Paris* ou *de Lorraine*. Si l'on prend le sulfate de soude des eaux des salines, comme celles de Lorraine, il contient aussi un peu de sulfate de magnésie. La solution de ce sel doit être concentrée à 25° pour qu'elle cristallise.

Le sel de Glauber est dissoluble dans trois parties d'eau; l'eau bouillante en prend autant que son poids. On ne peut le conserver bien cristallisé que dans des vases fermés, où il ne s'effleurit pas. Quand il s'effleurit, il perd jusqu'à 0,56 de son poids d'eau.

Au feu, il entre d'abord en infusion aqueuse; et, lorsque toute l'eau est dissipée, un feu plus vif le fait entrer en fusion ignée, qui forme une matière vitreuse blanche. Un feu violent le volatilise sans le décomposer. La potasse, la baryte, etc., le décomposent. Nous avons dit, à l'article de la Soude, comme on en extrait cet alcali par le procédé de Dizé et Leblanc.

Le sulfate de soude (celui du commerce, mêlé de sulfate de magnésie), sert fréquemment en médecine, comme laxatif ou purgatif dans des boissons ou décoctions; il a une saveur fraîche un peu amère. Il se dissout dans trois fois et demie de son poids d'eau froide.

On peut former un *sursulfate de soude* par un excès d'acide, comme avec la potasse.

Les soudes obtenues par la décomposition du sel de Glauber présentent un *sulfite sulfuré de soude*, qui résulte d'une décomposition imparfaite de ce sel; il cristallise en prisme quadrangulaire rhomboïdal terminé par des pyramides tronquées; il laisse au goût une impression d'acide sulfureux, et il paraît convenir dans les affections psoriques et autres maladies de la peau. Plusieurs eaux sulfurées médicinales contiennent aussi de ce sel, qu'on peut nommer encore *hydrosulfate de soude*.

3° Le *sulfate d'ammoniaque*, que Glauber appelait son *sel secret*, et qu'on a nommé *vitriol ammoniacal*, se forme ordinairement de toutes pièces, parce qu'il ne se rencontre point ou presque jamais naturellement. Il suffit de verser de l'acide sulfurique sur de l'ammoniaque (ou sur du sel ammoniac ou du carbonate ammoniacal, et dans ce cas il y a effervescence), de neutraliser exactement l'acide par l'alcali, de filtrer la liqueur, et de faire évaporer et cristalliser le sel par refroidissement. La forme des cristaux est tantôt un prisme à six pans, dont deux parallèles plus larges, tantôt un prisme quadrangulaire, terminé par une pyramide quadrilatère. Toutefois, on emploie fort rarement ce sel en médecine. Il passe pour apéritif, diurétique. Il est déliquescent.

4° Nous ne nous arrêterons pas au *sulfate de baryte*, ou spath pesant, insoluble, inusité en médecine (*Voyez* au mot *Baryte*, ses usages.) La pierre de Bologne devient phosphorescente au feu, lorsque ce sulfate est rendu *sulfure* par le moyen du charbon; *voyez* aux *Sulfures*). Le *sulfate de strontiane* est également inusité en médecine.

5° Ce n'est pas qu'on emploie davantage le *sulfate de chaux*, ou le *gypse*, la *sélénite*, la *pierre à plâtre*, le *miroir d'âne*, le *verre de Moscovie*, la *glace de Marie*, etc., et autres noms donnés aux plus beaux cristaux de ce sel. On sait qu'il devient opaque en perdant son eau de cristallisation par la chaleur: il n'a plus alors que 14 à 3 centièmes d'eau; et lorsqu'il est bien privé de celle-ci, il contient 59 parties d'acide et 41 de chaux sur 100. Ce plâtre contient quelquefois d'autres sulfates (de soude, de magnésie, de fer); il durcit et prend toutes les formes qu'on lui donne, en le pétrissant ou gâchant alors avec de l'eau, ce qui le rend utile dans les arts. Nous ne parlerons point de ses nombreuses formes cristallines; le plus beau est celui en triangle scalène, transparent, lamelleux; ensuite le gypse soyeux. Margraff a le premier montré les principes constituans de ce sel. Les alcalis le décomposent en grande partie. Les modeleurs, stucateurs, mouleurs, décorateurs et autres artistes emploient le plâtre. Celui de Montmartre contient aussi du carbonate de chaux qui devient chaux vive par l'action du feu; sans cette chaux le plâtre ne prendrait pas si bien les belles formes. Les stucateurs le *gâchent* avec une solution de colle de peau, et lui donnent des couleurs de marbre (ce que Kunckel avait déjà enseigné jadis), le polissent et huilent sa surface; les modeleurs choisissent le plâtre le plus blanc, le mieux pulvérisé, pour mouler des statues ou autres figures. On sait que la portion de sélénite que dissolvent les eaux de puits ou de sources rendent celles-ci crues et pesantes, bien qu'il ne se dissolve que dans près de 500 parties d'eau. Il est aussi fort laxatif, car ces eaux crues causent quelquefois le dévoiement. Ce sel est vitrifiable, en verre opaque, à un feu violent.

Il y a des carrières de plâtre dans un grand nombre de lieux; on calcine la pierre à plâtre, comme la chaux, dans des fours.

6° Le *sulfate de magnésie* ou vrai *sel d'Epsom* (1), *sel cathartique amer*, *sel de Sedlitz*, *de Seidschutz*, *d'Egra*, etc., se rencontre dans les fontaines d'eaux minérales des lieux dont il porte le nom. On obtient encore ce sel par la lixivia-

(1) Le vrai sel de la fontaine d'Epsom et de Sedlitz contient du muriate de magnésie, qui le rend déliquescent et amer. On sépare ce dernier, du muriate de chaux également, par une dissolution et une nouvelle cristallisation en évaporant la dissolution à 30°.

Le *sel de Guindre* est un mélange de sulfate de soude effleuri, ℨ vj, nitre, xij grains, émétique 1/2 grain. On le met dans des tisannes laxatives ou des bouillons.

tion des schistes magnésiens, mais qui contiennent aussi du fer. Dans ce cas, on précipite ce dernier par l'addition de la chaux. Le sulfate de magnésie a une saveur très-amère, surtout s'il est mêlé d'hydrochlorate de chaux, qui le rend déliquescent; mais ce sel, pur, n'attire pas l'humidité de l'air, comme celui qu'on trouve dens le commerce. Il cristallise en prisme tétraèdre terminé par des carrés. Dans le commerce, il est en petits cristaux aiguillés; mais d'ordinaire c'est du sulfate de soude dont la cristallisation a été troublée, et qui est mêlé d'autres sels, qu'on vend sous ce nom (*Voyez* au Sulfate de soude). Celui-ci s'effleurit à l'air, ce que ne fait pas celui de magnésie. Lorsque le sulfate de magnésie est en cristaux, il tient un peu plus de moitié de son poids ou 53 parties d'eau de cristallisation, et près de 30 parties d'acide sur 17 de magnésie, pour 100. Au feu, il éprouve une fusion aqueuse, ensuite ignée. Il se dissout dans l'eau froide, presque à poids égal, et cristallise dans une dissolution qui a 25° à l'aréomètre. On décompose ce sel par la potasse ou la soude, qui en précipitent la magnésie (*Voyez* Magnésie); mais avec l'ammoniaque, cette terre n'est précipitée qu'en partie; et il se forme un sel triple ou *sulfate ammoniaco-magnésien*, ce qui annonce équilibre d'attraction de ces deux bases pour le même acide (1). On peut former un sulfate de magnésie de toutes pièces avec cette terre et cet acide seulement à 15°; on peut sursaturer la magnésie et former un sursulfate. Le *sulfate ammoniaco-magnésien* pourrait convenir comme apéritif, désobstruant, à la dose de 1 scrupule. Il cristallise en dodécaèdre, selon Fourcroy.

Le sulfate de magnésie est purgatif, depuis un gros jusqu'à une once.

Poudre de Sedlitz composée.

℞. Sulfate de magnésie purifié, réduit en poudre fine. . . . . ℥ ij.
Bicarbonate de soude. . . . . . ℈ ij.

Mêlez exactement.

Sig. Poudre n° 1.

℞. Acide tartarique pur en poudre fine g xl.
Sig. Poudre n° 2.

A prendre de la même manière que la poudre de Sedlitz anglaise, c'est-à-dire au moment de l'effervescence.

7° Du *sulfate acide d'alumine potassé* ou *ammoniacé*, dit

(1) Fourcroy pensait que ce sont deux sels mêlés, et non le même sel à deux bases.

alun. Ce sel est triple, mais il peut être simplement composé d'alumine et d'acide, à parties égales ; il est styptique, cristallise alors en lames fines, pliantes, est très-soluble à l'eau et se dessèche aisément au feu. Ce n'est pas l'alun ordinaire du commerce, qui, selon Vauquelin, contient, sur 100 parties, 49 de sulfate d'alumine, 7 de sulfate de potasse, et 44 d'eau de cristallisation. Celui-ci vient ou de mine, ou de fabrication. Il est ordinairement avec excès d'acide, ou du moins il rougit les teintures bleues végétales, et agit comme astringent. Ses cristaux sont des octaèdres.

Comme ce sel est usité en médecine et dans les arts, il mérite une attention spéciale.

Plusieurs argiles sulfurées ou des schistes fournissent, en s'effleurissant à l'air, du sulfate d'alumine ; il suffit, ou de faire chauffer ces schistes, ou de les diviser à l'air en les arrosant d'eau, pour que le soufre qu'ils contiennent s'oxygène, se change en acide sulfurique, s'unisse ensuite à l'alumine. On n'a plus alors qu'à opérer la lixiviation et la cristallisation de ce sel. Ce procédé se nomme *aluminisation.* Souvent les schistes sulfureux contiennent des pyrites martiales. Il se forme alors aussi du sulfate de fer qui se mêle à l'alun et le colore, le rend peu propre aux opérations de la teinture. Quand on évapore la lessive des terres alumineuses, on n'obtient par concentration et refroidissement qu'une sorte de magma ou alun imparfait ; mais il faut y ajouter alors de la potasse (ce qu'on nomme *breveter*), et il se forme de l'alun. Si la lessive contient du sulfate de fer ou couperose, on la concentre et on la met cristalliser avant d'ajouter la potasse, car cette couperose se cristallise avant l'alun ; mais si l'on ajoutait d'abord la potasse, l'alun cristalliserait le premier et retiendrait du sulfate de fer. Vauquelin a montré qu'au lieu de potasse pour *breveter* l'alun, on pouvait y employer le sulfate de potasse. Quelquefois on se sert de soude et, en certains pays, d'urine putréfiée. C'est pourquoi certains aluns contiennent de l'ammoniaque et de la soude, au lieu de potasse combinée. Ce sont particulièrement les aluns factices de Hollande ou des Pays-Bas qui contiennent de l'ammoniaque. Les aluns ont besoin d'être dissous de nouveau, filtrés et évaporés, pour se débarrasser d'une portion de sulfate de magnésie et de fer qui y étaient demeurés et qui rendaient ce sel ou opaque ou rougeâtre.

Chaptal a formé de l'alun artificiel, en pétrissant avec l'argile deux parties, le résidu de la combustion du salpêtre et du soufre, une partie. Ce mélange calciné était exposé dans des chambres de plomb à la vapeur du soufre brûlant. On lessivait ensuite cette matière presque toute transformée en alun. On peut employer l'acide sulfurique et le sulfate de potasse avec l'argile, pour les combiner directement. En distillant le nitrate de potasse avec l'acide sulfurique et l'argile, on obtient de l'eau forte et pour résidu de l'alun. Curaudau prenait du sel marin au lieu de nitre, de sorte qu'il formait un alun qui contient de la soude.

MM. Thénard et Roard ont observé que lorsque les aluns contenaient de l'oxyde de fer, même un millième seulement, ils ternissaient les couleurs dans les teintures ; c'est pourquoi l'on préférait l'alun de Rome ou formé à la Tolfa, comme le plus pur. Mais aujourd'hui l'on sait que les aluns même impurs du commerce, redissous et cristallisés, ou purifiés, sont propres à peu près également à toutes les teintures.

L'un des *mordans* les plus employés pour faire prendre les couleurs sur diverses matières, comme le coton, le chanvre, le lin, la laine, la soie, est l'alun. On fait l'*alunage* en plongeant ces matières dans une solution aqueuse de ce sel ; il faut qu'il soit exempt de fer pour que les couleurs ne soient pas altérées.

Nous avons déjà dit, en traitant de la cristallisation des sels, page 401, que l'alun cristallisait différemment, selon qu'il était ou neutre ou avec excès d'acide. Dans l'usage de la médecine, on emploie souvent l'*alun* dit *calciné* ou desséché au feu ; il devient alors spongieux, boursouflé et très-blanc. On s'en sert à l'extérieur pour durcir la peau contre les engelures, etc. On ne doit pas le calciner dans un vase de fer, parce qu'il oxyde ce métal, et devient ferrugineux et moins acide.

En mêlant trois parties d'alun et une de sucre ou du miel, ou de farine, etc., en faisant dessécher au feu ce mélange, et le charbonnant fortement dans un creuset fermé, on obtient une matière qui peut prendre feu d'elle seule à l'air humide. C'est ce qu'on nomme le *pyrophore d'Homberg* ; mais il faut garder ce pyrophore dans un flacon bien sec, fermé ; car il perd cette propriété bientôt à l'air. Le pyrophore est un sulfure d'alumine, contenant, selon Woodhouse, du charbon et du *potassium*. En brûlant, ce pyrophore donne de l'acide sulfurique et carbonique. Le sulfate d'alumine ammoniacal n'est pas propre à cette opération.

L'inflammation du pyrophore à l'air est due au potassium ; car on ne peut pas faire de pyrophore sans du sulfate d'alumine et de potasse. Les sulfates d'alumine pure, ou d'alumine et d'ammoniaque, ne sont pas susceptibles de fournir du pyrophore, parce qu'il ne peut point se former, en ce cas, de potassium. En effet, il est possible d'obtenir des pyrophores sans la présence du soufre, comme dans l'alliage de potassium et d'antimoine ou de bismuth, obtenu en chauffant fortement du tartre avec l'un de ces métaux à l'état de régule, selon les expériences de Sérullas.

Comme l'alun entre dans la plupart des *collyres secs*, nous les donnons ici :

Pierre médicamenteuse.

℞. Alun de roche, sulfate d'alumine.	} ãã	125 gramm.	℥ jv.
Bol d'Arménie préparé.			
Litharge en poudre, lavée			
Colcothar, ou sulfate de fer calciné		64 gramm.	℥ ij.

Macérez dans du fort vinaigre, en agitant. Après quelques jours, ajoutez :

Nitrate de potasse	250 gramm.	℥ viij.
Hydrochlorate d'ammoniaque	64 gramm.	℥ ij.

Faites dessécher, puis calciner ce mélange dans un creuset. Ensuite on le pulvérise et on le tient dans un flacon bien fermé. On peut supprimer le vinaigre que la calcination détruit. C'est du reste un astringent et un mondificatif dont on saupoudre les chairs baveuses des anciens ulcères, ou qu'on délaye dans de l'eau (une livre, pour une once de cette pierre) pour injections, collyres, etc. On doit filtrer la solution.

Pierre admirable.

℞. Sulfate d'alumine potassé.		10 gramm.	ʒ ij ß.
Muriate d'ammoniaque.		4 gramm.	ʒ j.
— de soude		5 gramm.	℈ jv.
Sulfate de zinc.		96 gramm.	℥ iij.
Nitrate de potasse	} ãã	48 gramm.	℥ j ß.
Sucre			
Camphre		2 gramm.	6 décigr. ℈ ij.

Le tout pulvérisé, bien mêlé, on en forme avec l'eau une pâte qu'on dessèche en trochisques, ou bien on le conserve en poudre. On en dissout dans 4 onces d'eau, depuis 12 grains jusqu'à un scrupule, pour injections dans les gonorrhées, et aussi pour collyre astringent.

Collyre d'Helvétius, ou *de sels fondus au feu.*

C'est la solution d'un gros ou quatre grammes de *pierre divine* dans 4 onces d'eau, ou 128 grammes, pour déterger les taies de la cornée, dissiper la rougeur et l'inflammation des yeux, et aussi pour appliquer sur d'autres parties du corps.

Pierre divine.

℞. Sulfate d'alumine potassé .		
de cuivre. . . .	āā 125 gramm.	℥ jv.
Nitrate de potasse . . .		

Liquéfiez ces sels au feu, dans une terrine vernissée; ajoutez-y alors

Camphre en poudre . . . 4 gramm. ʒ j.

Coulez aussitôt la masse sur un porphyre huilé, divisez en petits carrés, et conservez ces morceaux dans un flacon bien fermé.

Sel de Cheltenham (d'après le docteur Parish).

℞. Sulfate de soude	120 parties.
de magnésie. . .	66
Muriate de soude. . . .	10
Sulfate de fer	2

Desséchez toutes ces substances, réduisez-les en poudre et mêlez. (*Voy.* à l'article des *Eaux*, la composition de celles de Cheltenham, d'où sont tirées ces substances salines. Les Anglais font grand usage de ce mélange de sel, comme léger purgatif ou laxatif.

Des sulfites.

8°. Le *sulfite de chaux* se rencontre en quelques eaux sulfureuses, comme le sulfite de soude. Ainsi, les eaux minérales de Tivoli recèlent du sulfite sulfuré de chaux. Proust a proposé le sulfite de chaux pour muter le moût du raisin lorsqu'on en veut faire du sirop. L'acide du tartre enlève la chaux de ce sel, et met à nu l'acide sulfureux, qui, en même temps, détruit la matière colorante du suc de raisins, et la précipite; de sorte qu'on obtient un sirop très-limpide, même avec le suc des raisins les plus colorés: le ferment est aussi décomposé. Mais si ce sulfite de chaux surabonde, il communique une saveur sulfureuse désagréable au sirop. Dans ce cas, l'addition du manganèse (oxyde), rendant de l'oxygène au sulfite, peut le faire passer à l'état de sulfate, et dissipe cette odeur et saveur déplaisantes. Une demi-once ou une once au plus de sulfite suffit pour 100 livres de moût.

Le sulfite de chaux se prépare en saturant de chaux l'acide sulfureux, dégagé du soufre brûlant, ou plutôt on forme cet acide en distillant l'acide sulfurique sur du charbon sec en poudre, et ajoutant de la chaux. Ce sulfite calcaire contient, selon Vauquelin, 48 centièmes d'acide sulfureux.

Les *hyposulfites* sont les sulfites sulfurés de Vauquelin; ils sont peu solubles à l'eau, excepté ceux avec des bases alcalines. L'air les transforme en sulfates à la longue. Dissolubles dans un excès d'acide sulfureux, ils cristallisent alors. Les acides en dégagent du gaz sulfureux et du soufre.

Remarques sur les sels neutres.

Les *sulfates de zircone*, *de glucine*, *d'yttria*, *de thorine*, etc., non plus que les combinaisons de tous les autres acides avec ces bases n'étant d'aucun usage en médecine et dans les arts jusqu'à présent, nous les passerons sous silence.

Les sulfates, nitrates, etc., métalliques, ou les combinaisons des acides avec les oxydes métalliques, sont traitées à l'article de chaque métal auquel nous renvoyons.

Des nitrates alcalins et terreux.

1°. Le *nitrate de potasse*, ou *deutonitrate de potassium*, sel *de nitre* ou *salpêtre*, très-abondant dans la nature, se forme journellement, soit dans les plantes, comme la petite centaurée, les borraginées, les tiges d'*helianthus*, de malvacées, de solanées, la fumeterre, etc.; soit dans les platras des vieux murs, les terrains des caves, des écuries, le sol des maisons et autres lieux habités, surtout s'ils sont voisins des débris de matières animales ou végétales en putréfaction. Les craies ou terres calcaires sont tellement propres à former ou retenir ce sel, qu'il s'y trouve quelquefois jusqu'à 5 ou 6 pour 100. Les lieux froids, humides, obscurs, sont aussi plus favorables à sa production. Souvent il s'effleurit à la surface des murailles humides; et comme on peut le recueillir au moyen de houssoirs, on l'appelle *salpêtre de houssage*, qu'on purifie ensuite.

La présence simultanée de l'air atmosphérique, de la chaux et d'un minéral alcalin, est absolument nécessaire à la production du salpêtre naturel, outre une matière animale et un peu d'humidité; cependant ces deux dernières circonstances ne sont pas indispensables.

Les grands usages du salpêtre ont fait chercher la manière de le produire dans des *nitrières artificielles;* et comme on sait que l'acide nitrique est un composé d'azote et d'oxygène, on a cherché à mettre des matières animales qui contiennent beaucoup d'azote, en contact avec l'oxygène de l'air ou des corps oxygénans, et une base terreuse et alcaline pour fixer l'acide nitrique qui se forme. Il y a des terreaux ou débris de végétaux qui forment à l'air, mais dans l'obscurité, une sorte de tourbe nitreuse, qu'il suffit d'exploiter ensuite. Un mélange de craie et de matières organiques en décomposition, placé sous des hangards ou autres lieux convenables, donne lieu à la formation de ce sel. Les plantes narcotiques qui contiennent beaucoup d'azote, comme les solanées, la ciguë, ou les tétradynames comme le chou, et les labiées comme le marrube, etc., fournissent de ce sel, qui s'effleurit même à la surface de leurs extraits devenus vieux. Les urines des quadrupèdes donnent, avec du nitre, beaucoup d'hydrochlorate de soude et autres. Telles sont les nitrières formées, près des chalets des montagnes de la Suisse, par les étables des bestiaux. Les fumiers avec des cendres et de la terre calcaire ou du terreau, donnent à l'air beaucoup de nitre. On observe que celui formé dans les platras est fréquemment à base calcaire (nitrate de chaux).

Lorsqu'on veut extraire le nitre des terres salpêtrées (on reconnaît celles-ci à leur saveur fraîche), on les dépose dans des tonneaux, munis à leur partie inférieure d'une *chante-pleure*; on verse de l'eau sur ces terres, et on reçoit cette eau chargée de sels dans des bassins. Il faut repasser la même eau sur plusieurs terres afin de la charger davantage de sel. Mais, comme il y a plusieurs sels terreux entraînés par cette eau, on y ajoute, ou des cendres, ou du salin de potasse, ou du sulfate de potasse, afin que les nitrates calcaires se décomposent et puissent devenir nitrates de potasse. C'est l'opération que les salpêtriers nomment le *dégraissage*. Lorsque la lessive des salpêtriers donne 10° à l'aréomètre, on la fait évaporer dans des vastes chaudières; il se forme alors des cristaux de sel marin, de sulfate de potasse et de chaux, qu'on enlève avec une écumoire, et on les suspend dans un panier d'osier à mailles serrées, afin qu'ils égouttent la liqueur salpêtrée dont ils restent imprégnés. L'on met ensuite dans des cristallisoirs ou terrines l'eau salpêtrée, concentrée : il se forme des cristaux de nitre jaunâtre et impur qu'on nomme *salpêtre de la première cuite*. On sépare la liqueur surnageante, appelée eau-mère, du nitre, qui retient des nitrate et hydrochlorate calcaires et magnésiens, on la mêle aux eaux de nouvelles lessives, lorsqu'on les passe sur les cendres ou le salin pour leur fournir de la potasse, laquelle fait déposer la base calcaire à l'état de craie, et la magnésie.

Pour raffiner le salpêtre brut ou de première cuite, et le débarrasser d'une partie colorante terreuse, des hydrochlorates de soude et de chaux, du nitrate calcaire, etc., on le redissout dans suffisante quantité d'eau chaude, on l'écume; on clarifie avec la colle forte, ou par le sang de bœuf, la solution, et on l'évapore, en l'écumant toujours et enlevant le sel marin, jusqu'à ce qu'un œuf surnage la solution nitreuse. Par le refroidissement dans des cristallisoirs, on obtient le *salpêtre de seconde cuite*, qui est plus pur; mais comme il retient encore du sel marin, et qu'il n'est point parfaitement blanc, on le purifie encore une fois de la même manière que la précédente. On l'obtient alors très-blanc et très-beau, en cristaux prismatiques à six pans, terminés par des pyramides hexaèdres souvent irrégulières; c'est ce qu'on nomme *nitre en baguette*, ou *salpêtre de trois cuites*. Mais comme ces raffinages sont dispendieux, Baumé a proposé de prendre du salpêtre brut, pulvérisé, d'y mêler 0,20 d'eau, de brasser le mélange et de le mettre égoutter; ensuite de verser 0,10 d'eau sur le même salpêtre, et de faire la même opération; enfin, de dissoudre ce salpêtre lavé, dans très-peu d'eau bouillante, et de le faire cristalliser. Comme l'eau dissout à froid le sel marin; et les hydrochlorate et nitrate de chaux; on débarrrsse, au moyen de ces lavages à froid, le nitre, de la plus grande partie de ses sels et impuretés. On obtient en peu d'heures du salpêtre en petits cristaux blancs et purs, qui se dessèchent facilement.

Le nitre pur est d'une saveur fraîche, un peu piquante. Soluble dans 7 fois son poids d'eau, il se dissout presque à poids égal dans l'eau bouillante. Exposé au feu, il donne d'abord du gaz oxygène, puis du gaz nitreux, et sa base reste; s'il est en contact avec des corps combustibles, il fuse vivement par la chaleur, et il est la base de presque toutes les compositions pyrotechniques. Bergmann y trouvait 31 d'acide, 61 de potasse et 8 d'eau sur 100. Kirwan y admet 44 d'acide, 52 de potasse et 4 d'eau.

On emploie le nitre comme très-rafraîchissant, diurétique, antispasmodique, de 12 grains à un gros, dans des bo so ns

Nous disons à l'article de l'acide nitrique, comment on extrait celui-ci du salpêtre; à l'article de la potasse, comment on *fixe* le nitre par le charbon. Si l'on fait liquéfier au feu le nitre dans son eau de cristallisation, et qu'on le coule en plaques blanches opaques, on a le *sel de prunelle* ou *cristal minéral*: c'est un nitrate de potasse fondu. Mais pour l'ordinaire, on y jette, étant en fusion, quelques pincées de fleur de soufre, en sorte qu'il s'y fait un clissus ou une déflagration, et que ce nitre se trouve mélangé d'un peu de sulfate de potasse.

Après les arts, le plus grand usage du salpêtre est pour la *poudre à canon*, invention funeste autant qu'utile à la défense et à l'attaque, et nouvelle foudre que la nature, dans sa colère, donne aux hommes pour s'entre-détruire. On emploie généralement pour la préparation de la poudre, 76 parties de salpêtre pur et bien sec, 12 parties de soufre sublimé ou purifié, et autant de charbon sec et léger de bois de bourdaine écorcé. On peut diminuer la proportion de soufre et mettre 77 parties de nitre, 14 de charbon et 9 de soufre seulement; mais il convient de triturer le mélange plus intimement. L'on dit que la poudre *s'évente* à l'air, lorsque sa portion de charbon attire un peu l'humidité de l'air, ce qui rend son inflammation plus languissante. Le charbon fait en vaisseau clos est meilleur. Tel est le charbon de Bouchet, qui contient de l'*acide ulmique*, et fait mieux prendre feu que la braise.

La poudre à canon diffère de celle pour le fusil de chasse ou la poudre fine, et superfine pour le pistolet, par le granulage, et aussi par quelque légère différence dans les proportions: ainsi, on doit mettre un peu plus de soufre pour la poudre de chasse que pour celle à canon. La bonne formation de la poudre consiste à broyer les matières premières chacune à part, et les tamiser; à mêler les trois substances, bien intimement, à en composer une sorte de pâte, au moyen de l'eau, et à lui donner la forme granulée. Le mélange s'opère, suivant le procédé de Carny, dans un tonneau traversé par un axe et contenant plusieurs petites balles ou sphères de bronze. On met les substances, bien pulvérisées, surtout le soufre, dans ce tonneau, qu'on tourne vivement. Ensuite on étend cette poudre sur des toiles mouillées, qu'on stratifie lit par lit, et que l'on comprime fortement. On obtient des galettes assez solides, et enfin on les émiette ou granule. La poudre de chasse se lisse en l'agitant dans un tonneau, où les petits grains, en se frottant, acquièrent du poli. On sépare la poussière au moyen d'un bluttoir. On sèche la poudre à canon dans des vases de métal échauffés extérieurement par la vapeur de l'eau bouillante, d'après la méthode du colonel Aubert.

Les fusées à la Congrève sont des inventions très-anciennes, désignées jadis par les Italiens sous le nom de *rochetta*, rocket des Anglais, *roquette* en vieux français. L'emploi des fusées appelées vanam's dans les Indes est fort ancien.

Les meilleures compositions fusantes ou fulminantes sont celles qui fournissent le plus grand volume de gaz dans un temps et sous un volume donné; le chlorate de potasse est substitué au salpêtre avec avantage, et même au cyanure de mercure, quoiqu'on fasse entrer celui-ci dans des amorces fulminantes, mais ces poudres détonnent par percussion.

Nous disons à l'article des Chlorates quelles autres poudres détonnantes par percussion on a formées avec ces sels.

On nomme *poudre fulminante* un mélange de trois parties de nitre sec, une partie de soufre et deux de potasse bien sèche, le tout trituré dans un mortier chaud. Une forte pincée de cette poudre (une once), chauffée dans une cuillère de fer, se liquéfie d'abord, puis se sèche et détonne avec une forte explosion, en brisant quelquefois la cuillère; il se forme du sulfate de potasse, et il se dégage du gaz hydrogène sulfuré avec du gaz nitreux.

Comme il serait fort long, et étranger à cet Ouvrage, de donner les recettes des compositions de tous les feux d'artifice dans lesquels le nitre est employé, nous renvoyons aux livres qui en traitent (Voyez *Traité de l'art de l'artificier*, par A. M. T. H. Morel, et d'autres auteurs.

L'amadou est trempé dans une solution de nitre, pour qu'il conserve le feu. Les mèches ou cordes à feu pour mettre le feu aux pièces d'artillerie, sont des cordes de chanvre bouillies dans une forte solution de salpêtre (ou de nitrate de plomb), de crottin de cheval, de chaux vive et de cendres.

2° Nous avons peu de chose à dire du *nitre quadrangulaire*, ou *nitrate de soude*. On le forme de toutes pièces en combinant la soude avec l'acide nitrique; mais il se rencontre naturellement au Chili et au Pérou abondamment. Ce sel, qui cristallise en prismes rhomboïdaux, tient acide 29, soude 50, eau 21, selon Kirwan; il s'enflamme comme le nitre, mais moins vivement, et en donnant une flamme jaune. On ne l'emploie pas pour la poudre à canon : il peut servir pour donner de la soude pure, par le feu, et pour fabriquer le verre, les savons, etc.

3° Le *nitrate d'ammoniaque* tient acide 46, ammoniaque 40, eau 14; il cristallise en prisme à six pans, terminé par des pyramides semblables; il reste demi-flexible, comme la plupart des sels ammoniacaux; sa saveur est vive et pénétrante. Il est inusité. Sa propriété remarquable est de s'enflammer vivement lorsqu'on le chauffe, avec une lueur jaunâtre éclatante; il y a formation d'eau, et dégagement de gaz nitreux et protoxyde d'azote; l'hydrogène de l'ammoniaque se combine à l'oxygène de l'acide nitrique pour former de l'eau.

4° Le *nitrate de baryte* se fait en versant de l'acide nitrique sur le sulfure de baryte; il cristallise en octaèdre, est soluble dans dix fois son poids d'eau froide, plus soluble à l'eau bouillante; contient acide 33, baryte 50, eau 12 parties sur 100. Les acides sulfurique, oxalique, tartrique, lui enlèvent sa base, et il sert comme réactif seulement, et non en médecine; on en sépare la baryte pure en chassant l'acide nitrique par la chaleur.

Les *nitrites* se font en chauffant au feu les nitrates, pour en séparer une portion de l'oxygène de l'acide nitrique.

Les autres nitrates sont inusités (*Voyez* aux Métaux, les nitrates métalliques).

Des muriates ou hydrochlorates, et des chlorures alcalins et terreux.

1° Jacques Sylvius (1) a fait connaître le premier le *muriate* ou *hydrochlorate de potasse* sous le nom de *sel fébrifuge* ou *digestif.* On le trouve naturellement dans les cendres de plusieurs végétaux de la famille des arroches, dans quelques produits animaux et des eaux minérales, etc. On peut le former de toutes pièces en décomposant le muriate de chaux ou hydrochlorate par le carbonate de potasse, ou en saturant avec celui-ci l'acide hydrochlorique. Ce sel, d'une saveur amère, un peu déliquescent, cristallisable en parallélipipède rectangle, ou en cube rhomboïdal, est assez soluble, surtout dans l'eau chaude. On l'obtient encore en distillant l'hydrochlorate d'ammoniaque sur de la potasse (pour en séparer l'alcali volatil). Ce sel passe pour apéritif, digestif, désobstruant, à la dose d'un scrupule jusqu'à un gros. Mais il est peu usité.

2° Le *muriate* ou *hydrochlorate de soude* ou *chlorure de sodium*, ou *sel marin ordinaire*, l'un des plus abondans, des plus utiles de la nature, se trouve non seulement dans les eaux de la mer, mais encore dans celles de plusieurs fontaines ou lacs, et dans la terre. On connaît plusieurs mines de *sel fossile* ou *gemme*, en grosses masses, à Wieliczka, dans la Pologne, l'Espagne et la Lorraine. Cependant le sel gemme contient, comme les eaux de la mer, une certaine quantité d'hydrochlorate de potasse, comme l'ont vu Vogel et d'autres chimistes. Les eaux et terrains saumâtres des déserts africains, les steppes sablonneuses de la Tartarie, sont chargés de ce sel. Il se forme même journellement avec le nitre dans les nitrières, quoique nous ne connaissions pas la base du chlore, qui y entre.

On sait que ce sel a une saveur *salée*, agréable, digestive, qui assaisonne presque tous nos alimens, et qui sert à en préserver plusieurs de la putréfaction, parce qu'il s'empare de leur humidité, qu'il les dessèche et durcit, et s'écoule en *sau-*

(1) *Methodus medicamenta componendi.* Lutet. 1541, in-8°.

mure, chargée de leur suc. Ce sel est en effet très-soluble, et même plus dans l'eau froide que dans l'eau chaude, qui en prennent plus du tiers de leur poids. De là vient aussi qu'il attire l'humidité de l'air, et qu'il ne cristallise pas, dans ses dissolutions, par le refroidissement, mais par la concentration. La forme de ses cristaux est le cube, comme on sait; mais il arrive quelquefois qu'il prend celle d'octaèdre. On peut le faire cristalliser ainsi en versant de l'urine récente dans une solution de ce sel pur. Ces octaèdres ne sont que de l'hydrochlorate de soude sans altération. L'on sait que, mis sur les charbons ardens, le sel décrépite, parce que l'eau de cristallisation qu'il contient, se vaporisant par la chaleur, fait éclater les molécules salines; aussi ce sel devient opaque: il se volatilise à un feu vif en perdant un peu de son acide. Dans l'état ordinaire, le sel marin tient acide 52, soude 42, eau 6; étant desséché, Kirwan y a trouvé toutefois acide 39, soude 33, et eau 8.

Les sels marins ordinaires sont falsifiés parfois avec ceux des varechs après l'extraction de l'iode ou avec ceux des salpétriers retirés de la cuite du nitre. Il y a parfois de l'iodure de sodium dans le sel marin; l'acide sulfurique versé dessus en dégage une vapeur violette. L'alcool digéré sur ce sel marin dissout aussi l'iodure de sodium.

Nous nous arrêterons peu à décrire la manière dont on extrait le sel gemme des mines et carrières, où il se rencontre, ce que Jars, Guettard, Gmelin, Pallas, Bowles, etc., ont fait. Nous avons parlé de l'extraction du sel des fontaines salées (tom. II, pag. 247). Les marais salans, établis sur les rivages de l'Océan, fournissent aussi du sel en abondance, soit par évaporation spontanée de l'eau de la mer, soit au moyen d'un sable salé qu'on fait dessécher au soleil, comme sur les côtes de Normandie, soit par des bâtimens de graduation où l'eau salée s'évapore; soit enfin par la concentration à la gelée, comme dans les pays du Nord. Les solutions salines sont ensuite évaporées à la chaleur. Cet art, pratiqué par les *saulniers*, est assez connu. Nous dirons seulement que le sel brut, extrait des eaux de la mer ou des marais salans, a l'odeur de violette dans ses grandes masses; qu'il est gris et contient, outre des substances terreuses, impures, des hydrochlorates de chaux et de magnésie déliquescens et amers, et des sulfates de soude et de magnésie. Ce sel ne convient pas aux salaisons; il rend les chairs mollasses et livides; mais il est avantageux aux bestiaux (bêtes à cornes et à laine) qui l'aiment beaucoup; il excite leur appétit, tue leurs vers, dissipe l'enflure et les empâtemens des viscères auxquels ils sont sujets, surtout dans les lieux humides. L'emploi du sel dans nos alimens paraît produire chez nous des effets analogues. Le sel *pécais* a été ordinairement tenu en tas, appelés *camelles,* pendant trois années, alors les sels déliquescens s'écoulent, et s'en séparent; ils laissent un sel plus blanc et plus dur. Pour obtenir le sel bien blanc, il suffit de dissoudre le sel gris dans de l'eau, de filtrer la solution, ou la clarifier aux blancs d'œufs, et l'évaporer. Dans les cristallisations rapides, les cubes de ce sel se disposent en forme de trémie ou de pyramide creuse quadrangulaire.

Nous avons dit à l'article de l'acide hydrochlorique, comment on en extrait cet acide; et à l'article de la soude, comment on sépare cette base. Si l'on ajoute à l'hydrochlorate de soude, pour les salaisons des chairs, un peu de nitre, elles conservent une plus belle couleur rouge.

3° Le *muriate* ou *hydrochlorate d'ammoniaque,* ou *sel ammoniac*, a reçu ce nom d'*αμμος*, *arena* ou sable, parce qu'on l'a d'abord trouvé dans les lieux sablonneux de la Libye, où était l'oracle de Jupiter Ammon. D'autres le nomment *sel armeniac*, parce qu'il était apporté aussi, à ce qu'il paraît, de l'Arménie. La nature le présente rarement, si ce n'est dans les laves ou quelques autres productions volcaniques, au Vésuve (1). Les Vénitiens l'ont importé les premiers de l'Egypte en Europe. On a décrit les procédés par lesquels les Egyptiens l'obtiennent. Ils recueillent les fientes des chameaux et autres animaux qui vivent de plantes salées (telles que les ficoïdes, *mesembryanthemum, kali, chenopodium, salicornia*, etc.), les font sécher avec de la paille hachée, en forment des mottes, qui sont le combustible ordinaire des classes pauvres. On en recuille avec soin la suie; elle est portée dans des ateliers, et placée dans des matras rangés sur un fourneau dit *galère.* On entretient pendant trois jours un feu gradué avec soin. D'abord ces suies donnent dans ces matras bien lutés une flamme bleue ou violâtre, puis elles laissent sublimer de l'hydrochlorate d'ammoniaque vers le col du matras, qu'on entretient toujours ouvert en y introduisant une baguette de fer. Avec 25 livres de suie, on obtient près de 6 livres de ce sel; mais il est en pains grisâtres, qu'on peut purifier par une seconde sublimation (*Voyez* Hasselquist, *Voyage au Levant;* et le grand ouvrage sur l'Egypte, publié par ordre du Gouvernement).

---

(1) Selon Ferber, *Lettres sur l'Italie*, et aussi Swab, Scheffer. Model dit que les Kalmouks en font aussi.

Geoffroy donna en 1720 des procédés pour fabriquer le sel ammoniac dans nos laboratoires. Baumé paraît être le premier qui en ait élevé une manufacture. Il distillait à la cornue, des matières animales, pour en obtenir du carbonate ammoniacal, qu'il mélangeait à de l'hydrochlorate calcaire desséché; et il sublimait le mélange; il se formait du carbonate de chaux, et l'hydrochlorate d'ammoniaque s'élevait. Dans la Belgique et autres lieux circonvoisins, on brûle un mélange de 25 parties de charbon de terre, de suie de cheminée, 2 d'argile, et suffisante quantité d'eau salée pour pétrir ce mélange en forme de briques. Ces briques sont interposées avec des os, et brûlées dans un fourneau dont la cheminée se rend dans un espace fermé ou chambre. La suie abondante et légère produite par ces matières s'attache aux parois de la cheminée et des chambres; on n'a besoin que de la sublimer dans des cuines de terre pour obtenir des pains de beau sel ammoniac. D'autres mêlent du carbonate d'ammoniaque, résultat de la distillation à feu nu des matières animales avec les eaux-mères des salines qui contiennent des hydrochlorates calcaires et magnésiens. MM. Dizé et Leblanc combinaient immédiatement le carbonate ammoniacal avec l'acide hydrochlorique, en faisant rencontrer dans une chambre de plomb les vapeurs de la distillation des substances animales d'une part, et de la distillation de l'acide hydrochlorique (obtenu par l'acide sulfurique sur le sel marin) d'autre part. Pluvinet et Bourlier distillent des matières animales, en recueillent le carbonate ammoniacal (et l'huile animale qu'ils séparent), filtrent ce carbonate au travers du plâtre : il se forme un sulfate d'ammoniaque et du carbonate calcaire. On fait bouillir ce sulfate d'ammoniaque avec du sel commun; la double décomposition a lieu; et l'on obtient de l'hydrochlorate d'ammoniaque par sublimation, du sulfate de soude par lixiviation.

L'hydrochlorate d'ammoniaque a une saveur vive, piquante, une couleur ou grise ou d'un blanc sale; il cède sous le pilon, et se pulvérise plus par trituration que par percussion; il se dissout dans 3 ou 4 fois son poids d'eau froide, et dans son poids égal d'eau bouillante; il produit beaucoup de froid en se dissolvant, il cristallise en tetraèdre; mais étant sublimé, il est en prisme quadrangulaire, terminé par des pyramides à quatre pans. Il contient environ 43 acide, 25 d'ammoniaque, 32 parties d'eau. Il se volatilise facilement au feu. Pour l'usage de la médecine, on peut le purifier par dissolution dans l'eau. Il ne s'altère pas à l'air. L'on préfère ce sel blanc pour la teinture et pour aviver les couleurs; le gris sert à décaper les métaux pour l'étamage, ou plutôt à les empêcher de s'oxyder. On le mêle quelquefois au tabac, qu'il rend plus piquant.

L'emploi de ce sel est très-fréquent en médecine, et il sert à plusieurs préparations (Voyez *Ammoniaque*). La chaux, la baryte, la strontiane, les alcalis fixes séparent l'ammoniaque de ce sel. Il forme avec la magnésie un hydrochlorate ammoniaco-magnésien. On l'a trouvé en quelques-unes de nos humeurs, dans l'état de maladie.

4o Du *muriate* ou *hydrochlorate de baryte* ou *chlorure de baryum*. Ce sel, proposé, il y a plusieurs années, par divers médecins, contre les maladies scrofuleuses, depuis 1 jusqu'à 6 grains, a des effets très-actifs, mais plus dangereux qu'utiles ; de là vient qu'on paraît avoir renoncé à son usage. Sa dissolution pour l'usage médical devant être uniforme, le *Codex* prescrit 10 parties de ce chlorure dans 50 parties d'eau distillée, et ne doit être donnée que sur ordonnance d'un médecin.

L'hydrochlorate de baryte cristallise en lames carrées dont les bords sont en biseau ; il est soluble dans 5 ou 6 parties d'eau froide et dans moins d'eau bouillante ; il contient acide 24, baryte 60, eau 16. On l'obtient en versant de l'acide hydrochlorique sur le sulfure de baryte produit par la décomposition du spath pesant avec le charbon. Mais si cet hydrochlorate barytique retenait de l'oxyde de fer, fréquent dans ce spath, on ferait chauffer l'hydrochlorate dans un creuset, afin que l'oxyde de fer s'oxydât davantage et perdît son acide hydrochlorique. Alors, par lixiviation, l'on obtient le muriate de baryte pur. Ce sel est un utile réactif pour découvrir partout la présence de l'acide sulfurique qui s'empare de la baryte. Les acides oxalique, tartrique, forment aussi avec lui des sels peu solubles. Il a une saveur forte. Il peut se décomposer dans l'estomac par les phosphates, et passer à l'état de phosphate de baryte dans l'économie animale.

Le *chlorure de baryum* pur s'obtiendra bien encore en faisant fondre dans un creuset 4 parties de sulfate de baryte (spath pesant), 4 parties d'hydrochlorate de chaux et 1 partie seulement de charbon. Il se constitue un sulfure de chaux et un hydrochlorate de baryte, qu'on lessive et qu'on obtient par évaporation.

5o Le *muriate* ou *hydrochlorate de chaux* existe, comme nous l'avons dit, dans les eaux salées de la mer ou des salines, ou les eaux-mères du nitre, etc. On l'obtient aussi en décomposant le sel ammoniac par la chaux, ou en combinant de la craie avec l'acide hydrochlorique, et par d'autres moyens encore. Ce sel est fort déliquescent ; c'est pourquoi on l'emploie dans les encollages des toileries ou étoffes pour leur conserver de l'humidité et de la souplesse en les travaillant dans les manufactures. On l'obtient cependant en cristaux, en évaporant lentement sa solution en consistance sirupeuse très-épaisse, puis en la tenant dans un vase bien fermé. Après quelques jours il se forme des cristaux prismatiques à six pans, terminés par des pyramides à six faces; on les sépare de l'eau qui les surnage. Ce sel est de saveur amère. Il a été proposé par Fourcroy, et d'autres médecins, comme un excellent apéritif et fondant; il est assez souvent employé dans les engorgemens, les tumeurs squirrheuses. Il est très-soluble dans l'alcool. Ce sel, très-desseché au feu, devient le *chlorure de calcium*, avide d'eau.

Ce sel en liqueur portait jadis le nom d'*huile de chaux*. Si on le mêle à du carbonate de potasse liquide, il se produit double décomposition; le carbonate calcaire forme subitement un dépôt volumineux, épais, dans les liqueurs auparavant transparentes; on nommait cette expérience *miraculum chimicum*.

6° L'*hydrochlorate de magnésie* ou *chlorure de magnésium* peut s'obtenir de toutes pièces.

Les autres muriates ou hydrochlorates terreux sont inusités. Les qualités de tous ces hydrochlorates sont d'être solubles à l'eau, et même plusieurs sont très-déliquescens, outre celui de chaux, comme ceux d'alumine, de magnésie, etc. Ils se liquéfient au feu; et plusieurs s'y volatilisent en vapeurs blanches, sans toutefois se décomposer. Les hydrochlorates précipitent en sels insolubles ou chlorures la plupart des métaux blancs, argent, mercure, plomb, et sont décomposables par les acides nitrique et sulfurique.

Des chlorures et chlorates.

Chlorate de potasse ou *perchlorate de potasse*. Nous avons parlé du chlore, autrefois dit acide muriatique oxygéné; il suffit, pour former ce chlorate, de faire passer le chlore ou gaz acide muriatique oxygéné dans une solution chargée de potasse. Dans le premier cas la combustion s'opère par la chaleur, dans le second il y a dégagement d'acide carbonique. On fait cette combinaison dans l'appareil de Woulf, en chargeant fortement de potasse l'eau des flacons qui reçoivent le gaz chlorique. Mais ce qu'il y a de remarquable dans la formation de ce sel, comme l'a observé le célèbre Berthollet, c'est qu'il se forme un hydrochlorate de potasse simple, et de plus un perchlorate de potasse, dans lequel l'acide chlorique conent une plus grande quantité d'oxygène que dans son état 'acide chlorique ordinaire. On sépare ces deux sels de la dis-lution, en la faisant évaporer à une chaleur douce dans un ieu obscur; et comme le perchlorate est moins soluble que 'hydrochlorate simple, il se cristallise le premier en forme de mes micacées, qu'on retire du liquide et qu'on fait sécher. Ces lames sont hexaèdres ou rhomboïdales. Il se décompose l'air libre, en prenant plus d'hydrogène par la décomposition e l'eau, ou de l'humidité à l'aide de la lumière; c'est pourquoi faut le conserver en des vases fermés et obscurs. Cent grains e ce sel donnent jusqu'à 75 pouces cubes de gaz oxygène très-ur. Il a une saveur fraîche comme le nitre; il fuse très-vive-ent sur les charbons ardens. Sa solution aqueuse remplace vec avantage celle de l'acide chlorique simple dans le blan-chîment des fils de toiles (1).

Le comte de Stadion, en distillant ce sel avec de l'acide sul-furique, en obtient de l'acide chlorique très-oxygéné; il con-ent chlore 44, et oxygène 68,9, ou deux proportions d'oxy-ène de plus que l'acide chlorique ordinaire.

Ce sel est remarquable par ses effets. Il n'est pas dépourvu e propriétés pris à l'intérieur, et paraît convenir dans le trai-tement des affections vénériennes. Si on le triture un peu vi-vement dans un mortier, il pétille en lançant des étincelles; détonne par la percussion, mais surtout s'il est en contact avec des matières combustibles. C'est sur ce principe qu'on en a formé des *allumettes oxygénées* qui s'enflamment en les plongeant dans de l'acide sulfurique concentré. On forme avec ce chlorate en poudre, trois parties, et une partie de soufre (on y joint, si l'on veut, du camphre et un peu de vermillon) une pâte au moyen d'une eau gommée; on enduit l'extrémité d'une

---

(1) La force du chlorure est mesurée par la *liqueur d'épreuve*. Cette liqueur se fait en traitant une partie d'indigo ou sa poudre fine par 9 parties d'acide sulfurique à 66°, à la chaleur du bain-marie jusqu'à dissolution complète. On délaie ensuite une portion de cette dissolution d'indigo dans une quantité d'eau distillée convenable pour qu'un volume de chlore en décolore exacte-ment dix fois ce même volume. Ayant donc cette donnée, on ajoutera dans l'autre portion de solution d'indigo non étendu, la proportion d'eau détermi-née par l'essai précédent, et on aura la *liqueur d'épreuve*.

On obtient facilement un liquide renfermant son volume de chlore en trai-tant 3 gramm.98 de péroxyde de manganèse bien cristallisé par 10 grammes d'acide hydrochlorique, chauffant avec soin et recevant le gaz dans un litre 'eau contenant de la chaux de manière à former un lait très-clair. 10 grammes de ce chlorure de chaux doivent décolorer 100 grammes de liqueur d'épreuve. Pour essayer le chlorure de chaux, il faut en dissoudre 10 grammes dans n litre d'eau, filtrer ou décanter promptement, et mêler rapidement une artie du liquide avec 10 gr. de liqueur d'épreuve. Le nombre de volumes ou degrés d'indigo détruits par un volume ou degré de la solution du chorure, indiquera le nombre de dixièmes de litres de chlore que celle-ci contient.

allumette de cette pâte, et lorsqu'elle est sèche, il suffit de la tremper dans l'acide sulfurique, pour que celui-ci détermine l'inflammation.

Pendant la première révolution, Berthollet, Lavoisier, etc., avaient tenté de former une poudre à canon avec six parties de ce chlorate, une de soufre et autant de charbon; chaque objet pulvérisé à part était mêlé, humecté d'eau, et broyé doucement; mais comme la moindre percussion produit d'effroyables détonnations de cette poudre, et que les auteurs faillirent d'en être les premières victimes, on a abandonné ce moyen. Cette poudre est cependant beaucoup plus violente que la poudre à canon ordinaire, et son effet est près du double plus fort.

Quant aux *chlorures métalliques*, voyez chacun des métaux et des terres ou oxydes terreux.

On emploie dans les manufactures le *chlorure* ou *chlorate de chaux*, qui est un sel blanc en poudre, résultant de la combinaison de la chaux préparée pure et de chlore. On le connaît dans le commerce aussi sous le nom de *poudre de Tennant*. Peu usité d'abord en France, on s'en sert en Angleterre au blanchissage des toiles et à laver le papier.

Aujourd'hui ce sel est très-employé comme propre à empêcher la décomposition putride des matières animales. Sa dissolution d'une partie dans 100 et même 200 parties d'eau, désinfecte sur-le-champ les chairs les plus corrompues, et arrête leur putréfaction ultérieure; aussi est-ce un bon moyen de conservation.

Chlorure de soude.

Faites dissoudre dans:

Eau bouillante.	℥ xxvj.
Souscarbonate de soude . .	℥ viij.

Déposez, filtrez; le liquide doit marquer à l'aréomètre 11°. Saturez-le de chlore obtenu par le mélange de

Peroxyde de manganèse . .	℥ j ß.
Hydrochlorate de soude . .	℥ iv ß.
Acide sulfurique concentré .	℥ ij ß.

Etendez ce dernier avec:

Eau	℥ j.

Chlorure de soude. (Procédé de M. Payen).

℞. Chlorure de chaux à 98°. . .	500 grammes.
Carbonate de soude cristallisé	1000
Eau	9000

Faites dissoudre le chlorure de chaux dans 6 kilog. d'eau, n agitant avec soin; laissez déposer et décanter le liquide lair; lavez le marc avec un kil. de nouvelle eau, puis opérez e même.

Dissolvez à chaud le carbonate de soude dans 2 kilog. d'eau, ites refroidir, et après avoir mêlé les deux solutions, agitez, uis filtrez ou laissez déposer et décanter avec soin. Il y a doule décomposition.

Des phosphates alcalins et terreux.

Par la voie humide, l'acide phosphorique cède plusieurs e ses bases salifiables aux acides sulfurique, nitrique, hydrochlorique, oxalique et même tartrique, etc.; mais par la voie èche, cet acide, étant fixe au feu, retient la plupart de ses ases alcalines, terreuses et métalliques (*Voyez* aux Affinités, ome I, page 12 et suiv.). Quant aux hypophosphites et aux hosphites, ils passent à l'état de phosphates par leur exposition à l'air.

1° L'on n'emploie guère le *phosphate de potasse* encore en édecine. Ce sel se forme directement par la combinaison de cet acide avec cet alcali; mais comme il est fort déliquescent, on ne l'obtient pas d'ordinaire en cristaux, il reste en une sorte e gelée (1). Si on le dessèche, il contient alors environ 0,54 d'acide et 0,46 de potasse. Il est remarquable, par cette particularité, que la baryte, la strontiane, la chaux, s'emparent de on acide et dégagent sa base. Il paraît même que la soude a plus d'attraction pour cet acide que la potasse, selon Vauquelin.

2° Le *phosphate de soude*, ou plutôt *sousdeutophosphate de sodium*, est au contraire, assez usité comme un purgatif doux, et il a cet avantage de ne donner aucun mauvais goût, il est seulement d'une saveur légèrement salée et douce, ce qui fait qu'on le substitue avec avantage à la dose de trois onces et demie à une once, au sel d'Epsom. On le prépare en mettant en contact de la soude avec l'acide phosphorique extrait des os (surphosphate calcaire), mais il ne cristallise bien qu'avec un excès d'alcali, ou à l'état de sousphosphate de soude; il offre alors des cristaux parallélipipèdes rhomboïdaux, à angles quelquefois tronqués. Il contient beaucoup d'eau de cristallisation, mais il s'effleurit à l'air et y devient un peu opaque, sans perdre pourtant ses formes. Lorsqu'on le compose, la partie d'acide

(1) Le phosphate acide de potasse cristallise cependant en prismes à quatre pans avec des pyramides quadrangulaires.

phosphorique qui était combinée à la chaux ne se décompos point, mais se précipite à l'état de phosphate calcaire neut ou terre des os. Le *Codex* prescrit de prendre 1500 gramm d'os calcinés à blancheur et en poudre; de verser dessus 90 grammes d'acide sulfurique, concentré à 66°; de délayer dans eau commune 3 kilog. Après quelques jours de repos, on d' cante la liqueur de dessus le sulfate de chaux précipité, qu'on lave; on réunit les liqueurs, qu'on évapore à consistance sirupeuse en des vaisseaux de grès ou de verre, en séparant le sulfate calcaire qui se dépose. Enfin, on sature par du carbonate de soude l'acide phosphorique. Le peu de phosphate calcaire contenu dans la solution se précipitera, et l'on obtiendra des cristaux de phosphate de soude. Comme l'acide phosphorique retient toujours un peu de l'acide sulfurique qui a servi à d composer le phosphate calcaire, il se forme aussi du sulfate de soude parmi le phosphate. Au reste, ce sousphosphate étan alcalin, verdit un peu les couleurs bleues végétales, et brunit celle de curcuma.

Lorsqu'on forme, au contraire, un *sousphosphate de soude*, ou avec excès d'acide, on obtient des cristaux en lamelles brillantes, qui ressemblent à celles de l'acide du borax, et ont l'apparence nacrée. Bergmann le nomme *sel perlé de Haupt*, du nom de son inventeur. Il est peu usité; mais on emploie davantage l'autre, comme laxatif, dans les potions purgatives.

3° Le *phosphate d'ammoniaque* a été recommandé comme un alexitère, un puissant excitant, comme un aphrodisiaque, un tonique excellent dans les fièvres adynamiques, à la dose de 15 à 20 gouttes dans un véhicule. Ce sel, quoique d'ordinaire conservé en liqueur, peut cristalliser par une évaporation lente et par le refroidissement; mais on est obligé, dans ce cas, d'ajouter de l'ammoniaque pour remplacer celle qui s'échappe facilement de la combinaison avec cet acide. Le phosphate ammoniacal se décompose même à l'eau bouillante. On ajoute ensuite de l'ammoniaque. On obtiendrait, sans ce moyen, un surphosphate d'ammoniaque. On prépare ce sel en versant de l'ammoniaque ou du carbonate ammonacal dans l'acide phosphorique ordinaire (surphosphate calcaire, et, dans ce cas, il se précipite du phosphate de chaux). Le phosphate ammoniacal forme des prismes quadrangulaires, terminés par des pyramides à quatre pans et régulières. Il n'est pas altérable à l'air; mais la chaleur du feu en fait exhaler l'ammoniaque, et l'acide reste à nu ou se vitrifie. Par ce moyen, du linge trempé dans une solution chargée de ce sel, devient incombustible au feu; car ce sel, vitrifié par la chaleur, forme ne enveloppe autour de chaque fil, selon M. Gay-Lussac. M. Mérat-Guillot a trouvé pareillement que du phosphate cide de chaux, qui est très-commun, dans une dissolution oncentrée à 30 ou 35 degrés, rendait pareillement incombustible toute espèce de linge ou de mousseline qu'on en imrégnait. Ces tissus, en effet, se carbonisent sans jamais prenre ni communiquer la flamme, et même sans pouvoir allumer le soufre des allumettes. Cela est utile pour préserver les speccles de l'incendie.

4° Le *phosphate calcaire*, ou la terre des os, est moins fréemment usité en médecine aujourd'hui qu'autrefois. L'on mploie cependant encore la corne de cerf calcinée à blancheur, ou préparée philosophiquement, c'est-à-dire soumise une longue ébullition dans l'eau, sans calcination, pour en séparer la gélatine. Il reste alors du phosphate calcaire, mêlé un peu de magnésie, comme dans les os. Lorsqu'on incinère ceux-ci à blancheur, ils contiennent une surabondance de terre calcaire à l'état de carbonate. Ces os ou ces cornes de cerf sont réduits en poudre et tamisés; puis on porphyrise cette poudre en ajoutant de l'eau, et on en forme des trochisues. On évite de fritter ces os ou cornes, en les calcinant trop dans un creuset. On emploie, dans le *decoctum album*, ce hosphate calcaire calciné.

Le *spode d'ivoire* (1) est la défense d'éléphant incinérée, ou blancheur, ou à l'état charbonneux, lorsqu'on la brûle en vaisseaux fermés : en cet état, elle donne le noir d'Espagne pour la peinture. Le *charbon animal* se fait avec des os qu'on brûle en des vaisseaux clos; ils sont noirs, charbonneux. On s'en sert en poudre pour clarifier et décolorer toutes les liqueurs. Ce charbon animal contient des phosphate et carbonate de chaux, avec un peu d'oxyde de carbone. On prend des os jeunes, et l'on ajoute aux os, des cornes, de la laine, des peaux, etc., pour le faire. Il est bon de laver avec l'acide ydrochlorique ce charbon avant son emploi; il est plus utile pour les clarifications que le charbon de bois, selon les belles expériences de M. Figuier (*Voyez* à l'article du Charbon, page 253). Ce qu'on nommait *unicorne fossile* n'était que l'ivoire fossile, auquel on attribuait jadis de grandes vertus. La *urquoise odontolithe* est un phosphate calcaire mêlé de phosphate de fer, de magnésie, de chaux, etc. L'*album græcum*, excrément des chiens auxquels on a fait ronger des os, n'est

(1) De σποδος cendre, qui forme le noir d'ivoire. L'ivoire à 1,9170 de pesanteur spécifique, l'eau étant de 1,0000.

guère que du phosphate calcaire usité jadis dans l'angine, e

La poudre de James contient aussi du phosphate de chau

Ce sel est très-peu ou point soluble; mais si l'on en sépa une portion de chaux par l'addition d'un acide, même faible, qui s'empare d'une partie de cette base, le phosphate acidulé restant devient soluble. C'est sur cette propriété qu'est fondé le facile ramollissement des os, en les macérant dans une eau acidulée par l'acide sulfurique ou nitrique, ou hydrochlorique, ou même oxalique, tartrique, acétique, etc. (*Voyez* aussi Acide phosphorique). De là vient que le système osseux des enfans dont les digestions dépravées tournent à l'acidité, se ramollit et se déforme; ils deviennent rachitiques. Quant à la manière d'extraire la gélatine des os, voyez le procédé de M. Darcet, tom. I, pag. 299. Les jeunes os en donnent plus que les vieux, qui sont très-chargés de phosphate calcaire (*Voyez* à la Chimie animale ci-après).

Nous ne traiterons pas des phosphites alcalins et terreux; ils ne sont d'aucun usage, et deviennent bientôt des phosphates à l'air.

On trouve en Estramadure et en d'autres contrées du phosphate calcaire, stratifié par couches sous le nom d'*Apatite*, de *Spargelstein*, etc. Il y a pareillement des phosphates métalliques dans l'état minéral.

Des hydrofluates ou fluorures alcalins et terreux.

Tous sont inusités et peu connus dans la médecine et les arts (*Voyez* l'article de l'Acide fluorique, ci-devant page 351). Il forme, avec les alcalis, des sels solubles; avec les terres, des sels insolubles.

Des borates alcalins et terreux.

On ne connaît guère, dans la médecine et les arts, que le *souscarbonate de soude* ou borax ordinaire purifié, qui contient une surabondance de soude. Presque tous les borates sont avec surabondance de base ou des sousborates.

1° On apporte du Thibet, de la Chine, de la Perse et autres lieux des Indes orientales, ce sel impur ou brut, qu'on appelle *tinckal*, et que les anciens connaissaient sous le nom de *chrysocolle* (parce que le borax sert à souder ou coller l'or et les autres métaux). Celui du Bengale est moins estimé que celui de Perse et de Chine. Il paraît se former ou exister dans des lacs d'eau croupie, sale et âcre, et y déposer des cristaux. Quelquefois on en trouve de fossile. On le rencontre aussi dans quelques mines du Potosi, et il sert à la fonte des mines de ivre. Hoepfner a trouvé l'acide boracique dans quelques lacs Italie, et nous parlerons plus loin du borate de magnésie et e chaux observé en Saxe.

Le borax brut du commerce paraît gras, est sali par une ouche de matière onctueuse qui est terreuse. Ses cristaux ont, comme ceux du borax purifié ou raffiné, des prismes exaèdres un peu aplatis, terminés par des pyramides à trois u six pans. Dans leur fracture, ils sont luisans et verdâtres (1). ls se dissolvent difficilement dans l'eau même bouillante, qui en prend qu'un dixième ou un quinzième. Jadis les Vénitiens vaient seuls purifier le borax ; le procédé a passé ensuite en ollande, et maintenant on le purifie fort bien à Paris et illeurs. On dissout pour cela le borax brut dans de l'eau ouillante, on le laisse macérer pendant une semaine ou plus ans cette eau entretenue chaude, mais sans agitation ; l'on asse d'abord le liquide au travers d'un crible à mailles serées, puis d'une chausse pour en séparer le plus d'impuretés ossible. Cette filtration est longue et difficile ; mais on hâte la séparation de cette matière grasse, et la clarification, en joutant un peu d'argile pure à la dissolution. Cette terre s'emare d'une partie des matières impures. Il vaut mieux employer un quatre centième de chaux vive, puis d'hydrochlorate calire, selon MM. Robiquet et Payen. L'évaporation et le refroidissement donnent ensuite le borax raffiné, qu'on peut redissoudre et purifier une seconde fois, si l'on désire l'aoir plus blanc. Le tinckal donne jusqu'à 0,80 de borax pur. i l'on ajoute de la soude au lieu d'argile dans le raffinage du tinckal, on obtient du beau borax, mais qui s'effleurit à l'air par un trop grand excès de soude. Les produits des eauxmères du tinckal donnent un borax en plaques cristallines, qui sont légèrement couvertes d'un peu d'argile : on nomme celui-ci *borax de Chine*. Il faut six parties d'eau bouillante pour en dissoudre une de borax, et dix-huit parties d'eau froide pour la même quantité de ce sel. Il verdit le sirop de violettes ; sa saveur est un peu astringente. Au feu, il se boursouffle beaucoup d'abord, à cause de son eau de cristallisation ; à une chaleur plus forte, il se fond ensuite en verre transparent, qui s'effleurit à l'air, et peut se dissoudre dans l'eau. Le borax se dissout très-bien dans le miel, et y forme une

---

(1) On communique au borax du commerce les qualités du borax de l'Inde, n le combinant avec une certaine quantité de matière grasse, qui donne l'aide borique en larges écailles brillantes. On obtient aussi du borax octaélque, qui ne s'effleurit pas à l'air.

combinaison liquide toute particulière, miel boraté, selon Bucholz.

Ce sel est employé quelquefois en médecine. On sait qu'il a la propriété, de même que son acide, ou sel sédatif d'Homberg, de rendre soluble la crême de tartre. Mais son plus grand usage est pour les arts. C'est un des fondans les plus puissans pour les métaux, les terres, et pour diverses opérations docimastiques : il faut auparavant le calciner, pour qu'il ne se boursouffle pas. Avec la silice, il donne un beau verre. Dans sa fonte avec les terres, on met une partie de celles-ci sur deux de borax.

Selon Georgi, la soude avec l'eau de chaux et le lait évaporés en extraits peuvent remplacer le borax dans les arts. Ch. Pelletier recommande en place le verre phosphorique, et Struve le phosphate de potasse avec du plâtre, etc.

2° La *boracite* ou *magnésie* et *chaux boratées*, de Haüy, ou le *quartz cubique* de Lunebourg, a été trouvée en 1755 dans la Basse-Saxe, en petits cubes blancs, durs. Westrumb y a reconnu, acide boracique 63, magnésie 13, chaux 11; le reste est de la silice, de l'alumine et de l'oxyde de fer. Elle devient électrique par la chaleur, comme les tourmalines.

Des carbonates alcalins et terreux.

Comme nous avons eu déjà l'occasion, à l'article des Alcalis et de quelques terres, de parler de leurs carbonates, nous nous bornerons à donner ici le moyen de les obtenir. En général, les alcalis et plusieurs terres, dans leur état de pureté, attirent fortement l'acide carbonique; la chaux, surtout, l'enlève aux autres bases; c'est pourquoi on présente cette terre aux carbonates pour les séparer de cet acide. La baryte y adhère aussi; de même que la strontiane, la magnésie, la zircone, la glucine, etc.; mais l'alumine forme peu de combinaison avec lui, et la silice encore moins. Ces carbonates sont des sels neutres : aussi la potasse, la soude, l'ammoniaque, perdent leur causticité, leur âcreté par la combinaison avec l'acide carbonique; elles deviennent beaucoup moins solubles, et cristallisent. Ainsi l'ammoniaque, qui était si volatile, forme des cristaux presque inodores; la potasse, la soude, ne cautérisent pas, ne forment pas alors savon avec les huiles, etc., en cet état; la chaux devenue carbonatée n'est plus soluble à l'eau, à moins qu'elle ne soit à l'état de surcarbonate, ou avec excès d'acide (1), car elle redevient soluble alors. Il en est de

(1) Plusieurs oxydes métalliques carbonatés sont dans le même cas. Ainsi le

même de la magnésie, etc. Tous les carbonates font efferves-cence avec des acides plus forts. Le seul acide hydrocyanique (prussique) ne décompose pas les carbonates.

1° L'on forme du *carbonate de potasse neutre*, *bicarbonate de potasse* saturé, en faisant passer, au moyen de tubes, dans l'appareil de Woulf, du gaz acide carbonique dégagé de la craie par l'acide hydrochlorique, dans une solution limpide de potasse purifiée. La potasse du commerce contient déjà une portion d'acide carbonique; mais elle a une partie non saturée, et qui s'empare de cet acide. Le carbonate bien saturé cristallise, ou en lames, ou en prismes à quatre faces, avec des sommets dièdres. Il contient, potasse 30, acide 48, eau 17, et il est dissoluble dans quatre fois son poids d'eau froide. L'alcool rectifié n'en dissout pas sensiblement. On peut obtenir ce carbonate en sublimant du carbonate d'ammoniaque avec du souscarbonate de potasse ordinaire, car cet alcali enlève l'acide carbonique à l'ammoniaque. On se procure encore ce carbonate de potasse, en calcinant cet alcali avec du charbon humecté d'eau, car il se forme de l'acide carbonique : l'hydrogène de l'eau s'évapore. On lessive ensuite la potasse carbonatée. Elle s'emploie comme fondante, apéritive dans les pastilles digestives de Darcet. Prise en boisson, elle sert, selon Moscati, à dissoudre efficacement le gravier des reins. Le carbonate neutre de potasse, par la simple ébullition à l'eau, redevient souscarbonate, qui ne contient plus que la moitié de l'acide carbonique du carbonate saturé. (Voyez page 380.)

L'appareil pour former ce carbonate avec l'acide extrait de la craie, a été inventé par Welther.

Les alcalis des végétaux brûlés, extraits par lixiviation de leurs cendres, retiennent, outre l'acide carbonique, une certaine quantité de matières empyreumatiques et extractives du végétal. *Tachenius* qui a vanté ces sels (1), qui portaient son nom, pensait qu'elles conservaient les propriétés les plus essentielles des végétaux d'où on les retirait; tels étaient, selon lui, les sels de fumeterre, d'absinthe, de chardon-bénit, etc.; mais ce sont, en effet, des souscarbonates de potasse assez impurs, salis, et souvent mélangés de sels neutres alca-

---

surcarbonate de fer est dissous dans les eaux ferrugineuses, et non pas son carbonate. Les eaux gazeuses peuvent contenir beaucoup de fer ainsi dissous; jusqu'à 3 j par livre d'eau gazeuse artificielle.

(1) Les sels alcalins fixes, obtenus à la manière de Tachenius, sont des souscarbonates de potasse ou de soude, extraits des plantes, par la combustion, et retenant une portion de charbon et d'huile empyreumatique de la plante; mais ils se trouvent mêlés à beaucoup d'autres sels, sulfates, hydrochlorates, alcalins et terreux.

lins ou terreux. Ils sont aujourd'hui hors d'usage (*Voyez* ci-devant aux Sels lixiviels, tom. II, page 373).

2° Le *carbonate de soude* ou *natron* se peut préparer comme le précédent, ou il suffit de séparer par lixiviation ses cristaux de la soude brute. Il faut aussi extraire à part les hydrochlorate et sulfate de soude qui s'y trouvent mêlés, mais qui cristallisent auparavant. Le carbonate de soude est en cristaux rhomboïdaux ou octaèdres, à pyramides tronquées; il est encore sensiblement alcalin, s'effleurit à l'air; contient, soude 20, acide 16, eau 64, selon Bergmann. Il est d'un usage fréquent (Voyez *Soude*, page 381).

3° Le *carbonate d'ammoniaque*, ou *souscarbonate*, ou l'*alcali volatil concret*, se prépare de plusieurs manières. La distillation des substances animales à feu nu en produit toujours, mais sali et accompagné d'une huile animale empyreumatique, d'odeur forte, et dont on le débarrasse avec peine: il faut le distiller, pour cela, sur de la craie et de l'argile; il est plus facile de l'extraire du sel ammoniac. On mêle de la craie bien nette et de l'hydrochlorate d'ammoniaque pulvérisés, avec un quart de moins de craie que de sel, ou cinq parties de craie et six d'hydrochlorate; selon le *Codex*, il faut davantage de craie, ou partie égale, selon nos observations. On distille, à un feu fort, le mélange dans une cornue de grès, au bain de sable. On adapte une allonge. Le carbonate ammoniacal vient se sublimer et s'attacher au col de la cornue et dans l'allonge, que l'on refroidit avec des linges trempés dans de l'eau à la glace. On peut prendre, au lieu de craie, du carbonate de potasse ou de soude saturé: le résultat est le même. Souvent pourtant ce carbonate d'ammoniaque n'est point parfaitement neutre; il retient l'odeur de l'alcali volatil. On peut dissoudre et faire cristalliser dans un vase fermé le carbonate ammoniacal. Il est en prismes de forme d'aiguilles polyèdres: ce sel, très-soluble, dans l'eau chaude surtout, se cristallise par l'addition de l'alcool rectifié (c'est ce qu'on nomme *offa Helmontii*, ou plat de Van Helmont). On fabriquait autrefois beaucoup de carbonate ammoniacal en Angleterre, d'où vient son nom de *sel volatil d'Angleterre*: on le sublimait avec de l'huile volatile de lavande ou autre (*Voyez* tome I, page 496). C'est un remède très-vanté, comme stimulant et sthénique, dans les affections nerveuses, cérébrales, les maladies où il convient d'exciter la transpiration, et contre les venins, les maladies exhanthématiques. On le respire, ou on le donne à l'intérieur à la dose de 1 à 12 grains.

4° Le *carbonate de chaux*, ou craie, se trouve dans les yeux écrevisses, le corail, les perles, les écailles d'huîtres, l'os de èche et autres substances semblables. C'est un absorbant.

5° Le *carbonate de magnésie* (*Voyez* l'article de cette terre).

DES SELS FORMÉS PAR LES ACIDES VÉGETAUX.

Des oxalates alcalins et terreux.

1° Le commerce fournit le *suroxalate de potasse*, ou *sel oseille*, qui contient un excès d'acide; aussi sa saveur est rès-aigre. Nous avons décrit à l'article de cet acide la manière de l'obtenir du sucre et autres substances. Le sel d'oseille du commerce s'extrait, dans les montagnes de la Suisse et dans la orêt-Noire, de l'alléluia (*oxalis acetosella*, L., ou de l'oseille ordinaire, *rumex acetosa*, L.), soit par décoction, soit par xpression du suc de ces plantes. Au bout de quelques jours, e sel se dépose sur les parois des vases: on le purifie, au oyen d'une argile blanche, par une nouvelle cristallisation. l'époque de la floraison, la plante fournit moins de ce sel. près la première cristallisation, l'on ajoute un peu de potasse la liqueur restante, et il se forme de nouveau suroxalate. Il ut plus de 100 lvres de feuilles d'alléluia pour avoir 5 ou 6 vres de cet oxalate purifié. D'autres espèces en fournissent égaement, comme l'*oxalis corniculata*, Lamarck. Les dernières ortions de sel d'oseille, obtenues de la cristallisation, sont ien plus riches en acide qu'en base; aussi sont-elles souvent l'état de *quadroxalate de potasse*, selon Wollaston, c'est-àdire que s'il faut deux parties de potasse pour neutraliser le uroxalate ordinaire, il en faut le quadruple pour celui-ci. 'est pourquoi l'on ajoute un peu de potasse pour le faire istalliser. On emploie le sel d'oseille comme rafraîchissant en limonade. Il sert aussi pour enlever les taches d'encre sur es vêtemens; car il dissout fort bien le gallate de fer. Il est de plus un très-bon réactif pour constater la présence de la chaux dans les eaux; il forme avec elle un sel insoluble, et nlève cette terre même à l'acide sulfurique. Le suroxalate de otasse cristallise en prisme ou en rhombe; il se dissout dans parties d'eau froide et dans 2 parties d'eau bouillante (1).

2° On préfère cependant pour réactif l'*oxalate d'ammo-*

(1) Baunach, qui a décrit la manière dont s'extrait ce sel, a remarqué que oseille donne par livre un gros de ce sel d'oseille, quatre grains d'hydrochloate de potasse, un quart de grain de sulfate de potasse, et quatre onces de atière extractive. Vauquelin observe que l'oxalate de chaux a de l'affinité r les matières animalisées.

niaque. Celui-ci se prépare en versant de l'ammoniaque dans une solution de sel d'oseille; l'oxalate de potasse neutre se dépose, d'une part, et la surabondance d'acide, s'unissant à l'ammoniaque, forme un sel très-soluble et qui se décompose aisément par double affinité. Aussi, ce réactif est très-sensible. On peut former encore cet oxalate, en combinant immédiatement l'alcali volatil avec l'acide oxalique. Il se forme aussi en suroxalate.

Suivant M. Bérard, l'*oxalate de chaux* tient acide 62, chaux 38, eau 27 centièmes; Thomson admet que dans ce sel, il y a 4,500 parties d'acide et 3,625 de chaux. Wollaston a trouvé que dans les oxalate, suroxalate et quadroxalate de potasse, l'acide était comme 1, 2 et 4, relativement à la base alcaline.

Des tartrates alcalins et terreux.

L'acide du tartre a la propriété, comme celui de l'oseille ou oxalique, de former des sels avec un excès d'acide (surtartrate), et des combinaisons peu ou point solubles avec la chaux. La nature ne l'offre point à l'état absolument pur, mais à l'état de surtartrate de potasse. Il existe surtout en abondance dans le vin et ses dépôts ou lies; on le rencontre aussi dans le cidre, le poiré et les sucs d'autres fruits vineux, acerbes.

1°. Le *surtartrate de potasse* ou *bitartrate*, ou la *crême de tartre* du commerce, se prépare avec le tartre brut que les vins déposent sur les parois des tonneaux. Ce tartre paraît exister tout formé dans le suc de raisin; mais il ne se dépose que lorsque la fermentation a décomposé une portion des matières muqueuses qui le tenaient embarrassé. Ce tartre brut est plus abondant dans les vins généreux du Midi, quoique ceux du Nord soient plus acides, car leur acidité vient de l'acide malique. Aussi, le vin de Bordeaux est riche en tartre. Ce tartre brut peut servir comme flux, et pour faire des cendres gravelées. Mais sa purification exige quelques soins.

On prend du tartre grenu, qu'on fait dissoudre dans de l'eau bouillante. On peut clarifier avec des blancs d'œufs. On filtre, et, par le refroidissement, on obtient des cristaux encore roux. On fait de nouveau dissoudre ces cristaux par l'eau bouillante, dans laquelle on délaie 5 à 6 parties d'argile blanche pour 100 parties de tartre. L'argile entraîne la partie colorante, et l'on obtient des cristaux bien blancs, qu'on expose encore à l'air ou au soleil pour les blanchir davantage. Telle est la crême de tartre livrée au commerce. Elle cristallise en prismes quadrangulaires, à cristaux groupés, terminés par un lan en biais (ou tronqués en bec de flûte). Les eaux-mères ntiennent du tartrate de chaux et de potasse. La crême de tartre du commerce contient, comme l'a remarqué Vauquelin, pour 100 de tartrate de chaux; le tartrate de potasse y forme 4 parties, l'acide surabondant 47, l'eau 8 parties. En général, la potasse forme 3 huitièmes de ce sel, car il y a 66 à 67 d'acide, et 32 ou 33 de potasse. Il a une saveur acide, et comme il se dissout peu, il paraît sablonneux sur la langue. Exposé u feu, il exhale, avec une odeur d'empyreume, de l'acide pyro-tartrique, des gaz hydrogénés et carbonés. Il reste un harbon boursoufflé et volumineux, contenant de la potasse carbonatée. La crême de tartre exige 64 parties d'eau froide pour sa dissolution; il faut moitié moins d'eau chaude pour le même objet. Une once d'eau garde à peine 4 grains de ce sel dissous à une basse température, suivant Spielmann.

Cette quantité étant trop faible pour l'emploi de la crême de tartre en médicament, on a les moyens de la rendre plus oluble. Lémery a montré le premier que le borate sursaturé de soude rendait la crême de tartre très soluble, même lors- u'on ne met qu'un cinquième de borax. Cependant, il paraît ue dans ce cas une portion de la soude de ce sel se combine à l'acide tartrique, et forme du sel de Seignette; l'effet médical ne doit donc pas être le même que celui de la crême de artre pure. Lassone a proposé de mettre un quart d'acide borique dans la crême de tartre qu'on voulait rendre très-soluble. Elle se dissout fort bien alors dans 7 à 8 fois son oids d'eau bouillante : telle est la *crême de tartre soluble* or- inaire. M. Lartigue, pharmacien de Bordeaux, met une partie d'acide borique sur huit de crême de tartre, et il forme le élange dans l'eau chaude. Le *Codex* prescrit une once d'acide borique, sur six onces et demie de crême de tartre. On ne peut pas attribuer à la soustraction de la potasse, par l'acide borique, la plus grande solubilité du tartrate; de sorte qu'elle raît résulter plutôt de l'union des deux acides. En effet, Soubeiran a remarqué qu'à l'exception de l'acide du tartre, tous les autres augmentaient plus ou moins, la solubilité de la crême de tartre. Ce phénomène n'est pas sans exemple. Les phosphate et carbonate de chaux, peu ou point solubles, par eux-mêmes, le deviennent beaucoup par une surabondance de eur acide, ou de tout autre, etc. (1).

(1) Selon des expériences de M. Zeize, le fluate acide de potasse peut être rendu alcalin par une addition convenable d'acide borique. Les fluates acides de de ou d'ammoniaque éprouvent les mêmes effets avec l'acide borique.

M. Vogel pense que la crême de tartre soluble, faite av le borax, n'est pas un mélange de tartrate acidule de soude et de borate de potassse, comme on l'a dit, mais une combinaison chimique de tartre et de borate de soude. Avec l'acide borique, la crême de tartre est plus soluble et plus acide; elle est une combinaison chimique de 0,80 de tartre et de 0,20 d'acide borique (1).

La crême de tartre est extrêmement usitée en médecine, comme un rafraîchissant et un doux laxatifs; on l'emploie, soluble, en limonade, jusqu'à une agréable acidité, ou à la dose d'une demi-once jusqu'à une once, pour purger doucement les humeurs bilieuses, ou comme apéritive, dans les cachexies, etc.

On a remarqué que la crême de tartre en solution aqueuse se décomposait avec le temps, et qu'au bout d'un ou deux ans la liqueur ne contenait plus que la potasse; son acide se change d'abord en une matière muqueuse formant une pellicule qui se moisit et se tourne en acide de vinaigre, puis se décompose tout-à-fait, même dans les vaisseaux fermés (Voyez *Acide tartrique*). La crême de tartre s'emploie dans les teintures pour *virer* les couleurs; dans les pays du Nord on en met dans les alimens en place de sel.

2° Le *deutotartrate de potassium*, ou *tartrate de potasse neutre*, qu'on nommait *sel végétal*, *tartre soluble*, ou *tartarisé*, se compose aisément en saturant la crême de tartre avec de la potasse, de manière à neutraliser exactement son acide surabondant. On fait, pour cela, dissoudre dans de l'eau chaude de la potasse purifiée, on y ajoute suffisante quantité de surtartrate de potasse; la combinaison s'opère avec effervescence, parce que l'acide carbonique contenu dans la potasse ordinaire est chassé. On reconnaît la parfaite neutralisation lorsque la solution saline ne verdit ni ne rougit les couleurs bleues végétales. Alors on filtre, on évapore jusqu'à pellicule, ou à 45° de l'aréomètre, et lentement; ensuite on met cristalliser dans un lieu un peu tiède, afin que les cristaux se forment bien; ils sont en parallélipèdes obliquangles et terminés par des biseaux; très-facilement solubles, et attirant même l'humidité. On conserve ce sel dans des flacons bien bouchés; il

(1) L'addition de l'acide borique à du tartrate acide de potasse, rendant aussi celui-ci soluble; n'est-ce point en ramenant vers l'état de tartrate neutre ce tartrate acide qu'il est rendu soluble?

Ces propriétés de l'acide borique seraient-elles de s'unir étroitement à d'autres acides pour les séparer des bases salifiables auxquelles ces acides sont unis souvent en excès?

st un laxatif doux et un bon apéritif. On le prend dans les otions purgatives depuis 1 jusqu'à 4 gros. Il passe aussi pour iurétique : à l'extérieur, il peut servir à mondifier les ulcères.

Il est à considérer que si l'on fait bouillir la crême de tartre vec de la craie ou chaux carbonatée (pour faire le *tartrate e chaux*, d'où l'on tire ensuite l'acide du tartre), il reste ans la liqueur du tartrate de potasse, tandis que le tartrate e chaux se dépose. Mais si l'on emploie de la chaux vive, ut l'acide du tartre s'y combine, et la liqueur surnageante e contient que de la potasse pure, puisque cette chaux enève l'acide tartrique à la potasse même. Les sirops de raisins, ont on neutralise l'acide par la chaux ou pure ou carbonaée, contiennent donc ou de la potasse ou du sel végétal; cei-ci s'y trouve souvent jusqu'à 3 gros par pinte. Le sirop, eutralisé par la chaux vive, est âcre, à cause de cette pose, qui s'y trouve libre et surabondante.

En faisant passer un courant de gaz acide carbonique dans e solution de tartrate neutre de potasse, cet acide gazeux nlève une portion de potasse qu'il met à l'état de carbonate, t il se régénère de la crême de tartre, qui a de la tendance se précipiter comme peu soluble.

3° Ce qu'on nomme *sel de Seignette* ou *de la Rochelle*, arce que le pharmacien Seignette, de cette ville, inventa ce *l*, qu'il appela *polychreste* (1) *soluble*, n'est qu'un *deutotarate de potassium et de sodium*. On le prépare au moyen des êmes procédés que le précédent, mais en employant le carnate de soude purifié, au lieu de potasse. Il s'excite de ême une effervescence, au moment de la combinaison, dans eau chaude : il faut environ 16 onces de cet alcali sur 0 onces de crême de tartre, ou 160 parties de souscarbonate e soude, avec 200 parties de tartrate acidule de potasse. Si la ude était mêlée de sel marin ou de sel de Glauber, l'on n'obendrait pas du sel de Seignette pur. Comme la soude ne peut as déplacer la portion de potasse de la crême de tartre, il forme un sel trisule ou à double base. Par évaporation à 5°, la dissolution cristallise en beaux cristaux prismatiques ctaèdres; il s'effleurit aussi à l'air. L'eau chaude en dissout lus que la froide. Mis au feu, il y bouillonne. Sa saveur est lée, peu agréable; il purge doucement comme le sel végétal; dose est de 2 à 8 gros. Il est aussi apéritif. Il contient acide 1, potasse 14, soude 13, eau 32, quand il n'est pas effleuri.

---

(1) De πολυ, plusieurs, χρῆματα, choses, c'est-à-dire utile à beaucoup de aladies.

On doit remarquer qu'il se précipite, dans la formation du sel de Seignette et du sel végétal, une poudre blanche, que Vauquelin a reconnue pour être du tartrate de chaux contenu dans la crême de tartre. On sépare ce précipité. Vraisemblablement ce tartrate de chaux s'est formé dans la crême de tartre du commerce, lorsqu'on la purifie avec des terres blanches argilo-calcaires.

4° Le *tartrate d'ammoniaque et de potasse* se fait en saturant de la crême de tartre, par l'ammoniaque, dans une solution aqueuse. Il se dépose également un tartrate de chaux. Le tartrate ammoniaco-potassé est aussi un sel trisule; il peut cristalliser par évaporation. Ses cristaux sont de petits prismes polyèdres allongés en aiguilles. On le vante comme diaphorétique, apéritif, ou comme sthénique dans les fièvres ataxiques. On le prend de 12 à 24 grains, ou plus, dans les potions et avec le quinquina.

Les tartrates terreux sont inusités (*Voyez* à l'Antimoine, au Fer, au Mercure, les autres préparations avec la crême de tartre, et surtout pour l'*émétique*). On doit remarquer que le *tartrate d'antimoine non potassé* n'est pas cristallisable, et qu'il diffère beaucoup de l'émétique auquel on ne peut pas le substituer.

Des citrates.

On ne fait usage en médecine presque d'aucun citrate, à proprement parler, bien qu'on emploie l'acide du citron ou des limons, pour des sirops, des limonades, etc. La seule préparation dans laquelle il se forme un citrate alcalin, est la *potion de Rivière*, célèbre médecin de Louis XIII. Pour la faire, on prend depuis 1 scrupule jusqu'à 1 gros de sel d'absinthe (qui est du carbonate de potasse ordinaire); on le dissout dans un peu de sirop de sucre, et on y mêle suffisante quantité de suc de limons ou de citrons. Le malade doit prendre cette potion extemporanée au moment de l'effervescence; car le but de l'auteur était de faire avaler du gaz acide carbonique. Cette potion calme et rafraîchit; elle arrête le vomissement. On peut employer l'acide du tartre, ou celui du verjus, etc., pour produire le même effet. Il est à présumer qu'une boisson chargée d'acide carbonique, comme les vins et bières qui moussent beaucoup, agirait avec autant d'efficacité; car le citrate de potasse neutre paraît avoir de faibles vertus par lui-même. Sa cristallisation et ses proportions sont peu connues. On peut employer la soude ou la magnésie carbonatées pour la même potion (*Voyez* tome Ier, page 218).

Dans plusieurs médicamens, où l'on admet le suc ou le si-p de limons, il peut se former des combinaisons salines, s'il y trouve des bases salifiables. Ainsi la *mixture d'Huxham*, ite avec 12 grains de sel volatil de corne de cerf (carbonate mmoniacal empyreumatique) et suc de citrons 3 gros dans n peu de sirop de safran, forme un véritable citrate d'ammo-iaque employé dans la fièvre lente nerveuse.

Le *citrate calcaire* est presque insoluble.

Des malates et sorbates.

Il en est des malates comme des citrates, ils sont inusités n médecine. On peut dire pourtant qu'on en use sans le re-arquer; car ces vins et vinaigres qu'on emploie, contenant ujours de l'acide malique, il peut se former des malates; s'ils nt en contact avec des bases salifiables. On a d'autant moins marqué ces sels, qu'ils sont pour la plupart incristallisables excepté le malate de plomb et autres métaux blancs, mer-ure et argent). Le *malate de potasse* se trouve dans la terre oliée liquide faite par le vinaigre non distillé, suivant le pro-dé de Boerhaave. L'on a pareillement du *malate d'ammo-iaque* dans l'esprit de Mendererus, formé par la combinaison u vinaigre ordinaire avec l'ammoniaque. Plusieurs décoctum é plantes fraîches et des sucs d'herbes contiennent évidem-ent des *malates et sorbates de potasse* et *de chaux* en di-verse quantité. L'acide malique et sorbique sont en effet des lus répandus dans tout le règne végétal. Les gommes résines et sucs ont aussi presque tous de ces sels. La potasse dont se servent plusieurs marchands de vins, pour neutraliser l'acidité op forte des vins verts, y forme du malate de potasse. Ce sel est d'une saveur fraiche, sans désagrément ni danger. Lors-qu'on le concentre, il donne une masse roussâtre qui attire l'humidité de l'air; il brûle au feu en se boursoufflant. Le malate de magnésie est aussi déliquescent.

Des benzoates.

A l'exception du *benzoate de chaux*, formé par la solution du benjoin dans de l'eau de chaux, pour extraire ensuite l'a-cide benzoïque pur, suivant le procédé de Schèele, on ne con-naît encore nulle autre combinaison de cet acide pour l'usage édical. Lorsque l'acide benzoïque est combiné à une base, il perd beaucoup de son odeur suave; c'est pourquoi on l'em-ploie pur. Gren obtient l'acide benzoïque par la soude carbo-atée, au moyen de l'acide sulfurique, comme pour le benzoate de chaux. On retire de l'hippurate calcaire des urines de plusieurs animaux herbivores (*Voyez* ci-devant Acide benzoïque, page 360).

Des gallates.

On peut combiner l'acide de la noix de galles avec la potasse, ou la soude, ou l'ammoniaque; il s'unit aussi à la chaux : mais ces combinaisons sont inusitées. Nous avons parlé du gallate de fer à l'article de l'Encre (*Voyez*, ci-devant p. 299 et suiv.).

Des acétates alcalins et terreux.

Quelque soit le vinaigre dont on se serve pour saturer des bases salifiables, il formera, s'il est exempt d'autres acides, des *acétates*. Mais comme les vinaigres non distillés contiennent presque toujours de l'acide malique, ou quelquefois de citrique et du tartrique (excepté le vinaigre de bière), il faut employer de l'acide acétique distillé. La plupart des acides étrangers qui lui sont unis ne passent point à la distillation (*Voyez* tom. I, page 436, et tome II, page 363 *seq.*).

1° L'*acétate de potasse* ou *deutoacétate de potassium*, ou la *terre foliée de tartre*, est un sel qu'on doit obtenir très-blanc, sous une forme un peu lamelleuse, qui a une saveur douce et non pas chaude ou âcre, lorsqu'il est bien saturé; qui attire très-promptement l'humidité de l'air, et s'y résout en liqueur; qui est enfin entièrement soluble dans l'alcool. Sa préparation exige quelques soins pour l'obtenir beau et pur.

On a du souscarbonate de potasse bien purifié et blanc, dissous dans un peu d'eau distillée; on verse dessus du vinaigre distillé jusqu'à ce que la saturation soit, non-seulement parfaite, mais avec un petit excès d'acide. On laissera déposer la liqueur que l'on décantera et filtrera; ensuite on l'évapore à un feu très-doux, et par petites quantités, dans un vase de verre, ou de porcelaine, ou d'argent, jusqu'à siccité. En cet état, la terre foliée n'est pas toujours bien blanche, et lorsqu'elle ne l'est pas suffisamment, on la redissout dans de l'eau pure, en ajoutant très-peu de vinaigre distillé; on filtre cette solution au travers de la poudre de charbon (1) qui a été bien chauffé, et on évapore de nouveau à siccité avec les mêmes précautions; ensuite on lève ce sel par feuillets. D'autres praticiens versent sur la terre foliée, qui est colorée, de l'alcool très-rectifié à 37 degrés, et qu'ils agitent dessus, afin que celui-ci s'empare

(1) En distillant le vinaigre sur du charbon animal, l'acétate de potasse est très-blanc quand on le fait avec cet acide ordinaire.

e la matière colorante ; ensuite on décante, on redissout ans de l'eau la terre foliée, et on l'évapore pour l'obtenir de plus grande blancheur (1).

Il faut encore pour cela n'employer que les premières portions de la distillation du vinaigre. Quoiqu'elles paraissent oins acides, elles sont plus suaves, sentent moins l'odeur empyreume, sont peu ou point chargées de quelques parties de ferment et d'acide malique, qui s'élèvent toujours ers la fin de sa distillation. Aussi ces dernières portions sont-es susceptibles de noircir avec la potasse qui réagit sur elles; e plus, l'acide malique forme avec la potasse, un sel incrislisable sujet à se brûler pendant l'évaporation à siccité. On commande de mettre un excès d'acide acétique; car outre 'une portion de cet acide se volatilise toujours par évaporan; s'il y avait alors quelque partie de potasse non neutraé, elle réagirait sur l'acide végétal, et le décomposerait de anière à colorer la préparation. La filtration sur une poudre é charbon animal bien brûlé enlève tout ce qui pourrait ter de matière colorante ; mais il faut conserver toujours un eu d'acide surabondant.

La cause qui fait surtout noircir l'acétate de potasse est ce que l'acide tient un peu de matière végéto-animale ou l ferment, ou, selon Frémy, de l'huile empyreumatique, une matière grise qui brunit avec la solution de potasse. C'est principalement le ferment du vin qui se trouve enre en partie dans les vinaigres, et les rend susceptibles de runir ainsi avec la potasse.

On a proposé d'obtenir l'acétate de potasse assez prompteent, en mêlant une solution de carbonate de potasse avec lle d'acétate de chaux. La double décomposition a lieu; il dépose du carbonate calcaire ; on filtre et on évapore lenent. Si l'on n'employait pas de la potasse bien carbonatée

(1) Il y a des vinaigres qui, quoique distillés avec soin, donnent toujours à tate de potasse une couleur brunâtre sale, lorsqu'on fait concentrer ce à siccité. Dans ce cas, plusieurs praticiens poussent la dessiccation jusqu'à rbonner un peu ce sel par une chaleur plus intense, sans pourtant décomr l'acétate par un feu trop vif. Ensuite ils redissolvent ce sel, le filtrent remplacent par de nouveau vinaigre la portion de celui qui s'est décomposé. le seconde solution fournit un acétate bien plus blanc que le premier. La use en est que l'acide du vinaigre distillé, surtout dans ses dernières pors, est surchargé de carbone qui se sépare, soit par la réaction de la po-, soit par celle du feu ou de la concentration. Mais, lorsqu'on a séparé le surabondance de carbone par une seconde filtration, l'acide du vinaigre reste uni à l'alcali, paraît être plus hydrogéné, plus léger, plus purifié. t aussi ce qu'on observe lorsqu'on dégage cet acide de la potasse, par le en d'un acide plus puissant. Et c'est ainsi qu'on peut en obtenir un vire radical fort suave.

et neutralisée, l'acétate de potasse retiendrait encore une p
tion d'acétate de chaux indécomposé.

Au reste, on conserve l'acétate de potasse dans des flaco
bien fermés. Il est très-apéritif, fondant, diurétique, laxati
on le prend dans des boissons ou potions, à la dose de 12 gra
à un gros. On peut l'employer en liqueur, comme le fai
Boerhaave. Il existe dans plusieurs extraits de plantes au
quels il donne ses propriétés.

2° Ce qu'on nomme *terre foliée minérale* est l'*acétate*
soude ou *deutoacétate de sodium*, qui se prépare de la mê
manière que la précédente; mais en combinant des crista
de soude au vinaigre distillé. On évapore, dans une bassin
d'argent, jusqu'à 32 degrés, ou à pellicule. Cette préparatio
est moins usitée que la précédente; ce sel n'attire pas de mê
l'humidité de l'air; il cristallise en prismes cannelés, par le
froidissement, sans qu'il soit nécessaire d'évaporer sa solutio
à siccité. On le fait cependant d'ordinaire, afin de donner
cette préparation l'apparence feuilletée. Les propriétés sont
peu près les mêmes que celles de la terre foliée de tartre, e
on en use à pareille dose.

3° Le médecin allemand Menderer ayant le premier fai
usage de l'*acétate d'ammoniaque*, cette combinaison a reten
le nom d'*esprit de Mendererus*.

Le véritable esprit de Menderer était préparé, selon
auteur, non avec du souscarbonate d'ammoniaque pur, ma
bien avec celui sali par l'huile pyrogénée, et retiré de la d
tillation de la corne de cerf. On employait aussi, non les p
miers produits aqueux du vinaigre distillé, mais les derniers
lorsque l'acide est devenu plus dense. Alors, cette combinai
son contenait un savonule huileux ammoniacal, doué de ve
toniques ou diaphorétiques que n'a point l'acétate ammoni
cal ordinaire, comme l'a remarqué Chaussier.

Cet acétate ordinaire, perdant de son ammoniaque, d
vient acide à la longue, et doit être essayé par les réactifs po
le ramener à l'état neutre. Si l'acide a 3 degrés à l'aréomètre
il donne par once un dixième d'acétate ammoniacal, dans l
quel, selon Vauquelin, il y a 2,5 ou 2,7 d'alcali, et 6,9 o
7,3 d'acide.

On peut le faire en versant du vinaigre distillé sur de l'am
moniaque caustique en liqueur, ou sur du carbonate amm
niacal, jusqu'à parfaite neutralisation.

Cet acétate est rarement neutre, devient alcalin à l'air;
peut faire par double décomposition avec l'acétate de pota
et le sulfate d'ammoniaque. Ce sel est presque toujours en l

eur; car il est déliquescent à l'air, et même se volatilise ou distille aisément. Toutefois ses cristaux sont des prismes dé- comme des aiguilles. Il a une saveur salée, un peu fraîche, 'trante, mais non pas chaude ou âcre. On le conserve en acon bien fermé. C'est un fort bon remède diaphorétique, ffusible, pénétrant ou apéritif; on en verse de 15 à 40 gouttes plus, et jusqu'à demi-once, dans un véhicule approprié. n doit mettre 480 grammes d'acide acétique à 3 dégrés sur grammes de souscarbonate ammoniacal concret, pour le rer. La liqueur alors doit donner 5 degrés à l'aréomètre, avoir une densité de 1,036.

4° Les acétates terreux sont presque inusités en médecine. On peut former pourtant de l'*acétate de chaux* en saturant chaux, en filtrant, et en évaporant à siccité; car ce sel est ssi déliquescent. Il passe pour fondant, résolutif, incisif dans paississement des humeurs lymphatiques et les engorge- ns; on en prend de 12 à 24 grains, mais rarement.

'*acétate de baryte* est un réactif pour reconnaître les acides furique et oxalique partout.

5° L'*acétate de magnésie*, également déliquescent, inusité.

6° La teinture ou l'impression des indiennes peintes, fait ge de l'*acétate d'alumine*. Ce sel se forme par double dé- mposition, en versant de l'acétate de plomb dans une solu- n d'alun. Il se précipite un sulfate de plomb insoluble, l'a- tate liquide surnageant se charge facilement des couleurs 'on imprime sur les toiles de coton ou indiennes.

(*Voyez* au Plomb, au Mercure, etc., les acétates métalli- es.)

Des succinates.

1° Le *succinate de potasse* n'est pas d'usage en médecine; is employé comme réactif chimique très-utile pour séparer oxydes de fer, des terres, suivant Klaproth. Ces oxydes for- ent l'un des plus grands obstacles des analyses exactes, par difficulté qu'on a d'en débarrasser les corps qui en contien- nt. Au moyen du succinate de potasse, l'acide du succin hange sa base contre le fer, et le succinate de fer, déliques- nt, peut s'enlever par lavage.

2° L'on emploie quelquefois la *liqueur de corne de cerf suc- née*, qui est un *succinate d'ammoniaque*, mais accompagné e l'huile animale pyrogénée de la corne de cerf. On forme sel en versant de l'acide succinique dans de l'esprit de corne e cerf et son sel volatil (carbonate ammoniacal); il s'opère ne effervescence qui dissipe l'acide carbonique, et l'on a un succinate. Quelques Pharmacopées, celle de Wirtemberg forment ce succinate avec l'acide succinique purifié, et le sel volatil de corne de cerf purifié aussi : le tout, neutralisé et dissous dans une eau distillée aromatique, est filtré ; il reste une liqueur limpide, qui passe pour un excellent antispasmodique, un antihystérique, antiépileptique, dans toutes les affections convulsives, nerveuses, depuis quelques gouttes jusqu'à 40. Elle excite une légère sueur, et est diurétique. On peut obtenir un sel en cristaux d'un brun sale, en lames ou en filés soyeux, très-volatils, de saveur fraîche et piquante, mais déliquescens. On peut séparer l'huile fétide qui l'imprègne, au moyen de l'alcool rectifié qui dissout cette huile.

Lorsqu'on pousse la distillation du succin jusqu'à faire rougir le résidu charbonneux, on obtient une matiere jaune comme cireuse ou résineuse, sublimée au col de la cornue. Elle se fond sans se dissoudre dans l'eau bouillante, se dissout dans l'alcool bouillant, dans l'éther et les huiles fixes ; l'acide nitrique lui donne une odeur de musc.

Les autres succinates sont inusités.

Des mucates ou saccolates, etc.

L'acide mucique ou saclactique ne donne aucun sel utile dans la médecine ou les arts. Les mucates de potasse et de soude sont solubles, précipitent les nitrates de métaux blancs

DES SELS FORMÉS PAR DES ACIDES ANIMAUX (1).

Des hydrocyanates ou cyanures (prussiates alcalins et terreux).

1° L'*alcali phlogistiqué* ou *prussiate de potasse*, ou hydrocyanate de potasse ferrugineux, selon M. Gay-Lussac, n'est employé que pour la fabrication du bleu de Prusse, ou comme réactif pour décéler le fer (*Voyez*, Bleu de Prusse, tome II, page 300). En brûlant des matières animales (excepté les graisses et suifs) avec de la potasse ou de la soude jusqu'à faire rougir au feu ces alcalis, et en lessivant ensuite on obtient du prussiate de potasse ou de soude. Mais ce sel n'est exempt de fer qui se trouve presque toujours dans le sang et autres matières animales.

M. Dive obtient du deutohydrocyanate de potassium (ou prussiate de potasse) en chauffant dans un creuset 64 grammes de tartre brut, sec, en poudre, avec 8 grammes d'hydrochlo-

(1) Nous avons dit ci-devant pourquoi nous plaçons l'acide phosphorique à la suite des acides minéraux et non ici.

te d'ammoniaque pulvérisé. Le tartre étant carbonisé, on ssive le tout et on obtient du prussiate de potasse. Déjà hèele avait obtenu celui-ci en projettant des fragmens d'hyrochlorate d'ammoniaque dans un mélange incandescent de otasse et de charbon, et en lessivant le produit. En effet, es élémens de l'ammoniaque, l'azote et l'hydrogène combinés au carbone peuvent former ainsi de l'acide hydrocyaique.

Haenle, en brûlant de l'huile empyreumatique animale avec de l'alcali de potasse ou de soude, et en lessivant, obtient un fort bon prussiate alcalin pour préparer du bleu de Prusse. On peut encore obtenir ces cyanures, en faisant bouillir dans de l'eau un alcali fixe avec du bleu de Prusse; car l'alcali a plus d'affinité avec l'acide prussique ou hydrocyanique, que n'en a l'oxyde de fer. Ces cyanures alcalins, versés dans une eau ferrugineuse, y précipitent le fer en bleu. Le prussiate de potasse lessivé, filtré, évaporé, présente des cristaux octaèdres à pyramides tronquées. Le second procédé donne des prussiates alcalins plus purs que le premier. Le cyanure de sodium se comporte c[illegible]e celui de potassium, mais cristallise en prismes.

2° L'on prépare aussi, pour réactif, un *cyanure de chaux* : on pourrait le produire en faisant bouillir la chaux vive avec du bleu de Prusse; mais il est plus sûr d'obtenir de l'acide hydrocyanique pur, que l'on combine immédiatement avec de la chaux vive pure. Comme il y aurait souvent un excédent de chaux, on verse dans la solution une eau chargée d'acide carbonique. Celui-ci, s'unissant à la chaux surabondante, la précipite en craie, et il reste de l'hydrocyanate de chaux en liqueur, réactif très-sûr pour faire apparaître des atomes même de fer.

Le prussiate de fer a été recommandé dans les fièvres intermittentes par le docteur Zollickoffer de Baltimore.

Hydro-ferro-cyanate de quinine.

℞. Sulfate de quinine en poudre fine. . 1 partie.
Hydrocyanate de potasse ferrugineux 1 partie et demie.

Dissolvez cet hydrocyanate dans sept parties d'eau distillée, et mêlez-y le sulfate de quinine, que vous broierez peu à peu dans un mortier de verre. Ce mélange sera introduit dans une fiole de verre, que vous ferez chauffer doucement, en l'agitant jusqu'à l'ébullition. La liqueur s'éclaircit peu à peu, et l'on voit se déposer sur les parois du vase un sel jaune verdâtre, dont l'aspect paraît oléagineux. On décante le liquide refroidi; on lave à l'eau distillée pour séparer les portions de sulfate de quinine et le prussiate de potasse ferruré non décomposés. Le lavage terminé, on soumet à l'action de l'alcool pur, l'hydro-ferro-cyanate de quinine jaune-verdâtre, à la température de 30° Réaumur. La dissolution opérée, on filtre, on évapore : on obtient un sel en masse de cristaux aiguillés, confusément agglomérés.

On obtient par ce procédé les trois quarts du sulfate de quinine employé. Ce sel jaune-verdâtre, desséché, se décompose en partie dans l'eau froide, une partie se dissout, l'autre forme un sel insoluble. L'eau précipite aussi cet hydrocyanate de sa solution alcoolique. Les sursels de fer précipitent en bleu ce prussiate de quinine ferruré de sa dissolution alcoolique; l'ammoniaque le précipite en blanc. Les acides sulfurique ou nitrique, etc., décomposent ce prussiate de quinine et en dégagent une odeur d'amandes amères.

On peut préparer l'hydro-ferro-cyanate de quinine directement, en faisant bouillir dans de l'eau du bleu de Prusse pulvérisé et purifié avec de la quinine; il y a combinaison; alors on passe au travers d'un filtre, puis on fait évaporer lentement. On obtient des groupes mamelonnés du sel, mais après certain temps, la quinine perd une partie de l'acide hydro-ferro-cyanique. Ce sel reste donc rarement identique.

L'hydro-ferro-cyanate de quinine est très-amer; il a été employé avec succès par divers médecins italiens contre les fièvres intermittentes.

Des urates.

L'humeur de la transpiration, l'urine, plusieurs calculs des reins et de la vessie présentent de l'urate de soude, d'ammoniaque et de chaux. Mais on n'en fait pas usage en médecine; à moins qu'il ne s'en trouve dans les bézoards jadis si vantés comme alexipharmaques en médecine, et dont les Orientaux ont encore une si haute idée. Peut-être la qualité diaphorétique et excitante qu'on attribue aux bézoards, dépend-elle de l'urate d'ammoniaque, sel au reste peu examiné (1).

(1) Vauquelin (*Mém. du Muséum d'hist. nat.*; 1822, 2e cahier, p. 155) a vu que l'acide purpurique pouvait être incolore ou séparé de sa partie colorante. M. Lassaigne a exposé pour cet effet à la pile voltaïque, du purpurate d'ammoniaque; au pôle positif est venu l'acide pur, incolore; au négatif, la matière colorée avec l'ammoniaque. On doit regarder l'acide pur comme un *acide urique suroxygéné.*

e quelques *autres sels formés par des acides animaux et végétaux*.

Comme l'acide formique est encore usité quelquefois, et u'il se trouve joint à des bases salifiables dans des prescrip- ns, il suffira de savoir que l'acide hydrocyanique (ou prus- ique) sous l'influence des acides et de l'eau, se change en cide formique et en ammoniaque, qu'on peut prendre sans nger. (*Voyez* ci-devant page 401.)

Les acides sébacique, pyro-zoonique, bombique, etc., sont alement analogues à l'acétique.

Tous ces esprits acides de papier, de bois, de buis, de yac, de cire, etc., formés par distillation sèche à feu nu, utrefois usités, ne sont que de l'acide acétique mêlé d'huile mpyreumatique, et susceptible de former des acétates avec es bases salifiables, si on les unit (*Voyez* tome I, page 57 et ., les acides végétaux et animaux).

DE LA CHIMIE VÉGÉTALE.

Dans le règne minéral, nous avons vu la plupart des corps combiner deux à deux. Le règne végétal présente des prin- ipes combinés trois à trois, et le règne animal en offre qui le nt quatre à quatre; car le carbone, l'hydrogène, l'oxygène nt les matériaux des plantes, et l'azote se joint aux précé- dens chez les substances animales. Cette gradation de compli- cation dans les principes constituans offre des résultats remar- ables. En effet, le lien qui les rassemble est d'autant moins ort ou moins durable que la complication est plus grande; e sorte que les substances animales se décomposent plutôt ou lus aisément que les végétales, et celle-ci plutôt que les mi- érales. Il semble même que ces combinaisons triples ou qua- uples aillent au-delà des lois chimiques naturelles, puisque es corps animaux ou végétaux, privés de vie, tendent à se rompre ou se détruire spontanément en élémens plus sim- les. Il faut remarquer encore que l'action de la chimie sur ces substances organisées tend à les réduire à des combinai- ns plus simples (1), tandis que l'action de la vie et la *force rganisante* aspirent au contraire à composer davantage les rps; elle fait passer divers principes minéraux à l'état végé- l, et les corps végétaux à l'animalité, par le moyen de la

---

(1) L'art chimique simplifie en éliminant ou séparant les principes; c'est pourquoi il ne fait que des *analyses fausses* des animaux et des végétaux, qu'il ne peut pas recomposer comme il le fait dans les *analyses vraies* des substances minérales.

nutrition et de l'assimilation. C'est ainsi que les plantes extraient de l'eau, de la terre et de l'air, leurs principes; que les animaux vivent à leur tour sur le règne végétal, et que l'homme, l'être le plus compliqué et le plus parfait de la création, tire sa substance des animaux et des végétaux.

On ne s'attendra point à trouver ici un traité complet de chimie végétale et animale, mais seulement ce qui a rappor à la pharmacie et aux arts qui en dérivent.

DES VÉGÉTAUX EN PARTICULIER.

L'anatomie des diverses parties des plantes, les lames de l'épiderme, les couches corticales privées de trachées; les feuillets du liber, le *cambium* réparateur qui se forme entre eux et l'aubier; les fibres ligneuses plus ou moins entremêlées d'un tissu cellulaire, de tubes séveux ou lymphatiques, d vaisseaux propres, de trachées formées par des lames roulées en spirales; les utricules qui, partant du centre de la tige en rayons divergens, dispersent la substance médullaire dans les troncs et les branches; enfin, la moelle centrale renfermée dans son canal; toutes ces recherches appartiennent à la physiologie végétale. Nous ne traiterons pas non plus des parti des végétaux, comme les racines, les tiges, les feuilles, les fleurs; les fruits et semences, le mode de leur germination, le développement de la plumule, qui aspire toujours à s'élever, et de la radicule qui tend à s'enfoncer; ni comment les cotylédons allaitent la plantule, ni par quel mécanisme les feuilles se développent, les étamines fécondent les pistils; ni comment les feuilles présentent toujours leur page supérieure en dessus; ni pourquoi la page inférieure est absorbante, tandis que l'autre est exhalante; nous examinerons aussi peu s'il y a une circulation réelle de la sève dans les végétaux, selon Schutz, ou seulement une sève ascendante et une autre descendante, comme on le croit; nous n'étudierons pas les modes de sécrétions et d'excrétions des plantes, ni toutes leurs fonctions vitales et leurs phases d'accroissement dans la période de le durée annuelle ou vivace: les détails de la culture, des maladies, de la taille, et d'autres objets, sont aussi trop étranges à cet ouvrage, pour que nous devions nous en occuper. Les travaux de Grew, de Malpighi, de Bonnet, de Duhamel, d'Hedwig, de Gærtner, de Saussure, Sennebier, Mirbel, Tréviranus, Dutrochet, Knight, etc., sur leur anatomie et leur physiologie; les nombreux écrits des botanistes et des agronomes sur leur étendue et leur culture, ont beaucoup avancé cette partie curieuse des connaissances humaines.

·1. Quoiqu'on ait fait développer des graines dans du sablon ur, ou du verre pilé, ou sur une éponge, ou de la filasse, ou de la limaille de fer, par le moyen de l'eau distillée, et dans n air exempt de gaz acide carbonique, il est certain que ces lantes n'ont donné ni fleurs fécondes, ni graines, étant d'une ntexture molle et périssant bientôt : preuve suffisante que l'eau pure ne peut pas alimenter seule le règne végétal, comme on s'est hâté de l'affirmer. Sans doute, nulle plante comme nul animal ne vit sans eau, ou du moins sans humidite puisée, soit dans l'air, soit ailleurs. Mais la plante a besoin d'un autre élément pour se nourrir; tel est le carbone qu'elle trouve, soit dans les engrais de fumiers ou de terreau formés des dé-ris des matières végétales ou animales, soit dans le gaz acide carbonique contenu dans l'air ou dans quelques terres, et qu'elle décompose, ou dont elle rejette l'oxygène. Voilà pourquoi les engrais produisent un développement rapide et con-idérable dans les plantes cultivées, augmentent la quantité u la grosseur des fruits, etc. Les terres les plus fertiles, sou-ises au feu, y perdent leur propriété fertilisante, parce que e carbone et les principes de l'*humus vegetabilis* sont dé-truits. Les urate, muriate calcaire ou autres, que l'on suppose tiles à la végétation, n'y servent à rien par eux-mêmes, et nui-raient plutôt, à moins qu'ils ne contribuent à humecter les rres argileuses ou les diviser. C'est ainsi que la chaux, les terres marneuses, rendent plus poreux et plus fécond un sol compacte. Bergmann et Davy veulent que le meilleur errain soit composé de 2 parties de carbonate de chaux, 4 d'a-lumine, 3 de sable et une de magnésie. Mais chaque végétal demande son genre de terrain. Les terres trop poreuses ou maigres et légères ont besoin d'être ameublies ou rendues plus liantes par l'addition de l'alumine. Il faut, en effet, un terrain sez argileux pour retenir l'humidité, et assez sablonneux ou crayeux pour être pénétré par l'air et l'eau. Les terres crayeu-ses doivent peut-être encore une partie de leur fertililité à l'acide carbonique qu'elles peuvent fournir aux végétaux. De même, les eaux chargées de gaz acide carbonique offrent aux plantes un aliment abondant, et celles-ci dégagent à la lumière oxygène de cet acide, pour s'emparer du carbone. Elles vé-gètent fort bien aussi dans une atmosphère imprégnée de ce gaz, selon Théodore de Saussure, tandis qu'elles dépérissent ans le gaz hydrogène ou l'azote purs. Le gaz acide carbo-nique, dégagé du terreau sous les cloches de verre, contribue à faire grossir rapidement les végétaux.

II. Si l'eau est, non le seul, mais l'un des alimens les plus essentiels de la végétation; si elle ranime les herbes flétries ou fanées; si elle est l'excipient de la sève ou des sucs nourriciers, et passe abondamment dans les plantes, tellement qu'une tige de *soleil* transpire jusqu'à une pinte d'eau en 12 heures, ou 17 fois plus, à proportion qu'un homme (1); s'il n'y a nulle végétation sans eau, comme on l'observe dans les déserts arides qui ne présentent des îles de verdure (*oasis*) au milieu d'une mer de sable que près des sources; enfin, si cette eau se décompose dans le tissu des feuilles par l'action de la lumière, y perd son oxygène, qui rend à l'atmosphère sa salubrité, tandis que l'hydrogène fixé devient la base des huiles, des résines, des aromes, etc.; cette eau favorise encore mieux la végétation quand elle est aérée ou oxygénée. C'est pourquoi celles des pluies sont plus salutaires que les eaux stagnantes, et les eaux de neige, qui sont imprégnées d'air, plus que celles des puits séléniteux, etc. L'air humide suffit quelquefois à la germination des *cactus*, des euphorbes et autres plantes grasses des sables d'Afrique. Les bulbes de plusieurs oignons de scille croissent même suspendus dans un air humide.

III. La partie respirable de l'air n'est pas moins nécessaire aux plantes, puisqu'elles périssent dans les gaz asphyxians ou dans un air étouffé, privé d'oxygène. L'irritabilité végétale, comme l'animale, s'éteint sans ce principe stimulant. Aussi, les graines enterrées trop profondément ne peuvent éclorre; mais lorsqu'on retourne les terrains qui les récèlent, on est surpris de voir lever une multitude de graines qu'on n'avait pas semées. M. de Humboldt a tiré parti de cette considération pour faire germer des graines difficiles à faire éclore dans nos climats; il excite le germe, en faisant macérer ces semences dans une eau chargée d'un peu de chlore ou de chlorure de chaux Par la même cause on n'obtient nulle germination sous le vide ou dans des gaz meurtriers. Que fait-on en remuant la terre par des labours, si ce n'est de l'imprégner d'air, et non des prétendus *sels* de l'atmosphère, comme le croyaient les agronomes? En effet, les terres sont très-susceptibles de se charger d'oxygène, surtout l'alumine et la magnésie, comme l'a vu M. de Humboldt; mais surtout la terre végétale absorbe tant d'oxygène, de même que les fumiers, selon la remarque d'Ingenhouzs, qu'ils peuvent servir de moyens eudiométriques. Cet oxygène devient l'un des principaux stimulans de la végétation.

IV. Toutefois le plus important paraît être la chaleur. Qu'on

(1) La rosée contient de l'acide carbonique, selon Morozzo et Sennebier.

croie pas que les fumiers et les débris de végétaux putréfiés fournissent que des sucs nutritifs. La fermentation qui établit sous les couches de tannée, de crottin, etc., dans les erres, réchauffe les tendres racines des plantes, les fait pousser vec vigueur, les défend contre un climat rigoureux, et telle est la rapidité de la végétation alors, que des champignons issent dans une nuit, et que des plantes s'élèvent dans des rres bien au-delà des limites de leur grandeur. L'ascension et la vaporisation de la sève sont d'autant plus rapides que la aleur de la saison est plus intense. Aussi en été, et dans le Midi, les plantes deviennent bien plus procères que dans l'hiver ou sous les climats des pôles.

La nature végétale est plus vigoureuse, plus grande sous les tropiques que vers les pôles; la chaleur et l'humidité développent, étendent toutes les parties que le froid raccourcit et resserre. Aussi les arbres sont très-multipliés dans les régions chaudes de la terre, tandis que les herbes, les arbustes vent plutôt dans les pays froids. Le même végétal, le même arbre qui devient très-gros et très-grand dans les chaudes allées, est grêle, mince et raccourci sur les hautes et froides ontagnes. Il en est de même des hommes et des animaux.

Cependant les terres arides et privées d'eau quoique chaudes, ne produisent que des végétaux et des animaux maigres et grêles, tandis que les contrées humides, bien que froides, donnent des productions en général plus nourries, plus procères et plus massives ; ce qui fait voir que l'humidité contribue encore plus que la chaleur au développement de tous les êtres vivans, soit animaux, soit végétaux.

D'ailleurs, les plantes les plus simples, telles que les mousses, les lichens, les graminées, les liliacées, dont l'organisation est tendre, peu élaborée, l'accroissemens prompt, n'ont pas des qualités aussi actives et des propriétés aussi fortement caractérisées que les végétaux dont l'organisation est plus vigoureuse, la structure plus compliquée, la croissance moins rapide; tels sont les arbres, les arbustes, les plantes ligneuses, ou même les espèces bisannuelles, etc. Ces végétaux ayant plus de force vitale, élaborant davantage leurs humeurs, éprouvant un plus long travail de la vie, et étant soumis pendant plus long-temps à l'action de la chaleur, de la lumière, développent des qualités beaucoup plus énergiques, principalement dans les pays chauds, où les saveurs, les odeurs, les poisons et les facultés nutritives des végétaux, acquièrent leur maximum d'intensité.

V. Nous avons parlé plusieurs fois de l'influence de la lumière sur la coloration, la sapidité, la solidité des tissus végétaux; elle agit comme stimulant et à la manière de la chaleur. On a remarqué que la lumière des lampes avait des effe analogues à ceux du soleil; on sait que son absence étiole les plantes, en plonge plusieurs dans un assoupissement et un sommeil semblables à celui des animaux pendant la nuit, etc. Cet affaissement de l'irritabilité végétale se remarque encore dans la sensitive, l'*hedysarum gyrans*, abreuvés d'une solution d'opium dans l'eau. Au reste, la plupart des développemen des organes végétaux sont dus à l'influence de la lumière et de la chaleur dans les belles saisons de l'année.

Les maladies des végétaux, la carie, l'ergot, le charbon, qui détruisent dans le blé et le seigle la matière amylacée et glutineuse pour n'y laisser qu'une matière âcre, charbonneuse, pulvérulente; la rouille, la brûlure, les ulcères, etc., offren des objets d'études utiles auxquelles le pharmacien instrui ne sera pas étranger.

Plus les corps organisés sont jeunes et tendres, comme les animaux et végétaux, plus leurs bourgeons, fleurs, tiges, etc., sont alcalins, plus leurs sèves ou liqueurs contiennent d'alcal fixe: au contraire, plus ils sont vieux et secs, plus ils tenden vers l'acidité, par l'oxydation. Aussi toutes nos excrétions sont acides, sueur, urine, mucus, excrémens, etc. Tous les récrémens deviennent alcalins. Si l'on mange des acides, le chyle n'en est pas moins alcalin, et ce n'est que dans l'indigestion ou la mauvaise digestion qu'il se forme de l'acide acétique. Mais le bon suc gastrique aussi bien que la salive, sont alcalins et dissolvans.

Ainsi, les procédés vitaux produisent ou développent l'alcalinité chez les animaux et les végétaux. Toutefois les alcalis fixes des plantes ne sont pas produits par la végétation, mais bien extraits de leur terrain natal.

Des analyses et des compositions végétales.

L'*analyse mécanique* n'est que la simple séparation des divers principes végétaux, soit naturellement, soit artificiellement.

Ainsi lorsqu'on extrait la fécule, le sucre, la gomme, l'huile fixe ou volatile, et tout autre principe immédiat, par les procédés décrits dans le cours de cet Ouvrage, on opère cette analyse mécanique. Nous renvoyons aux articles qui en traitent, pour ne nous occuper ici que des analyses et combinaisons chimiques végétales dont nous n'avons point traité,

L'analyse chimique et les combinaisons végétales peuvent e réduire à l'action de l'air, de l'eau, de la chaleur humide ou che, des acides, des alcalis, des terres et oxydes métalliques ur les substances végétales ; ensuite aux réactions de l'alcool, es huiles fixes ou volatiles, du tannin, du gluten et de la fer-entation, etc., sur ces mêmes substances dans l'état de mort.

1° *Action de l'air sur les principes immédiats des végétaux*.

L'air ne se borne point à dessécher les substances végétales oumises à son action. L'expérience prouve qu'il y a fixation d'oxygène dans les plantes qu'on fait sécher, dans les fruits l'on met mûrir sur la paille, dans les fruitiers, ou les semences, e blé, etc., que l'on conserve aux greniers. Comme à une asse température l'oxygène a plus d'affinité pour l'hydrogène ue pour le carbone, il se forme de l'eau, le carbone est mis n partie à nu ; c'est pourquoi les bois, les extraits, les fruits, es matières colorantes et toutes les autres substances végétales lacées à l'air, acquièrent une couleur plus foncée en se des-échant. Cette absorption de l'oxygène vicie en effet l'air dans equel on expose ces substances. Il y a même, en plusieurs irconstances, formation de gaz acide carbonique, comme dans la maturation des fruits, parce que le carbone végétal mis à nu, se combine à l'oxygène atmosphérique.

En même temps que les parties végétales s'oxydent et se colorent, elles deviennent plus concrètes, moins solubles. C'est ainsi que les *infusum* et les *décoctum* végétaux brunissent et se troublent à l'air ; que les plantes mal desséchées devien-nent noires ; que le tannin et l'acide gallique précipitent en ouleurs plus ou moins foncées à l'air les oxydes métalliques, surtout ceux de fer, dans la teinture et l'engallage des étoffes. De même les infusum colorans s'avivent à l'air ou par l'action d'un peu de chlore ou d'acide chlorique (mais lorsque celui-ci est en excès, il décolore au contraire) ; l'indigo, le pastel, les autres teintures bleues végétales prennent une plus grande intensité par l'absorption de l'oxygène atmosphérique.

Cet état d'oxydation végétale a la propriété de solidifier les substances qu'on y expose. Les bois acquièrent de la dureté en les écorçant ; le tannin, les extraits perdent de leur solu-bilité ; les cires, les beurres, les huiles fixes ou volatiles de-iennent plus concrètes. En tenant même des huiles fixes sur l'eau, à l'air, elles y prennent la consistance de la cire ou de la stéarine, selon Chevreul, en perdant de leur hydrogène et en se rancissant (la rancidité que produit l'absorption de l'oxygène, forme de l'acide acétique par l'oxydation du principe muqueux contenu dans les huiles). La saponification est même singulièrement favorisée par l'absorption de l'air. Les huil volatiles se condensent et se transforment en *stéaropton* p cette absorption. L'oxygène agit encore sur plusieurs arom légers, et les détruit. L'albumine végétale, le gluten, le f ment, les laits des plantes (comme ceux des figuiers, le caout chouc, etc.) se concrètent à l'air, y perdent de leur solubi lité. Plusieurs acides végétaux, comme l'acétique, le tar trique, etc., en liqueur, se détruisent à la longue à l'air, en s'y résolvant dans leurs élémens. Il paraît que la cristallisation du sucre n'a lieu, dans les liquides sucrés, que lorsqu'ils ont ab sorbé une certaine portion d'air.

L'action de l'air, combinée avec celle de la lumière, agi plus vivement sur les substances végétales et les décolore. C'es ainsi que les fleurs, les feuilles, le tissu des toiles, les cou leurs délicates, la cire, etc., passent au jaune sale ou au blan On parvient au même but en soumettant au gaz sulfureux ces substances ou au chlore qui enlève l'hydrogène de matières. L'acide chlorique forme dans les extraits un précipi jaunâtre insoluble, qui se rapproche de la matière ligneuse vers laquelle tendent le tannin et les principes extractifs e s'oxygénant.

2° *Action de l'eau froide sur les végétaux.*

Nous avons déjà parlé de cette action en traitant des macé rations, digestions et infusions aqueuses. Il est assez connu que l'eau renfle le tissu végétal, le ramollit, en sépare les di vers élémens solubles, extractifs, le tannin, la sève, la gomm la gélatine, le sucre, le mucilage, etc.; qu'elle mélange plusieurs de ces principes entre eux; isole les huiles, les résines, le gluten; dissout les acides et les sels. C'est ainsi que les bois flottés sont privés de potasse, de principes extractifs, offrent moins de pâture aux larves d'insectes qui les attaquent. Ces mêmes bois, long-temps tenus sous l'eau, s'y noircissent et se charbonnent par la dissolution successive de leurs principes hydrogénés, qui laissent le carbone à nu. Aussi les matières végétales exhalent beaucoup de gaz hydrogène plus ou moins carburé en se putréfiant sous les eaux.

On peut dire que plusieurs principes végétaux n'ont pas d'attraction pour ce liquide, puisque les huiles fixes, les sines, les cires, le caout-chouc, etc., etc., n'y sont point so lubles. Le camphre s'y dissout en petite proportion, ainsi que les huiles volatiles. En agitant quelques gouttes de celles-ci ans de l'eau pure, on forme sur-le-champ un liquide semblable à l'eau distillée de la plante d'où est extraite l'huile vo- tile. Telles sont les eaux distillées extemporanées.

Il y a des eaux moins propres que d'autres à dissoudre les incipes végétaux. Telles sont celles chargées de sulfate de haux, qui ne cuisent pas bien les légumes, parce qu'elles nt déjà saturées d'une dissolution saline qui les empêche agir avec toute leur capacité, et même elles durcissent les égumes en combinant ce sel à base calcaire dans leur tissu.

3° *Action de la chaleur humide sur les végétaux.*

La coction ou les décoctions, les distillations à la chaleur el'eau bouillante sont les principales opérations qu'on exerce r ce moyen sur les vegétaux.

On a dit que la décoction extrayait des végétaux les ma- ères solubles ou extractives, les gommes et même les sucs ommo-résineux, les fécules, le tannin, la partie colorante, principes sucrés, les acides, les sels, et une foule d'autres atières; qu'elle séparait les huiles fixes, les cires et beurres, résines, dissipait les substances volatiles, l'huile essentielle, arome particulier; qu'on se servait de ce procédé pour une oule d'opérations pharmaceutiques et chimiques; mais on n'a eut-être pas assez considéré qu'elle n'était point bornée à ce le purement mécanique.

D'abord elle cuit les matières sur lesquelles elle agit. Il est ertain que l'albumine végétale se concrète, que le gluten et e ferment perdent leurs proprietés, que la fécule, qui est in- oluble à l'eau froide, rompant ses enveloppes prend la na- re de la gomme par la cuisson, devient soluble, transpa- ente, mucilagineuse, plus propre à la nutrition et à sa dis- olution dans l'estomac. La matière sucrée, qui souvent était mbarrassée de corps étrangers à l'état cru, est quelquefois lus développée par la coction. C'est ainsi que l'âpreté de plu- ieurs fruits se détruit par ce moyen, et même la simple réac- on de l'eau de végétation sur les semences, les fruits, les acines, les herbes et autres légumes soumis à l'action du eu, afin de les rendre plus capables de servir d'aliment, suf- t pour corriger l'acerbité, détruire une portion d'acide ma- ique, combiner plus intimement les sucs, amollir le tissu égétal, dissiper les principes âcres (comme dans les cruci- fères), décider enfin une sorte de maturité rapide dans ces ubstances. Comme dans les progrès de la végétation, l'on oit les fruits, d'après les recherches de M. Couverchel, d'a- ord verts et acerbes, passer successivement à l'état muqueux, puis pulpeux, puis sucré, puis farineux et nutritif, de même l'action d'une chaleur tempérée, comme celle de la cuisson, transforme jusqu'à certain point les sucs non mûrs et non entièrement combinés, à un état plus doux, plus voisin de la nature du sucre ou de la fécule nutritive. Il paraît que, dans cette opération, l'oxygène (qui domine dans ces principes acides ou acerbes) se combine à une portion d'hydrogène et de carbone, forme de l'eau, du gaz acide carbonique, qui tend à se dissiper, boursouffle et distend la matière végétale, soumise à la coction, écarte et rompt les mailles de son tissu et le ramollit. Les principes végétaux alors plus riches en hydrogène et en carbone, offrent des matériaux plus disposés à servir d'aliment. Aussi tous les peuples civilisés se nourrissent d'alimens cuits; et en même temps que ceux-ci donnent une nourriture plus tempérée, ils apportent en quelque manière plus de douceur dans les habitudes; ils exigent moins d'efforts de digestion. Lorsque Homère désigne quelque peuple extrêmement sauvage ou barbare, il le qualifie de *crudivore*.

Il est cependant à remarquer que la coction diminue la qualité nutritive des substances qu'on y soumet. Sans parler ici des matières animales qui deviennent d'autant plus légères et moins alimentaires à mesure qu'on les fait beaucoup plus cuire, il y a des preuves qu'une portion de sucre hydruré et de fécule, se décompose par la coction. Les betteraves, les carottes, le moût de raisin, etc., perdent de leur sucre, d'autant plus qu'ils sont soumis à une cuisson plus forte. On ne trouve plus dans la pomme de terre cuite un mucilage assez abondant pour représenter toute la fécule qu'elle contenait étant crue, quoique toute cette racine soit transformée en une pulpe nourrissante. On sait de même que plusieurs sucs végétaux muqueux ou gélatineux deviennent, par l'action de la chaleur, des extraits charbonneux, âcres, quelque soin qu'on prenne pour ne pas les brûler. Il est également reconnu que l'ébullition dans l'eau ôte à la longue, aux purgatifs, la faculté de purger, comme à la manne, aux tamarins, à la casse, et même à la rhubarbe, au séné, parce que le principe purgatif de ces médicamens réside dans une substance gommo-extractive que la longue décoction décompose et noircit (1).

(1) La décoction de bois de campêche fournit un extrait astringent employé contre les diarrhées, en Angleterre; on en use aussi en tisane. Ce médicament teint les excrémens en rouge. L'extrait de campêche donne, par sa digestion dans l'alcool, une matière cristallisable colorée, que M. Chevreul nomme *hématine*, et qui est extracto-saccharine. Il y a une autre matière brune insoluble.

ous avons dit comment les matières extractives et le tannin s'oxydaient par l'ébullition forte. Il paraît même qu'il se forme alors une portion d'acide acétique, car il en passe une petite quantité dans les eaux distillées des plantes.

Quant aux principes volatils, la plupart se trouvent combinés différemment, ou décomposés par la chaleur, comme il arrive aux plantes antiscorbutiques lorsqu'on les fait cuire; elles exhalent alors une légère odeur de soufre. Souvent les substances vénéneuses perdent de leur activité par la décoction longue, comme il arrive à l'opium, à la ciguë. Les résines perdent aussi l'huile volatile qu'elles contenaient, comme dans la cuisson de la térébenthine et du copahu. Les baumes naturels laissent dissiper ou l'acide benzoïque, ou les principes aromatiques dont ils sont chargés.

Lorsqu'on distille au bain-marie des substances végétales fraîches pour obtenir des eaux essentielles, ces eaux ne sont pas seulement toutes existantes dans le végétal; il paraît qu'il s'en compose aussi une partie à mesure que les portions les plus ténues de mucilage ou d'autres principes se détruisent; leur oxygène se combine à l'hydrogène; la portion de carbone restante passe souvent à l'état de gaz acide carbonique, qu'on peut recueillir dans les récipiens (*Voyez* à l'article des Eaux distillées, tome Ier, page 524 et suiv.).

Si l'on expose les matières végétales, même les plus compactes, comme les bois, à la vive chaleur de l'eau renfermée dans le digesteur ou la marmite de Papin, on les réduit bientôt en matière pultacée, molle comme la bouillie.

4° Action de la chaleur sèche sur les matières végétales, et de leur composition.

Aux degrés de température supérieure à 80°, à celui de l'eau bouillante, il s'opère un changement dans l'équilibre de composition des substances végétales. En effet, l'hydrogène plus léger que l'oxygène et le carbone, tend le premier à se séparer en s'unissant à l'oxygène pour former de l'eau; ensuite nous avons vu, dans les affinités, qu'à une haute température le carbone enlevait l'oxygène à l'hydrogène; et ceci nous donnera la clef de tout ce qui se passe dans l'action de la chaleur sèche sur les végétaux. Enfin le terme extrême de la décomposition de ces corps se réduit à de l'eau et de l'acide carbonique qui contiennent tous leurs élémens constitutifs.

Après l'entière dissipation de l'eau de végétation, lorsqu'on a desséché une plante, un fruit ou une gomme, etc., à la chaleur qui volatilise cette eau, la matière végétale commence à se griller, elle jaunit, roussit, noircit, fume. Ce grillage ou cette torréfaction s'opère pour le café (ou la chicorée et autres objets qu'on lui substitue quelquefois), la rhubarbe, le sucre qu'on caramélise pour faire des pralines, du nouga, etc., les fécules, les graines céréales qu'on fait roussir pour en développer la saveur, comme dans la cuisson du pain, les huiles qui servent en fritures, etc.

Ce *roussissement* résulte du développement du carbone, parce qu'une partie de l'hydrogene et de l'oxygène du composé s'unissent pour former de l'eau, qui se volatilise. On obtient en effet de cette eau formée, ou phlegme, si l'on opère cette torréfaction dans des vaisseaux distillatoires. Ce nouvel état produit des saveurs plus intenses dans le composé végétal, et souvent lui communique de nouvelles propriétés. Ainsi l'on a remarqué que le grillage du café y formait une huile odorante, y développait plus de tannin; que la rhubarbe perdait de sa qualité purgative pour en prendre une astringente; que l'opium exhalait par ce moyen des principes vireux; que la partie extérieure du pain était plus savoureuse que la mie; que les fritures, les roux et autres opérations de l'art culinaire étaient fondées sur ce principe.

Si l'on pousse plus loin la chaleur, la désorganisation végétale commence, et ces substances cessent d'être propres à la nutrition. Alors on n'obtient qu'à peu près les mêmes résultats de tous les végétaux, puisqu'on les réduit à leurs principes. C'est ainsi que les analyses végétales faites au commencement du XVIIIe siècle, par Tauvry, Boulduc, Geoffroy, offraient les mêmes produits, soit que l'on prît la ciguë ou le froment, l'opium ou le chou, etc., et l'on reconnut que l'on n'apprenait rien par ce moyen, vérité toujours bonne à recueillir de l'expérience d'une fausse route, puisqu'elle empêche d'y retomber.

Le *pyrothonide* est du linge brûlé donnant une sorte d'acide pyroligneux, huileux ou empyreumatique, vanté contre le flux des membranes muqueuses, les hémorrhagies, les ophthalmies, etc.

Lorsqu'on veut décomposer par la distillation à feu nu une matière végétale sèche, on la divise et on place dans une cornue de grès ou de verre bien lutée, posée sur deux barres de fer, au fourneau de réverbère, muni de son dôme; on adapte un récipient tubulé et communiquant avec l'appareil hydropneumatique pour recueillir les gaz (*Voyez* les figures, planche 5). Ensuite on chauffe doucement d'abord, puis on augmente successivement le feu jusqu'à faire rougir le fond de cornue. D'abord, l'air de l'appareil et celui contenu dans e végétal se dilatent, passent dans les vaisseaux; on voit bientôt couler un phlegme ou de l'eau insipide retenant, avec 'odeur de brûlé, celle de la substance qui l'a fournie. Ce hlegme acquiert ensuite de l'acidité et une odeur pénétrante n peu pyrogénée. C'est de l'acide acétique formé, sali par n peu d'huile empyreumatique, légèrement brune. On avait donné à ce liquide les noms d'*acide pyro-ligneux* ou *pyroqueux*, selon qu'il était fourni par des bois ou des gommes, es sucs, des fécules, du sucre, etc. On en extrait un très-fort, qu'on purifie sous le nom de vinaigre de bois de Mollerat.

Lorsqu'on pousse davantage le feu, le récipient se remplit e vapeurs ou d'un nuage blanchâtre, et il passe en même mps une huile d'un brun rouge, qui devient de plus en plus paisse et noire, jusqu'à ce qu'elle ressemble à du goudron et ule avec peine sur la fin de l'opération. Il se dégage aussi ne énorme quantité de gaz hydrogène carburé et oxycarburé, êlé de gaz acide carbonique, qu'on recueillera. Enfin il reste ans la cornue un charbon noir luisant, plus ou moins bour-ouflé. Celui des gommes, fécules, etc., l'est beaucoup; celui es bois est plus compacte. L'opération terminée, les vaisseaux froidis, on délute l'appareil, l'on sépare le phlegme ou *esprit* cide, de l'huile empyreumatique ou pyrogénée qui le sur-ge, soit en filtrant dans un papier gris mouillé, qui laisse sser le liquide aqueux et retient l'huile, soit en laissant ouler dans un entonnoir dont la gorge se ferme à volonté, le phlegme, et en retenant l'huile goudroneuse qui le surnage.

Nous avons dit que ces acides pyro-ligneux n'étaient que e l'acide acétique formé par la combinaison d'une portion e carbone et d'hydrogène à beaucoup d'oxygène de la ma-re végétale, et que cet acide était sali et imprégné d'une cer-taine quantité d'huile pyrogénée. Il a la propriété de tacher rtement l'épiderme en y faisant pénétrer cette huile rou-geâtre, qui y adhère avec obstination. Cet acide est même si t et si concentré, qu'on en a fabriqué d'excellens vinaigres, t en les rectifiant sur du charbon mêlé d'argile pur, ou de uelque autre substance semblable: on obtient, par cette se-onde distillation au bain de sable, un acide acétique privé de toute ou de presque toute son odeur et saveur empyreuma-ques. En distillant le tartre brut, on obtient de même un cide particulier nommé *pyro-tartrique;* et, quoiqu'il res-mble, à plusieurs égards, à l'acide acétique empyreuma-ique des précédens, il retient néanmoins plusieurs caractères particuliers de l'acide du tartre, ce qui ne permet pas de le confondre avec les autres; ses affinités pour les bases salifiables tiennent aussi de celles de l'acide tartrique.

M. Houtou-la-Billardière a de même obtenu un acide p *mucique* de l'acide mucique distillé; M. Lassaigne, un p. *sorbique*, etc.

On faisait autrefois usage en médecine des *esprits acid* du bois de gayac, de celui de buis, de celui de genièvre, de la suie, du papier, du tabac, du sassafras, et même de la cire, du beurre, etc. On les regardait comme sudorifiques à la d de 2 à 3 gros dans quelque véhicule convenable; ils ont pl d'efficacité lorsqu'ils ne sont pas rectifiés, mais leur huile e pyreumatique se sépare, et les surnage au bout de quelqu temps. Quand à l'acide du succin obtenu, il reste dans la co nue, lorsqu'on n'a pas entièrement brûlé ce bitume, une ma tière noire que les Hollandais vendent comme de l'asphalte ou bitume de Judée. Ce succin charbonné est susceptible d'u poli vitreux; on en fait des ornemens; il peut donner encore beaucoup d'huile.

La *naphtaline* de Kidd s'obtient en faisant passer la vapeu de goudron à travers un tube de fer rougi au feu. On reçoi dans le vaisseau condensateur un fluide aqueux ammoniacal et un liquide noir ressemblant à du goudron. Quand on so met ce liquide à une distillation ménagée, on obtient de fluides, dont l'un huileux, l'autre aqueux; il se rassemble la partie supérieure de la cornue une substance blanche concrète qui est la *naphthaline*, blanche, à l'état cristallin, à lam rhomboïdales, à angles obtus de 100 à 105 degrés, d'odeur légèrement aromatique analogue à celle du narcisse, d'une saveur piquante; pesant un peu plus que l'eau: elle s'évapore l'air, lentement; fond à 82 degrés, bout à 200 degrés, cristallise par refroidissement; est difficilement inflammable, m brûle rapidement avec une fumée dense.

Insoluble dans l'eau froide, peu soluble en la chaude, très soluble en alcool, éther, huiles fixes et volatiles; elle ne combine pas aux alcalis. Soluble dans les acides acétique, oxalique, elle noircit dans le sulfurique, est transformée par le nitrique en une substance jaune, cristallisable en aiguille

M. Dumas a trouvé dans la naphtaline d'autres princip, composés de carbone et d'hydrogène (1).

Les *huiles pyrogénées* sont plus ou moins volatiles, d'un,

(1) Il en est ainsi du goudron du hêtre qui présente divers produits an gues. Nous ne parlerons pas ici de l'*eupione* et de la *paraffine*. Voyez *A chim. et phys.*, 1832. La paraffine et la naphthaline purifiées en crista blancs, fusibles, peuvent servir à l'éclairage et former des bougies.

odeur pénétrante, fétide, tenace ; elles sont plus inflammables que les huiles fixes, moins que les volatiles ; elles noircissent beaucoup par l'effet de la lumière et surtout de l'air qui les endépaisses, plus goudroneuses, charbonnées ; elles se dissolvent en partie dans l'alcool, ont une saveur très-âcre, brûlante, fétide ; passent pour stimulantes, sudorifiques, antispasmodiques et vermifuges très-actifs. On employait jadis celles du bois de gayac, de buis, de cèdre (la *cedria* pour embaumer) ; on se sert quelquefois de celle du bois de genévrier et de l'oxycèdre, qui se nomme *huile de cade,* en frictions, contre le farcin des chevaux ou la teigne, ou en bols contre les vers ; on extrayait également par le feu, des huiles fétides du succin, autrefois vantées encore comme antispasmodiques.

L'*huile distillée de succin* s'obtient avec celui-ci, contusé, distillé à feu nu dans une cornue enduite de lut ; l'huile se sépare de l'acide obtenu en liqueur, au moyen d'un entonnoir (*voyez* ci-devant l'*Acide succinique*, page 364). La liqueur acide huileuse est l'*esprit de succin* des anciens. On rectifie l'huile brune de succin en la distillant de nouveau. On obtient aussi une huile de l'asphalte, vantée contre les fluxions catarrhales ; celle du jayet, comme antiépileptique ; de l'encens, du benjoin, du mastic, de la résine-élémi, du tacamahaca, comme céphaliques ; de la myrrhe, du galbanum, de la gomme ammoniaque, comme résolutives ; de la poix, de la térébenthine, du goudron, du ladanum, de la suie, etc. Plusieurs servaient appliquées, ou sur les dents, les os cariés, pour hâter leur exfoliation, ou en oléo-saccharum comme diaphorétiques, ou mêlées à des huiles fixes pour les linimens contre les rhumatismes, les tumeurs indolentes. Quoique abandonnées à cause de leur mauvaise odeur, ce sont des remèdes actifs ; la plupart tiennent de l'acide acétique empyreumatique.

L'*huile de briques* ou *des philosophes* etait du même genre, une huile pyrogénée. On plonge des briques rougies au feu dans de l'huile d'olives, en la couvrant pour qu'elle ne s'enflamme pas ; ces briques imbibées d'huile sont pulvérisées, soumises à la distillation à feu nu. Il passe d'abord du phlegme pyro-acétique, puis une huile ténue, d'abord blanche, ensuite plus noire, et analogue en tout aux précédentes. Du savon ordinaire, ou un emplâtre de plomb, ainsi distillés à feu nu, fournissent pareillement de cette huile légère empyreumatique. Elles passaient pour très-résolutives en linimens avec le camphre qu'elles dissolvent bien ; mais elles sont âcres et excitent souvent des phlogoses sur la peau. L'on préparait une *huile de cire* de la manière suivante : On verse du sablon pur da de la cire liquéfiée ; on forme des boulettes de ce mélange, on les introduit dans une cornue qu'on expose à feu nu, comm dans les distillations précédentes. On peut employer la cha vive avec l'huile au lieu de briques, pour faire l'huile d philosophes. L'huile de cire est épaisse, butyreuse, et sent graillon.

Comme toutes ces huiles pyrogénées sont plus ou moin charbonnées et noires, on peut les obtenir plus légères, pl limpides, plus éthérées, d'une odeur moins fétide, en les r tifiant avec précaution. Ces huiles éthérées et pyrogénées noi cissent aisément à la lumière et à l'air ; elles y dégagent d l'hydrogène et sont fort inflammables. Le napthe et le pétro distillés sont des huiles de ce genre. (1). Elles se rapprochen de la qualité des huiles essentielles, et sont presque semblabl pour la plupart des plantes.

Dans la distillation à feu nu des plantes somnifères ou autre qui contiennent de l'azote, comme les solanées, le pavot, l cigue et les crucifères, les champignons, les plantes à soude e à nitre, il se dégage de l'ammoniaque qui, se combinant à l' cide carbonique formé, s'attache au col de la cornue, ou pass en partie dans le récipient, comme dans la distillation des tières animales. Plusieurs végétaux fournissent aussi de l'aci prussique : tel est le bois de chêne.

Enfin, pour terminer ce genre de produits, on soumet le charbon resté dans la cornue à l'incinération, à l'air libre, et l'on obtient, après les dernières portions d'acide carbonique, les sels, les cendres et autres substances contenues dans la matière analysée. Les parties solubles sont enlevées au moyen de la lixiviation dans l'eau et la filtration ; par l'action des acides, essaie quelles substances terreuses, quels oxydes métalliques peuvent rester dans la partie insoluble de ces cendres. Le ga donne du sulfate et du carbonate de potasse, comme plusieurs autres végétaux, et cet alcali carbonaté se rapporte à ceux que retirait Tachenius de l'absinthe, de la fumeterre, du chardon bénit, etc., qui étaient encore imprégnés d'une portion l'huile empyreumatique de ces plantes. Le fer, l'oxyde de man ganèse, sont les plus fréquens des principes métalliques dans les végétaux ; la chaux, la magnésie, la silice y paraissent aussi les terres les plus communes.

---

(1) Le pétrole distillé, ou son huile regardée à contre-jour, a la coule jaune-orange ; et au jour, entre l'œil et la lumière, elle paraît bleue comme l'infusum du bois néphrétique.

Analyse médiate des substances organiques.

On triture avec soin, en un mortier de verre, sec, de 1 à 2 ammes de la matière à analyser, avec 7 à 9 grammes d'oxyde e cuivre. On introduit le mélange en un tube de verre, avec oin. Sur ce mélange on met une couche d'un gramme et de- ià 2 grammes de peroxyde, et sur celle-ci 3 à 4 grammes e tournure de cuivre bien décapée. On remplit le reste du beavec de l'amianthe demi-gramme au plus, pour enlever par traction capillaire, à la partie chaude du tube, l'humidité oduite pendant l'expérience. Il sert aussi de tampon. On èse le tube et on prend note du poids; on bouche avec un onchon cannelé sur les côtés, on adapte le collet de caout- ouc. On chauffe ensuite par degrés, dans un demi-cylindre e tôle avec des charbons noirs, sous le petit dôme d'un four- eau. L'incandescence ne se produit que par degrés; on ob- ent un gaz saturé d'humidité, que par le calcul on ramène volume du gaz sec. Voyez les analyses de Henri Rose.

Les cendres des végétaux sont des substances salines étran- res à ces végétaux, et qui n'y ont été charriées que par l'eau, omme l'avait déjà remarqué Bergmann; elles contiennent sou- ent du manganèse qui les fait paraître bleues en les chauf- ant fortement; la chaux est d'ordinaire la base la plus abon- ante des sels qu'on y rencontre.

Selon Schrœder, les semences suivantes des céréales inci- érées contiennent les sels et les substances ici désignés :

SUBSTANCES.	TRITICUM HYBERNUM.	SEIGLE.	ORGE.	AVOINE.	
	grains.	grains.	grains.	grains.	SUR 32 onces de chaque céréale.
Silice.	13,2	15,6	66,7	144,2	
Carbonate de chaux. . .	12,6	13,4	24,8	33,75	
de magnésie. .	13,4	14,2	25,3	33,9	
Alumine.	0,6	1,4	4,2	4,5	
Oxyde de manganèse. .	5,0	3,2	6,7	6,95	
de fer.	2,5	0,9	3,8	4,5	
	47,3	48,7	131,5	227,8	

Berthollet, ensuite MM. Thénard et Gay-Lussac, se sont ivrés à l'analyse des matières végétales et animales par une écomposition totale. Le premier, en faisant passer ces corps travers un tube de porcelaine rougi dans un fourneau; les conds, en mêlant ces substances à du chlorate et perchlorate de potasse, qu'ils ont fait brûler dans un appareil fermé, propre à recevoir le gaz. Ce moyen a été indiqué par Fourcroy, dans son *Système des connaissances chimiques*. Les résidus de ces expériences ont donné les résultats suivans. Toutes les fois qu'une matière végétale contient de l'oxygène dans un rapport plus considérable que dans l'eau, elle est toujours acide; tels sont les acides végétaux. Si le rapport de l'oxygène s'y trouve dans les mêmes proportions que pour l'eau, la matière végétale forme des *oxydes*, comme le sucre, la fécule, la gomme, le bois, etc. Lavoisier avait déjà désigné ces matières sous le nom d'oxydes végétaux. Lorsqu'au contraire le rapport de l'oxygène y est moindre que dans l'eau, la substance végetale est huileuse, ou résineuse, ou alcoolique, ou hydrogénée. Il en est d'autres enfin qui contiennent de l'azote. C'est sur ces quatre principales classes que nous avons fondé notre division des principes immédiats des végétaux.

De l'action des acides sur ces substances.

Les altérations que ces réactifs font subir aux principes végétaux sont nombreuses, remarquables, et souvent importantes en médecine ou dans les arts. Nous traiterons à part de l'action des acides sur l'alcool ou sur des éthers.

L'acide sulfurique concentré noircit les substances ligneuses, y perd une partie de son oxygène, et dégage du gaz sulfureux; il se forme une portion d'eau par la séparation d'une certaine quantité d'hydrogène; ensuite il se produit du vinaigre ou acide acétique. C'est aussi ce qui se passe dans la préparation ordinaire de l'élixir de Mynsicht. L'un des plus curieux résultats de l'action de l'acide sulfurique est celui que M. Braconnot a obtenu en faisant du sucre avec des chiffons, outre les autres produits formés par l'action du même acide sur le bois.

Sucre de chiffons.

M. Braconnot a pris 25 grammes de chiffons de toile, qu'on peut regarder comme du ligneux pur. Bien desséchés, il les arrosa dans un mortier de verre avec de l'acide sulfurique, 34 grammes, en agitant et broyant ensuite; le linge fut réduit en une masse mucilagineuse, poissante, peu colorée, sans dégagement d'acide sulfureux, ni dépôt de carbone. On délaie dans de l'eau, qui dissout la masse, excepté une petite partie de matière amyliforme, qui est du linge non entièrement décomposé. On sature avec de la craie l'acide dissolvant; on filtre pour séparer le dépôt de sulfate de chaux, on évapore en consistance sirupeuse, en séparant un reste de sélénite. En continuant à chauffer cette matière gommeuse, *avec de l'acide sulfurique étendu d'eau* (comme pour le sucre d'amidon), on met en ébullition pendant dix heures, on sature avec le carbonate de chaux; enfin on évapore en sirop et on met cristalliser. On obtient ainsi du sucre en cristaux, qu'on peut rendre très-blanc par la purification au charbon animal. Ce sucre a une saveur fraîche dans la bouche, il cristallise en groupes sphériques, composés de petites lames divergentes, inégales. Il se fond à la chaleur de l'eau bouillante, est dissoluble dans l'alcool chaud. Il est très-analogue aux sucres d'amidon et de raisin. Une livre de chiffons donne au-delà d'une livre de sucre. La gomme produite d'abord, retient un peu d'acide sulfurique; elle est moins tenace que l'arabique.

Si l'on distillait l'acide sulfurique sur le bois, il passerait d'abord de l'eau, de l'acide acétique, ensuite beaucoup de gaz sulfureux, et des gaz hydrogènes carburé et sulfuré. Sur le charbon sec, l'acide sulfurique distillé donne beaucoup d'acide sulfureux, et c'est encore le meilleur procédé pour en obtenir. Sur les gommes, les résines, les extraits, le sucre, etc., l'acide sulfurique agit à peu près de même. Il dissout fort bien l'indigo, et cette solution est très-usitée en teinture, mais pour que le bleu de cette couleur soit pur, il ne faut pas que l'acide contienne de l'acide nitrique, qui la ferait verdir. On sait qu'avec l'amidon il le transforme en sucre aussi.

Versé sur des huiles fixes, l'acide sulfurique concentré les noircit, les épaissit, les rend concrètes, dégage avec beaucoup de calorique de l'hydrogène carburé, du gaz sulfureux, et forme aussi de l'acide acétique. En lavant cette huile brunie, on obtient une masse assez concrète qui est un *savon acide*, ou une combinaison particulière d'acide et d'oléine. Macquer ayant remarqué que les huiles rances ou acidifiées étaient dissolubles, au moins en partie, dans l'alcool, tandis que les récentes ne l'étaient point, a tenté d'acidifier ces huiles, et de les rendre dissolubles, comme le savon dans l'alcool. Achard, de Berlin, a travaillé aussi sur cet objet. Macquer formait son savon acide en dissolvant dans le moins d'eau possible du savon blanc ordinaire; on verse sur ce mélange épais et froid un peu d'acide sulfurique concentré; il y a production de chaleur; on triture dans un mortier de verre, on ajoute peu à peu de l'acide pour dissoudre tout le savon sans le brûler; après quelques heures de repos, on voit surnager une matière brûnâtre, de consistance de cire ou de graisse figée, qu'on peut séparer de l'acide en la posant sur des papiers brouillards. Elle retient néanmoins de l'acidité, mais elle est devenue dissoluble dans l'alcool et même dans l'eau froide.

Les huiles siccatives forment, avec l'acide sulfurique ou nitrique, des composés ou savons acides, qui se rapprochent de la nature des résines ; mais les huiles non siccatives, comme celles d'olives, d'amandes douces, de ben, d'arachide, des crucifères, etc., forment plutôt des composés savonneux acides, qui se rapprochent des graisses ou cires. Achard faisait son savon acide avec deux parties d'huile d'olives et une demi-partie d'acide sulfurique concentré, en empêchant la matière de s'échauffer et de se noircir. On sépare l'acide surabondant par dépôt; alors on dissout dans l'eau distillée bouillante cette huile acidifiée qui s'en sépare par le refroidissement. Quoique toujours retenant cet acide en combinaison, cette huile doit être seulement jaunâtre et non brûlée. On ne se sert pas de cette combinaison, mais elle peut conduire à connaître la formation de la stéarine dans les cires ou beurres et huiles concrètes.

Les huiles volatiles éprouvent, de la part de l'acide sulfurique, une altération encore plus forte, et se bituminisent en quelque sorte. En distillant de l'acide sulfurique sur du camphre, ou sur de la résine ordinaire, ou de l'assa-fœtida, ou de la résine élémi, il reste dans la cornue une substance brune, analogue au tannin, suivant Hatchett ; le camphre dégage dans cette opération une sorte d'huile volatile, d'une odeur analogue à celle de menthe. Au reste, la plupart des principes végétaux sont détruits et réduits en ulmine par l'action de cet acide concentré; il coagule sur-le-champ l'albumine végétale.

L'acide sulfureux a la propriété de détruire la plupart des couleurs végétales fugaces, en leur enlevant de l'hydrogène; c'est ainsi qu'on déteint plusieurs substances. Les aromes sont aussi décomposés par ce gaz sulfureux. Sa propriété remarquable est de se combiner au ferment (soit du raisin, soit de la levure de bière, soit des fruits pulpeux, etc.), et de l'empêcher d'agir sur le sucre, pour produire la fermentation alcoolique. C'est sur ce principe qu'est fondé l'art de *muter* les vins, pour les empêcher de tourner à l'aigre, ou pour empêcher le moût de fermenter. Le sulfite de chaux opère le même effet, comme nous l'avons exposé ci-devant, page 415.

Comme l'acide nitrique cède facilement son oxygène, il se décompose rapidement sur les principes végétaux. Sur le bois ou le charbon il forme, selon Hatchett, une sorte de tannin artificiel (1) et divers acides végétaux, lorsqu'on aide par la

(1) Proust regarde ce tannin comme une combinaison d'acide avec la matière végétale. Il se rapproche de l'acide azulmique.

haleur l'action de cet acide minéral. Ainsi, sur le sucre, les écules, le miel, les gommes, les extraits, il produit des acides malique, ensuite oxalique, enfin acétique. Mais les gommes déposent aussi par ce procédé, comme le sucre de lait, un acide concret, nommé saccholactique ou mucique. Avec le liége, l'acide nitrique a donné à M. Bouillon Lagrange l'acide subérique; il forme aussi avec l'aloès un acide particulier, jaune, amer, qu'on peut appeler aloétique. Mais il produit avec l'indigo une substance bien singulière, jaune, amère (l'*amer* de Welther qui l'a le premier observé), qui détonne avec une flamme purpurine lorsqu'on la chauffe ou qu'on la frappe (1).

On prend, pour faire l'*amer*, une partie d'indigo-guatimala, qu'on fait bouillir dans quatre parties d'acide nitrique à 18 ou 20°. La matière acquiert une couleur jaune; on évapore, et le résidu dissous dans l'eau, on ajoute de la potasse jusqu'à saturation; il se forme des cristaux aciculaires, jaunes, qui sont la matière détonnante. La fibre musculaire, traitée par ce même procédé, donne des résultats analogues. Il paraît qu'il se forme dans cette opération une combinaison de l'acide avec une matière animalisée (car l'indigo contient de l'azote aussi), et que la potasse ne peut pas en séparer l'acide.

La résine de gayac ou gayacine se colore en bleu dans l'acide nitreux et aussi dans l'acide sulfureux, mais cette couleur est passagère (2). Avec le gluten, l'acide nitrique forme une matière graisseuse, jaunâtre, qui le surnage, et l'on trouve dans la liqueur un peu de nitrate d'ammoniaque formé, parce que le gluten contient l'azote et l'hydrogène, élémens de l'ammoniaque. Cet acide se comporte de même avec les matières animales. Il y compose aussi de l'acide hydrocyanique.

Mais son action la plus frappante est l'inflammation subite qu'il détermine avec les huiles volatiles et même les fixes, siccatives, de lin, de noix, de chenevis, d'œillette, etc.; il en dégage une grande abondance de gaz nitreux (ce qui a lieu aussi dans son action sur les autres substances végétales), d'acide carbonique et des vapeurs aqueuses. Parmi les huiles fixes, celles qui sont le plus siccatives s'enflamment: les autres non. Il résulte un charbon volumineux et boursoufflé, suite de l'immense bouillonnement qui s'excite; on le nomme *champignon philosophique*. Pour exciter plus sûrement cette inflammation,

---

(1) Sur les qualités vénéneuses du jaune-amer de Welther. Voyez *Notz. a. d. gebirte d. nat. u. Heilkunde.*, 1825, mai; p. 209.

(2) La racine fraîche de raifort produit le même effet sur cette résine.

l'on prend de l'acide nitrique très-concentré (environ à 40°); on le verse peu à peu sur l'huile, et sur la fin on ajoute l'acide sulfurique concentré, qui détermine une violente chaleur. Les huiles volatiles bien rectifiées, celle de térébenthine, par exemple, ont aussi besoin de l'addition de l'acide sulfurique; mais si elles sont un peu épaisses, l'acide nitrique concentré suffit (Geoffroy, Hoffmann, Rouelle, etc.). Ce fut Olaus Borrichius qui découvrit le premier cette sorte d'inflammation.

Cet acide, affaibli et mêlé aux huiles fixes, les épaissit, les rancit et jaunit, comme la graine oxygénée (tome II, page 119). Il résinifie les huiles volatiles et les noircit.

Le camphre se dissout dans l'acide nitrique. On triture douze parties de camphre sur moitié de son poids de cet acide à 37°, et l'on voit surnager une substance oléagineuse, qui est le camphre liquéfié; on la nomme *huile de camphre*. Elle sert à aider la dissolution du caout-chouc dans l'huile volatile de térébenthine. Lorsqu'on fait agir plus d'acide sur le camphre, on obtient l'acide camphorique.

Si l'on fait digérer quatre parties d'acide nitrique ou nitreux rutilant sur une huile de succin rectifiée, il se dépose une matière noire qu'on lave à l'eau; elle a une bonne odeur d'ambre ou de musc. C'est le *musc artificiel* des Allemands (*Voy*. p. 365).

L'acide hydrochlorique a peu d'action sur la plupart des matières, parce qu'il ne se décompose pas. Il peut cependant produire avec l'huile volatile de terébenthine et d'autres huiles volatiles comme celle de citron, selon Théod. de Saussure, du *camphre artificiel*, découvert par Kind, observé ensuite par Trommsdorff, Boullay, Gehlen, Labillardière, etc. Pour produire ce camphre, ou plutôt hydrochlorate térébenthiné, on fait passer du gaz acide hydrochlorique dans l'essence de térébenthine plongée dans un bain de glace, afin d'aider la combinaison. Il se dépose une matière cristalline blanchâtre; une partie de l'huile devient noire, fort acide; il ne se dégage aucun gaz; mais cette portion noire paraît moins hydrogénée et plus carbonée que la portion cristalline ou camphrée. Ce camphre a l'odeur et la saveur moindres que le camphre naturel; on le purifie en le mêlant à de la poudre de charbon, et le sublimant. On n'a point obtenu les mêmes résultats des huiles volatiles de romarin, de lavande et autres labiées. Saussure nomme hydrochlorate citré le camphre artificiel avec l'huile volatile de citron; il cristallise et a l'odeur du thym. On le distille sans le décomposer. Ce camphre factice, soluble dans l'alcool, (1) s'en sépare au moyen de l'eau; il ne se dissout pas dans le vinaigre, mais bien dans l'acide nitrique, où il se décompose; et si l'on distille ce mélange, il passe des gaz acide hydrochlorique et du chlore. L'eau mère de ce camphre donne aussi de l'hydrochlorate de soude, lorsqu'on y verse une solution de carbonate de soude. Il paraîtrait que le camphre naturel et les concrétions cristallines, ou le stearoptène qui se déposent dans les huiles volatiles, seraient dues ainsi à un acide végétal combiné.

Quant au chlore, on sait quelle est son action vive et prompte pour décomposer toutes les substances végétales, et en général tous les composés contenant de l'hydrogène; parce qu'il devient avec celui-ci acide hydrochlorique. Il oxyde fortement le tannin : versé dans un extrait végétal en liqueur, il y forme un précipité jaune, insoluble, qui est l'extrait même déshydrogéné et privé de la plupart de ses propriétés. L'acide hydrochlorique simple digéré sur les matières végéto-animales, telles que le gluten, y détermine la formation de l'ammoniaque, et fait un peu d'hydrochlorate d'ammoniaque; mais l'acide chlorique, qui décompose au contraire l'ammoniaque, dissipe aussi ses élémens dans les substances végéto-animales. Ainsi la glu est séparée en parcelles blanchâtres, insolubles et oxydées par cet acide; il concrète les huiles fixes en leur enlevant de l'hydrogène, en formant de l'eau et de l'acide acétique qui les rancit; il décompose et résinifie les huiles volatiles; mais c'est principalement sur les couleurs végétales qu'il exerce une action puissante; il les détruit totalement. C'est sur cette propriété qu'est fondé l'art du blanchîment des toiles par cet acide. Le papier, les vieilles estampes jaunies, la cire jaune, le fil écru, les teintures légères, perdent toute couleur, et reviennent au blanc par la vapeur de cet acide chlorique; il enlève l'encre ordinaire parfaitement, mais non pas l'encre d'imprimeur; ce qui donne le moyen de faire disparaître d'une estampe ou d'un livre tous les traits ajoutés. L'encre de la Chine résiste aussi à l'acide chlorique, comme le noir du charbon et de fumée.

---

(1) Le camphre est de l'hydrogène carboné. Le camphre artificiel l'est aussi selon MM. Dumas et Oppermann. Un volume de cet hydrogène carboné désigné sous le nom de camphogène par Dumas, renferme 10 volumes de carbone et 8 d'hydrogène.

Un volume de camphogène et un demi-volume de vapeur d'eau, produisent l'essence de térébenthine, combinaison qui ressemble ainsi à l'éther sulfurique ordinaire.

Un volume de camphogène et un volume d'acide hydrochlorique donnent le camphre artificiel.

On sait que les aromes, les autres émanations des végétaux sont sur-le-champ anéanties, comme celle des animaux, par la vapeur de cet acide; et les fumigations désinfectantes sont fondées sur cette propriété.

Le vinaigre détruit aussi les effets des plantes assoupissantes; il a la propriété de dissoudre le camphre naturel (non le factice), et de le rendre alors miscible à l'eau; mais il faut que l'acide soit concentré. On pensait jadis que cet acide était le vrai dissolvant des gommes-résines, et qu'il les purifiait; mais il peut altérer ou diminuer leurs propriétés. Cet acide se rencontre souvent tout formé dans les sèves et les extraits des végétaux, ou combiné à des alcalis ou des terres: lorsqu'il est étendu d'eau, il dissout le gluten du froment qu'on met digérer dedans, quoique cette matiere glutineuse résiste aux autres acides végétaux.

Une altération singulière que produisent ces différens acides, est celle qu'ils font éprouver au sucre ou aux autres matières sucrées. Les fruits sucrés, qui contiennent des acides végétaux, tels que le raisin, la cerise, les pommes et autres fruits pulpeux, ne donnent point un sucre pur et cristallisable comme celui de la canne, ou des racines sucrées comme la betterave ou la sève d'érable; mais plutôt un sucre qui se rapproche de la manne, qui contient beaucoup de sucre liquide ou mucosé-sucré soluble dans l'alcool. La matière saccharine blanche, extraite du sirop de raisins, n'a point la saveur aussi sucrée, le grain aussi cristallin, la solubilité dans l'eau aussi facile que le sucre de cannes. On peut amener ce dernier à l'état de sucre de raisins, en faisant digérer à chaud sur lui des acides malique, ou citrique, ou tartrique, ou acétique, pendant quelque temps. L'acide malique des mélasses, du miel, de la manne, du suc de melons, etc., empêche ces substances de donner du sucre concret, quand on ne les a pas débarrassées de cet acide.

Les Hollandais conservent la verdeur des cornichons, des plantes, avec l'acide hydrochlorique; celle des cornichons, d'abord en les salant, et versant ensuite dessus du vinaigre bouillant.

De l'action des acides sur l'alcool, ou des éthers.

Les premiers chimistes qui tentèrent ce genre de combinaisons, n'avaient en vue que d'adoucir, de tempérer l'énergie des acides minéraux, afin de les rendre plus propres à être employés en médecine. Raymond Lulle semble avoir le premier rectifié l'alcool avec des acides minéraux, autant qu'on peut le conjecturer de ses obscurs écrits. Isaac, le Hollandais, Basile Valentin, ont aussi tenté l'action de l'acide sulfurique sur l'alcool, suivant Pott. Valerius Cordus, en 1544, dans son traité *de Extractionibus*, et Crollius, dans sa *Basilica chimica*, en 1608, parlent distinctement de cette opération, connue aussi de Paracelse. Angelus Sala décrit, comme Crollius, une huile douce de vitriol, ou la manière de dulcifier les acides. Enfin, en 1730, les *Transactions philosophiques* donnèrent le premier procédé régulier pour faire l'éther sulfurique d'après un chimiste allemand, Frobenius, nom qu'on soupçonne supposé. Frédéric Hoffmann mit ensuite en crédit sa fameuse liqueur anodyne ou ses gouttes, dont l'invention paraît due à Martmeyer, pharmacien de Halle, quoique le médecin prussien en ait corrigé la recette.

Toutes ces préparations sont trop importantes en médecine pour ne pas en traiter avec quelque étendue.

Des acides minéraux dulcifiés.

Eau de Rabel, ou acide sulfurique alcoolisé, esprit de vitriol dulcifié.

℞. Acide sulfurique concentré à 66°.	120 gramm.	℥ iij ʒ vj.
Alcool rectifié à 36°	360 gramm.	℥ xij.

Faites le mélange par affusion de l'acide sur l'alcool, par parties, en agitant le vase. Il y a un grand dégagement de calorique, avec des vapeurs aqueuses; il faut opérer ce mélange dans un vaisseau ouvert pour éviter les explosions. Le mélange prend une couleur légèrement citrine, parce que l'acide s'empare avec force de l'eau de l'alcool, et en forme même avec l'hydrogène et l'oxygène de cet esprit-de-vin; il met à nu une partie de son carbone, qui le colore. En même temps, le mélange acquiert une odeur éthérée. L'eau de Rabel contient de l'acide sulfo-vinique. C'est l'*acidum œnothionicum* de Sertuerner.

On garde dans un vase bien fermé l'eau de Rabel. Quelques praticiens la colorent en rouge, en y mettant macérer de l'écorce de racine d'orcanette ou des fleurs de coquelicot. Ce médicament est un puissant styptique pour arrêter les hémorrhagies, car il coagule le sang en application extérieure. On le donne aussi comme astringent, à la dose de quelques gouttes, dans des boissons appropriées, contre les diarrhées et autres flux. Rabel, son inventeur, était, dit-on, un charlatan qui fit quelques cures avec ce remède, vers la fin du dix-septième siècle. On trouve quelquefois au fond de l'eau de Rabel, après un séjour assez long, des cristaux d'acide oxalique formés, surtout lorsqu'on a employé de l'alcool et un acide très-déphlegmés.

Esprit de nitre dulcifié, ou acide nitrique alcoolisé.

Alcool à 36°	360 gramm.	℥ xij.
Acide nitrique à 34°	120 gramm.	℥ iij ʒ vj.

Mêlez avec précaution. Ce mélange devient jaune, et prend l'odeur de pommes de reinette.

Ether nitrique alcoolisé.

Alcool rectifié à 36°	500 gramm.	℔ j.
Acide nitrique pur à 36°	250 gramm.	℥ viij.

Faites peu à peu le mélange dans un grand vase, avec les mêmes précautions que pour l'alcool précédent, et distillez. Il se produit du bouillonnement, de la chaleur avec sifflement; la liqueur se colore légèrement en jaune citrin, et prend une odeur analogue à celle des pommes de reinette, mais plus suave et éthérée (1); elle a 868 de densité, et donne 32 degrés à l'aréomètre de Baumé. On vante cette liqueur comme un puissant diurétique dans la strangurie, la dysurie, et comme rafraîchissante, etc. On en verse quelques gouttes dans des potions ou juleps, comme de l'esprit de nitre dulcifié.

Ether nitrique terebenthiné.

℞. Alcool de vin	1000 gramm.	℔ ij.

Mêlez avec huile volatile de térébenthine; quantité suffisante ou 250 grammes (8 onces), remuez avec soin, et ajoutez peu à peu :

Acide nitrique concentré	1000 gramm.	℔ ij.

Distillez à une douce chaleur pour retirer moitié du mélange.

Cette préparation se prend par gouttes intérieurement, de 20 à 40 dans du miel ou un jaune d'œuf, contre les calculs biliaires, l'ictère, l'engorgement du foie.

On en peut faire des frictions à l'extérieur contre les rhumatismes.

(1) En Allemagne, on fait l'esprit de nitre dulcifié moins fort. On distille une partie d'acide nitrique fumant avec dix parties d'alcool, jusqu'à ce que la liqueur commence à passer acide. D'autres mêlent seulement une partie d'acide avec six d'alcool. Enfin d'autres ajoutent au résidu de la distillation de l'éther nitrique, de l'alcool, pour en retirer, par la distillation, un alcool nitrique. Tous ces procédés en donnent de plus faible que celui dont nous servons.

Acide hydrochlorique, alcoolisé.

℞. Alcool à 40°..................... 2 parties.
Acide muriatique très-fumant.... 1 partie.

Le mélange de ces liqueurs dégage bien moins de chaleur et de vapeurs que les précédens; aussi l'union est peu intime et l'alcool n'est nullement altéré (comme on pourrait s'en assurer en neutralisant l'acide par un alcali). Cet alcool hydrochlorique a 32 degrés, et une densité de 868; il passe pour exciter l'urine; il est aussi apéritif et rafraîchissant; on le donne à la double dose du nitrique, dans les potions.

L'*acide hydrochlorique alcoolisé* s'obtient encore en mêlant à 120 grammes d'acide hydrochlorique à 22 degrés, de l'alcool à 36 degrés, 360 grammes.

Des éthers proprement dits.

L'éthérification a été parmi les chimistes l'objet de plusieurs opinions différentes. Il y a des éthers de deux classes. La première, comme l'éther sulfurique, le phosphorique, l'arsénique, le fluorique, sont les plus parfaits, et ne présentent, après leur exacte rectification, nulle trace des acides qui ont concouru à les former. Il en est d'autres, ou de la deuxième classe, comme le nitrique, l'hydrochlorique, l'acétique, etc., dans lesquels on retrouve ces acides, et même on les dégage plus ou moins facilement de l'alcool, au moyen des alcalis ou de plusieurs autres moyens. Il semble donc que ces éthers ne soient que des combinaisons intimes d'acide avec l'alcool dans un état très-particulier, non acide en apparence, mais qui modifie plus ou moins la nature même de cet alcool. Il en résulte aussi qu'ils ont plus de pesanteur spécifique que l'éther sulfurique, le phosphorique, etc., privés de tout acide combiné.

Quoique chaque espèce d'éther ait son odeur, sa légèreté, sa saveur, sa volatilité différentes de celles des autres, ils ont cependant des qualités communes entre eux. En général, ce sont des fluides extrêmement légers, incolores, qui se volatilisent à une chaleur très-peu supérieure à celle de l'atmosphère, et produisent beaucoup de froid par cette évaporation rapide; car, en appliquant des linges imbibés d'éther sur la boule d'un thermomètre à esprit-de-vin, on peut le faire descendre jusqu'à 30 et même 40 degrés au-dessous de la glace, selon Baumé. La saveur vive et pénétrante des éthers tient aussi en partie à cette prompte volatilisation, qui imprègne sur-le-champ toute l'économie animale. Ainsi, en prenant un lavement éthéré, son odeur diffusible en vient sur-le-champ à la bouche; et l'on garde plus de cinq à six heures l'odeur des gouttes d'Hoffmann, lorsqu'on en a pris. Les éthers sont les plus inflammables des liquides; il suffit d'en approcher la flamme pour qu'ils attirent le feu bien plus vivement que l'alcool; c'est pourquoi les Allemands les comparent au naphte, et leur donnent le nom de *naphte vitriolique, nitrique*, etc. Ils ne se mêlent pas à l'eau en toute proportion; il faut dix parties d'eau pour en dissoudre une d'éther sulfurique; mais ils s'unissent à l'alcool en toute quantité. L'on reconnaît qu'un éther a été alongé par de l'alcool, lorsqu'il se dissout facilement dans l'eau, et qu'il ne la surnage pas autant que lorsqu'il est pur. L'éther sulfurique se congèle à 44 degrés R. sous zéro. En cet état, il paraît cristallisé sous forme de lames blanches.

Si l'on verse de l'acide nitrique fumant, ou de l'acide chlorique sur l'éther, on l'enflamme et on le décompose; il y a formation d'eau et d'acide carbonique : le chlorate de potasse avec l'acide sulfurique déterminent aussi son inflammation. L'acide sulfurique le convertit en huile douce du vin; l'éther donne aussi de l'acide oxalique avec l'acide nitrique, comme le fait l'alcool; il dissout la potasse et l'ammoniaque, et aussi le sublimé corrosif, les sels d'or, etc., mais il réduit ces derniers.

Selon M. Théodore de Saussure, 100 parties d'éther sont composées de 58,20 de carbone, de 22,14 d'hydrogène, et 19,66 d'oxygène, ou bien hydrogène bicarboné un volume, et vapeur d'eau demi volume. Au contraire, l'alcool donne 43,65 de carbone, 37,85 d'oxygène, 14,94 d'hydrogène, et 3,52 d'azote sur 100 parties, selon le même physicien, ou deux volumes d'hydrogène percarboné, ou gaz oléfiant, et deux volumes de vapeur d'eau, ou oxygène et hydrogène.

L'*alcool* est un *hydrate d'hydrogène bicarboné*, selon MM. Dumas et Polyd. Boullay.

L'*éther sulfurique*, un *hydrate d'hydrogène bicarboné bibasique.*

Et l'*éthal*, un *hydrate d'hydrogène bicarboné octobasique.*

L'éther hydrochlorique est un hydrochlorate d'hydrogène bicarboné, d'après les mêmes chimistes.

L'huile de gaz oléfiant des chimistes hollandais est un hydrocarbure de chlore.

L'hydrogène bicarboné, combiné directement par Faraday avec l'acide sulfurique, peut donner l'alcool, l'éthal, l'éther, etc.

On voit aussi que l'éther, contenant plus d'hydrogène et de carbone que l'alcool, se rapproche de la nature des huiles latiles; il les dissout fort bien, ainsi que les résines, le camhre et aussi l'opium, le castoréum, le musc, etc. Il se charge e la chlorophylle des plantes, qui est d'une nature analogue à la cire ou aux résines; il dissout également la glu, la gomme lastique ou caoutchouc; il est même le dissolvant des graisses t des huiles fixes (1), surtout lorsqu'elles sont rances et qu'il git en assez grande quantité. Il n'agit que peu sur les extraits es plantes faits par macération, à la manière de Lagaraye, ais il opère davantage sur ceux qui sont formés par décoclon; c'est ainsi qu'il sépare une matière jaunâtre, résineuse, e celui de quinquina, et de cette écorce également. Il tire si de l'opium une matière vireuse et glutineuse, comme le out-chouc (2).

Le phosphore, le soufre, se dissolvent dans l'éther en ceraines proportions; il se charge également de l'oxyde d'or pour les gouttes d'or potable) et de celui de fer, etc.

L'usage le plus fréquent des éthers, en médecine, est celui é l'éther sulfurique ou de la liqueur minérale d'Hoffmann, ui en est une modification. On l'emploie comme calmant, tispasmodique; et ses effets sont véritablement remarquables r les constitutions grêles et nerveuses. On respire l'éther vapeurs avec les feuilles de ciguë, ou son extrait dans à consomption scrofuleuse, dite *phthisis florida*, selon rson. L'éther s'emploie contre le tænia, avec l'essence é térébenthine, dans un jaune d'œuf, selon Durande. On rend l'éther par gouttes, ou dans une potion appropriée, ou ur un morceau de sucre. Dans les hoquets convulsifs, les coiques flatueuses ou spasmodiques, les vomissemens, les pasmes hypocondriaques et hystériques, l'éther ou les gouttes Hoffmann ont beaucoup de succès; il paraît être l'un des emèdes les plus efficaces contre les champignons vénéneux: a vapeur de l'éther apaise aussi les toux d'irritation nerveuse, orsqu'on la respire. (*Voyez* au Sirop éthéré, page 39). On pré-

(1) Il en prend jusqu'au quart de son poids, lorsqu'il est bien rectifié.

(2) Ayant eu l'occasion de le faire agir sur le résidu que les gommes-résines aissent, après que l'eau et l'alcool en ont enlevé les parties résineuses et ommeuses, j'ai remarqué qu'il y avait dans toutes plus ou moins d'une subnce très-analogue au caout chouc, dissoluble dans cet éther et le colorant en unâtre. L'assa-fœtida en fournit beaucoup, ainsi que la gomme ammoniaque, e sagapenum, et en général les sucs d'ombellifères. L'opopanax en donne oins. Il me paraît que le caout-chouc existe dans les laits des végétaux, et u'il est beaucoup plus abondant qu'on ne pense dans le règne végétal. Il est pas dépourvu de propriétés lorsque, divisé dans ces sucs laiteux, il entre ans les médicamens. Au contraire, il paraît s'imprégner des huiles volatiles orantes, plus ou moins concrètes, comme dans l'opium. Au reste, ce caoutour, différent de la bassorine, fournit du carbonate ammoniacal par l'acon du feu.

pare un éther à la rose, soit en distillant cette liqueur sur fleurs, soit en dissolvant un peu d'huile essentielle de roses.

Fourcroy et Vauquelin ont établi une théorie de l'éthé‑cation (1). Ils pensent que l'acide sulfurique concentré force, par son extrême avidité pour l'eau, une partie de l'hydrogène et la plus grande partie de l'oxygène de l'alcool à se combiner en eau; une portion du carbone de l'alcool se sépare alors, et c'est ce qui fait noircir le mélange. Toutefois cette séparation du carbone n'est point necessaire; elle résulte de ce qu'on chauffe trop; car il faut que le carbone de l'alcool reste po l'éther. Ainsi l'éther est donc formé d'alcool, moins une certaine quantité d'oxygène et d'hydrogène, mais de manière q l'hydrogène et le carbone y prédominent, comme dans l huiles volatiles. L'éther est ainsi de l'alcool, plus du carbone, ou un alcool auquel les acides ont soustrait de l'oxygène de l'hydrogène dans la proportion de l'eau (2). Lorsque l'a cide, continuant d'agir, forme l'huile douce du vin, il

---

(1) Lorsqu'on laisse en digestion pendant quelques jours de l'acide rique concentré sur de l'alcool très-rectifié, il se forme, au fond des vase une cristallisation saline, comme l'a remarqué Lauraguais. C'est, dit-il, sel irrégulier formé au-dessous d'un dépôt huileux ou éthéré. Ce sel est soluble. Poulletier de La Salle en a vu aussi dans de l'eau de Rabel vic Enfin Cadet, pharmacien, ayant observé la même cristallisation, a r que c'était de l'acide oxalique. L'acide nitrique n'est pas le seul dont l'a produise sur l'alcool un changement.

(2) MM. J. Dumas et Polyd. Boullay établissent que l'huile douce du vi unie à l'acide hyposulfurique (dans l'éthérification) constitue l'acide s vinique, que celui-ci est composé d'un atome d'acide hyposulfurique et deux atomes d'huile douce du vin.

Dans l'éthérification, une portion d'alcool est changée par l'acide sulfuri en éther et en eau; cette eau affaiblit une portion de l'acide, une autre tion d'acide se change en hyposulfurique, en cédant une partie de son gène, laquelle se combine avec l'hydrogène provenant de l'hydrogène bi boné de l'autre portion de l'alcool. Il reste ainsi la proportion d'hydrogène de carbone nécessaire pour former l'huile douce; une partie de cette douce s'unissant à une partie de l'acide hyposulfurique, donne l'acide s vinique. Théod. de Saussure et Gay-Lussac ont constaté qu'un volume de peur d'eau et un volume d'hydrogène bicarboné représente l'alcool.

Qu'un volume de vapeur d'eau et deux volumes d'hydrogène bicarboné présentent l'éther.

D'après Sérullas, l'acide sulfovinique est un sulfate acide d'éther com de 2 atomes d'acide sulfurique anhydre et demi-atome d'éther. Soumis i bullition, il se transforme en acide sulfurique et en alcool, sans prod d'acide sulfureux ni d'autre gaz.

Combiné à diverses bases, cet acide sulfovinique constitue des sulfovin

La formation de l'éther sulfurique est due à la simple soustraction de moitié de l'eau constitutive de l'alcool, d'après les expériences de Sérullas.

L'huile douce du vin ou bisulfate d'éther est composée d'un atome de bone et deux atomes d'hydrogène; elle est constituée ainsi comme l'hydr percarboné. Ce liquide est jaune et répand une odeur aromatique particuli

Cette huile douce dépose des cristaux brillans en longs prismes transpa sans saveur, d'une odeur aromatique, comme celle de l'huile douce; insol à l'eau. Ils ont été observés par Sérullas.

e portion de son oxygène qui, se combinant à une partie l'alcool restant, compose avec lui de l'acide sulfovinique, ndis que l'huile douce, mêlée d'acide sulfureux, s'élève. Il passe à peu près les mêmes choses dans la formation de l'éer phosphorique, mais les autres éthers (nitrique, hydrolorique, acétique, etc.) ne sont que des combinaisons de alcool, qui neutralise ces acides plus ou moins complètement, comme ferait une base salifiable. Dans l'éther nitrique, eulement, une partie de l'alcool éprouve une décomposition éelle, et il se forme de l'acide acétique et oxalique. Schèele le premier tenté les combinaisons des acides végétaux avec lcool; ce travail a été poursuivi par M. Thénard, et M. Boully père et fils se sont principalement occupés des éthers parits, ou par les acides sulfurique, phosphorique, etc.

De l'éther sulfurique.

Pour préparer cette liqueur on prend une cornue tubulée, assez grande capacité, parce qu'on obtient proportionnellement plus de produits en opérant sur des masses un peu condérables que sur de trop petites, et parce qu'il faut laisser ides les deux tiers de la cornue. On introduit de l'alcool recfié à 36°. On verse par parties un poids égal d'acide sulfuique concentré à 66°, et l'on agite le mélange à chaque effuion d'acide faite par la tubulure. Il se dégage une vapeur alcoolique odorante; le mélange s'échauffe si fortement qu'on urait peine à soutenir la cornue à main nue. On a un bain e sable échauffé à 60° tout prêt; on y place la cornue; on dapte une alonge et un vaste ballon qui a trois tubulures dont une reçoit l'alonge; une autre inférieure, placée au ventre, adapte dans le goulot d'un flacon destiné à recevoir l'éther; troisième, placée à l'opposé de l'alonge, reçoit un tube qui plonger dans les flacons de l'appareil de Woulf. Les jointures lutées avec de la pâte de farine de lin qu'on a pétrie avec colle, on procède à la distillation. Le flacon récipient sous e grand ballon sera placé dans un bain de glace, pour condenser l'éther, et l'on renouvellera souvent l'application de inges mouillés sur le grand ballon, afin d'en coercer les vapeurs par le froid.

D'abord il passe un alcool d'odeur suave et éthérée que on pourrait recevoir à part, si l'on voulait changer de flacon écipient; mais on le fait rarement pour éviter les pertes. Ensuite, en graduant le feu et la matière mise en ébullition, il asse de l'éther, que l'on reconnaît aux stries qu'il forme dans la cornue et l'alonge; il coule en filet délié jusque dans le flacon plongé dans le bain de glace. Pendant ce temps, le peu de vapeurs non condensées qui se forment, va se rendre dans les flacons de l'appareil de Woulf. On obtient un dixième d'éther, des quantités employées dans la première distillation.

En continuant l'opération, il s'élève dans la cornue des nuages blanchâtres d'acide sulfureux; il faut alors retirer le flacon récipient de l'éther, pour que cet acide et l'huile douce du vin qui l'accompagne ne l'imprègne pas de leurs qualités. On reçoit dans un autre flacon l'*huile douce du vin*, mêlée de cet acide sulfureux volatil. Ordinairement on ne pousse pas plus loin l'opération, comme devenant inutile; mais si l'on veut le faire, la matière de la cornue, qui était brunie dès le commencement de la distillation, devient de plus en plus noire et épaisse; elle se gonfle et se boursoufle beaucoup; il passe, avec de l'acide sulfureux plus abondant, de l'acide acétique; il se dégage abondamment un gaz hydrogène percarburé ou chargé de l'huile douce du vin, et on le recueille sous la cloche hydro-pneumatique. C'est ce gaz, d'une odeur éthérée, qui s'enflamme aisément avec éclat et une flamme blanche. Les chimistes hollandais, qui l'ont observé les premiers, le regardaient comme un gaz hydrogène carbonaté huileux, et l'ont nommé *gaz oléfiant*. En effet, si on le mêle à du chlore, il s'enflamme et dépose une huile sur les parois des vases, preuve qu'il recelait cette huile ou ses élémens, hydrogène percarboné, dans son état gazeux : il reste du gaz hydrogène ordinaire.

Enfin, en poussant la distillation à son terme, et augmentant le feu jusqu'à dessécher la matière, il continue de passer du gaz acide sulfureux, mêlé d'acides acétique et carbonique; l'acide sulfurique monte ensuite. Il reste au fond de la cornue un charbon poreux, et il se sublime quelques portions de soufre; mais il faut pour cela pousser le feu vivement. L'on s'arrête communément à la production de l'huile douce du vin. Le résidu de la cornue, qui est de l'acide sulfurique noirci par le carbone, mêlé d'acide sulfureux et acétique, peut être purifié. On verse pour cet effet cet acide sulfurique impur dans un vase de terre non vernissé, posé sur un autre vase de faïence ou de verre. L'acide traverse le vase de terre, et coule, dépouillé d'une grande partie de son carbone, dans le vase de verre inférieur. On peut filtrer de nouveau cet acide; mais il est plus facile de le blanchir, en le faisant chauffer avec un peu d'acide nitrique, qui détruit et oxyde le carbone. On chasse ensuite par la chaleur cet acide nitrique.

L'acide sulfurique resté dans la cornue après la distillation e l'éther et lorsque l'huile douce se forme, est capable de oduire de nouvel éther par l'addition de trois quarts de son oids d'alcool rectifié à 40 degrés ou *très-sec*, et en recommençant la distillation. C'est ainsi que font la plupart des préparateurs de produits chimiques, d'après M. Boullay. On se rt jusqu'à cinq ou six fois de cette addition d'alcool, pour tenir beaucoup d'éther avec la même quantité d'acide; utefois, à chaque addition d'alcool, on doit prendre celui-ci e plus déflegmé possible, parce que l'acide se charge de plus n plus d'eau et de carbone, et est plus disposé à se désoxyéner en acide sulfureux.

Comme l'huile douce du vin ne commence à passer qu'après éther et lorsque le mélange de la cornue entre en ébullition, on peut retarder ou prévenir cette huile en diminuant le feu t en ajoutant quelques gouttes d'eau à l'acide de la cornue, r la tubulure, au moyen d'un tube à double courbure.

Il y a donc deux temps dans l'action de l'acide sur l'alcool, lui où il s'empare d'une portion de l'oxygène et de l'hydrone pour former de l'eau, et alors l'alcool désoxygéné, déflegmé, passe à l'état éthéré; ensuite lorsque le carbone de alcool enlève de l'oxygène à l'acide, il se forme du gaz sulfureux, et l'alcool est transformé en huile douce du vin, arce que l'hydrogène et le carbone prédominent alors dans e liquide. L'huile douce du vin retient toujours en combinaison de l'acide sulfureux. Enfin lorsque l'acide continue de e décomposer et de fournir de l'oxygène au carbone et à hydrogène, il se produit de l'acide acétique. Restent ensuite u carbone et du soufre pour derniers résidus. Pendant la rmation de l'éther, il se forme un acide qu'on a nommé *lfo-vineux* ou vino-sulfurique; c'est une combinaison du z oléfiant avec l'acide sulfurique. En chauffant, cet acide se ésout en acide sulfurique, en eau et en carbone, parce le l'oxygène de cet acide sulfurique se porte sur l'hydrogène u gaz oléfiant et le carbone est mis à nu. Cet acide, d'abord étudié par M. Vogel, ne paraît différer de l'hypo-sulfurique bservé par MM. Welther et Gay-Lussac, qu'en ce que le lfo-vinique contient une huile volatile du vin qui s'échappe ar la chaleur en déposant du carbone.

On distille ordinairement depuis 1 kilogramme d'alcool et tant d'acide, jusqu'à 4 kilogrammes ou 8 livres de chaque. nciennement on laissait un trou au lut pour que les vapeurs s'échappassent et ne brisassent pas les vaisseaux; mais il en résultait une perte considérable d'éther.

Moyens de rectifier l'éther sulfurique.

Il ne suffit pas d'obtenir l'éther ; il est toujours mêlé à un portion d'alcool éthéré, produit dans le commencement de distillation, et à de l'huile douce du vin, sulfureuse, qui coule à la fin. Pour le débarrasser de l'un et de l'autre, lui enlever son phlegme et son acidité, on le redistille sur diverses substances. On a proposé le carbonate de potasse, le lait de chaux, la magnésie pure, l'oxyde de manganèse, l'hydrochlorate de chaux sec, ou chlorure de calcium, etc.

Pour cette opération, l'on met l'une de ces substances, du carbonate de potasse liquide, par exemple, dans une cornue tubulée; on y fait tomber l'éther au moyen d'un tube à double courbure, et on adapte l'appareil de Woulf, comme le représente notre planche 5 (*Voyez* les figures). On chauffe légèrement au bain de sable à la température de 30° R., et on refroidit le récipient par des linges humides. Il passe une liqueur très-limpide, suave.

Si l'on emploie le carbonate de potasse que prescrit le Codex, et qui est le procédé le plus ancien, l'acide sulfureux se combine à une partie de la potasse, chasse son acide carbonique, qui se mêle à l'éther et diminue sa suavité. De plus, la potasse agit sur l'éther, et il est prouvé qu'elle en décompose une petite portion lorsqu'elle est en partie caustique. Cependant Henry père préfère de rectifier l'éther sur la potasse caustique, qui saponifie l'huile douce du vin, et sature l'acide sulfureux.

Le lait de chaux, ou la chaux éteinte dans l'eau, agitée avec l'éther qu'on distille à une douce chaleur, paraît un bien meilleur moyen ; il donne un éther suave. On le décante de dessus la chaux, et on le rectifie à 25 ou 30 degrés seulement.

La magnésie pure est l'un des moyens préférés pour rectifier l'éther; elle absorbe l'acide sulfureux libre et le peu d'huile douce du vin qu'il peut contenir. Aussi donne-t-elle un éther suave.

L'éther n'étant pas toujours bien déphlegmé par ces rectifications; on lui fait subir une rectification sur du chlorure de calcium, sel extrêmement avide d'eau, de sorte que l'éther ordinaire qui donnait environ 50 degrés à l'aréomètre, s'élève à 60 ou 66 degrés de rectification. C'est dans cet état qu'il extrêmement volatil, et propre à dissoudre le phosphore et d'autres substances. L'éther ne doit point être acide, ni avoir l'odeur sulfureuse, ni être coloré ; il doit s'évaporer sans laisser de traces d'humidité.

L'éther sulfurique ordinaire est à 56 degrés de l'aréomètre e Baumé, et d'une densité de 758, pour l'usage médical. Le us rectifié, ou à 66 degrés, n'a que 715 de densité. Suivant alton, l'éther est formé de carbone 31,9, oxygène 33,7, hyogène 14,4. Saussure trouve, au contraire, les proportions ivantes : carbone 67,98, oxygène 17,62, hydrogène 14,40. L'éther entre en ébullition à 33 degrés Réaumur ou 36 derés centigrades. Il se décompose à une chaleur rouge en drogène carburé et gaz oxyde de carbone, en huile et en arbon.

TABLE APPROXIMATIVE DES MÉLANGES D'ÉTHER ET D'ALCOOL, PAR DALTON.

ETHER.	ALCOOL.	PESANTEUR spécifique.
100	0	0,720
90	10	0,730
80	20	0,744
70	30	0,756
60	40	0,768
50	50	0,780
40	60	0,792
30	70	0,804
20	80	0,816
10	90	0,828
0	100	0,830

On voit par là que l'éther usité dans les pharmacies, conent environ un quart d'alcool. M. Dalton, à force de rectifier éther sulfurique, et de lui enlever par l'eau son alcool, est rvenu à s'en procurer un qui ne pesait plus que 0,82. Il a le même obtenu de l'alcool pesant seulement 0,83 pour faire a table précédente.

Ether phosphoré, *de* Charles Pelletier.

Ether rectifié et déphlegmé sur le muriate calcaire. 125 gramm. ℥ iv.
Phosphore purifié . . . . 14 décigr. g xxviij.

Le phosphore, divisé en morceaux, est introduit dans l'éer : on agite le flacon et la dissolution s'opère. Il paraît que ther ne prend que six grains de phosphore par once, le eplus se dépose. Plusieurs médecins français ont donné cette éparation par gouttes (de 12 à 40) dans un véhicule : c'est n stimulant très-actif et même dangereux.

Trommsdorff a remarqué que l'éther digéré sur l'oxyde ouge de fer se colorait et prenait de cet oxyde. Il a formé un *éther martial*, qui passe pour tonique, apéritif; mais l'éth privé d'acide sulfureux, ne paraît pas agir sur le fer. (Voy la teinture nervine de Bestucheff, tome I, p. 475.)

Liqueur minérale, ou gouttes anodynes d'Hoffmann, éther sulfurique alcoolisé.

On a beaucoup varié sur la préparation de cette liqueur les uns la rapprochent de l'éther, les autres augmentent la proportion de l'alcool. L'auteur voulait que l'huile douce de vin y entrât en partie. Ordinairement on la prépare en distillant dans l'appareil à l'éther deux parties d'alcool rectifié avec une partie d'acide sulfurique concentré; on distille jusqu'à ce que l'huile douce du vin passe. On peut obtenir, de 10,000 grammes d'alcool et 5,000 d'acide, environ 7,500 d'éther sulfurique alcoolisé. On rectifie cette liqueur sur la magnésie ou le lait de chaux, pour lui enlever son acide sulfureux; car elle ne doit pas altérer la couleur du sirop de violettes ou du tournesol, quand elle est bien préparée. Elle doit donner de 40 à 46 degrés à l'aréomètre de Baumé, et avoir 805 de densité. On la prépare encore en mêlant parties égales d'éther et d'alcool rectifie, et en ajoutant 24 gouttes d'huile douce du vin par deux onces de ce mélange. On peut encore prendre, pour la faire, deux onces d'alcool éthéré qui passe le premier à la distillation de l'éther sulfurique, deux gros d'éther et un gros d'huile douce du vin, et on mélange le tout.

On se contente aujourd'hui dans les pharmacies de faire cette liqueur en étendant l'éther sulfurique rectifié avec son poids égal d'alcool aussi rectifié, sans admettre l'huile douce du vin, qui communique toujours de l'acidité et une odeur sulfureuse à cette liqueur. On connaît ses propriétés remarquables dans l'économie animale; elles sont les mêmes que celles de l'éther, quoiqu'un peu moindres. Hoffmann l'employait aussi comme astringente, parce qu'il la voulait acide en y admettant l'huile douce du vin, ou bisulfate d'éther.

L'éther, comme la liqueur d'Hoffmann, peuvent dissiper l'ivresse, lorsqu'on en prend des gouttes.

Des éthers phosphorique et arsénique.

L'*éther arsénique*, de M. Boullay, fait par le même procédé que le phosphorique, est exactement semblable au sulfurique et au phosphorique, et privé d'arsenic. Tenté en vain par Schèele, il est inusité.

Lorsque Schèele et ensuite Lavoisier tentèrent de former

éther phosphorique, ils ne parvinrent pas à en obtenir. Mais M. Boullay a réussi à former cet éther.

Il met dans une cornue tubulée une livre d'acide phosphorique pur, obtenu par oxygénation du phosphore dans l'acide nitrique. Cet acide phosphorique a été vitrifié, redissous, et concentré ensuite en consistence sirupeuse. A cette cornue tubulée, placée sur un bain de sable, s'adapte un ballon tubulé aussi, muni d'un tube de sûreté de Welther, communiquant à un flacon plein d'eau de chaux. Ce flacon avait un autre tube qui communiquait sous la cloche de l'appareil hydro-pneumatique. Sur la tubulure de la cornue était un grand entonnoir en verre, se fermant par le haut, et dont l'extrémité inférieure plongeait près du fond de la cornue, dans l'acide phosphorique. Celui-ci étant échauffé à 95 degrés de Réaumur; alors on introduisit goutte à goutte une livre d'alcool rectifié à 40 degrés, jusque dans le fond de l'acide; il s'opéra une ébullition tumultueuse, les liqueurs se colorèrent en noirâtre; il s'éleva des stries qui se rendirent dans le récipient, qu'on avait auparavant entouré d'un bain de glace pilée et de sel marin pour condenser les vapeurs. Il passa d'abord de l'alcool éthéré, ensuite de l'éther véritable, limpide, léger, d'odeur vive et pénétrante, puis une eau saturée d'éther, et que surnageait une huile ambrée, analogue à l'huile douce du vin; enfin il passa un liquide d'odeur très-fétide alliacée qui était acide, et qui donnait avec la potasse un sel déliquescent, absolument semblable à l'acétate de potasse. Vers la fin de l'opération seulement l'eau de chaux s'est troublée. Il s'était aussi dégagé un gaz éthéré, qui pouvait brûler avec une flamme blanche, et déposait une légère fuliginosité charbonneuse; il passe, au moment de sa formation, une huile douce. La cornue contient une matière noirâtre, vitreuse et charbonneuse, qui est l'acide phosphorique imprégné de carbone.

En rectifiant les produits éthérés, sur du chlorure de calcium à 50 degrés de chaleur environ, l'on reçoit un éther aussi léger que le sulfurique, et donnant 60 degrés à l'aréomètre de Baumé, comme lui, à la température de 10 degrés; se dissolvant dans dix parties d'eau, et bouillant à 30 degrés; brûlant avec un résidu charbonneux, comme l'éther ordinaire, avec une flamme blanche; dissolvant le phosphore, les résines, etc., et ne laissant nulle trace d'acide (1).

(1) M. Pelouze, dans ses Recherches sur les éthers, établit : 1° que l'acide phosphorique en réagissant sur l'alcool, donne naissance à un nouveau com-

On voit que la condition essentielle pour la formation cet éther, est d'avoir de l'acide bien oxygéné, très-concen et bouillant, et d'y faire parvenir l'alcool au fond; car, comme l'alcool est plus léger que lui, il resterait à sa surface, et cet acide n'agirait que peu ou point. Les propriétés de l'éther phosphorique doivent être fort analogues à celles du sulfurique. Il est avantageux aussi d'introduire l'alcool au fond de l'acide sulfurique, pour préparer son éther.

De l'éther nitrique ou hyponitreux.

La recherche de cette combinaison n'a pas moins exercé les chimistes que les précédentes, et cet éther a paru moins facile à former que le sulfurique. Kunckel a le premier fait mention de cet éther en 1681. Fréd. Hoffmann et Pott, qui ont combiné l'acide nitrique à l'alcool, n'obtenaient par distillation que cet acide dulcifié; ils admettaient d'ailleurs trop d'alcool et trop peu d'acide nitrique, et encore celui-ci rutilant ou mêlé de gaz nitreux, parce qu'ils le croyaient le plus concentré possible en cet état. Ensuite, la violence que l'acide exerce sur l'alcool dans son mélange, qui est telle qu'il se forme même sans distillation et par simple mixtion une liqueur éthérée, ne leur avait pas permis d'étudier exactement tous les phénomènes de cette opération. Ce n'est qu'en 1742 qu'un médecin de Châlons-sur-Marne, Navier, donna le premier un procédé par lequel on peut obtenir du véritable éther nitrique. Il mêlait parties égales en volume, non en poids, de l'alcool rectifié, à de l'acide nitrique environ à 34 degrés, avec l'attention de ne verser que peu à peu l'acide sur l'alcool. Par sa mesure, l'acide était, pour le poids, d'un tiers en sus de l'alcool. Ce mélange était fait dans une forte bouteille, qu'il bouchait et ficelait très-exactement; après 8 à 10 jours, l'éther surnageait le mélange et en formait à peu près le sixième.

On a reconnu que les alcalis le décomposaient. Baumé l'ayant sursaturé d'alcali, obtint par la distillation, après l'éther, un produit analogue à l'alcool de cochléaria : singulière altération

posé, *acide phosphovinique*, formé d'un atome d'acide phosphorique et de deux atomes d'alcool; 2° cet acide forme avec les différens oxydes des sels très-stables qu'on doit considérer comme des phosphates sesquibasiques, dans lesquels l'alcool entre comme partie constituante, et formés d'un atome de phosphate neutre métallique et de deux atomes d'alcool.

La théorie de l'éthérification doit être modifiée de la manière suivante:

Les acides sulfurique et phosphorique en contact avec l'alcool se combinent directement avec lui, forment un bisulfate ou biphosphate d'alcool, qui, soumis à l'action de la chaleur, se décomposent en eau, en acide sulfurique ou phosphorique, et en éther.

l'alcool, et encore inconnue. Pott a aussi obtenu, par une ctification semblable, de l'ammoniaque formé. La potasse, ailleurs, sur laquelle on rectifie cet éther, se charge d'une atière jaunâtre, de consistance mielleuse. Cet éther nitrique, ant sa rectification, agit très-peu comme acide. Nous verrons lus loin comment on lui ôte cette couleur citrine, qui paraît ie à une sorte d'huile douce du vin, formée par l'acide nique.

Mitouard préparait cet éther avec alcool rectifié et acide nique concentré, une livre de chaque, mais il affaiblissait son cide à 24 degrés de l'aréomètre, avec de l'eau, avant de le êler à l'alcool. Ce mélange fait avec précaution, dans un nd appareil distillatoire, on procédait, avec un feu trèsénagé, à la distillation, en laissant une issue aux vapeurs. n obtient environ 6 onces d'éther, qui se rectifie à l'ordiaire. Cet éther laissé à l'air s'évapore en partie et donne un ésidu acide.

Woulf formait cet éther avec les mêmes proportions d'alcol et d'acide non affaibli, mais il opérait le mélange dans immenses vaisseaux auxquels il adaptait son appareil; il espérait par là retenir toutes les vapeurs dégagées par ce mélange. Il rectifiait, par le procédé décrit ci-devant, l'éther obnu.

Le procédé de Welther est le plus usité. Il consiste en un ppareil de Woulf monté; mais au lieu d'un petit ballon répient, on en met un grand qui a une tubulure sous le vene; on y adapte un flacon qui est plongé dans la glace pilée. cornue porte par sa tubulure deux tubes à double courure, comme celui qui est figuré. Par l'un de ces tubes, on rse à parties égales de l'alcool retifié à 36°, et par l'autre, e l'acide nitrique à 34°. Lorsque ces deux liqueurs se méngent dans la cornue légèrement chauffée, il se dégage des vapeurs éthérées qui se condensent en stries sur le ballon réipient qu'on refroidit, et qui vont se rendre dans le flacon nférieur plongé dans la glace. Les vapeurs non condensées e répandent dans les flacons de l'appareil de Woulf. Il conient de verser autant d'alcool que d'acide, et l'on prolonge pération jusqu'à ce qu'on obtienne assez d'éther. Celui-ci se ctifie sur la potasse ou plutôt sur la magnésie caustique (1).

M. Durozier fils, dispose sur un bain de sable une grande

(1) Pott remarque que la potasse sur laquelle on a rectifié l'éther nitrique, rme des cristaux baignés dans un liquide jaunâtre, de consistance de miel. s cristaux ne sont pas du nitre, et brûlent sans fuser sur les charbons.

cornue dont le col se rend dans un serpentin ordinaire, bas duquel est un flacon entouré d'un mélange réfrigérant; ensuite vient un flacon tenant de l'alcool.

Dans la cornue est versé un mélange préalable de 1,50 grammes d'alcool à 36 degrés et de 750 grammes d'acide nitrique à 32 degrés. On ajoute acide sulfurique concentré 3 grammes. La chaleur qui se développe suffit pour faire distiller l'éther nitrique. On peut obtenir 720 grammes de produit qui, lavé dans pareille quantité d'eau, laisse surnager 325 grammes d'éther. Il faut agiter celui-ci sur de la magnésie calcinée, pour le priver de quelques portions d'acide nitrique qu'il retient toujours.

La rectification de l'éther nitrique le décompose en partie ou en sépare toujours un peu d'acide.

Enfin le procédé de M. Thénard, conseillé par le Codex, consiste à prendre, comme ci-dessus, parties égales d'acide et d'alcool aux degrés cités précédemment; à faire passer, par la distillation, à un feu très-gradué, le produit gazeux dans cinq ou six flacons de l'appareil de Woulf, à moitié pleins d'eau saturée de sel marin, et tous plongés dans le bain de glace. L'éther condensé vient surnager cette eau glacée; on le décante, on le place sur de la chaux à demi éteinte à l'air et on le décante ensuite. Par ce moyen, on obtient de l'éther assez pur, que l'on conserve dans un vase bien clos, en lieu obscur et froid.

L'eau elle-même décompose l'éther nitrique en partie, et dans celui qui est décomposé, se trouve de l'acide acétique avec de l'acide nitreux et de l'alcool : ce qu'on remarque dans les potions où il est admis. Tels sont les élémens de cet éther. M. Deyeux avait déjà remarqué qu'il retenait du gaz nitreux, qui tend à s'échapper, chargé d'alcool éthéré, et qui est susceptible de s'enflammer à une bougie avec une flamme brillante.

Comme l'éther nitrique est toujours citrin, M. Deyeux a voulu lui enlever cette couleur en le rectifiant sur du sucre à plusieurs reprises; mais une partie de l'éther, quoique plus blanchi, se décompose; le sucre reste jauni par une substance huileuse très-volatile, âcre, odorante, qui tache les étoffes, qui est dissoluble dans les éthers, l'alcool, les huiles; combinable aux alcalis, et ressemble à une huile douce du vin : le sucre reste fondu. Cette prétendue huile douce est une intime combinaison d'alcool et d'acide nitrique.

L'éther nitrique donne 26 degrés à l'aréomètre de Beaumé, et sa densité est de 900.

M. Planche met dans une cornue tubulée un mélange en udre de nitrate de potasse 28 parties, peroxyde de manrèse 14 parties, sur 80 parties d'alcool à 36 degrés uni à parties d'acide sulfurique concentré, le tout à froid. Après ouze heures, on chauffe par degrés et doucement. On obtient parties de liqueur que l'on rectifie sur une partie et demie magnésie calcinée. On retire moitié du liquide, on rectiencore de nouveau sur autant de magnésie, pour obtenir à 10 parties d'un liquide éthéré très-pur.

marques sur la formation de l'éther nitrique, et de sa composition.

Dans le mélange tumultueux de l'acide et de l'alcool, il y une violente émission de chaleur et de gaz. Il est bien cerin que l'acide, par sa grande tendance à céder de son oxyène, l'abandonne en partie à l'alcool, se combine à celui-ci, orme du gaz nitreux, et oxyde une portion de l'alcool. On uve aussi pour résidu de la distillation, dans la cornue, petits *cristaux* nommés d'*Hiærne*, qui les a remarqué le emier. Ils sont de l'acide oxalique formé. Dans la compoition de cet éther, l'alcool n'est point dépouillé d'une porion de son oxygène, comme dans l'éther sulfurique. Aussi l'éher nitrique est toujours plus pesant que le sulfurique de 12 à 4 degrés de l'aréomètre. Il laisse un charbon plus abondant près sa combustion, quoiqu'il brûle avec une flamme plus clatante et plus rapide, parce qu'il contient de l'acide nitreux i tend à reprendre de l'oxygène; il donne aussi une fumée lus forte.

Cet éther nitrique, d'une odeur de pommes de reinette, une couleur citrine, d'une densité plus grande que l'éther lfurique, bien qu'il tende à se volatiliser plus promptement, offre pas de traces sensibles d'acidité, lorsqu'il est rectifié, quoiqu'il contienne évidemment un acide, mais celui-ci y est ès-combiné. Facilement décomposable par les alcalis, ême par l'eau ou le sucre, etc., il est de peu d'usage en édecine. Il se charge aussi de l'or dissous, comme les autres thers; il dissout bien le phosphore, le caout-chouc, les huiles, et il peut servir dans les arts. En le faisant évaporer à l'air, ur la surface de l'eau, il y laisse un peu plus d'une huile ouce que l'éther sulfurique.

De l'éther hydrochlorique et du chlorique.

Il n'a été connu que bien long-temps après les autres, parce que l'acide hydrochlorique étant très-volatil, et ne cédant point d'oxygène, n'agit pas comme les précédens sur l'alcool.

En effet, distillé avec ce dernier, on n'en obtient point d'éther, mais un simple mélange de ces deux liquides, et même quand on faisait passer les vapeurs hydrochloriques dans l'alcool, on n'obtenait qu'un *esprit de sel dulcifié.* Nous verrons toutefois que Basse en a obtenu par ce procédé.

On attribue la découverte de cet éther au marquis de Courtanvaux; cependant il reconnaît qu'elle est due à Rouelle cadet, qui employa pour le faire la liqueur fumante de Libavius, ou le deutochlorure d'étain.

Courtanvaux prenait parties égales d'alcool rectifié à 37°, et de deutochlorure d'étain; il versait celui-ci sur l'alcool, dans un appareil monté, comme pour obtenir l'éther sulfurique; et il distillait à un feu très-doux. Il y a production de chaleur et effervescence tumultueuse au moment du mélange; les vapeurs s'élèvent et remplissent l'appareil de Woulf, qu'on a monté; l'on refroidit le ballon récipient et le flacon qui le supporte par un bain de glace ou des linges mouillés; l'éther se condense en stries; cependant l'étain séparé, dans la cornue, de son acide qui s'unit à l'alcool, en partie, tombe et se dépose à l'état d'oxyde blanc. A mesure que la distillation avance, il reste dans cette cornue une matière brune, d'apparence gommeuse ou poisseuse, demi-transparente, nommée jadis *acide du sel vineux*, et qui contient avec le protochlorure d'étain une portion de carbonate fournie par l'alcool. Elle attire l'humidité et se délaie à l'eau. En y ajoutant de la soude, l'oxyde d'étain se dépose, et il se forme de l'hydrochlorate de soude. L'éther formé est extrêmement volatil, au-dessus de 10 à 12 degrés. Il se répand en vapeurs à l'air (1). Il est limpide, moins léger à l'aréomètre que l'éther sulfurique (il ne marque environ que 44 degrés), d'une saveur un peu douce et comme sucrée quand il est exempt d'acide surabondant; son odeur approche de celle du citron. Lorsqu'on l'enflamme, il donne une lumière blanche, et répand alors du gaz acide hydrochlorique dont l'odeur piquante se décèle. Cependant si l'on a eu soin de le rectifier sur la potasse (qui en décompose une grande partie), cet éther n'offre aucun caractère sensible d'acidité; mais il est certain, par l'expérience, qu'il contient toujours de l'acide hydrochlorique, en combinaison intime.

Le baron de Bormes faisait cet éther, en combinant d'abord

---

(1) Le gaz formé par l'éther hydrochlorique, selon Gehlen et M. Thénard, est dissoluble dans l'eau. Il n'a pas d'acidité sensible, quoiqu'il contienne de l'acide hydrochlorique en combinaison intime avec l'alcool. Quand on brûle ce gaz, l'acide se libère. Celui-ci se libère aussi par une longue digestion de ce gaz sur de la potasse.

à l'acide hydrochlorique à de l'oxyde de zinc (fleurs de zinc), r ce deutochlorure de zinc concentré en consistance sirupeuse, il versait à peu près partie égale d'alcool rectifié et tillait à feu doux. Il passait d'abord un alcool suave, ente de l'éther et une sorte d'huile douce. Il recohobait l'alcool suave, non éthéré, sur le résidu de la cornue; il en tenait une nouvelle portion d'éther et d'huile douce. Ces hobations peuvent se répéter plusieurs fois avec le nouvel cool. Il rectifiait ensuite cet éther, dont il obtenait une assez nde quantité (jusqu'à 2 livres avec 6 livres d'alcool). Le eutochlorure de fer donne aussi un éther avec l'alcool.

Schèele a préparé cet éther avec un mélange d'alcool à 37 grés, d'acide muriatique concentré et d'oxyde de manganèse, à parties égales et en distillant. Ch. Pelletier le faisait mêlant huit parties de cet oxyde de manganèse à vingt-quatre hydrochlorate de soude, ensuite il versait dessus huit parties alcool rectifié et douze d'acide sulfurique. Celui-ci dégage acide hydrochlorique qui, perdant son hydrogène, devient u chlore et agit sur l'alcool. Il y a formaton d'eau, d'éther, acide acétique et d'huile douce du vin; mais il paraît aussi e l'acide sulfurique agit quelques instans sur l'alcool.

Il en doit être de même des procédés par lesquels on verse ur de l'hydrochlorate de soude décrépité de l'alcool à 37 deés et de l'acide sulfurique concentré, ou plutôt on n'obtient as du véritable éther par ce procédé, mais un alcool hyrochlorique ou esprit de sel dulcifié, et qui contient cet cide, quoique masqué en partie par sa combinaison. 'action rapide de l'acide sulfurique sur l'alcool l'éthérifie ussi en partie, avant que cet alcool ait subi l'action de l'acide ydrochlorique. Néanmoins l'éther hydrochlorique de Basse, himiste de Hameln, est très-volatil, gazéiforme au-dessus une température de 10 degrés. Il n'est point acide, ne précipite point en *lune cornée* le nitrate d'argent; mais il le précipite si l'on fait brûler ce gaz, dont l'acide hydrochlorique sépare alors. La volatilité de cet éther est due à celle même e l'acide qui entre en sa combinaison. Il est légèrement soluble à l'eau; il n'a point une saveur acide ni alcaline, mais ucrée.

M. Boullay prépare un éther hydrochlorique en faisant passer dans de l'alcool rectifié à 38 degrés du gaz hydrohlorique dans une cornue tubulée, avec l'appareil de Woulf. Ainsi, dans cet alcool rectifié 25 parties, on fait passer du gaz dégagé du sel marin desséché 64 parties, par l'acide sulfurique concentré 48 parties; on rectifie l'alcool hydrochlorique à la chaleur de 30 degrés, on reçoit le gaz da de l'eau salée et glacée ou un mélange réfrigérant. On n'o tiendra l'éther qu'autant qu'on aura donné une très-grand concentration à l'acide hydrochlorique; ou plutôt, il faut s turer l'alcool par le gaz hydrochlorique, comme M. Boull l'a fait voir. Cet alcool, imprégné de ce gaz, puis recti à une douce chaleur de 30 degrés seulement, dégage d vapeurs d'éther que l'on condense dans un flacon récipie plongé au bain de glace (fait par mélange de glace et d'h drochlorate de chaux pour obtenir un froid de 8 à 10 degrés. On adapte au récipient un tube de sûreté de We ther, qui va plonger dans un second flacon tenant de l'eau froide. Cet éther n'a point de saveur acide; cependant il tie de l'acide hydrochlorique combiné, qui se sépare en le dig rant sur la potasse ou l'ammoniaque en liqueur. Cet éther une saveur sucrée agréable; il est peu soluble à l'eau, dans l'alcool; décomposable, il brûle avec une flamme de vert émeraude.

On ne peut pas former de véritable éther avec l'acide chl rique. M. Thénard a observé qu'en faisant passer le chlo dans de l'alcool rectifié, il redevenait acide hydrochlorique, qu'il se formait de l'eau, un peu d'acide carbonique et de carbone, et une matière huileuse particulière. Cette matière, lavée dans une eau alcaline de potasse n'est point acide; elle est blanche, plus pesante, quoique plus volatilisable que l'eau où elle est presque insoluble; elle a une odeur particulière, qui n'est pas éthérée, une saveur fraîche et piquante comme la menthe; elle est fort soluble dans l'alcool. Elle ne cède qu'avec difficulté l'acide hydrochlorique qu'elle tient en combinaison, mais intimement; les alcalis ne le lui enlèvent qu'à peine. Cependant en distillant à une très-douce chaleur de l'alcool bien imprégné de chlore, Berthollet a obtenu une liqueur éthérée.

Aujourd'hui on forme de l'*éther hydrochlorique* (peu usité), selon le *Codex*, avec acide hydrochlorique à 25 degrés, et l'alcool rectifié à 40 degrés, pris à poids égal. On met le mélange en une cornue de verre à laquelle on adapte l'appareil de Woulf. Dans le premier récipient on admet sufisante quantité d'eau à 12 ou 15 degrés, mais les autre flacons sero vides et placés dans de la glace pilée. On distille à un feu doux. Le gaz éthéré arrivant au premier récipient y dépose et l'acide et l'alcool, puis vient se condenser dans les autres cons à la glace; il s'y condense en un liquide qu'il faut conserver en un lieu froid et un flacon bien fermé. Cet éther pr nne 26 degrés à l'aréomètre de Baumé et 900,6 de densité. devient gazeux à 11 degrés sur o. Il est composé d'un vome de gaz hydrogène percarburé et d'autant de gaz hydroorique, condensés à moitié de leur volume, et tellement ociés qu'il ne se décompose presque pas avec les nitrates ent et de mercure. On obtient aussi une sorte d'huile érée, en faisant arriver ensemble du chlore et du gaz hygène percarburé (*Ann. Chim. et Phys.* tom. Ier, p. 348, MM. Robiquet et Colin).

Le liquide obtenu par l'action du chlore sur l'alcool est mmé *éther chlorique*. On obtient, selon M. Liebig, en ant passer du chlore dans de l'alcool absolu jusqu'à ce il en refuse, et en séparant l'acide hydrochlorique qui se ne, une liqueur dense qui se prend en masse blanche après elques jours; c'est le *chloral* qui paraît gras, d'odeur ide.

L'éther hydrochlorique, presque inusité en médecine, ut servir dans les arts comme les autres éthers. Il paraîtrait us propre qu'eux à se charger de la solution nitro-hydrolorique d'or pour faire l'or potable, en supposant qu'on encore confiance en cette composition.

Ether hydrochlorique de Brugnatelli.

℞. Perchlorate de potasse. . .	314 gramm.	℥ x.
Alcool très-rectifié	160 gramm.	℥ v.

Mêlez. Ajoutez peu à peu :

Acide sulfurique concentré .	160 gramm.	℥ v.

On laisse digérer le tout pendant vingt-quatre heures, puis décante l'éther surnageant. S'il retient de l'acide sulfurie, on ajoute un peu de perchlorate de potasse. On distille ur rectifier à un feu doux.

Ether hydriodique de Serullas *et* Gay-Lussac.

℞. Iode	40 grammes.
Alcool à 38°	100 grammes.

On y projettera par petits fragmens et en agitant :

Phosphore	2 grammes 50 centigr.

C'est une partie de phosphore sur seize d'iode. Distillez ébullition. Sur la fin, on ajoute de nouveau 30 grammes alcool qu'on a fait aussi distiller.

On sépare, au moyen de l'eau, l'éther qui tombe au fond vase. On rectifie l'éther sur du chlorure de calcium. *L'é- r hydrobromique* s'obtiendra de même, mais en prenant ins de phosphore avec le brôme.

De l'éther acétique.

C'est au comte de Lauraguais que paraît due la p mière connaissance de cette liqueur éthérée. Pour l'obte il distillait parties égales d'acide acétique distillé, concen ou vinaigre radical, et d'alcool très-déphlegmé; il sait d'abord un alcool acide, puis un éther. En po sant la distillation, il reste dans la cornue une matière ch bonneuse. Il se forme, dans cette opération, une plus gran quantité d'éther qu'avec l'acide sulfurique, mais cet éth acétique est plus pesant et plus miscible à l'eau que le s furique. Avant sa rectification, il ne donne guère que 25 grés à l'aréomètre, et après sa rectification sur de la po (qui le décompose en partie), il n'a encore que 30 deg quoiqu'on ait pris de l'alcool à 38 degrés pour le faire. On rectifie sur du carbonate de potasse, ensuite sur le chlo de calcium sec, 2 onces par livre d'éther.

Ch. Pelletier prenait parties égales d'alcool à 40 degrés, de vinaigre radical concentré à 11 degrés de l'aréomètre; mélange, fait à plusieurs reprises, était distillé au bain de sab Le ballon récipient était plongé dans l'eau pour condenser l vapeurs. On obtient d'abord un mélange d'alcool et d'acide mais ce produit, rectifié trois fois de suite sur son résidu, fourni à la fin autant d'éther que d'alcool employé, et tant 32 degrés à l'aréomètre, tandis que la première distilla tion ne donnait qu'un produit à 22 degrés. Enfin l'on recti l'éther sur du carbonate de potasse (4 onces pour 2 liv d'éther), et on retire seulement moitié de cet éther qui donn jusqu'à 36 degrés de légèreté; si l'on poursuit la rectificati sur la potasse, on n'obtient plus que de l'alcool plus ou moi éthéré, qui présente 38 à 39 degrés à l'aréomètre, mais n'est plus qu'un éther acétique décomposé.

M. Durozier, pharmacien de Paris, prépare un éther a tique en mettant dans une cornue tubulée, par exemple, livres de verdet ou acétate de cuivre, et en versant dessus mélange d'acide sulfurique à 60 degrés, et d'alcool rectifié 37 degrés, de chacun 2 livres. L'acide sulfurique, s'uniss au cuivre, en dégage l'acide acétique, qui se combine à l'a cool; il passe à la distillation environ 2 livres 5 onces de duit, qu'on rectifie ensuite sur de la potasse caustique. éther n'est miscible que dans huit parties et demie d'eau; dissout les huiles fixes aussi; il a une odeur agréable; il n tre en ébullition qu'à 50 degrés de Réaumur. On peut su tuer l'acétate de plomb à celui de cuivre, dans cette opérati omme l'on fait Laplanche et Martin, pharmaciens; le proᵘit sera le même, après la rectification. Sur la fin de l'opétion, il passe un peu d'acide sulfureux. On suspend alors distillation. Ce moyen fournit plus aisément de l'éther que ut autre.

Le moyen le plus usité maintenant est de prendre de l'alol à 40 degrés de rectification 3 kilogrammes, de l'acide cétique à 10 degrés 2 kilogr., de l'acide sulfurique à 66 deés 625 grammes (une livre 4 onces). On met dans une corue de verre d'abord l'alcool et l'acide acétique, on verse peu peu l'acide sulfurique, en agitant: puis on distille, en ajount une alonge à ventre, et on obtient dans le récipient 4 ilogrammes de produit. Celui-ci doit être agité sur une pee quantité de carbonate de potasse; on laisse reposer, on écante, et on redistille pour rectifier l'éther; on l'obtiendra ur à la quantité de 3 kilogr. Il donnera 23 degrés à l'aréoètre de Baumé, et aura 917 de densité. On peut obtenir aussi e l'éther acétique avec parties égales d'alcool et d'acide acéque, qu'on distillera ensemble pour tirer moitié. On rectifie e même.

Dans sa formation par l'intermède de l'acide sulfurique, il araît qu'il se produit aussi de l'éther sulfurique qui augmente a légèreté et les autres qualités de l'éther acétique, de sorte que celui-ci n'est pas simple. Chenevix forme, avec l'alool, les acétates de cuivre ou de plomb, et l'acide hydrochloique, un éther acétique par la distillation, et qui n'est point mélangé d'éther sulfurique. Mais il n'est pas impossible qu'une ortion d'acide hydrochlorique gazeux s'unisse avec l'alcool dans ce cas.

En distillant à plusieurs reprises du vinaigre et des eauxde-vie, on obtient aussi du véritable éther acétique, ou plutôt une combinaison de ces deux corps. Les vinaigres ordinaires contenant même un reste d'alcool donnent pour premiers produits, lorsqu'on les distille, une liqueur éthérée d'une odeur suave. M. Derosne a obtenu par la distillation du verdet et de l'acide sulfurique, en faisant du vinaigre radical, quelques ortions d'un éther pyro-acétique ou oléo-acétique, sur la fin de l'opération. Cet éther, soluble à l'eau, rendait le vinaigre radical plus agréable, et paraissait lui donner la faculté de cristalliser.

Quoique l'éther acétique soit évidemment formé d'acide et d'alcool, ce qui le rend plus pesant que cet alcool pur; quoique son odeur agréable décèle le vinaigre radical, il n'est point acide, et ne rougit pas les teintures bleues végétales lorsqu'il est bien fait; il ne se dissout pas dans l'eau en toutes proportions; il brûle avec moins de vivacité et d'éclat que les autres éthers, et exhale alors des vapeurs très-sensibles d'acide acétique.

Cet éther s'emploie avec avantage comme antispasmodique, rafraîchissant, hépatique, antiputride; il suspend les douleurs de coliques intestinales ou stomacales. Il calme l'éréthisme et dissipe même l'ivresse. On en prend jusgu'à 30 gouttes. En frictions à l'extérieur, il paraît antirhumatismal.

De l'action de quelques autres acides végétaux sur l'alcool.

Schèele s'occupa l'un des premiers de ces recherches, et M. Thénard les a poursuivies plus loin. Ces chimistes ont remarqué que les acides oxalique, tartrique, citrique, benzoïque, succinique, malique, mucique, gallique, ne formaient point d'éther, et qu'à la distillation l'alcool l'en séparait; mais si l'on joint à quelques-uns de ces acides l'action combinée d'acides minéraux plus forts, on obtient des résultats particuliers. Ainsi avec l'acide sulfurique, l'alcool et l'acide oxalique, il passe d'abord de l'éther sulfurique ordinaire, puis à la fin une sorte d'huile éthérée, pesante, jaunâtre, inodore, astringente ou amère, peu soluble à l'eau, beaucoup à l'alcool. Distillée avec la potasse, il y a séparation d'acide oxalique et d'alcool. Les acides citrique et tartrique donnent une matière brune, amère, nauséabonde, qui présente des résultats analogues à l'huile précédente : ces corps deviennent ainsi oléagineux. L'acide benzoïque, dissous dans l'acide hydrochlorique et l'alcool, puis distillé, présente une espèce d'huile plus pesante que l'eau, connue sous le nom d'*huile benzoique*. Cette combinaison se sépare comme les précédentes en ses principes, lorsqu'on la distille sur de la potasse.

M. Chevreul pense que les acides butyrique et delphinique peuvent aussi se combiner avec l'alcool en une sorte d'éther imparfait, comme les précédens; l'acide et l'alcool, en se combinant, n'éprouvent aucune vraie altération.

On croit avoir remarqué encore qu'il se forme, avec le temps, un peu d'éther acétique dans la liqueur de nitre camphrée de Fuller (*voyez* tom. I, p. 214).

De l'action de l'alcool et de l'éther sur les substances végétales.

Nous avons traité, ci-devant, des teintures alcooliques et des alcoolats odorans distillés. Il est bien connu que l'alcool se charge des parties extractives ou extracto-résineuses des végétaux, ainsi que des résines, baumes, huiles volatiles et aromes, phre, etc., et il en résulte une foule de compositions im-tantes, soit en médecine, soit pour l'art du liquoriste, du fumeur. L'extraction de plusieurs résines et baumes ne ut même s'opérer que par l'intermède de ce menstrue ; car, mme il n'attaque guère les gommes, les huiles fixes et douces, à plupart des autres principes, il sert à séparer tous les corps 'il peut dissoudre et enlever dans les composés végétaux.

Il forme aussi, avec le soufre, une combinaison particulière ; ais, pour faire l'*alcool sulfuré,* il faut que ces deux substances rencontrent à l'état de vapeurs, car elles n'agissent point trement l'une sur l'autre. On met donc dans une cucur-te de verre du soufre pur; on suspend au milieu de cette curbite une capsule contenant de l'alcool très-rectifié. couvre la cucurbite de son chapiteau, et l'on distille. Le fre, s'élevant en vapeurs, rencontre l'alcool aussi vaporisé r la chaleur, et il passe au récipient une liqueur alcoolique pide, citrine, d'une odeur d'alcool et de soufre. Cette mposition peu usitée en médecine sert comme les autres éparations de soufre. Il y a 60 parties d'alcool sur une de fre.

DES VERNIS ALCOOLIQUES.

Un autre genre d'usages de l'alcool est la préparation des ernis. Ayant la propriété de dissoudre les résines, on s'est rvi de ce moyen pour appliquer à la surface des corps un duit luisant, solide, capable de les défendre des impressions térieures, ou de les rendre plus agréables au tact et à la vue. On connaît trois genres de vernis, ceux *à l'alcool*, ceux à *essence de térébenthine*, et ceux par les huiles fixes, ou les *ernis gras.*

Les qualités essentielles d'un bon vernis sont d'être indisso-ble à l'eau, transparent, ne se ternissant pas à l'air ou au ct, ne se détachant point en écailles, et ne gerçant que peu point, enfin susceptible de prendre un beau poli.

Pourquoi le suc de l'ail ou de l'oignon enlève-t-il le vernis l'alcool, ce que ne font pas les autres sucs végétaux ?

Les vernis alcooliques sont fort siccatifs, à cause de la ompte évaporation de l'alcool; ils n'ont pas de mauvaise eur, ils sont même agréables ; mais ont le désavantage d'être agiles et promps à se gercer, à tomber, à moins qu'on ne les isse à des résines molles comme la térébenthine qui donne liant à leurs parties.

La préparation de ces vernis est facile. On met en poudre résines sèches, on les mêle à du verre pilé, ou du sablon pur, afin de tenir leurs molécules plus divisées, et on verse ce mélange de l'alcool. Le tout, mis en un matras, est pla dans de l'eau bouillante au bain-marie, et l'on remue de tem en temps la matière avec une baguette de bois, afin de facil ter la dissolution, ensuite l'on y verse la térébenthine rend plus fluide par la chaleur du bain-marie. Enfin les matièr dissoutes dans l'alcool et refroidies, on décante, après heures de repos, et on filtre les vernis dans un entonnoir gar au fond de coton. Si l'on veut des vernis colorés, comme av le safran, le curcuma, le rocou, l'extrait de santal (1), o commence par faire la teinture de ces substances dans l'alcoo on joint ensuite les résines en poudre; la térébenthine se a toujours sur la fin, comme étant la plus facile à dissoudre.

Watrin, dans son *Art du doreur et vernisseur*, et Tingry pharmacien de Genève, dans ses *Recherches sur les vernis*, on publié plusieurs recettes pour les faire. Ce dernier a montré l'utilité du verre pilé pour faciliter les dissolutions des r sines, soit dans l'alcool, soit dans l'essence de térébenthine car la poudre de verre tient les molécules résineuses plus écar tées entre elles, et elle facilite de cette manière l'action l'alcool sur elles.

Des vernis à l'esprit-de-vin.

Vernis commun.

℞. Sandaraque en poudre . . .	» kilogr.	250 gramm.
Térébenthine claire	»	190
Alcool à 32°	1	»

Dissolvez ; décantez ensuite. On l'applique par couches.

Vernis transparent.

℞. Sandaraque en poudre . . .	» kilogr.	250 gramm.
Mastic en larmes	»	64
Térébenthine claire	»	125
Alcool à 33°	1	»

Dissolvez ; décantez ensuite. S'applique aussi sur le bois.

Vernis blanc.

℞. Sandaraque blanche	» kilogr.	500 gramm.
Térébenthine limpide. . . .	»	190
Alcool à 33°	1	»

---

(1) L'extrait de santal est résineux, tandis que celui de bois de Brésil, est rouge aussi, n'est qu'extractif, et ne donne que peu de couleur à l'alcool on en retire l'*hématine* de Chevreul, tom. I, pag. 30, et la *polychroïte* safran, etc. Le rocou est extracto-résineux.

Dissolvez; décantez ensuite. S'applique sur le papier, ou is, ou toile peinte.

Vernis siccatif blanc.

℞. Mastic mondé	» kilogr.	190 gramm.
Sandaraque	»	96
Verre pilé.	»	125
Térébenthine de Venise . . .	»	96
Alcool à 33°	1	»

Dissolvez à chaud, soutirez, passez au coton. Il sert pour s cartons, les étuis.

Autre vernis blanc que l'on polit.

℞. Mastic en larmes pulvérisé . .	» kilogr.	64 gramm.
Sandaraque en poudre . . .	»	250
Résine élémi pure	»	32
Térébenthine fine	»	125
Alcool	1	»

Faites à l'ordinaire. On l'applique sur le fer, la tôle, les oêles. On le polit avec la pierre ponce.

Vernis à la copal, transparent.

℞. Alcool saturé de camphre . .	» kilogr.	125 gramm.
Copal en poudre . . . . . . } āā	»	32
Résine élémi. . . . . }		
Alcool.	»	500

Dissolvez le copal dans l'alcool camphré; filtrez, mêlez à l'alcool et la résine élémi.

Autre vernis de copal.

℞. Copal fondu	» kilogr.	96 gramm.
Sandaraque	»	190
Mastic pur	»	96
Térébenthine pure.	»	80
Verre pilé.	»	125
Alcool	1	»

Dissolvez; décantez à l'ordinaire. On l'applique sur métaux, chaises, chambranles, moiré métallique, etc.

Vernis souple et brillant.

℞. Sandaraque	» kilogr.	190 gramm.
Résine élémi.	»	125
Résine animé	»	32
Camphre	»	16
Alcool	1	»

Dissolvez à l'ordinaire, S'applique sur boiseries et cartons.

Vernis coloré.

℞. Sandaraque	» kilogr.	250 gramm.
Résine laque plate.	»	64
Colophone	»	125
Térébenthine	»	190
Alcool	1	».

Faites selon l'art. Il est rougeâtre, et s'applique sur bois ou métaux et meubles.

Vernis d'un jaune d'or.

℞. Résine lacque en grains. . .	} āā	» kilogr.	125 gramm.
Sang dragon en roseaux. . .			
Rocou			
Gomme-gutte			
Safran gâtinois.		»	32
Alcool		5	»

Macérez ces substances séparément dans de l'alcool; mêlez les teintures; décantez. On applique ce vernis sur bois et métaux, comme sur le moiré métallique.

Autre vernis d'or.

℞. Résine laque en grains. . . .		» kilogr.	190 gramm.
Succin en poudre	} āā	»	64
Gomme-gutte			
Extrait aqueux de santal rouge		»	2
Sang-dragon en roseaux. . .		»	4
Safran.		»	2
Alcool.		1	125

On porphyrise les résines qu'on mêle aux teintures alcooliques de safran et de santal. On l'applique sur métaux, le laiton, le fer blanc moiré, etc.

Vernis dorant.

℞. Curcuma en poudre		» kilogr.	24 gramm.
Safran.		»	1
Gomme-gutte		»	24
Sandaraque	} āā	»	64
Résine élémi.			
Sang-dragon en roseaux. . .	} āā	»	32
Résine laque en grains . . .			
Alcool		»	625

Faites une teinture de safran et de curcuma; passez, ajoutez le reste pulvérisé; décantez le vernis. Sert pour donner une couleur d'or aux instrumens de métal.

Vernis rouge.

℞. Sandaraque		» kilogr.	125 gramm.
Résine laque en grains . . .		»	64
Mastic en larmes	} āā	»	32
Benjoin amygdaloïde			
Térébenthine.		»	64
Alcool		1	»

On l'applique sur les violons, les meubles en bois d'acajou, e,rose ou de prunier.

Observations sur ces solutions alcooliques.

Les résines molles rendent ces vernis flexibles, et se dissolvent bien dans l'alcool. Il y a des substances au contraire ui résistent à la dissolution, si l'on n'use pas de quelque préparation préliminaire. Tels sont les bitumes pour les vernis oirs, et la résine copal pour les vernis secs et très-solides. Cette ernière résine, quoique pulvérisée et chauffée, ne se dissout as dans l'alcool le plus rectifié; on est obligé, soit de la liquéfier au feu dans un vase et de la verser sur l'eau, où elle épose une huile qui empêchait sa solubilité dans l'alcool et dans les essences, soit de la dissoudre dans un alcool chargé e camphre. Celui-ci facilite sa dissolution en lui cédant sa lace, car à mesure que la résine copal se dissout, le camphre se précipite, et on est obligé de filtrer le liquide. Les bitumes e se dissolvent assez facilement que dans les essences et les uiles grasses.

L'alcool ne dissout point non plus les huiles fixes. Cependant plus celles-ci sont rances, épaisses et oxygénées, plus il anifeste d'action sur elles. Les huiles sur lesquelles on a ait agir un acide, comme sont les savons acides, se dissolvent aussi en partie. Enfin les huiles empyreumatiques, ou obtenues par le feu, entrent en dissolution dans l'alcool, à l'exception de leur partie noire et bituminisée.

Des dissolutions par l'éther, ou vernis à l'éther.

Ils sont peu employés à cause de leur prix élevé; ils se dessèchent très-rapidement aussi. Tingry a fait un vernis de copal à l'éther, qui est d'une dureté, d'un éclat très-grands. L'éther dissout à froid le quart de son poids de cette résine pulvérisée, et par la seule agitation. Pour empêcher la trop rompte dessiccation de ce vernis on le recouvre d'une couche d'essence de térébenthine.

On sait que l'éther dissout le caout-chouc élastique, et l'on peut enduire par ce moyen les taffetas dits gommés. C'est une sorte de vernis qui les rend imperméables à l'eau. L'éther peut aussi dissoudre les huiles grasses, celles surtout qui sont devenues épaisses à l'air, comme celle de lin, de noix, etc. Il en peut prendre jusqu'au quart de son poids.

De l'action des corps gras sur les substances végétales.

Aux articles des huiles composées ou éléolés, des onguens

(liparolés et stéaratés), nous avons fait connaître diverses combinaisons des corps gras végétaux et animaux entre eux. Cette recherche mériterait d'être plus approfondie, car on ne sait pas encore bien qu'elles sont les limites de ces combinaisons, et les attractions électives de ces substances entre elles; il n'y a pas de doute, par exemple, que les résines se dissolvent bien dans les huiles volatiles, et que les beurres et cires ont plus d'affinité avec les huiles fixes ou grasses, par analogie de nature. Quoique ces compositions ne semblent être que de simples mélanges, il y a pourtant pénétration et changement de plusieurs propriétés physiques, comme il en arrive dans les alliages métalliques. En outre, les élémens des substances végétales et animales sont bien plus modifiables que les principes constituans des métaux. Nous en verrons des preuves dans la suite des vernis que nous mettons ici.

Des vernis à l'essence, ou par les huiles volatiles.

Ces vernis s'écaillent moins que ceux par l'alcool : ils ont plus de souplesse ou de liant, sèchent aussi moins vite, sont plus susceptibles de poli, sont moins glacés ou luisans que les précédens; ils dissolvent bien la résine copal, mais ne se chargent point ou presque point des couleurs de safran, de santal, de garance, d'indigo, etc., comme le fait l'alcool. On forme aussi des vernis opaques à l'essence.

Vernis à cirer (en caustique).

℞. Cire blanche.	»	kilogr.	125 gramm.
Essence de térébenthine. . .	»		250

Fondez ensemble. On en cire les meubles, les parquets.

Vernis pour les tableaux.

℞. Mastic lavé, pulvérisé . . .	»	kilogr.	375 gramm.
Térébenthine limpide. . . .	»		48
Camphre	»		16
Verre blanc pilé	»		160
Essence de térébenthine. . .	1		750

Dissolvez, décantez-le du verre pilé. Ce vernis s'applique par couches sur les toiles peintes à l'huile.

Vernis doré pour les cuirs.

℞. Résine laque en grains . . .	} āā	»	kilogr.	125 gramm.
Sandaraque				
Sang-dragon en roseaux. . .		»		16
Terra-merita, ou curcuma . .	} āā	»		2
Gomme-gutte.				
Térébenthine.		»		64
Verre en poudre		»		160
Essence de térébenthine . . .		1		»

Mettez d'abord le curcuma et la gutte dans l'essence; faites le reste à l'ordinaire. Ce vernis dore les bois, les métaux aussi.

Vernis d'or à la copal.

℞. Essence de térébenthine épaissie à l'air	» kilogr.	250 gramm.
Copal en poudre	»	48

Dissolvez par la chaleur, en agitant. Décantez après le repos.

Autre vernis à la copal.

℞. Huile volatile de lavande . .	» kilogr.	64 gramm.
Copal en poudre.	»	32
Essence de térébenthine . . .	»	190

Dissolvez par ébullition en agitant. Vernis solide, brillant.

Vernis pour les toiles en métal.

℞. Huile volatile de lavande . .	» kilogr.	90 gramm.
Camphre	»	64
Essence de térébenthine bouillante	»	250

Dissolvez par la chaleur; ajoutez l'essence. Ce vernis est transparent.

Non-seulement les huiles volatiles dissolvent bien la résine copal, mais elles peuvent aussi dissoudre comme le naphte, par la chaleur, la gomme élastique, et servir pour enduire les taffetas gommés; néanmoins on emploie pour cela les vernis gras au caout-chouc. Les huiles volatiles et le pétrole se chargent bien aussi du noir de fumée et des autres couleurs pour la peinture à l'huile; elles détrempent celles qui sont trop épaisses.

Des vernis gras ou avec les huiles fixes, et des cires composées.

Les propriétés de ces vernis sont d'être les plus lents à se dessécher, quoiqu'ils soient les plus solides. Il faut même y ajouter des huiles volatiles, et employer la chaleur pour les sécher parfaitement. Ils dissolvent des résines très-solides, comme le copal, et même des bitumes, tels que le succin, ou la gomme élastique; mais ils demandent le concours de la chaleur. Ils sont aussi moins blancs que les précédens. Les huiles qu'on emploie pour les fabriquer sont celles d'œillette, ou de lin, ou de noix, rendues siccatives en les faisans digérer à chaud sur les oxydes de plomb qu'elles dissolvent et qui les épaississent.

Pour préparer de l'*huile siccative*, on fait bouillir deux livres d'huile sur une once de litharge, autant de céruse, de terre d'ombre et de plâtre calciné. On écume l'huile, et lorsqu'il paraît une écume rousse, on cesse l'opération. Le liquide refroidi est décanté le lendemain. Les oxydes de plomb entrent en combinaison dans l'huile sans troubler sa transparence; mais ils l'oxygènent, ou plutôt forment de l'eau en lui enlevant une partie de son hydrogène qui la rendait plus liquide. La terre et le plâtre absorbent cette eau. Si l'on fait dissoudre dans l'huile de lin jusqu'au quart de son poids de litharge, elle prend l'épaississement et même la couleur du caout-chouc, et peut alors être étendue comme un vernis très-souple sur les toiles, les cuirs, etc. Elle est même élastique aussi. On peut colorer en rouge cette huile épaissie et en former des sphères, de petits ornemens pour breloques, etc. Tel est le *caout-chouc factice*.

Le *vernis gras commun* se fait avec une livre d'huile siccative ordinaire (de lin ou d'œillette lithargyrée), deux livres de copal et autant d'essence de térébenthine. Il faut d'abord faire liquéfier le copal seul à 60 ou 80°, ajouter l'huile siccative et ensuite l'essence. Ce vernis, passé chaud par une toile, se clarifie par dépôt. Il s'applique sur les caisses de voiture, les lampes, le fer, etc.

On fait le *vernis au caout-chouc*, pour les taffetas gommés des aérostats ou autres objets, en fondant au bain de sable le caout-chouc divisé: on y ajoute parties égales d'huile de lin et d'essence de térébenthine bouillante. Ce vernis se passe par un linge. Il est long-temps mou en application, et à mauvaise odeur. Le pétrole dissout aussi le caout-chouc.

Vernis contre la rouille des instrumens.

Le caout-chouc liquéfié en un vase fermé, à la chaleur du plomb fondu, ou dissous dans l'huile de térébenthine chaude, appliqué en forme de vernis sur les ustensiles de fer et d'acier, les préserve très-bien de la rouille, selon Arthur Aikin et M. Perkins.

Un *vernis imitant l'écaille* se fait avec trois livres d'huile siccative de lin, douze onces de copal, autant d'essence de térébenthine, et trois onces de térébenthine fine. Ce vernis est long-temps à se sécher; il se polit avec la pierre ponce fine, ensuite avec du tripoli et l'huile.

Un autre *vernis noir*, qui s'applique sur le cuir bouilli pour les tabatières ou autres pièces, consiste à faire dissoudre cinq onces de litharge en poudre, autant de minium et de céruse dans une livre et demie d'huile de lin. On fond à part une livre de succin dans un pot de fer, on y verse peu à peu l'huile chauffée; on mêle à ce vernis du noir de fumée et de l'essence de térébenthine sur un porphyre. Ce vernis s'applique chaud; on le polit ensuite à la pierre ponce.

Quoique l'*encre d'imprimerie* ne soit pas un vernis gras, lle lui est analogue. On fait chauffer fortement de l'huile de oix ou de lin dans une grande marmite, jusqu'à ce que ses apeurs prennent feu; lorsqu'elle a brûlé pendant quelque temps, on étouffe la flamme en couvrant le vase. Ensuite on agite la matière, on y jette quelques oignons et des croûtes de ain sèches (environ 8 onces de chaque pour 150 livres d'huile); ces matières demeurent en ébullition dans le vaiseau fermé, jusqu'à ce que l'huile devienne épaisse comme un vernis; on la passe alors par un linge. En vieillissant, elle devient plus épaisse et plus luisante, sans qu'on ait besoin d'y oindre de la litharge et de la térébenthine, comme quelques personnes le font, car cette huile s'épaissit trop alors. On ôle sur une pierre, avec une mollette, deux onces et demie e noir de fumée très-léger, à une livre de cette huile épaisie en vernis. Les imprimeurs en taille douce demandent cette ncre plus épaisse que pour la typographie ordinaire; elle est ndélébile par les acides, mais les alcalis l'enlèvent, et l'urine mmoniacale des carnivores aussi.

Au lieu de noir de fumée, on peut incorporer ou du vermillon, ou du bleu de Prusse, ou toute autre couleur dans le ernis, pour les encres rouges, bleues, etc.

Tablettes à ecrire ou à dessiner.

Coupez des carrés de parchemin de la grandeur désirée; détrempez dans de la bonne colle forte de la poudre très-fine de plâtre, posez-en une couche sur le parchemin. Lorsqu'elle est sèche, râclez-la pour la polir, et posez ensuite une deuxième couche qu'on râclera de même. Alors vous frotterez os feuilles dans la céruse broyée et détrempée avec de l'huile de lin cuite, faites sécher pendant une semaine. Vous polirez chaque tablette avec un linge mouillé, afin de l'adoucir. Après trois semaines, les tablettes sont en état d'être employées.

Les graveurs sur cuivre à l'eau forte couvrent leur planche d'un *vernis mou* fait avec trois onces de cire blanche, deux onces de mastic, qu'on liquéfie ensemble, et on y délaie une once de spath calcaire bien blanc, en poudre. On dessine sur ce vernis avec une pointe. Il défend la planche de l'action de l'eau forte, partout où il n'est pas entamé.

Les mêmes graveurs assujettissent leurs pièces avec un *ciment* dit *des graveurs*. C'est de la poix résine fondue dans laquelle on incorpore de la brique pilée. Ce ciment s'applique à l'aide de la chaleur.

On forme des *compositions pour injecter* dans les veines et les artères des cadavres, afin d'en démontrer les ramifications, pour l'étude de l'angéiologie. On doit d'abord vider autant qu'on peut, ces vaisseaux, du sang qu'ils contiennent; ensuite on fait liquéfier, suif 1 livre 1/2, cire jaune 8 onces, térébenthine 4 onces; si c'est pour injecter dans les artères, on colore le mélange en rouge par du minium ou du vermillon qu'on y incorpore; si c'est pour le système veineux, on colore le mélange en bleu avec du bleu de Prusse en poudre, ou en noir avec du noir de fumée, et on injecte ce liquide chaud. En se refroidissant, il se durcit et conserve les ramifications et la forme des vaisseaux, qu'on peut ensuite séparer du cadavre par dissection, selon Ruysch.

Les *cires à cacheter* sont des résines colorées et mêlées. La cire rouge ordinaire se prépare avec résine laque en plaques et térébenthine, q. s., colorées par du vermillon. La cire de qualité inférieure se fait avec la colophone, la térébenthine et le minium. On la colore aussi en bleu par le bleu de Prusse, en aventurine avec le mica poudre d'or, etc. En y joignant du mastic ou du benjoin, on obtient des cires odorantes (1).

Cire à cacheter.

℞.	Résine laque	500 gramm.	℔ j.
	benjoin	16 gramm.	ʒ jv.
	Vermillon	4 gramm.	ʒ j.
	Colophone	16 gramm.	ʒ jv.

Liquéfiez et mélangez bien le tout. On coule la masse sur une table huilée et l'on roule en bâtons.

Cire dite d'Espagne, fine.

℞.	Térébenthine de Venise . . .	1000 gramm.	℔ ij.
	Résine laque	250 gramm.	℥ viij.
	Colophane.	500 gramm.	℔ j.

Liquéfiez dans un vase de fer en agitant sans cesse. Ajoutez:

Vermillon.	125 gramm.	℥ jv.

Remuez, et étant prêt à retirer du feu, ajoutez :

Alcool rectifié	64 gramm.	℥ ij.

Roulez en bâtons.

(1) Le *ciment turc*, pour coller les pierres fines, se fait avec une solution aqueuse de colle-forte, de gomme-résine ammoniac, et de teinture alcooli de mastic.

De l'action des alcalis (1), *des terres et des oxydes métalliques sur les substances végétales.*

Comme les combinaisons de ces matières sont assez nombreuses et remarquables, nous les diviserons en trois sections. a première traitera des savons et savonules alcalins, terreux, étalliques résineux, etc.; la seconde, des combinaisons de l'alcool avec les alcalis; enfin, la dernière, des matières colorantes, laques et des mordans, ou de l'action des alcalis, terres et oxydes pour la préparation et la fixation des couleurs.

Des savons ou combinaisons huileuses et alcalines.

Depuis long-temps on connaît la propriété qu'ont les alcalis de s'unir aux corps gras, de les rendre miscibles et dissolubles à l'eau, à l'alcool, d'enlever les impressions grasses ou sales que la sueur laisse sur le linge ou les vêtemens; ce qu'ils ne produisent qu'en se combinant à des acides gras.

M. Chevreul a montré que ces corps gras se divisaient, par l'action des alcalis, en deux acides, le margarique et l'oléique (*voyez* aux Huiles et corps gras), pour se combiner à ces alcalis, en sorte que les savons sont des oléates et des margarates. Ainsi l'art du savonnier, selon ce chimiste, consiste à convertir par des alcalis les corps gras en acides huileux, et à former avec ces acides et les bases alcalines des composés assujettis à des proportions définies, comme sont les sels (2).

Ce savant, dont les beaux travaux chimiques sur les corps gras ont porté tant de jour sur ces matières, ayant montré que les savons ne sont autre chose que des combinaisons salines à la manière des sels, ou l'union des acides margarique, hypermargarique et oléique avec la soude ou la potasse, il prouve que les margarates constituent des savons solides, surtout moins dissolubles à l'eau que les oléates de soude ou de potasse. Ainsi les savons à la soude (margarate et oléate de soude) sont généralement plus solides que les savons avec la potasse (margarate et oléate de potasse). Les huiles contenant plus d'oléine que les graisses forment des savons composés d'une plus grande quantité d'oléates que de margarates; de là

---

(1) *Moyen de conservation par les alcalis.*

Les raisins secs (*panses*) de Marseille, sont trempés dans la lessive de soude à 11° ou 11° 1/2 au pèse-sel; il faut les plonger dans cette lessive *bouillante*; on les retire quand le grain se fendille. Ensuite on les sèche au soleil.

(2) Voyez aussi Decroos, *Traité sur les savons solides*, ou Manuel du Savonnier et du Parfumeur, etc., avec figures. Paris 1821, in-8°.

vient qu'ils restent généralement plus mous. Au contraire, l'acide margarique résultant de l'action des alcalis sur la stéarine, les corps gras constitués de beaucoup de stéarine, fourniront des savons très-abondans en margarates et hypermargarates, et qui seront ainsi plus durs que les précédens.

Le nom de savon vient *à sebo*, du suif, soit à cause de la ressemblance, soit parce qu'on a fait du savon avec le suif. D'autres attribuent son nom à la ville de Savone, près de Gênes, où l'on assure que la femme d'un pêcheur trouva par hasard cette composition, en mettant chauffer de la lessive de soude d'Alicante dans un vase gras qui avait contenu de l'huile d'olives. Quoi qu'il en soit, on peut former les savons avec tous les corps gras, la cire (qui fait l'encaustique ou la cire punique pour les peintres), le suif, les graisses et axonges, les beurres animaux et végétaux, les huiles grasses ou fixes, soit de poisson, soit des plantes; et même on sait, depuis plusieurs années, faire des savons avec des substances animales, que l'action des alcalis caustiques transforme en matières grasses, comme la laine, la chair musculaire, etc. La bile ou le fiel (1) tient aussi lieu de savon, comme des terres bolaires argileuses, à foulons, ou des plantes savonneuses, la saponaire d'Égypte pour les schals, etc.

L'huile d'olives et celle d'amandes douces forment les savons les plus parfaits; viennent ensuite les graisses animales, comme le suif, l'axonge, le beurre, les graisses solides ou liquides. Les huiles des crucifères, celles de colza, navette, caméline, etc., qu'on nomme huiles froides ou vertes, composent des savons très-propres à dégraisser, mais mous et jaunes. Les huiles d'œillette, d'arachide, de noisette, de faines, de sésame, forment encore de bons savons, quoique inférieurs aux précédens, car ils sont gluans et visqueux. L'huile de coco ou le beurre de palme, ou celui de l'avoira de Guinée, se saponifient aussi en un savon demi-transparent comme le baume opodeldoch, et dissoluble dans l'alcool. On voit des savons semi-transparens, presque opalins, ou de couleur de cornaline. On les obtient en faisant lentement dessécher par la chaleur de l'étuve des savons très-purs d'huile d'olives. Souvent l'extérieur reste encore opaque et blanchâtre, mais l'intérieur est transparent. Il paraît que la compression peut aussi faciliter cette semi-transparence, car l'opacité des savons est causée par

(1) C'est ainsi que l'*amer* du bœuf s'emploie pour dégraisser; il laisse une odeur de musc sur les étoffes. Les excrémens de cochon servent aussi au même usage en quelques pays.

particules d'eau qui restent interposées dans leur sse; aussi plus les savons sont humides, plus ils paraissent ancs et opaques.

Les huiles de baleine, de morue ou autres poissons se sa-nifient, mais ont mauvaise odeur, et leur savon pâteux est un brun sale. Enfin les huiles siccatives de noix, de chenevis, e lin, qu'on appelle huiles chaudes ou jaunes, dans le Nord, saponifient difficilement, forment une pâte fort gluante, qui se dessèche jamais, et dont la couleur est d'un jaune sale verdâtre qui brunit à l'air. Il est vrai que ces derniers sa-ns se préparent presque tous à la potasse. Les savons de isses et de suif sont solides et assez blancs, mais conservent peu de mauvaise odeur. Ces stéarates prennent aussi plus lcalis que les savons d'huiles (1).

On fabrique le *savon ordinaire*, blanc ou marbré, solide, c l'huile d'olives et la lessive de soude caustique (*lessive s savonniers*, voyez ci-devant, page 382). L'huile commune peu chargée de mucilage se saponifie mieux que l'huile e, et que celle trop chargée de fèces. La soude d'Alicante, natron, les cendres de Sicile sont aussi préférables aux res; la soude tirée du sel marin est la meilleure de toutes. n prépare les lessives de ces soudes avec la chaux vive, pour rendre caustiques, et on en obtient d'abord de 15 à 20 de-s; ensuite, une de 10 à 12 degrés; la troisième n'a plus e 4 à 6 degrés au pèse-liqueur des sels. On met d'ordinaire

) L'*acide stéarique* (Chevreul) a les plus grands rapports avec le *mar-ique*; mais il contient moins d'oxygène, et ne fond qu'à 70 degrés.
stéarate de soude est le type des savons durs; il est peu dissoluble, ou oins que le margarate.
oléate de soude est plus soluble; il domine dans les savons mous, et le rate dans les savons durs.
es acides volatils gras sont:
acide *phocénique*, principe odorant du savon des huiles de dauphin.
— *hircique*, principe odorant du savon de graisse de mouton et de bouc.
— *butyrique*, principe odorant du savon de beurre de vache.
— *caprique*, } aussi dans le beurre, obtenus avec les précédens,
— *caproïque*, }
e la *butyrine*, la *phocénine*, l'*hircine*, qui, par leur composition, offrent lus grande analogie avec les éthers composés d'un acide et d'un alcool . Il n'y a point d'acidité libre, mais par l'action des alcalis, l'équilibre élémens est troublé, ou aussi par l'effet de l'air et de la chaleur; alors acides se manifestent. La *butyrine*, la *phocénine* qui, pures, étaient ino-, deviennent odorantes par leur exposition à l'air chaud.
est surtout à l'acide *caprique* qu'est due l'odeur du fromage de Roque-: un caprate, ou une solution d'acide caprique à l'air, donne une me odeur. L'odeur du cuir apprêté à l'huile de poisson, est due à l'acide énique.
acides stéarique, margarique, oléique, correspondent au benzoïque rapport à la manière dont ils se conduisent au feu. Les acides volatils respondent à l'acétique.

en chaux vive le cinquième du poids de l'huile qu'on doi employer; la quantité de soude est parties égales ou un plus que de chaux. En hiver, les lessives étant plus faibles cause que l'eau trop froide dissout moins de soude, on augmente un peu celle-ci. Ces lessives s'obtiennent à froid dans des cuviers, d'où la lessive filtre dans des réservoirs inférieurs.

Ensuite on procède à la saponification dans de vastes chaudières dont le fond seul est en cuivre, et dont les côtés son en maçonnerie bien liée. Les chaudières toutes en cuivre son sujettes dans leurs côtés à faire roussir ou brûler en pa le savon. On adapte un robinet au fond de la chaudière. D'a bord on met chauffer l'huile (1). On y verse ensuite ou de lessive forte ou de la lessive faible, selon que l'expérience montré laquelle convient mieux en commençant, pour saponifier l'huile dont on fait usage. A mesure que le mélan bout, on remue, on ajoute de la seconde lessive; l'huile s paissit, blanchit, et enfin la pâte se sépare peu à peu de liqueur et la surnage; mais lorsque cette séparation ne s'o pas assez bien, l'on jette quelques poignées d'hydrochlo de soude dans ce mélange. Ce sel, s'unissant à l'eau, tend à séparer du savon. L'on retire, au moyen du robinet, cette inférieure; puis on termine la parfaite combinaison du savo en ajoutant un peu de lessive concentrée et bouillante. En on place le savon dans des moules, où il prend ses formes pains carrés, qu'on laisse un peu sécher.

Il faut pour l'ordinaire cinq parties de soude d'Alicante po saponifier six parties d'huile. Une lessive, évaporée jusqu'à degrés, ou jusqu'à ce qu'une fiole de la capacité d'une o d'eau contienne onze gros de cette lessive (ou qu'une bouteil de 8 onces d'eau en tienne 11 de lessive), et qu'un œuf la s nage, saponifie à froid le double de son poids d'huile ou peu plus. Avec trois livres d'huile on en obtient cinq de von de bonne consistance. Si le savon contient trop d'eau, s'émiette et laisse échapper de l'humidité; s'il en contient t peu, au contraire, la masse se graisse ou l'huile semble se parer en partie: dans le premier cas, on dessèche le savon dans le second, l'on y ajoute de la lessive faible. On ma ou l'on *veine* le savon, en y mêlant, tandis qu'il est mou, peu de sulfate de fer en dissolution; car l'acide du sulfate s'u

(1) Il est des huiles qui déposent alors un épais mucilage, nommé c on est obligé de les décanter et de séparer cette crasse, avant de les sapon cependant il ne faut pas qu'elles soient trop clarifiées ou épurées.

e la soude, et l'oxyde de fer précipité en noir se mélange savon. Celui-ci en devient plus solide, peut-être par une rtion d'oxygène du fer. Les veines rouges se font avec du nabre.

Les savons solides ne peuvent pas se former sans eau; et les iles privées de mucilage donnent des savons inférieurs aux les ordinaires. La stéarine de l'huile, ou le suif naturel on y rencontre, selon MM. Chevreul et Braconnot, forme e meilleurs savons que la portion fluide ou élaïne. La petite oportion d'eau de chaux contenue dans la lessive des savon-rs concourt à la saponification. L'hydrochlorate de soude, u'on met dans le savon, a pour but de substituer de la soude de durcir le savon en s'emparant de l'eau surabondante à saponification. C'est pourquoi l'eau de la mer ne peut pas ervir en savonnage de lessive. Enfin trop d'alcali diminue la reté, la blancheur du savon, et lui imprime une mauvaise leur, selon M. Colin.

Le savon de soude, bleu noirâtre ordinaire, est composé, après M. Chevreul, de 16 centièmes d'eau; il contient de lumine, de l'oxyde de fer, de l'acide hydrosulfurique, et s acides oléique et margarique combinés avec la soude. C'est rce que la soude du commerce qu'on emploie tient de l'a-mine, des fours argileux où elle se prépare, et de l'oxyde e fer, du sulfure de soude.

Les savons de potasse, verts et avec les huiles de graines, sont mous, comme on sait; mais on les durcit, dans le Nord, ar l'addition du sel marin qui fournit de la soude. Celle-ci se ubstituant à la potasse pour se combiner aux acides oléique t margarique, l'acide hydrochlorique s'empare de la potasse. On fait aussi avec la potasse le *savon de toilette*, mais on com-ine celle-ci aux graisses, non aux huiles.

Les savons du commerce sont quelquefois falsifiés avec de a chaux, ou de l'argile et du plâtre en poudre, pour augmen-ter leur poids. On les imprègne aussi de beaucoup d'eau sa-lée; mais ils se dessèchent ensuite, jaunissent et perdent du poids.

Savon médicinal, amygdalin, du Codex.

Lessive de soude caustique, dite des savonniers, concentrée, à 36°.	1 kil	℔ ij	ou 100 parties.
Huile d'amandes douces, ou d'olives, fine.	2 kil 100 gramm.	℔ iv ℥ iij	ou 210 parties.

Mêlez peu à peu à froid, avec une spatule de bois blanc, dans un vase ou mortier non métallique, jusqu'à ce que le mélange ait pris la consistance d'un beau savon blanc. Mettez alors dans des formes de fer blanc ou moules, et laissez la combinaison devenir plus intime et plus solide, pendant quelques semaines. Cette préparation se fait moins promptement qu'à chaud; il faut aussi l'agiter assez fortement d'abord; mais elle n'est point rance ni d'odeur désagréable comme celle faite à chaud. Après deux mois, ce savon est déjà trop rance pour être employé à l'intérieur. Du reste, on préparera très-bien de la même manière le savon d'huile d'olives.

On emploie le savon médicinal, soit en pilules, comme fondant, lithontriptique; il est résolutif et atténuant à l'extérieur; il peut être donné contre les poisons acides qu'il neutralise. Il sert aussi en linimens; il aide à la solution des résines et les rend miscibles à l'eau (*Voyez* aux Mixtures savonneuses).

L'alcool dissout très-bien le savon, et l'on en forme de l'*eau-de-vie savonneuse*, pour résoudre les tumeurs, les échymoses ou contusions, les foulures, etc. Si l'on aromatise la solution alcoolique de savon, avec une huile essentielle de tubéreuse, de lavande, etc., l'on a l'*essence royale* pour faire la barbe, qui contient une partie de savon contre deux d'eau-de-vie. Les *savonnettes,* aussi pour la barbe, sont des boules de savon blanc pétri avec deux tiers d'amidon et un peu d'eau. Les parfumeurs aromatisent diversement ces savonnettes: on y mêle quelquefois des blancs d'œufs et de la gomme arabique.

On ne peut pas former des savons avec les alcalis et l'huile sans eau, comme Stahl et Boerhave l'avaient vu anciennement; mais il ne paraît pas que l'oxygène de l'air soit nécessaire, comme on l'a dit, à la saponification.

Dans 2 onces de savon il y a une once 3 gros et 20 grains d'huile, 47 grains de soude, et 2 onces 4 grains d'eau; ou, sur 100 parties de savon, il y a 4,6 de soude, et 45,2 d'eau.

Savon acétique éthéré.

℞. Savon animal.	48 gramm.	℥ j ß.
Ether acétique	32 gramm.	℥ j.

Dissolvez. On peut ajouter du camphre dans une autre composition analogue.

Baume acétique camphré, de Pelletier.

℞. Ether acétique.		32 gramm.	℥ j.
Savon animal.	} aã	4 gramm.	ʒ j.
Camphre			
Essence de thim. . . .		gouttes	x.

Faites une solution, qui s'emploie en frictions contre les douleurs rhumatismales, comme le baume opodeldoch, t. I, page 90.

Des savons de potasse, ou des savons mous.

Comme la pommade caustique attire toujours l'humidité de l'air, ce que ne fait pas également la soude caustique, il arrive que les savons de potasse restent toujours mous. La nature des huiles qu'on emploie aussi pour les savons noirs ou verts, qui servent au dégraissage des laines et des draps, contribue à l'état de viscosité glutineuse de ces savons. Telles sont les huiles mucilagineuses de colza, de navette, de caméline, de poisson, de cheval, ou les graisses ramassées chez les charcutiers ou dans les charniers, les poissonneries, etc., qui contiennent des principes muqueux abondans, et souvent exhalent une odeur très-repoussante.

Les savons verts se préparent avec des huiles de plantes crucifères, le colza, la navette, etc., dites huiles froides ou vertes; il faut environ 8 onces de potasse pure pour saponifier de 18 à 20 onces d'huile, et l'on obtient à peu près 28 onces de savon. La lessive de potasse doit être au moins concentrée à 20 degrés, et agir à chaud sur l'huile. Le savon se colore avec le sulfate de fer précipité par la noix de galles en noir. Les savons, formés avec la potasse, et les huiles dites chaudes ou jaunes, de lin, de noix, de chenevis, d'œillette, etc., sont teints en vert par la solution bleue d'indigo qu'on y incorpore.

En Allemagne, où l'on fabrique des savons avec ces huiles, on rend ces savons solides par un procédé simple. Par exemple, si l'on fait cinq livres de savon de potasse, on y mêle une solution aqueuse de dix livres d'hydrochlorate de soude. L'hydrochlorate de potasse se sépare en liqueur. Le beurre de coco, ou de palmier avoira, donne un savon jaune, dans les Indes, mais il rancit quoique aromatisé.

Quant aux savons de matières animales, formés par la potasse ou la soude, presque tous ont une fort mauvaise odeur, surtout celui d'huile de poisson que fabriquent les Anglais et les Hollandais. L'on fait un savon de suif (2 livres) et d'axonge de porc (une livre) avec une lessive de potasse caustique (une livre et demie), concentrée jusqu'à ce qu'un œuf la surnage. Ce savon fait par la chaleur, transformé en savon de soude par l'addition de 12 livres de sel marin dissous, devient très-propre au blanchissage du coton ou d'autre fil. Pour enlever l'odeur de ce savon, l'on doit laver ensuite ce coton dans une eau de savon ordinaire, et le passer à l'eau acidulée.

Savon animal, ou de moelle de bœuf, du Codex.

℞. Moelle de bœuf purifiée	500 gramm.	℔ j.
Potasse caustique liquide (lessive alcaline)	250 gramm.	℥ viij.

Mêlez ensemble en un vase, à une douce chaleur, en agitant jusqu'à ce que le savon soit parfait. Cela fait, dissolvez ce savon dans :

Eau bouillante	2 kilogr.	℔ iv.

Il n'est guère nécessaire, comme le prescrit le *Codex*, d'ajouter à la solution :

Hydrochlorate de soude	180 gramm.	℥ vj.

dissous dans :

Eau distillée.	1 kilogr.	℔ ij.

Le savon se précipitera ; étant refroidi et décanté, on l'exprime au travers d'une toile ; on le fait sécher et on le divise en morceaux pour l'usage. Il sert pour préparer le baume opodeldoch.

Les savons animaux donnent au feu de l'ammoniaque.

Mêlés à des oxydes métalliques et chauffés, tous les savons servent de flux réductifs, pour la docimasie.

Des savons économiques.

Chaptal a montré qu'avec la lessive des cendres du foyer, rendues caustiques, ou les eaux des lessives du linge, et les vieux débris des graisses ou huiles des cuisines, on pouvait former des savons communs, pour plusieurs usages domestiques. Il a montré de plus qu'en faisant bouillir des laines et bourres et rognures de drap dans une lessive alcaline caustique et rapprochée, les matières animalisées se transformaient en graisses (en exhalant de l'ammoniaque), se combinaient à l'alcali, et formaient des savons très-propres au dégraissage des laines et draps. Les foulons en peuvent faire usage.

Procédés pour enlever les taches sur les vêtemens.

Les taches sont ou grasses et huileuses, ou résineuses, ou par les acides, par les alcalis ou l'urine, ou par l'encre, la rouille, la poix, le goudron, le cambouis, etc.

1° Les *taches grasses ou huileuses* s'enlèvent soit par le savon ou l'eau chargée d'alcali, quand il s'agit d'étoffes qui peuvent se laver ; on peut encore employer le fiel de bœuf comme font les dégraisseurs : l'essence de térébenthine et l'éther peuent également dissoudre les taches grasses des livres et estampes.

Il y a moins d'utilité dans l'emploi des terres absorbantes ou alumineuses comme les terres à foulon, ou argile glaise, ou la craie, la chaux éteinte, etc.

2° Les *résineuses et la cire* s'enlèvent facilement au moyen de l'alcool plus ou moins rectifié.

3° Les *taches d'acides* rongent le plus souvent les couleurs, on est donc alors obligé de peigner l'étoffe avec les chardons et d'arracher les poils de l'étoffe décolorée; le savon et les alcalis rappellent rarement les couleurs à leur état primitif.

4° Les *taches par les alcalis et l'urine* peuvent s'enlever au moyen des acides végétaux, le vinaigre, le suc de citron, les acides du tartre et du sel d'oseille.

5° Les *taches d'encre ordinaire* sur le linge s'enlèvent facilement à l'aide du sel d'oseille; on les ôte encore sur d'autres objets avec de l'acide nitrique affaibli, même avec du verjus, etc.

L'*encre d'imprimeur* étant grasse, a besoin de savon ordinaire ou ammoniacal (de là vient que l'urine des chats l'enlève aussi), puis on lave l'objet.

La *rouille* s'enlève au moyen d'un hydrosulfate de potasse ou dissolution du foie de soufre alcalin; ensuite on lave à grande eau.

La *poix*, le *goudron*, les *peintures à l'huile* se détachent au moyen d'huile volatile de térébenthine. L'alcool s'emploie aussi pour les premières.

Le *cambouis* et d'autres corps gras analogues, s'enlèvent au moyen du jaune d'œuf cuit; ensuite on savonne et on lave.

On *marque le linge* par plusieurs procédés; 1° par un mélange de sulfate de manganèse dissous et de gomme arabique, en consisatnce de sirop. On trempe le linge ainsi marqué, dans une solution de souscarbonate de potasse. 2° On emploie aussi de l'acétate de fer liquide, un peu épais, mais cette marque de rouille, détruit et troue le linge. 3° On prend une solution de nitrate d'argent avec du vert de vessie et de la gomme arabique. On écrit avec cette solution sur du linge imprégné d'alcali de soude, ces marques sont indélébiles.

Savon sulfuré de soufre, par MM. Boullay *et* Planches.

℞.	Savon animal.	32 gramm.	℥ j.
	Sulfure de soude sec, très-pur	64 gramm.	℥ ij.
	Alcool à 30°	190 gramm.	℥ vj.

Dissolvez le tout dans un vase de verre, au bain-marie, filtrez rapidement et conservez en un flacon bien bouché, large ouverture.

On peut dissoudre cette quantité dans un bain pour le rendre sulfureux.

L'emploi de ce savon est de servir en 10 ou 12 frictions contre la gale (Voyez *le Liniment savonneux hydrosulfuré* de M. Jadelot, tom. I, page 241).

Autres combinaisons savonneuses.

Les alcalis caustiques agissent sur les résines et les saponifient aussi ; ces compositions sont néanmoins peu employées, quoiqu'elles puissent l'être avec avantage pour diviser, par exemple, les résines de jalap ou de gayac, etc., dans l'estomac ; car ces résines pures ne sont pas dissolubles dans les sucs gastriques, et celles qui doivent purger causent des tranchées et inflammations aux intestins, où elles se collent. Le docteur Plenck a remédié à cet inconvénient en les mêlant à du savon ordinaire, dissous dans l'alcool (*Voyez* tom. I, page 210). Les alcalis, en se combinant à ces résines, diminuent considérablement leur action ; c'est aussi pourquoi la potasse adoucit l'âcreté purgative du séné, de la scammonée, la gomme-gutte, etc.

Dans le Nord on fabrique, avec la poix et les alcalis caustiques, des savons mous et noirs qui s'appliquent comme topiques maturatifs sur les contusions.

La *cire punique* se fait en combinant à la cire blanche ou jaune de la potasse caustique. On obtient une masse pâteuse dans laquelle on incorpore toutes les couleurs qu'on veut, et on peint, avec cette masse délayée dans de l'essence de térébenthine, à l'*encaustique*. Ce mélange sert encore pour peindre les meubles.

La glu, le caoutchouc, se dissolvent aussi dans les alcalis caustiques concentrés ; mais il ne se forme que des magma ou savons imparfaits. Le gluten, l'albumine végétale, se comportent à peu près de même, et c'est pour cette raison que l'alcali des savons ordinaires enlève le gluten qui enduit les fibres et la filasse des plantes, et décruse la soie.

Nous avons traité du *Savon ammoniacal* à l'article du *Liniment volatil* (tom. I, page 241). Ce savon est peu durable, à cause de la volatilité de l'ammoniaque. On le dissout aussi dans l'alcool. (Voyez *Eau de Barnaval*, *Baume opodeldoch allemand*, etc.).

Le *topique ammoniacal du docteur Gondret* se fait avec suif 6 gros, huile d'amandes douces 2 gros, liquéfiés avec ammohaque à 22 degrés une once. Faites combiner à l'aide de la mixtion et d'une douce chaleur. C'est un topique contre les douleurs rhumatismales.

Des savons terreux et métalliques.

Lorsqu'on dissout du savon dans une eau très-chargée de sélénite (sulfate de chaux) on le voit se décomposer. C'est qu'il se forme un savon calcaire. L'acide du sulfate se portant sur l'alcali du savon, la chaux libérée s'unit à l'acide oléïque et vient surnager l'eau.

Le *liniment calcaire* (décrit tome I, page 241) est un savon de chaux. La baryte, la strontiane ont, de même que la chaux, plus d'attraction pour l'huile que n'en ont les alcalis : aussi ces terres composent des savons terreux, qui sont peu ou point solubles (*Voyez* tome I, page 14, aux Affinités).

On se sert de la combinaison de l'huile et de l'alumine comme d'un lut solide : les vitriers l'emploient aussi : mais ce n'est point un savon ; ils font ce *mastic* avec l'huile de lin cuite et siccative.

En versant des solutions de savon ordinaire dans une solution d'un sel à base métallique, l'acide se combine à l'alcali, et l'oxyde métallique, rendu libre, s'unit à l'huile. Berthollet a formé, de cette manière, un grand nombre de *savons métalliques*. Ceux de cuivre sont d'un beau vert, qui peut servir en peinture. On connaît les combinaisons des oxydes de plomb, de mercure, avec les huiles et graisses, pour former des emplâtres ou stéarates. L'oxyde de fer est l'un de ceux qui contractent le moins de combinaison avec les corps gras.

Baume d'acier préparé avec le savon, selon la méthode de Vauquelin.

℞. Nitrate de fer liquide. . . . Q. V.

Versez-le dans une dissolution de savon amygdalin ; il s'opérera un double échange de bases, c'est-à-dire que l'alcali du savon s'unira à l'acide nitrique, tandis que l'oxyde de fer, prodigieusement divisé, se combinera avec l'huile, ou les acides oléïque et margarique. Cette composition sera fort analogue avec celle que nous décrivons ci-devant pag. 120 de ce volume, mais il existe dans celle-là un peu d'alcool modifié par l'acide nitrique.

Des savonules.

On nomme ainsi la combinaison d'un alcali avec une huile volatile. Ces sortes de savons sont beaucoup moins parfaits ou moins intimes que ceux des huiles grasses, mais ils paraissent jouir de propriétés médicinales plus actives.

Le *savon de George Starkey*, alchimiste anglais, est combinaison plus ou moins parfaite de la potasse avec l'huile volatile ou essence de térébenthine. Ce qui n'était qu'un prétendu moyen de volatiliser les alcalis en les distillant sur cette essence, est devenu un médicament assez vanté jadis comme vulnéraire dans les ulcères des reins et de la vessie ou les anciennes gonorrhées, et comme apéritif, fondant contre la gravelle des reins, à la dose de 12 à 72 grains. On l'emploie aussi comme antirhumatismal en frictions sur la peau. Il passe pour correctif de l'opium et des purgatifs violens.

Sa préparation a donné lieu à plusieurs recherches, parce qu'elle ne réussit que sous certaines conditions. Rouelle, Baumé ensuite, ont cherché ces conditions, et il en résulte que le procédé de Starkey est défectueux; que plus les huiles volatiles sont fluides, moins la combinaison s'opère bien; qu'il faut un alcali caustique et de la potasse plutôt que de soude, que l'addition de l'eau y nuit plus qu'elle ne sert, qu'il faut, au contraire, une huile volatile de térébenthine ancienne, épaissie ou résinifiée par le temps, qu'enfin le concours de la chaleur favorise cette combinaison. Pour cet effet on fait dessécher dans un creuset de la potasse caustique, ensuite on la triture sur un porphyre ou dans un large mortier de marbre, avec deux ou trois fois son poids, ou plutôt parties égales, selon le *Codex*, de térébenthine et d'essence de térébenthine vieille et épaisse; le tout à une chaleur de 30 à 50 degrés. Ces matières, bien incorporées en pâte liquide grise, se lient quelquefois plus aisément par addition d'ancien savonule de Starkey. Cet auteur laissait ensuite digérer ce mélange pendant cinq à six mois, et en séparait la portion d'alcali non combinée, tombée en déliquescence. Aujourd'hui le savonule, plutôt préparé avec cette huile résinifiée, se laisse dans un bocal recouvert d'un papier : s'il se sépare, après quelque jours, une portion de potasse liquéfiée et d'essence limpide de térébenthine rougie par l'action de l'alcali, on les décante. Le savonule restant est plus ferme, mieux combiné, moins caustique.

Il me semble qu'il s'opère ici une alteration particulière dans cette huile, qu'elle se dépouille d'une partie de son hydrogène pour former de l'eau avec l'oxygène atmosphérique. Cette opération ne se fait bien qu'à l'air, et cette huile est disposée à l'absorption de l'oxygène. L'eau formée s'unit à une d'alcali, qui tombe en deliquium, L'huile se résinifie. s'unit à l'autre partie de l'alcali, en vrai savonule. Il est à rquer aussi qu'une portion très-limpide de l'huile se rme en un acide particulier, s'unit à de l'alcali, et le cristalliser en rhombes ou en parallélipipèdes, lui commu- une saveur de camphre. Baumé a remarqué ces cris-. Ce sel paraît être un succinate; quoiqu'on sache que ssence de térébenthine contienne un acide qui jaunit les uchons de liége et rougit les papiers bleus, il n'a pas été examiné. Si cette essence a été rectifiée sur de la chaux, elle ne donne plus ce sel, et lorsqu'elle se résinifie par exposition à l'air, elle se rapproche beaucoup de la cou- et de l'odeur du baume de Canada. Il reste une sorte de nule de chaux dans la cornue où on l'a rectifiée.

Si l'on voulait saponiser d'autres huiles volatiles, on ferait ux de les mélanger à du bon savon amygdalin, qui les in- pore bien en certaines proportions.

L'*eau de Luce* est un savonule ammoniacal particulier, ou nion de l'ammoniaque caustique et fluide avec l'huile em- pyreumatique de succin rectifiée. Ces deux substances agitées ensemble forment un liquide laiteux, savonneux, mais qui se sépare après quelques temps de repos; c'est pourquoi l'on a hé à les retenir en combinaison par un intermède. Poul- letier de La Salle, dans ses notes sur la traduction française de la *Pharmacopée de Londres*, tome II, page 451, recom- mande de faire dissoudre, dans 4 onces d'alcool rectifié, 10 grains de savon blanc, d'y mêler ensuite deux gros d'huile de succin rectifiée; la dissolution étant parfaite, on y verse de l'ammoniaque caustique liquide très-concentrée, en suffi- sante quantité. On agite le mélange, qui devient laiteux; on le conserve dans un flacon bien fermé à l'émeri.

Le *Codex* prescrit de prendre huile de succin rectifiée 12 gramm. 3 gros, baume ou térébenthine de la Mecque 8 gramm. 2 gros, alcool (à 36° Baumé) 500 gramm. ou 1 livre. On fait digérer le tout pendant quatre jours. Sur une partie de cette teinture on ajoute six fois son poids d'ammoniaque en liqueur (à 20°). Le mélange devient laiteux et on l'agite. On y peut ajouter un peu de savon amygdalin pour mieux combiner le savonule.

C'est, dit-on, un utile stimulant contre les apoplexies, lé- thargies, syncopes; il sert en frictions contre les piqûres ou morsures d'animaux, ou sur les brûlures récentes.

Les gouttes céphaliques d'Angleterre, les sels volatils aro- matiques huileux, les esprits ou alcalis volatils aromatiques, etc., ne sont que des savonules ammoniacaux plus ou moins parfaits. Fr. Sylvius et les médecins anglais ont fait grand usage de l'ammoniaque unie aux huiles volatiles, ou d'anis, ou de cannelle, ou de citron, ou de lavande, etc., et d'ordinaire dissous dans l'alcool, qui facilite la formation du savonule en dissolvant ces huiles. Une autre composition est l'*esprit volatil fétide*, fait en distillant, sur un mélange d'une livre d'hydrochlorate d'ammoniaque et d'une livre et demie de sous-carbonate de potasse, de l'eau-de-vie cinq livres, tenant en dissolution quatre onces d'assa-fœtida. Il passe au récipient un alcool contenant de l'ammoniaque unie au principe volatil fétide de cette gomme-résine, et formant avec lui une sorte de savonule. Ce remède est employé comme puissant antihystérique et spasmodique en Angleterre.

Savons composés.

Boule savonnense et pilules savonneuses de Mlle Stéphens.

℞. Savon médicinal	2 kil.	250 gramm.	℔ jv ß.
Miel blanc		500 gramm.	℔ j.
Cresson sauvage, brûlé dans un tube de fer bien fermé, en poudre . .		112 gramm.	℥ iij ß.

Incorporez toutes ces substances, et formez-en des boules du poids de 4 onces. On s'en sert pour la tisanne de Stéphens (tome I, page 204).

Les pilules savonneuses se préparent avec :

℞. Savon blanc médicinal	2 kil.	250 gramm.	℔ jv ß.
Miel blanc.		500 gramm.	℔ j.
Poudre charbonneuse		250 gramm.	℥ viij.

Formez une masse que vous diviserez en pilules du poids de 9 grains chacune.

La *poudre charbonneuse* se fait en brûlant, dans un tuyau de tole fermé exactement, parties égales de semences de carotte sauvage, de celles de bardane, de celles de frêne avec l'enveloppe, de fruits de cynorrhodon et de l'aubépine. Ces substances charbonnées sont ensuite pulvérisées. On pense bien que, quoique ces semences et fruits passent pour être diurétiques dans l'état frais; ils perdent presque toute propriété par leur carbonisation, bien qu'ils conservent encore une portion d'huile empyreumatique formée par le feu.

Les pilules se prennent à la dose de 6 à 8, en augmentant chaque jour, et en prenant la tisane prescrite, ainsi que la poudre (*Voyez* tome Ier, pages 285 et 399).

On fait assez peu d'usage aujourd'hui de ce remède, qui a eu sa vogue contre les maladies des reins et la gravelle.

Actions des substances alcalines sur l'alcool.

Les alcalis ont, comme nous l'avons montré, la propriété décomposer les éthers imparfaits; mais ils exercent aussi sur l'alcool une action assez forte, lorsqu'ils sont caustiques et concentrés. En cet état de causticité ils sont dissolubles dans ce menstrue, et c'est même le moyen qu'on emploie pour obtenir des cristaux de deutoxyde de potassium ou de sodium purs privés de terres, d'oxydes métalliques, purgés de tout acide, que de faire cristalliser ces alcalis dans l'alcool.

Lorsqu'on a voulu déphlegmer le plus possible de l'alcool, selon le procédé de Richter, c'est-à-dire en le distillant sur une grande quantité de potasse souscarbonatée sèche qui retenait l'eau, pour laquelle elle a beaucoup d'avidité, on a sans doute obtenu de l'alcool très-léger, très-subtil, *très-sec*, et qui s'unit à l'eau avec chaleur. Mais cet alcool acquiert une âcreté particulière; comme la potasse qu'on emploie contient toujours une portion qui est caustique, celle-ci agit sur les principes de l'alcool, en sépare du carbone. Aussi, les alcalis caustiques concentrés donnent à l'alcool qu'on fait digérer sur eux une couleur rougeâtre tirant sur le brun; l'alcool qui passe à la distillation est limpide, et se rapproche de la nature éthérée quoiqu'il n'ait point l'odeur de l'éther; il reste avec l'alcali, dans la cornue, une liqueur noirâtre, qui est du carbone enlevé à l'alcool. Celui-ci est donc non-seulement plus déphlegmé, mais encore plus riche en hydrogène, par la soustraction d'une partie de son carbone. C'est précisément ce qui arrive dans la formation de l'éther sulfurique. Aussi les *teintures alcooliques alcalines*, outre l'âcreté propre à l'alcali, prennent encore un degré d'énergie qui résulte de cette décarbonisation. L'expérience a fait voir que de l'alcool rectifié sur de la chaux vive retenait une saveur alcaline et une odeur de chaux très-remarquables (1), quoiqu'il soit peu vraisemblable qu'une partie de cette terre s'élève à la distillation. Cette rectification, proposée pour les eaux-de-vie de mauvais goût, les rend ensuite impropres à la boisson; on en a même vu prendre des propriétés un peu alcalines par ce procédé.

L'alcool déphlegmé ne dissout pas le carbonate de potasse neutre, non plus que divers autres sels neutres; et la manière

(1) Proust, *Annal. de Chim.*, tome LVII, page 266, mars 1806. Il assure en effet que cet alcool retient de la chaux, et est alcalin. L'eau de chaux distillée est de même alcaline.

ordinaire de former *l'alcool potassé* ou la *teinture alcaline* est peu exacte, en ce qu'on emploie de la potasse en partie carbonatée. On prescrivait de prendre une demi-livre (250 grammes) de nitre fixé par les charbons; de faire fondre cette matière dans un creuset jusqu'à ce que cet alcali devienne d'un bleu verdâtre; de le pulvériser chaud dans un mortier de fer échauffé, et de verser cet alcali en poudre, tout chaud, dans une livre d'alcool rectifié à 37 degrés. On ferme le matras en agitant le mélange, qu'on laisse digérer sur le bain de sable pendant quelques jours; on remué de temps à autre la liqueur, qui devient rougeâtre. On la décante, et on la filtre pour l'usage médicinal. C'est un remède très-âcre, stimulant, utile comme irritant dans l'atonie et le relâchement des fibres chez les hydropiques, dans la leucophlegmatie; il pousse aux urines, excite des sueurs d'expression, accélère le pouls. Il convient aussi pour neutraliser les acides des premières voies. On le donne à la dose de 10 à 40 gouttes dans une potion appropriée.

On pourrait former mieux cette teinture en prenant de la potasse rendue caustique par la chaux, et l'unir chaude à l'alcool, parce que cette potasse s'y dissoudrait à peu près en entier; tandis qu'il y a une grande partie de ce *nitre fixé* qui ne s'y dissout pas, quoi qu'on le chauffe dans l'intention d'en chasser l'acide carbonique; mais cela n'a lieu que très-imparfaitement. L'action de la potasse pure à chaud sur l'alcool tend à enlever du carbone à celui-ci, et à lui donner des qualités plus actives, comme nous l'avons dit; une partie de potasse pure, ou deutoxyde de potassium, peut se dissoudre dans trois parties d'alcool à 36°. Il y a formation d'une teinture d'un jaune brun ou rouge, qui peut remplacer cette tant vantée teinture des métaux.

Le *lilium de Paracelse*, ou cette *teinture* (prétendue) *des métaux*, n'est en effet qu'un alcool potassé, et dont l'alcali a été rendu caustique par l'intermède des oxydes métalliques. Non-seulement aucun de ces oxydes n'est dissoluble dans l'alcool, mais même Berthollet s'est assuré que l'intermède de la potasse ne rendait point ces oxydes plus dissolubles dans ce menstrue, comme Paracelse se l'était imaginé. Il prescrivait de prendre parties égales des trois régules d'antimoine, *martial cuivreux* et d'*étain* ou jovial (par exemple, 4 onces de chacun: *voyez* la manière d'obtenir ces régules, ci-devant page 314), pulvérisés et mêlés à 18 onces de nitre et autant de tartre blanc. Il faut projeter, par cuillerées, ce mélange pulvérulent dans un creuset rougi au feu; il s'opère un *clyssus* ou déflation; le nitre brûle le tartre et oxyde les métaux; il reste un mélange d'alcali du nitre et du tartre avec les oxydes métalliques. On pousse le feu pour faire entrer en fusion ce mélange dans le creuset, qu'on a soin de couvrir. La matière pulvérisée chaude, dans un mortier de fer, est jetée dans deux livres d'alcool rectifié, et on fait digérer le mélange comme pour l'alcool potassé, dont cette préparation ne diffère guère quant aux propriétés.

Par ces procédés, il y a d'abord un alliage des métaux, qui est fragile, ensuite oxydation de ces métaux par l'oxygène de l'acide du nitre, formation d'acide carbonique par le carbone du tartre brûlé; et cet acide carbonique est séparé, au moyen des oxydes métalliques qui s'en emparent, de l'alcali mis à nu par la combustion. C'est donc de la potasse rendue caustique, et qui agit à chaud sur l'alcool encore plus fortement que dans la teinture de sel de tartre. On peut remplacer ces métaux par l'action de la chaux vive, qui rend la potasse encore mieux caustique. Le *lilium* prend une couleur plus foncée que la teinture de sel de tartre, parce qu'il contient un alcali plus caustique. Après quelque temps, ces teintures déposent des cristaux de potasse pure. Si l'on distille ces alcools, celui qui passe dans le récipient donne de fortes marques d'alcalinité.

La *teinture âcre de Theden*, dont il a déjà été fait mention ci-devant page 323, est de l'alcool potassé tenant en dissolution du sulfure d'antimoine très-oxydé, que l'alcali a séparé du verre d'antimoine sur lequel on l'a fait digérer. Plus la digestion est longue et l'alcali abondant, plus cet alcool se charge de l'oxyde vitreux sulfuré du métal. C'est un remède âcre, qui excite le vomissement, la diaphorèse, puisqu'il contient une sorte de kermès ou de soufre doré d'antimoine. Cette teinture est d'un jaune rougeâtre, et se doit filtrer; mais on n'en fait pas usage en France comme en Allemagne.

On forme encore en Allemagne et en Angleterre un *alcool ammoniacal*, appelé *esprit de sel ammoniac vineux*, dont nous avons déjà donné un mode de préparation (tome I, page 460, note). Lorsqu'on veut bien charger l'alcool de cet alcali volatil, on met, dans le premier flacon de l'appareil de Woulf, de l'alcool rectifié; on l'entoure d'un bain de glace pilée, et on distille à la cornue du sel ammoniac avec la chaux, comme pour obtenir l'ammoniaque caustique ordinaire. Par ce moyen, les vapeurs de cet alcali vont se condenser et dissoudre dans l'alcool, qui peut en prendre beaucoup. La liqueur demeure limpide, et il n'y a pas de réaction sensible entre ces deux corps. Cet alcool ammoniacal dissout fort bien plusieurs résines et les savons ou les huiles (1). Il peut servir aussi pour le baume opodeldoch allemand. Il est sudorifique, étant p par gouttes dans un véhicule convenable, non acide.

Si l'on verse de l'alcool rectifié sur du carbonate ammoniacal en liqueur, dans très-peu d'eau, il se forme sur-le-champ une cristallisation de ce carbonate : c'est ce qu'on nomme *offa Helmontii* (*Voyez* ci-devant, page 436).

De l'action des alcalis, des terres et oxydes métalliques sur les substances colorantes des végétaux.

Il a déjà été question de principes colorans extraits des végétaux et des animaux (tom. I, pag. 28 et suiv.), mais sans le concours d'agens chimiques. Ainsi, l'on a vu que l'indigo, le pastel, le rocou, étaient des espèces de fécules colorantes séparées par l'action de l'eau, ou même de la fermentation du tissu du végétal qui les contient; mais ce ne sont point, comme les fécules, des substances dissolubles dans l'eau bouillante. Les alcalis surtout les rendent dissolubles. Ainsi, l'on broie l'indigo, et on le mêle à des cendres gravélées, et quelquefois à du sulfure d'arsenic ou orpiment (qui forme alors un hydrosulfure au moyen de l'alcali) pour conserver la *cuve d'Inde*. La chaux vive, quelquefois l'urine putréfiée ou ammoniacale, servent aussi à monter une cuve d'Inde ou un bain de teinture d'indigo. Il y a plus de complication pour former la cuve de pastel, propre également à teindre en bleu; on y admet aussi de la chaux vive, et l'on bat vivement ce bain de teinture (2). La chaux donne à ces teintures plus d'éclat et de fixité.

Plusieurs plantes broyées et fermentées dans l'eau y peuvent déposer une fécule colorante bleue, comme l'indigo et le pastel. Celui-ci a besoin d'être précipité par la chaux. Telles sont diverses plantes papilionacées, analogues à l'*anil* (*indigofera*), comme le galéga ou lavanèse, la luzerne, les sainfoins, les *cicer*, ou d'autres végétaux, comme les feuilles de quelques persicaires, des *nerium*, etc.; mais ces derniers exigent le concours de la chaux vive. On broie les feuilles fanées de pastel ou guède, et on forme des *coqs* ou *cocaignes*, sortes de

---

(1) Aussi les gommes-résines, comme l'*assa-fœtida*, et les huiles essentielles, *voyez* aux Gouttes d'Angleterre, à l'Esprit aromatique huileux de Sylvius, etc.

(2) On *pallie* (bat avec un pal) la cuve, ou le bain d'Inde, ou de pastel. Il paraît que les fécules colorantes bleues ne prennent bien cette couleur que par absorption de l'oxygène de l'air, et même les étoffes qui paraissent vertes en sortant du bain deviennent d'un bleu fixe à l'air. L'indigo contient 0,45 parties colorantes 0,24 de carbone; le reste est une matière huileuse qui le rend inattaquable à l'eau, à l'alcool, etc. Il surnage l'eau, et il est inflammable. Il peut se combiner aux huiles fixes (*Voyez* Indigotine, tome 1, page 29).

asses ou pains qu'on sèche à l'ombre, et qu'on pulvérise. On t consuite macérer cette poudre dans l'eau pendant quatre à nq mois, en ne remuant que rarement la matière, qui se ange en une fécule bleuâtre, par décomposition lente. Ce pôt féculent forme une sorte de pâte qu'on dessèche, et ont la teinture sert aujourd'hui avec assez d'avantages pour emplacer en partie l'indigo. Tel est le pastel du commerce.

Pour en retirer du vrai indigo, faites bouillir l'*isatis*, filtrez à décoction. La fécule restée sur le filtre est composée de lorophylle, de cire et d'indigo. On la lave à l'eau claire, on dissout dans une solution de potasse caustique, par l'ébultion. On filtre de nouveau; il reste une matière verdâtre sur filtre; c'est l'indigo qui devient bleu à l'air. La solution alline, évaporée, desséchée, calcinée, donne un prussiate de otasse, comme avec le sang de bœuf et la potasse, d'après ctor Michelotti.

Il y a d'autres bleus moins solides, parce qu'ils sont de ature extractive, et originairement verts ou rouges, mais rés en bleu par l'action des alcalis, du volatil surtout. Tel t le tournesol en drapeaux et en pain; l'orseille, la paelle, etc. Le *tournesol en drapeaux* est formé de loques de uge bien imprégné du suc de la maurelle, *crotum tinctorium*, dans un village entre Nîmes et Montpellier, nommé Grandallargues; il est exposé à la vapeur de l'urine putréfiée; on en it exhaler une vapeur ammoniacale en y jetant encore de la chaux vive. Ce suc, qui est d'un vert bleu, devient d'un bleu plus vif par l'alcali volatil; mais il est fort dissoluble à l'eau, sans fixité, et se change en rouge par les acides. C'est ainsi u'on emploie ces chiffons pour donner aux vins peu colorés ne teinte rouge plus foncée. Les Allemands, les Anglais en olorent des liqueurs, des gelées et conserves; les Hollandais teignent en violet la croûte de leurs fromages, et donnent ussi cette nuance à l'épais papier qui enveloppe les pains de ucre; mais on n'en forme point des pains de tournesol, mme on l'avait cru.

Ces *pains de tournesol* sont fabriqués en Hollande, et, comme l'a fait voir Chaptal, avec des lichens tinctoriaux, rtout de l'orseille des Canaries et du Cap-Vert, qui fournit plus beau, de la parelle d'Auvergne et de plusieurs autres, elon Westring. On broie ces lichens mondés, secs, on les êle avec moitié leur poids de cendres gravelées, et on les rrose d'urine humaine, plus ammoniacale que celle des besiaux. On laisse fermenter ce mélange; il s'y développe un eau bleu : on modère la fermentation au point convenable.

Enfin, en mêlant cette matière à de la craie, on en forme petits pains cubiques. C'est le bleu de tournesol qui, disso dans l'eau ou l'alcool, sert de réactif très-sensible pour montrer la présence des acides. En effet, cette couleur, na rellement rouge, revient à son état primitif quand on neut lise l'action des alcalis qui la tournait au bleu. C'est le lacm des Allemands.

L'on forme à Lyon et dans le Midi une *pâte de tournesol* ou *licheno* avec le lichen parelle *verrucaria* d'Auvergne, d Puy-de-Dôme, de Saint-Flour, et aussi les lichens tartareux farineux, etc., en les pulvérisant, les mêlant à moitié leur poi de bonnes cendres gravelées et formant une pâte mol avec de la vieille urine. On laisse fermenter ce mélange pendan cinq à six semaines, en y ajoutant toujours d'autre urine. masse se gonfle, devient pourpre-violette; alors on y jette quart du poids total de chaux vive à demi-éteinte, et après av laissé encore digérer le mélange, lorsqu'il a acquis une coul bleue assez belle et une odeur analogue à la violette, on y joi de la craie en poudre pour en former des petits pains car

Ce qu'on nomme orseille, dans la teinture, est encore même pâte de *variolaria orcina*, préparée en différens li d'une manière semblable aux pains de tournesol, mais san joindre autant de craie. On en fait sur lin et coton, des teintures rouges ou violettes assez brillantes, fixées au moyen de l'alun et d'un peu d'acide sulfurique. Mais cette teinture est fugace et se ternit à l'air. (*Voyez* l'article de l'Orcine.)

Il y a plusieurs couleurs rouges qui se fixent par des alcalis, et d'autres par les acides ou l'alun (sulfate acide d'alumine) Telles sont surtout celles des bois de teinture. Une décoction chargée de bois d'Inde ou Sapan (*cæsalpinia*) râpé, s'av lorsqu'on y fait dissoudre de l'alun. Si l'on précipite au moyen d'une solution de potasse, ou de soude, ou d'ammoniaque, la terre de l'alun, celle-ci se charge du principe colorant et se p cipite avec lui. On décante la liqueur surnageante éclaircie par dépôt, et l'on fait sécher l'alumine colorée, que l'on trochisque Telles sont les *laques ordinaires* pour la peinture à l'huile ou la gouache. Le bois de Campêche, traité de même, forme une laque violette. La plus belle *laque rouge*, qu'on nomme *carminée*, se prépare de même avec la cochenille qu'on a f bouillir dans l'eau avec l'alun. Les laques jaunes se font avec les graines non entièrement mûres du nerprun (*Rhamnus infectorius*, L.), bouillies avec l'alun, et en précipitant par un alcali pour former la couleur nommée *stil-de-grain* ou avec le bois de quercitron, ou l'épine-vinette, le genet, le stet, la gaude ou la sarriète, etc., traitées de même. Le jaune quercitron se fixe bien sur les indiennes au moyen de l'acétate d'alumine (1), sel qu'on emploie aussi pour appliquer d'autres couleurs sur les toiles de coton imprimées avec des planches en bois gravées. Les autres jaunes se fixent en teinture au moyen de l'alun et de la crême de tartre.

En général, l'attraction de l'alumine pour les couleurs est très-remarquable. Cette terre s'unit aussi au tannin, aux extraits des plantes, et prend très-bien toutes ces nuances fauves ou *ine*; souvent même le tannin et les couleurs fauves précipitent cette terre, du sulfate alumineux, sans le concours des alcalis. Ceux-ci modifient toujours plus ou moins les nuances des teintures et des laques, et altèrent les rouges en nuance violette, donnent au jaune une teinte rougeâtre (surtout les alcalis caustiques), comme il arrive avec le curcuma. Les acides, au contraire avivent les rouges, mais donnent souvent une teinte vineuse aux bleus.

Le *rocou*, extracto-résineux du *bixa orellana*, ne se dissout bien dans l'eau qu'au moyen d'un alcali, et on le fixe sur la soie ou le coton, en versant dans ce bain de rocou, dans lequel sont plongées les étoffes, de l'acide du citron ou du vinaigre. Ces acides s'emparent de l'alcali dissolvant, et le rocou demeure fixé sur la toile, en prenant une couleur aurore avivée par l'acide. Le rocou se dissout aussi dans l'alcool.

On se sert des alcalis pour dissoudre le *rouge de carthame* ou le *safranum*. D'abord on pétrit dans un sac, au milieu de l'eau, les fleurs de carthame, pour enlever leur teinture jaune extracto-muqueuse et dissoluble à l'eau, ou fugace. Ensuite il reste la couleur rouge, qui ne se sépare de ces fleurs qu'en les *estrant* ou broyant avec de l'alcali et de l'eau. On peut fixer cette teinture alcaline sur les étoffes au moyen des acides, comme le suc de citrons, qui la précipitent (*Voyez* Carthamite, t. I, page 28).

On fait le *rouge végétal*, pour fard, en délayant dans cette teinture alcaline de carthame, du blanc de fard (stéatite), et en précipitant la couleur sur cette terre, par le moyen du suc de citron, ou bien on forme une laque de carthame avec l'alun où l'alumine se précipite par l'alcali. Cette laque se mêle au blanc de fard, talc, ou craie de Briançon. La finesse de cette craie vient de la manière de la pulvériser, en la frottant sur

(1) Ce sel se prépare en versant de l'acétate de plomb liquide dans une solution d'alun. Il y a échange de bases, le sulfate de plomb, formé, se précipite, et on le sépare de l'acétate d'alumine resté en liqueur.

des tiges sèches de prêle, comme nous l'avons dit (tome I, page 141).

Le carthame teint les étoffes en ponceau.

Les *rouges de garance* ont aussi besoin d'être dissous au moyen des alcalis; mais le rouge le plus fixe est celui qui a été inventé à Andrinople et simplifié en France. Chaptal a fort bien remarqué que ce rouge se fixait sur le coton par une combinaison triple et particulière d'alumine, de principe astringent et d'huile unis simultanément. Le sublimé corrosif, deuto-chlorure de mercure, sert encore à fixer sur les étoffes le rouge de garance; mais la couleur en devient un peu sombre. On observe qu'il faut passer le coton à un bain de fustet, *rhus cotinus*, avant le garançage, pour obtenir un beau rouge d'Andrinople.

La chaux fait virer les rouges, en général, au violâtre ou couleur de lie, et leur ôte leur beauté ou leur éclat. C'est pour cela que les eaux des rivières séléniteuses altèrent tant plusieurs teintures, qu'on est obligé de choisir ces eaux. Mais la chaux vive éclaireit et donne du feu aux couleurs *racine* ou fauves, aux teintures d'écorces; elle se combine au tannin et aux principes extractifs, en précipité insoluble. Ainsi la décoction de plusieurs écorces et bois de couleur mordoré, ou brun-jaune, forme des teintures belles et fixes par l'addition de la chaux vive.

C'est surtout sur les sucs de plantes ou les couleurs vertes, que l'eau de chaux marque son action en développant cette couleur (*Voyez* aussi l'article de la *Chlorophylle*, ou matière verte des végétaux, tome I, page 29). L'on forme le *vert de vessie* en prenant, par exemple, deux kilogrammes (4 livres) de suc de baies de nerprun dans leur maturité, le mêlant à une livre d'eau de chaux et deux onces de gomme arabique. On rapproche le mélange en extrait au bain-marie, et on le laisse sécher dans des vessies. Cette couleur ne convient qu'en miniature ou en gouache, et non à l'huile. Les baies du nerprun des teinturiers, celles de la bourdaine, de l'alaterne, etc., en fournissent aussi. On forme encore un *vert d'iris* en pilant les pétales de l'*iris germanica*, L., qui sont bleus, avec de l'eau de chaux, et en exprimant leur suc, qu'on fait sécher sur des assiettes ou des coquilles. Mais ce vert, qui est fort beau, change facilement en violet ou rouge par les acides. C'est une couleur pour les miniatures, ou en lavis. Le suc des baies de belladonne fournit à la détrempe une couleur d'un bleu pourpre, que les alcalis peuvent changer en vert, de même que la chaux. On prétend au contraire que les graines fé produisent du bleu par les alcalis ou avec les savons. Les huiles ou corps gras se chargent aussi de divers principes colorans de nature résineuse. C'est ainsi que l'écorce de la racine d'orcanette teint en beau rouge l'huile d'olives ou l'axonge. L'on donne au beurre une couleur rouge, en battant la crême dans la baratte, avec cette même racine. On colore aussi le beurre en jaune avec le curcuma, ou les carottes, ou les fleurs de souci, ou le safran; en rougeâtre avec des baies d'asperge ou d'alkékenge; en violet avec des violettes; en vert avec le suc d'épidards, etc., par le même procédé, comme l'a fait voir Fourcroy.

Nous n'avons pas l'intention de suivre toutes les nuances de couleurs que fournissent les végétaux. On trouve surtout dans les *Recherches* de Dambourney et de Vitalis ce qu'on peut désirer sur cet objet pour les végétaux de nos contrées. M. Chevreul, qui dirige les teintures des Gobelins, a travaillé aussi avec succès sur cet objet. Mais nous poursuivrons l'examen de quelques réactifs sur les principes colorans.

Parmi les sels, on connaît la précipitation du fer au moyen de l'acide gallique et du tannin, du bablah, et combien l'influence de l'air est utile pour la beauté du noir qui en résulte (1). Le *noir de Gênes*, si vanté, devait cet avantage à l'ancienneté de sa préparation, qui donnait un noir plus lustré ou plus intense. Cette couleur a souvent l'inconvénient de *brûler* les étoffes ou de diminuer la solidité de leur tissu, parce que l'oxyde de fer transmet son oxygène au tissu et le brûle véritablement, comme l'a fait remarquer Berthollet, par rapport aux taches de rouille qui produisent ensuite des trous. Telle est l'attraction du coton pour cet oxyde, qu'il suffit de plonger une toile de coton dans une dissolution de sulfate de fer pur, pour qu'elle prenne en peu d'heures une couleur nankin très-fixe, l'oxyde de fer se précipitant sur cette toile.

L'oxyde de fer, si propre à produire des gris, des noirs ou des couleurs de rouille, est très-nuisible à d'autres teintes qu'il ternit; et c'est encore pourquoi les aluns qui en contiennent même un millième, et les eaux qui en roulent des parcelles dans leur sein, altèrent beaucoup les rouges et autres couleurs vives. Si le sulfate de fer est mêlé à la garance, ou ajouté au

(1) Quoique l'*encre de la Chine* véritable soit, comme nous l'avons dit, la liqueur noire des poulpes, on en fabrique une fausse en incorporant du noir de fumée très-fin dans l'eau gommée, et l'on en forme une pâte avec la colle de farine. J'ai remarqué que l'alcool dissolvait très-facilement le noir de fumée. Cette encre ne sert que pour lavis. On peut y ajouter du fiel de bœuf purifié; cette encre n'en devient que plus propre au lavis.

garançage et à l'engallage préliminaires, il forme des teintes prune-monsieur ou lilas, selon son intensité. La plupart des décoctum de plantes astringentes précipitent ce sel plus ou moins en gris de fer, en brun, etc.; et cet oxyde de fer ne s'enlève presque jamais sur les étoffes, quoique l'acide oxalique détruise fort bien les tâches d'encre. Les étoffes animales, ou laine et soie, prennent moins le fer que les végétales. Les acides nitrique et le chlore colorent les soies et laines en un jaune solide, en leur enlevant de l'hydrogène et mettant à nu une portion de leur carbone. Pour cela, il suffit de tremper ces étoffes dans l'un ou l'autre acide affaibli.

L'orpiment teint aussi en beau jaune solide.

On emploie les acétates de plomb pour mordans; ils fixent bien les couleurs végétales : on remarque pourtant qu'ils en ternissent la vivacité. Le sulfate de zinc a la propriété de foncer les couleurs. Le tartre donne aux rouges une teinte tirant sur le violet. L'acide du vinaigre, ou plutôt celui qui se tire par la distillation du bois à feu nu, le pyro-acétique ou pyro-ligneux, sert pour les dissolutions de fer dans les teintures en noir.

Mais la composition la plus brillante est celle du carmin pour la peinture en miniature et à l'huile, comme l'est l'écarlate en teinture. Ces deux couleurs, d'un rouge éclatant, s'obtiennent au moyen du même réactif, le nitro-hydrochlorate d'étain, sur la décoction de cochenille alunée. Ce même réactif donne aussi une nuance brillante de ponceau à la garance, et il fixe également en beau rouge la décoction de bois de Fernambouc (*cœsalpinia sappan*), selon Gulich et Vogler.

On prépare du *carmin* en prenant de la cochenille mestèque en poudre, qu'on fait bouillir dans quarante fois son poids d'eau, et l'on y ajoute un peu d'alun (six gros pour une livre de cochenille). La liqueur bouillie, déposée, passée, on y verse, pour la même dose de cochenille, une demi-once de nitro-muriate d'étain ou de *composition*. L'oxyde d'étain précipite la couleur rouge très-belle; on la sépare en la décantant et la faisant sécher à l'étuve. On en obtient environ une once et demie. Ce nom de carmin vient, dit-on, de kermès ou *coccus*, graine d'écarlatte, employé avant la découverte de la cochenille (*Voyez* la Carmine, tome I, page 105). Pour obtenir un beau carmin, dans une décoction d'écorce d'autour et de graine de chouan, on fait une décoction de cochenille, et on précipite par la composition d'étain, préparée avec l'eau forte et le sel ammoniac.

Il reste, apres la précipitation du carmin, une liqueur encore bien colorée, qu'on emploie pour faire la *laque carminée*. Pour cet objet l'on prend de l'alumine pure, obtenue de la précipitation de l'alun au moyen de l'alcali, et lavée : on en délaie une suffisante quantité dans cette décoction de cochenille, et on abandonne ce mélange quelque temps à lui-même. La matière colorante éprouve une sorte de fermentation qui détruit le principe muqueux animal qui la tenait suspendue, et cette couleur se fixe sur l'alumine, afin de bien la colorer. Cette laque séchée en trochisques, à l'ombre, sert pour la peinture à l'huile, et aussi en détrempe pour les tapisseries en papier. Elle colore encore la poudre ou l'opiat dentifrice.

L'*écarlate* s'obtient par le moyen de la *composition nitro-muriatique d'étain*. On fait celle-ci en diverses proportions. Tantôt on prend un huitième d'étain sur la quantité d'acide selon Pœrner ; ou un seizième, d'après Hellot ; ou un tiers suivant Macquer ; ou un quart, selon Scheffer ; ou l'on prend des acides affaiblis, ou dans l'état le plus concentré. Il est à remarquer que plus l'oxyde d'étain abonde dans la dissolution, plus elle fonce et ternit la couleur. L'on forme encore, avec le sel marin ou le sel ammoniac dans l'eau forte, cet acide nitro-muriatique. Enfin les proportions les plus convenables paraissent être une once d'acide nitrique à 32 degrés. On y fait dissoudre à froid deux gros de sel ammoniac bien concassé ; ensuite on y met un gros d'étain pur de Malac ou de Cornouailles, en limaille. La dissolution faite à froid, après quelques jours, on y ajoute deux à trois gros d'eau.

Alors il s'agit d'employer cette composition. L'on met dans une décoction de cochenille de la crême de tartre en poudre, et lorsque le bain est bouillant on y plonge le drap de laine ; ensuite on verse de cette dissolution d'étain. La couleur de cochenille passe au rouge le plus brillant. Si l'on met trop de cette dissolution, le rouge tourne à l'orangé ; et s'il y a trop de tartre, il passe au violet ; c'est donc la proportion différente qui produira les nuances qu'on désire. L'écarlate s'obtient difficilement belle sur la soie, et passe souvent au cramoisi, à moins qu'on ne force la dose ordinaire du nitro-muriate d'étain, ou peut-être qu'on ne donne auparavant un *pied* jaune à la soie. C'est ainsi qu'en lui donnant un pied de rocou, et la *lisant* ensuite dans un bain de fernambouc alcalisé, l'on obtient un rouge ponceau faux, appelé *ratine*, mais d'une teinte assez vive.

La dissolution d'étain avive encore beaucoup en couleur ponceau la garance. Le rouge sur coton peut aussi être avivé par le nitro-muriate de bismuth, en place de celui d'étain. Pour le faire, on mêle du sel marin à l'acide nitrique, dans lequel on jette le quart de son poids de bismuth. L'écarlate passe au violet par les alcalis, et au cramoisi par l'alun et les acides, au violâtre brun par le sulfate de fer, au bleuâtre par le sulfate de chaux. Le rouge de carthame devient jaunâtre par les alcalis; l'arsenic blanc tourne en pourpre le violet de cochenille. Les bleus faux teint rougissent par les acides, et deviennent plus bleus par les alcalis. Ces alcalis développent la couleur jaune des bois jaunes; les acides les font tourner à la couleur de feu ou d'aurore, mais ils jaunissent le rouge de garance. Les noirs s'avivent dans l'eau de savon, selon Haussmann. En général, l'action de la lumière dévore et détruit les couleurs les plus vives et les moins solides, mais l'air développe le bleu de l'indigo, le noir, etc.

On forme le *bistre* pour les lavis, en prenant de la suie luisante et épaisse de cheminée, la faisant digérer dans de l'eau bouillante, en passant la liqueur et la faisant évaporer en extraits. Quelquefois on y ajoute de l'eau de chaux ou de l'alumine; c'est une couleur pour miniature, ou gouache aussi.

Nous renvoyons aux ouvrages d'Hellot, de Pœrner, de Berthollet, Chaptal, Roard, Dambourney, Scheffer, Vogler, Haussmann, Guhlich, Vitalis, Chevreul, etc., pour divers autres détails sur la teinture et les couleurs dont nous ne pouvons pas nous occuper ici en particulier.

De l'action du tannin sur diverses substances.

Les principes astringens, ou le tannin et l'acide gallique, jouent un rôle plus considérable qu'on ne le pense dans la plupart des décotions et mixtions médicamenteuses. On a peu remarqué, mais il est certain que ces principes précipitent diverses résines de leur solution alcoolique en s'unissant à elles, et qu'ils ôtent une grande partie de la faculté purgative aux résines de jalap, de scammonée, d'aloès, de turbith, etc. J'ai quelques motifs de croire que les huiles, particulièrement celles qui sont oxydées ou épaissies, se combinent aussi en partie au tannin. Il est remarquable encore que le rouge cinchonique s'unit fort bien aux molécules ligneuses, et forme des composés solides comme dans les vieux extraits d'écorces, qui deviennent ligneux. Dans les sèves des végétaux, toutes celles qui sont astringentes ne contiennent point d'albumine végétale, et *vice versâ*, comme l'a fait voir M. Vauquelin. De même le principe âcre, comme celui de la gratiole, paraît compatible dans les végétaux avec la matière albumineuse le tannin. Le principe narcotique de l'opium, ou la morine, paraît aussi en partie neutralisé par le principe astringent. Il arrive ainsi dans les opiats, électuaires et autres mélanges, des combinaisons particulières, peu observées encore (1), et qui changent beaucoup les propriétés de la composition ; nous en avons assigné plusieurs causes pour la thériaque (tome I, page 180).

Berthollet ayant observé que les substances astringentes précipitaient souvent les oxydes métalliques de leurs acides, reconnut le premier la décomposition de l'émétique, et celle du sublimé corrosif, dans les décoctions ou les poudres de quinquina, ou de tan, ou d'autres écorces. Aux articles de ces sels, nous avons dit quelles substances les décomposaient, de sorte qu'on ne doit pas prescrire leur mélange avec elles. Les extraits végétaux, plus ou moins riches en tannin, précipitent presque tous les sels métalliques, et se fixent même en substance colorante insoluble sur l'oxyde de protochlorure d'étain et sur l'alumine de l'alun. M. Bouillon-Lagrange ayant examiné l'effet de plusieurs décoctum acerbes sur les sels métalliques, a reconnu que le sulfate de fer précipitait son oxyde en verdâtre par ceux de rhubarbe, d'arnica, de feuilles de l'osier, de troëne, d'absinthe, de centaurée, de persicaire, de germandrée, de camomille, de pied-de-chat, de cascarille, de bardane, de chicorée, de douce-amère, de mille-feuille, d'ortie, etc., qui ne précipitent ni l'émétique, ni l'albumine. Le sulfate de fer donne un brun foncé avec plantain, pervenche, coronille, sécuridaca, pied-de-lion, genêt, etc. L'émétique n'en est pas décomposé, non plus que par les balaustes, le tamarisc, le mille-pertuis et l'aigremoine, quoique plusieurs de ceux-ci précipitent l'albumine.

Les infusùm de bois de quassie, de gentiane, de houblon, de camomille romaine, ne précipitent pas la gélatine, selon Davy. Le tannin, le cachou, l'acacia, le ratanhia, ne guérissent pas seuls les fièvres d'accès.

Le principal emploi du tannin est l'usage qu'on en fait pour durcir et rendre imputrescibles les cuirs et les parties animales gélatineuses et albumineuses. Pour tanner les cuirs, il faut d'abord faire macérer les *peaux vertes* ou récentes dans de l'eau, les râcler ou *craminer* et étirer sur un chevalet, les

(1) Comment la décoction de graines de chenevis peut-elle neutraliser l'effet empoisonnant des baies de laurier-amandier, comme l'a vu Bulliard? ou le vin amer celui de la ciguë, d'après Buchan? etc.

débourrer en les trempant dans un lait de chaux qui facilite la chute des poils (mais la chaux altère le cuir), ou en les mettant macérer dans une eau aigrie par de la farine d'orge qu'on y a laissé fermenter après une ébullition préliminaire. La *jusée* (1) est aussi un léger infusum de tan qui a déjà servi, et qui étant devenu aigre par le temps, peut servir à macérer les cuirs pour faciliter leur débourrement. En Amérique, on sale les cuirs verts ou récens; les Tartares passent les leurs dans un petit lait aigri.

En débourrant le cuir, on doit enlever son épiderme en le raclant avec un couteau à deux manches; cet épiderme étant imperméable au tan, empêcherait le tannage du côté extérieur. Ensuite on met gonfler les peaux, ou dans de l'eau de chaux, ou, ce qui vaut mieux, dans des eaux rendues acides, soit par l'orge ou le seigle, ou le vieux tan, ou par une petite quantité d'acide sulfurique, suivant Macbride. Ces peaux gonflées sont encore raclées à l'intérieur, pour enlever toutes les portions charnues et graisseuses qu'elles pourraient retenir. On les remet plonger dans un infusum léger de tan, qu'on nomme le *passement rouge*, et qui raffermit ces peaux.

Il s'agit alors de les bien saturer de tannin dans des fosses. On prend pour cela de l'écorce de jeunes branches de chêne, surtout en poudre; on en met une couche dans la fosse, on stratifie alternativement les peaux et le tan; puis on charge ces peaux de pierres, et on verse de l'eau afin d'humecter la masse. La combinaison s'opère lentement. Au bout de quelques mois, on relève les cuirs, on remplace par de nouveau tan l'ancien, et l'on met en-dessous les cuirs qui étaient dessus. Après un temps suffisant on retire des fosses le cuir tanné, qu'on fait sécher et qu'on apprête pour le commerce. Lorsqu'on verse une forte décoction de tan dans ces fosses, le tannage s'opère plus promptement. Il faut jusqu'à 6 livres de tan par livre de cuir, et une peau a perdu, étant tannée et sèche, plus de moitié de ce qu'elle pesait étant fraîche.

Quoique l'infusum très-chargé du tannin puisse suffire pour tanner les cuirs, selon Séguin, cependant ceux-ci s'imprègnent de trop d'eau, demeurent spongieux et se rident par dessiccation, tandis que dans le tannage par le tan en substance, une

---

(1) La *jusée* est formée selon M. Braconnot : 1° de zumiate ou de nanceiate de chaux, de magnésie, de potasse et d'ammoniaque; 2° acétate de chaux; 3° matière tannante; 4° apothème, *matière brune*, soluble dans les alcalis; 5° matière d'apparence gommeuse; 6° acide acétique libre.

Il y a dans l'écorce de chêne de la *pectine* identique à celle de la gelée de groseilles, et un sucre incristallisable.

portion de celui-ci pénetre dans le cuir, et le durcit. Macbride faisait son infusum de tan dans l'eau de chaux; mais cette terre alcaline se combine elle-même au tan, et altère les peaux.

Nous avons parlé de l'Hongroyage et de la Parcheminerie, Mégisserie, Chamoiserie, *tome* I, *page* 176). Il y a diverses substances capables de fournir de bon tan. L'écorce de bouleau donne d'excellentes qualités au cuir de Russie; la bruyère, l'arbousier-busserole, le myrte, le redoul, le ratanhia, les acacies, etc., fournissent aussi beaucoup de principe astringent. Le cachou, la gomme kinô, l'acacia, sont de tous les sucs végétaux les plus riches en tannin.

DE LA CHIMIE ANIMALE.

On a déjà remarqué que les substances naturelles étaient d'autant plus décomposables qu'elles étaient formées d'élémens plus nombreux; c'est pourquoi les matières animales, qui sont des composés quaternaires, ou d'azote, d'hydrogène, de carbone et d'oxygène, se détruisent spontanément avec plus de rapidité que les composés ternaires des végétaux, et ceux-ci plutôt encore que les composés binaires de la plupart des minéraux. Mais en même temps que ces aggrégations sont plus composées, la *puissance vitale* qui les tient unies est plus développée. Aussi les composés ternaires ou vegétaux ont une vie obscure ou végétative, tandis que les composés quaternaires ou animaux jouissent plus ou moins d'une vie active, développée, qui se marque par la loco-mobilité, la contractilité musculaire, la sensibilité nerveuse. Et même l'homme, les quadrupèdes et les oiseaux, qui sont les plus parfaits dans la chaine des êtres, sont aussi doués d'un plus grand nombre d'organes, de principes plus compliqués; ils ont des humeurs plus variées, des tempéramens plus complexes que les animaux d'un rang inférieur, dans lesquels on n'observe que des sens obtus, une existence imparfaite (1).

Si la vie est plus développée chez les animaux, elle modifie aussi l'action des corps extérieurs sur l'être vivant, pour le conserver; elle transforme, par exemple, leurs nourritures

---

(1) Voy. *De la puissance vitale, considérée dans ses fonctions*; etc., *chez l'homme et tous les êtres organisés*; in-8°, 1 vol., tous les articles qui traitent de la physiologie animale. Nous y avons développé beaucoup de choses que la nature de cet ouvrage comportait, tandis que nous nous bornons ici aux simples aperçus chimiques.

végétales en chair; elle tend à réagir sur les substances dé-tères, et à les chasser ou les détruire; elle fait varier l'acti chimique à un point remarquable. C'est pour expulser un nuisible que l'estomac se soulève par l'émétique; c'est po rejeter des matières âcres, incapables de s'assimiler, que l intestins repoussent le jalap, l'aloès et d'autres purgatifs. effet l'émétique, les purgatifs, n'opèrent rien que par l'eff de la vie. Les cantharides, qui élèvent des ampoules à la pea par leur application, n'agissent nullement sur le cadavre (1 Ce n'est donc pas tant l'énergie des médicamens qu'il fa considérer, que la manière dont les organes des animaux vi vans s'en affectent. Ainsi le même émétique, auquel les me branes de l'estomac sont si sensibles, ne produit ni douleur ni effort sur celles de l'œil non moins délicates, tandis q l'huile d'olives, qui cuit beaucoup dans l'œil, est fort douce l'estomac.

On a remarqué encore que chacun des systèmes du cor vivant, ou de ses organes, s'affectait spécialement, et sembl attirer à lui l'effort d'un médicament plutôt que de tel autr Il est connu, par exemple, que les cantharides prises à l'inté rieur agissent sur l'appareil urinaire, que le nitre porte s action sur les reins, l'aloès sur le rectum, l'opium sur le sys tème nerveux cérébral, qu'il engourdit; le vin, les liqueu spiritueuses, le café, au contraire, exaltent ce système, etc.

Le corps des animaux, surtout les plus parfaits, est com posé de plusieurs systèmes d'organes, dont le jeu simulta produit tous les actes de la vie. 1° Le *système nerveux* ou *sen tant*, dont le bulbe principal est renfermé dans la boîte osseus du crâne, sous le nom de cerveau, et se prolonge en tig dans la moelle épinière ou dorsale : il reçoit des rameaux nerveux qui portent l'action, le sentiment, la vie par toute machine animale. 2° Un *système sanguin* ou *circulatoire*, don le centre est le cœur, organe musculaire creux, qui recevant le sang veineux, le pousse, en se contractant, dans le poumon, où ce fluide s'imprègne d'air, se décarbonise, s'échauffe, re tourne au cœur qui le refoule dans toutes les ramifications ar térielles du corps, pour nourrir, réparer, ranimer toutes les parties; le même sang repris aux extrémités capillaires artères par celles des veines, se réunit ensuite en troncs vei neux qui le rapportent au cœur. 3° Le *système nutritif* sans cesse digère de nouveaux matériaux, pour remplacer ceu

(1) La pierre à cautère agit sur le cadavre, en désorganisant et rong les chairs par une action purement chimique.

se dissipent ou s'usent, formé d'un long tube membraneux, ant plusieurs dilatations et circonvolutions, selon les espèces nimaux, s'ouvrant à sa partie supérieure en bouche munie ganes du goût pour distinguer les qualités alimentaires ou isibles des substances, et d'organes de mastication pour les oyer, ou de succion pour les avaler, terminé dans son exmité inférieure par une ouverture anale qui rejette le résidu s alimens employés. Le tube alimentaire, abreuvé, par di s viscères adjacens, de sucs digestifs qui extraient la partie plus nutritive des alimens, connue sous le nom de chyle, sorbe celui-ci par les orifices nombreux des veines mésaques, lesquelles transportent ce chyle dans le torrent de la rculation, où il s'assimile en gélatine, en albumine, en fiine, propres à remplacer dans tous les membres les parties e le mouvement vital dissipe et détruit. C'est pour débarsser le corps des substances superflues, qu'il y a un *système halant*, comme la peau, les poumons, ou *excréteur*, comme reins, les membranes muqueuses, séreuses, etc. C'est pour ire communiquer toutes les parties entre elles, pour lier leur tion, que le *système cellulaire* les embrasse et les enveloppe, 'il transmet des unes aux autres divers fluides lymphatiques; isseux, etc. C'est pour que la machine animale puisse chanr de lieu, chercher sa nourriture, éviter les chocs, fuir ou mbattre ses ennemis, choisir ce qui lui convient, ou rejeter e qui la blesse, qu'elle a été pourvue des *systèmes osseux* et *usculaire*, dont l'un a la solidité, l'autre la contractilité ou mobilité en partage, et des *organes extérieurs des sens*. eux-ci, au nombre de cinq, transmettent au cerveau, dont s reçoivent leurs nerfs, les impressions des objets qui les ppent: l'*œil*, les couleurs et les figures qui viennent se peinre sur le nerf optique épanoui en membrane nommée rétine, errière une gélée transparente comme le cristal; l'*oreille*, es sons qui vont retentir dans ses cavités, et ébranler les corons pulpeux de nerfs auditifs; le *nez*, les odeurs qui frapent, en passant avec l'air, la membrane olfactive sur laquelle ampent des filets nerveux; la *langue*, les saveurs qui piquent u ébranlent diversemenr ses papilles saillantes et humecées; enfin la *peau*, les surfaces dures ou molles, anguleuses ou plates, rudes ou polies, chaudes ou froides, pesantes ou égères, denses ou rares, etc., qui frappent plus ou moins les ombreuses houppes nerveuses placées sous l'épiderme. Enfin e dernier système, qui forme le complément de l'être vivant, st le *génital* ou celui par lequel il perpétue son espèce, diférent selon le sexe, n'étant pas d'un besoin direct pour l'existence de l'individu, et ayant chez les animaux des époqu d'intermission et de repos.

Les principales considérations chimiques sur le corps vivant se rapportent à ses fonctions. La *nutrition*, par exemple, présente des phénomènes remarquables sur la singulière transformation de l'herbe, des fruits, du pain, des substances végétales, en matière animale, contractile, sensible, ou en sang, en chair musculaire et en pulpe nerveuse. Cette animalisation commence dès la mastication, qui imprègne le bol alimentaire de salive; elle se poursuit dans l'estomac, où les sucs gastriques rarement acides en santé, toujours antiseptiques (1), dissolvent l'aliment; ensuite les sucs pancréatique et bilieux concourent à extraire le chyle, lequel, absorbé dans le torrent de la circulation, éprouve sans doute un travail particulier avec le sang dans les poumons, où s'opère principalement l'hématose ou la sanguification, ainsi que dans le tissu parenchymateux du foie. Il est probable que l'accession de l'azote, dans la matière nutritive végétale, concourt à l'animaliser (2). On doit remarquer encore qu'aucun animal ne peut se nourrir de substances inorganiques ou minérales seules; car l'eau et les terres pures, les sels minéraux, etc., ne sont nullement des alimens par eux-mêmes. On a dit encore que les animaux vivaient sur le règne végétal, ce qui est vrai pour les espèces terrestres; mais la plupart des poissons et autres races aqua-

(1) Spallanzani a remarqué, l'un des premiers, que le suc gastrique était éminemment antiseptique; il mondifie les ulcères putrides, et la salive du chien produit des effets analogues. Le suc gastrique jouit d'une propriété dissolvante particulière sur les matières alimentaires, même hors de l'estomac. Cependant ce suc est aussi putrescible, comme tout suc animal.

Les vents ou l'air contenu dans les intestins de l'homme en santé, contiennent de l'azote, un peu d'hydrogène et d'acide carbonique, surtout dans les gros intestins, mais rarement de l'oxygène.

(2) MM. Macaire et Marcet ont comparé les substances alimentaires des carnivores aux herbivores, et ont trouvé pour

	Le chyle du chien.	*Le chyle du cheval.*
Carbone	55,2	55,0
Oxygène	25,9	26,8
Hydrogène	6,6	6,7
Azote	11,0	11,0
	Excrémens du chien.	*Excrémens du cheval.*
Carbone	41,9	38,0
Oxygène	28,0	29,0
Hydrogène	5,9	6,6
Azote	4,2	0,8
Subst. terreuses minér.	20,0	25,0

Les sangs des herbivores et des carnivores sont identiques pour leurs élémens, mais le sang artériel contient moins de carbone et plus d'oxygène que le sang veineux. L'azote, chez les herbivores, paraît provenir des alimens et en partie de la respiration.

ques tirent aussi leur subsistance du règne animal presque iquement.

Une autre considération non moins digne d'attention est elle de la *respiration*. Soit que l'air, en pénétrant dans les ellules pulmonaires, s'y combine immédiatement avec le sang oir, le rende rutilant, lui enlève du carbone et de l'hydroène; soit que cette combinaison s'opère dans le torrent de la circulation artérielle, et que la portion vitale de l'air y soit ntraînée avec le sang, il est reconnu que le volume d'acide rbonique formé représente celui de l'oxygène absorbé, uivant Berthollet, Davy, Allen, Pepys, etc., et que cet cide carbonique devient les 5 à 7 centièmes de l'air inspiré, ais que la quantité d'azote demeure à peu près égale (1). Il araît que, dans l'hémoptysie, l'absorption de l'oxygène trop orte produit une fièvre brûlante, une circulation rapide, une rritation vive, qu'il faut modérer par un air à demi méphiisé, tel que celui des étables ou des bergeries, et par des reèdes tempérans, hydrogénés. En effet, l'on attribuait, à 'absorption de l'oxygène qu'on respire, la chaleur et la vive ensibilité des animaux, puisque ceux qui respirent peu, mme les reptiles ont bien moins de chaleur et de vivacité ue les oiseaux, l'homme et les quadrupèdes, qui respirent eaucoup. Selon Brodie et Chossat, l'abaissement de la temérature du corps animal résulte, malgré que la respiration ontinue, de la lésion plus ou moins profonde du système erveux. En hiver on inspire davantage d'air, et on absorbe eaucoup plus d'oxygène qu'en été; de là vient que la chaleur nimale s'accroît pour réparer ses pertes au dehors; en été est le contraire, et dans les climats chauds aussi. M. Edwards trouvé que l'on exhalait de l'azote en été, et qu'on en abrbait en hiver. Au contraire, on exhale plus d'acide carboique en hiver qu'en été, parce qu'on respire davantage. Les nimaux carnivores vicient plus l'air que les herbivores par ur respiration; leur haleine est d'ailleurs fétide (2).

(1) Les animaux qui s'engourdissent, comme les marmottes, paraissent néanins respirer toujours, quoique très-faiblement; ainsi une marmotte enurdie périt dans moins d'une heure sous du gaz acide carbonique, selon angili.

(2) Selon M. Dulong, les animaux herbivores ou frugivores donnent à la piration environ autant d'acide carbonique, qu'ils absorbent d'oxygène. carnivores absorbent bien plus d'oxygène, et donnent moitié moins d'acide rbonique. Les carnivores produisent par respiration, 40, ou 49, ou 51 cenmes de chaleur; les herbivores 60 à 75 centièmes de la chaleur totale prcile dans le même temps par ces animaux. Ainsi toute la chaleur animale ne ovient pas seulement de l'acte de la respiration, ce qui a été aussi confirmé ar M. Edwards.

On sait d'ailleurs que la peau et même le tube intestinal (d poisson *cobitis fossilis*, selon Hermann) respirent aussi l'ox gène atmosphérique et exhalent du gaz acide carbonique, transpiration.

L'air expiré par les poumons de l'homme ne contient pl que 0,18, ou 0,19 d'oxygène, et 3 ou 4 centièmes d'acide ca bonique, pour le moins; car il y a toujours un peu plus d gaz acide carbonique formé que d'oxygène absorbé. De plu il s'exhale des poumons de la vapeur aqueuse, par la transp ration pulmonaire, et il s'y trouve aussi une matière ani en dissolution, qui est l'odeur de l'haleine, souvent féti chez certaines personnes. Des liquides injectés dans les va seaux des animaux, et des gaz phosphoreux, par exempl s'exhalent par la transpiration pulmonaire. Bostock a calc que plus de six onces et demie de carbone sont consumées e 24 heures par la respiration, et que dix onces d'humidité son exhalées par les poumons dans cet espace de temps, selo Abernethy (1).

La chimie nous présente un phénomène assez remarquab dans la naissance du poulet au sein de l'œuf. Si la coque enduite d'une matière grasse qui ferme tous les pores, qui e pêche l'évaporation d'une partie du liquide qui y est cont ou qui s'oppose à la pénétration de l'air dans l'intérieur, l'ani mal ne peut éclore. Si la chaleur de l'incubation n'est uniformément répandue dans toutes les parties de l'œuf, l'o seau sera mal conformé, faible, languissant: tous ses mem bres n'auront pas la même extension de développement. I paraît surtout très-probable que l'accès de l'air atmosphériqu dans l'œuf est indispensable pour la formation de l'embryo et que l'action du gaz oxygène coagule les premiers organes d vie, allume la flamme vitale qui doit animer l'être, et le fai sortir, plein d'une jeune ardeur, de la matière organisée, mai encore insensible.

Cette chaleur et cette vivacité des animaux à grande resp ration, paraissent dépendre encore de la *circulation* et de l' *matose* ou sanguification, opérée principalement dans l'appare pulmonaire. Outre l'acte respiratoire, qui est une vérita combustion produisant de la chaleur, le mouvement rap

(1) Un homme robuste absorbe à chaque inspiration, Selon Mentzies et rin, 40 pouces d'air. Il y a dix-huit inspirations par minute, et 1/20 d'air mosphérique est changé en acide carbonique. Il se forme donc à chaque nute 36 pouces cubes d'air acide carbonique, ou 51830 par jour, ce qui fait poids de 70 onces, dont 17 sont dues à l'homme. L'air chaud est moins al par la respiration que l'air froid.

un sang chaud, artériel, dans ses canaux, porte la chaleur imale jusqu'aux extrémités des membres. De plus, ce sang rtériel, enrichi par le chyle que lui transmet le canal thorabique dans la veine sous-clavière gauche, vivifié par l'air du oumon, devient ensuite capable de réparer tous les organes, e fournir à toutes les secrétions. Il paraît être, avec le système ymphatique, la source commune de tous les fluides qui breuvent nos parties, tandis que les veines recueillent ce ême sang qui a fourni aux secrétions et aux réparations, ur lui rendre de nouveau les qualités qu'il a perdues. C'est insi que le sang artériel, poussé au cerveau, excite, anime out le système nerveux qui s'y trouve accumulé; mais le ang veineux y produirait, au contraire, l'assoupissement, la thargie. Ce même sang noir, par ses stases dans les rameaux e la veine-porte, prend souvent une disposition graisseuse; 'est pourquoi il se dépose de la graisse chez les animaux, vers es reins et le foie. C'est enfin le sang artériel qui se débarrasse, ans les reins, de cette aquosité surabondante qu'on nomme rine; dans le foie, il se transforme en partie en bile; dans es glandes salivaires en salive, et ainsi du reste.

Ce travail particulier des *glandes secrétoires* sur le sang ne e borne pas, à séparer de ce liquide des humeurs particulières, par une sorte de filtration, car le sang ne contient que es élémens de la bile, de la graisse, de l'urine, du sperme, de la moelle nerveuse, tout formés, etc.; mais il se transforme en ces substances par une action inconnue du tissu glandulaire. es médecins, comme Sylvius, ont attribué cet effet à une sorte e fermentation; d'autres expliquent par l'influence nerveuse, omme Bordeu, les effets des glandes secrétoires sur le sang; ès Cartésiens et Boerhaave admettaient la théorie des couloirs de diverse structure, et qui ne laissent passer que certaines molécules propres à composer une humeur, comme la bile, la salive, etc.

Il paraît certain, par l'exemple de l'*ossification*, que le tissu gélatineux qui forme la trame première des os, attire dans ses mailles le phosphate calcaire qui doit le durcir, et ce sel paraît être charrié par le sang, d'où il est secrété par le périoste, membrane qui recouvre les os. En effet les os paraissent s'accroître par couches, comme on l'a remarqué dans les animaux ourris avec des alimens mêlés de racine de garance. Le phosphate calcaire de leurs os devient rouge alors, et cesse de rendre cette nuance, quand on interrompt l'usage de cette racine.

Enfin la recherche des causes de la *sensibilité nerveuse* et de la *faculté contractile* des muscles, est l'un des problèmes les plus réfractaires aux sciences physiques et chimiques; ces phénomènes paraissent dépendre entièrement de fonctions vitales, dont la nature s'est réservé le secret, aussi bien que de celui de la génération. On connaît cependant par quels moyens on peut exalter ou affaiblir la sensibilité, la motilité. Il y a des stimulans chimiques, électriques ou galvaniques; on sait que ces facultés contractiles et sensibles s'épuisent et se renouvellent; qu'elles sont transmises d'ordinaire par les cordons nerveux se rendant au cerveau ou à la moelle épinière, et que si l'on coupe, ou si l'on serre ces nerfs par une ligature, ils ne propagent plus la sensibilité et la faculté contractile aux parties. Cet effet donne à croire que les nerfs sont les conducteurs d'un fluide extrêmement subtil, qu'on nommait *esprits animaux*, et auxquels on attribuait des propriétés d'autant plus grandes, qu'on connaissait moins ces esprits. Enfin, les nerfs, observés avec soin par Reil et d'autres anatomistes, n'ayant présenté aucune cavité ou tuyau, même au microscope, mais plutôt des filets pulpeux à leur intérieur, on a supposé, tantôt qu'ils jouissaient d'une atmosphère de sensibilité, tantôt qu'ils étaient dépositaires d'un fluide électrique, comme celui que Galvani a découvert. On a remarqué ensuite qu'il existait, dans la plupart des animaux, deux ordres de systèmes nerveux, comme il y a deux sortes de vies et d'organes. Bichat a distingué le système nerveux intercostal, ou le nerf grand sympathique qui se répand dans les intestins, qui se ramifie en plexus, se joint par des nœuds ou ganglions, qui domine dans la *vie organique* ou intérieure, et sur lequel enfin viennent agir les passions, du système nerveux cérébral toujours symétrique et double, qui régit, par tous les rameaux nerveux qu'il projette, les organes extérieurs des sens, et ceux de la locomotion, comme sont les membres. Bichat observe que toutes ces parties, qui composent le domaine de la *vie animale*, sont ou doubles ou symétriques, ont une activité intermittente et sujette au sommeil, tandis que les organes de la vie organique exercent perpétuellement leurs fonctions pendant l'existence (car leur interruption causerait la mort), et qu'ils ont des formes irrégulières.

On a peu trouvé de choses importantes dans l'examen chimique de la *génération* des animaux, dont les uns sont *androgynes* ou se suffisent à eux seuls pour se reproduire, comme les huîtres; dont les autres sont *hermaphrodites*, ou réunissent les deux sexes, mais sans se suffire, et ont besoin d'un accouplement mutuel, comme les colimaçons; enfin, dont les autres nt des *sexes séparés* pour chaque individu. Les uns engendrent sans accouplement, comme les poissons; plusieurs par des accouplemens divers. L'examen des humeurs propres à formation des nouveaux êtres a fourni peu de lumières; albumine et le jaune huileux des œufs, le phosphate de haux et la soude trouvés dans le sperme humain avec un ucilage animal, le phosphore reconnu dans la laite des poissons, comme dans la pulpe cérébrale et nerveuse, n'offrent encore aucune vue suffisante pour éclaircir le mystère de la reproduction des êtres (1).

De l'analyse des substances animales.

On admet plusieurs modes d'analyse des substances aniales. L'analyse mécanique, soit naturelle, soit artificielle, tère moins ces substances que tout autre moyen; mais elles ne tardent pas à s'altérer, lorsqu'on les abandonne à elles-mêmes, ou qu'on veut pousser plus loin leur analyse.

1° *De l'action de l'air sur les substances animales.*

Selon les diverses qualités de l'air ou des gaz, il y a beaucoup de différence dans les résultats de son action sur les matières animales. Ainsi, un air sec et froid desséchant ces matières lorsqu'elles sont liquides, racornissant les solides, les garantit de la putréfaction; c'est pourquoi l'on fait dessécher le sang de bouquetin, la chair de vipère (2), le fiel, les tablettes de bouillon, et les colles, les viandes d'animaux boucanées en *charqué*, ou soumises à l'infumation, etc., pour les conserver. Il en est de même du lait desséché en frangipane; mais, en général, ces matières placées à l'abri du contact de l'air se conservent mieux, et même le procédé de M. Appert, qui garantit de la putréfaction diverses préparations animales alimentaires, consiste surtout à les tenir hors de l'air dans des vases exactement fermés.

Le gaz oxygène est l'un des agens les plus propres à développer la putréfaction, et l'on observe que l'azote, l'hydrogène même, qui n'empêchent pas la putréfaction, retiennent la chair dans un état noir, livide, plus long-temps que l'oxygène, qui la pousse rapidement au dernier période de décomposition.

(1) Endt, *Opera omnia medico-physica*, Leyde, 1657, pag. 462, a dit: *Nutritio sanè videtur esse veluti continuata quœdam generatio.* La nutrition ressemble à un acte générateur continué dans chaque être vivant.

(2) On la dépouille de sa peau, de ses intestins et de sa graisse; on retient le cœur et le foie, qui, desséchés et pulvérisés àpart, sont le *bézoard animal.* La chair, séchée au bain-marie, se conserve dans du papier, suspendue au plafond. La graisse se conserve à part.

Le gaz acide carbonique paraît au contraire posséder quelque propriété antiseptique. Macbride a même fondé sur ce gaz ses principaux moyens de suspendre la putréfaction. Il ne l'empêche pourtant pas entièrement, comme ce chirurgien anglais se l'était persuadé avec trop de confiance.

L'air possède encore la propriété d'épaissir ou de faciliter la concrétion du pus, du mucus nasal, des larmes autour des paupières; il durcit les cérumens, il aide la formation de la couenne et du caillot du sang, la séparation du beurre ou de la crême du lait, la coagulation de sa partie caséeuse, lorsqu'on bat le beurre; il fait cristalliser le blanc de baleine dans les huiles de poisson; il détermine la rancidité des graisses et suifs; il décompose la matière animale, l'urée contenue dans l'urine, et concourt à former de l'ammoniaque; il liquéfie le sperme, dessèche l'albumine en matière cornée, ainsi que la gélatine, et surtout le mucus, qui y devient ensuite insoluble à l'eau, brunit les extraits animaux, avive plusieurs couleurs animales, comme celle de la pourpre, solidifie les filets soyeux du ver à soie, de l'araignée, le byssus de la pinne marine, etc. Le lait, l'urine par leur exposition à l'air, peuvent se tourner en vinaigre; car le petit-lait aigri contient aussi de l'acide acétique : l'on a fabriqué de cet acide avec des urines de bestiaux, qui donnent de l'hippurate calcaire plutôt que du phosphate de chaux et de l'urée; celle-ci abonde dans celles de l'homme et des espèces carnivores. Le mucus nasal et celui des bronches se concrètent à l'air en pellicules ou sortes de membranes; telle est celle qui se forme chez les enfans attaqués du croup. (*Voyez* t. I, p. 97 et suiv.)

2° Action de l'eau sur les matières animales.

Nous avons donné aux articles des *Bouillons*, des *Gelées*, des extraits animaux ou *Tablettes de Bouillons* et *Colles*, les principaux résultats de l'action de l'eau sur ces substances, ou plutôt sur la gélatine nutritive qu'elle extrait des chairs, des tendons, des cartilages, des peaux, cornes, ongles, os, etc.

L'eau dissout ainsi les cornes et les ongles des animaux, mais par le concours de la chaleur ; l'on emploie la corne liquéfiée et la gélatine épaissie, pour divers ouvrages d'arts, comme des boîtes, des peignes, etc., soit en la moulant, soit en lui donnant plusieurs formes. Ce qu'on nomme *écaille* n'est que la matière cornée du test ou de la carapace des tortues *caret*, dont on se sert pour beaucoup d'ouvrages, mais qui sont fragiles. On donne à la corne fondue et travaillée l'apparence d'écaille, en la colorant en brun par une légère soluon de nitrate d'argent ou même de nitrate de mercure. La dissolution d'or dans l'acide nitro-hydrochlorique tache la corne en rouge. Ces métaux se réduisent en oxydes bruns dans la matière gélatineuse des cornes, y forment des taches ou impressions brunes. Le nitrate de mercure se précipite aussi par la colle. Il en est de même du tannin.

On appelle *corne de cerf préparée philosophiquement*, des andouillers de cerf qu'on a fait bouillir dans l'eau, puis raclés jusqu'à blancheur pour enlever l'épiderme; on lime ou l'on pile ensuite cette corne de cerf pour les usages de la médecine. décoction enlève une portion de gélatine à cette corne osseuse; aussi, pour éviter cette perte, les anciens voulaient seulement qu'on suspendît à la vapeur de l'eau bouillante cette corne pour ramollir son épiderme, qu'on raclait ensuite. Les os frais, qu'on fait bouillir dans l'eau, fournissent de bon bouillon et de la graisse (1).

L'on emploie l'eau pour purifier les graisses, suifs et cire des animaux. Ainsi l'axonge de porc, ou le suif, ou les gâteaux de cire, divisés en petites portions, se jettent dans l'eau bouillante, qui se charge de diverses parties solubles, et les sépare de ces matières. La gélatine, le sang, les membranes, se séparent des graisses et suifs par ce procédé, comme les portions de miel, de rouget, abandonnent la cire pour l'eau, etc. On sait encore que l'eau répandue en minces surfaces sur la cire, et s'y évaporant à l'air, contribue à la faire blanchir. Le lavage des corps gras devenus rances, leur ôte beaucoup de l'acide acétique ou lactique formé par cette rancidité, et les adoucit. On obtient aussi la fibrine pure des muscles, par un lavage prolongé à grandes eaux.

3° *De l'action de la chaleur humide sur les substances animales.*

Les résultats de cette chaleur sont fort analogues à ceux obtenus de matières végétales, et nous avons parlé des effets de la cuisson sur elles. Il en est de même des chairs; cependant la concrétion de l'albumine vers 50° de chaleur, ou celle du caséum dans le lait, produit une différence notable, puisqu'il n'y a guère que la gélatine, et le suc propre de la viande (osmazôme de M. Thénard) qui soient dissous. La concrétion de l'albumine la rend d'un blanc opaque, à cause de l'eau interposée dans ses molécules, car cette albumine concrète, étant desséchée, acquiert la demi-transparence ainsi

(1) C'est ainsi qu'on tire de l'*huile de cheval*, avec les os des chevaux; elle sert pour brûler ou pour des savons à foulon.

que la dureté de la corne. Cette propriété concrescible de l'albumine la rend utile pour clarifier les liquides, car elle *involve*, enveloppe, et retient toutes les particules des matières non dissoutes, et les enlève en forme d'écume, par l'ébullition. C'est ainsi que le bouillon de viande se clarifie de lui-même, et qu'on met des blancs d'œufs ou du sang de bœuf dans les sirops de sucre ou divers liquides dont on veut enlever les substances non dissolubles. On remarque encore que l'albumine concrétée est fort peu digestible, c'est pourquoi les blancs d'œufs cuits durs passent souvent sans être digérés parmi nos alimens. La cause pour laquelle le lait s'élève lorsqu'on le fait bouillir, est que la portion du caséum de la surface du lait, se concrétant par la chaleur et l'absorption de l'oxygène atmosphérique, forme une pellicule sur le lait. Ainsi les portions aqueuses vaporisées dans ce liquide, ne trouvant point d'issue pour s'exhaler, et retenues sous cette pellicule, soulèvent le lait, et le font monter ou répandre, à moins qu'on ne divise la pellicule de sa surface.

Une liquéfaction lente des graisses et suifs animaux, les dépure des substances étrangères à leur nature, qui se déposent au fond des vases, comme les portions de membranes, de gélatine, d'albumine qu'ils contenaient. C'est ainsi que le beurre fondu abandonne une partie de caséum et de son principe doux, mucilagineux, qui lui communiquaient une saveur agréable à l'état frais. Le jaune d'œuf, durci par la chaleur, développe davantage l'huile et la cholestérine dont il est imprégné. Les os, soumis au digesteur de Papin, s'y ramollissent en bouillie. Le lait, le sang, l'urine distillés au bain-marie, donnent une eau facilement putrescible.

4° *Action de la chaleur sèche sur les matières animales.*

Si l'on soumet à une chaleur supérieure à celle de l'eau bouillante des matières animales, en un état de siccité, l'on obtient plusieurs produits remarquables. D'abord la chair se rôtit, ou se rissole; elle acquiert une couleur d'un jaune brun; il se forme un autre mode de combinaison entre ses principes constituans; l'albumine se concrète, la gélatine se concentre, la portion d'extractif sapide ou osmazôme paraît acquérir des propriétés plus exaltées par la cuisson, puisqu'en cet état il devient plus savoureux, plus agréable, plus digestible à nos organes; la fibrine s'amollit ou s'attendrit aussi par ce moyen. L'on observe encore que les chairs rissolées acquièrent une saveur douce analogue à celle du caramel ou sucre brûlé. Dans cette coction des chairs, à sec, une portion des sucs gélatineux graisseux, liquéfiés, s'écoule en jus; il se dégage, outre de l'eau, du gaz hydrogène chargé des principes odorans de la chair. Ce gaz devient même assez abondant, lorsqu'on pousse le rôtissage trop loin, pour s'enflammer. C'est de cette manière qu'on a vu des personnes grasses s'énivrant d'eau-de vie être brûlées entièrement, lorsque, par imprudence, le feu se communiquait de leurs vêtemens ou de leurs cheveux, etc., à leurs corps même, ce qu'on a cru devoir attribuer à des *combustions spontanées*. Le dégagement de l'hydrogène était encore augmenté dans ces personnes par l'abus des liqueurs spiritueuses, ainsi qu'on l'a remarqué.

De même que dans la décomposition végétale par le feu, les composés animaux forment d'abord de l'eau ou phlegme, qui passe au récipient lorsqu'on les distille. Leur hydrogène et leur oxygène s'unissent en premier lieu; puis l'hydrogène se joint à l'azote pour former de l'ammoniaque; en même temps une autre portion d'hydrogène se combine au carbone, et compose une huile animale empyreumatique; le carbone et l'oxygène passent ensuite à l'état d'acide carbonique, combiné en grande partie à l'ammoniaque. Il se forme aussi des acides prussique et pyro-acétique (celui-ci s'appelait sébacique, pyro-zoonique, etc.). Enfin les gaz hydrogène phosphuré, sulfuré et carburé, oxycarburé, se dégagent en abondance; il reste dans la cornue un charbon luisant très-difficilement incinérable, et qui contient souvent des phosphates et même un phosphure quelquefois inflammable.

On conçoit que cette distillation à feu nu doit se faire, comme pour les végétaux, dans l'appareil de Woulf, et avec la cuve pneumato-chimique, pour recuillir les gaz (*Voyez* les figures, planche 5). Il faut de plus choisir une cornue à col large, ainsi que l'alonge, parce qu'une grande partie du carbonate ammoniacal formé vient s'y attacher et pourrait obstruer un col trop étroit. Il faut aussi rafraîchir par des linges mouillés cette partie de vaisseaux, afin de faire condenser ce carbonate d'ammoniaque.

Mais toutes les substances animales ne présentent pas également ces produits. Par exemple, les matériaux huileux, ou dans lesquels domine l'hydrogène, graisses, huiles, suifs, cires et cérumens, fournissent à cette distillation beaucoup d'acide pyro-acétique (zoonique) et sébacique, en partie combiné à l'ammoniaque, et coloré par de l'huile animale en dissolution dans le phlegme Les hydro-cyanate et carbonate ammoniacaux sont aussi formés, mais en moindre quantité. La fibrine pure, la corne, plumes, poils, etc., la gélatine, l'albumine, exemptes de corps gras, donnent au contraire à la distillation plus de carbonate ammoniacal, d'acide prussique et d'huile animale que les substances précédentes.

L'*huile animale de Dippel* (1), ou pyrogénée, se prépare aussi de préférence avec les matières animales non grasses; telles sont la corne de cerf, ou les cornes, les ongles, la laine, les plumes, etc., des animaux, et même leurs excrémens. On prend communément de la corne de cerf concassée, on la distille à feu nu à une chaleur un peu supérieure à celle de l'eau bouillante, dans une cornue de grès ou de verre luté, au fourneau de réverbère, et à l'appareil de Woulf, avec une alonge qui se rend dans un matras sphérique. Il passe d'abord au récipient une sorte de phlegme ou d'eau insipide, mais qui, gardée quelque temps dans un flacon, se putréfie bientôt; le second produit est de ce phlegme déjà coloré par une matière huileuse, ammoniacale; il passe ensuite beaucoup d'huile légère, d'une couleur jaune brunâtre, et qui, de fluide qu'elle était d'abord, coule par degrés plus épaisse et plus noire; en même temps, il s'élève du carbonate d'ammoniaque au col de la cornue et de l'alonge, et ce sel se colore sur la fin de l'opération par des portions d'huile qui le salissent; lorsqu'on pousse le feu jusqu'à faire rougir le fond de la cornue, il se dégage enfin une grande quantité de fluides élastiques, tels que l'hydrogène carburé, sulfuré et oxycarburé, chargés d'acide hydrocyanique gazeux, d'acide carbonique, etc. Ces différens produits liquides ont été distingués par des noms particuliers en pharmacie; car la médecine en fait encore quelquefois usage, et ils ont été vantés jadis par Van Helmont, Glauber, Frédéric Hoffmann, et même Boerhaave; ils étaient regardés comme de puissans antispasmodiques, diaphorétiques, et des spécifiques, mais à tort, contre les fièvres malignes, nerveuses ataxiques), pétéchiales, et exanthématiques, etc.

Le premier produit, phlegme insipide, a été nommé *eau de tête de cerf* (*aqua è typhis cervi*); il paraît contenir, outre une matière animale putrescible, une légère quantité d'acétate ammoniacal; mais on n'en fait plus aujourd'hui aucun usage.

Le second produit contient une plus grande quantité de cet acétate et du carbonate ammoniacal, mais en partie imprégné

(1) Conrad Dippel, alchimiste allemand du XVIIe siècle, se surnommant, dans ses œuvres, *Democritus christianus*, a décrit cette huile, qu'il extrayait, ou du sang, ou des excrémens. Un comte de Wittgenstein, en Westphalie, mit cette huile en vogue.

une portion d'huile pyrogénée, formant avec ce sel une sorte de savon. Il se nomme *esprit volatil de corne de cerf*; il est brunâtre, d'une odeur fétide et nauséabonde. On a coutume de le recevoir à part. On le rectifie dans une petite cornue, au bain de sable, et on n'en retire à un feu doux que les deux tiers; il abandonne par ce procédé une partie de son huile pyrogénée, mais garde encore son odeur et sa saveur désagréables : pendant les premiers jours, cette liqueur reste incolore, puis elle jaunit et brunit ensuite, et elle a besoin alors d'être de nouveau rectifiée. Cartheuser forme artificiellement cet esprit volatil, en mêlant à une solution de carbonate ammoniacal ordinaire quelques gouttes d'huile animale non rectifiée.

Nous avons dit que le *succinate d'ammoniaque* ou la *liqueur de corne de cerf succinée*, n'était que la neutralisation de l'acide du succin par cet esprit volatil urineux, ou par le sel de corne de cerf, digérés ensemble et distillés, si l'on veut. On peut obtenir ce succinate en cristaux ou en lames soyeuses, très-solubles à l'eau, moins dans l'alcool, ayant une saveur fraîche et piquante. L'alcool lui enlève la plus grande partie de l'huile pyrogénée fétide qui le salit, mais qui lui communiquait peut-être aussi des propriétés antispasmodiques.

On donne l'esprit volatil de corne de cerf, comme sudorifique, stimulant, diurétique, à la dose de 6 jusqu'à 40 gouttes, dans des potions appropriées. Les esprits volatils de soie crue, de vipère, de crâne humain, d'ongle d'élan, du sang, de l'ivoire, des toiles d'araignées, etc., sont tous de nature semblable, comme l'avait déjà montré Tachenius, *Hippocrat. chimicus*, chap. 2, pag. 62 ; on n'en fait plus usage particulièrement comme autrefois, lorsqu'on leur attribuait des qualités merveilleuses.

Stahl composait sa *mixture tonique et nervine*, avec une partie d'esprit de corne de cerf et deux parties de teinture réguline antimoniale ; celle-ci est absolument analogue au lilium de Paracelse. Dans cette mixture, les acides carbonique et acétique des sels ammoniacaux se portant sur la potasse pure, l'ammoniaque est mise à nu. On donnait cette mixture de 20 à 35 gouttes dans un véhicule; elle est stimulante dans les maladies chroniques des viscères de l'abdomen, et dissipe quelques céphalalgies ou migraines.

Le troisième produit est *l'huile volatile animale empyreumatique* ou *pyrogénée*, qui passe d'abord d'un blanc jaunâtre, légère, très-volatile et comme éthérée, ou analogue au pétrole, devient de plus en plus dense, brune et poisseuse jusqu'à la fin de la distillation, et accompagnée de carbonate ammoniacal. Cette huile est évidemment alcaline, elle verdit le sirop de violettes, et s'unit en partie à l'eau, parce que l'ammoniaque qu'elle retient, forme une sorte de savonule, elle est aussi imprégnée de prussiate ou hydrocyanate, et de carbonate ammoniacaux ; elle se dissout fort bien dans l'alcool, dans l'éther, dans les huiles; l'acide nitrique versé sur elle s'enflamme comme une huile volatile. Comme sa portion la plus légère est composée de beaucoup d'hydrogène en un faible état de combinaison, cet hydrogène absorbe avidement l'oxygène de l'air pour former de l'eau qui se dissipe. Il en résulte que la portion restante de cette huile est plus chargée en carbone, ou plus brune et plus épaisse; ce qu'on voit arriver lorsqu'on l'expose à l'air.

Il est nécessaire de rectifier cette *huile volatile animale*, pour la rendre propre aux usages de la médecine. Les premiers chimistes qui l'ont préparée après Dippel, comme Hoffmann, Boerhaave et Rouelle, la distillaient avec de l'eau tiède (ou privée de l'air qui la noircirait), en la rectifiant jusqu'à vingt-cinq fois ou même beaucoup plus. Chaque rectification sur l'eau produisait une assez grande perte de cette huile, qui laissait toujours une matière noire dans la cornue. Le procédé de Model, préférable aux précédens, consiste à distiller simplement à feu doux cette huile, et à ne recevoir à chaque rectification que les premiers produits les plus purs, les plus limpides, et à les conserver dans des vases bien fermés à l'émeri, à l'abri de l'air : c'est encore le procédé recommandé par le *Codex*. Il faut avoir soin que l'huile de la cornue ne puisse monter elle-même dans le récipient et le salir; on ne chauffe pas, au bain de sable, au-dessus du degré de l'eau bouillante. On ne doit tirer que le premier quart. On rectifie aussi l'huile animale de Dippel, en formant une pâte avec de la poudre de charbon sec et de l'argile blanche et cette huile animale; en introduisant cette pâte divisée en boulettes dans une cucurbite de verre, et avec de l'eau pour tenir lieu de bain-marie; ensuite on distille. Il passe une huile fort limpide, éthérée, qu'on peut rectifier, si l'on veut, une seconde fois, en ajoutant toujours de l'eau. On l'enferme dans des flacons de cristal qu'il faut tenir pleins, bien bouchés, et hors de la lumière. Il faut la mettre en de petits flacons pour que de grandes quantités ne se gâtent pas en ouvrant souvent ces flacons. L'huile jaunit, et ensuite brunit aisément à l'air et à la lumière. Celle qui est brune ne peut plus être employée sans rectification préalable. Il faut remarquer que cette huile distillée, agitée avec de l'eau pure, y laisse en dissolution une artic rendue soluble au moyen de l'ammoniaque qu'elle contient; c'est un savonule ammoniacal; ainsi douze gouttes peuvent se dissoudre dans une once d'eau pure.

Après ces rectifications, cette huile n'a plus une odeur aussi désagréable; elle passe pour un souverain antispasmodique et antiépileptique (excepté dans les cas d'épilepsie idiopathique, où je l'ai vue insuffisante, quoiqu'elle parût éloigner et modérer les paroxysmes). Prise à la dose de quelques gouttes dans un infusum de sarriette ou autre plante aromatique, elle agit efficacement contre le ver solitaire et les autres maladies vermineuses. Elle excite la sueur et les urines; elle se donne aussi en lavement avec un jaune d'œuf dans quelques coliques nerveuses, hystériques. Prise à la dose de 15 à 30 gouttes, elle concilie le sommeil, suivant Fr. Hoffmann. On l'unit encore quelquefois à l'éther dans les maladies convulsives et autres accidens nerveux. Enfin on l'a recommandée comme fébrifuge, en liniment sur l'épine dorsale, dans les frissons des fièvres intermittentes.

Il est à remarquer qu'on salirait beaucoup de cornues, d'une manière presque indélébile, par les nombreuses rectifications de cette huile fétide, d'odeur tenace et pénétrante. Mais on détachera le résidu poisseux attaché à ces vases, au moyen d'une lessive d'alcali rendue caustique, seul procédé qui les nettoie bien.

Après l'huile, vient le *sel volatil urineux de corne de cerf*, qui est un sous-carbonate ammoniacal pyro-huileux, qui s'attache au col de la cornue; il est brun, sali d'huile; on le détache avec une barbe de plume; ceux de soie crue, de vipères etc., sont, comme on sait, de même nature : il se trouve aussi en solution dans les esprits volatils de ces substances animales. Nous avons eu déjà l'occasion d'en parler aux articles de l'Ammoniaque et des Sels ammoniacaux; c'est pourquoi nous y renvoyons. Nous dirons seulement qu'à l'état pyro-huileux, ce sous-carbonate, d'une odeur très-fétide, agit aussi avec énergie, comme stimulant, diaphorétique, de 4 à 20 grains, soit dans des potions, soit incorporé dans des pilules. Il est plus convenable aux tempéramens phlegmatiques ou atoniques, qu'aux constitutions vives et ardentes, qu'il irrite trop. Les Allemands et les Anglais, peuples qui font souvent usage de sels volatils, à cause de la mollesse de leurs fibres, causée par un climat froid et humide, ont tempéré l'activité de ces sels par le moyen des acides. Ils font une *liqueur de corne de cerf succinée*, par l'acide du succin; un *esprit de Mendérerus*, par l'acide du vinaigre; une *mixture d'Huxham*, par l'acide du citron, etc.

Lorsqu'on veut dépouiller ce souscarbonate ammoniacal de corne de cerf, de l'huile qui le rend si âcre et si fétide; on le mêle à de la poudre de charbon et de craie lavée, séchée, et on le sublime dans une cucurbite surmontée de son chapiteau. Le *Codex* prescrit de le sublimer sans addition à une chaleur très-modérée. Ce sel est alors plus blanc, mais non totalement exempt d'huile animale, à moins qu'on ne réitère sa sublimation par le premier procédé; toutefois il jaunit et brunit bientôt à l'air, comme l'huile pyrogénée dont il est imprégné. D'ailleurs, on masque sa mauvaise odeur, comme le font les Anglais, par quelque huile volatile d'odeur suave, celle de muscade, par exemple, suivant la formule de Fuller, ou en y ajoutant du vin de Canaries, du sucre et de l'acide du succin. L'alcool rectifié, digéré sur le souscarbonate ammoniacal, enlève cette huile pyrogénée, et laisse le sel à peu près pur; moyen assez convenable pour le purifier.

Enfin les gaz hydrogènes carburé, sulfuré ou phosphuré, etc., recueillis dans les distillations de ces matières animales, précipitent l'eau de chaux et déposent sur l'eau une matière huileuse et charbonneuse, fétide, qui n'est qu'une portion d'huile empyreumatique qu'ils ont entraînée. Il reste dans la cornue les morceaux de corne de cerf sous leur forme entière, mais très-noirs et charbonnées; c'est un charbon animal, propre, à l'aide de quelques préparations, à clarifier les liqueurs.

L'on brûle des plumes ou de la corne sous le nez des personnes hystériques, pour dissiper leurs spasmes. Quelquefois on fait recevoir la fumée de ces matières par les parties sexuelles des femmes. On recommande aussi de recevoir, sur des tumeurs hémorroïdales qui ne fluent pas, la vapeur du rat de mer brûlé. Ce qu'on nomme *rat de mer* n'est que l'œuf des raïes, coque quadrangulaire, brune, de nature cornée, fréquente sur les grèves maritimes.

5° *Des divers produits des substances animales par la chaleur.*

La plupart des résidus des matières animales distillées à feu nu sont un charbon brillant, plus difficilement incinérable que celui des végétaux, qui reste dans la cornue. Il retient pour l'ordinaire des phosphates et hydrochlorates de soude, de chaux, du fer, du sulfate et du carbonate calcaires et autres substances. Mais pour les séparer, il faut incinérer ce charbon animal, en le faisant fuser au moyen du nitre ou du chlorate de potasse. Alors on lessive le résidu, et l'on sépare les sels au moyen de réactifs connus.

On retire des poils, cheveux, plumes, soie, ou de la gélatine, de l'albumine, de la chair musculaire, du sang, du lait desséché, etc., à peu près les mêmes produits, un phlegme ammoniacal, un huile empyreumatique plus ou moins épaisse, des gaz, du carbonate d'ammoniaque, comme avec les os et la corne de cerf; ceux-ci laissent seulement plus de résidu en phosphate calcaire. L'urine desséchée fournit à la cornue aussi de l'acide hippurique et de l'hydrochlorate d'ammoniaque, qui se subliment. Son résidu contient des phosphates de soude, de chaux, de magnésie et d'ammoniaque, avec de l'acide phosphorique et de l'hydrochlorate de soude. Les matières fécales donnent de l'acétate d'ammoniaque, des gaz hydrogène carburé et acide carbonique, avec les autres produits ordinaires. Leur charbon contient des carbonate, hydrochlorate et sulfate de soude, des phosphates de magnésie, de chaux et d'ammoniaque. On en a tiré d'abord le pyrophore et le phosphore, ainsi que de l'urine, avant qu'on sût extraire ce dernier par le moyen des os.

Le phosphore n'est point particulier à ces seules matières; on sait que la laite des poissons en contient à l'état véritable de phosphure combiné à une substance animale gélatineuse. Il paraît exister encore en d'autres humeurs des poissons phosphoriques et de quelques animaux marins (*pennatula phosphorea*, L.; *nereis noctiluca*, L. (1), etc.). Il se rencontre, en effet, aussi dans la moelle épinière et le cerveau des animaux. Les poissons, comme les harengs et maquereaux putréfiés dans de l'eau salée, deviennent phosphorescens. Plusieurs semences même des plantes offrent des traces de phosphore par leur combustion. Margraff en a remarqué dans la graine de moutarde, et Théodore de Saussure dans le froment, etc. Ces semences contiennent aussi un principe animalisé; tel est le gluten de la farine, qui produit du carbonate d'ammoniaque et une huile animalisée à la cornue.

Nous avons déjà dit que toutes les matières animales, de nature grasse, fournissaient par la distillation de l'acide acétique pyro-huileux, qu'on nommait zoonique. Nous ajouterons qu'elles fournissent beaucoup d'huile âcre, d'abord liquide,

---

(1) On pense que c'est ce dernier ver, très-nombreux dans l'Océan, qui rend la mer lumineuse dans les nuits.

puis épaisse, de l'acide sébacique, mais point ou peu de carbonate ammoniacal. Elles dégagent aussi de l'acide prussique en vapeurs pénétrantes.

Les liquides albumineux donnent du soufre et du gaz hydrogène sulfuré, comme le blanc d'œuf, le sang. Proust admet dans ce dernier de l'hydro-sulfure d'ammoniaque. On sait qu'il produit de l'acide prussique avec les alcalis. Les fluides albumineux donnent de la soude carbonatée, des hydrochlorate et phosphate de soude dans leur charbon, qui est alcalin pour l'ordinaire.

MM. Gay-Lussac et Thénard ayant décomposé des matières animales, en les brûlant avec le chlorate de potasse, ont reconnu que le carbone, dans la fibrine et le caséum, formait plus de moitié de la substance; qu'il y avait de l'hydrogène en excédant à la quantité d'oxygène nécessaire pour le réduire en eau, et que l'azote comptait pour seize à dix-sept centièmes dans ces substances.

Les proportions de phosphate calcaire, obtenues de l'incinération des os, varient suivant les espèces d'animaux, le sexe et l'âge. En général, chez les mâles et les adultes, il y en a plus que dans les os des individus jeunes et femelles. Sur une coquille d'œuf qui pèse 5 grammes, il se dissipe un gramme d'eau par calcination. Vauquelin y a trouvé 0,896 parties de carbonate de chaux, 0,057 de phosphate calcaire; il y a pour le gluten animal et l'eau, 0,047. Les yeux d'écrevisse, l'os de sèche, fournissent aussi plus de carbonate que de phosphate calcaire, etc.

6° *De l'action des acides sur les matières animales.*

On a regardé les acides comme les antiputrides par excellence, et ils préservent bien, en effet, les chairs de la putréfaction, mais ils y apportent aussi des altérations remarquables. Ils concrètent l'albumine et dissolvent la gélatine. Selon M. Braconnot, l'acide sulfurique versé sur la gélatine, la convertit aussi en une sorte de sirop de sucre qui cristallise. Ce sucre traité par l'acide nitrique ne donne point d'acide mucique (comme le sucre de lait), mais un *nitro-saccharique*, combinaison d'acide et de ce sucre non décomposé.

L'acide sulfurique sur la fibrine lavée donne un extrait qu'on sature avec l'acide par de la chaux. On broie l'extrait avec la potasse, d'où il y a dégagement d'ammoniaque. Cet extrait étant bouilli avec l'alcool à 34°, fait un dépôt d'une matière blanche dite *leucine* qui a le goût de jus de viande et de bouillon : avec l'acide nitrique, la leucine forme un acide particulier dit *nitro-leucique* ; avec la soie, l'acide sulfurique la réduit en matière gommeuse.

Sur la laine, l'acide sulfurique produit aussi de la leucine. L'acide sulfurique dissipe de l'azote des matières animales, et aussi leur enlève un peu d'hydrogène ; de là vient la formation d'un sucre de nature *sui generis,* qui est combinable à l'acide nitrique sans être décomposé.

Versé dans le sang d'un animal, l'acide sulfurique en exalte *l'odeur propre à cet animal*, selon M. Barruel. On peut ainsi en reconnaître l'espèce. M. Matteucci dit qu'il se dégage un acide gras volatil, comme le caproïque, et de l'acide lactique.

Si l'on fait macérer des chairs pendant quelque temps dans des acides peu concentrés, il se forme à la longue de l'ammoniaque, qui sature en partie l'acide employé. L'acide sulfurique concentré brûle et noircit la plupart des composés animaux, en y formant de l'eau, de l'acide acétique d'une part, de l'ammoniaque avec laquelle il s'unit d'autre part, ainsi qu'à la soude et aux autres bases salifiables qu'il rencontre. La matière animale brunie par le développement de son carbone (une partie de l'hydrogène, de l'azote, de l'oxygène du composé ayant été employée à former l'eau, l'ammoniaque, l'acide acétique) prend un caractère de graisse qui se combine en savon acide avec l'acide sulfurique. Si l'on soumet à la chaleur les matières animales avec cet acide, il se décompose en gaz sulfureux ; elles donnent de l'eau, de l'acide carbonique, du gaz hydrogène sulfuré, etc. Presque tous les produits animaux se comportent de même avec cet acide sulfurique à 66 degrés.

L'acide nitrique manifeste une action plus prompte et plus vive sur ces substances, parce qu'il cède facilement son oxygène. En le faisant digérer au bain de sable sur de la chair, il en dégage une assez grande quantité de gaz azote pur, qui vient de la chair même. Ainsi cet acide, en séparant ce principe des matières animales, les ramène à l'état végétal, ou de combinaison ternaire ; et en continuant l'action de cet acide, ces matières végétalisées ne produisent plus que les résultats des végétaux, tels que l'acide oxalique, même plus abondamment que le sucre. Mais si l'on fait agir vivement à chaud l'acide nitrique sur la substance animale, il se produit d'abord de l'acide hydrocyanique. On observe, dans toutes ces opérations, qu'il se forme une matière graisseuse d'un blanc jaunâtre, qui vient surnager l'acide nitrique et qui est formée par son action. Ce même acide donne aux substances animales une couleur jaune-claire, solide comme aux soies, aux laines, à la peau, etc.; mais c'est en les rongeant en partie, et en leur enlevant de l'azote. Selon Hatchett, l'albumine est transformée en gélatine par l'action de l'acide nitrique faible.

Cet azote dégagé, quoique exempt d'autres gaz, retient une odeur putride ou septique, qui l'a fait surnommer *gaz septon* par quelques médecins qui le soupçonnent capable de causer des maladies putrides lorsqu'on le respire. L'odeur animale dont il est empreint, paraît être une substance grasse, brunâtre, qui se dépose en partie sur les parois des vases qui le renferment, et qui les ternit à la longue.

Combiné à l'urée, l'acide nitrique la fait cristalliser en lamelles rayonnantes, jaunâtres, onctueuses au tact. Cet acide décompose aussi l'urée, en dégage de l'azote, de l'acide hydrocyanique, etc. Il transforme l'acide rosacique en urique. L'urine, dans les fièvres nerveuses, donne beaucoup plus de cet acide rosacique que de l'urique.

L'acide hydrochlorique a des effets peu marqués sur les matières animales, mais quand il est à l'état de chlore, il les décompose vivement; il concrète l'albumine, la gélatine, les mucus animaux; il décolore en grande partie la résine de la bile : c'est pourquoi les personnes auxquelles on a fait prendre en boisson de l'acide chlorique affaibli, comme remède sthénique, antivénérien, rendent des excrémens blancs ou décolorés. En effet, ceux-ci sont colorés par la résine et l'albumine jaune de la bile.

Plusieurs substances animales ont la propriété de s'unir à des acides. M. Thénard a fait voir que la coagulation de la portion caséeuse du lait par un acide quelconque, était due à cette attraction de la matière animale, et qu'en séparant, au moyen d'un alcali, cet acide qui s'y est uni, le caséum pouvait reprendre sa fluidité. L'albumine est dans ce même cas, ainsi que le picromel dans la bile, l'urée dans l'urine; ces substances ne se concrètent que par la tendance qu'elles ont pour s'unir aux acides. Peut-être aussi que la gélatine concrétée en membranes agit de même. Tel est le gésier de volailles (gallinacés) sec et pulvérisé, qu'on vantait jadis, à la dose d'un gros dans du vin blanc, contre les fièvres, et comme diurétique.

Le caséum du lait caillé par un acide est une combinaison de cet acide avec cette sorte d'albumine particulière. Aussi Proust considère comme un oxyde animal le caséum des fromages; il contient un acide caséique.

Les acides végétaux dans lesquels on met macérer les chairs, dissolvent à la longue la fibrine en gelée; ils opèrent à peu près le même effet sur le gluten du froment. On se sert, pour cette opération, du vinaigre principalement; il s'emploie aussi pour empêcher la putréfaction (1). Le vinaigre de bois ou l'acide pyro-ligneux est particulièrement réputé comme un excellent conservateur des substances animales.

7° De l'action des alcalis sur les matières animales. De la causticité.

On connaît l'action forte des alcalis sur les matières animales vivantes ou mortes. Les cautères que l'on ouvre, par le moyen de la potasse ou de la soude à l'état caustique, ne sont que le résultat de la *combinaison* de ces alcalis avec diverses parties du corps. Elle se fait sur le cadavre, comme sur l'individu vivant, aux phénomènes près qui dépendent de la vitalité, comme l'inflammation, la chaleur, la rougeur des parties, et l'afflux des humeurs, qui s'y manifestent dans ce dernier cas. Macquer (*Dictionn. de Chimie*, article *Causticité*), a fort bien remarqué que l'action des alcalis purs, de la pierre infernale, des caustiques en général, dépendait de leur avidité à se combiner, ou de leur forte attraction de combinaison. Il observa que les alcalis formaient, avec la chair ou la peau, une sorte de savon, et qu'ils se neutralisaient par le fait même de leur activité. Il a vu aussi que dans l'action corrosive de la pierre infernale, l'oxyde d'argent qui en forme la base, était en partie réduit; mais il n'a point connu la cause de ces faits. Meyer, chimiste d'Osnabruck, avait supposé que la causticité des alcalis et de la chaux dépendait d'un certain acide igné, *acidum pingue*, *causticum*, qui était uni à la chaux calcinée, et qui passait dans les alcalis lorsqu'on les mettait en contact avec cette chaux vive. Ensuite Black, d'Edimbourg, a fait voir qu'au contraire cette terre et ces alcalis ne devaient leur causticité ou leur vive tendance à la combinaison, qu'à leur privation de l'air fixe, depuis nommé acide carbonique, et qu'en les saturant de cet air fixe, les carbonates de chaux, de potasse, de soude, etc., n'étaient plus caustiques.

Mais la causticité de la pierre infernale, du sublimé corrosif, du beurre d'antimoine, de l'arsenic et de plusieurs au-

(1) C'est peut-être pour ce motif que la nature imprègne d'acide acétique libre plusieurs humeurs excrétoires qui seraient putrescibles. M. Thénard a remarqué cet acide dans la sueur ou l'humeur transpiratoire, avec une matière animale gélatineuse, du phosphate de chaux, de l'hydrochlorate de soude, et un peu de fer. L'urine récente contient aussi un peu d'acide acétique libre, selon le même chimiste. Le lait récent est également acidule par l'acide lactique. Selon Berzélius, toutes les humeurs excrémentitielles ou sortant du corps sont acides, et toutes les récrémentitielles, ou qui servent au corps, comme sang, bile, etc., sont alcalines.

tres sels ou acides métalliques, n'est point de même nature que celle des alcalis sur les substances animales. Ces sels ou oxydes agissent en cédant de leur oxygène ; de là vient qu'il n'y a que les sels très-oxygénés ou les oxydes métalliques peu adhérens à l'oxygène, qui soient aussi caustiques, et qui se revivifient en partie (1) lorsqu'on les met en contact avec les substances animales ou autres combustibles.

Les alcalis caustiques, au contraire, agissent par leur tendance à former des savons avec ces matières animales, comme nous avons vu, à l'article des *Savons*, qu'ils en forment avec elles. La chaux vive s'unit aussi aux graisses, et sert à dégraisser les os. La combinaison du picromel de la bile avec la soude et la résine biliaire est si intime, qu'il retient la soude, malgré l'acide hydrochlorique qu'on y verse. Les alcalis rendent la bile plus fluide et moins visqueuse.

La chair, la graisse même des animaux n'étant pas immédiatement propres à former des savons, parce qu'elles contiennent de l'azote, lorsqu'un alcali caustique agit sur elles, il les ramène à l'état d'huile ou de matière grasse végétale, en forçant l'azote et une portion d'hydrogène à s'exhaler, combinés à l'état d'ammoniaque. On observe en effet qu'il se dégage de l'ammoniaque lorsqu'on fait agir un alcali caustique sur des matières animales, soit dans la cautérisation, soit dans la formation des savons de laine, poils, soie, etc., à la manière de Chaptal (*Mém. Instit. nat.*, 1796). Les alcalis agissent mieux sur les rognures de draps, de laine, ou tontures, à chaud qu'à froid, et il suffit de jeter dans leur lessive bouillante ces débris de substances animales pour que la combinaison s'opère.

Il s'ensuit encore que si l'on passe une lessive caustique dans une chausse de laine, celle-ci se troue, se décompose. Les alcalis agissent beaucoup plus sur les étoffes animales que sur les végétales, et doivent être employés avec prudence pour le dégraissage des laines, le décreusage des soies, afin de ne pas trop affaiblir ou ronger ces substances. Le savon employé pour le décreusage de la soie lui enlève, selon M. Roard, 0,23 matière gommeuse, avec un principe colorant et une substance analogue à la cire, qui forme deux à trois centièmes de la soie écrue. Dans le dégraissage des laines, le savon enlève leur *suint* (œsipe). Cette dernière matière est elle-même

(1) La causticité des acides dépend également de leur tendance à la combinaison, et les acides qui cèdent le plus aisément leur oxygène, comme le nitrique, jouissent aussi d'une plus grande causticité.

une sorte de savon, selon la remarque de Vauquelin, qui y a trouvé une substance animale combinée à la potasse et à la chaux; mais cette potasse et cette chaux sont unies aux acides hydrochlorique, acétique et carbonique, à l'état de sels.

Au reste, le suint conserve une odeur forte, particulière, qui éloigne les insectes et spécialement les teignes, dont les larves dévorent les étoffes de laines, mais non les laines grasses qui en sont imprégnées. C'est pourquoi Réaumur a fait voir qu'on pouvait éloigner les teignes des vêtemens de laine, en les imprégnant de suint, qui n'a d'autre inconvénient qu'une odeur désagréable (1). Ce moyen est non moins efficace que l'essence de térébenthine, l'alcool, la fumée de tabac, le camphre, les racines de vétiver, le musc, etc., qui font fuir ces insectes. De plus, M. Roard a montré que le suint était très-utile pour fixer les principes colorans sur les laines soumises à la teinture.

L'urée, en se combinant aux alcalis, en matière onctueuse ou graisse, dégage plus d'ammoniaque que les autres substances animales, parce qu'elle contient beaucoup d'azote. Elle paraît être le produit surabondant de l'azote du corps vivant : aussi est-elle plus considérable dans les individus qui mangent beaucoup de chair, dans les animaux carnassiers, et chez les personnes qui éprouvent une disposition à la putridité, que dans les frugivores.

On trouve, dans les savons animaux formés avec le beurre ou les graisses, après quelque temps, de l'acide lactique aussi combiné avec l'alcali employé. Cet acide se forme par la décomposition d'une substance animale existante dans ces corps gras. Il y a pareillement des margarates, des oléates et des butyrates, selon M. Chevreul.

Si l'on unit à la gélatine ou à l'albumine un alcali caustique, celui-ci la dissout, la rend très-fluide et inconcrescible ensuite; il se forme un peu d'acide acétique d'une part, et il se dégage aussi de l'ammoniaque. Le lait, ou sa partie caséeuse, se dissout très-bien dans les alcalis, et si le caséum était concret, il se liquéfie en laissant dégager de l'azote et de l'ammoniaque. En faisant chauffer ce lait alcalisé, il acquiert une couleur rougeâtre presque comme le sang, selon l'observation

(1) Ces insectes sont connus des naturalistes sous les noms de *Phalæna*, L., Fabric.; *Tinea flavifrontella*, L., celle des plumes; *T. sarcitella* L., ou la fripière; *T. pellionella*, L., ou la pelletière; *T. tapezella*, L., ou la tapissière; *T. cerella*, L., celle de la cire; *T. frumentalis*, L., celle du blé; *T. pinguinalis*, L., *pratella*, *processionea*, *reaumurella*, *sericealis*, *vestianella*, etc. Elles attaquent la plupart des objets dont nous nous servons.

de Boerhaave. Les alcalis dissolvent aussi le caillot du sang, et lorsqu'on dessèche au feu cette combinaison, il se forme, comme nous l'avons dit, un prussiate alcalin. Il y a peu d'action de la part des alcalis sur les autres matières animales, à l'exception de celles que nous venons de décrire.

La chaux se combine aussi en matière savonneuse, avec les substances animales, ainsi que la baryte et la strontiane caustiques. Les alcalis dissolvent bien différens acides animaux, et, entre autres, l'urique, qui compose plusieurs calculs vésicaux.

8° *De l'action des substances salines, terreuses, métalliques sur les matières animales.*

On fait un grand usage du sel ordinaire pour la conservation des chairs, et nous avons exposé les causes de cette conservation. Quelquefois on ajoute du nitre au sel. Quant aux animaux qu'on veut garder pour les collections d'histoire naturelle, on peut les tenir plongés dans une eau chargée d'alun. Ce sel styptique resserre leurs fibres et les garantit long-temps de la destruction (*Voyez* tom. I. pag. 174 et suiv.). On connaît encore les effets d'une solution de deutochorure de mercure ou de celle du chlorure de chaux; elle concrète l'albumine animale, et le sulfate de fer durcit les chairs qu'on y tient submergées, sans les déformer.

Nous avons dit plus haut quelle était l'action caustique et rongeante de plusieurs sels métalliques, des nitrates de mercure ou d'argent, du chlorure d'antimoine, du sulfate et des acétates de cuivre, du deutochlorure d'étain fumant, des oxydes d'arsenic, etc. Tous n'agissent qu'en cédant de leur oxygène, ou qu'en attirant l'hydrogène (comme les deutochlorures qui reviennent à l'état de protochlorures) pour former de l'eau avec la matière animale, et dégager son azote, en faisant des combinaisons particulières avec cette matière animale rapprochée de l'état graisseux. Le fer seul et ses préparations, au contraire, ont la propriété de durcir la fibre animale et de la dessécher.

L'oxalate de chaux et quelques autres sels à base calcaire manifestent une attraction particulière pour les matières animales. Il en est de même des sels de plomb. C'est ainsi que l'acétate de plomb précipite l'albumine, et la concrète. L'osmazôme et le mucus animal en sont aussi précipités en blanc, comme par le nitrate d'argent. Lorsqu'on verse des préparations mercurielles dans du lait, il s'y forme un phosphate de mercure de couleur rose.

Dans plusieurs emplâtres et onguens, on observe que les graisses, cires et suifs des animaux peuvent dissoudre, à l'aide de la chaleur, divers oxydes métalliques, ceux de plomb, de bismuth, de mercure, de cuivre, etc., excepté ceux de fer. Il se forme des margarates et des oléates, des butyrates ou des sébates, avec ces oxydes et les acides qui se trouvent dans les corps gras.

Du principe des huiles de Schèele.

Nous avons déjà cité le produit nommé *éthal*, par Chevreul, et la glycérine non saponifiable, tom. I, page 89, parmi les matières de saveur sucrée, et à l'article des Emplâtres, ci-devant, page 139. On peut l'obtenir pur des eaux dans lesquelles on a fait un emplâtre simple d'huile d'olives et de litharge. Ces eaux contiennent un peu de plomb oxydé avec ce principe doux. En passant du gaz hydrogène sulfuré dans ce liquide, le plomb se précipite à l'état de sulfure; on filtre, on évapore en sirop. Ce principe doux est alors pur, incolore, inodore, limpide, sucré, soluble à l'alcool, donne avec l'acide nitrique, de l'oxalique, mais point d'azote. Le ferment ne l'altère point. D'autres corps gras, les huiles de ricin, de *tiglium*, de carapa, etc., donnent un principe amer ou purgatif, par ce procédé, qui le sépare, mais qui ne le forme point.

9° *Action de l'alcool et d'autres produits végétaux sur les matières animales.*

L'on a décrit les teintures alcooliques d'ambre gris, de musc, de civette, de castoréum, etc. (tome I, page 461 et suiv.), et l'on a vu que l'éther dissolvait également ces produits. Plusieurs d'entre eux contiennent, outre une résine odorante, une substance analogue à la cholestérine ou à la cétine, et l'on sait que le blanc de baleine se dissout bien dans l'alcool bouillant, et s'en précipite à froid, mais que l'éther à froid le tient en dissolution. C'est aussi par le moyen de l'alcool qu'on peut séparer de la bile une substance résineuse verdâtre. Celle-ci s'obtient encore des matières fécales, par l'alcool. Ce menstrue coagule l'albumine, en s'emparant de l'eau qu'elle contient; car si l'on délaie ce coagulum à grande eau, il se redissout. L'extrait des chairs, digéré dans l'alcool, y donne en solution l'osmazôme, principe sapide, assez abondant chez les animaux adultes, et qui l'est moins dans la chair noire et fibreuse du cheval et d'autres espèces non ruminantes.

La plupart des cires, des savonules animaux, comme la cholestérine, les cérumens, l'ambréine, et même la graisse et le suif, se dissolvent fort bien dans l'éther. Il en est de même d'une matière cérumineuse qui réside dans le test corné des insectes, comme la cantharide, la fourmi, et qu'on a prise pour une résine. Cette substance est unie au principe vésicant de ces animaux, qu'on peut séparer par cet intermède.

On connaît l'action du tannin et des principes astringens sur les matières animales, la gélatine, l'albumine, et comment ils concrètent, précipitent celle-ci en substance imputrescible, en cuir, etc. On sait que les huiles, les résines végétales, peuvent s'unir aux graisses, cires et suifs des animaux, comme plusieurs onguens et emplâtres en offrent la preuve. Les huiles volatiles, le camphre, s'y peuvent aussi incorporer.

Le jaune de l'œuf contient, avec un mucilage animal, une huile qui forme avec lui une émulsion naturelle. Par son intermède, on peut unir les corps gras aux véhicules aqueux; l'alcool coagule son mucilage animal et peut séparer son huile.

L'acide rosacique se dissout bien dans l'alcool, comme le picromel, l'osmazôme. L'éther, l'alcool, chauds, dissolvent bien la stéarine, l'élaïne, la cholestérine, la cétine, et quelques graisses. C'est même au moyen de l'alcool qu'on parvient à séparer ces substances des corps étrangers avec lesquels elles se trouvent.

10° *Des résultats de la décomposition des substances animales.*

Lorsqu'on abandonne à elles-mêmes ces substances privées de la vie, elles éprouvent un mouvement intestin de désorganisation, qui sépare leurs élémens, et tend à les réduire à l'état le plus simple.

On a cherché différens moyens de prévenir cette destruction, et l'on a fait usage de tous les antiseptiques connus (1). Les acides, plusieurs sels, les substances tannantes, sont, comme nous l'avons dit ailleurs, les meilleurs moyens de conservation. La poudre de charbon sec conserve la viande fraîche, lorsqu'on a bien soin d'en couvrir celle-ci; si l'on veut faire usage de cette chair, il suffit de la laver dans une eau vinaigrée, pour enlever la croûte charbonneuse qui s'est formée autour d'elle.

On sait que la présence de l'air n'est pas nécessaire pour que la putréfaction animale s'opère; car elle a lieu même dans le vide (2). Cependant elle est bien plus active dans un air pur

---

(1) Boissieu, *Mém. sur les antiseptiques*, couronné par l'Acad. de Dijon.
(2) Madame Darconville, *Essai sur la putréfaction*. D'après Guyton de Morveau.

et dans le gaz oxygène, tandis qu'elle languit et se ralentit, si même elle ne cesse dans le gaz acide carbonique, ou le gaz nitreux; mais elle continue dans le gaz hydrogène. On voit par là que le renouvellement d'air, tant préconisé pour dissiper les miasmes putrides, n'est pas le moyen de tarir leur source, et qu'il est indispensable d'avoir recours aux neutralisans, comme les fumigations acides.

Quoique la putréfation s'opère spontanément, elle peut être hâtée par des fermens ou par une matière analogue, déjà putréfiée. De funestes expériences n'apprennent que trop combien les miasmes putrides, exhalés de cadavres d'hommes et d'animaux, ou même des individus atteints des fièvres ataxiques, adynamiques, pernicieuses, comme le typhus, la fièvre jaune, la peste, etc., sont capables de produire les mêmes maladies et la mort dans les corps vivans les plus robustes. Le simple contact du pus de plusieurs maladies exanthématiques (1), la variole, la rougeole, la syphilis, la peste, etc. propagent ces affections. C'est ainsi qu'on inocule la petite vérole, la vaccine et ces autres maladies en introduisant sous l'épiderme une très-petite quantité de leur pus. Absorbé par les vaisseaux lymphatiques, il excite une révolution générale dans les humeurs du corps vivant. La matière purulente de la variole et de la vaccine, comme un venin, peut même être séchée, et conservée dans un tuyau de verre pendant deux années, sans perdre sa propriété d'exciter les mêmes maladies, lorsqu'on l'inocule; et il paraît ainsi que son action dépend plutôt de sa propre nature que des insectes ou de leurs œufs qui s'y trouveraient.

On ne connaît pas la nature de ces fermens morbides, ni des effluves exhalés par la transpiration des personnes attaquées de maladies contagieuses. On voit, par l'exemple de la bave du chien enragé, par les miasmes de la peste, de la fièvre jaune, etc., que leur activité sur le corps vivant est extrêmement délétère; et cependant elle est neutralisée par la force digestive, si ces fermens sont reçus dans l'estomac. On a remarqué, par exemple, que le pain d'un pestiféré, mangé, ne

(1) Lorsqu'on a découvert l'espèce de ciron, *acarus scabiei*. L., sarcopte de Latreille, qui pullule dans quelques boutons de gale, on a attribué la propagation de cette maladie à cet insecte, et ensuite on a supposé la même chose pour toutes les maladies contagieuses ou communicables, mais il y a plus probablement une action propre de la matière putride.

Avenzoar avait déjà reconnu des insectes dans les pustules de gale, avant les modernes. Mouffet les a figurés comme cirons, ainsi que Bonomo. Kircher attribuait les contagions aux insectes.

communiquait pas la peste, à moins qu'il ne touchât d'autres parties du corps. On a vu du lait imprégné de virus syphilitique avalé sans inconvénient, selon W. Hunter. La laine et d'autres matières spongieuses, animales surtout, se chargent plus facilement de miasmes que d'autres substances. Le froid très-vif de la glace paralyse l'activité de ces miasmes (ceux de la peste, suivant Samoïlowitz), ou la chaleur sèche, selon Prosper Alpin; c'est pourquoi l'on voit cesser en Egypte le fléau de la peste dans les chaleurs les plus ardentes.

En effet, c'est un air humide et tiède qui paraît le plus propre au développement de cette maladie, comme de la putridité dans les corps, parce que cette température relâche et ramollit les organes, affaiblit la puissance vitale. De là vient que les acides et les astringens (le quinquina, les amers, etc.) ou les autres remèdes toniques sont nécessaires alors. Il ne faut pas négliger aussi les moyens désinfectans ou capables de détruire les miasmes contagieux : tel est le chlore gazeux, ou le gaz nitreux. Les vapeurs du vinaigre trop faibles, conviennent tout au plus pour les vêtemens et autres objets : encore l'acide sulfureux est-il plus efficace. L'on a vu des fossoyeurs, qui enterraient chaque jour des pestiférés, résister longtemps à la peste, ou même s'en garantir par une ivresse presque continuelle. C'est sans doute parce que l'acidité, plus encore que la spirituosité du vin, s'opposait en eux au développement de la putridité des humeurs. Il faut convenir de plus que la confiance, ou l'absence de la crainte, diminue beaucoup le danger, tandis que la frayeur qui affaiblit excessivement le système nerveux, le dispose aux impressions des maladies.

La chair abandonnée à la putréfaction prend d'abord une odeur de *relent*, se ramollit, acquiert une couleur livide. Dans un cas semblable, la gélatine manifeste des signes d'acidité, ce qui n'a pas lieu pour les autres substances plus animalisées. Après ce premier degré, l'odeur devient de plus en plus fétide et dangereuse à respirer; la couleur livide est plus foncée; il s'écoule de la matière en putrilage et gonflée, une sanie roussâtre, septique; enfin l'infection devient horrible et insupportable; il se dégage un gaz ammoniacal, chargé d'une matière animale éminemment putride. Après ce degré, la putréfaction portée à son comble commence à diminuer; les vapeurs ammoniacales cessent, l'odeur infecte se modère et acquiert même quelquefois une qualité ambrosiaque, comme dans la bile, et les excrémens de quelques ruminans; les matières entièrement désorganisées, ont perdu de leur volume, n'exhalent plus que des gaz hydrogène carboné, sulfuré ou phosphoré (1), de l'eau, et quelques autres principes combinés deux à deux. Enfin, le dernier résultat de cette décomposition n'offre qu'une sorte de terreau noirâtre, fort gras, contenant une matière adipo-cireuse combinée à de l'ammoniaque, avec un peu d'acide lactique ou zoonique, et quelquefois de l'acide nitrique, lorsque ce terreau se trouve mêlé à des terres et plâtras. C'est pourquoi les matières animales forment, en se putréfiant, de bonnes nitrières artificielles.

Si la matière animale se trouve hors du contact de l'air, comme sous l'eau, ou sous une épaisse couche de terre humide, elle ne peut pas dégager en gaz la plupart de ses élémens; mais ceux-ci se transforment en une matière particulière, grasse, blanchâtre, désignée par Fourcroy sous le nom d'*adipo-cire*, mais qui est un composé savonneux animal, particulier, comme l'a fait voir, depuis, M. Chevreul. Elle a d'abord été remarquée par Fourcroy et Thouret dans le charnier des Innocens, à Paris; ils ont observé qu'elle conservait la forme des parties musculaires qui s'étaient transformées en elle; qu'elle était désormais imputrescible comme la graisse; que la portion d'ammoniaque qu'elle contenait en formait une sorte de savon; que cette substance était en partie soluble dans l'alcool bouillant, comme le blanc de baleine avec lequel elle a des rapports, et qu'elle s'en séparait en lames cristallines par le refroidissement. Ils ont observé que le cerveau et les autres parties médullaires passent facilement à cet état d'adipo-cire ou plutôt de gras des cadavres par une putréfaction latente sous l'eau ou dans l'alcool, ou par l'action des alcalis caustiques, qui constituent de vrais savons avec elle.

Cette composition savonneuse, dite *gras des cadavres*, se produit facilement en tenant des chairs sous une eau courante dans l'espace de deux à trois mois. On en a tiré parti en Angleterre et à Paris, pour former des chandelles d'adipo-cire extraite des charognes submergées des animaux. On a remarqué que les animaux conservés dans l'esprit de vin, pour les collections d'histoire naturelle, de chirurgie, etc., se transformaient aussi à la longue en ce corps gras. Les *reliques* des cadavres bien conservés dans des caveaux, ou dans des cercueils bien fermés, sont transformées aussi en cette matière.

Les substances putréfiées peuvent être parfois de quelque

(1) De là viennent les *feux follets* en été, dans quelques cimetières.

usage, outre ce gras des cadavres dont on retire beaucoup de suif. Ainsi, l'urine putréfiée sert pour diverses teintures, en bleu surtout; les engrais animaux résultent aussi de divers corps putréfiés, comme les fumiers.

Les fromages passés sont aussi à demi-putréfiés.

TABLE D'ANALYSES ORGANIQUES, PAR ANDREW URE.

SUBSTANCES.	CARBONE.	HYDROG.	OXYGÈNE	AZOTE.	EAU.	EXCÈS.
Sucre...............	43,38	6,29	50,33	......	56,62	
— de diabétès. ...	39,52	5,57	54,91	......	51,13	10,35 oxyg.
Amidon............	38,55	6,13	55,32	......	55,16	6,03
Gomme arabique....	35,13	6,08	55,79	3 ?	54,72	7,15 hydr.
Résine...............	73,60	12,90	13,50	......	15,20	11,20
— copal.........	79,87	9,00	11,10	......	12,05	7,06
Lacque en écailles...	64,67	8,22	27,11	......	80,51	4,82
Résine de gayac.....	67,83	7,05	25,07	......	28,00	3,93
Succin..............	70,68	11,62	17,77	......	20,00	9,40
Cire jaune..........	80,69	11,37	7,94	......	8,93	10,39
Caout-chouc.........	90,00	9,11	0,88	......	0,99	9,00
Charbon de terre luisant..............	70,90	4,30	24,80	2,08	27,90	1,20
Houille (cannel coal).	72,22	3,93	21,05	10,00	23,68	1,30
Indigo...............	71,37	4,38	14,25	......	16,00	2,52
Camphre.............	77,38	11,14	11,48	......	12,91	9,71
Naphtaline..........	91,06	7,07	0,70?	......	0,79?	9,71
Huile de sperma ceti.	78,91	10,97	10,12	......	11,34	8,64
— de térébent. ord.	82,51	9,62	7,87	......	8,85	11,01
— — purifiée.	84,09	11,05	3,06	......	4,00	11,73
Naphte..............	83,04	12,31	4,65	......	5,23	8,33
Huile de ricin ou castor..............	74,00	10,29	15,71	......	17,67	7,25
Alcool, pesanteur spécifique 0,812......	47,85	12,24	39,91	......	44,09	9,09
Ether, pes. spéc. 0,70.	59,60	13,03	27,01	......	30,05	2,55 oxyg.
Soie blanchie........	50,69	3,94	34,04	11,33	35,43	12,33
Coton................	42,11	5,06	52,83	......	45,56	7,07
Lin, procédé de Lée (blanchi).........	42,81	5,05	51,07	......	49,05	8,02
Lin ordinaire........	40,74	5,57	52,79	0,09	50,16	8,03
Laine................	53,07	2,80	31,02	12,03	25,07	14,01 hydr.
Cochenille	50,75	5,81	36,53	6,91	39,06	14,53
Cantharides.........	48,64	5,99	36,29	9,08	40,83	0,47
Urée................	18,57	5,93	43,68	31,82	49,14	
Acide benzoïque.....	66,74	4,94	28,32	......	31,86	1,04
— citrique.......	33,00	4,63	62,37	......	41,67	25,33 oxyg.
— tartrique......	31,42	2,76	65,82	......	24,84	43,74
— oxatique......	19,13	4,76	76,20	......	42,87	38,09
— ferro-prussique	36,82	27,89 de fer.	....	35,29	.....	

APPENDICE.

Nous n'avons pas eu le projet d'insérer dans ce Traité une foule d'objets inusités en pharmacie. Il est utile cependant d'offrir quelques notions sur divers produits immédiats dont l'emploi en médecine peut être tenté, puisqu'ils appartiennent à des substances organiques de la matière médicale.

DES ACIDES (1).

Les Hydrocarbonés, contenant de l'oxygène et de l'hydrogène dans les proportions de l'eau.

Acide ulmique, ou ulmine.
— gallique et ellagique.

Les Suroxygénés : le rhéique (de la rhubarbe).
le kramérique (du ratanhia).
le ginckoïque (de *gingko*).
le glaucique (de la *scabiosa succisa*), de Runge.
le lichénique (des lichens, selon Pfaff.)
le sélinique (du *selinum palustre*), selon Peschier.
l'équisétique (de la prêle).
le cévadique (de la cévadille), etc.

Les Surhydrogénés, ou gras :
l'abiétique, ou pinique, ou sylvique.
le kahincique (du caïnca).
le valérianique.
le crotonique.
le ricinique.
l'élaïodique (de l'huile de ricin).
le sulfosinapique.
le colophonique.
le phocénique } des végétaux aussi.
le stéarique }
et le stéaro-ricinique.

(1) *Voyez* en outre ceux cités tom. I, p. 52 et suiv.

Acides azotés : l'hydrocyanique.
l'aspartique (de l'asparagine).
le fungique (des champignons).
le bolétique (des bolets).

Matières végétales azotées.

Glutine.
Albumine végétale.
Asparagine et agédoïte.
Amygdaline.
Berbérine (du *berberis*).
Gentianin.
Plombagin (du *plumbago europæa*).
Narcotine, narcéïne, méconine (de l'opium).
Amanitine (des champignons amanites, vénéneux), de Letellier.
Pollénine (du pollen des étamines).
Fungine (matière solide des champignons).
Emétine, caféïne, salicine, etc.

Alcaloïdes.

Famille	Alcaloïdes
Famille des renonculacées	delphine. aconitine.
— des ménispermées.	picrotoxine.
— des papavéracées...	morphine et codéïne. sanguinarine (de la *sanguinaria Canad.*)
— des fumariées......	corydaline (des fumeterres).
— des violinées.......	violine, de Boullay.
— des hippocastanées..	æsculine (du marron d'Inde).
— des sapindacées.....	guaranin, obtenu du guarana, suc gommo-résineux (de la *paullinia sorbilis*), de Martius.
— des rubiacées......	quinine, cinchonine, aricine, etc. émétine des *cephælis*, et autres.
— des solanées......	nicotine (1). daturine. atropine. hyoscyamine.

---

(1) La *nicotine*, principe alcaloïde des nicotianes, est un liquide incolore, très-alcalin, soluble dans l'alcool et l'éther, âcre et volatil, est le principe âcre des tabacs, obtenu par le même procédé que Vauquelin employait pour le principe âcre de l'écorce de garou (*Journ. pharmac.*, t. X, p. 333). On distille un décocté de tabac acidulé par l'acide sulfurique, puis additionné d'un alcali fixe qui met à nu la nicotine.

—	des solanées.......	caspicine, de Forshammer. solanine.
—	des strychnées.....	strychnine. brucine (non du *brucea*).
—	des thymelées.....	daphnine.
—	des colchicacées....	vératrine.
—	des polygonées....	rhabarbarine.
—	des euphorbiacées..	buxine (du buis), selon M. Fauré.
—	des smilacées......	smilacine (de la salsepareille).

Matériaux hydrogénés, résinoïdes.

Famille	des graminées......	zeïne.
—	des asphodélées....	scillitine.
—	des oléïnées.......	olivile (de l'olivier).
—	des personnées.....	digitaline.
—	des rutacées.......	zanthopicrite (du *xanthoxylum clava Herculis*).
—	des polygalées.....	polygaline.
—	des térébinthacées...	bursérine (du *bursera gummifera*). amyrine (de l'élémi).
—	des simarubées.....	quassine (des bois de *quassia*).
—	des hespéridées....	aurade. hespéridine (des oranges).
—	des légumineuses...	cathartine (des *cassia*), et cytisine (des *cytisus*). glycyrrhizine (de la réglisse). coumarine (de la fève tonka, *dipteryx*).
—	des laurinées......	laurine.
—	des myrtacées......	caryophylline.
—	des cucurbitacées..	colocynthine. élatérine.
—	des pipéracées.....	pipérine.
—	des amentacées....	salicine (1). populine, corticine : des écorces de peuplier et de tremble, selon M. Braconnot.

(1) La salicine, selon Braconnot, se peut transformer en résine par l'action des acides minéraux concentrés.

Famille des conifères...... { abiétine, de M. Caillot. (Les résines des pins sont souvent acides, d'après M. Unverdorben, et forment des résinates avec les bases alcalines. Cet acide abiétique ou résinique se rapproche ou de l'acétique ou du succinique.

— des convolvulacées. { jalapine ? (On doute de son existence.)

Des matières gommeuses.

Bassorine (de la gomme de Bassora, des *cactus* et des *mesembryanthemum*, etc.).
Cérasine (de la gomme de cerisier).
Arabine (de la gomme arabique).
Adragantine (de la gomme adragant).
Gomme artificielle (avec la fécule soumise à la chaleur).
Saponine (1).
Mucilage de psyllium, de coings, etc., ou gliadine.

Des amidées.

L'*oxamide* de Dumas, avec l'eau, donne acide oxalique et ammoniaque : elle correspond à l'oxalate d'ammoniaque.
La *benzamide* de Wöhler et Liebig, correspond au benzoate d'ammoniaque.
La *carbonamide* (urée), au carbonate d'ammoniaque.
La *bicarbonamide* (acide cyanurique, insoluble), correspond au bicarbonate d'ammoniaque.

---

(1) La *saponine* est blanche, incristallisable, d'une saveur âcre, piquante, sternutatoire, friable; elle se dissout dans l'eau comme la gomme; en toute proportion. Sa dissolution est louche, mais peut devenir transparente par filtration. Une petite quantité fait mousser l'eau, même à la dose d'un millième. Elle est dissoluble aussi, mais moins, dans l'alcool pur. On peut la dessécher en lames transparentes : insoluble à l'éther, transformée en acide mucique par l'acide nitrique.

Bucholz et MM. O. Henry et Boutron, ont obtenu, le premier de la racine de saponaire, les seconds de l'écorce de *quillaja smegmadermos*, au moyen de l'alcool, cet extrait savonneux moussant à l'eau; mais la saponine y est mêlée avec une résine brune et molle et de la gomme. Elle abonde dans la saponnaire d'Egypte, selon M. Bussy.

On peut précipiter par l'acétate de plomb, séparé par l'hydrogène sulfuré, les matières qui sont mêlées à la saponine. On reprend celle-ci par de l'alcool à 40°. C'est une espèce de gomme.

l'asparamide (1), correspond à l'asparamate d'ammoniaque. (L'acide asparamique retient de l'azote, mais l'oxamide, l'urée, la benzamide et l'acide cyanurique insoluble, n'en contiennent point).

Des inulines.

Elles se trouvent dans l'aunée (*hélénine*), dans l'angélique, racine (*alantine*), dans le *datisca cannabina* (*datiscine*), dans les racines de *dahlia* (*dahline*), dans la pyréthre (*anthemis pyrethrum*), le topinambour (*helianthus*), le colchique automnal, la racine de chicorée (*cichorium intybus*), et celle de pissenlit (*leontodon taraxacum*), et quelques lichens, etc.

Addition à l'article des Fécules amylacées, *t. I., p.* 60.

La substance nommée *amidine*, par M. Chevreul, est la *dextrine* de MM. Biot et Persoz; car elle a la propriété de faire tourner les plans de polarisation de la lumière vers la droite de l'observateur dans les essais optiques.

Cette substance constitue l'intérieur des granules de fécule, elle en est séparée par l'ébullition; on peut la précipiter, par l'alcool, des liquides dans lesquels elle est dissoute. Mise en contact avec l'acide sulfurique étendu d'eau, et soumise à à l'ébullition, elle se convertit en sirop de sucre incristallisable et cristallisable.

Le suc de betteraves, selon M. Pelouze, ne contient de sucre cristallisable que 10 à 14 pour 100 environ.

La *gomme* fait dévier les plans de polarisation vers la gauche: c'est au contraire la *matière interne de la fécule* qui les fait tourner vers la droite, d'ou vient son nom.

Le développement de la dextrine par l'ébullition dans les racines, ou par la cuisson, les rend plus alimentaires pour les bestiaux.

MM. Payen et Persoz ont observé une séparation nette entre les tégumens et la substance intérieure des grains de la fécule,

---

(1) Depuis les travaux de MM. Plisson et Henry fils, l'*agédoïte* de la réglisse a été reconnue identique avec l'asparagine et l'althéine.

L'asparagine anhydre, bouillie avec de l'eau de baryte, et décomposée par l'acide sulfurique donne de l'acide *aspartique*. En comparant les analyses de l'asparagine et de l'acide aspartique, MM. Boutron-Charlard et Pelouze ont reconnu que l'asparagine n'est autre chose que l'aspartate d'ammoniaque, moins une certaine proportion d'eau. C'est ainsi un produit naturel très-analogue à l'oxamide. De même, l'amygdaline, la sinapisine, traitées par une dissolution de potasse, à la chaleur de l'ébullition, laissent dégager de l'ammoniaque.

Peut-être l'oxyde cystique, l'allantoïne se rattacheront à cette famille de composés, suivant ces mêmes chimistes.

par la réaction des produits solubles de la germination. Les tégumens s'éliminent facilement en emportant avec eux les principes désagréables au goût, de certaines fécules. On obtient alors par lavage, *la substance nutritive de la fécule unie à une petite quantité de sucre.* Ces matériaux se comportent dans les épreuves optiques et par les réactifs chimiques comme la *dextrine* obtenue par d'autres procédés.

Cette dextrine unie naturellement à du sucre qui s'y développe peut remplacer la gomme dans les arts et les préparations pharmaceutiques. Ainsi épurées, par un commencement de germination, les fécules donnent un aliment léger, nutritif; elles peuvent former un pain et des pâtes agréables, faciles à digérer. On pourra, par le même procédé de séparation des enveloppes des grains de fécule, perfectionner les fabrications de bière et d'alcool de grains, ou s'en servir pour corriger les vins et cidres trop faibles, en leur ajoutant les élémens du sucre.

Ces auteurs ont nommé *diastase* la substance employée pour préparer la dextrine. C'est le *zimôme* de Thaddei ou le *ferment* pur de Thénard.

La diastase s'extrait de l'orge germée. Une partie d'orge germée et pulvérisée se délaye dans deux parties et demie d'eau distillée. On macère, on filtre. Le liquide filtré est chauffé au bain-marie à 70° centigr. La matière azotée est coagulée, on la sépare au moyen de la filtration. Le liquide ne contient plus alors que le principe actif et une quantité de sucre en rapport avec les progrès de la germination. Pour séparer ce sucre, on verse de l'alcool dans la liqueur; la diastase, y étant insoluble, se dépose sous forme de flocons qu'on peut recueillir et dessécher à une chaleur douce pour ne point l'altérer. On peut la purifier encore par sa dissolution dans l'eau en la précipitant par de l'alcol.

Cette solution de la diastase, soit pure, soit contenant du sucre, sépare de même instantanément la dextrine de toutes les fécules et matières amylacées et permet de faire ainsi directement l'analyse des farines, du riz, du pain, etc.

Pour préparer la dextrine, on emploie de l'orge germée dans la proportion de 5 à 10 pour 100 de fécule.

La dextrine est propre à former du pain comme en ont préparé MM. Payen et Persoz.

M. Gannal établit que dans la panification la fermentation doit être analogue à la vineuse, et que le pain de bonnes farines doit contenir environ:

55 centièmes de fécule.
17 — de gluten et ligneux.
38 — d'eau.

Pendant la panification le gluten absorbe plus de trois fois son poids d'eau ; mais à la température de 55° centigr. Ce gluten abandonne presque toute l'eau, tandis qu'à cette température la fécule se combine à l'eau et se transforme en gomme.

Résinules, ou sous-résines de M. Bonastre.

Styracine, bursérine, abiétine, dammara (résine).

Gommes-résines.

Aloès-succotrin et hépatique, ammoniaque-gomme, assa-fœtida, bdellium, euphorbe, galbanum, gutte, labdanum, lierre (gomme-résine), myrrhe, oliban ou encens, opopanax. scammonée d'Alep, de Smyrne.

Principes gommo-résineux particuliers.

Atractylis gummifera (son suc jaunâtre, insoluble, extensible comme le caout-chouc), gayacine, sarcocolle.

Addition à l'article du Sérum du sang, *t. I., p.* 77.

Selon M. Félix Boudet, l'alcool bouillant enlève au *sérum du sang évaporé à sec* et préalablement épuisé par l'eau bouillante :

1° Un principe immédiat particulier, la *séroline* ;
2° De la cholestérine ;
3° Un savon soluble à l'eau, formé probablement par du margarate et de l'oléate de soude ;
4° De la matière grasse du cerveau.

La cholestérine, matière de la bile, se trouve dans le sang des ictériques et des personnes saines ; donc la bile existe dans le sang ; elle n'est point formée dans le foie, mais secrétée par cet organe.

Acides animaux.

Ajoutez : Acide allantoïque et amniotique.
laccique (de la gomme lacque).
de la punaise ..... } Après l'acide bombique
de la sauterelle, du } du ver à soie, et le formi-
carabe fulminant, etc. } que des fourmis.

De l'acide lactique.

Selon MM. Gay-Lussac fils et Pelouze, l'acide *nanceïque* que MM. Braconnot et Berzélius avaient reconnu dans le suc de betteraves et le riz fermenté, n'est que de l'*acide lactique* en tout semblable à celui obtenu par la fermentation du lait. Bouillon-Lagrange et Gmélin ne l'avaient considéré que comme de l'acide acétique impur.

L'acide lactique pur est blanc, inodore, fort acide, cristallise en tables rhomboïdales, soluble dans l'alcool bouillant, fusible à 107°. Il entre en ébullition à 250°, alors il se vaporise, et ses vapeurs blanches, en se sublimant, même sans perte, reforment des cristaux semblables à ceux obtenus par solution. Si l'acide lactique n'est pas débarrassé des corps étrangers, il ne cristallise point en cet état, il reste liquide; on peut l'amener à une consistance sirupeuse, soluble dans l'eau et l'alcool.

L'acide lactique tient : carbone 6, hydrogène 5, oxygène 5. Il se combine à la plupart des oxydes métalliques et forme des lactates. Ceux de chaux et de magnésie constituent plusieurs centièmes dans la noix vomique.

Esprit de bois.

Liebig, en distillant du vinaigre de bois, et encore impur ou coloré par de l'huile empyreumatique, a obtenu un *esprit* ou *alcool*; d'une odeur pénétrante d'éther, d'une saveur poivrée piquante, il brûle avec une flamme bleue peu brillante; il entre en ébullition à 60° centigr, Sa pesanteur spécifique est de 0,804 à 18°.

On le sépare de l'acide acétique empyreumatique du bois, en le saturant de chlorure de calcium; l'huile se sépare et surnage la liqueur, on la décante; puis on distille au bain-marie; on obtient l'esprit de bois qu'on rectifie sur du chlorure de calcium pour l'obtenir pur. C'est une sorte d'*éther acétique* contenant, selon Liebig :

1 atome d'éther formé de	carbone...	4.
	hydrogène.	10.
	oxygène...	1.
1 atôme d'oxygène.		

FIN DU TOME SECOND ET DERNIER.

EXPLICATION

DES INSTRUMENS ET USTENSILES FIGURÉS.

Figures.

1. *Mortier et pilon.*
2. *Mortier* en verre, ou en agathe, ou en serpentine.
3. *Tamis*, il y en a en soie, en crin, en parchemin perforé (sorte de crible), ainsi qu'en fil de fer, ou en bois.
4. *Passoire.* Si elle sert pour les emplâtres, on garnit son fonds d'un peu de filasse,
5. *Porphyre et molette.* On peut aussi employer un moulin ou un mortier de porphyre dans lequel entre une meule exactement emboîtée et qu'on fait tourner dedans.
6. *Entonnoir pour les trochiques.*
7. *Couteau à découper les racines*, dont l'une des extrémités est fixée.
8. *Couteau recourbé* à deux manches.
9. *Presse.* Ses plateaux sont en fer ou en étain, la vis en bois ou en fer, etc.
10. *Carrelet*, châssis pour tendre les étamines.
11. *Chausse d'Hippocrate*, sac conique de flanelle ou de toile.
12. *Paniers d'osier.* Pour filtrer : on les garnit en dedans d'un filtre.
13. *Entonnoir à séparer les huiles essentielles* plus pesantes que l'eau.
14. *Aréomètre*, tube de verre divisé en degrés, ayant deux renflemens inégaux en bas ; le premier et le plus petit se leste avec du mercure. On en fait de deux sortes : l'*aréomètre* pour les sels ou les liquides plus pesans que l'eau, et l'*hydromètre* pour les liquides plus légers, comme les alcools, etc.
15. *Anneau à couper le col des cornues.* Leur grandeur doit varier: on en fait peu d'usage; une mèche soufrée les remplace.
16. *Bistortier*, sorte de pilon de bois pour mêler les emplâtres plus exactement.

17. *Moule-lingotière* en fer pour couler la pierre infernale. Sorte de moule en deux plaques réunies.

18. *Spatules*. Sont en fer, en bois, en ivoire, etc.

19. *Fourneau à alambic*. Se construit en briques. Il y a trois parties : la portion supérieure recevant la cucurbite; la partie moyenne ou foyer; l'inférieure, ou le cendrier, se fermant avec des portes de fer. Une grille en fer sépare le foyer du cendrier.

20. *Fourneau de digestion*, usité en Allemagne, se fait en brique, a une grille et un cendrier *a* : on place sur ce fourneau une caisse en fer *b* dans laquelle se rangent les vases pour l'évaporation ou la digestion. En *d* est, au-dessus du foyer, une tour qu'on remplit de charbon et qu'on ferme bien. Ce charbon tombe peu à peu; c'est ce qu'on nomme *athanor*. La cheminée est en *c*.

21. *Le fourneau à bain de sable*. Sa forme intérieure ressemble au fourneau d'alambic de la fig. 25.

22. *Fourneau de réverbère*. Est, comme le précédent, mais il se recouvre d'un dôme, et la cornue se place en dedans sur deux barres de fer.

23. *Fourneau à lampe*, ou cornue soutenue au-dessus de la flamme d'une lampe d'*Argan*, et qui se hausse ou se baisse à volonté.

24. *Fourneau et alambic* : *a* est la cucurbite, recouverte en *b* par un chapiteau conique qui a dans l'intérieur une rigolle avec nn tuyau *c*. Le *réfrigérant* en *d*, se remplit d'eau froide qu'on renouvelle souvent; ou bien, on se contente, en quelques cas, d'entourer d'eau le chapiteau (*tête de more*) *e*; le récipient est en *f*.

25. *Bain de sable*. Vase en fer ou en terre, qui contient du sable ou des cendres tamisées; se place sur un fourneau.

Nota. Le *bain-marie* consiste à mettre au milieu d'une eau bouillante (qu'on peut rendre plus dense par l'addition du sel, afin qu'elle s'échauffe d'avantage) un vase contenant l'objet qu'on veut chauffer à ce degré de l'ébullition de l'eau.

Le *bain de vapeurs* se fait en soumettant aux vapeurs de l'eau ce qu'on veut chauffer ou ramollir par ce procédé; si c'est dans un vase fermé, les vapeurs deviennent plus chaudes.

26. *Cornue* ou *retorte*, boule de verre à col recourbé.

27. *Ballon* ou *récipient*, boule de verre creuse avec un col droit.

28. *Cornue tubulée.* La tubulure placée à sa partie supérieure se ferme avec un bouchon de cristal.

29. *Cucurbite tubulée.* Le goulot placé sur son ventre sert au passage des gaz dans la distillation. Quelquefois recouverte d'un chapiteau, elle sert pour distiller au bain de sable. Le chapiteau peut porter une tubulure par laquelle on introduit diverses substances sans déluter.

30. *Vase évaporatoire.* Rond en verre, ou porcelaine, ou terre, ou métal, avec ou sans bec.

31. *Matras*, sorte de fiole toute ronde.

32. *Vases circulatoires.* Deux fioles renversées à goulots réunis.

33. *Matras à fond applati*, comme l'enfer de Boyle.

34. *Poêlon à queue.*

35. *Bassine.*

36. *Creuset* triangulaire ou rond. La Hesse en fournit de bons.

37. *Vase cémentatoire*, cylindrique, ou creuset avec un couvercle.

38. *Lingotière*, fer creusé en rigoles, analogue au n° 17, qui est un moule.

39. *Cône* métallique ou creux, pour y couler des culots de métaux.

40. *Flacon* à deux tubulures.

Siphon, tube recourbé, dont la branche qui doit plonger dans la liqueur est droite; l'autre est plus longue et un peu recourbée à son extrémité. Il y a des siphons en métal pour transvaser les vins, etc., et de petits siphons en verre. On plonge la branche la plus courte dans le liquide; on aspire l'air par l'autre branche, et l'atmosphère pesant sur la liqueur, la force à descendre; on décante ainsi les liquides de dessus leur lie. *Voyez* N, planche 5.

Emporte-pièce. On nomme ainsi un cône creux ou cornet en métal tronqué par son extrémité et ouverte de manière à y passer le doigt. Les parois de cette extrémité sont tranchantes. En appuyant cet emporte-pièce sur une pâte étendue en tablette, on enlève des plaques rondes, telles sont les *rotules*, *morsulis* et autres préparations pharmaceutiques.

Pilulier. Sur une planchette longue d'un pied, large de six pouces, on creuse un petit réservoir carré; on fixe, dans une partie de la longueur une plaque d'étain creusée de trente ou quarante cannelures parallèles, égales, bien rondes. Les bords de ces cannelures sont tranchans. Une autre planchette qu'on applique transversalement sur la première, contient dans son milieu une plaque semblablement rayée et creusée de manière que ces cannelures, venant à se rapporter les unes avec les autres, leur réunion forme une rangée de trente à quarante cylindres creux. En appliquant un rouleau de masse pilulaire sur la plaque cannelée inférieure et en promenant la plaque supérieure dessus, on coupe et on forme en même temps trente à quarante pilules égales qui se rendent dans le réservoir carré.

Cet instrument forme des pilules également calibrées.

On peut, pour un moindre nombre de pilules, se contenter de former une masse cylindrique bien uniforme et avec une règle de métal, ou d'ivoire, divisée en dents à une distance égale et déterminée entre elles, on marque sur cette masse le lieu où l'on doit la diviser. Ensuite on roule entre les doigts chaque portion de ce cylindre découpé.

La boîte dans laquelle on doit agiter des pilules avec des feuilles d'or ou d'agent pour les dorer ou argenter, doit être sphérique comme une boîte à savonnette. On humecte de son haleine les feuilles métalliques afin qu'elles s'attachent mieux aux pilules.

PLANCHE V.

Appareil de Woulf, monté.

A. Tube recouvert avec un entonnoir supérieur pour verser un liquide dans la cornue par la tubulure.
B. Cornue tubulée.
C. Bain de sable.
D. Fourneau.
E. Est le foyer } se pouvant fermer avec des pièces en terre
F. Le cendrier } cuite.
G. Alonge.
H. Récipient à tubulure.
I. Coussinet rond, en paille tressée, pour soutenir les ballons.
J. Support à trois pieds.
KK. Sont les tubes de sûreté à la manière de Welther. La tige intermédiaire, garnie d'un entonnoir supérieur, se recourbant et se renflant en boule, doit contenir de l'eau qui empêche la sortie des gaz; mais qui ne pourrait pas les arrêter dans les trop fortes dilatations capables de fracturer les vaisseaux.
LL. Sont les flacons à deux tubulures, contenant un liquide où vient plonger le tube qui fournit le gaz, l'autre tube qui ne plonge pas dans le liquide, reprend le gaz qui surnage.

MM. Sont des supports.

N. Est un tube recourbé comme un siphon portant le surplus du gaz sous l'*appareil hydro-pneumatique.*

O. Est la cloche de verre recevant le gaz.

P. Est la planchette de la cuve pour soutenir la cloche; il faut que cette planche soit percée afin que le tube puise s'abaisser sous l'eau.

Q. Est la cuve : caisse garnie en plomb. Mais pour l'*appareil* au mercure, ou *hydrargyro-pneumatique*, la cuve doit être ou en fer, ou en pierre, ou en bois.

R. Est l'eau ou le mercure dont on remplit les cloches de verre.

PLANCHE VI.

Laboratoire de pharmacie et de chimie.

Il doit être dans un local sec, et bien éclairé, et où l'on puisse renouveler l'air facilement.

On y fera construire une cheminée en hotte renversée. *Voir* AAAA.

Au-dessous de cette hotte, on établit une paillasse de même grandeur construite en briques, et marquée DDD. Elle est soutenue sur plusieurs jambages C,C,C,C,C, sur lesquels posent des barres de fer supportant un rang de briques bien assujetties avec du plâtre. Le dessus de la paillasse est carrelé et environné d'une barre de fer plate, scellée dans le mur F,F.

Sur cette paillasse sont plusieurs fourneaux.

N, est le fourneau évaporatoire, dont le cendrier est en O, et la cheminée en N'N'.

Q. Est le fourneau de forge animé par un soufflet à double vent S,S, et dont le tuyau L,L,L, arrive au cendrier Q de cette forge.

Les avant-corps construits sur la paillasse à droite et à gauche marqués VVVV et VVVV contiennent les cheminées de divers fourneaux; on en voit les portes verticales en E, G, R, rendues mobiles au moyen de crémaillères, afin d'augmenter ou diminuer le tirage de l'air.

Les cendriers de ces fourneaux sont marqués en E',M,R'.

Le fourneau G a deux portes de foyer LL'; la première sert pour mettre du charbon; la seconde du bois, selon qu'on emploie l'un ou l'autre combustible.

Plusieurs ouvertures ZZZZZ, et Z,Z,Z, munies de soupapes communiquent avec le conduit étroit pratiqué dans chacun des avant-corps VVVV et VVVV; ces ouvertures sont destinées à recevoir les gaz ou vapeurs délétères, au moyen de tubes qu'on y fait rendre.

Le fourneau à vent, placé à la partie droite de la paillasse en I, a une cheminée très-élevée passant dans l'avant-corps VVVV de ce côté. Le cendrier est situé en I.

On ouvre ou ferme la cheminée de la hotte au moyen d'une tige de fer plate X. Le soufflet est en S.S.

Dessous la paillasse, entre les jambages sont des espaces vides destinés à recevoir du charbon en P.P.P.P.

On peut faire arriver par KK′ un tuyau du soufflet, dans le cendrier d'un fourneau, à l'aide d'un registre H qu'on ouvre ou ferme à volonté.

Le mur de la cheminée portera des tringles de fer pour y suspendre divers instrumens, pincettes, spatules, cuiller à projection, crochets, etc.

Comme il est indispensable dans un laboratoire d'avoir de l'eau ou un tuyau de fontaine, il faut aussi une pierre d'évier avec un dégorgeoir; on aura pareillement une fontaine remplie d'eau distillée pour le besoin.

Contre les murs du laboratoire, on dressera diverses armoires garnies de rayons pour y placer les bocaux, les flacons, les matières contenant des produits divers bien étiquetés et bouchés, ou même conservés sous clé. On aura une table en bois de chêne, munie de plusieurs tiroirs, au milieu du laboratoire, et on pourra circuler autour. Les cuves hydropneumatique et hydrargyro-pneumatique se placeront dans un lieu éclairé pour les expériences délicates.

Le filtre presse peut-être adapté à un angle du laboratoire. La cave ou un grenier devront être à portée pour y placer une foule de substances, soit des produits, des sels à cristalliser ou des matières qu'on doit soustraire à l'action des vapeurs acides ou autres.

EXPLICATION

DES TERMES PRINCIPAUX

QUI DÉSIGNENT

LES QUALITÉS OU VERTUS DES MÉDICAMENS.

A.

Aglutinans, du mot *gluten*; ce sont des topiques propres à coller les lèvres des plaies, ou des remèdes qui, pris à l'intérieur, consolident les ulcères.

Alexipharmaques, d'αλεξω, je secours; et de φαρμαχον, médicament; ce sont des remèdes comme les aromates, la thériaque, etc.

Alexitères, tirent leur nom du même verbe grec, et de θήρ, bête féroce; on les croit propres à résister aux venins, poisons, piqûres des animaux: tels sont les sels ammoniacaux.

Altérans, sont les remèdes qui modifient et *altèrent*, en quelque manière que ce soit, la constitution de nos organes.

Analeptiques, d'ἀναλαμβάνειν, restaurer, rétablir, remettre; telles sont les nourritures fortifiantes, qui rappellent la vigueur des malades épuisés.

Anodyns, de l'α privatif des Grecs et de ὀδύνη, douleur, c'est-à-dire, qui enlèvent la douleur, comme fait l'opium en assoupissant les sens.

Anthelmintiques, d'αντί, contre ἔλμινθον, ver ou vermisseau; ce sont des vermifuges, comme les amers, les oxydes métalliques.

Antiapoplectiques, contre l'apoplexie; mot qui vient d'αποπλεγω, πλησσω, je frappe, foudroie, abats, comme fait cette maladie.

Antiarthritiques, contre la goutte *arthritis*, parce qu'elle attaque les articulations; ἄρθρον, jointure.

Antiasthmatiques, contre l'asthme ou autre difficultés de respirer; la dyspnée, l'orthopnée, etc.

Antidysentériques, contre la dysenterie, δύς εντερον, coliques d'entrailles: tels sont l'hipécacuanha, la rhubarbe, etc.

Antiépileptiques, επιλαμβανειν, tomber, s'abattre; ce que cause l'épilepsie: ses remèdes sont les antispasmodiques

Antihectiques, contre l'hétisie, ou fièvre hectique, qui consume et épuise; on emploie contre elle les adoucissans et humectans.

Antihydropiques. L'hydropisie vient d'ὕδορ, de l'eau, et πιων, gras; ce sont des remèdes évacuans.

Antihypocondriaques. L'hypocondrie attribuée à la mauvaise disposition des hypocondres: ces remèdes sont des apéritifs, ou des violens purgatifs, comme l'ellébore, selon les anciens.

Antihystériques, contre l'hystérie, mal de matrice, ὑστερ, *uterus*; ce sont des médicamens fétides la plupart.

Antimélancoliques, contre μέγαιναν χολήν, la bile noire; remèdes violens, purgatifs; tels qu'on les prescrivait jadis; l'ellébore, etc.

Antinéphrétiques, contre la maladie νεφρις, du rein : tels sont les diurétiques.

Antiphlogistiques, contre l'inflammation, φλόξ, ou des rafraîchissans.

Antipsoriques, contre la ψώρα, la gale.

Antiseptiques, de σήπω, je putréfie, ou contre la putréfaction; comme les acides, les astringens, les spiritueux; les remèdes *septiques* sont ceux qui corrodent, putréfient, rongent.

Antispasmodiques, contre les convulsions; de σπαίρειν, trembler, palpiter: l'eau de fleurs d'orange, le castoréum, etc., sont antispasmodiques.

Antisyphilitiques, ou *antivénériens*. Le mot *syphilis* a été inventé par Jérôme Fracastor, dans son poème latin sur l'origine de la maladie vénérienne, qu'il attribue à des constellations malfaisantes; de υς, *sus*, et φιλια, amor.

Apéritifs, qui ouvrent les conduits, les désobstruent, dit-on.

Aphrodisiaques, qui excitent à l'amour, du mot Ἀφροδιτη, Vénus.

Astringens, qui resserrent, astreignent, comme les âpres, les acerbes, les acides.

Attenuans, qui divisent, dit-on, les matières visqueuses, épaisses.

B.

Béchiques, de βήξ, la toux; remèdes qui empêchent de tousser.

C.

Cardiaques ou *cordiaux*, qui raniment les forces du cœur.

Carminatifs; on fait venir ce mot de *carminare*, qui signifie carder la laine, et on l'applique par métaphore, aux remèdes qui divisent et séparent les humeurs, qui chassent les vents. Selon d'autres auteurs, le mot *carminare*, chanter ou faire des vers, est dit par ironie de l'action d'expulser les vents.

Cathartiques, de καθαιρω, je purge, je nettoie, je consume; ce sont des purgatifs.

Cathérétiques, qui ont la même étymologie, désignent des médicamens qui rongent les chairs baveuses des ulcères, comme les caustiques.

Caustiques, de καίω, je brûle, je consume, je corrode; d'où le mot de *corrosif*, et celui de kali.

Céphaliques, de κεφαλή, tête, ou contre les maux de tête.

Cholagogues, de χολή, bile, et αγω, j'expulse.

Cosmétique, de κόσμος, netteté, ordre, propreté; remèdes pour la toilette.

D.

Delétères, de *déleo*, j'efface : les délétères tuent, font disparaître du nombre des vivans.

Détersifs, qui détergent, nettoient, mondifient les plaies, ulcères, etc.

Diaphorétiques ou *sudorifiques*, qui chassent par le diaphorèse ou la transpiration; διαφορειν, porter dehors.

Diurétiques, δια ουρον, qui excitent l'urine, comme le nitre.

Drastiques, de δραω agir avec force; ce sont de violens purgatifs.

E.

Eccoprotiques, de ἐκ, dehors, et κόπρος, excrément, ou qui relâchent le ventre.
Emétiques, d'εμεῶ, je vomis.
Emménagogues, qui excitent les menstrues ou règles des femmes, de μήν, mois, ou μήνη, lune, et αγῶ, j'expulse. On a cru que la lune et les mois avaient des influences sur la purgation utérine.
Épispastiques, d'επίσπαῶ, j'attire; remèdes qui attirent les humeurs, comme les vésicatoires.
Épulotiques, ou, *cicatrisans*, d'επὶ et ὐλα, cicatrice.
Errhines. *Voyez* aux Sternutatoires (tom. I, pag. 237).
Escarrotiques, du mot ἐσχάρα, la croûte d'un ulcère, d'une brûlure ou du feu; ce sont des caustiques qui font escarre.

G.

Galactopoiëtiques, de γαλα, lait, et ποίεω, je fais; médicamens qui excitent la sécrétion du lait, comme les ombellifères, le polygala.

H.

Hémoptoïques, d'αἷμα, sang, et πτυω, je crache; médicamens contre le crachement de sang.
Hepatiques, contre les maladies du foie, *hepar*.
Hydragogues, qui expulsent l'eau, υδορ, (chez les hydropiques, par exemple).
Hypercathartiques, ou *superpurgatifs*; ὑπερ, au-delà.
Hypnotiques, de ὑπνος, sommeil, assoupissement, comme font les remèdes opiatiques.

I.

Ictériques, ἴκτερὸς, jaunisse; remèdes pour cette maladie.
Incrassans, remèdes qui épaississent les humeurs.

L.

Lithontriptiques, λίθος, pierre, et τρείϐω, je brise, j'écrase; ce sont des médicamens supposés capables de dissoudre la pierre dans la vessie, ou le gravier des reins.

M.

Mélanagogues, de μελαινα, maladie ou humeur noire, et ἄγω, je chasse.
Mésentériques, propres aux maladies du mésentère : tels sont les apéritifs.
Mochliques, μοχλεον, ébranlement, agitation; ce sont des remèdes qui ébranlent violemment les humeurs en purgeant par le haut et le bas.
Mondificatifs, qui nettoient; de *mundare*.

N.

Narcotiques, de νάρχη, stupeur, ou qui étourdissent, assoupissent.
Néphrétiques. *Voyez* Antinéphrétiques.

O.

Odontalgiques, οδοντος ἀλγη, douleur de dents ; remèdes qui la guérissent.
Ophthalmiques, οφθαλμος, œil ; remèdes contre les maux d'yeux, comme sont les collyres. On dit aussi *antiophthalmiques*.

P.

Palliatifs, qui suspendent le mal sans le détruire ; de *pallium*, manteau.
Panacées, πᾶν, tout, ακεθαι, guérir. On nommait ainsi des remèdes qu'on croyait propre à toutes les maladies.
Panchymagogues, de πὰν, tout, χύμος, humeur, αγῶ, propre à chasser toutes les humeurs (mauvaises ou peccantes) nom donné à des purgatifs.
Parégoriques, παρὰ, auprès αγορευω, je console, j'adoucis, remèdes calmans.
Phagédéniques, de φαγῶ, je mange ou ronge ; remèdes qui détergent, enlèvent les chairs baveuses des ulcères, etc.
Phlegmagogues, qui expulsent les phlegmes ou les pituites. Le mot *phlegme* vient de φλεγῶ, je brûle, parce que les substances organiquas qui brûlent, donnent, la plupart, des liquides ou phlegmes en chimie.
Pleurétiques, contre la pleurésie, de πλευρα, membrane des côtes, la plèvre qni entoure les poumons.
Prophylactiques, de προφυλαξις, préservatif, antidote, contre-poison, surveillance ; ou remèdes qui préservent des maux.
Ptarmiques, de πταίρειν, éternuer ; remèdes sternutatoires.
Pyrotiques, de πῦρ, feu ; remèdes caustiques et brûlans. Les *antipyrotiques* sont des rafraîchissans ou des antifébriles.

R.

Répercussifs, médicamens qui repoussent les humeurs vers l'intérieur du corps, comme sont les astringens.
Résomptifs, de *resumere*, reprendre (des forces) ; ce sont des remèdes restaurans, nourrissans ou roborans, de *roborare*, fortifier.

S.

Sarcotiques, de σάρξ, chair ; ce sont des cicatrisans ou remèdes propres à régénérer les chairs ; de là le terme *charque*, viande boucanée.
Septiques. Voyez *Antiseptiques*.
Splénétiques, de σπλὴν, la rate ; remèdes désobstruans ou apéritifs ; contre les engorgemens de la rate, selon la manière de voir des anciens, dans les maladies des rateleux.
Stupéfians, qui assoupissent, causent des stupeurs, comme la mandragore, la belladonne, les solanées ; ce sont des remèdes vireux : d'où *stupor*, *stupiditas*.
Styptiques, de στύφω, je resserre, j'astreins ; car ce sont des astringens puissans.
Sympathiques, de σύν, ensemble, παθος, sentiment. On croyait qu'il y avait des médicamens capables de faire sentir leurs effets de loin à deux êtres éloignés, et de la même manière, comme la prétendue poudre sympathique du chevalier Digby (sulfate de fer desséché).

T.

Toniques, remèdes qui donnent du ton, ou un plus grand degré de tension et de vigueur aux fibres.

Topiques, de τὸπος, lieu; médicamens pour appliquer sur quelque partie du corps, ou remèdes locaux.

Toxiques, de τοξιχὸν, venin, ou de τοξευειν, tirer une flèche; ce sont des poisons.

Tragée, de τραγημα; c'était chez les anciens un mets de dessert pour exciter l'appétit ou la joie, dit Galien, *de Aliment. facultat.*, lib. I, cap. 34. Dans quelques anciennes Pharmacopées, on donne le nom de *tragea* à des poudres odorantes ou agréables et stomachiques, mêlées à beaucoup de sucre, pour exciter l'appétit ou faciliter la digestion : ainsi, les poudres cordiale et létifiante et de vacaca, tom. I, pag. 277, sont des tragées; quelques-unes servent aussi pour l'usage externe, etc.

TABLEAU MÉTHODIQUE

DU

TRAITÉ DE PHARMACIE THÉORIQUE ET PRATIQUE.

TOME PREMIER.

Avertissement sur cette quatrième édition. *Pag.* v

Discours sur l'art de la pharmacie. IX

Vues sur le perfectionnement de l'art pharmaceutique. XX

Des études propres au pharmacien. XXIII

De la nature et des corps naturels. XXV

Considérations sur la matière médicale indigène et exotique. XXXIII

Du droguier, et de l'étude de l'histoire naturelle. XXXVI

Des méthodes en histoire naturelle. XL

— de zoologie. XLII

— Tableau des animaux. XLVI

Division des animaux XLVII

Des méthodes de botanique. XLIX

— de Tournefort (Tableau.) LIII

— de Linné, système sexuel. (Tableau.) LVI

— de Jussieu, ou méthode naturelle. (Tableau.) LIX

Méthodes de minéralogie. LXV

— de Werner. LXVI

— de Haüy. LXIX

— de Berzélius. LXX

Rapports de la chimie à la pharmacie. LXXII

De la nomenclature chimique. LXXX

LIVRE PREMIER.

Des principes généraux de l'art pharmaceutique et chimique. 1

Des lois générales de la composition et de la décomposition des corps. 5

Tableaux des principales affinités électives dont la pharmacie-pratique peut avoir besoin dans ses diverses opérations. 13

Des réactifs. 16

— dans les cas d'empoisonnemens, pour reconnaître la nature des poisons. 22

Principes immédiats des végétaux. 26

Genre 1er. Ceux dans lesquels prédomine le carbone. *ibid.*

— 2e. Principes immédiats inflammables, ou avec prédominance d'hydrogène. 31

— 3e. Principes immédiats qui contiennent de l'azote. 38

— 4e. Principes immédiats des végétaux dans lesquels l'oxygène surabonde. 52

— 5e Principes immédiats des vé-

gétaux dans lesquels l'oxygène et l'hydrogène sont dans la proportion de l'eau. 59
Principes immédiats des animaux, usités en pharmacie. 69
Genre 1er. Des matières dans lesquelles l'azote et le carbone surabondent. 70
— 2e. Des liqueurs et sécrétions animales formant des combinaisons particulières, etc. 74
— 3e. Des matériaux huileux et où domine l'hydrogène; des cérumens, et des savonules animaux. 83
— 4e. Des principes saccharins ou acidifiables des animaux. 91
— 5e. Des produits d'excrétions; des sels, des acides animaux, des calculs et bézoards. 95
Appendice. Des principes colorans tirés des animaux. 104
Des fermentations ou décompositions spontanées des substances végétales et animales. 105
De la fermentation saccharifiante. 106
De la fermentation vineuse. 107
— acéteuse. 115
De la putréfaction 119

LIVRE II.

Du laboratoire et de l'officine. 122
Des instrumens de pharmacie. 123
Des luts. 125
Tableau des anciens poids médicinaux. 126 *et suiv.*
— des mesures par abréviation. 127
Rapports des divers poids et mesures anciennes et nouvelles. 128
Tableau des nouveaux poids et mesures, comparés aux anciens, en nombres ronds. 130
Mesures de capacité. *ibid.*
— linéaires. 131
Pharmacie opératoire. *ibid.*
De la préparation en général, et des opérations pharmaceutiques. 135
De la conservation des substances des trois règnes. 166

LIVRE III.

De la mixtion des médicamens, et de la prescription. 179
Art de formuler. 182
Des espèces, ou médicamens désignés par leurs propriétés. 187
Des préparations magistrales. 193
Préparations internes. *ibid.*
Hydrolés, tisanes, apozèmes. *ibid.*
Solutions. 205
Bouillons. 206
Sucs des plantes. 207
Des mixtures ou gouttes. 210
Des potions et juleps. 215
Des émulsions. 221
Des loochs ou éclegmes. 225
Des gelées ou gélatines. 229
Des gélatines végétales. 230
Médicamens magistraux externes. 233
Des gargarismes. *ibid.*
Des collyres. 234
Des errhines ou sternutatoires. 237
Des masticatoires et apophlegmatismes. 238
Des dentifrices. *ibid.*
Des fomentations, embrocations et linimens. 246
Des épithèmes, frontaux, cucuphes, écussons. 244
Des suppositoires, pessaires, bougies et sondes. 246
Des sparadraps et taffetas. 248
Des cataplasmes, sinapismes, épi-

carpes, pâtes, poudres, etc. 251
Des fumigations. 259
Des bains, injections, douches, lotions, etc. 263

LIVRE IV.

Du Dispensaire ou Code officinal. 268
Des compositions internes, de consistance non liquide. *ibid.*
Tableau des pesanteurs spécifiques de plusieurs substances. 269
Des poudres composées. 270
Des fécules. 289
Des extraits. 293
Des mucilages par extraction. 297
— gélatineux, et des colles animales. 298
Des robs. 300
Du raisiné, gelées de fruits, etc. 303
Des extraits proprement dits. 306
— des sucs exprimés des plantes. 307
Des extraits des sucs dépurés des plantes. 310
— par décoction. 317
— secs, par macération à froid. 320
— résineux, par des menstrues spiritueux. 321
— animaux particuliers. 321
Saccharoliques, condits, confitures, tablettes, pastilles, pâtes, etc. 326
Conserves. 328
Condits au sucre, ou confitures. 328
Saccharures. 335
Tablettes par la cuite du sucre. 336
— préparées par un mucilage. *ibid.*
Tablettes composées, dites électuaires solides. 337
Pastilles et tablettes simples. 340
Des pâtes. 347
Des électuaires, confections, opiats. 355
Électuaires sans pulpe. 356
Opiats. 374
Électuaires avec pulpes. 377
Des pilules et bols. 383
Pilules avec substances métalliques. 384
— sans substances métalliques. 397
Des trochisques. 411
— pour l'usage externe. 412
— pour l'usage intérieur. 414
— simples. 417

LIVRE V.

Des médicamens officinaux internes, de consistance liquide. 420
Des œnolés, vins médicinaux. 421
Tableaux des pesanteurs spécifiques des vins. 423
Des brutolés, bières médicin. 435
Des oxéolés médicinaux. 437
Pesanteurs spécifiques des vinaigres. 443
Des alcools, teintures, essences, élixirs, baumes, eaux spiritueuses simples ou composées, avec ou sans distillation, et liqueurs ou ratafias. 443
Tableau des densités des alcools. 446
Des alcoolés. 448
Tableau des alcoolés simples. 450
Des élixirs. 462
Des éthérats. 474
Des alcoolats distillés. 477
Tableau des alcoolats distillés simples. 478
Des ratafias ou liqueurs alcooliques sucrées, aromatisées. 499

Des ratafias simples. 500
Ratafias par distillation, huiles liquoreuses, chrêmes. 507
Des hydrolats, tirés par distillation. 511
Des huiles essentielles ou volatiles, tirées par distillation. 517
Tableau des pesanteurs spécifiques de quelques huiles volatiles. 524

TOME SECOND.

LIVRE VI.

Des saccharolés ou miellés; des sirops. 1
Sirops simples d'eaux distillées. 10
— simples, par infusion. 11
— par décoction. 15
— par infusion ou macération. 15
— composés, par décoction et infusion. 20
— simples, avec des sucs exprimés. 26
— composés avec des sucs exprimés. 29
— simples, avec des sucs de fruits. 29
— par distillation. 31
Sirops simples, par distillation et macération. 31
— composés distillés. 32
— vineux et alcooliques. 37
— avec des acides, des sels, et autres préparations chimiques. 41
— avec des substances animales. 51
— opaques, émulsifs. 56
Des mellites ou miels médicinaux. 53
— compositions miellées. 61
Mellites avec des infusions de plantes. 63
Des élœo-saccharum. 67

LIVRE VII.

Des topiques ou médicamens externes officinaux. 68
Tableau des pesanteurs spécifiques des huiles, graisses et cires. 69
Tableau des pesanteurs des résines. 70
Des éléolés. 77
— composés, avec infusions ou décoctions de plantes. 77
— avec des substances animales. 80
Des oléolés, baumes huileux factices. 83
— liquides. 85
— de consistance onguentaire 92
Des compositions onguentaires et emplastiques. 96
Des liparolés. 97
— sans substances métalliques. 97
Des liparolés colorées par des végétaux. 103
Des liparolés ou graisses onguentaires mixtionnées. 108
Des liparolés avec des substances métalliques en combinaison. 110
— avec des acides. 119
Des rétinolés. 123
— surcomposés avec des sucs de plantes. 128
Des stéarolés. 129
Des stéarolés qui participent de quelques substances métalliques. 137
Des stéaratés avec des oxydes métalliques 139
— pyro-stéaratés. 142
— non brûlés, avec les oxydes de plomb. 143
— très-compliqués. 152
— par simples mélanges. 159

LIVRE VIII.

Des préparations chimiques usitées en pharmacie. 161
Introduction à la chimie pharmaceutique. 161
De l'électricité; pile de Volta. 165
De la lumière considérée comme agent chimique. 168
Du calorique. 174
De son application aux opérations. 180
Des combustibles. 180
De la meilleure construction et disposition des fourneaux. 185
Du thermomètre et du pyromètre. 187
— leurs degrés comparatifs. (Tableaux.) 189 *et suiv.*
De la mesure de densité des liquides, ou des pèse-liqueurs. 191
De la chimie pneumatique. 192
De la nature des fluides gazeux. 193
Tableaux de différens gaz. 194 *et* 195
De l'air atmosphérique. 196
Des eudiomètres. 198
Du gaz oxygène. 200
— azote. 204
— hydrogène. 206
— — composé. 209
De l'eau. 212
Des hydrates. 213
Des divers états de l'eau. 214
De sa composition et décomposition. 223
De l'eau potable. 224
Des eaux composées ou minérales, naturelles et artificielles. 229
Tableau des degrés de chaleur des principales eaux thermales. 243
Essai d'analyse des eaux minérales. 245
De la chimie minérale. Des corps combustibles non métalliques. 252
Métallurgie, ou des métaux. 264
Table des dilatations et des pesanteurs spécifiques des minéraux. 267
Halotechnie, ou des substances salines. 330
Des acides minéraux. *ibid.*
Des acides végétaux, ou à radicaux binaires. 357
— artificiels. 363
Des acides animaux. 366
Des bases salifiables, alcalines et terreuses. 372
Des alcalis. *ibid.*
Tableau des quantités de salin des cendres. *ibid.*
Des oxydes terreux alcalins. 385
Des oxydes terreux non alcalins. 391
Des combinaisons salines, alcalines et terreuses, avec des acides. 396
De la cristallisation des sels. 398
Tableau des principes constituans des sels. 403
— des sels qui se décomposent mutuellement. *ibid.*
— des sels effervescens. 404
Tables de solubilité de diverses substances. 405
Sels neutres. Des sulfates et sulfites. 407
Des nitrates alcalins et terreux. 416
Des hydrochlorates alcalins et terreux. 421
Chlorates et chlorure. 426
Des phosphates, etc. 429
Des borates. 432
Des carbonates. 434
Des sels formés par les acides végétaux. 437
— par les acides animaux. 443
De la chimie végétale. 451
Des analyses et des compositions végétales. 456
Action de l'air sur les principes immédiats des végétaux. 457
Action de l'eau froide sur les vé-

gétaux. 458
— de la chaleur humide sur les végétaux. 459
— de la chaleur sèche sur les végétaux et de leur combustion. 461
— des acides sur les substances végétales. 468
— des acides sur l'alcool, ou des éthers. 474
Des acides minéraux dulcifiés. 475
Des éthers proprement dits. 477
Action de l'alcool et de l'éther sur les substances végétales. 498
Des vernis alcooliques. 499
Des vernis à l'éther. 503
Action des corps gras sur les substances végétales. 503
Des vernis à l'essence. 504
Des vernis gras avec les huiles fixes. 505
Action des alcalis, des terres et des oxydes métalliques sur les substances végétales. 509
De savons. 509
Autres combinaisons savonneuses. 518
Des savonules. 519
Des savons composés. 522
Action des substances alcalines sur l'alcool. 523
— des alcalis, des terres et des oxydes métalliques sur les substances colorantes des végétaux. 526
— du tannin sur diverses substances. 534
De la chimie animale. 537
De l'analyse des substances animales. 545
Action de l'air sur les substances animales. *ibid.*
— de l'eau sur les substances animales. 546
— de la chaleur humide sur les substances animales. 547
— de la chaleur sèche sur les substances animales. 548
Divers produits des décompositions animales par la chaleur. 554
Action des acides sur les matières animales. 556
— des alcalis sur les matières animales. De la causticité. 559
— des substances salines, terreuses, métalliques sur les matières animales. 562
— de l'alcool et d'autres produits végétaux sur les matières animales. 563
Des résultats de la décomposition des substances animales. 564
Table d'analyses orgadiques. 568
Appendice. 569
Explication des instrumens et ustensiles figurés. 577
Explication des termes, etc. 583

TABLE ALPHABÉTIQUE

DES MATIÈRES

CONTENUES DANS LES DEUX VOLUMES DE CE TRAITÉ.

(Le chiffre romain indique le tome et le chiffre arabe la page.)

A.

Ablution, I, 136.
Absinthe de Suisse, I, 509.
Acétates, II, 444.
— d'alumine, II, 449.
— d'ammoniaque, II, 448.
— d'arsenic, II, 327.
— de baryte, II, 449.
— calcaire, *ibid.*
— de cuivre, II, 290.
— de fer, II, 298.
— de magnésie, II, 449.
— de mercure, I, 388, II, 286.
— de morphine, I, 316.
— de plomb cristallisé, II, 309.
— de plomb en liqueur, *ibid.*
— de potasse, II, 446.
— de soude, II, 448.
— de zinc, II, 311.
Acides en général, II, 330.
— acétique, I, 57 et 115.
— distillé, I, 363.
— concentré, II, 364.
— faible, I, 117.
— de Mollerat, I, 57.
— aérien, II, 375.
— allantoïque, I, 102.
— ambréique, I, 103.
— amniotique, I, 102.
— animaux, I, 100, II, 366.
Autres acides animaux, II, 575.
— antimonique, II, 316.
— arsénieux, II, 326.
— arsénique, II, *ibid.*
— azotés, II, 570.
— benzoïque, I, 53, et II, 360.
— par sublimation et cristallisation, II, 361.
— boracique, II, 354.
— borique, *ibid.*
— butyrique, I, 103, et II, 511, note.
— camphorique, I, 54.
— caprique, II, 511, note.
— caproïque, *ibid.*
— carbonique, II, 355.
— caséique, I, 104.
— chlorique, II, 340.
Acide chlorique oxygéné, II, 340
— chlorocyanique, II, 370.
— chlorophosphorique, II, 340.
— chloroxycarbonique, II, 354 et 341.
Acide cholestérique, I, 103.
— chrômique, II, 328.
— chyazique, II, 301.
— citrique, I, 54, II, 359.
— crayeux, II, 355.
— cyanique, II, 370.
— delphinique, I, 104.
— ellagique, II, 363.

— fluoborique, II, 352.
— fluorique, *ibid.*
— fluosilicique, II, 354.
— formique, I, 102.
— fulminique, II, 275 et 385.
— fungique, I, 55.
— gallique, I, 52.
— hircique, II, 511, note.
— hippurique, I, 53.
— hydriodique, II, 344.
— hydrobromique II, 350.
— hydrocarbonés, II, 569.
— hydrochlorique, II, 339.
— alcoolisé, II, 477.
— oxygéné, II, 340.
— hydrocyanique, II, 368.
— hydrofluorique, II, 352.
— hydrophtorique, *ibid.*
— hydrosulfurique, II, 210 et 260.
— hydrothionique, I, 165, II, 211 et 260.
— hydroxanthique, II, 257, note.
— hypersulfureux, anhydre cristallisé, II, 332.
— hypophosphoreux, II, 352.
— hyposulfurique et hyposulfureux, II, 335.
— igasurique, I, 56.
— iodique, II, 344.
— isatinique, I, 30.
— jatrophique, I, 55.
— kinique, I, 56.
— kinovique, *ibid.*
— lactique, 103 et II, 576.
— malique, I, 55.
— margarique, I, 103.
— marin, II, 338.
Acide marin déphlogistiqué, II, 339.
— méconique, I, 55.
— ménispermique, I, 56.
Acides minéraux (des), II, 330.
— dulcifiés, II. 475.
— molybdique, II, 328.
— morique, I, 56.
— mucique, I, 54.
— muriatique, II, 338.
Acide muriatique alcoolisé, II, 477.
— oxygéné, II, 339.
— ou chlore extemporané de Guyton-Morveau et Cruikshank, I, 261.
— nancéique, I, 58. (*Voyez* Acide lactique, II, 576.
— nitreux, II, 335.
— (pernitreux), II, 337.
— rutilant, *id.*
— nitrique, II, 335.
— alcoolisé, II, 476.
— (décomposition de l'), II, 337.
— (rectification de l'), II, 336.
— précipité, *id.*
— nitro-hydrochlorique, II, 342.
— nitro-leucique, II, 557.
— nitro-muriatique, II, 342.
— nitro-saccharique, II, 556.
— oléique, I, 103.
— oxalique, I, 53 et II, 357.
— oxychlorique, II, 342.
— oxymuriatique. (*Voyez* Chlore *et* Acide chlorique).
— pectique, I, 56.
— perchlorique, II, 342.
— phocénique, II, 511.
— phosphatique, II, 352.
— phosphoreux, II, *id.*
— phosphorique, *id.* et 351.
— phosphovinique, II, 448, note.
— prussique, I, 56, II, 366.
— purpurique, I, 102.
— pyro-acétique, II, 364.
— pyro-citrique, II, 359.
— pyro-méconique, I, 56.
— mucique, I, 54, II, 366.
— tartrique, I, 54.
— racémique, I, 54.
— rosacique, I, 102.
— saccho-lactique, s, 54.
— sébacique, I, 102.
— silicique, II, 394.
— sorbique, I, 55, II, 360.
— stannique, II, 305.

— stéarique, II, 511, note.
— strychnique, I, 56.
— subérique, I, 55.
— du succin, ou succinique, I, 59, II, 364.
— sulfo-vinique, II 483.
— sulfureux, II, 334.
— sulfurique, II, 331.
 — ses degrés de concentration, II, 332.
 — alcoolisé, II, 475.
 — aqueux, II, 332.
Acides surhydrogénés, II, 569.
— suroxygenés, II, 569.
— tartrique, I, 53.
— tungstique, II, 328.
— ulmique ou ulmine, I, 62.
— urique, I, 102, II, 371.
Acides végétaux, I, 52, II, 357
— artificiels, II, 363.
Acide vitriolique, II, 331.
— zumique, I, 58.
Acidification, I, 163.
Acidule tartareux, II, 438.
— soluble, II 439.
Acidum œnothionicum, II, 475.
Acidum pingue, II, 559.
Acier, II, 292.
— fondu, II, 292.
Aconitin, I, 42.
Action des acides sur l'alcool, II, 474.
 — sur les huiles, II, 469.
 — sur les matières animales, II, 556.
 — sur les matières végétales, II, 467.
— de l'air sur les substances animales, II, 545.
 — sur les substances végétales, II, 457.
— des alcalis sur l'alcool, II, 523.
— des terres et des oxydes métalliques sur les substances colorantes végétales, II, 526.
 — sur les substances animales, II, 562.
 — sur les substances végétales, II, 509.
— de l'alcool sur les sbstances végétales, II, 498.
— chimique de la pile de Volta, II, 167.
— des corps gras sur les végétaux, II, 503.
— de l'eau froide sur les végétaux, II, 458.
— de la chaleur humide, *id.*, II, 459
 — *Id.* sur les matières animales, II, 547.
— de la chaleur sèche, *id.*, II, 461.
— de l'éther, *id.*, II, 498.
— du tannin, *id.*, 534.
Adipocires, I, 88, II, 567.
— des champignons, I, 31.
Adoucissement, I, 136.
Adragantine, I, 63.
Æs ustum, II, 288.
Affinités électives, I, 13.
Agédoïte, I, 51.
Aimant, II, 291.
— arsenical, II, 327.
Air (accès de l') pour la combustion, II, 184.
— atmosphérique (de l'), II, 196.
 — vicié, II, 198.
— fixe, II, 355
— inflammable, II, 206.
— vital, II, 200.
Album coctum, II, 147.
— *græcum*, I, 98, II, 431.
Albumine animale, I, 71.
— végétale, I, 40.
Alcalis (des), II, 372.
Alcali fixe végétal, II, 374.
— minéral, II, 380.
Alcaloïdes végétaux organiques, I, 42, et II, 570.
Alcali phlogistiqué, II, 367.
Alcalis impurs, II, 373.
Alcali volatil, II, 383.
 — concret, II, 436.

— fluor, II, 383.
Alcaligène (gaz), II, 204.
Alcool (de l'), I, 113.
— (densité de l'), 447.
— (rectification de l'), I, 113 et 447.
— degré de l'), I, *ibid.*
— (congélation de l'), I, 113.
— d'absinthe, I, 450.
— distillé, I, 114 et 450.
Alcool d'absinthe composé, ou quintessence, I, 454.
— d'aloès, I, 451.
— d'ambre, *ibid.*
— ammoniacal, I, 456 et 460, *note*, et II, 525.
— déflegmé par les alcalis, II, 523.
— de gayac, I, 451.
— de lait de jument, I, 443.
— nitrique, ou acide nitrique alcoolisé, II, 476.
— de pêches, I, 443.
— potassé, II, 523.
— rectifié sur les alcalis, I, 113 *et sq.*
— sulfuré, II, 499.
— ou teinture d'angustura, I, 451.
— d'assa-fœtida, *ibid.*
— d'asarum, I, 451.
— d'aunée, I, *ibid.*
— de baume de Tolu, I, *ibid.*
— de benjoin, *ibid.*
— de cachou, *ibid.*
— de cannelle, I, 450.
— de cantharides, *ibid.*
— de cascarille, I, 451.
— de castoréum, I, 452.
— de colchique, I, 450.
— de contrayerva, I, 451.
— de digitale pourprée, I, 450.
— d'ellébore noir, I, 452.
— d'euphorbe, *ibid.*
— de galanga, I, 451.
— de gayac, *ibid.*
— de gentiane, *ibid.*
— de geoffroya, *ibid.*
— de girofles, I, 452.
— de gomme ammoniac, *ibid.*
— d'ipécacuanha, I, 452.
— de jalap, *ibid.*
— de mastic, *ibid.*
— de musc, I, 452.
— de myrrhe, I, *ibid.*
— de noix vomique, I, 453.
— d'oranges, I, 451.
— de quassie, I, *ibid.*
— de quinquina gris, *ibid.*
— rouge, *ibid.*
Alcool de rhubarbe, I, 450.
— de safran, *ibid.*
— de scammonnée, I, 452.
— de scille, *ibid.*
— de serpentaire de Virginie, I, 452.
— de storax calamithe, I, 452.
— de succin, *ibid.*
— de térébenthine de copahu, *ibid.*
— de la Mecque, *ibid.*
— de tormentille, *ibid.*
— de valériane, *ibid.*
Alcoolat d'absinthe, I, 478.
Alcoolat d'anis, *ibid.*
— d'angélique, *ibid.*
— d'Anhalt, I, 497.
— antihystérique, I, 493.
— de Lemort, I, 494.
— antiscorbutique, I, 491.
— composé, I, *ibid.*
— aphrodisiaque (*Voyez* Teinture).
— aromatique, I, 486.
— ammoniacal, I, 494.
Alcoolats aromatiques composés, I, 486.
Alcoolat aromatique huileux de Londres, I, 496.
— d'aulx, I, 492.
— balsamique pour les gencives. (*Voyez* Teinture).
— pour la gonorrhée, de Rivière, I, 492.
— de basilic, I, 478.
— de bergamotte, I, 477.

— de cannelle incolore, *ibid.*
— carminatif de Sylvius, I, 497.
— de carvi, I, 478.
— de castoréum, I, 496.
— de cédrat, I, 478.
— de citron, *ibid.*
— composé I, 483.
— de cochléaria, I, 477.
Alcoolats (des) et teintures colorées, I, 448.
— colorés composés. (*Voy.* Teintures.)
Alcoolat de coriandre, I, 478.
— de Dardel, I, 482.
Alcoolats (des) distillés, I, 477.
— d'écorces de citrons, du *Codex*, I, 483.
Idem simple, I, 479.
Alcoolat de fenouil, I, 478.
— de fleurs d'orangers, *ibid.*
— de fraises, I, 478.
— de framboises, *ibid.*
— de genièvre, I, *ibid.*
— de girofle coloré. (*Voy.* Teinture.)
— incolore, I, 477.
— d'hyssope, I, 478.
— de jasmin, I, 480.
— impérial, I, 488.
— d'iris, I, 480.
Alcoolat de lavande, I, 478.
— ammoniacal, I, 496.
— de lis, I, 480.
— de magnanimité, I, 495.
— de marjolaine, I, 478.
— de mélisse simple, *ibid.*
— composé du *Codex*, I, 484.
— des Carmes, *ibid.*
— de menthe composé, I, 4088.
— poivrée, I, 478 et 479.
— de miel odorant, I, 481.
— de muscades, I, 478.
— de myrte, *ibid.*
— de narcisse, I, 480.
— d'écorces d'orange, I, 477.
— de pyrèthre, I, 478.
Alcoolats simples distillés, du *Codex*, I. 477.
— (tableau des), I, 478.
— à odeurs fugaces, I, 480.
Alcool de poiré, I, 113 et 443.
— de prunes, I, 443.
— de romarin, I, 477.
— de roseau aromatique, I, 478.
— de roses, *ibid.*
— rouge pour les dents. (*Voyez* Teinture alcoolique.)
— sans pareil. I, 482.
— de sauge, I, 478.
— de souchet long, *ibid.*
— stomachique amer. (*Voy.* Teinture.)
— de storax, I, 452.
— éthéré ferrugineux, I, 475.
— de térébenthine composé, du *Codex*, I, 498.
— thériacal, I, 489.
— de thym, I, 478.
— de Tolu, I, 452.
— de tubéreuses, I, 460.
— de turbith, I, 324.
— de violettes, I, 480.
— de la Vrillière pour les dents, I, 492.
— vulnéraire (*Voyez* Teinture).
— rouge. (*Voyez* Teinture.)
— de zédoaire, I, 478.
Alcoolés (des). (*Voyez* Teintures alcooliques, I, 448.
Alembroth, sel, II, 282.
Alipta moschata, I, 414.
Alizarine, I, 28.
Alliage fusible, II, 312.
Alliage imitant l'or, II, 171.
Allumettes oxygénées, II, 427.
— phosphoriques, II, 263 *et suiv.*
Alphénic, I, 334.
Alquifoux, II, 392.
Aludels, I, 161.
Alumine, II, 391.
Aluminisation, II, 412.
Alun, *ibid.*
— calciné, II, 413.
Alunage, *ibid.*
Amalgame des métaux, II, 264.
Amadou, II, 420.

— préparé, I, 136.
Ambre gris, I, 89.
Ambréine, *ibid.*
Amer des Allemands, I, 448, *note.*
Amer de Welther, II, 471.
— du bœuf, II, 510, *note.*
Amidine, I, 62.
Amidon de froment, I, 59.
— de graines céréales, *ibid.*
— de pommes-de-terre, I, 290.
Ammoniaque, II, 383.
Ammoniures ou fulminates, II, 385.
Ammonium, II, 383.
Amurca, II, 75.
Analyse des plantes par le calorique, II, 459.
Analyse des alcaloïdes végétaux, par Pelletier, I, 42.
— animale spontanée, II, 564.
— des animaux, II, 545.
— des matières animales par les acides, II, 556.
— par les alcalis, II, 559.
— animale, par l'alcool, II, 563.
— au degré de feu supérieur à celui de l'eau bouillante, II, 548.
— par l'eau, II, 545.
— des animaux par les sels, II, 562.
— Des eaux minérales par les réactifs, II, 245.
— des matières animales à la chaleur humide, II, 547.
— sèche, II, 549.
— par la fermentation putride, et produits, II, 564.
— chimique des végétaux, II, 456.
— mécanique des végétaux, *ibid.*
— par les acides, II, 466.
Analyses végétales (des), II, 456.
— par l'air, II, 457.
— par les alcalis, les terres et les oxydes métalliques, II, 509.
Analyses des végétaux par l'alcool et l'éther, II, 498.
Analyse végétale par la chaleur humide, II, 459.
— sèche, II, 461.
— au degré de feu supérieur à celui de l'eau bouillante. II, 461.
— par combustion, II, 461.
— des végétaux, par l'eau, II, 459.
— par la fermentation ; produits colorans qui en résultent, II, 526.
Anisette de Bordeaux, I, 501
— autre meilleure, I, 501.
Antihectique de Poterius, II, 302.
Antimoine, II, 312.
— cru, II, 312
— (réduction de l'), II, 313.
— diaphorétique, II, 316.
Antimoine lavé, *ibid.*
— martial diaphorétique, II, 314.
Antimoniate de potasse, II, 316.
Antiseptiques, I, 121, et II, 564.
Anthrazotion, II, 301.
Apomel, II, 61.
Apatite, II, 432.
Apoflegmatismes, ou remèdes salivans, I, 238.
Apozèmes, I, 197.
— antifébrile, I, 199.
— apéritif, I, 198.
— antilaiteux, I, 197.
— autre dit remède de Weiss. *ib.*
— des cinq racines, I, 200.
— de Feltz, antivénérien, I, 199.
— émollient, I, 199.
— laxatif, I, 201.
— purgatif, *ibid.*
Appareil de Woulf, II, 589.
Aqua naphe, I, 522.
Aquila alba, II, 283.
Arack, I, 443.
Arbre de Diane, II, 275.
— de Saturne, II, 310.
Arcane corallin, II, 280.
Arcanum duplicatum, II, 407.
Aréomètres, II, 191.
Argent (de l'), II, 272.
— fulminant d'Howard, II, 275.
— fulminant, *ibid.*

Aricine, I, 45.
Arômes, esprits recteurs, I, 35, 37, *note*.
Aromates, I, 176.
Arséniate acidule de potasse, II, 327.
Arsenic (de l'), II, 325.
— testacé, *ibid*.
Arsénite de cuivre, II, 327.
— de potasse, I, 205; II, 327.
Art de formuler, I, 182.
Asparagine, I, 51.
Asparamide, II, 572.
Atropine, I, 48.
Attraction d'agrégation (de l'), I, 6.
— de combinaison, I. 6.
Attractions physiques et chimiques, I, 6.
Axonge de porc, I, 83.
Azote, II, 204
— hydrogéné, II, 383.
Azoture de carbone, II, 205.
Azur, II, 324.

B.

Bains, I, 264.
— iodurés de Lugol, I, 263.
— sulfureux, I, 265.
— de vapeur, 264.
Barégine des eaux sulfureuses, II, 240.
Baromètre, II, 197.
Barille, II, 374 et 380.
Baryte, II, 385.
Baryum, II, 386.
Bases salifiables alcalines et terreuses, II, 372.
Bassorine, I, 64, *note*.
Battitures de cuivre, II, 288.
Baumes naturels, I, 34.
— acétique camphré, II, 514.
— d'acier, II, 120.
— de Vauquelin, II, 519.
— acoustique, II, 87.
— — Autre, II, 88.
— antirhumatismal, II, 91, *note*.
— apoplectique, II, 92.
— d'Arcæus, II, 124.
— ou huile carminative éthérée des Danois, II, 88.
— du chevalier Laborde ou de Fourcroy, II, 89.
— chiron, II, 95.
— du commandeur de Permes, du *Codex*, I, 469.
— de Condom, II, 89.
Baumes factices, II, 84. *Voir* myrolés et oléolés.
— de Fioraventi, incolore, I, 498.
— blanc et spiritueux, I, 499.
— huileux, *ibid*.
— noir, *ibid*.
— de Geneviève, II, 109
Baumes huileux factices (des), II, 84, ou myrolés et oléolés, *ibid*.
Baumes liquides, II, 85.
— huileux de Fioraventi, I, 498.
— hypnotique, II, 93.
— hystérique, *ibid*.
— de Lectour, II, 89.
— Lucatel, II, 95.
— de myrrhe, ou liqueur de myrrhe, II, 88.
— naturels, I, 35 et 149.
— nerval, II, 94.
— des Saxons, II, 88.
— nerval réformé, II, 94.
— noir de Fioraventi, I, 498.
— odontalgique, II, 87.
— onguentaires, II, 92
— ophthalmique de Saint-Yves, I, 237.
— opodeldoch, II, 90.
— allemand, II, 91.
— anglais, *ibid*.
— de pareira brava, II, 95.
— de Salazar, I, 459.
— du samaritain, II, 91.
— du docteur Sanchez, II, 91, *note*.
— de saturne, II, 91.

Baume de soufre, II, 86.
— antimonié, II, 87.
— anisé, II, 86.
— benzoïné, II, 87.
— succiné, *ibid*.
— térébenthiné ou de Ruland, II, 86.
Baume tranquille, II, 83.
— tranquille de Chomel, II, 84.
— vert de Metz, ou de mademoiselle Feuillet, II, 85.
— de vie d'Hoffmann, I, 470.
— de vie de Lelièvre, I, 469.
— de Vinceguère, II, 89.
— vulnéraire, I, 459.
— spiritueux, I, 457.
— huileux, II, 84.
Benzoates, II, 443.
— de chaux, *ibid.*
Beurre, I, 84.
— d'antimoine, II, 317.
— de cacao, I, 146.
— ou cire, I, 31.
— de coco, II, 73.
— d'etain, II, 304.
— ordinaire coloré, I, 85.
— de saturne, I, 242.
Bézoards animaux, I, 100.
— animal, II, 545, *note*.
— minéral, II, 316.
— de vipère, I, 101.
Bière antiscorbutique, I, 435.
— céphalique, I, 436.
— diurétique, I, 436.
Bières médicinales ou brutolés, I, 435.
— Remarques sur leur préparation, I, 437.
— prophylactique, I, 436.
— purgative de Sydenham, I, 436.
— de quinquina (simple), I, 436.
— composée de Mutis, I, *ib.*
— sapinette, I, 435.
— spruce ou épinette du Canada, *ibid.*
Bile (de la), I, 89.
Biscuits anthelmintiques, I, 355.
— purgatifs, I, 354.
Bismuth (du), II, 311.
Bistre, II, 554.
Bitter des Allemands, I, 448, *note*.
Black drop, I, 433 et 441.
Blanc de baleine, I, 88.
— de fard, II, 312.
— de plomb, II, 307.
Blanc manger, I, 230.
Blanchir les légumes, I, 173.
Blanchissage du linge, II, 379.
— à la vapeur, II, *ibid.*
Blanquette (soude d'Aigues-Mortes), II, 374.
Blendes, II, 310.
Bleu d'empois, II, 324.
— de Prusse, II, 300.
— de Raymond, *ibid.* 301.
— de M. Thénard, II, 324.
Bleues (teintures), I, 30.
Boisson contre le rachitis, I, 198.
— anthelmintique, I, 219.
Bols (des), I, 383.
— antiasthmatiques, I, 406.
— antimoniaux, I, 290.
— antiscrofuleux, I, 406.
— astringens, *ibid*
— d'étain, I, 394.
— fébrifuges, I, 407.
— Autres, *ibid.*
Bols contre l'œdème, I, 4.
— vermifuges, I. 392.
Bon ferme d'Armagnac, I. 465.
Borates (des), II, 433.
Boracite, II, 432.
Borate sursaturé de soude, II, 432.
Borax, *ibid.*
— de Chine, II, 433.
Bore (le), II, 355.
Botanique (ses méthodes), I, XLIX.
Bougies mercurielles dissolubles, I, 248.
Bougies de pharmacie, I, 246.
— phosphoriques, II. 264.
Bouillons médicinaux, I, 256.
— secs, I, 298.
— de vipère, II, 207.

Boules de Mars ou de Nancy, II, 297.
— savonneuses de Stéphens, II, 522.
Braise, II, 253.
Brandtwein, I, 113.
Briquets physiques, II, 264.
Brôme, II, 349.
Bronze, II, 287.
Brou de noix (liqueur), I, 503.
Brucine, I, 47.
Brûlure, son remède, II, 380.
Brutolés ou bières médicinales, I, 435.
Bursérine, I, 35.

C.

Cachou, I, 302 et 317.
— à l'ambre gris, I, 345.
— à la cannelle, 346.
— à la fleur d'oranger, *ibid.*
— sans odeur, I, 345.
— à la réglisse, *ibid.*
— à la violette, I, 345.
Cadmie des fourneaux, II, 310.
Cadmium, II, 311.
Cadmium sulfuricum, II, 311.
Caféine, I, 50.
Calamine, II, 310.
Calcination, I, 161.
Calculs urinaires, I, 99.
— leur traitement par le chalumeau, II, 183.
Calomélas, II, 283.
Calorimètre, II, 178.
Calorique, II, 174.
— appliqué, II, 180.
— spécifique, II, 177.
Caméléon minéral, II, 329.
Camphre, I, 37
— artificiel, *ibid.*; et II, 472.
— tiré des plantes, I, 37 et 38.
— nitrique, ou huile de camphre, II, 472.
Cantharidine, I, 87.
Caout-chouc, I, 41.
Caphopicrite, I, 28.
Caramel, I, 159.
Carbonates (des), II, 434.
Carbonate d'ammoniaque, II, 436.
— de chaux, II, ibid.
— de cuivre, II, 289.
— de magnésie, II, 389.
— de potasse neutre, II, 435.
— de soude, II, 382, et bicarbonate, *ibid.*
— de zinc, II, 311.
Carbone et ses combinaisons, II, 252.
Carbure de fer, II, 291.
Carmin, I, 105; II, 532.
Carmine, I, 105.
Carthamite, I, 28.
Caryophylline, I, 34.
Caséum, I, 71.
Casse cuite, I, 377.
Cassolette, I, 261.
Cassonade pour les sirops, II, 2 et 5.
Castorine, I, 87.
Cataplasmes, I, 251.
Cataplasmes anodyn, I, 255.
— anthelmintique, I, 256.
— antisciatique de Willis, I, 255.
— antiépileptique, I, 256.
— de mie de pain et lait, I, 253.
— contre les tumeurs des seins, I, 254.
— antipleurétique, I, 255.
Cataplasme cru, I, 254.
émollient, I, 253.
— fermentant des Russes, I, 254.
— de Pradier contre la goutte, I, 256.
— de pulpe et onguent, ou maturatif, I, 254.
— de quinquina camphré, I, 254.
résolutif, I, 253.
rubéfiant, I, 255.
autre d'Astruc, I, 255.

Cathartine, II, 571.
Catholicum double, I, 380.
Causticité, II, 559.
Cautères, *ibid.*
Cédrat (liqueur), I, 508.
Cédria, I, 148.
Cémentation, I, 162.
Cendrée d'étain, II, 302.
Cendres bleues, II, 289.
— de plomb, II, 306.
— de végétaux, II, 467.
— gravelées, II, 375.
Cérasine, I, 63 *note*.
Cérats (des), II, 97.
Cérat amygdalin, II, 98.
— simple de blanc de baleine, II, 98.
— blanc Rhasis, dit raisin, II, 111.
— arséniqué, II, 99.
Cérat calmant, II, 99.
— de cèdre de Virginie, II, 101.
— dessicatif de Hufeland, II, 99.
— diapalme, II, 112 et 145.
— de Galien, II, 97.
— de minium, II, 149.
Nicotiané de Consbruch, II, 101.
— opiacé, II, 98.
— de propolis, II, 100.
— au quinquina, II, 98.
— résineux simple, II, 101, et composé, II, *ibid.*
— résolutif de Rechoux, II, 99.
— de sabine, II, 101.
— de saturne, II, 110.
Cérat de souscarbonate de plomb, II, 110.
Cérébrale (matière), I, 89.
Céréolés, II, 97.
Cérine. I, 31, et 86.
Cérium, II, 330.
Cérumens animaux, I, 87.
Céruse, II, 308.
— d'antimoine, II, 316.
Cétine, I, 88.
Chair musculaire (comment se conserve), I, 174 et suiv.
— de vipère II, 545.
Chalumeau, II, 183.
Chalcitis, II, 294.
Chambourin (verre), II, 394.
Champignon philosophique, II, 471.
Chandelles fumantes, I, 414.
— philosophique ou électrique, II, 207.
Charbon, II, 252.
— animal, II, 253, *note*, et 431.
Charqué, II, 545.
Charrée, II, 394.
Chaux, II, 387.
— grise de plomb, II, 306.
— vive, II, 388.
Chiazate de potasse ferruré, II, 301.
Chimie animale, II, 537.
— minérale, II, 252.
— pharmaceutique, II, 161.
— pneumatique, II, 192.
— végétale, II, 451.
Chitine, I, 79.
Chlore, II, 339.
— extemporané, I, 261.
Chlorates, II, 426.
— de chaux, II, 428.
— de potasse, *ibid.*
Chlorine de soufre, II, 255.
Chlorophylle, I, 29.
Chlorures, II, 339 et 426.
— d'étain, II, 304.
— de fer, II, 295.
— de mercure (deuto), II, 282.
— (pér), II, 283.
— (proto), II, 283.
— de baryum, II, 387 et 426.
— de chaux, II, 428.
— d'or et de sodium, II, 270.
Chlorures de soude, II, 428.
— de zinc, II, 311.
Chocolat, dit de santé, I, 352.
— à la vanille, *ibid.*
Choix des médicamens, I, 131.
Cholestérine, I, 88.
Chrêmes de café, I, 505.
— des Barbades, I, 508.
Chrôme, II, 328.

Chrysocolle, II, 354 et 432.
Chrysocalque, II, 288.
Chyle, I, 82.
— du chien et du cheval, II, 440, note.
Cicutine ou conéine, I. 48.
Cimens, II, 388.
Ciment des graveurs, II, 507.
Ciment turc, II, 508, *note*.
Cinchonine, I, 43 et suiv.
Cinnabre d'antimoine, II, 317.
— factice, II, 278.
Circulation, II, 542.
Cire (de la), I, 85.
— à cacheter, II, 508.
— d'Espagne, *ibid.*
Cires composées, II, 505.
— végétales ou beurres, I, 91.
— de Galé, II, 73.
— punique, II, 518.
Citrates (des), II, 442.
Citrate d'ammoniaque, *ibid.*
— de potasse, II, 442.
Citronnelle, eau des Barbades, I, 508.
Civette, I, 87.
Clairet, I, 502.
Clarification, I, 149.
Clarification par le charbon animal, II, 253.
— des vins, I, 152.
Clous fumans, I, 414.
— Odorans, I, 260.
Clyssus ou déflagration, I, 163.
Clystères, I, 263.
— contre la colique des peintres, I, 264.
Cobalt, II, 324.
Cochenille, I, 105.
Coction des alimens, I, 155.
Code officinal, I, 268.
Codéine, I, 46.
Cohobation, I, 155.
Colcothar, II, 295.
Collage des vins, I, 152.
Colles animales, I, 73 et 297.
Colle d'Angleterre, I, 299.
— à bouche I, 300.
— fine, I, 299.
— de Flandre, *ibid.*
Colles fortes (des), I, 299.
Colle de morue, I, 300.
— de Paris, I, 299.
— de peau d'âne, *ibid.*
— de poisson, I, 300.
Collier de Morand contre le goître, I, 245.
Collyres (des), I, 234.
Collyre anodyn ou opiatique, I, 235.
— antiphlogistique, I, 236.
— de Brun, I, 235.
— détersif, I, 236.
— d'Helvétius, II, 414.
— de Lanfranc, I, 236.
— narcotique, I, 235.
— de Neumann, I, 235.
— sec, I, 237.
Collyres secs, II, 414.
Columbium, II, 328.
Combinaisons huileuses et alcalines, II, 509.
— salines, I, 13; II, 396.
— végétales, II, 456.
Combustibles, II, 180 et 252.
Combustion, I, 163, II, 201.
— spontanée, II, 549.
— des animaux, II, *ibid.*
— des végétaux, II, 461.
Composition pour l'injection, II, 508.
— pour l'écarlate, II, 303 et 532
— internes, I, 268.
— onguentaires, II, 92.
— végétales, II, 456.
Concentration, I, 157.
Concrétions animales, calculeuses, I, 99.
Concrescibilité, I, 172.
Condimens, I, 173.
Condits au sucre, I, 331.
— de fruits acides de Mesué, I, 332.
Conéine, I. 48.
Confections (des) I, 355.

Confections (des) alkermès de Mesué, I, 359.
— d'anacardes de Mesué, ou d'Hoffmann réformée, I, 373.
— Hamech, I, 380.
— d'hyacinthe ancienne, I, 358.
— de cachou réformée, de la pharmacopée d'Édimbourg, I, 375.
— de safran, I, 359.
— de rue, de la pharmacopée de Londres, I, 376.
Confitures, I, 332.
— de cerises, *ibid.*
— molles avec les fruits entiers, I, 332.
— sèches, *ibid.*
— à l'épine-vinette, I, 332.
— au verjus, *ibid.*
Congélations, I, 156.
— de l'eau, II, 217.
Connaissance (de la) des médicamens, I, 1, et 131.
Conservation des animaux, I, 166, 175 et 177.
— des végétaux, I, 166.
— par les alcalis, II, 509.
— par concrescibilité, I, 171.
— par l'alcool aqueux, I, 175.
Conservation des végétaux par oxydation, I, 166.
— des végétaux par l'intermède du sucre, I, 173.
— par les corps gras, I, 175.
— par les sels, I, 172.
— par le vinaigre, I, 174.
Conserves, I, 328.
— d'absinthe, I, 330.
— d'ache, *ibid.*
— d'angélique, *ibid.*
— d'aunée, *ibid.*
— de bétoine, I, 330.
— de buglosse, *ibid.*
— de cochléaria, I, 328.
— de cynorrhodon, I, 328.
— de fleurs de bourrache, I, 330.
— de fleurs, I, 331.
Conserves de fleurs d'orangers, *ibid.*
— de giroflée, I, 329.
— de gratte-cul, I, 328.
— de lavande, I, 329.
— de lierre terrestre, 328.
— de mélisse, I, 329.
— de muguet, I, 328.
— d'œillet, I, *id.*
— d'orchis, I, *id.*
— de pavots rouges, I, 330.
— de pied-de-chat, I, *id.*
— de pivoine, *ibid.*
— de primevère, *ibid.*
— de racines, I, 330.
— d'ache, *ibid.*
— d'angélique, *ibid.*
— de chardon-roland, *ibid.*
— de romarin, I, 330.
— de roses rouges, I, 331.
— que l'on peut faire en tout temps, *ibid.*
— de sauge, I, *id.*
— de soucis, *ibid.*
— de stœchas, I, 330.
— de tussilage, I, *id.*
— de tilleul, *ibid.*
— de violettes, I, *id.*
Consommé de viandes, I, 299.
Contre-poisons, I, 23.
Coqs ou cocaignes, II, 526.
Corne de cerf brûlée à la blancheur, II, 431.
— préparée philosophiquement, II, 547.
Cornes, I, 79, II, 547.
— leur coloration, II, *ib.*
Cornichons confits au vinaigre, I, 174.
Corps combustibles, II, 181.
Cosmétique de Siemerling, I, 265.
Cotignac, I, 305.
Coton, I, 27.
Couleurs racine, II, 529.
Coulis de viande, I, 299.
Coupellation, I, 162.
Couperose bleue, II, 288.
— verte, factice, II, 294.

Couverte de poteries et faïences, II, 502 et 376.
Couverte de porcelaine, II, 377.
Crasse des huiles, II, 512, *note*.
Crasse de plomb, II, 306.
Crême du lait, I, 78.
Crêmes (*Voyez* Chrêmes), I, 508.
— pectorale de Tronchin, I, 228.
— du docteur Cottereau, I, 228.
— de Jeannet des Longrois, I, 228.
— de tartre, II, 438.
— soluble, II, 439.
Cristal minéral, II, 407 et 418.
Cristallisation, I, 156.
Cristallisation des sels, II, 398.
Cristallotechnie, *ibid*.
Cristaux de carbonate de soude, II, 380.
— d'Hiœrne, II, 491.
— de lune, II, 274.
— de Vénus, ou verdet, II, 289.
Crocus metallorum, II, 315.
Cucuphes, I, 245.
Cuivre (du), II, 286.
— blanc, II, 288.
— dissous pour enluminer, II, 290.
Curaçao, I, 504.
Curcuma, I, 28.
Cuve d'Inde, II, 526.
Cyanogène (du), II, 366 et 370.
Cyanures, II, 371 et 448.
— de chaux, II, 449.
— de mercure, II, 286.

D.

Daphnine, I, 49.
Daturium, I, 48.
Décantation, I, 149.
Décaper, II, 305, *note*.
Déchets de pulvérisation, I, 140.
Décoction, I, 155.
Decoctum album, I, 202.
Décoctum adoucissant de Pringle, I, 203.
Décoctum apéritif des cinq racines, I, 200.
— antifébrile, I, 198.
— antisyphilitique de Pollini, I, 200.
— astringent, I, 202.
— blanc, *ibid*.
Décoctum de gayac, composé et purgatif, I, 201.
— de gayac composé, *ibid*.
— de quinquina, I. 200.
— de scille composé, I, 199.
— d'ellébore blanc, I, 200.
— de salsepareille composé, *ibid*.
— d'aloès composé, I, 204.
— de tamarin, I, 196.
Décrépitation, I, 158.
Décreusage de la soie, II, 560.
Défécation, I, 149.
Définition de la pharmacie, I, 1.
Déflagration, I, 163.
Defructum, I, 304.
Dégommage des toiles, II, 379.
Dégraissage du salpêtre, II, 417.
Delphine, I, 49.
Dentifrices, I, 238.
Départ, I, 163; II, 336.
Déphlegmation, I, 157.
Dépuration, I, 149.
Désoxygénation, I, 166.
Dessication, I, 157 et 167.
Dessiccation des fleurs, I, 169, *note*.
Détonnation, I, 163.
Deutochlorures, Deutonitrates, Deutosulfates, etc. (*Voy.* Muriates, Chlorures, etc.)
Deutoxyde de baryum, II, 386.
Dextrine, II, 573.
Diastase, II, 574.
Digestion et infusions, I, 154.
Dissolution, I, 156.
— mercurielle, II, 380.
Dissolutions par l'éther, II, 503.
Distillation, I, 159.
— de l'alcool, I, 445.
Division, I, 137.

Douches, I, 263.
— antiparalytique, I, 265.
Dragées de Keyser, I, 388.
— vermifuges, I, 388.
Drogue amère, I, 458.
Droguier (du), I, XXXVI.
Ductilité des métaux, II, 265.
Dureté des métaux, *ibid.*
Deutochlorure de mercure, II, 282.
Deutoxydes (*voyez* Oxydes).
Diablotins stimulans, I, 351.
Diamorum, II, 29.
Diaphorétique minéral, II, 316.
Diaprun simple, I, 379.
— solutif, I, 380.
Diascordium de Fracastor, I, 367.
Digesteur de Papin, II, 221.
Digestif, I, 244.
— Détersif du *Codex*, II, 92.
Digestion, I, 154.
Disgrégation, I, 137.
Dispensaire (du), I, 268.
Dissolution des huiles, graisses, II, 69.

E.

Eau (de l'), II, 214.
— en divers états, II, 215.
— (décomposition de l'), II, 223.
— (recomposition de l'), 223.
— à l'état de gaz, II, 221.
— à l'état liquide, II, 215.
— (potabilité de l'), II, 224.
— sa purification, II, 227.
— acidule simple, II 230.
— alcaline gazeuse, II, 243.
— d'Alibour, I, 244.
— d'Anhalt, I, 497.
— anthystérique, I, 493.
— antidartreuse, du card. de Luynes, I, 265.
— anticalculeuse de Quercetan, I, 521.
— antiputride de Beaufort, II, 335.
— antiscorbutique (*voyez* Alcoolat.)
— d'Armagnac, I, 465.
— d'arquebusade blanche, I, 457.
— de Theden, I, 457.
— balsamique pour la gonorrhée, I, 492.
— de Barnaval, I, 243.
— bénite et fondante de Rhuland, II, 314, *note*
— de Bonferme, I, 465.
— de bouquet, I, 481.
— camphrée, I, 194.
— de calices de roses, I, 522.
— des Carmes, I, 484.
— de casse, I, 196.
— céleste, I, 236.
— de chaux, II, 388.
— de Cologne, d'après le *Codex*, I, 483.
— de Jean-Antoine Féminis, ou Farina, I, 483.
Eaux composées, artificielles ou naturelles, II, 229.
— cordiale de Colladon, I, 505.
— de Dardel, ou alcoolat, I, 482.
— dentifrique, I, 454.
Eau d'émeraudes, I, 457.
Eaux distillées simples, I, 520.
(leur conservation), I, 524.
— leurs *conferva*, I, 516.
— aromatiques, I, 512.
— d'absinthe, I, 522.
— distillée d'amandes amères, I, 525.
— d'angélique, feuilles et racines, 523.
— d'anis, 522.
— d'aneth, 522.
— d'armoise, I, 522.
— de camomille, I, 523.
— de cerfeuil, 523.
— de citronnelle, sommités, 523.
— d'estragon, 523.
— de fenouil, 523.
— d'herbes fétides, I, 521.
— d'hyssope, 521.
— de laurier, 521.

Eaux distillées de cerisier, I, 525.
— de lentsique, I, 522.
— de marjolaine, 522.
— de marrube, 522.
— de matricaire, 522.
— de mélisse, 522.
— de menthe, 522.
— de mer, II, 246.
— de mille-fleurs, I, 96 et 520.
— de myrte, I, 522.
— d'opium, I, 523.
— autre, I, 313.
— d'orangers, I, 522.
— de raifort, I, 523.
— de la reine de Hongrie, I, 479.
— de romarin, I, 522.
— de rue, 522.
— de sabine, 522.
— de sarriette, 522.
— de sauge, 522.
— de scordium, 522.
— de serpolet, 522.
— de Stæchas, 522.
— de tanaisie, 522.
— de thym, 522.
— de bois odorans, I, 525.
— d'écorces, I, 522.
Eaux distillées de cannelle, I, 515.
— de cannelle orgée, I, 525.
— de cassia lignea, I, 525.
— de cédrats, I, 522.
— de chacrille ou cascarille, I, 524.
— de citrons, I, 524.
— de costus blanc, I, 525.
— d'oranges, I, 524
— de Ravent-sara, I, 525.
— de Winter, I, 525.
— de bois d'aigle, I, 525.
— d'aloès, I, 525.
— de Rhodes ou de roses, 525.
— de Ste-Lucie, ou Mahaleb, I, 525
— de santal citrin, I, 525.
— de sassafras, I, 525.
— distillées, extemporanées
— de feuilles de cajéput, I, 525.
— de fleurs de bétoine, I, 521.
Eaux distillées de basilic, I, 521.
— de camomille, I, 521.
— de giroflée, I, 521.
— de lavande, 522.
— de lis, I, 522.
— de mélilot, I, 5ee
— de menthe poivr , I, 513.
— de muguet, I, 513.
— d'oranger, I, 522.
— d'origan, I, 522.
— de primevère, I, 522.
— de roses-damas ou muscates, I, 522.
— pâles, I, 522.
— blanches, I, 522.
— rouges, I, 522.
— de soucis, I, 522.
— de sureau, I, 522.
— de fleurs fraîches de sureau, I, 522.
— de tussilage, I, 522.
— de tilleul, I, 523.
— distillées de fleurs peu odorantes qu'on recohobe, I, 511 et 521.
— distillées de bugle, I, 521.
— de centaurée (petite), I, 522.
— d'euphraise, I, 522.
— de fèves, I, 521.
— de laitue, I, 511.
— vireuse, I, 516.
— de mauve, I, 521.
— de morelle, I, 511.
— noire, I, 511.
— nénuphar, I, 512.
— de pivoine, I, 511.
— de pavots rouges, I, 521.
— de scrophulaire, I, 521.
— de souci, I, 521.
— de véronique, I, 521.
— peu odorantes, I, 521.
— d'alléluia, I, 521.
— d'argentine, I, 521.
— de bardane, I, 521.
— de bluet, I, 521.

Eaux distill. de bourrache, I, 521.
— de buglosse, I, 521.
— de centinode, I, 521.
— de chélidoine, 521.
— de chardon-bénit, I, 521.
— de chicorée, I, 521.
— de grande consoude, I, 521.
— de coquelicot, I, 514.
— de fumeterre, I, 520.
— de herniole, I, 520.
— de joubarbe, I, 520.
— de jusquiame, I, 521.
— d'oseille, I, 520.
— de pariétaire, I, 520.
— de pervenche, I, 521.
— de plantain, I, 520.
— de pourpier, I, 520.
— de reine des prés, I, 520.
— de sanicle, I, 520.
— de scabieuse, I, 520.
— de turquette, I, 520.
— de verveine, I, 520.
— de plantes fétides, I, 511.
— diurétique camphrée de Fuller, I, 214.
— divine (liqueur), I, 510.
— double (distillée), I, 521.
Eaux (des) essentielles distillées, I, 524.
Eau essentielle de beccabunga, I, 524.
— d'acacia, I, 524.
— de berle, I, 524.
— de cochléaria, I, 524.
— de cresson, I, 524.
— de ményanthe, I, 524.
— de passerage, I, 524
— de raifort sauvage, I, 524.
— de fleurs, I, 524.
— d'œillet rouge, I, 524.
— d'orangers, I, 524.
— de jasmin, I, 524.
— de lis, I, 524.
— de muguet, I, 524.
— de roses, I, 524.
— de roses muscates, I, 524.
— pâles, I, 524.
— rouges, I, 524.
— essentielle de sureau, I, 524.
— des fruits, I, 524.
— d'alkekenge, I, 524.
— de cerises noires, I, 524.
— de citrouilles, I, 524.
— de concombres, I, 524.
— de cornouilles, I, 524.
— de fraises. I, 524.
— de framboises, I, 524.
Eaux de fruits, I, 524.
— de casse, I, 106.
— de genièvre, I, 524.
— de laurier, I, 524.
— de cerisier, I, 525.
Eau essentielle de melon, I, 524.
— de mûres, I, 524.
— de nèfles, I, 524.
Eau de éthérée camphrée, I, 194.
— forte, II, 336.
— générale, I, 486.
— de Goulard, II, 309.
— de Gondran, I, 244.
— de goudron, I, 194.
— impériale, I, 488.
— de javelle, II, 341.
— de luce, II, 521.
— de magnanimité, I, 495.
Eaux médicamenteuses, II, 245.
— de mélisse composée (Voyez aux alcoolats).
— de menthe composée. (Voyez aux alcoolats).
— mercurielle, II, 280.
— de miel odorante, I, 481.
Eaux minérales, II, 229.
— (essai d'analyse), II, 245.
— (leurs degrés de chaleur), II, 243.
Eaux minérales naturelles, II, 229.
— artificielles, II, 229.
Eau minérale acidule hydrosulfurée, II, 241.
— acidule simple, II, 230.
— d'Aix-la-Chapelle, II, 239.
— alcaline gazeuse, II, 231 et 243.

— artificielle de Saint-Myon, II, 233.
— d'Aumale, naturelle, II, 237.
— de Bagnères-Luchon, II, 241.
— de Bains (département des Vosges), II, 232.
— de Balaruc, artificielle, II, 233.
— naturelle, II, 232.
— de Baréges, artificielle, II, 241.
— naturelle, II, 239.
— de Saint-Sauveur, II, 241.
— de Bonnes, II, 241.
— de Bourbon-l'Archambault, II, 238.
— de Bourbonne-les-Bains, naturelles, II, 238.
— de Bussang, artificielle, II, 235.
— de Carlsbad, II, 236.
— de Cambo près Bayonne, II, 242.
— de Cauteretz, II, 239.
— de Chateldon, II, 241.
— de Chaudes-Aigues, II, 244, note.
— de Cheltenham, II, 235.
— de Contrexeville, artificielle, II, 233.
— de Cranssac, source dite Belzègues, II, 234.
— de Dax, II, 234.
— ferrugineuse, artificielle, II, 237.
— de Forges, II, 234.
— hépatique, II, 238.
— hydrosulfurée simple, II, 238.
— hydrogénée simple, II, 243.
Eau minérale hydrogéno-carbonée, II, 243.
— sulfurée, 243.
— de Langeac, artificielle, II, 232.
— magnésienne, II, 232.
— de mer, II, 246.
— du Mont-d'Or, II, 232.
— de Mont-Lignon, près Paris, II, 234.
— de Montmorency-Enghien, II, 234.
— de Naples, II, 241.
— de Néris, II, 233.
— de Niederbronn, II, 235.
— oxygénée, II, 229, 243.
— potable de Paris, II, 226.
— de Passy, épurée spontanément, II, 235.
— de Plombières, II, 234.
— naturelle, II, 234.
— de Pougues, II, 233.
— (principes fixes des eaux minérales), II, 249.
— (principes volatils des), II, 248.
— de Provins, II, 233.
— de Pyrmont, artificielle, II, 237.
— de Roche-Pouzay, II, 235.
— de Saint-Amand (et boues), II, 240.
— de Saint-Myon, II, 233.
— saline gazeuse, II, 233.
— de Sedlitz, artificielle, II, 231.
— autre plus forte, II, 231.
— de Seltz, artificielle, II, 230.
— douce, II, 230.
— de Spa, artificielle, II, 236.
— sulfureuse, II, 240.
— artificielle pour les bains de Tivoli, II, 242.
— thermale (tableau des), II, 243.
— de Tongres, II, 236.
— de Vals, artificielle, II, 238.
— de Vichi, artificielle, II, 237.
— autre, II, 237.

Eau noire allemande, II, 385, note.
Eau de noyaux, I, 506.
— d'orge, I, 195.
— phagédénique, II, 283.
— potables, II, 227.
— (leur purification), II, 227.
— de Rabel, I, 462, II, 475.
— de la reine d'Hongrie, I, 479.
— régale, II, 368 et 342.
— rouge, I, 456.
— sans pareille, I, 482.
— seconde, II, 336.
— de semences, I, 522.
— d'ache, I, 522.
— d'angélique, I, 522.
— de carvi, I, 522.
— de coriandre, I, 522.
— de cumin, I, 522.
— de fenouil spiritueuse, I, 506.
— de seseli de Marseille, I, 522.
Eau sulfureuse (*voyez* Eau minérale sulfureuse).
— de tête de cerf, II, 550.
— thériacale, I, 489.
— thermales, II, 243.
— de toilette, I, 481.
— des trois noix, I, 523.
— de Van-Swiéten. Solution de deuto-chlorure de mercure, I, 205.
— végéto-mercurielle, II, 285.
— végéto minérale, II, 509.
— vulnéraire spiritueuse, I, 482.
Eau-de-vie, I, 113 et 443.
— allemande purgative, I, 457.
— d'Andaye, I, 501.
— de buis, I, 458.
— camphrée, I, 459.
— caraïbe, I, 458.
— de gayac, I, 458.
— de grain, I, 112.
— savonneuse, II, 514.
Eau vitale, II, 335.
— de la Vrillière pour les dents, I, 492.
— vulnéraire blanche, I, 457.
— vulnéraire rouge, 457.
Ecailles d'huîtres calcinées, II, 388.
Ecarlate, I, 105; II, 533.
Eclat des métaux, II, 266.
Eclegmes, I, 225.
Ecussons, I, 244.
Edulcoration, I, 136.
Effervescence, I, 163.
Efflorescence, I, 158.
Egagropiles, I, 101.
Elæolés, II, 68 et 77.
Elæo-saccharum (des), II, 67.
— orangé et purgatif, II, 67.
Elaïdine, II, 71.
Elaïne, I, 83, et élaïne pure, II, 71, *note*.
Élasticité des métaux, II, 266.
Elaterium, I, 311.
Élection des médicamens, I, 131.
Électricité (de l'), II, 165.
Électuaire (des), I, 355.
— d'aloès, de muriate de mercure et de fer, du *Codex*, I, 374.
— d'ancarde, I. 373.
— anticachectique, du docteur Ward, I, 376.
— antifébrile de Quarin, I, 376.
— anthelmintique, I, 375.
— antihydropique de Quarin, I, 369.
— avec des pulpes, I, 377.
— de baies de laurier de Rhasis, I, 370.
— balsamique astringent de Barthez, I, 376.
— bénédict laxatif, I, 373.
— de cachou, I, 375.
— caryocostin, I, 372.
— catholicum double, I, 378.
— diaphœnix, I, 382.
— diaprun simple, I, 379.
— solutif, I, 380.
Électuaires hiéra diacolocynthidos de Pachius, I, 371.
— fébrifuge, de Boerhaave, I, 376.

— *hiera picra*, de Galien, I, 372.
— lénitif, I, 378.
— de magnésie, I, 376.
— opiatique et polypharmaque, du *Codex*, I, 36,
— astringent, du *Codex*, I, 367.
— de poivre composé, I, 372.
— de psyllium, de Mésué, I, 381.
— sans pulpes, I, 358.
— quinquina, I, 374.
— de rhubarbe composé, I, 378.
— de séné et de pulpes de fruits, du *Codex*, I, 378
— solides. I, 337.
— de scammonée et de turbith composés du *Codex*, I, 382.
— stomachique, d'Helvétius, I, 369.
— vermifuge de Spielmann, I, 372.
Électuaire ou tablettes de suc de roses, I, 339.
Éléolés ou huiles composées, II, 77.
Éléphantine (liqueur), I, 506,
Élixirs (des), I, 462.
— alkermès italien, I, 506.
— américain ou antilaiteux, de Courcelles, I, 489.
— antiartritique, I, 467,
— antiasmatique de Boerhaave, I, 466.
— antiscrophuleux, I, 461.
— antiscorbutique, de Selle, I, 462.
— antivénérien de Wright, I, 466.
— aphrodisiaque, I, 465.
— d'aulx, I, 492.
— fétide, de la pharmacopée de Fulde, I, 463.
— de Garus, du *Codex*, I, 473.
— pour liqueur, I, 479.
— de longue vie, I, 470.
— odontalgique, de la Faudignère, I, 468.
— du Para. I, 472,
— pour les dents, I, 472.
— parégorique d'Édimbourg, I, 466.
— de la pharmacopée de Londres, I, 466.
— de Peyrilhe, I, 461.
— de propriété, I, 471.
— sacré, I, 473.
— de Spina, I, 469.
— stomachique, de Stougthon, I, 472.
— thériacal, I, 462.
— utérin, I, 471.
— viscéral, d'Hoffmann, I, 427.
— autre, de la pharmacopée batave, 427.
— de vitriol de Mynsicht, I, 463.
— vitriolique, autre, I, 464.
Émail des poteries, II, 392.
Embaumement, I, 176.
Embrocations, I, 240.
Émeril, II, 291.
Émétine, I, 48.
Émétine colorée, I, 321.
Émétique, II, 321.
Emplâtres (des) proprement dits, ou stéaratés, II, 139.
— onguens (des) ou des stéarolés, II, 129.
— de l'abbé Doyen, II, 137.
— de l'abbé de Grasse, II, 148.
— agglutinatif simple, II, 146.
— ancien, II, 147.
— ammoniaco-mercuriel de Selle, II, 138.
— d'André de la Croix, II, 129.
— antivénérien, de Boerhaave, II, 138.
— de belladonne, II, 132.
— de blanc de baleine, II, 130.
— brûlé, II, 143.
Emplâtres brûlés (des), II, 142.
Emplâtre de Cabryan, II, 137.
— de Canet, II, 147.
— de caout-chouc, II, 130.
— de céruse, II, 142.
— noir ou brûlé, II, 145.
— de ciguë, II, 131.

– de cire, II, 129.
– de cire verte, II, 160.
– de ciroëne, II, 150.
Emplâtres très-compliqués, II, 152.
Emplâtre contre la rupture, II, 137.
– pour les cors des pieds, II, 159.
– diabotanum de Blondel, II, 152.
– diachalcitéos, II, 145.
– diachylon gommé, II, 146.
— simple, II, 145.
– diapalme, II, 143.
– Émétisé du docteur de Lespinasse, II, 113.
– épispastique ou vésicatoire, II, 133.
– autre plus mou, II, 133.
– fondant de la Mothe, II, 138.
— des quatre, II, 159.
– de Fouquet, II, 159.
– pour la hernie, II, 137.
– hystérique, II, 130.
– magnétique, II, 159.
– de la main de Dieu, ou *manus Dei*, II, 152.
– de mélilot composé, II, 131.
— simple, II, 131.
– de minium, II, 149.
– mou de minium, II, 149.
– de mercure composé, II, 157.
– miraculeux, II, 151.
– de mucilage, II, 134.
– non brûlés, II, 143.
– de nicotiane, II, 132.
– de Nuremberg, II, 150.
– odontalgique, II, 136.
– opodeldoch, II, 159.
– oxycroceum, II, 134.
– d'oxyde rouge de plomb camphré, II, 150.
Emplâtre de pompholyx, II, 148.
– de pyrèthre, II, 130.
Emplâtres avec les oxydes métalliques, ou stéaratés, II, 139.
Emplâtre résolutif des quatre, II, 159.
— de savon, II, 149.
— de savon camphré, II, 149.
— simple du *Codex*, II, 142.
— de soufre, II, 136.
— stomacal, II, 134.
— à sparadrap, II, 147.
— styptique de Crollius, II, 158.
— de Swédiaur, II, 138.
— de styrax, II, 137.
— de tacamahaca, II, 135.
— triapharmacum, II, 147.
— vermifuge, II, 134.
— vert des apôtres, II, 151.
— vésicatoire, II, 133.
— autre plus mou, II, 133.
— de la pharmacopée d'Edimbourg, II, 133.
— de Vigo ancien, II, 155.
— avec le mercure, II, 156.
— réformé, II, 157.
Émulsions (des), I, 221.
Émulsion simple, I, 222.
— fausse par le camphre, I, 223.
— camphrée, I, 222.
— fausses purgatives, I, 223.
— huileuse, I, 224.
— purgative, avec l'huile de ricin, I, 224.
— de Willis, antirhumatismale, I, 224.
— de Quarin, contre la sciatique, I, 225.
Encaustique (peinture à l'), II, 518.
— vernis, II, 505.
Encre de la Chine, I, 104.
— indélébile, II, 299.
— autres indélébiles, 299, *note*.
— d'imprimerie, II, 507.
— ordinaire, II, 298.
— de sympathie, II, 324.
Ens Martis, II, 296.
Ens Veneris, II, 289.
Éolipyle, II, 222.
Épicarpes (des), I, 252.
Épicarpe antiépileptique, I, 256.
Épinette, ou bière de Spruce, I, 435.

Epithème, I, 244.
— d'ail, II, 245.
— stomachique, 245.
Éponge brûlée, I, 159.
— cirée, I, 136.
— dentifrice, I, 239.
— préparée, I, 136.
Epoque des préparations, I, 186.
Errhines (des), I, 237.
Escarrotique arsenical, I, 413.
— de Justamond, I, 413.
Escubac, I, 502.
Espèces (des), I, 187.
— amères, I, 191.
— anthelmintiques, I, 191.
— antiscorbutiques, I, 191.
— antivénériennes, I, 192.
— apéritives, I, 190.
— aromatiques, I, 190.
— astringentes, I, 190.
— béchiques, I, 190.
— carminatives, I, 191.
— cordiales, I, 188.
— diurétiques, I, 191.
— émollientes, I, 191.
— pectorales, I, 190.
— résolutives, I, 192.
— stomachiques, I, 188.
— sudorifiques pour décoctions, I, 191.
— pour infusions, I, 191.
— vulnéraires, I, 190.
Esprits acides, II, 464.
— animaux, II, 544.
— ardens. (*Voyez* Alcool.)
— de vin. (*Voyez* Alcool.)
— anthosat, I, 479.
— acide de la cire, II, 464.
— du beurre, II, 464.
— du buis, II, 464.
— du gayac, II, 464.
— du papier, II, 464.
— antiscorbutique composé, I, 491.
— ardent de roses. (*Voyez* Alcoolat.)
— de basilic (*Voyez* Alcoolat.)
Esprit de bois, II, 576.
— carminatif, de Sylvius, I, 497.
— de castoréum, I, 496.
— de citron. (*Voyez* Alcoolat et Teinture.)
— ardent de cochléaria, I, 491.
— de corne de cerf, rectification, II, 551.
— de framboises, I, 480.
— de fraises, I, 480.
— de genièvre, I, 443.
— de grain, I, 113.
— de lavande (*Voyez* Alcoolat).
— de mendérérus, II, 446.
— de nicotiane, acide, II, 464.
— de nitre, II, 335.
— de nitre dulcifié, II, 476.
— de néroli, I, 481.
— de racine d'angélique (*V.* Alcool).
— de sassafras, II, 464.
— de sel ammoniac vineux, II, 525.
— marin (*Voyez* Acide hydrochlorique).
— déphlogistiqué. (*V.* Acide chlorique).
— dulcifié, II, 477.
— de soufre, II, 332.
— par la cloche, II, 332.
Esprit de succin, II, 365.
— de la suie, I, 458.
— de tabac, I, 458.
— de Vénus, I, 58, II, 365.
— de vin (*Voyez* Alcool.)
— anthosat. (*Voyez* Alcoolat de romarin.)
— de violettes, I, 481.
— de vitriol, II, 334.
— dulcifié, II, 475.
— volatil de corne de cerf, II, 551.
— volatil fétide, II, 522.
— de crâne humain, II, 334.
— volatil aromatique huileux, de Sylvius, selon le *Codex*, I, 494.
— de soie crue, II, 384.
Essence alexipharmaque de Stahl, I, 467.

— antihystérique, de Lemort, I, 467.
— autre, I, 494.
— carminative, de Wedelius, I, 464.
— céphalique, I, 465.
— de Bischoff, I, 448, *note*.
— douce, de Hâles, I, 465.
— de jasmin, I, 480.
Essence de musc, I, 461.
— royale, I, 464.
— royale, pour la barbe, II, 514.
— de tubéreuse, I, 480.
— de Ward, I, 495.
Etain, II, 302.
Etamage, II, 287.
Éthal, I, 89.
Éthers (des), II, 477.
— table de leur mélange avec l'alcool, II, 485.
— acétique, II, 496.
— cantharidé, I, 476.
— arsenique, II, 486.
— hydriodique, II, 495.
— hydrobromique, II, 495.
— hydrochlorique, II, 491.
— hydrochlorique de Brugnatelli, II, 495.
— martial, II, 486.
— muriatique, II, 491.
— nitrique ou nitreux, II, 488.
— alcoolisé, II, 476.
— térébenthiné, II, 476.
— (sa composition, II, 488).
— phosphoré, I, 476, II, 485.
— phosphorique, II, 486.
— de succin. (*Voyez* Teinture éthérée de succin).
— sulfurique, II, 481.
— (rectification de l'), II, 484.
Ethérats (des), I, 474.
— d'accétate de fer, I, 476.
— zincé, I, 476
— aromatique, I, 475.
— de castoréum, I, 474.
— de tolu, I, 475.
— d'opium, I, 475.
Ethiops martial, II, 292.
Ethiops minéral, II, 277.
— antimonial d'Huxham, II, 277.
— antimonié, de Malouin, II, 277.
— végétal, II, 343.
Etiolement des plantes, I, xxx.
Euchlorine, II, 339.
Eudiomètres, II, 198.
Evaporation, I, 157.
Excrémens solides, I, 97 et 98.
Du chien et du cheval, II, 440, *note*.
Explication des nouveaux poids, I, 130.
— des termes qui désignent les vertus des médicamens, II. 583.
— des instrumens et ustensiles figurés, II. 577.
Expression, I, 147.
Extractif, I, 306.
Extraction des sucs, I, 143.
— des huiles fixes, I, 144.
— des mucilages, I, 297.
Extraits (des), I, 293.
— proprement dits, I, 306.
— d'absinthe, I, 319.
— de Suisse (liqueur), I, 509.
— vineux, I, 325.
— d'aconit, I, 308.
— d'agaric, I, 319.
— alcaloïdés, I, 307.
— alcoolique de cantharides, I, 326.
— alcoolique de noix vomique, I, 322.
— de quinquina, I, 322.
— d'aloès succotrin, I, 317.
— amaridés, I, 293, *note*.
— amers toniques, I, 319.
— animaux, I, 326.
— d'aristoloche ronde, I, 319.
— d'armoise, I, 319.
— aromatiques, I, 319.
— d'aunée, I, 319.
— de belladone, I, 309.
— de bourrache, I, 310.
— de racine de bryone, I, 311.
— de buglosse, I, 310.

— de cachou, I, 302 et 317.
— de camomille, I, 319.
— de casse, I, 302.
— catholique, I, 411.
— de centaurée, I, 319.
— de cerfeuil, I, 311.
— de chamœdris, I, 319.
— de chamœpitys, I, 319.
— de chardon-bénit, I, 319.
— de chélidoine, I, 311.
— de chicorée, I, 311.
— de chiendent, I, 318.
— de suc de ciguë non dépuré, I, 307.
— de ciguë avec la fécule, I, 307.
— sans fécule verte, 308.
— de cochléaria, I, 310.
— de coloquinte, I, 319.
— de concombre sauvage, I, 311.
Extrait de coquelicot, I, 320.
— de cresson, I, 301.
— de dompte-venin, I, 319.
— d'élatérium, I, 311.
— d'énula campana, I, 310.
— de fumeterre, I, 310 et 318.
— de galanga, I, 319.
— de galéga, I, 318.
— de garance, I, 318.
— de gentiane, I, 319.
— de genièvre, I, 302.
Extraits gélatineux (des), I, 297.
— gommeux, I, 318.
— d'opium (des), I, 311.
— gommo-résineux par le vin, I, 325.
— gommo-sucrés, I, 318.
Extrait d'ellébore noir, I, 319.
— vineux d'ellébore noir, I, 325.
— de houblon, I, 318.
— d'ipécacuanha, dit émétine, I, 321.
— de jusquiame, I, 308.
— de kinô, I, 302.
— de Lagaraye, I, 295 et 320.
— de Mars, II, 297.
— de ményanthe, I, 311.
— de millefeuille, I, 319.
Extraits mucilagineux, I, 294.
— de myrrhe, I, 317.
— de noix vomique (alcoolique), I, 323.
— d'opium aqueux de Cartheuser, réformé, I, 313.
— pour les sirops, II, 18.
— de Homberg ou de Baumé, I, 312.
Extrait d'opium par fermentation, de Deyeux, I, 313.
— privé de narcotine, par Robiquet, I, 314.
— avec le suc de coings, de Langelot, I, 316.
Extrait d'ortie grièche, I, 311.
— panchymagogue, I, 320.
— de pavots blancs, I, 320.
Extraits de pharmacie, I, 295.
Extrait de pissenlit, I, 318.
— des plantes vireuses, I, 309.
— de polypode, I, 318.
— de pomme épineuse, I, 309.
— purgatifs, I, 319.
— de quinquina, I, 319.
— alcoolique, I, 322.
— de racine de fougère mâle, I, 321.
— de racine de patience, I, 319.
— de ratanhia, I, 302.
— de réglisse, I, 318.
— préparé, I, 318.
Extraits résineux (des), I, 321.
— résinidés, I, 293, *note*.
Extrait de rhubarbe, I, 319.
— de rhus radicans, I, 309.
— de Rudius, I, 411.
Extrait de safran, I, 319.
— de salsepareille, I, 318.
— de saponnaire, I, 318.
— de saturne, II, 308.
— savonneux, I, 318.
— de scabieuse, I, 318.
— de scordium, I, 319.
— sec de fumeterre, I, 321.
— de gratiole, *ibid.*
— d'ognons, *ibid.*
— de pareira brava, I, 321.
— de quinquina, I, 321.

Extrait de réglisse, I, 321.
— noir, I, 318.
— de séné, I, 319 et 321.
— de sucs dépurés, I, 310.
— de tamarins, I, 302.
— de toxicodendron, I, 309.
— de trèfle d'eau, I, 310.
— de valériane, I, 319.
— de vincetoxicum, I, 319.
— de zédoaire, 319.
Exutoire de garou, I, 257.

F.

Falsification des huiles volatiles (moyens de la reconnaître), I, 519.
Faltranck, I, 189.
Farines émollientes, I, 192.
— résolutives, I, 192.
Fécules (des), I, 289.
— (des) amylacées, I, 59
— d'ache, I, 290.
— d'arum, I, *id.*
— d'aristoloche, I, 290.
— de belladone, I, 290.
— de bryone, I, 290.
— de céréales, I, 290.
— de colchique, I, 290.
— colorantes des végétaux, I, 292.
— d'élatérium, I, 290.
— d'ellébore noir, I, 290.
— de filipendule, I, 59 et 290.
— du gland de chêne, I, 59 et 290.
— de glaïeul, I, 290.
— de gouet, I, 290.
— de haricots, I, 59.
— d'*iris germanica*, I, 290.
— de jusquiame, I, 290.
— de lichen d'Islande, I, 59 et 290.
— de mandragore, I, 59 et 290.
— de manioc, I, 59 et 290.
— de marron d'Inde, I, 59 et 290.
Fécules médicinales, I, 291.
— d'œnanthe, I, 290.
— de pivoine, I, 290.
— de pomme-de-terre, I, 291.
— de renoncule, I, 290.
— scrophulaire, I, 290.
— de serpentaire, I, 59.
Fenouillette de l'île de Rhé, I, 506.
Fer (du), II, 290.
Ferment, I, 40 et 108.
Fermentations (des), I, 105.
— acéteuse, I, 115.
— saccharifiante, I, 106.
— vineuse, I, 107.
Féruline, I, 34.
Feu (du), II, 176 et 180.
— brisou et terroux, II, 199.
Feux du Bengale, II, 310.
— follets, II, 209.
Fibrine, I, 70.
— végétale, I, 27.
Fiel de bœuf, I, 87 et 326.
— épaissi, I, 90
— de verre, I, 162 et II, 395.
Figures explicatives, II. 577.
Filtration, I, 153.
Filtre-presse de Réal, I, 125, *note* 3.
Fixité des métaux, II, 265.
Fleurs d'antimoine argentines, II, 315.
— d'antimoine rouges, II, 323.
— d'arsenic, II, 326.
— de benjoin, II, 361.
— d'orange confite, en tablettes, I, 334.
— de sel ammoniac, martiales, II, 295.
Fleurs de soufre, II, 256.
— de zinc, II, 310.
Flint-glass, II, 307.
Fluides des membranes séreuses, I, 97.
— gazeux (de), II, 193.
Fluore ou Fluorine, II, 352.
Fluorure de calcium, II, 353.
Fluorures, II, 432.
Foie d'antimoine, II, 315.
— de soufre, II, 257.

Fomentation, I, 240.
— pour les mamelles, I, 240.
Fondant de Rotrou, II, 316.
— pour les couleurs des émaux, II, 393, *note*.
Fourneaux, I, 123; leur construction, II, 185.
Franchipane ou Frangipane, I, 77 et 326.
Frigorifique, II, 175.
Fritte, I, 162.
Frontal, I, 244.
— hypnotique, I, 245.
Fruits béchiques, I, 190.
— confits au sucre, I, 333.
Fulminates, II, 385.
Fulmination, I, 163.
Fumigations, I, 259.
— antiseptiques, de Guyton de Morveau, I, 261.
Fumigation nitrique, de Carmichaël Smith, I, 262.
— sulfureuse, I, 262.
Fungine, I, 27.
Fusées, II, 419.
Fusibilité des métaux, II, 265.
Fusion, I, 157.
— aqueuse, II, 399.

G.

Gadoue, I, 98.
Gallates, II, 444.
— de fer, II, 298.
Gargarismes I, 233.
— adoucissant, I, 234.
— alumineux, I, 233.
— antivénérien, 234.
— astringent, 234.
— de cyanure de mercure, I, 233.
— de Quarin, pour la paralysie de langue, 234.
— térébenthiné, I, 233.
Gayacine, I, 34.
Gaz ou fluides élastiques, II, 193.
— (poids des différens) II, 194.
— (proportion en volume des élémens des), II, 194.
— (pesanteur spécifique des), II, 195.
— acide chlorique, extemporané, I, 261.
— azote, II, 203.
— fluo-borique, II, 353.
— hépatique exfemporané, I, 262.
— hydrogène, II, 206.
— arsénié, II, 209 et 212.
— carboné, 209.
— éclairant, 206, note.
— phosphoré, 211
— sulfuré, 109 et 210.
— nitreux, II, 337.
— nitrogène, II, 204.
— oléfiant, II, 209 et 482.
— oxyde d'azote (proto et deuto), II, 204.
— ox. de carbone (des), II, 355.
— oxygène, II, 200.
— septon, II, 558.
— sylvestre, II, 193.
Gélatine végétale, I, 41 et 65.
— de Séguin, I, 299.
— animale, I, 73.
— de viandes, I, 294.
— animale extraite des os, I, 300.
Gelées ou gélatines médicamenteuses, I, 229.
— végétales, I, 65 et 230.
— animales, I, 73.
— anthelmintique ou de mousse de Corse, I, 231.
— de choux rouges, I, 231.
— de coings, I, 305.
— de mousse de Corse, I, 230.
— de corne de cerf, I, 229.
— de framboises, I, 305.
— de fruits, I, 303.
— de fucus, de Russel, 231.
Gelée de groseilles blanches ou rouges, I, 305.
— de lichen d'Islande, I, 231.
— avec le quinquina, 232.

— de pain, I, 232.
— de pomme, I, 305.
— d'os d'animaux, I, 294.
Gentianine, I, 28.
Gésier de volailles, I, 151.
Gilla vitrioli, II, 319.
Glairine des eaux sulfureuses, II, 240.
Gin, I, 113.
Glace (de la), II, 215.
— artificielle, II, 217.
— de Marie, II, 410.
Gliadine, I, 39, 41 et 64.
Globuline du sang, I, 75.
Glu, I, 41.
Glucine, II, 396.
Gluten (du), I, 38.
Glutine, I, 39.
Glycérine, I, 89 et II, 139.
Gobelets émétiques, II, 314.
Gomme (de la), I, 63.
Gommes élastiques, I, 41.
— résines, I, 30.
Gossypine, ou coton, I, 27.
Gouttes, I, 210.
— amères, I, 468.
— de l'abbé Rousseau, 433.
— antihystériques, I, 210.
— anodynes, de Talbot, I, 468.
— d'Hoffmann, II, 486.
— calmantes, de Magendie, I, 432.
— céphaliques d'Angleterre, I, 496.
— d'Eller, I, 210.
— noires, de Lancaster, I, 441.
— d'or, du général Lamotte, I, 475; II, 271.
— nervines de Bestucheff, I, 475; II, 296.
— d'opium, de Séguin, I, 433.
Grains de santé, I, 309.
— de vie, de Mésué, I, 398.
Graisse (de la), I, 83.
— avec nitrate mercuriel, II, 120.
— oxygénée, II, 119.
— de porc, I, 83.
Graisses onguentaires mixtionnées, II, 108.
— leur pesanteur spécifique, II, 69.
Gras des cadavres, I, 88 et II, 567.
Gravitation, I, 7.
Grillage, I, 161.
Guano, I, 98, note.
Guildive, 113 et 443.
Gypse, II, 410.

H.

Halomètre, II, 191.
Halotechnie, II, 330.
Hématine, I, 30.
Hématite, II, 291.
Hématose, II, 542.
Hématosine, I, 76.
Hepar, II, 257.
Hespéridine, I, 34.
Hippomane, I, 83.
Hippocrate (chausse d'), II, 577.
Hordéine, I, 62.
Houille pour combustible, II, 182.
Huiles (des), II, 71.
— leur pesanteur spécifique, II, 69.
— animales, I, 83.
— animalisées par infusion, II, 80.
Huiles d'anis par expression, I, 149.
— pour la table, I, 500.
— d'absinthe, II, 78.
— aloétique, II, 89.
— d'amandes amères, II, 72.
— douces, II, 72.
— d'abricots, II, 72.
— de cerises, II, 73.
— de pêches, II, 73.
— de pruniers de Briançon, II, 73.
— d'anacarde, II, 73.
— d'aneth, II, 78.
— d'angélique, I, 479.
— animale, de Dippel, II, 550.
— rectifiée, II, 550.
— d'arachide, II, 73.

— d'araignées, II, 81.
— aromatique, ou de petits chiens, II, 80.
— d'asphalte, II, 465.
— d'aurône, II, 78.
— de ben, II, 73.
— benzoïque, II, 499.
— de bois de genévrier, I, 527.
— de bouillon blanc, II, 78.
— de briques, II, 465.
— de buis, I, 527.
— de cacao, II, 73.
— de cade, I, 149; II, 465.
— de caméline, II, 73.
— de camomille, II, 78.
— de camphre, II, 472.
— de cantharides, II, 81.
— de carapa, II, 73.
— carminative éthérée des Danois, II, 88.
— de castoréum, II, 82.
— de chaux, II, 426.
— de chenevis, II, 73.
— de cheval, II, 547, *note*.
— de ciguë, II, 79.
— cireuse, II, 97.
— de cire, II, 465.
Huile de coco, II, 73.
— de colza, II, 73.
Huiles composées, II, 77.
— concrètes, I, 146.
Huile de corne de cerf rectifiée, II, 552.
— de cornouilles, II, 73.
— de crapauds, II, 82.
— de croton, II, 73.
— de crucifères, I, 146; II, 73.
— de cucurbitacées, I, 146 et II, 74.
— douce du vin, II, 482.
Huiles essentielles, I, 516.
Huile d'euphorbe, II, 80.
— de faîne, II, 74.
— de fleurs d'orangers, ou ratafia, I, 505.
Huiles fixes ou grasses, I, 32; II, 71.
— fluides par expression, procédé pour les obtenir, I, 146 *et suiv*.
Huile de fougère mâle, I, 321.
— de fourmis rouges, II, 82.
— de galbanum, II, 80.
— de galé, II, 74.
— de bois de gayac, II, 465.
— de genêt, II, 78.
— de gomme ammoniaque, II, 80.
— de graine de tilly, II, 76.
Huiles médicinales, II, 77.
Huiles de grenouilles, II, 82.
— de jasmin, II, 78.
— de jayet, II, 465.
— de jusquiame, II, 74 et 79.
— de kerva, II, 75.
— de laurier, II, 74.
— de lentisque, II, 74.
— de lézards, II, 82.
— de lin, II, 74.
— de lis, II, 78.
— de lycopersicon, II, 78.
Huiles liquoreuses, I, 505.
— de fleurs d'oranges, I, 505.
Huile de marjolaine, II, 78.
— de mastic, II, 80.
— de mélilot, II, 78.
— de millepertuis, II, 77.
— de myrte, II, 77.
— de morelle noire, II, 79.
— de moutarde, II, 74.
— de mucilage, II, 79.
— de muscades, II, 74.
— de myrrhe, II, 88.
— de baies de myrte, II, 74.
— narcotique, II, 83.
— de navette, II, 74.
— de nicotiane, II, 78.
— de noisettes, II, 74.
— de noix, II, 74.
— de noyaux, I, 507.
Huile de noyaux de cerises, II, 72.
— de pêches, II, 72.
— de prunes, II, 72.
— d'olives, II, 75.
— son extraction, I, 146.
— sa falsification, II, 71.

— propre aux ouvrages d'horlogerie, II, 71, *note*.
— d'œufs, I, 91 et 147.
— d'œillette, II, 75.
— d'oxycèdre, I, 527.
— *de palma Christi*, II, 75.
— de palmes, II, 75.
— de pavots, II, 75.
— de petits chiens, II, 80.
— de pepins de groseille, II, 75.
  — de raisins, II, 75.
— de pétrole, II, 465.
— des philosophes, II, 465
— des pignons doux, II, 75.
— de pistaches, 75.
— de pommes d'amour, II, 79.
  — épineuse, II, 79.
  — de merveilles, II, 79.
— de pruniers de Briançon, II, 72.
— pyrogénée, II, 464.
— de rue, II, 78.
— de *rhus radicans*, II, 79.
— de ricin, II, 69 et 75.
— rosat, II, 77.
— de safran, II, 79.
— de salamandres, II, 82.
— de scarabées, II, 81.
— de scorpions, II, 81.
— de sénevé, II, 74.
— des quatre semences froides ou cucurbitacées, II, 74 et 75.
— de sésame, II, 76.
— siccative, II, 505.
— de sorbes, II, 76.
— de succin, II, 465.
  — oxydée, II, 365.
— de sureau, II, 78.
— de tartre par défaillance, II, 376.
— de térébenthine, I, 35.
— de toxicodendron, II, 79.
— tranquille, II, 83.
— de tubéreuse, II, 78.
— de vanille, I, 504.
— de Vénus, I, 510.
— de vers de terre, II, 82.
— de vitriol, II, 295 et 332.
  — glaciale, II, 332.

Huiles volatiles, I, 35 et 148.
  — distillées, I, 516.
  — falsifiées, I, 519.
  — d'absinthe, I, 519.
  — d'ail, I, 521.
  — animale, empyreumatique, II, 552.
Huiles volatiles de basilic, I, 519.
  — de calamus aromaticus, I, 527.
  — de bois de cèdre, I, 527.
    — de Rhodes, I, 527.
    — de sassafras, I, 519.
  — de calice de girofles, I, 519 et 524.
— volatile de fleurs de lavande, I, 519.
  — d'orangers, I, 519.
  — de roses, I, 519.
  — de camomille, I, 519.
  — de cannelle, I, 525.
  — de cannelle giroflée, I, 525.
  — de carvi, I, 527.
  — de cassia lignea, I, 525.
  — de genièvre, I, 525.
  — de girofles, I, 525.
Huiles volatiles des écorces de bergamotes, I, 149.
  — de cannelle, I, 517.
  — de cédrat, I, 149.
  — de citrons, I, 149.
  — de muscades et macis, I, 525.
  — d'oranges, I, 149 et 519.
  — de Winter, I, 525.
Huiles de feuilles de cajeput, I, 527.
  — d'hespéridées, I, 320
  — de labiées, I, 320.
  — de marjolaine, I, 36.
  — de menthe, I, 519.
  — de myrte, I, 526.
  — de pouliot, I, 526.
  — de romarin, I, 526.
  — de rue, I, 519.
  — de sabine, I, 519.
  — de tanaisie, I, 519.
— volatiles de feuilles de Sauge, I, 519.

— de serpolet, I, 524.
— de tanaisie, 524.
— de thuya, I, 527.
— de thym, I, 519.
Huiles volatiles (leur pesanteur), I, 525.
— (leurs propriétés), I, 36.
Huiles volatiles de fleurs de camomille, I, 519.
— de lavande, I, 519.
— d'orangers, I, 519.
— de roses, I, 519.
Huiles volatiles des fruits de cubèbes, I, 525.
— de genièvre, I, 519.
— de laurier, I, 525.
de muscade, I, 519.
— de poivre, I, 519 et 524.
Huile volatile de racine d'angélique, I, 519 et 524.
— de bénoite, I, 519 et 524.
— de dictame blanc, I, 519 et 524.
— de valériane, I, 519 et 524.
— de ravent-sara, I, 519 et 524.
Huiles volatiles des semences d'amome, I, 524.
— d'aneth, I, 149.
Huiles volatiles de semences d'anis, I, 519.
— de cardamone, I, 524.
— de carvi, I, 527.
— de coriandre, I, 522.
— cubèbes, I, 524.
— de cumin, I, 522.
— de fenouil, I, 519.
— de poivre, I, 524.
— de térébenthine, I, 36 et 519.
Humus vegetabilis, II, 453.
Humeur de la transpiration, I, 95.
Hydracides, I, 165.
Hydrate de deutoxyde de potassium, II, 376.
— de fer, II, 291.
— de soude, II, 382.
— de soufre, II, 260.
— de zinc, II, 310.
Hydrates (des), II, 213.
Hydriodates, II, 345.
— iodurés, II, 346.
Hydrochlorates, II, 421.
— d'ammoniaque, II, 423.
— de baryte, II, 425.
— de chaux, II, 425.
Hydrochlorates de potasse, II, 421.
— de soude, II, 421.
Hydrocyanates, II, 448.
— de fer, II, 301.
— de potasse ferrugineux, II, 448
Hydroferrocyanate de quinine, II, 449.
Hydrofluates, II, 432.
Hydrogénation, I, 165.
Hydrolats. *V.* Eaux distillées, I, 511.
Hydrolés, par solution, ou tisanes, etc., I, 193.
Hydromel, II, 61.
— antiasthmatique, II, 61.
— anticatarrhal, II, 61.
— simple, II, 61.
— vineux, II, 62.
Hydromètres, II, 191.
Hydrosulfates, II, 259.
— d'ammoniaque sulfuré, II, 260.
— d'antimoine (sous), II, 317.
— sulfuré, II, 319.
— de soude, II, 409.
Hydrosulfures, II, 258.
Hydrure de soufre, II, 213.
Hygrométrie, II, 197.
Hyoscyamin, I, 48.
Hypocras, I, 431.
Hyponitrites, II, 337.
Hyposulfates, II, 334.
Hyposulfites, II, 415.

I.

Ichthyocolle. (*V.* Gélatine.)
Incinération, I, 158.
— des matières animales, II, 555.
Indigo ; ses principes constituans, I, 29.
— comment on l'obtient, I, 292.
— du pastel, I, 292 ; II, 525.
Indigotine, I, 29.
Inflammation, I, 162.
— des huiles, II, 471.
Infumation, I, 171.
Infusion ou *infusum*, I, 154.
— décoction, I, 154.
— à froid ou macération, I, 154.
— émolliente, I, 198.
— froide de quinquina, I, 196.
— à l'eau de chaux, I, 196.
Injections (des), I, 263.
Injection de Clare contre les vieilles blennorrhées, I, 266.
Injection sédative d'Hamilton, I, 266.
Inoculation des maladies contagieuses, I, 80.
Instrumens (des), I, 123.
— de chimie, 125.
Instrumens de pharmacie, I, 123.
Intermèdes, I, 183.
Inuline, I, 62.
Inulines, II, 573.
Iode (de l'), II, 343.
Iodates, II, 346.
Iodures, II, 346.
— de fer, II, 347.
— de mercure, II, 348.
— de potassium, II, 346.
Iridium, II, 330.
Irrorations, I, 240.
Ivoire brûlé à blancheur, II, 431.

J.

Jaune de Naples, I, 162, II, 308.
— d'œufs, I, 91.
Juleps, I, 215.
— alexandrin, II, 31.
— anodyn, I, 218.
— antispasmodique, I, 217.
Julep fortifiant ou cordial, I, 216.
— autre, I, 216.
— rafraîchissant, I, 216.
— scillitique acidule, dit diurétique, I, 220.
Jus de viande ou coulis, I, 299.
Jusée, II, 536.

K.

Kermès minéral, II, 317.
— natif, II, 313.
Kinô, I, 302.
Kirschenwasser, I, 112 et 510.
Koffol. (*V.* Cachou sans odeur), I, 346.
Koumis, I, 112.

L.

Laboratoire (du), I, 122.
Lacque carminée, I, 105.
Lactucarium, I, 311.
Lacmus des Allemands, II, 528.
Laine philosophique, II, 310.
Lait (du), I, 77.
— ammoniacal, I, 224.
— d'amandes thérébentiné, I, 223.
— de chaux, II, 386.
— de poule, I, 91.
— végétal, I, 40.
— Virginal. (*V.* Teinture alcoolique de benjoin.)

Laite de carpe, I, 99.
Laiton, II, 287.
Laque carminée, II, 528.
— ordinaire, II, 528.
— rouge, II, 528.
Laudanum, I, 151 et 312.
— *tutissimum*, I, 363.
— liquide, I, 431.
— *opiatum*, I, 311.
— *cydoniatum*, I, 433.
Laurine, I, 34.
Lavage, I, 141.
Lavemens (des), I, 263.
Lessivage, II, 378.
Lessive des savonniers, II, 382.
Lessive lithontriptique de Saunder, I, 206.
Leucine, II, 556.
Lévigation, I, 140.
Lichen en teinture, II, 528.
Licheno, II, 528.
Liége (du), I, 27.
Ligneux, ou lignine, I, 26.
Lilium de Paracelse, II, 524.
Limaille de fer ou d'acier, II, 293.
Limonade, I, 203.
— sèche, I, 203.
Linimens, I, 240.
— ammoniacal stibié, I, 241.
— diurétique de Kuser, I, 243.
— antiscrofuleux de Hufeland, I, 244.
— antihémorroïdal, du docteur Andry, I, 243.
— antiparalytique, I, 243.
— calcaire, I, 241; II, 519.
— camphré, I, 241.
— contre l'ischurie, I, 244.
— phosphoré, I, 242.
— résolutif, de Pott, I, 243.
— savonneux hydrosulfuré, de Jadelot, I, 241.
— opiatique, I, 243.
— sulfurico-térébenthiné, contre les engelures, I, 243.
— de Roncalli, I, 241.
— de cantharides, camphré, I, 242.
Liniment volatil, ou savon ammoniacal, I, 240.
Liparolés, II, 97.
Liquation, I, 158.
Liquéfaction, I, 158.
Liqueur ammoniacale vineuse, II, 91.
— antidiarrhéique de Kerr, I, 205.
— pour une douche antiparalytique, I, 265.
— arsénicale, de Fowler, I, 205.
— de cailloux, II, 394.
— colorante de bleu de Prusse, II, 367.
— contre les aphthes, par le docteur Schwediauer, I, 239.
— de corne de cerf, succinée, II, 447 et 551.
— éléphantine, I, 506.
— fumante, de Boyle, II, 259.
— de Libavius, II, 303.
— odontalgique de Plenck, I, 239.
Liqueur de Lampadius, II, 255.
— minérale d'Hoffmann, II, 486.
— de myrrhe, II, 88.
— de nitre camphrée de Fuller, I, 214.
— odontalgique de Plenck, I, 239.
— de Pressavin, II, 285.
— probatoire de Hahnemann, I, 21, *note*.
— de table, I, 499.
— de Van-Swieten, I, 205.
Liquor silicum, II, 394.
Lissage de la poudre, II, 419.
Litharge, II, 307.
Lithion ou lithine, II, 383.
Lixiviation, I, 156.
Lois générales, I, 5.
Loochs (des), I, 225.
Looch d'amidon, I, 227.
— blanc, amygdalin, I, 225.
— d'imitation, I, 226.
— d'œufs, I, 226.
— de choux, de Gordon, I, 227.
Looch savonneux, I, 227.

— sec ou poudre pectorale, I, 278.
— vert, I, 226.
Lotion ou ablution, I, 136.
— anticancéreuse, de Cheston, I, 267.
— anticancéreuse de Plenck, I, 267.
— antidartreuse ou antiherpétique, I, 266.
Lotion contre la teigne, de Barlow, I, 266.
— hydrosulfurée contre la gale, I, 266.
— et poudre, de Knox, I, 267.
— médicinales, I, 263.
Lumière (agent chimique), II, 168 et *sq.*
Lune fixée, de Ludemann, II, 310.
— cornée, II, 275.
Lupuline, I, 34.
Luts (des), I, 125.
Lymphe. (*V.* Albumine et Gélatine.)

M.

Macération, I, 154.
Magdaléons, II, 129.
Magistère d'antimoine, II, 316.
— de bismuth, II, 312.
— d'opium d'Ettmuller, I, 316.
— de soufre, II, 209 et 260.
Magnésie, II, 389.
— blanche, II, 389.
— et chaux boratées, II, 434.
— du nitre, II, 390.
— Sedlitzienne, II, 389.
Malachitte, II, 290.
Malates (des), II, 443.
— d'ammoniaque, II, 443.
— de fer, II, 298.
— de potasse, II, 443.
Malt, I, 106.
Manganèse, II, 329.
Mannite, I, 68.
Marasquin, I, 114.
— de groseilles, I, 509.
— de Zara, I, 510.
Marbrure du savon, II, 512.
Marmelade d'abricots, I, 331.
— de prunes, I, 332.
— de Tronchin, I, 227.
— de Zanetti, I, 228.
Marmites autoclaves, II, 222.
Marque du linge, II, 517.
Mars ou fer, II, 291.
Massicot, II, 306.
Masticatoires, I, 238.
Matière cérébrale, I, 89.
Matières colorantes, I, 28.
— azotées, I, 29, II, 570.
— non azotées, I, 28.
— gommeuses, II, 572.
— hydrogénées résinoïdes, II, 571.
— jaune de la rhubarbe, I, 28.
— verte végétale, I, 28.
— Médicale, I, 1.
— perlée, de Kerkringius, II, 316.
Matte de cuivre, II, 287.
Meconium, I, 311.
Méconates, I, 56.
Méconine, I, 50.
Médicamens (des), I, 179.
— art de les conserver, I, 166.
— Composés, I, 179.
— officinaux internes de consistance liquide, I, 420.
— magistraux externes, I, 233.
— préparés, I, 235.
— saccharoliques, I, 326.
— simples, I, 179.
Médulline ou moelle, I, 27.
Mélanges réfrigérans, II, 175.
Mélasse, II, 5, *note*.
Mélicrat, II, 60.
Mélimalum, II, 60.
Mellites ou miels médicinaux, II, 58.
— simples du *Codex*, II, 60.
— anthosat, II, 62.

Mellite colchique, II, 63.
— de concombre sauvage, II, 63.
— d'ellébore noir, II, 64.
— de longue vie, II, 64.
— de mercuriale, II, 64.
— de myrte, II, 63.
— de nénuphar, II, 63.
— de nicotiane, II, 66.
— de pariétaire, II, 63.
— de romarin, II, 62.
— de roses, II, 63.
— scillitique, II, 63.
— violat, II, 63.
Menstrue, I, 183.
Mercure, II, 276.
— doux, II, 283.
— distillation (du), II, 279.
— fulminant, d'Howard, II, 281.
— précipité blanc, II, 181.
— *per se*, II, 282.
— rouge, II, 280.
— vert, II, 281.
— revivifié du cinnabre, II, 279.
— oxyde cendré, II, 281.
— autre, II, 285.
— soluble d'Hahnemann, II, 281.
— de vie, II, 316.
Mère du vinaigre, I, 116.
Mesures (des), I, 127.
— de capacité, I, 128 et 130.
— linéaires, I, 131.
Métal des cloches, II, 287.
— du prince Robert, II, 314.
Métallurgie, II, 264.
Métaux (des), II, 264.
— leur affinité pour l'oxygène, I, 11.
— leur amalgame, II, 264.
— leur dilatation, II, 267.
— leur ductilité, II, 266.
— leur dureté, II, 266.
— leur éclat, II, 266.
— leur élasticité, II, 266.
— leur fixité au feu, II, 266.
— leur fusibilité, II, 266.
— leur pesanteur spécifique, II, 267.
— leur qualité sonore, II, 266.
— leur tenacité. II, 266.
Méthodes (des) de botanique, I, XLIX.
— de minéralogie, I, LX.
Miasmes putrides, II, 341.
Miel (du) I, 91.
— anthosat, II, 62.
— blanc, II, 59.
— dépuré II, 60.
— de mercuriale, II, 64.
Miels médicinaux, II, 58. (*Voyez* Mellites.)
Miel, ses usages, II, 60.
— ses qualités, II, 58.
— Selon les espèces d'abeille, II, 59, *note*.
— de romarin, II, 62.
— rosat ou rhonomel, II, 63.
—scillitique (V. Mellite scillitique).
— vierge, II, 59.
Minéralogie et ses méthodes, I, LX.
Minium, II, 306.
Miraculum chemicum, II, 426.
Miroir d'âne, II, 410.
Misy, II, 294.
Mithridate, I, 368.
Mixtion, I, 179.
Mixtures ou gouttes, I, 210.
Mixture ammoniacale anisée, I, 214.
— antiasthmatique de Brunner, I, 212.
— anticatarrhale, I, 212.
— antiépileptique, I, 210.
— antinarcotique de Van Mons, I, 212.
— anthelmintique contre le tænia, I, 214.
— de myrrhe alcalisée de Griffith, I, 214.
— contre les aphtes, de Boylé, I, 239.
— antihystérique, I, 211.
— antiléthargique de Frank, I, 212.
— brésilienne de Lepère, I, 215.
— cathartique des Arabes, I, 212.

— citro-muriatique, de Broussonnet, I, 214.
— concentrées ou gouttes, I, 210.
— contre le croup, I, 212.
— diurétique, I, 214.
— d'Huxham, II, 443.
— d'hydriodate de potasse iodurée de Coindet, I, 214.
— lithontriptique, de Durande, I, 213.
— pectorale de Boerhaave, I, 212.
— de Quarin, I, 212.
— résino-savonneuses, I, 210.
— sudorifique, I, 210.
Mixture de suie composée, de Piderit, I, 213.
— tonique et nervine, de Stahl, II, 551.
Moiré métallique, II, 303.
Molybdène, II, 328.
Momification naturelle, I, 177.
Mondification, I, 135.
Mordans, II, 415.
Morphine, I, 45.
— tirée de l'opium, selon la méthode de Robiquet, I, 314
— par l'alcool par le procédé de Guillermond, I, 315.
— par le procédé d'Hottot, I, 316, *note*.
— son acétate ou sulfate, I, 316.
Mort aux rats, II, 326.
Moût, I, 422.
Mucates, II, 448.
Mucilage de psyllium, II, 297.
— de semences de coings, I, 297.
Mucilages, I, 64, 293 et 297.
— par extraction, I, 297.
Mucus animal, I, 79.
— du nez, I, 97.
Muqueux, I, 63.
Muriates ou hydrochlorates, II, 421.
— d'ammoniaque, II, 423.
— cuivreux, II, 289
— d'antimoine, II, 323.
— de baryte, II, 387 et 425.
Muriate de chaux, II, 425.
— ferré de mercure, d'Hartmann, II, 285.
— de magnésie, II, 426.
— d'or, II, 270.
— oxygénés ou chlorates, II, 426.
— de potasse, II, 426.
— de soude, II, 421.
Musc, I, 87.
Musc artificiel, II, 365.
Mutisme (des vins), I, 176.
Myricine, I, 86.
Myrolés, baumes huileux, II, 84.
Myva, I, 300.

N.

Nankin (couleur), II, 303.
Naphte vitriolique, II, 478.
Naphthaline, II, 464.
Narcéine, I, 50.
Narcotine, I, 50.
Natrum ou natron, II, 380 et 436.
Nature (de la) et des corps naturels, I, xxv.
Néroli, I, 519.
Nickel (du), II, 325.
Nicotine, II, 570, *note*.
Nihil album, II, 310.
Nitrates (des), II, 416.
— d'ammoniaque, II, 420.
— d'argent, II, 275
— fondu, II, 276.
— de baryte, II, 420.
— de mercure, II, 280.
— et d'ammoniaque, II, 280.
— avec excès d'oxyde, II, 280.
— liquide, II, 280.
— neutre, II, 280.
Nitrate de plomb, II, 308.

— de potasse, II, 416.
— de potasse (purification du), II, 417.
— de soude, II, 420.
Nitre en baguettes, II, 418.
— fixé par les charbons, II, 375.
— par le tartre, II, 375.
— lunaire, II, 274.
— quadrangulaire, II, 420.
Nitrières artificielles, II, 417.
Nitrites et hyponitrites, II, 337 et 421.
Nitrogène (gaz), II, 204.
Nouga, I, 334.
Noir animal, II, 4, *note*.
Noir d'Espagne, I, 100.
— de Gênes, II, 531.
— d'ivoire, I, 100.
Nomenclature chimique, I LXXX.
Nutrition, II, 540.

O.

Ochre, II, 291.
— martiale bleue, II, 291
Odeur du sang, II, 557.
OEnolés ou vins médicinaux, I, 421.
OEnomel, II, 60.
OEufs (des coquilles), I, 99.
OEufs conservés, I, 178, *note*.
Offa Helmontii, II, 436 et 526.
Officine, I, 122.
Oléolés, II, 84.
Oléo saccharum, II, 67.
Olivile, I, 69.
Omphacine, II, 75.
Onguens (des) proprement dits, ou rétinolés, II, 123.
— de l'abbé Pipon, II, 125.
— ægyptiac, II, 66.
— d'althæa, II, 124.
— antithémorroïdal de Falk, II, 110.
— antipsorique, II, 109.
— des apôtres, II, 151.
— d'Arcæus, II, 124.
— d'arthanita, II, 128.
— basilicum, II, 124.
— de blanc Rhasis, II, 111.
— blanc de la pharmacopée de Vienne, II, 111.
— pour la brûlure, II, 100.
Onguent brun, II, 125.
— de la mère Thècle, II, 142.
— brun solide, II, 125.
— de Canet, II, 147.
— citrin, II, 120.
— dessicatif rouge, II, 115.
— d'ellébore blanc, II, 103.
Onguens emplastiques (des), II, 129.
— d'André de La Croix, II, 129.
— emplastique de blanc de baleine, II, 130.
— de caout-chouc, II, 130.
— emplast de cire, II, 129.
— emplastiq. hystérique, II, 130.
— empl. de pyrèthre de Fuller, II, 130.
— de mélilot, II, 131.
Onguent épispastique, II, 125.
— autre cantharidé, jaune, plus doux, II, 127.
Onguent (autre) épispastique, II, 125.
— épispastique végétal, II, 125.
— vert plus actif, II, 125.
— sans cantharides, II, 125.
— autre végétal, II, 125
— pour les hémorroïdes, II, 108.
— autre, II, 108.
— pour la gale, II, 109.
— gris, II, 115.
— de guimauve ou d'althæa, II, 124.
— de laurier, II, 10[illegible]
— mercurial blanc, II, 112.
— mercuriel simple, II, 115.
— de Montpellier, II, 108.
— napolitain double, II, 114.
— de nicotiane, II, 104.

— nitrique oxygéné, II, 119.
Onguent nutritum, II, 121.
— ophtalmique, II, 113.
— de pain de pourceau, II, 128.
— de peuplier, ou populeum, II, 105 et 106.
— de Piderit, contre les engelures, II, 101.
— de poix et de cire, II, 124.
— de pompholix, II, 148.
— populeum, II, 105 et 106.
— de propolis, II, 100.
— de Ricour, II, 111.
— rosat, II, 103.
— de scarabées, II, 81.
— de styrax, II, 124.
— sulfuré pour la gale, II, 108.
— autre alcalin, du docteur Helmerich, II, 109.
— suppuratifoubasilicum, II, 124.
— surcomposés avec des sucs de plantes, II, 128.
— contre la teigne, de l'hôpital de la Pitié, II, 101.
— de térébenthine et cire, II, 124.
— et graisse, II, 124.
— tetrapharmacum, II, 124.
— triapharmacum, II, 121.
— de tuthie, II, 112.
— vermifuge ou d'arthauita, II, 128.
— vert, II, 151.
Opérations pharmaceutiques, I, 131.
Opiats (des), I, 355.
— anthelmintique, I, 375.
— dentifrice, I, 239 et 375.
— d'Helvétius, I, 369.
— fébrifuge, du *Codex*, I, 374.
— mésentérique, I, 374.
— de Salomon, de Joubert, I, 368.
— somnifère, I, 369.
— autre ou philonium romain, I, 370.
— contre les vers, I, 374.
Opium de Rousseau, I, 433.
— de Baumé, I, 312.
— (substances cristallisables de l'), I, 46, *note*.
Or (de l'), II, 268.
— fulminant, II, 269.
— de Manheim, II, 288.
— mosaïque, II, 304.
— mussif, II, 304.
— par la voie humide, II, 305.
— son perchlorure, II, 270.
— potable, II, 269.
Orcanette, I, 28.
Organisation des animaux, II, 537.
— des végétaux, II, 451, *seq.*
Orpiment, II, 325.
Orpin, II, 325.
Orseille, I, 292; II, 526.
Orviétan, I, 368.
— sublime, I, 368.
Os d'animaux, I, 98; II, 254 et 543.
— brûlés à blancheur et charbonnés, II, 254 et 543.
Osmazôme végétal, I, 41.
— animal, I, 74 et 75.
Osmium, II, 340.
Ossification, II, 543.
Outremer de cobalt, II, 325.
Oxalates (des), II, 437.
— acidule de potasse, II, 437.
— quadroxalate de potasse, II, 437.
— d'ammoniaque, II, 438.
— de chaux, II, 438.
Oxamide, II, 572.
Oxéolés ou vinaigres médicinaux, I, 437.
Oxydation, I, 165, et ses degrés protoxydes, deutoxydes, tritoxydes, peroxydes, II, 201.
Oxyde d'aluminium, II, 391.
— cendré de mercure, II, 285.
— gris d'antimoine, II, 314.
— de mercure de Black, II, 280.
— blanc d'antimoine, II, 315.
— gris-blanc d'antimoine, II, 315.

— d'antimoine brillant argenté, II, 316.
— d'antimoine hydrosulfuré rouge brun, II, 317.
— ses divers procédés, II, 317.
— d'antimoine, par le nitre, II, 315.
— sulfuré orangé, II, 319.
— demi-vitreux, II, 314.
— vitreux, II, 314.
— d'argent, II, 273.
— alcoolisé, II, 273.
— ammoniacal, II, 273.
— d'azote (proto et deuto), II, 337.
— de baryum, II, 385.
— blanc d'arsenic, II, 326.
— noir de cuivre, II, 287.
Oxyde de calcium, II, 387.
— de cuivre vert, II, 289.
— d'étain hydrosulfuré, ou or mussif, II, 304.
— de fer noir, II, 294.
— d'hydrogène, II, 212.
— de magnésium, II, 389.
— de mercure par l'acide nitrique, II, 280.
— de mercure jaune sous-sulfaté, II, 279.
— par le calorique, II, 279
— vert, II, 280.
— de potassium (deuto), II, 374.
— jaune de fer, II, 295.
— noir, II, 294.
— rouge, II, 294, *seq.*
— de silicium, II, 393.
— de strontium, II, 387.
— terreux alcalins, II, 385.
— d'or ammoniacal, ou or fulminant, II, 269.
— de zinc sublimé, II, 310.
Oxygala, I, 78.
Oxygénation, I, 165 ; II, 200.
Oxymel, II, 64.
— colchique, II, 65.
— cuivreux, onguent ægyptiac, II, 66.
— pectoral d'Édimbourg, II, 65.
— scillitique, II, 65.
— simple, II, 64.
Oxymuriates (*Voyez* Chlorates.)
Oxyrrhodin, I, 242.
Oxysaccharum, II, 45.
Oxysulfure de baryte, II, 385.
— d'antimoine, II, 315.

P.

Pains de tournesol, II, 527.
Palladium, II, 330.
Panacée anglaise, I, 271; II, 391.
— de Kermann, I, 286.
— mercurielle, II, 283.
Panification, I, 119 et II, 574.
Papier à cautère, I, 250.
Paraguay-Roux, I, 473. *Voyez* alcoolat de pyrèthre, I, 473.
Parelle d'Auvergne, II, 526.
Parfait-amour, I, 509.
Passement rouge, II, 536.
Pastel, guède (bleu de), II, 523.
Pastilles (des), I, 340.
— d'acide oxalique pour la soif, I, 341.
— d'anis, I, 341.
— antiscrofuleuses, du docteur Dubois, I, 344.
— de basilic, I, 341.
— de bergamote, I, 341.
— de cachou à la cannelle, I, 340.
— de calabre, I, 344.
— de cannelle et cachou, I, 346.
— de citron, I, 341.
— de citrons pour la soif, I, 341.
— digestives de Darcet, I, 342.
— d'émétine pectorales et vomitives, I, 343.
— de fleurs d'oranges, I, 334.
— fumantes, I, 414.

— de genseng, I, 352.
— de girofles, I, 343.
— de guimauve, I, 342.
— d'ipécacuanha, I, 343.
— d'iris, I, 345.
— de magnésie, I, 346.
— de menthe poivrée, du *Codex*, I, 341.
— mercurielles pour fumigations, I, 413.
— pectorales de Jobard, I, 344.
— de pyrèthre, 342.
— de roses, I, 341.
— de safran, I, 347.
— de soufre, I, 344.
— composées, du *Codex*, I, 337.
Pastilles de vanille, I, 345.
Pastilles vomitives, I, 343.
Pâtes (des), I, 251 et 347.
— d'amandes pour les mains, I, 258.
— contre les engelures, I, 258.
— béchiques, ou tablettes de Spitzlait, I, 350.
— béchique, autre, I, 350.
— de dattes, I, 349.
— de jujubes, I, 349.
— d'églantine, I, 407.
— dépilatoire, I, 259.
— de lichen, I, 348.
— de réglisse gommée anisée, I, 347.
— pour l'extérieur, I, 259.
— astringente, dite pommade de la comtesse d'Olonne, I, 258.
— de guimauve, ou de gomme arabique, du *Codex*, I, 250.
— hémorroïdale, du docteur Ward, I, 352.
— molles et sucrés, I, 327.
— de réglisse blanche, I, 351.
— de tussilage à l'anis, I, 348.
Peaux d'animaux tannées, II, 534
— vertes, II, 534.
Pénides, I, 334.
Perchlorure de mercure, II, 282.
— d'or, II, 270.
Peroxydes. (*Voyez* Oxydes.)
Persicot, I, 444.
Pesanteurs spécifiques
— de plusieurs gommes, gommes résines, sucs, fécules, etc., I, 269.
— des graisses, cires, etc., II, 69.
— de quelques liqueurs animales usitées, I, 270.
— de résines, II, 70.
— des vins, I, 423.
Pessaires, I, 246.
Pèse-liqueurs (des), II, 191.
Petit-lait clarifié, I, 151.
Pharmacie (définition de la). *Voyez* le discours préliminaire.
— (distinction de la), I, 131.
— opératoire, I, 131.
— perfectionnement de l'art, I, XX.
— (instrumens de), I, 123.
Pharmacien, études qui lui conviennent, I, XXIII.
Philonium romain, I, 370.
Phosphates (des), II, 429.
— acidule calcaire, II, 431.
— d'antimoine, II, 324
— calcaire acidule vitreux, II, 261 et 350.
— calcaire, I, 100; II, 431.
— d'ammoniaque cristallisé, II, 430.
— de fer, II, 297.
— de mercure, II, 285.
— de potasse, II, 429.
— de soude, II, 429.
Phosphore, II, 261.
Phosphorescence des animaux, II, 555.
Phosphures, II, 263.
Phtore, II, 353.
Picromel, I, 98.
Picrotoxine, I, 48.
Pierre admirable, II, 414.
— de Bologne, II, 409.
— à cautère, II, 376.

— divine, II, 415.
— infernale, II, 274.
— médicamenteuse, II, 288 et 414.
— ophtalmique, II, 288.
— à plâtre, II, 410.
Pile électrique de l'abbé Zamboni, II, 168.
— de Volta, 165.
Pilules (des), I, 383.
— d'aconit mercurielles, du docteur Double, I, 388.
— avec des substances métalliques, I, 384.
— d'aloès et myrrhe, I, 401.
— d'aloès et de substances fétides, I, 391.
— aloétiques émollientes, I, 401.
— alexitères et purgatives, de Rotrou, I, 407.
— amères fondantes, I, 405.
— d'alun teint, de Mynsicht, I, 403.
— angéliques, I, 400.
— anthelmintiques, de Smucker, I, 408.
— *ante cibum*, du *Codex*, I, 399.
— anticéphalalgiques de M. Broussais, I, 390.
— antidysentérique, de Willis, I, 405.
— antiépileptiques, I, 396.
 — autres, I, 396.
— antiparalytiques de Swédiaur, I, 405.
— antiscrophuleuses, du *Codex*, I, 391.
 — autres barytiques, I, 391.
— antispasmodiques, de Piderit, I, 400.
— arséniées, I, 396.
— astringentes, de Lémery, réformées, I, 395.
— balsamiques, de Stahl, I, 399.
 — de Boerhaave, I, 410.
— de baume de copahu, I, 404.
— de Becher, I, 408.
— de Beloste, I, 386.
— bénites, de Fuller, I, 391.
— calmantes, du docteur Petit, I, 400.
— catholiques, I, 405.
— chalybées, I, 394.
— cochées mineures, de Rhasis, I, 409.
— cochées majeures, de Rhasis, I, 409.
— contre l'hydrothorax, du docteur Dupuy, I, 410.
— contre les maladies de la rate ou splénétiques, I, 405.
— de cuivre ammoniacal, de Swédiaur, I, 395.
— de cyanure de mercure, I, 387.
Pilules de cynoglosse, I, 402.
— des trois diables, de Maetz, I, 410.
— de digitale, Du docteur Withering, I, 402.
— diurétiques de Haën, I, 407.
— écossaises, d'Anderson, I, 406.
— emménagogues, I, 391.
— ethiopiques, I, 390.
— expectorantes, I, 389.
— d'extrait d'opium, 402,
— fétides majeures, réformées, 402.
— fondantes de Vicq-d'Azyr, I, 394.
— pour la gale, I, 390.
— gourmandes, I, 398.
— pour le gravier, I, 387.
— hydragogues de Bontius, I, 410.
 — d'Helvétius, I, 410.
— hystériques, I, 409,
— de Keyser, I, 388.
— martiales, I, 394.
 — de Sydenham, I, 394.
— de mercure gommeux de Plenck avec la ciguë, I, 387.
— mercurielles, I, 385.

— (autres), I, 386.
— avec scammonée et aloès, du Codex de Paris, I, 485.
— de Beloste, I, 386.
et de Renaudot, I, 386.
— Purgatives, I, 385.
— mercurielle de Vaumi, I, 389.
— de Méglin, contre le tic douloureux, I, 390.
— de Mittié, contre la gonorrhée, I, 401.
— de Morton, I, 307.
— moscovites de Huln, I, 406.
— napolitaines de Renou, I, 387.
— de panacée mercurielle, I, 388.
— de Plummer, I, 392.
— de poix, I, 399.
— purgatives pour une prise, I, 388.
— de Haen, I, 406.
— de Rudius, I, 411.
— de Rufus, I, 401.
— sans substances métalliques, I, 397.
— de savon, du Codex, I, 397.
et d'aloès, I, 397.
— savonneuses, de Haen, I, 407.
— de mademoiselle Stéphens, I, 399; II, 522.
— scillitiques, du Codex, I, 401.
— de scille composée, de la pharmacopée de Londres, 401.
— smectiques, I, 394.
— splénétiques, I, 405.
— de Starkey, I, 403.
— stomachiques, du Codex, I, 399.
— et fondantes, I, 404.
— de storax, de Galien, I, 403.
— de sulfate de fer, I, 395.
— sudorifiques, I, 400.
Pilules tartarées, de Schrœder, I, 396.
— de térébenthine, I, 403.
— toniques, de Bacher, I, 398.
— de Stoll, I, 390.
Pipérin, I, 38.
Plantes à soude, II, 374.
Platine (du), II, 271.
— son émail noir, II, 272.
Plâtre, II, 410.
Plomb (du), II, 305.
Plombagine, II, 291.
Poids de pharmacie (des), I, 126, sq.
— nouveaux et anciens, I, 126.
Poids des atomes, I, 12.
Poils, plumes, soies, etc., des animaux, I, 80.
Pollénine, I, 32.
Polychroite, I, 30.
Pommades (des), II, 97.
— ammoniacale épispastique, de Gondret, II, 127.
— antiophthalmique de Desault, II, 113.
— antipsorique, II, 109.
— astringente de verjus, II, 114.
— baume d'acier, II, 120.
— citrine avec le mercure, II, 120.
— en crême pour le teint, II, 99 et autre *ib.*
— de la comtesse d'Olonne, I, 258,
— de concombres, II, 103.
— contre les marques de la petite vérole, II, 102.
— de Cyrillo, II, 114.
— d'ellèbore blanc, II, 103.
— émétisée du docteur de Lespinasse, II, 113.
— épispastique, II, 125.
— du docteur Fabré, II, 113.
— de fleurs d'orangers, II, 102.
— au garou, II, 126.
— autre, II, 126.
— de Goulard, II, 110.
— d'hydriodate de potasse iodurée, II, 121.
— et autre, 122.
— d'iode, II, 122.
— hydriodurée, II, 122.
— d'iodure d'arsenic, II, 122.

— d'iodure de baryum, II, 122.
— à la joubarbe, II, 100.
— des frères Mahon contre la teigne, II, 109.
— laurinée, II, 104.
— dite baume de Geneviève, II, 109.
— antihémorrhoïdale, de Falk, II, 110.
— de manganèse, II, 114.
— mercurielle double, II, 115.
— autre promptement préparée, II, 118.
— au beurre de cacao, II, 116.
— nitrique oxygénée, II, 119.
— de nicotiane, II, 104.
— de noix de galle, II, 103.
— onguens colorés par les végétaux, II, 103.
— onguent gris, II, 115.
— onguent dessicatif rouge, II, 115.
— opththalmique, de Grandjean, I, 237.
— de Desault, II, 113.
— de Saint-Yves, I, 237.
— de Janin, II, 112.
— de Régent, II, 112.
— d'opium, II, 108.
— d'oxyde rouge de mercure et d'acétate de plomb, II, 112
— d'oxyde de zinc, II, 112.
— oxygénée, II, 119.
— de pavot, jusquiame et morelle, II, 105.
— pédiculaire blanche ou rouge, II, 112.
— phosphorée, II, 108.
— de propolis, II, 100.
Pommade-onguent rosat, II, 103.
— rouge pour les lèvres, II, 100.
— de sous-sulfate de mercure, II, 114.
— stibiée d'Autenrieth, II, 113.
— d'Ed. Jenner, II, 113.
— de sublimé corrosif, II, 114.
— à la sultane, II, 99.
— pour les brûlures, II, 100,
— autre, 100.
— Pour les hémorrhoïdes, II, 108.
— autre, II, 108.
— onguent sulfuré pour la gale, II, 108.
— autres, II, 109.
— pour le teint, II, 99.
— vésicante de Grandjean, II, 127.
— vésicatoire de Thierry, II, 125.
— virginale, I, 258.
Pompholyx, II, 310.
Porphyrisation, I, 140.
Potasse (de la), II, 374.
— du commerce, II, 374.
— carbonatée, II, 380.
— caustique ou pure, II, 376.
— en liqueur, II, 376.
— ses usages, II, 376.
Potassium, II, 377.
Potée d'étain, II, 302.
Poteries (des), II, 392.
Potions (des), I, 215.
— anthelmintique, I, 219.
— antilyssique, I, 221.
— antidiarrhoïque de Kœmpf, I, 215.
— stimulante de strychnine, I, 217.
— d'ipécacuanha composée, I, 218
— contre la coqueluche, de Robert Thomas, I, 218.
— cordiale, I, 216.
— antiseptique camphrée, I, 220.
— antitétanique de Fournier, I, 220.
— astringente, I, 215.
— céphalique, I, 220.
— de copahu de Chopart, I, 216.
— diurétique de Hallé, I, 219.
— diurétique hydragogue du docteur John Ferriar, I, 216.
— effervescence ou antiémétique de Rivière, I, 218; II, 442.
— fétide ou antihystérique, I, 217.

— de gomme ammoniac et scille, I, 219.
— pectorale huileuse, I, 219.
— cyanique, I, 218.
— contre le tænia, I, 219.
— ferrugineuse, I, 219.
— scillitique acidule, I, 220.
— purgative, I, 184.
— d'Andry, I, 184.
— clarifiée, I, 184.
— autre, I, 184.
— avec la résine de scammonée, I, 185.
Poudres composées (des), I, 270.
— de l'Abbé, I, 285.
— absorbante, I, 284.
Poudre composée de Stéphens, I, 285.
— d'Algaroth, I, 272; II, 316.
— d'amandes pour les mains, I, 258.
— d'amandes et d'iris, I, 289.
— d'ambre de Mésué, I, 278.
— antiacide et absorbante, I, 272.
— antidysentérique, I, 283.
— antidyspeptique, du docteur Odier, I, 277.
— antihystérique, I, 280.
— autre, I, 280.
— antispasmodique, I, 282.
— antiscrophuleuse, I, 281.
— antisyphilitique, I, 287.
— autre, de Plummer, II, 287.
— arthritique amère, I, 274.
— purgative, I, 274.
— purgative, du docteur Marc, I, 274.
— arsenicale, I, 413.
— d'arum composée I, 282.
— d'asarum composée, I, 275.
— astringente, I, 284.
— de Bellébat, I, 272.
— de Bikker contre la teigne, I, 273.
— pour les écorchures des mamelles, I, 250.
— cachectique d'Hartman, I, 280.
Poudre à canon, II, 418.
— capitale de Saint-Ange, I, 276.
— de la princesse de Carignan, I, 281.
— de Castilhon, I, 272.
— carthartique, I, 275.
— chalybée, I, 283.
— des Chartreux, I, 272; II, 317.
— de la Chevaleraye, II, 316, *note*.
— de Colbatch, I, 288.
— composées, I, 270.
— du comte de Palme, I, 271; II, 390.
— Content ou cordiale, I, 276.
— contre la gastrodynie, I, 277.
— contre le crachement de sang, ou astringente, I, 284.
— contre les vers, I, 274
— de corail anodyne d'Hoffmann, I, 288.
— cornachine, I, 284.
— dentifrice, I, 239.
— autre au quinquina, I, 239.
— diairéos, I, 275.
— diarrhodon, I, 285.
— diatragacanthe froide, I, 275
— de Diospolis, de Galien, I, 279.
— de Dower, du *Codex*, I, 287
— ergotique, I, 272.
— fébrifuge et purgative d'Helvétius, I, 286.
— fébrifuge de Boullemer, I, 287.
— fondante apéritive, I, 273.
— fulminante, II, 420.
Poudre fulminante d'Howard, II, 281.
— fumigatoire, I, 272.
— de Godernaux, II, 284, *note*.
— gommeuse alcaline, I, 273.
— de Grimaldi, I, 285.
— de Guttète, I, 280.
— hœmostatique de Bonafoux, I, 273.
— d'Haly, I, 276.
— d'elmintochorton, I, 274.
— hydragogue de Quercétan réformée, I, 275.

— hygrométriques, I, 271
— d'iris composée, I, 275.
— impériale, I, 281.
— de jalap composée, I, 275.
— de James, I, 273.
— de kino composée, I, 279.
— de Knox, I, 267.
— de Leayson ou collyre ammoniacal, I, 289.
— létifiante de Nicolas de Salerne, I, 277.
— de magnésie, I, 272.
— obstetricale ou d'ergot, I, 272.
— d'or, de Zell, I, 286.
— pectorale, I, 278.
— de Pérard, pour la goutte, I, 274.
— de Plummer, I, 273.
— pour le lait des nourrices, I, 283.
— pour les parties froissées, I, 259.
— purgative, I, 272.
— de roses composée, de l'Abbé, I, 285.
— de scille composée, de Stahl, I, 285
— de scille et de soufre, I, 279.
— sédative, de Wetzler, I, 279.
— de Sedlitz composée, II, 411.
— de Sentinelli, I, 271.
— sternutatoire, I, 275.
— à l'œillet et à la violette, I, 276.
— stomachique, de Birkmann, I, 282.
— styptique, de Maetz, I, 288.
— tempérante, de Stahl, I, 272.
— de Tennant, II, 428.
— *de tribus*, I, 284.
— des trois santaux, I, 283.
— de Tunquin, I, 282.
— de turbith composée, I, 278.
— de vacaca des Indes, I, 277.
— de Valentini, I, 271.
— de Warwick, I, 284.
— vermifuge mercurielle, I, 279.
— de Vernix, I, 288.
— de Villars, I, 288.
— de Zwinger, I, 271.
— vomitive d'Helvétius, I, 288.
Poudrette, I, 98.
Pourpre des anciens, I, 104.
— de Cassius, II, 303.
Précautions pour bien formuler, I, 185.
— pratiques, I, 120.
Précipitation ou disgrégation chimique, I, 141.
Précipité blanc, II, 281.
— *per se* II, 280.
— pourpre de Cassius, II, 268 et 303.
Précipité rouge de mercure, II, 280.
— vert, II, 281.
Précipitation (de la), I, 149 et 152.
Préparation (de la), I, 135.
— de l'axonge, I, 147.
— de la corne de cerf, II, 547.
— de l'éponge, I, 136.
— de la tortue, I, 207.
— de la vipère, I, 207; II, 545.
Préparations chimiques, II, 161.
— magistrales, I, 193.
Prescription (de la), I, 179.
Prescriptions magistrales, I, 193.
Presse à filtrer, I, 125, *note* 3.
Principes amers, I, 51.
— constituans des sels, II, 403.
— colorans animaux, I, 103
— cristallins azotés, non alcalis ni acides, I, 50.
— doux des huiles, II, 139 et 563. Voyez glycérine.
— immédiats des animaux, I, 69.
— immédiats des végétaux, I, 26.
— incristallisables non azotés, I, 69.
— des végétaux, I, 28.
— vireux, I, 37, *note*.
Procédé pour reconnaître le mercure, I, 23, *note*.
Produits de l'action de l'alcool sur les végétaux, II, 498.
— de l'analyse végétale au degré

de feu supérieur à celui de l'eau bouillante, II, 460.
— de la combustion des animaux, II, 554.
— des végétaux, II, 461.
— de la fermentation dans les substances animales et végétales, II, 564.
— de la putréfaction animale, II, 564.
Propolis. I, 86.
Proportions définies, I, 9.
Protochlorures, protonitrates, protosulfates, etc. (*Voyez* Chlorures, muriates, nitrates, sulfates.)
Protochlorure de mercure doux, II, 283 et *sq*.
Protoxydes (*Voyez* Oxydes).
Prussiate calcaire ou de chaux, II, 448.
— de mercure, II, 286.
— de fer alumineux, II, 300.
— de potasse, II, 448.
— de soude, II, 449.
Prussiates, II, 448.
Psilothrum des anciens, I, 259.
Ptisanes (*Voyez* Tisanes), I, 193.
Puissance vitale, II, 537.
Pulpation, I, 141.
Pulpe de casse avec le sucre, I, 377.
Pulpe d'herbes émollientes, I, 142.
Pulvérisation, I, 138.
Purification, I, 151.
— des eaux, II, 224.
Pus, I, 81.
Putréfaction (de la), I, 119; II, 564.
— animale, I, 121.
Pyrites, II, 291.
Pyromètre, II, 187.
Pyrophore d'Homberg, II, 413.
— de Canton, II, 258
Pyro-stéaratés (emplâtres), II, 142.
Pyrothonide, II, 462.

Q.

Quantités de sirops absorbées dans les électuaires et opiats, I, 357.
Quartz cubique, II, 434.
Quinine, I, 43, et son sulfate, I, 43.
— son cyanure, II, 449.
Quintessence d'absinthe, I, 454.

R.

Racines; temps de les recueillir, I, 132.
Rack, I, 443.
Raisiné, I, 303, et II, 45.
Raisins panses conservés, II, 509, *note*.
Rancidité, I, 84.
Rapports de la chimie et de la pharmacie, I, L. XXII.
Rat de mer, II, 554.
Ratafias (des), I, 499.
Ratafia alkermès italien, I, 506.
— d'angélique, I, 500.
— d'anis, I, 500.
— antigoutteux des Caraïbes, I, 507.
— de baume du Pérou, I, 506.
— de benjoin, I, 506.
— de brou de noix, I, 503.
— de cacao, I, 502.
— de café, I, 501.
— de cassis, I, 501.
— de cédrat, I, 508.
— de cerises, I, 501.
— de coings, I, 502.
— du commandeur de Caumartin, I, 507.
— de chocolat, I, 502.
— d'écorces d'oranges, I, 503.
— de fleurs d'oranges, I, 503.
— de fraises, I, 505.
— de framboises, I, 502.

— de genièvre, I, 503
— de Grenoble, I, 501.
— de groseilles, I, 505.
— de limons, I, 505.
— de noyaux, I, 503.
— d'œillets, I, 503.
— à la provençale, I, 503.
— simples par distillation, I, 507.
— de tolu, I, 506.
— à la violette, I, 504.
Ratanhia, I, 302.
Rayons lumineux (action chimique), II, 170.
Ratine, II, 533.
Réactifs (des), I, 16.
— d'essais, I, 16.
— d'empoisonnemens, I, 22.
Réalgar, II, 325.
Rectification, I, 157,
— de l'éther, II, 484.
Réduction, I, 166.
— du mercure, de son sulfure, II, 278.
— des poids anciens en poids nouveaux, I, 130.
Réfrigérans, II, 175.
Règles générales pour la préparation des extraits, I, 295.
Régule d'antimoine, II, 313.
— Jovial, II, 314.
— martial, II, 314.
— de cuivre, II, 314.
— d'étain, II, 314.
Remède contre le goître par Coindet. (*V.* Iode, I, 214.)
Remède contre l'asthme, I, 228.
— cancer et les ulcères malins, I.
Remèdes contre le tænia, I, 393.
Remède de Weiss, I, 197.
— vermifuges, I, 392.
— des Caraïbes pour la goutte, I, 459.
Requies Nicolai Myrepsi, I, 369.
Résines (des), I, 33.
— animales, I, 86.
— leur pesanteur spécifique, II, 69.
— de coloquinte, I, 324.
— extractives, I, 324.
— de gayac, I, 324.
— de jalap, I, 324
— obtenues par les menstrues alcooliques, I, 324.
— savonneuses, I, 210.
— de scammonée, I, 324.
— de turbith végétal, I, 324.
Résines (sous) ou résinules, I, 34, et II, 575.
Respirabilité de l'air, II, 198, et 202.
Respiration, II, 541.
Ressuscitation, I, 166.
Rétinolés, II, 123.
Retrait de l'argile, II, 391.
Revivification, I, 166.
Rhodium, II, 330.
Rhodomel, II, 63.
Rhum, I, 111.
Robs (des), I, 300.
— d'acacia, I, 302.
— d'airelle ou myrtille, I, 302.
— antisyphilitique, II, 21 et 22
— de casse, I, 302.
Robs de cerises rouges acides, I, 302.
— de coings. (*V.* Gelées.)
— diacaryon, I, 303.
— diamorum, I, 303.
— d'épine-vinette, I, 301.
— de genièvre, I, 302.
— de groseilles, I, 302.
— de nerprun, I, 301.
— de baies de sureau, I, 301.
— de tamarins, I, 302.
— d'yèble, 301.
Rocou, I, 292.
— (application du), II, 529.
Rossolis des six graines, I, 502.
Rotules, I, 343.
Rouge de carthame, II, 529.
— de garance, II, 530.
— végétal, II, 530.
Rouget, II, 59.
Roussissement, II, 462.

Rubéfiant instantané, I, 257.
Rubine d'antimoine, II, 515.
— d'arsenic, II, 325, *note*.
Rusma des Turcs, I, 259.

S.

Saccharolés liquides, II, 1.
Saccharolés, I, 335.
– saccharures, I, 335.
– de menthe, I, 336.
– de rhubarbe, I, 336.
– de digitale, I, 336.
Saccogommite, I, 64.
Saccolates, II, 448.
Safran de Mars apéritif, II, 294.
— astringent, II, 294.
– des métaux, II, 315.
Safranum, II, 529.
Safre, II, 324.
Sagou, I, 61, et 290.
Sain-doux, I, 83.
Salaison, II, 422.
Salicine, I, 51.
Salicor, II, 381.
Salin tiré des cendres des végétaux, II, 372.
Salive, I, 82.
Salpêtre, II, 416.
– de houssage, II, 416.
Samiel ou vent samoun, II, 221.
Sang (du), I, 74.
– desséché de bouquetin, I, 325.
Sangsues, leur conservation, I, 166.
Sanguine, II, 291.
Santaline, I, 29.
Sapa, I, 304.
Saponine, I, 63, et II, 572, *note*.
Sarcocolline, I, 69.
Sarcoptes, II, 342.
Saumure, II, 421.
Savons (des), II, 509.
– acides, II, 470.
Savon acétique éthéré, II, 514.
– ammoniacal, I, 241.
— camphré, du *Codex*, II, 90.
– amygdalin, II, 512.
– animaux, II, 516.
— animal, II, 516.
— aromatique, II, 91.
— arsenical de Bécœur, I, 177.
— composés, II, 522.
— économiques, II, 516.
— de résine gayac, selon le *Codex*, I, 211.
— de résine de jalap, I, 211.
— de résines, I, 211.
— médicinal, II, 513.
— mercuriel, de Chaussier, I, 242.
– métalliques, II, 139 et 519.
— de moelle de bœuf, II, 516.
Savons mous, II, 513.
— noirs, II, 513.
— verts, II, 513.
— ordinaire, II, 511.
— résineux, ou mixtures, I, 210.
— de résine de gayac, I, 211.
— de résine de jalap, I, 211.
— de potasse, II, 515.
— propre à blanchir le fil de coton, II, 516.
— sulfuré de soude, II, 517.
— de starkey, II, 520.
— tartareux, II, 520.
— terreux, II, 519.
— de toilette, II, 514.
— végétal, I, 279.
— des verriers, II, 329 et 395.
— volatil ou animal, II, 90 et 518.
Savonnettes, II, 514.
Savonnules, II, 509 et 519.
— animaux, I, 89 et 90.
— aromatico-ammoniacal, II, 90.
Schnick, I, 113.
Scillitine, I, 69.
Scubac, I, 502.
— blanc, I, 502.
Secret de Wedgewood, II, 3[illegible]3, *note*.

Sécrétions animales, d'usage en pharmacie, I, 81.
Sel acéteux mercuriel de Keyser, I, 389, et II, 286.
Sels d'acides animaux, II, 448.
Sel admirable, II, 408.
— alembroth, II, 282.
— ammoniac, II, 423.
Sels anhydres, II, 399.
— effervescens avec les acides, II, 404.
— se décomposant mutuellement, II, 403.
Sel arméniac, II, 423.
— cathartique amer, II, 410.
— de cheltenham, II, 415.
— de colcothar, II, 294.
— commun, II, 421.
— de cuisine, II, 421.
— digestif, II, 421.
— de duobus, II, 407.
— d'Égra, II, 410.
Sel d'Epsom d'Angleterre, II, 410.
— de Paris, II, 410.
— essentiels, de La Garaye, I, 294 et 319.
— de Tachenius, II, 373.
— fébrifuge de Sylvius, II, 421.
— fossile, II, 421.
— gemme, II, 421.
— des salines de Lorraine. II, 247.
— de Glauber, II, 408.
— de Guindre, II, 410, *note*.
— liquide de mars, II, 295.
Sels lixiviels (des), II, 373.
Sel marin, II, 421.
— de mars, de Rivière, II, 295.
— neutres (des), II, 407.
— de nitre, II, 416.
— d'opium. *Voyez* morphine et narcotine.
— d'oseille, II, 437.
— perlé de Haupt, II, 430.
— de prunelle, II, 418.
— polychreste, de Glazer, II, 407.
— polychreste soluble, II, 441.
— de La Rochelle, II, 441.
— de saturne, II, 309.
— secret de Glauber, II, 409.
— sédatif, d'Homberg, II, 354.
— de Sedlitz, II, 410.
— de Seidschutz, II, 410.
— de Seignetté, II, 441.
— de soude (carbonate), II, 382.
— de tartre, II, 375.
Sels réfrigérans, II, 175.
Sels trisules, II, 397.
— végétal, II, 440.
— végétaux, II, 437 *et suiv.*
— volatil d'ammoniaque, II, 436.
— volatil d'Angleterre, II, 436.
— de corne de cerf, II, 553.
— de vinaigre, II, 363.
Sélénite, II, 410.
Sélénium, II, 327.
Séroline, II, 575.
Sérum de sang, I, 77.
Sidérite, II, 291.
Sief des Arabes, I, 237 et 413.
Silicates, II, 394.
Silice, II, 393.
Similor, II, 288.
Sinapisme, I, 257.
— (autre), I, 257.
Sirop (des), II, 1.
— (manière de les préparer), II, 5.
— (leur degré de cuisson), II, 5.
— d'absinthe, II, 14.
— composé, II, 27.
— d'ache, II, 10 et 31.
— acides, II, 42 et 45.
— d'acides benzoïque, II, 42 et 45.
— camphorique, II, 43.
— cyanique, II, 44.
— hydrocyanique, II, 44.
— phosphorique, II, 44.
— tartrique, II, 44.
— acidules, de fruits, II, 29.
Sirop d'ail, II, 17.

— alexandrin, II, 31.
— d'alléluia, II, 26.
— d'althæa, II, 15.
— d'amandes, II, 56.
— d'ammoniaque, II, 39.
— d'angélique, II, 31.
— d'anis, II, 31.
— antiasthmatique, II, 43.
— d'antimoine diaphorétique, de Glauber, II, 49.
— antiscorbutique, II, 32.
— antisyphilitique, ou rob de Laffecteur, II, 22.
— d'armoise, II, 14.
— composé, réformé par le *Codex*, II, 34.
— de pointes d'asperges, II, 26.
— de baies de sureau, II, 31.
— d'yèble, II, 31.
— de baume de tolu, II, 42 et 43.
— de beccabunga, II, 27.
— béchique, de Willis, II, 47.
— de Belet, II, 50.
— de benjoin, II, 43.
— de berbéris, II, 29.
— de bétoine, II, 26 et 31.
— de betteraves, II, 15.
— de bigarades, II, 11.
— de bois de roses, II, 31.
— de bourrache, II, 26.
— de brou de noix, II, 31.
— de buglosse, II, 26.
— de cachou, II, 16.
— de Calabre, II, 64.
— de camomille, II, 31.
— de cannelle, II, 10.
— distillée, II, 31.
— de capillaire, II, 14.
— de carottes, II, 15.
— de caroubier, II, 16.
— de cascarille, par le vin (ou de chacrille), II, 37.
— de cerfeuil, II, 27.
— de cerises aigriottes, II, 31.
— chalybé, de Willis, II, 49.
— de chantre, composé, II, 34.
— de chèvrefeuille, II, 13.
— de chicorée simple, II, 26.
— avec la rhubarbe, II, 23.
— de chou rouge, II, 26.
— des cinq racines apéritives, II, 36.
— d'écorces de citrons, II, 11.
— de cloportes, II, 53.
— de cochléaria, II, 27.
— de coings, II, 30.
— de colimaçons, II, 51.
— composés par décoction et infusion, II, 20.
— composés distillés, II, 32.
Sirop de consoude grande, II, 14.
— contre l'asthme, II, 43.
— de coquelicots, II, 15.
— de corail, II, 46.
— de cresson, II, 27.
— de Cuisinier, II, 21.
— cyanique, II, 44.
— de cynoglosse, II, 15
— diacode, II, 17.
— diamorum, II, 29.
— diaphorétique antimonié, II, 49.
— de dictamme, II, 10.
— dysentérique, II, 28.
— d'eaux distillées, II, 10.
— d'écorces d'oranges, II, 11.
— d'émetine colorée, II, 40.
— d'épine-vinette, II, 29.
Sirop d'érable, II, 7 et 9.
— d'érysimum composé, II, 34.
— simple, II, 14.
— d'extrait de cachou, II, 16.
— émulsifs, II, 56.
— éthéré, II, 39
— d'eupatoire, II, 14.
— de feuilles de pêcher, par la distillation, II, 32.
— de fiel, II, 42.
— de fleurs de genêt, II, 14.
— d'orangers, II, 10 et 31.
— de pêcher, II, 13.
— de foie de soufre, II, 47.
— de framboises, II, 29 et 30.

— au vinaigre, 29 et 30.
— de fruits, par fermentation, II, 29 et 30.
— de fumeterre, II, 26.
— de girofles, II, 31.
— de Glauber, II, 49.
— de gomme ammoniac, II, 38.
— arabique, II, 16.
— de grenades, II, 29.
— de groseilles, II, 29.
— de guimauve composé de Fernel, II, 22.
— hélicié, II, 51.
— d'herbe de la goutte, II, 24.
— d'hydriodate de potasse ioduré, II, 48.
— d'hyssope, II, 10 et 31.
— d'iodate de potasse, II, 48.
— d'iode, II, 48.
— de jalap, composé du *Codex*, II, 24.
— indigènes, II, 7.
— simples, par infusion, II, 10.
— par l'alcool ou le vin, II, 37.
— d'ipécacuanha alcoolique, II, 40.
— du *Codex*, I, 39.
— et de tolu opiacé, de Charles, II, 41.
Sirop de jujubes, simple, II, 16.
— de karabé, II, 19.
— de kermès, II, 52.
— de lavande, II, 31.
— de lierre terrestre, II, 14 et 26.
— de limons, II, 29.
— de longue vie, II, 64.
— de macis, II, 31.
— de marrube, II, 10 et 29.
— de mastic, II, 37.
— de mélisse, II, 31.
— de menthe poivrée, II, 10 et 31.
— crépue, II, 10.
— de ményanthe, II, 26.
— de mercure gommeux, de Plenck, II, 49.
— mercuriel, de Belet, II, 50.
— mercuriel éthéré, II, 50, *note*.
— de mercuriale, II, 26.
— de millefeuille, II, 14.
— de millepertuis, II, 14.
— de morphine, II, 18.
Sirop de mou de veau, simple, II, 52.
— composé, II, 53.
— de muguet, II, 14.
— de mûres, II, 29.
— de muscades, II, 38.
— de myrte, II, 9 et 31.
— de navets, II, 15.
— de nénuphar, II, 13
— de nerprun, II, 30.
— de nicotiane, II, 66.
— de noix, II, 14.
— de *nymphœa*, II, 13.
— d'œillets rouges, II, 13.
— opaques, II, 56.
— d'opium, II, 18.
— d'orgeat, II, 56.
— d'orgeat homogène, II, 57, *note*
— d'ortie grièche, II, 26.
— mineure, II, 26.
— d'oseille, II, 26.
— d'oxytriphyllum, II, 26.
— de pas-d'âne, II, 14.
— de pavot blanc, II, 17.
— rouge, II, 17.
— pectoral résolutif, de Selle, II, 38.
— de Bouvard, II, 53.
— de pistaches, II, 57.
— de pommes, composé, II, 28.
— elléboré, II, 28.
— de pommes simple, II, 29.
— de quinine sulfatée, II, 20.
— de quinquina à l'eau, II, 19.
— avec le vin, II, 37.
— de raisins, II, 7 et 8.
— de ratanhia, II, 16.
— de raifort et gentiane, II, 35, *note*.
— de résines, II, 42
— de *rhamno cathartico*, II, 30.

— de rhubarbe, de Déodat, II, 24.
Sirop du roi Sapor, II, 28.
— de romarin, II, 32.
— de roses, composé, II, 22.
— distillées, II, 32.
— rouges, II, 13.
— sèches, II, 13.
— de roses pâles, II, 13.
— de rossolis, II, 14.
— de safran, de la pharmacopée de Londres, II, 38.
— de salsepareille, II, 15
— et de séné composé, II, 21.
— de santal citrin, II, 31.
— de sassafras, II, 38.
— de scammonée, composé, II, 25.
— de scordium, II, 10 et 32.
— de semen contra, II, 10.
— de séné et de pommes, II, 28.
— simples avec des sucs exprimés, II, 25.
— simples, par macération, ou infusion, II, 15.
— par décoction, II, 15.
— par distillation et macération, II, 31.
— de stœchas, II, 10 et 31.
— composé, II, 35.
Sirop de sucre, simple, II, 9.
— de sucs exprimés, II, 25.
— de fruits, II, 29.
— de suc de citron, II, 29.
— de sulfure de potasse, II, 47.
— de sureau, II, 14 et de ses baies, II, 31.
— de tolu, II, 42.
— de tortues, ou résomptif, II, 55.
— de tunica, II, 13.
— de tussilage, II, 14.
— de turbith, II, 42.
— de valériane, II, 32.
— de velar, II, 14 et 34.
— vermifuge, II, 10.
— de verjus, II, 29.
— de vinaigre, II, 45.
— framboisé, II, 29.
— vineux et alcooliques, II, 57.
— de violettes, II, 11.
— de vipères, II, 53.
— d'yèble, II, 31.
Smalt, II, 324.
Soda-water, II, 232.
Sodium, II, 380.
Soie (de la), I, 80.
Solanine, I, 49.
Solubilité de diverses substances, II, 405.
— des sels, II, 402.
— dans l'alcool, II, 405.
— dans l'éther, II, 406.
— dans les huiles, II, 406.
Solution, I, 155.
Solutions, I, 193.
— d'arsénite de potasse, de Fowler, I, 205.
— d'arséniate de Péarson, I, 206 et II, 327.
— cathérétique de Lanfranc, I, 233.
— d'hydriodate de potasse iodurée, I, 214.
Solution de deutochlorure, de mercure, ou sublimé corrosif, I, 204.
— saline gélatineuse pour les bains, II, 241.
Son des métaux, II, 265.
Sondes, I, 246
Sorbates, II, 443.
— de potasse et de chaux, II, 443.
Sory, II, 294.
Soude (de la), II, 380.
— plantes qui la fournissent, II, 374.
— pure ou caustique, II, 382.
— du sel marin, et son extraction, II, 381.
Soufre, II, 255.
— son chlorure, II, 255.
— doré d'antimoine, II, 319.
— hydrogéné huileux, II, 210 et 260.

Sparadraps, I, 248.
— à deux faces, I, 249.
— ordinaire, I, 249.
Sparadrapier, I, 248.
Spargelstein, II, 432.
Sperme, I, 82.
Spode d'ivoire, II, 43
Stéaratés, II, 139
Stéarine, I, 85.
Stéarolés, II, 129.
Stéaropton, I, 514 et 527.
Sternutatoires, I, 237.
Stil de grain, II, 528.
Stratification, I, 161.
Strontiane, II, 387.
Strychnine, I, 47 et 323
Stuc, II, 388.
Subérine, I, 27.
Sublimation, I, 159.
Sublime doux, II, 283.
— corrosif, II, 282.
Substances salines (des), II, 330.
Suc des plantes (des), I, 207.
Sucs (extraction des), I, 143.
— (dépuration et clarification des), I, 150.
— acides de fruits, I, 208.
— amers, I, 209.
— antiscorbutiques, I, 144 et 207.
— apéritifs, I, 209.
— aqueux, I, 143.
— aromatiques, I, 209.
— de berbéris, I, 143.
— de bigarades, I, 150.
— de citrons, I, 143.
— de coings, I, 143.
— d'épine-vinette, I, 143.
— exprimés, I, 143.
— gastriques, I, 81.
— gommo-résineux (des) I, 13 et 150.
— de grenades, I, 159.
— de groseilles, I, 143.
— huileux, I, 144.
— laiteux, I, 41.
— de mûres, I, 143.
— narcotiques, I, 209.
Sucs de nerprun, I, 150.
— d'oranges, I, 150,
— rafraîchissans, I, 209.
— de réglisse anisé, I, 348.
— noir, I, 318.
— résineux, I, 149.
— savonneux, I, 209.
— sucrés, I, 209.
— de verjus, 209.
Succinates (des) II, 448.
— d'ammoniaque huileux, II, 448 et 551.
— de potasse, I, 448 et 551.
Sucre (du), I, 65.
— d'amidon, I, 60 et *sq.* et 68.
— candi ou en cristaux, I, 335.
— caramélé, I, 66.
— de chiffons, I, 68 et II, 4.
— clairé, II, 2.
— des diabétiques, I, 93.
— cuit en consistance d'électuaire solide, I, 332
— à la plume, I, 331.
— d'érable, I, 66; II, 7.
— hydruré, I, 67.
— de lait, I, 93.
— de miel, I, 67.
— muqueux, II, 7.
— d'orge, I, 335.
— perlé, I, 333.
— retiré de la betterave, I, 67.
— de raisins, I, 67.
— rosat, I, 334.
— de Saturne, II, 309.
— sétiforme des champignons, I, 68.
— vermifuge, I, 281.
Suif (du), I, 81.
— du croton, II, 72.
— végétal, I, 31.
Suint des laines, II, 560.
Snlfates (des) et sulfites, II, 407.
Sulfate acide de potasse, II, 408.
— de soude, II, 408.
— d'alumine potassé ou ammoniacé, II, 141.
— ammoniaco-magnésien, 411
— d'ammoniaque, II, 409.

— acide d'argent, II, 409.
— de baryte, II, 409.
— de quinine, I, 44.
Sulfate de cadmium, II, 311.
— de chaux, II, 410.
— de cuivre, II, 288.
— de fer, II, 294.
— de magnésie, II, 410.
— de mercure acide, II, 279.
— de morphine, I, 316.
— de plomb, II, 309.
— de potasse, II, 407.
— acide, II, 408.
— de quinine, I, 44.
— de soude, II, 408.
— (sur), II, 409.
— de strontiane, II, 409.
— de zinc, II, 310.
Sulfites (des) 415.
— de chaux, 415.
— sulfurés, II, 334.
— sulfuré de soude, II, 257, 409.
Sulfures alcalins, II, 257.
— leur composition, II, 261.
Sulfure d'antimoine préparé, II, 313.
— purifié, II, 313.
— d'arsenic jaune et rouge, II, 325.
— de baryte, II, 258.
— calcaire, II, 258.
— d'étain, II, 304.
— hydrogéné d'ammoniaque, II, 258.
— hydrogénés, II, 257.
— magnésien, II, 259.
— de mercure, II, 276.
— noir, 276.
— par la voie humide, II, 277.
— de plomb artificiel, II, 309.
— de potasse, II, 257.
— liquide, II, 257.
— de potassium, II, 261.
— rouge de mercure, II, 278.
— de soude, II, 257.
— de strontiane, II, 257.
— de zinc, II, 310.
Suppedane, I, 252.
Suppositoires (des), I, 246.
— purgatifs, I, 846.
Suroxygénation, I, 163.
Synovie, I, 83.
Syrops (*Voyez* Sirops).
Systèmes de la vie animale, II, 538.

T.

Tableau des anciens poids médicinaux, I, 126.
— des mesures par abréviation, I, 127.
— des substances simples, I, 11.
— des analyses organiques, II, 568.
Tablettes (des), I, 336, *sq*.
— pour écrire, II, 507.
— anticatarrhales de Tronchin, I, 339.
— antimoniale de Kunckel, du *Codex*, I, 339.
Tablettes de bergamote, I, 340.
— de bouillon, I, 298.
— de cachou à la cannelle, I, 346.
— de cachou et de magnésie, I, 344.
— de calabre, I, 344.
— de cannelle, I, 344.
— de citron purgatives, I, 338.
— composées, I, 337.
— purgatives diaturbith, I, 337.
— diacarthami, I, 337.
— par cuite du sucre, I, 336.
— de fleurs d'oranges, I, 334.
— de girofles, I, 343.
— de guimauve, I, 342.
— de Hockiak, I, 299.
— d'ipécacuanha, I, 345.
— d'iris, I, 343.
— de magnésie, I, 346.
— martiales, I, 347.

— par un mucilage, I, 337.
— de quinquina, du *Codex*, I, 343.
— de rhubarbe du *Codex*, I, 347.
— de safran, I, 347.
— de scammonée et de séné, I, 338.
— simples (des) I, 340.
— de soufre, I, 340.
— composées, I, 337.
— de Spitzlait, I, 350.
— de suc de roses, I, 339.
— de vanille, I, 345.
— vermifuges, I, 340.
— d'yeux d'écrevisses, I, 347.
Taches, moyens de les enlever sur les vêtemens, II, 516.
Taffetas d'Angleterre de Woodstok, I, 250.
— vésicatoires (des), I, 250.
— (autre), vésicant, I, 250.
— vésicant, d'après M. Guilbert, I, 251.
— autre, I, 250.
Taffia (*Voyez* Eau-de-vie). I, 111.
— de gayac, I, 458.
Tain des glaces, II, 276.
Tamisation, I, 139.
Tannage, I, 176.
— des peaux, II, 534.
Tannin, I, 27.
— artificiel, I, 27.
Tantale, II, 330.
Tartrates, II, 438.
— acidule de potasse, II, 438.
— ammoniacal potassé, II, 442.
— de chaux, II, 441.
— de fer et de potasse, II, 298.
— en liqueur, II, 297.
— soluble, II, 297.
— de mercure, II, 285.
— en liqueur, II, 285.
— de potasse, neutre, II, 440.
— de potassium et de sodium, II, 441.
— et d'antimoine, II, 320.
et de mercure, II, 285.
Tartre chalybé, II, 297.
Tartre martial, II, 297.
— martial soluble, II, 297.
— soluble, II, 439.
— stibié, II, 320.
— tartarisé, II, 440.
— vitriolé, II, 407.
Teignes, moyens de les éloigner, II, 561.
Teinture alcoolique, ou alcoolé, I, 448.
Teinture d'absinthe composée, I, 454.
— âcre d'antimoine, de Théden, II, 323 et 525.
— alcaline, II, 524.
— alcooliques (des), I, 448.
— alcalines, II, 523.
— à chaud, I, 451.
— à froid, I, 450
— d'absinthe, I, 450 et 754.
— composée, I, 454.
— d'aconit, I, 450.
— alexipharmaque, de Stahl, I, 467.
— d'aloès composée, du *Codex*, 470.
— simple, I, 452.
— d'ambre, I, 452 et 462.
— amère, I, 472.
— ammoniacale de gayac, I, 460.
— d'angustura, I, 451.
— anodyne de Sydenham, I, 441.
— de corail, I, 455.
— d'antimoine, II, 332.
— antiputride d'Huxham, I, 471
— antiscorbutique de Selle, I, 462.
— antispasmodique de Keup, I, 475.
— aphrodisiaque, I, 464.
— aromatique de Londres, I, 465.
— d'asa-fœtida, I, 451.
— d'asarum, I, 452.
— d'aunée, I, 451.
— balsamique, I, 469.
— pour les gencives, I, 465.
— de baume de la Mecque, I, 451.
— de baume de Tolu, I, 451.

— de benjoin, I, 351.
Teinture de Bestucheff, I, 475, II, 296.
— de cachou, I, 453.
— de camphre opiatée, I, 466.
— de cannelle, I, 450.
— de cantharides, I, 453.
— et de poivre long, 453.
— composée, I, 472.
— de cardamome composée, I, 468.
— carminative, de Wedelius, I, 464.
— de cascarille, I, 451.
— de castoréum, I, 461.
— éthérée, I, 474.
— céphalique, I, 466.
— de citrate de fer, I, 455.
— de civette, I, 461.
— de colchique, I, 450 et 452.
— de contrayerva, I, 450.
— de copahu, I, 450.
— de corail d'Helvétius, I, 455.
— dentifrice alcaline, I, 444.
— astringente, I, 460.
— de digitale pourprée, I, 450.
— ou élixir thériacal, I, 462.
— d'ellébore noir, I, 452.
— éthérées (des), I, 474.
— d'ambre gris, I, 475.
— d'arnica, I, 474.
Teinture éthérée d'asa-fœtida, I, 474.
— de baume de Tolu, I, 474.
— de cigue, I, 474.
— de castoréum, 474.
— de digitale pourprée, I, 474.
— d'opium, I, 475.
— de musc, I, 475.
— de succin, I, 475.
— de valériane, 475.
Teinture d'extrait d'opium, I, 459.
— fébrifuge antiputride d'Huxham, I, 471.
— de Fuller, I, 431.
— de galanga, I, 450.
— de gayac, 450.
— aloétique contre la goutte, I, 458.
— et d'aloès, ou drogue amère, I, 458.
— de gentiane, I, 450 et 451.
— de girofles, I, 451.
— de gentiane ammoniacale, du *Codex*, I, 461.
— de *geoffroya*, I, 450.
— de jalap, 450.
— d'iode, I, 461.
— d'ipécacuanha, I, 451.
— éthérée de Klaproth, I, 475.
— de lacque, I, 456.
— de malate de fer, I, 455.
— de Mars tartarisée, II, 297.
— martiale alcaline, de Stahl, II, 295.
— de mastic, I, 450.
— des métaux, II, 524.
— de muriate (hydrochlorate) de fer, I, 475.
— de musc, I, 461.
— de myrrhe, I, 450.
Teinture de myrrhe à l'eau de Rabel, I, 462.
— nervale et tonique, I, 471.
— de noix vomique, I, 453.
— d'opium ammoniacée, I, 456.
— d'or, II, 271.
— d'oranges, I, 450.
— de *phellandrium aquaticum*, I, 450.
— purgative, I, 457.
— de Daffy's, I, 460.
— de quassie, I, 451.
— de quinquina, I, 451.
— éthérée de Chaussier, I, 454.
— rouge, I, 452.
— de résine de gayac, I, 451.
— de jalap, I, 451.
— de rhubarbe, I, 450,
— de *rhus radicans*, I, 450.
— sacrée, I, 372.
— autre, I, 427.
— de safran composée, I, 473.
— simple, I, 450.

— savonneuse de jalap, ou mixtue I 211 .
Teinture de scammonée, I, 452.
— de serpentaire de Virginie, I, 450.
— stomachique amère, I, 453.
— de storax, I. 451.
— destrammonium, I, 450, *note.*
— de succin, I, 451.
— éthérée, 474.
— de suie, I,458.
— de thérébenthine, I, 451.
— thériacale, I, 462.
— de tormentille, I, 451.
— utérine de Crollius, I, 471.
— de valériane ammoniacée, I, 460.
— vineuse de Fuller, I, 431.
— de Tolu, I, 451.
— de tormentille, I, 451
— de turbith, I, 451.
— de valériane, I, 451 et 460.
— vitriolique de Mynsicht, I, 40.
— volatile de gayac, I, 460.
Tellure, II, 328.
Temps balsamique des plantes, I, 132.
Ténacité des métaux, II, 266.
Térébenthine, I, 33 et 136.
— cuite, I, 403.
Terres alcalines, II, 385.
— arides, II, 391.
— foliée minérale, II, 446,
— mercurielle, I, 389; II, 285.
— de tartre, II, 444.
— vitrifiable, II, 393.
Theriaca Germanorum, I, 367.
Thériaque d'Andromachus, I, 360.
— des pauvres, I, 367.
— des Allemands, I, 367.
— diatessaron, de Mésué, I, 367.
Test de tortues, I, 80.
Thermomètres, II, 187.
Thermomètres (degrés comparatifs des divers), II, 189.
Thorine, II, 395.
Thridace, I, 311.
Tiges d'angéliques confites, I, 333.
Tinckal, II, 432.
Tisanes. I, 193.
— amère, I, 196.
— antiscorbutique, I, 202.
— apéritive, I, 198.
— d'Arnoud, I, 199.
— astringente, I, 202.
— commune, I, 195.
— d'orge, I, 195.
— de Mlle Stéphens, I, 204.
— de Felz, antivénérienne I, 199.
— de feuilles de bourrache, I, 195.
— de fleurs béchiques, I, 195.
— de fruits, I, 197.
— pectorale, I, 197.
Tisane royale ou sudorifique de Vinache, I, 203.
— royale (autre), ou potion purgative, I, 204.
Titane, II, 340.
Toile dite de Mai, selon le *Codex*, I, 249.
Toile emplastique, I, 249.
— Gauthier, I, 248.
— vésicatoire, I, 250.
Tombac, II, 287.
Topiques ou médicamens externes, II, 68.
— ammoniacal du docteur Gondret, II, 518.
— contre les taches hépatiques, I, 265.
Torréfaction, I, 158.
Tournesol en drapeaux, II, 527.
— en pains, I, 292; II, 527.
— en pâte, II, 527.
Toutenague, II, 288.
Tragée de Mésué, I, 278.
Triage, I, 135.
Trisules (sels), II, 397.
Trochisques (des), I, 411.
— d'agaric, de Mésué, I, 417.
— alhandal, I, 417.
Trochisques d'alkékenge, I, 415.
— antihystériques, I, 415.
— de baies de sureau, I, 418.
— de blanc Rhasis, I, 413.
— de cubèbes, I, 419.
— cypheos, de Damocrate, I, 416.

– escarrotiques, I, 412.
– escarrotique de frère Côme ou de Rousselot, I, 413.
Trochisques hédychroôn, d'Andromachus, I, 416.
– de karabé, I, 415.
– mercuriels pour fumigation, I, 413.
– de minium, I, 412.
– musqués, I, 414.
– odorans pour brûler, I, 414.
– de plomb blanc, I, 413.
— pour l'usage externe, I, 412.
— interne, I, 414.
— du professeur Chaussier, I, 418.
— de scille, I, 418.
— simples, I, 417.
— de vipères, I, 419.
Tungstène, II, 328.
Turbith minéral, II, 279.
— nitreux, II, 280.
Turquoises, II, 431.
Tuthie, II, 310.

U.

Ulmine, I, 62.
Unicorne fossile, II, 431.
Urane, II, 330.
Urates, II, 450.
Urée, I, 94.
Urine, I, 95.
– d'éléphant (liqueur), I, 506.
Usage des vases de cuivre et de plomb, II, 45 et 287.
Usquebang, I, 502.
Ustensiles, I, 123.
— figurés et expliqués, II, 577.
Ustion, I, 158.

V.

Vanadium, II, 330.
Vaporisation, I, 157.
Vaisseaux (des), I, 123.
– de cuivre et de plomb, s'ils nuisent, II, 45 et 287.
Varech, II, 343 et 38[illegible].
Vases, I, 123.
– opératoires, I, 123.
– récipiens, I, 123.
Vase odorant, I, 261.
Végétal (parties d'un), II, 452.
– ses fonctions, II, 452.
Végétaux (des principes immédiats des), I, 26.
– (des) en particulier, II, 453.
– (produits des) obtenus par l'analyse, II, 456.
Véhicule, I, 183.
Vératrine, I, 48.
Verdet, II, 289.
– distillé, II, 363.
Vermifuges, I, 392.
Vermillon, II, 278.
Vermouth, I, 423.
Vernis (des), II. 499.
— blanc, II, 500.
— à cirer, II, 504.
— au caout-chouc, II, 506.
— coloré, II, 502.
— à la copal, transparent, II, 501.
— autre, II, 501.
— dorant, II, 502.
— doré, pour les cuirs, II, 504.
— d'or, à la copal, II, 505.
— autre, II, 505.
— à l'esprit-de-vin, II, 500.
— à l'essence, II, 504.
— à l'éther, II, 503,
— gras commun, II, 506.
— gras, ou par les huiles fixes, II, 505.
— par les huiles volatiles, II, 504.
— d'un jaune d'or, II, 502.
— autre, II, 502.
Vernis contre la rouille, II, 506.
Vernis commun, II, 500.

— imitant l'écaille, II, 506.
— mou, II, 507.
— noir, II, 506.
— pour les tableaux, II, 504.
— pour les toiles en métal, II, 505.
— des poteries, II, 392.
— rouge, II, 502.
— siccatif, II, 501.
— (autre) que l'on polit, II, 501.
— souple et brillant, II, 501.
— transparent, II, 501.
Verre, II, 394.
— d'antimoine, II, 315.
— ciré, I, 136.
— d'étain. (*Voyez* Email.)
— de Moscovie, II, 410.
— phosphorique, II, 351, *note.*
Vert-de-gris, II, 289.
— pour la peinture, II, 290.
— d'iris, II, 530.
— de vessie, II, 530.
Vésicatoires, I, 250.
Vésicatoire anglais, II, 133.
— de Bonvoisin, II, 134.
— de Gondret, II, 134.
— de Wauters, II, 134.
Ve[illegible]
Vie animale, II, 544.
— organique, II, 544.
Vif-argent, II, 276.
Vins (des) en général, I, 110.
— (des) médicinaux ou œnolés, I, 421.
— d'absinthe, du *Codex*, I, 423.
— par teinture alcoolique, I, 423.
— altérés; moyen de les raccommoder, I, 111.
— (analyse du), I, 111.
— antiictérique, I, 427.
— antiscorbutique, de Dumorette, I, 430.
— du *Codex*, I, 430.
— aromatique, du *Codex*, I, 425.
— camphré, I, 429.
Vin aromat. pour fomentation, I, 4 2
— astringent pour fomentation, I, 429.
— blancs, I, 111.
— chalybé du *Codex*, I, 427.
— de Parmentier, I, 428.
— de colchique, I, 425.
— colorés artificiellement; méthode pour les reconnaître, I, 111.
Vin (collage et clarification du), I, 153.
— (conservation du), I, 111.
Vins (couleur des), I, 111.
— diurétique composé, I, 427.
— amer de l'hôpital de la Charité, I, 428.
Vin émétique, I, 428.
Vin émétique extemporané, I, 428.
Vins d'extraits médicinaux du Codex, I, 427.
— d'aunée, I, 425.
— d'ellébore blanc, I, 426.
— (examen chimique du), I, 110.
— mousseux de champagne factice, II, 231.
— fébrifuge, I, 423.
— de Fuller, I, 431.
— de gayac elléboré, de Lewis, I, 420.
— généreux, I, 112.
— d'hiéra-picra, ou teinture sacrée. (*V.* Électuaire *hiera picra*), I, 312.
— d'Huxham, I, 428.
— d'ipécacuanha, I, 425.
Vins de liqueurs ou sucrés, I, 111.
Vin (manière de faire le), I, 107.
— martial, I, 427.
— d'opium, I, 431.
— par fermentation, I, 433.
Vins (pesanteur spécifique des), I, 423.
— de quinine, I, 424.
Vin de quinquina, I, 423.
— du *Codex*, I, 424.
— composé, I, 426.
Vin de rhubarbe composé, I, 431.

— stomachique viscéral d'Hoffmann, 427 I,
— de Plenck, I, 426.
— scillitique, I, 425.
— composé, de Richart, I, 425.
— de tabac, I, 426.
Vin ou teinture sacrée, I, 427.
Vinaigre (du), I, 115.
— antiscorbutique, I, 441.
— antiseptique, I, 442.
— aromatique alliacé et antiseptique, I, 442.
— de bois, de Mollerat, I, 58.
— dentifrique, I, 442.
— de café, I, 440.
— camphré, I, 440.
— colchique, I, 440.
— sa concentration, I, 58, et 116.
— (degré d'acidité qu'il doit avoir), 118.
— comment on lui donne du mordant, I, 118.
— des quatre voleurs, I, 442.
— distillé (du), I, 118 et 438.
— de lavande, I, 439.
— d'estragon, I, 441.
— de fleurs de sauge, I, 439.
— de framboises, I, 439.
Vinaigres médicinaux (des), ou oxéolés, I, 437.
— (moyens de reconnaître les acides minéraux qu'il contient), I, 58, et 117.
— pesanteur spécifique des, I, 443.
— d'œillet, I, 439.
— d'opium, I, 441.
— autre, I, 441.
Vinaigre radical, II, 363.
— de romarin, I, 439.
— rosat, I, 439.
— de sauge, I, 439.
— de sureau ou surard, I, 439.
— scillitique, du *Codex*, I, 439.
— thériacal, I, 440.
Virus animaux, I, 81.
Vitrification, I, 161.
Vitriol ammoniacal, II, 409.
— blanc, II, 310.
— bleu ou de Chypre, II, 288.
— de potasse, II, 407.
— vert, II, 294.
Volcan artificiel, II, 295.
Vulnéraires suisses, I, 189.
Wootz, II, 292.

X.

Xanthagène, II, 257.

Y.

Yeux d'écrevisses, II, 388.
Yttria, 396

Z.

Zéine, I, 63.
Zimome, I, 39, et 40.
Zinc, II, 309.
Zincage, II, 287.
Zircone, II 396.
Zoologie et ses méthodes, I, XLII.

FIN DE LA TABLE.

ERRATA.

Tom. II, p. 37, avant le sirop de mastic, placez en tête *Sirops vineux et alcooliques*.

Tom. II, p. 517, *Savon sulfuré de soufre*, lisez *Savon sulfuré de soude*.

BIBLIOTHEQUE ROYALE

Planche I.

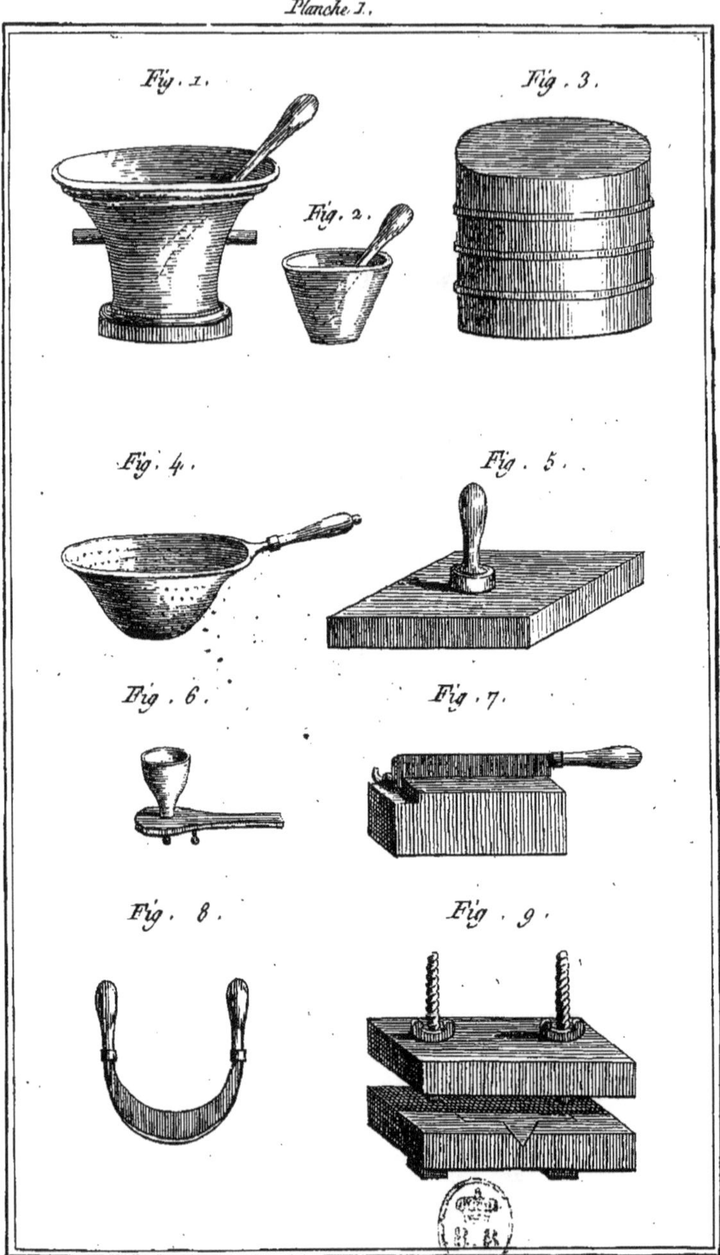

J. J. Virey del.

N. Ransonnette Sc.

Planche 2.

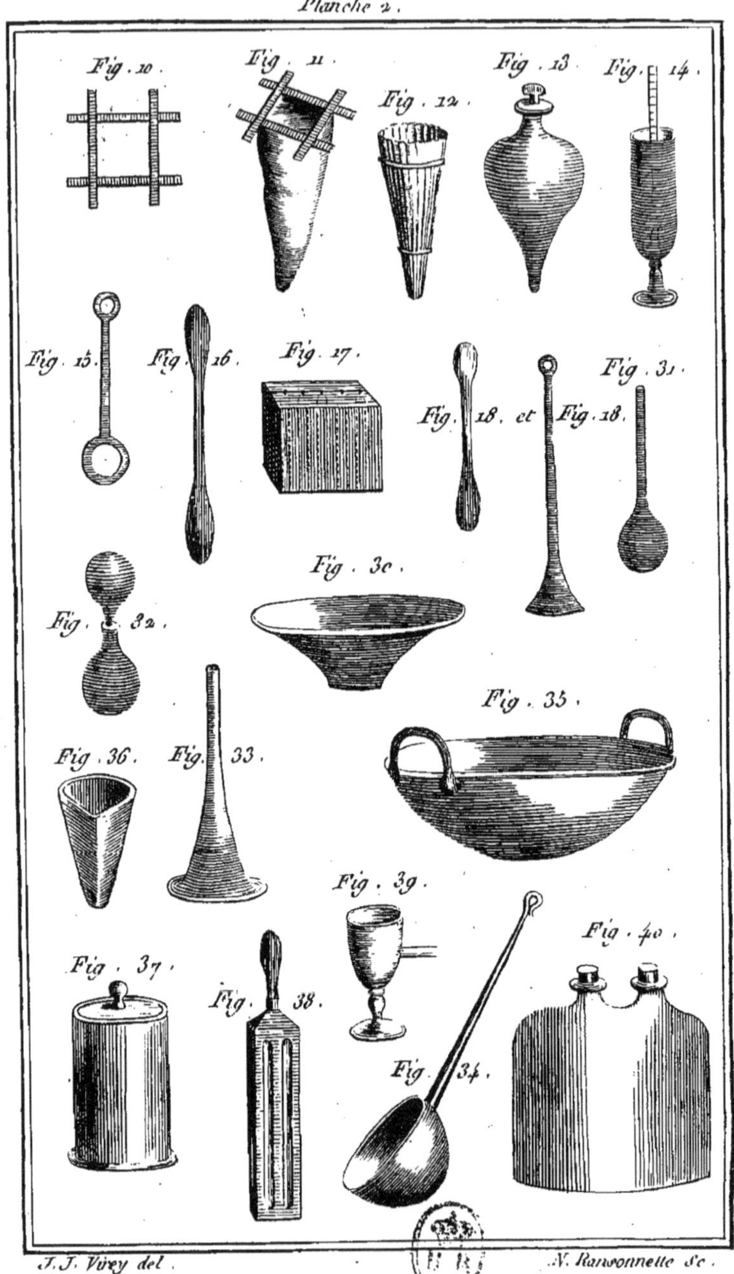

J. J. Virey del. N. Ransonnette Sc.

Planche 3.

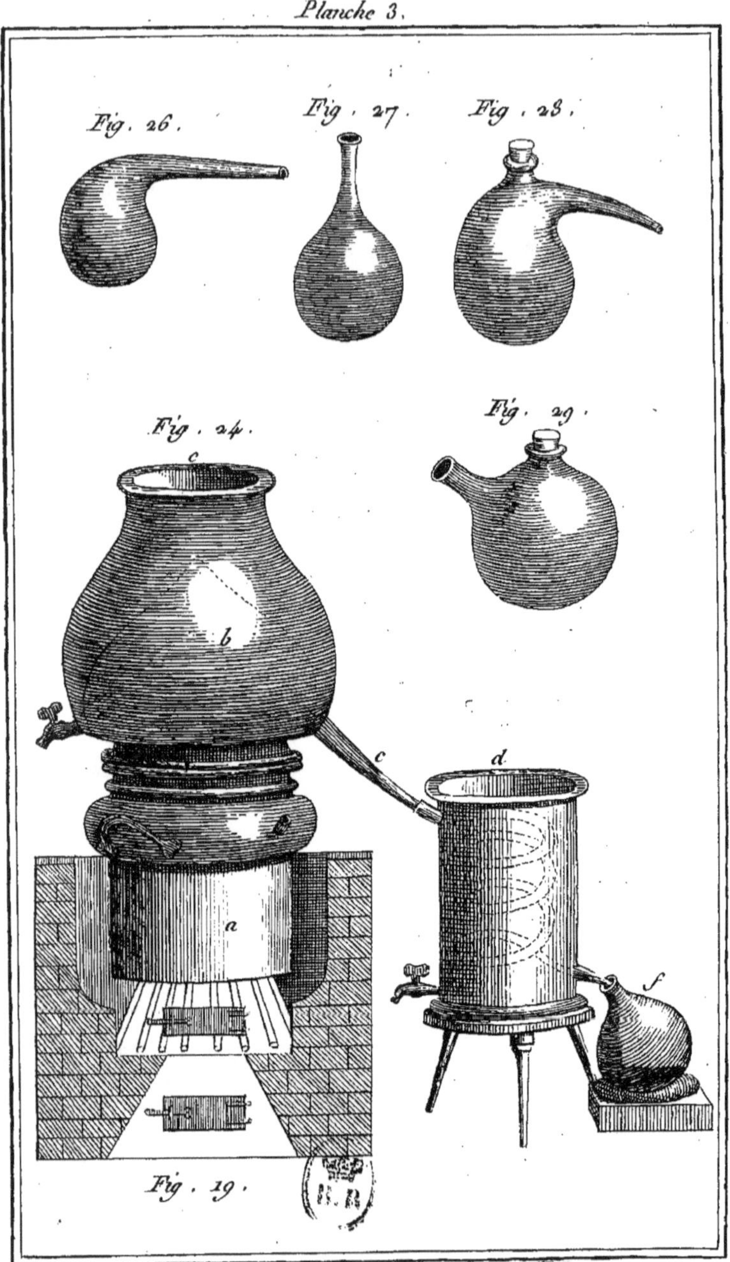

J. J. Virey del.

N. Ransonnette Sc.

Planche 4.

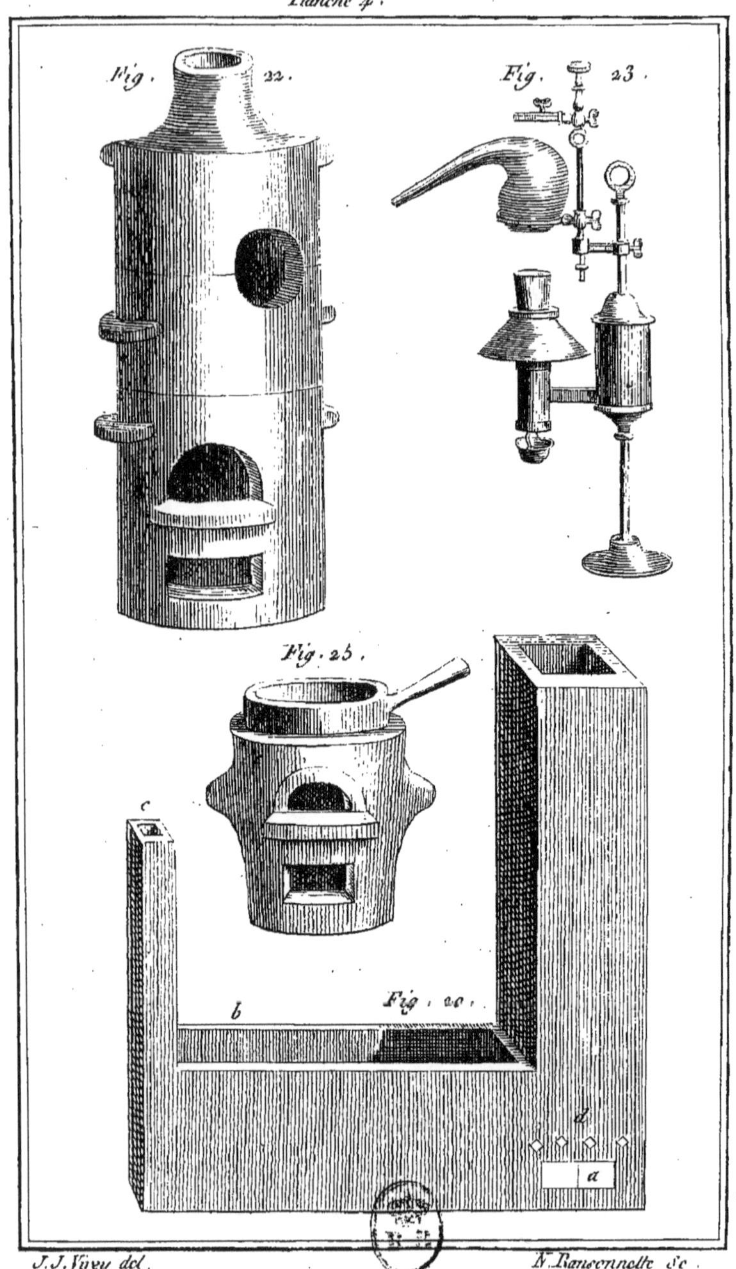

J. J. Virey del.

N. Ransonnette Sc.

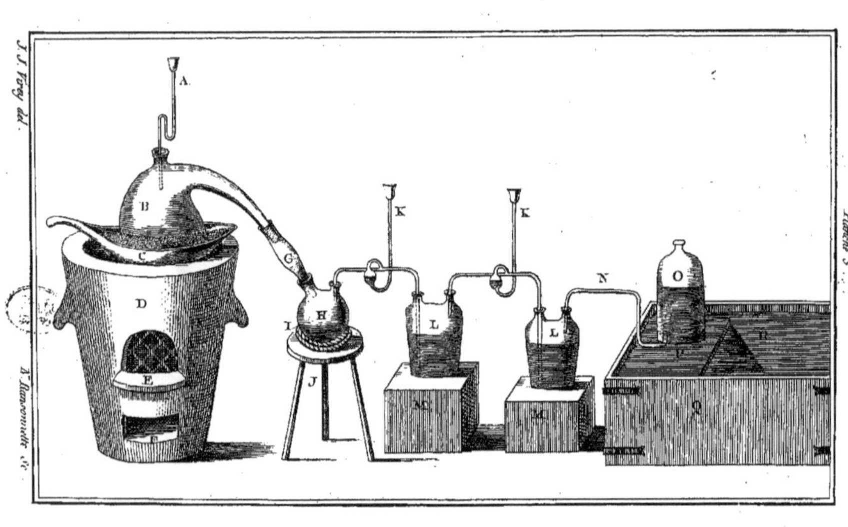
A
B
C
D
E
G
H
I
J
K
K
L
L
M
N
O
Q

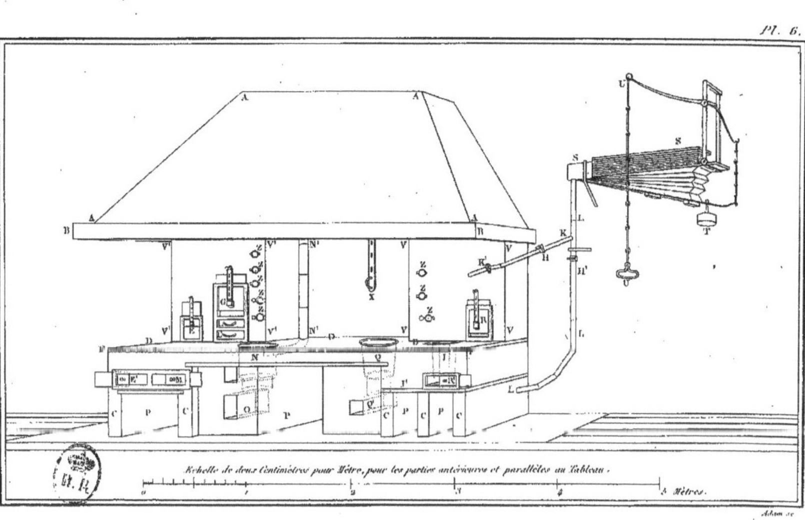
Echelle de deux Centimètres pour Mètre, pour les parties antérieures et parallèles au Tableau.
0
1
2
3
4
5 Mètres.

Adam sc.

www.ingramcontent.com/pod-product-compliance
Lightning Source LLC
LaVergne TN
LVHW010116230826
846091LV00001BA/56

* 9 7 8 2 0 1 9 6 6 7 5 0 4 *